新生儿
机械通气治疗学

第**2**版

主 编 周晓光 肖 昕 农绍汉

人民卫生出版社
·北京·

图书在版编目（CIP）数据

新生儿机械通气治疗学 / 周晓光，肖昕，农绍汉主编 . —2 版 . —北京：人民卫生出版社，2021.3（2023.6 重印）
ISBN 978-7-117-31304-9

Ⅰ.①新⋯　Ⅱ.①周⋯②肖⋯③农⋯　Ⅲ.①新生儿疾病 — 呼吸器 — 治疗学　Ⅳ.①R722.105

中国版本图书馆 CIP 数据核字（2021）第 036455 号

| 人卫智网 | www.ipmph.com | 医学教育、学术、考试、健康，购书智慧智能综合服务平台 |
| 人卫官网 | www.pmph.com | 人卫官方资讯发布平台 |

新生儿机械通气治疗学
Xinshenger Jixie Tongqi Zhiliaoxue
第 2 版

主　　编：周晓光　肖　昕　农绍汉
出版发行：人民卫生出版社（中继线 010-59780011）
地　　址：北京市朝阳区潘家园南里 19 号
邮　　编：100021
E - mail：pmph @ pmph.com
购书热线：010-59787592　010-59787584　010-65264830
印　　刷：北京华联印刷有限公司
经　　销：新华书店
开　　本：889×1194　1/16　印张：37
字　　数：995 千字
版　　次：2004 年 3 月第 1 版　2021 年 3 月第 2 版
印　　次：2023 年 6 月第 3 次印刷
标准书号：ISBN 978-7-117-31304-9
定　　价：198.00 元
打击盗版举报电话：010-59787491　E-mail：WQ @ pmph.com
质量问题联系电话：010-59787234　E-mail：zhiliang @ pmph.com

编者名单（以姓氏笔画为序）

王晓蕾	西南交通大学附属医院	吴素英	湖北民族大学附属民大医院
王崇伟	南京医科大学附属儿童医院	余加林	深圳大学总医院
毛　健	中国医科大学附属盛京医院	沈　飞	南京医科大学附属儿童医院
卢光进	深圳市宝安区妇幼保健院	宋元宗	暨南大学附属第一医院
朱小瑜	南方医科大学附属深圳妇幼保健院	宋燕燕	广州市妇女儿童医疗中心
朱新运	中国人民解放军南部战区空军医院	陈　超	复旦大学附属儿科医院
农绍汉	广东省人民医院	林伟斌	南方医科大学附属深圳妇幼保健院
刘　玲	贵阳市儿童医院	林冰纯	南方医科大学附属深圳妇幼保健院
刘汉楚	华中科技大学同济医学院附属武汉儿童医院	欧阳小琳	广西医科大学附属柳州市人民医院
刘晓红	深圳市儿童医院	周　伟	广州市妇女儿童医疗中心
汤泽中	北京大学第一医院	周晓玉	南京医科大学附属儿童医院
许卫东	苏州大学附属张家港医院	周晓光	南京医科大学附属儿童医院
孙　轶	广州市妇女儿童医疗中心	封志纯	中国人民解放军总医院第七医学中心附属八一儿童医院
李　芳	南京医科大学附属儿童医院	赵　莉	南京医科大学附属儿童医院
李文斌	华中科技大学同济医学院附属同济医院	郝　虎	中山大学附属第六医院
李思涛	中山大学附属第六医院	荣　箫	广州市妇女儿童医疗中心
杨　远	上海交通大学附属儿童医院	柳国胜	暨南大学附属第一医院
杨　慧	暨南大学附属第一医院	夏世文	华中科技大学同济医学院附属湖北妇幼保健院
杨传忠	南方医科大学附属深圳妇幼保健院	高喜容	湖南省儿童医院
连朝辉	南方医科大学附属深圳妇幼保健院	黄胜黔	贵阳市儿童医院
肖　昕	中山大学附属第六医院	黄嘉言	广州医科大学附属第二医院
肖政祥	深圳市龙岗区妇幼保健院	常立文	华中科技大学同济医学院附属同济医院
肖钢明	华中科技大学协和深圳医院	程　锐	南京医科大学附属儿童医院
吴本清	中国科学院大学深圳医院	傅万海	广东省第二人民医院
吴明远	浙江大学医学院附属妇产科医院		

主编简介

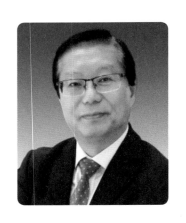

周晓光　教授

主任医师,医学博士,博士研究生导师。曾任南京医科大学附属儿童医院新生儿医疗中心主任,系中华医学会儿科学分会新生儿学组委员,中国医师协会新生儿科医师分会生命支持专业委员会副主任委员,中国医师协会神经修复学专业委员会委员、儿童神经修复学专业委员会委员,海峡两岸医药卫生交流协会新生儿学专业委员会候任主任委员兼常务副主任委员。担任江苏省医学会围产医学分会副主任委员兼复苏学组组长,江苏省医师协会围产医学专业委员会副主任委员,南京医学会围产医学分会副主任委员。担任国家自然科学基金项目和中国博士后科学基金项目评审专家。担任国家和江苏省科学技术奖励评审委员会委员。

兼任《中国当代儿科杂志》副主编,《中华围产医学杂志》《中华实用儿科临床杂志》《中华新生儿科杂志》《中国小儿急救医学》《中国实用儿科杂志》和《儿科药学杂志》编委。承担国家自然科学基金项目 3 项,承担江苏省自然科学基金面上项目、江苏省科技厅临床医学科技专项项目、南京市科技发展计划项目、南京市卫生局医学科技发展项目各 1 项。在国内外医学期刊发表论文一百余篇,其中 SCI 论文 18 篇。主编医学专著《新生儿机械通气治疗学》和《新生儿重症监护治疗学》。参编《实用新生儿学》第 4 版和第 5 版、国家卫生和计划生育委员会"十三五"规划教材《助产学》等医学专著 8 部。

主编简介

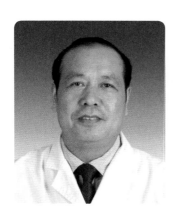

肖　昕　教授

主任医师,医学博士,博士研究生导师。中山大学附属第六医院儿科、新生儿科主任。担任中国医师协会新生儿科医师分会内分泌遗传代谢专业委员会副主任委员,海峡两岸医药卫生交流协会新生儿学专业委员会副主任委员兼遗传代谢病学组组长,广东省医师协会围产医学医师分会主任委员、儿科医师分会副主任委员,广东省医学会围产医学分会副主任委员兼遗传代谢病学组组长、新生儿学分会常务委员兼遗传代谢病学组组长,广东省基层医药协会小儿遗传代谢病专业委员会主任委员,广东省健康管理学会儿科学及青少年健康管理专业委员会副主任委员。

兼任 *Journal of Pediatric Infectious Diseases*、《中华围产医学杂志》《中华实用儿科临床杂志》《中华新生儿科杂志》《中国小儿急救医学》《中国当代儿科杂志》和《广东医学》编委。系国家和广东省自然科学基金项目评审专家,广东省和广州市医疗事故专家鉴定委员会委员。广东省医学领军人才,中山大学"百人计划"引进人才。主持美国国家卫生研究院(National Institutes of Health,NIH)相关国际合作项目 1 项、国家自然科学基金项目 4 项、广东省自然科学基金项目 5 项和广州市科技创新发展专项资金项目 1 项等。在国内外期刊发表论文一百二十余篇,其中 SCI 收录论文 12篇。作为主编之一,编写《新生儿机械通气治疗学》《新生儿重症监护治疗学》和《实用儿童重症医学》。参编《实用新生儿学》(第5 版)和"十二五"普通高等教育本科国家级规划教材《小儿内科学》(第 5 版)等学术著作。

主编简介

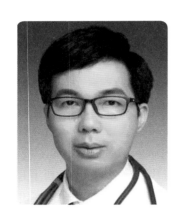

农绍汉　教授

主任医师,医学硕士,硕士研究生导师。广东省医学科学院、广东省人民医院新生儿科副主任。兼任中国医师协会新生儿科医师分会神经专家委员会委员,海峡两岸医药卫生交流协会新生儿学专业委员会常务委员,广东省医学会围产医学分会副主任委员,广东省优生优育协会儿童营养与健康专业委员会副主任委员,广东省保健协会母婴安康分会副主任委员,广东省健康管理学会儿科学及青少年健康管理专业委员会常务委员,广东省医学会新生儿学分会神经学组委员,广州市医学会新生儿学分会委员。

兼任《中华实用儿科临床杂志》特约编委,《中国当代儿科杂志》《广东医学》《中华临床医师杂志》编委。承担国家人事部"全国留学回国人员科技活动择优资助项目"和广东省重点科技项目等共 15 个项目。在国内外期刊发表论文六十余篇,其中 SCI 收录论文 6 篇。主编或副主编医学专著 2 部,参编医学专著 5 部。

第 2 版　序

呼吸衰竭是新生儿科临床常见的危重症,也是导致新生儿死亡的重要原因。机械通气技术是救治新生儿呼吸衰竭最有力的手段。自 1953 年 Donald 与 Lord 开创现代新生儿机械通气时代以来,至今已有 68 年的历史。我国新生儿临床应用机械通气起步于 20 世纪 80 年代,90 年代开始快速发展,进入 21 世纪以后基本达到临床普及。

在 20 世纪 70 年代,我国新生儿急救医学非常落后,尚未开展新生儿机械通气治疗,因而我国新生儿病死率显著高于许多发达国家。在 20 世纪 80 年代初,联合国儿童基金会(United Nations International Children's Emergency Fund,UNICEF)在中国建立了首个小儿急救项目。1983 年,在国家卫生部(现称为国家卫生健康委员会)的领导下,由中国医科大学附属盛京医院在沈阳举办了首届全国小儿呼吸机学习班。UNICEF 特派著名新生儿急救专家、美国芝加哥伊利诺伊大学的 Vid.Sagar 教授来华进行新生儿机械通气讲学。此后,我国的新生儿急救,特别是危重新生儿机械通气治疗逐渐推广应用,并得到迅速发展,使我国新生儿病死率逐年下降。这充分显示出新生儿呼吸支持治疗是危重新生儿急救和降低新生儿病死率的重要措施。

在 21 世纪初,正是新生儿机械通气治疗在我国推广、普及和提高的关键时期,由周晓光、肖昕和农绍汉三位新生儿专家主编的《新生儿机械通气治疗学》第 1 版由人民卫生出版社于 2004 年出版,深受广大读者的欢迎,已成为我国新生儿科、儿科医护人员喜欢的新生儿医学参考书。本书不仅内容全面,反映了当时国内外新生儿机械通气相关知识的最新进展,而且紧密结合了我国当时的新生儿专业的现状,汇集大量的临床经验,非常适用于对我国新生儿专业医护人员的临床指导和培训,对我国新生儿机械通气技术的临床应用起到了积极的推动作用。

近些年来,国内外新生儿医学发展迅速,新生儿机械通气技术日新月异,新生儿机械通气相关理论、机械通气技术与方法以及新生儿呼吸机性能等都有了新的进展。《新生儿机械通气治疗学》(第 2 版)的出版十分必要。本书纳入了机械通气模式、临床应用技术、设备性能以及治疗新生儿相关疾病的多种通气策略与临床经验等最新进展的内容。希望本书的出版对新生儿科、儿科医护人员的临床实践提供更有益的帮助。

《新生儿机械通气治疗学》(第 2 版)是一本不可多得的新生儿医学专著。我相信本书的出版将对我国新生儿机械通气技术的发展继续发挥积极的推动作用。特此推荐!

魏克伦

中国医科大学附属盛京医院儿科学教授

海峡两岸医药卫生交流协会第一届新生儿学专业委员会主任委员

原中华医学会儿科学分会新生儿学组组长

2021 年 5 月

第 2 版　前言

《新生儿机械通气治疗学》第 1 版自 2004 年出版发行以来，至今已有 17 年。当年我们组织全国 26 家医科大学附属医院、妇幼保健院和儿童医院的三十余位从事新生儿医学临床与研究工作的中青年专家共同撰写了这本关于新生儿机械通气的医学参考书。当时国内还没有详细介绍新生儿机械通气的医学专著，广大的新生儿科、儿科医护人员在新生儿机械通气的临床实践中缺乏相关的参考资料。当时获取学术交流、继续医学教育信息的途径也没有如今这样宽广和丰富，这对新生儿机械通气技术在临床的推广、普及造成了一定困难。本书的出版与发行解决了当时新生儿机械通气参考资料短缺的问题，为新生儿科、儿科医护人员系统、全面地了解新生儿机械通气的基础理论、临床应用和最新进展，以及帮助其解决在临床工作中遇到的一些实际问题提供了帮助。

近年来，医学科技发展迅猛。不论是基础医学研究，还是临床医学实践都取得了长足的进步和发展。伴随人们对呼吸生理学、临床病理学、疾病诊断及治疗的深入认识、理解和应用，以及计算机技术、传感器技术和信息技术的飞速发展，新生儿机械通气技术也得到不断的进步与发展。新生儿机械通气新理念、新技术、新方法不断涌现，基于循证医学理论，国内专家也制订了一部分与机械通气相关的新生儿诊疗常规、指南或专家共识，使得新生儿机械通气的理论日益丰富和充实，呼吸机临床应用技术日臻完善，新生儿呼吸机性能不断创新和成熟。现在看来本书第 1 版的内容已显得非常陈旧，其中部分理论、观点和方法已被淘汰。因而，亟待修订、补充、更新和完善。

在人民卫生出版社的大力支持下，我们将《新生儿机械通气治疗学》（第 2 版）的编写工作纳入议事日程，参编人员除第 1 版作者外，还增加了部分工作在新生儿临床一线的中青年学者，在大家的共同努力下，对书稿内容进行了较大程度的修改、补充和更新。具体反映在以下几个方面：①内容更新力度大——本书第 2 版共分 5 篇 53 章，几乎所有章节都在第 1 版基础上进行了不同程度的修订，更新内容超过 35%。②新增内容较多——在第二篇新生儿机械通气的基础理论部分增加了"无创高频振荡通气""新生儿呼吸波形分析及其临床意义""呼吸机相关性脑损伤""氦氧混合气通气"内容；在第四篇新生儿机械通气相关的临床治疗部分增加了"LISA 与 MIST 技术""新生儿喉罩""新生儿镇静与镇痛技术"内容。附录部分增加新生儿呼吸功能、脐血、动脉血和毛细血管血液气体正常参考值，以及新生儿心肺疾病常用药物使用剂量与方法等，以便临床医护人员使用时查阅。③突出科学性和实用性——本书以新生儿机械通气基础理论为坚实的科学基础，重点突出新生儿机械通气技术的临床应用，力求不断提高危重新生儿呼吸衰竭的救治成功率和生活质量。④融汇国内外新进展——注重吸收国内外先进技术和经验，既介绍国外最新进展，也融入国内新生儿医学发展的经验与特色。

本书的再版凝结了各位作者的心血，在此特表谢意。本书出版之际，恳切希望广大读者在阅读过程中不吝赐教，如有疑问欢迎发送邮件至邮箱 renweifuer@pmph.com，或扫描封底二维码，关注"人卫儿科学"，对我们的工作予以批评指正，以期再版修订时进一步完善，更好地为大家服务。

周晓光　肖　昕　农绍汉
2021 年 5 月

第1版 序1

机械通气作为治疗呼吸衰竭最常用的重要手段,至今已有40余年历史。这些年来,无论是在机械通气的理论方面,还是在其临床实践方面均有长足的发展和进步。儿童不是成人的缩影,新生儿也不是儿童的缩影。新生儿机械通气有着与儿童、成人不同的特点和要求。由周晓光、肖昕和农绍汉医生与来自全国各地的30余位中青年新生儿医学专家共同撰写的《新生儿机械通气治疗学》一书,正是为反映国内外新生儿机械通气治疗的进展和临床应用经验而出版的。

展阅全书,感觉本书内容丰富,不仅系统地介绍了新生儿机械通气的基础理论,如新生儿呼吸生理、血液气体、呼吸衰竭及其呼吸监护等,而且,还重点讨论了新生儿机械通气治疗的主要临床问题,对新生儿常见疾病(如呼吸暂停、新生儿呼吸窘迫综合征、胎粪吸入综合征、缺氧缺血性脑病等)的机械通气治疗,以及新生儿危重症(如肺出血、休克、急性呼吸窘迫综合征、持续肺动脉高压、多器官功能障碍综合征等)的机械通气治疗做了较为详尽的介绍。既介绍了近几年国外最新研究进展,也融入了国内新生儿医学发展的经验和特点。本书在注重科学性的前提下,还突出其实用性。因此,在介绍理论知识的基础上,着力介绍了新生儿机械通气相关的实用操作技术,如新生儿复苏、氧气疗法、湿化疗法、肺表面活性物质替代疗法、一氧化氮吸入疗法、胸部物理疗法、新生儿气道护理,以及新生儿常用呼吸机的消毒、保养和维护等。相信这本书的出版对我国从事儿科、新生儿专业的医护人员会有所裨益。

当今社会,科学技术发展日新月异,知识和技术更新也异常迅速,要紧跟科学技术发展的脚步,必须"活到老,学到老"。希望作者、读者不断汲取新的知识,掌握新的技术,不断丰富自己,以适应社会发展的需要。

钟南山
中国工程院院士
广州呼吸疾病研究所所长
2004 年 2 月

第1版 序2

对患有呼吸障碍的新生儿的处理,应采取综合的治疗措施,其中呼吸支持是十分重要的一环。呼吸支持的方法多样,但至今仍以机械通气为最基本、最常用的方法。要有效应用机械通气,除了应在临床实践中积累经验,还应有扎实的理论基础,即对新生儿(特别是早产儿)的呼吸系统以及整体的解剖生理特点和机械通气设备的结构、运作机制等都要有一系统、全面的认识。周晓光、肖昕和农绍汉三位副教授主编的《新生儿机械通气治疗学》一书,正是应这一需要而出版的。

周晓光、肖昕和农绍汉三位副教授自研究生学习毕业后,曾分别到新加坡、德国和澳大利亚等国家进修新生儿学,并已从事新生儿临床十余年,在不断实践中,深感正确掌握有关理论的重要性。现联同朱小瑜、封志纯、柳国胜、周晓玉、陈超教授/副教授等三十多位国内从事新生儿专业工作多年,并富有成果的中、青年骨干医师集体撰写此书。本书比较全面、系统地对新生儿机械通气疗法的有关方面做了介绍,既有基本的理论基础,又有具体的实践操作方法。书中参考了国内外近年来的一些进展,而且由国内知名新生儿学专家韩玉昆教授任主审,相信我国从事或即将从事新生儿专业工作的广大医护人员会欢迎此书的出版并会感到受益。

"实践出真知",理论来自实践,而且有了理论知识还要不断地实践。希望广大读者和作者通过大量的实践,不断提高机械通气的治疗效果,减少乃至避免不良后果(如慢性肺疾病等),取得更丰富的经验,并不断总结和提高。

冯泽康　李着算

暨南大学医学院儿科学教授

2003 年 4 月

第 1 版　前言

　　机械通气是治疗呼吸衰竭的重要工具,自 20 世纪 50 年代北欧应用以间歇正压为主的机械通气救治呼吸肌麻痹患者以来,已有四十余年的历史,但在我国儿科较为普遍使用呼吸机不过十余年的时间。随着呼吸生理研究的不断深入和现代医疗器械与电子技术的迅速发展,呼吸机的性能、通气模式与方法、机械通气的监测等均有了很大的进展,使得呼吸机在临床的应用逐渐完善,治疗效果较以前更为提高。目前,在我国还没有详细介绍新生儿机械通气的医学专著。为系统、全面地介绍新生儿机械通气的基础理论、临床应用和最新进展,以利于指导广大的儿科、新生儿科医护人员解决在临床工作中遇到的实际问题,我们组织全国 26 家医科大学的附属医院、妇幼保健院和儿童医院的三十余位从事新生儿医学临床与研究工作的中青年专家共同撰写了这本关于新生儿机械通气的高级医学参考书。

　　本书共分 5 篇,包括新生儿机械通气的医学基础、新生儿机械通气治疗、常见新生儿疾病的机械通气治疗、新生儿机械通气有关的临床治疗以及新生儿常用呼吸机简介、消毒、保养与维护等,全面、系统地阐述新生儿机械通气的主要基础理论和临床问题。在新生儿机械通气的医学基础篇中,主要介绍新生儿呼吸生理、血液气体、呼吸衰竭及其新生儿呼吸监护。新生儿机械通气治疗篇是本书的重点和中心内容,本篇详述了持续气道正压通气、常规机械通气、高频通气、体外膜肺、液体通气和负压通气的概念、作用原理、使用方法及其并发症等,全面介绍了国内外研究的新进展。新生儿常见疾病的机械通气治疗篇重点介绍了新生儿常见疾病(如呼吸暂停、新生儿呼吸窘迫综合征、胎粪吸入综合征、缺氧缺血性脑病等)的机械通气治疗,以及新生儿危重症(如肺出血、休克、急性呼吸窘迫综合征、持续肺动脉高压、多器官功能障碍综合征等)的机械通气治疗。对新生儿转运中的机械通气也做了详尽的介绍。在新生儿机械通气治疗中,许多临床治疗方法是必不可少的重要内容,主要包括新生儿复苏、氧气疗法、湿化疗法、肺表面活性物质替代疗法、一氧化氮吸入疗法、经气管用药、支气管灌洗、胸部物理疗法、新生儿气道护理、液体疗法、营养支持等,本书也做了论述。最后,还介绍了新生儿常用呼吸机的性能、原理、优缺点、呼吸机的消毒、保养和维护等内容。

　　本书在力求突出科学性和实用性的前提下,表现出“新颖、全面”的特点。其编排形式新颖,既注意到各篇的独立性和完整性,又注意了它们之间的有机联系,而且内容新颖:作者在收集、整理资料和编写过程中,注重吸收国内外先进技术和经验,既介绍了近几年国外最新进展,也融入了国内新生儿医学发展的经验和特点。并以重笔阐述了新生儿机械通气的理论和实践,以及其他相关的临床实用技术。希望本书的出版,为普及新生儿机械通气知识和技术,不断提高对新生儿抢救的技术水平,发挥积极的促进作用。本书适合儿科、新生儿科医务人员以及医学院校高年级本科生、研究生阅读。

　　本书在编写过程中，得到了我国著名的新生儿医学专家韩玉昆、陈自励、冯泽康等教授的热情鼓励和悉心指导，在此表示衷心的感谢。

周晓光　肖　昕　农绍汉

2003 年 4 月

目　录

第三篇　常见新生儿疾病的机械通气 265

第四篇　新生儿机械通气相关的临床治疗 ···················· 355

第五篇　新生儿常用呼吸机简介、消毒、保养与维护 ········533

附录 ········551

第一篇

新生儿机械通气的医学基础

第一章

呼吸系统的胚胎发育

胎儿出生后要适应外界环境,在胎儿 - 胎盘循环中断后需要立即达到有效的气体交换,胚胎期呼吸系统的发育起着至关重要的作用。肺的发育包括解剖结构与功能的发育,肺脏应具有足够的气体交换面积,有足够的毛细血管和血液灌注气体交换区,并具有气体运输和通气的能力,尤其是应具有合成与分泌肺表面活性物质的能力。若肺发育不正常或发育延缓,则会影响新生儿的呼吸功能。

第一节 肺的胚胎发育

一、肺的发生

从胚胎第 4 周开始,原始咽尾端底壁正中出现一纵行沟,称喉气管沟(laryngotracheal groove),后者逐渐加深,形成一长形盲囊,称喉气管憩室(laryngotracheal diverticulum)。喉气管憩室位于食管的腹侧,两者之间的间充质称气管食管隔。喉气管憩室上端发育为喉;中段发育为气管;末端膨大形成两个分支,称肺芽(lung bud),是主支气管和肺的原基。在胚胎第 5 周时,左、右肺芽的主干形成左、右支气管,并向尾端和外侧方向生长,伸入心包腹膜腔管(pericardioperitoneal canal),即原始胸膜腔的内侧壁内,右支气管分出 3 支 2 级支气管芽,左支气管分出 2 支 2 级支气管芽(图1-1-1)。因此,成体右肺分 3 叶,左肺分 2 叶。由于肺芽的反复分支,形成支气管树。胚胎第 6 周时,2 级支气管发生 3 级分支,右肺 10 支,左肺 8 支或 9 支,其外周的间充质也随之分开,形成肺段支气管。到胎儿 24 周时,支气管分支已达 17 级,且出现终末细支气管、呼吸性细支气管和原始肺泡。出生后,肺还继续发出 7 级分支至 24 级。支气管树的终末形成许多小囊管和囊泡,并逐步分化为呼吸性细支气管、肺泡管、肺泡囊和肺泡。至第 28 周,肺泡数量增多,肺泡上皮除 I 型细胞外,还出现有分泌功能的 II 型细胞,并开始分泌肺表面活性物质。早期的肺内间质较多,肺泡较少,

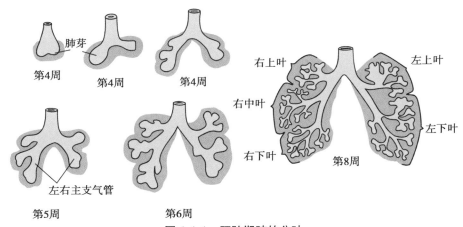

第4周　第4周　第4周

肺芽

第5周　第6周

左右主支气管

右上叶　左上叶

右中叶

右下叶　左下叶

第8周

图 1-1-1　胚胎期肺的分叶

至胎儿后期,间质逐渐减少,肺泡逐渐增多。出生后,随着呼吸的开始,空气进入肺泡,开始气体交换过程,Ⅱ型细胞分泌的肺表面活性物质增多,降低了肺泡表面的表面张力,使肺泡得以适度的扩张和回缩。

二、肺的发育

肺内支气管树及其腺体源于内胚层,而软骨、肌肉、结缔组织、血管、淋巴管和胸膜源于间充质。支气管树上皮的发育,依赖于间充质的出现,间充质能刺激上皮细胞高速度的分裂增殖。肺的发育受到一系列复杂因素的影响,如自身基因组、生长因子、母体状况、细胞与细胞间的相互作用、机械力、周围环境因素等均能影响肺的发育。在出生前胎儿肺组织的发育可分为4个时期:

(一)假腺期

假腺期(pseudoglandular period)为胚胎5~17周,因此期的肺组织切片与腺体相似而得名。肺叶芽通过双歧分支方式,再按顺序分成亚节,而肺静脉就产生在节和亚节的间隙。在9~12周,支气管动脉由胸主动脉和肋间动脉发出。支气管动脉沿着支气管分支向下生长,其速度和软骨形成的速度一样,此期所有的气管、支气管分支均形成,而其中70%的分支形成于第10~14周。第10周起,软骨沿着肺门向周围的轴道形成,但是到接近成熟期尚未完全成型。显微镜下可见肺的外形像一个腺体,组织增生活跃,其管壁由高柱状细胞组成,支气管再进行分支。到17周时肺的主要部分均已形成,通气系统逐渐建立。有报道人胚12周即可出现胎儿呼吸,但气体交换部分尚未建立,故无气体交换功能。肺内支气管分支数代,末端膨大成终蕾。间充质的增殖比支气管树快,因而把发育中的支气管树分隔成许多小叶,小叶内间充质除含有血管外,以终蕾结构为主,终蕾由未分化的高柱状上皮围成,中心有小腔,很像腺泡结构。支气管发育迅速,由假复层柱状上皮所衬,上皮细胞胞质淡染,细胞器少,含有丰富的糖原。Dechelotte等在电镜下观察15周胎儿肺内支气管,其上皮由三种细胞组成:①柱状细胞多,表面有微绒毛;②纤毛细胞少;③Clara细胞的顶端突向管腔。胎儿15周时,小叶内的细支气管上皮,以未分化细胞为主,已能辨认纤毛细胞和Clara细胞。

(二)小管期

小管期(canalicular period)指13~25周的胎儿肺组织,此期支气管分支继续延长形成呼吸管道,毛细血管和肺的呼吸部分的生长为本期的特点。在小管期,支气管树进一步发育完善,支气管及气管的管腔变大,支气管外膜的软骨片明显,黏膜下层混合腺已形成,上皮为假复层纤毛柱状上皮,夹有杯状细胞。细支气管上皮常有皱襞,外围有平滑肌。19周胎儿细支气管上皮含有4种细胞:①纤毛柱状细胞;②分化中的柱状细胞;③Clara细胞;④神经内分泌细胞。终末细支气管为单层纤毛柱状上皮,纤毛细胞最多,可见Clara细胞和神经内分泌细胞。而此时,肺组织也有了丰富的血液供应。肺的呼吸部也快速发育,而结缔组织的增长减慢,肺组织的分叶形态渐渐消失,小叶内终蕾减少,其上皮内糖原骤减。22~24周时,腺泡上皮已演变为扁平上皮,在形态上已能辨认出Ⅱ型细胞。至第24周时,各终末细支气管生长出2个以上的呼吸性细支气管。上皮细胞较间质增殖迅速,其盲端扩张形成终末囊泡,以后发育成肺泡管,呼吸性细支气管和原始肺泡衬有未分化的立方上皮,胞质清明,细胞器少,含有糖原颗粒。此时间质中出现毛细血管,逐渐增多,向囊泡接近,最后形成原始气体交换单位,故在这阶段已基本具备呼吸的可能性。

(三)原始肺泡期

原始肺泡期(primitive alveolar period)指24周胎儿至新生儿阶段,又称终末囊泡期(terminal sac period),毛细血管快速增殖,同时原始肺泡分化。周围的毛细血管迅速增长,开始突向原始肺泡内。原始肺泡的部分上皮分化为扁平的Ⅰ型细胞,它与毛细血管的内皮细胞间隔有基膜,形成Ⅰ型细胞-基膜-内皮细胞三者组成的气-血屏障(blood-air barrier)。原始肺泡尚有分化中的Ⅱ型细胞,胞质嗜碱性,电镜下可见其表面显现明显的微绒毛,此立方细胞的内质网,扩张成大小不等的泡状结构。原始肺泡于生后发育成肺泡管和典型的肺泡,胚胎24~36周仅有少量细胞,肺泡血气交换的能力及肺表面活性物质仍为不足,但肺泡囊逐渐成熟,间质组织减少,毛细血管增生,至第34~35周时肺表面活性物质数量才陡峭上升。即使生后,原始肺泡在3~8岁仍继续增多,这些原始肺泡又将形成更多的典型肺泡。

(四)肺泡阶段

肺泡阶段指胎儿的后期到生后8岁这段时期。胎儿肺虽没有呼吸功能,但必须充分发育,生后才能进行呼吸。在肺泡开始时,每个呼吸性细支气管终末成为薄壁的终末囊泡群,由疏松结缔组织将各个终末囊泡分开,渐形成为肺泡管。出生前,在呼吸性细支气管与终末囊泡的壁上,突出未成熟的囊泡。出生时空气进入,使肺泡稍扩张,但肺泡体积的增大,主要是原始肺泡数目的增加,其次为每个原始肺泡体积的增大。肺泡的发育主要在出生后,近足月(40周)时,只是在呼吸性细支气管和终末囊泡壁出现小而浅的原始肺泡,在出生时约为2 400万个,直径为150μm,此后其大小和数量不断增加。至8岁左右接近成人水平,肺泡数达3亿~4亿个,吸气时总表面积可达140m²,肺泡壁很薄,由单层肺泡上皮组成。肺泡的上皮细胞主要有Ⅰ型和Ⅱ型两种。Ⅰ型细胞直径为50~60μm,覆盖肺泡约95%的表面积,是进行气体交换的部位。Ⅱ型细胞直径为10μm,位于多面形肺泡的成角处,散在突起于Ⅰ型肺泡的上皮细胞之间,覆盖肺泡约5%的表面积,胞质内的板层小体含有多数嗜锇酸物质,主要为磷脂,是肺表面活性物质的存储部位。Ⅱ型细胞在22~26周已出现,但到34~36周才明显增加。肺泡上皮细胞间均有紧密连接和桥粒,以防止组织液向肺泡内渗入。相邻肺泡之间的组织称肺泡隔,其内有密集连续的毛细血管和丰富的弹性纤维,其弹性起回缩肺泡的作用。此外,肺泡隔内还有成纤维细胞、肺巨噬细胞、浆细胞、肥大细胞、毛细淋巴管和神经纤维。相邻肺泡之间还有肺泡孔,一个肺泡壁上可有一至数个,可均衡肺泡间气体的含量,当某个终末细支气管或呼吸性细支气管阻塞时,肺泡孔起侧支通气作用。肺部感染时,肺泡孔也是细菌扩散的渠道。

三、肺的神经内分泌细胞

在人和哺乳动物肺中,肺神经内分泌细胞(pulmonary neuroendocrine cell, PNEC)散在分布于肺的气道上皮,从大的气管到终末细支气管-肺泡连接乃至肺泡壁均可见到。根据观察的细胞数量和形态的不同,学者们通常把PNEC分为单个神经内分泌细胞(neuroendocrine cell, NEC)及神经上皮小体(neuroepithelial body, NEB)两种。NEC常常以单个细胞的形式分散于大的气管黏膜及大气管连接处,形态多样,主要为圆锥形或纺锤形,细胞从上皮基底膜延伸至近气管管腔或者沿基底膜在相邻气道上皮间伸展。NEB为多个NEC成簇聚集而成的卵圆形小体,多位于肺内小气道,且以细支气管交叉处多见。电镜下PNEC显著的结构特征为:胞质内有大小不一、形态各异的大量致密核芯小泡(dense core vesicles, DCV),即分泌颗粒,直径为70~230nm不等,经免疫组化证实颗粒内含有单胺及多种肽类物质。PNEC系统主要有两大方面功能:一方面为气道化学感受器功能,主要相对于NEB而言,充当低氧刺激信号的换能器,传入神经冲动,并与重要的动脉感受器颈动脉体协同作用,从而影响呼吸运动或肺循环;另一方面为促进肺发育和气道分化,这主要是通过PNEC分泌多种激素调节所致。人们从PNEC的DCV中发现单胺和多种活性肽,如5-羟色胺(5-hydroxytryptamine, 5-HT)、铃蟾肽/铃蟾肽(bombesin, BN)、促胃液素释放肽(gastric-releasing peptide, GRP)、亮氨酸脑啡肽(leucine-enkephalin, L-ENK)、降钙素(calcitonin)、缩胆囊素(cholecystokinin, CCK),以及近来发现的内皮素(endothelin, ET)、肽YY(peptide YY, PYY)、P物质等。对它们的功能进行深入的研究,证实它们具有血管和支气管舒缩调节作用,有些激素(如铃蟾肽/铃蟾肽)具有促有丝分裂、成纤维细胞生长因子等作用。

(一)单个神经内分泌细胞

肺内神经内分泌细胞(neuroendocrine cell, NEC)分散存在于肺导气部,也见于肺外支气管和气管黏膜,约占支气管上皮的1%~2%,形态多样,分为开放型和闭合型,闭合型为卵圆形细胞,开放型有瓶状和锥形,有的细胞很像神经元,具有多个突起。用镀银法染色时,12 周胎儿肺即可见银染的 NEC,多出现于支气管分叉处。20 周时,数量最多,20 周后有减少趋势。用免疫组织化学方法,5-羟色胺阳性 NEC 于 14 周出现,分布在细支气管和终末细支气管以及原始肺泡壁,细胞呈锥形或蝌蚪形。电子显微镜观察时,8 周胚肺内即见 NEC 的前身,Cutz 称此前身细胞为 P_0 细胞,细胞器发达,但缺少糖原,胞质含稀少的 DCV,直径为 70~100nm,包有单位膜,膜与芯间有 10~20nm 宽的晕,颗粒一般呈球形。在假腺期末,即约 16 周的胎儿肺,NEC 出现顶突或侧突,此时因所含 DCV 的形态和大小不同,出现三种不同发育阶段的 NE 细胞,Hage 定名为 P_1、P_2 和 P_3 细胞。P_1 和 P_2 细胞分布于支气管树的各段,P_3 细胞多位于肺内支气管的近端。17~20 周出现 3~5 个 P_1 细胞聚集一起,形似 NEB,这是只有人类胎肺才具有的结构,成人和动物均未发现。18~25 周胎儿 NEC 具有长的突起,分布于终末细支气管和原始肺泡,其突起常与基膜下毛细血管或平滑肌紧密接触。胎儿晚期和新生儿期神经内分泌细胞在电镜下难以区分以上 3 种不同的类型,所以成人只有 1 种 NEC。

（二）神经上皮小体

神经上皮小体由多个神经内分泌细胞聚集而成,出现于肺的导气部,16~24 周胎儿的肺内易于观察到,小体表面有一层立方形细胞覆盖。用免疫组织化学技术检查,可见小体内为 5-羟色胺阳性细胞组成。据动物实验研究结果显示,在肺内缺氧时,神经上皮小体为一个敏感的化学感受器。

四、与胎肺发育相关的基因

胎肺的发育受到一系列复杂因素的影响,如自身基因组、母体状况、细胞与细胞之间的相互作用、机械力等,其中与胎肺发育相关的基因在胎肺发育中发挥重要作用。

（一）Hox 基因

目前研究认为,哺乳动物的基因在肺的发育过程中起活化多种基因的作用,较高等动物的同源基因可分为 4 个基因群或 Hox 基因（Hox gene）位点,鼠类的 Hox-1、Hox-2、Hox-3 及 Hox-4 分别位于第 6、11、15 及 2 号染色体上。Hox 基因家族中至少存在 25 个成员,来源于 4 个基因群的特异性基因在胎肺的假腺体期、小管期、原始肺泡期的间充质中表达,对肺细胞系分化、成熟起重要作用,它们在树状分枝呼吸系统中的表达顺序具有高度的保守性。进一步的研究表明,在发育的特定阶段、特定的部位上 Hox 基因表达有所不同,且该家族不同成员间的组合表达也对胎肺的发育有一定影响,如在胚胎期的肺芽上 Hox2.7、Hox2.8、Hox2.5 呈较高水平表达;而在假腺体期的主要支气管分支和胎肺远端可见 Hox2.7、Hox2.8 的表达,同期 Hox2.5、Hox2.6 仅表达在肺芽远端的间充质中。

（二）myc 基因家族

myc 基因（myc gene）家族包括 3 个密切相关的基因,即 C-myc（cell myc）、N-myc（human neuroblastomas）及 L-myc（small cell lung carcinomas）,分别位于第 8、2 和 1 号染色体上,都编码一种与细胞周期调控有关的具有 DNA 结合特性的核蛋白,对细胞的生长、增殖、分化、凋亡和细胞周期的进程产生影响,同时,对其自身基因的表达和其他细胞内基因表达也有重要的调节作用。研究发现,N-myc 在胎肺中的表达与细胞分化的相关性较高,而与调控有丝分裂的相关性较低。此外,还发现 N-myc mRNA 在妊娠期减少,且在胚胎后期定位于近轴气道。采用 RNA 原位杂交技术观察到 L-myc mRNA 在发育的鼠肺中也有表达,但在纯合的 L-myc 突变鼠中 C-myc、N-myc mRNA 的表达没有出现代偿性变化。

（三）Wnt 基因

Wnt 基因（Wnt gene）家族至少编码 11 种蛋白质,它们大多被认为是脊椎动物发育过程中细胞间的信号分子,与细胞间相互通信有关。有人认为在胎肺的发育过程中,间充质和呼吸上皮间的相互作用以 Wnt-2 蛋白为介质。许多 Wnt 基因产物在肺中有表达,并对其分化产生影响,如 Wnt-11、Wnt-7、Wnt-2 及 Wnt-4。Wnt 基因家族成员表达部位各不相同,如 Wnt-11 mRNA 主要在肺间充质中表达。在鼠胎肺成纤维细胞中可检测出较高水平表达的 *Wnt-2* mRNA，而在成年鼠肺或其他组织中 *Wnt-2* mRNA 表达水平较低。

（四）铁传递蛋白基因

铁传递蛋白（transferrin，TF）是一种糖蛋白，负责脊椎动物体内铁的转运。TF 能抑制磷脂过氧化反应及细菌在肺组织液中的增殖，未转运铁的 TF 能降低呼吸衰竭的严重程度，同时增加肺表面活性物质的活性。人的 TF 由一条含 679 个氨基酸残基的多肽组成，其中第 431 位及 611 位的 Asn 残基上各连接一条复杂型糖链，其基因定位于第 3 号染色体上。一般认为 TF 主要在肝内合成，但近年来的研究表明 TF 可由肺产生和分泌。采用原位杂交技术研究狒狒和人的 *TF* 基因表达，发现肺内不同细胞在不同的时间表达 TF。气道上皮细胞 *TF* mRNA 的表达水平在妊娠期内迅速增加，到出生前达到顶峰，出生后明显减少。出生前气道上皮产生的 TF 有可能降低新生儿期因氧中毒导致的支气管肺发育不良。

胎肺的发育除了受上述几种发育基因的调控以外，可能还与 *T-box* 基因家族（*Tbx1~Tbx5*）及 *Gli* 基因家族（*Gli1~Gli3*）有关，尚有待进一步研究证实。

第二节　肺液的作用及肺液的清除

在胎儿发育过程中，胎儿肺从小管期开始即充有液体，其含量为 20~30ml/kg，到足月时为 30~35ml/kg，大致与功能残气量相当，占肺总容量的 40%，并以 3~4ml/kg 的速率进行交换更新。组织间的液体不可能自由渗透进肺泡，肺液（lung fluid）系肺泡细胞主动转运的产物，其中含有肺表面活性物质，对以空腔为特点的肺泡的发育有重要影响。由于肺液的存在，胎儿的肺不会处于完全萎陷状态，因此在一定程度上减少了出生时肺膨胀的困难。若刚出生的婴儿出现大片肺不张，必有病理原因，不可简单地认为是出生后肺未能扩张所致。

一、肺液的组成、分泌及其生理作用

肺发育早期（第 6 周）肺液已存在，肺液分泌

从妊娠中期明显增加，但临近分娩时急剧下降。胎儿期肺液的产生主要是由于肺泡上皮细胞氯离子通过上皮细胞的主动转运和钠离子的平行移动进入发育中的肺泡腔，导致肺液在肺泡腔的集聚。肺泡上皮细胞离子转运机制取决于基侧膜的钠钾泵（Na^+-K^+-ATP 酶）和顶膜的氯离子和钠离子通道的活性。实验研究也证明胚胎肺上皮细胞分泌液体，与氯离子的转运有关，离子转运在胎儿和围产儿肺上皮细胞液体的转运中起着重要作用。肺液的渗透压与肺间质液及血浆基本相同，均高于羊水，但肺液的化学组成却与它们有所不同（表 1-1-1）。肺液的作用主要包括：①胚胎发育期间，肺液的存在有利于肺的发育；②肺液的存在有利于呼吸的建立，肺液充盈后使肺泡半径增大，降低肺膨胀所需的压力，使肺易于扩张，防止生后气道阻塞和肺不张；③肺液的存在有利于肺功能残气量的形成和呼吸的维持。

表 1-1-1　血浆、肺液和羊水的化学组成

项目	血浆	肺液	羊水
渗透压 /（mOsm·L^{-1}）	291	294	265
pH	7.34	6.27	7.02
H^+/（mmol·L^{-1}）	46	540	95
Na^+/（mmol·L^{-1}）	150	150	113
K^+/（mmol·L^{-1}）	4.8	6.4	7.6
Ca^{2+}/（mmol·L^{-1}）	30.8	0.63	0.4
Cl^-/（mmol·L^{-1}）	107	157	87
HCO_3^-/（mmol·L^{-1}）	24	2.8	19
葡萄糖 /（mmol·L^{-1}）	8.5	6.3	17.0
蛋白 /（g·L^{-1}）	62.7	0.3	7.0

二、肺液的清除

由于肺需在出生后瞬间即能有效地进行气体交换，肺液必须迅速加以清除，其中约 1/3 是在胎儿经产道时，由胸廓受压从咽喉和口鼻中挤出，余 2/3 部分由毛细血管吸收，另经肺淋巴管引出。肺泡上皮细胞是胎儿出生前后控制其肺液分泌和重吸收的主要开关。肺泡上皮细胞的钠水转运系统由钠离子通道（epithelial sodium channel，

ENaC)、Na$^+$-K$^+$-ATP 酶和水通道蛋白等组成。上皮离子和肺液清除在发育过程中主要经历 3 个不同阶段：第一阶段（胎儿阶段），肺上皮细胞处于分泌状态，依赖于 Cl$^-$ 通道的 Cl$^-$ 分泌，而钠通道几乎无活性，钠通道在胎儿阶段无活性的原因尚不清楚。第二阶段（过渡期），包括离子和水的反向运动，这个阶段可能包括很多因素在内，如上皮细胞暴露于空气表面以及高浓度的甾体和循环核苷酸。此阶段不仅包括肺上皮钠通道表达增加，也可能是非选择性的阳离子通道向高度选择性钠通道转换的关键点。Na$^+$ 向细胞内转运增加也能导致静息膜电位改变，导致 Cl$^-$ 经由 Cl$^-$ 通道反流。第三阶段（生后阶段），肺上皮细胞中绝大多数 Na$^+$ 经由钠通道重吸收，可能同时也伴有少量 Cl$^-$ 经由 Cl$^-$ 通道重吸收，而离子通道活性与紧密连接之间处于较好的平衡状态。该机制既能保证肺泡表面足够湿润，也能预防过多肺液聚集。目前比较明确的是由肺上皮细胞介导的 Na$^+$ 转运将肺液从肺泡腔转移到肺间隙，随后吸收入脉管系统。Na$^+$ 重吸收有两个步骤：第一步是 Na$^+$ 经 Na$^+$ 渗透性离子通道由肺泡腔向细胞内被动转运；第二步是 Na$^+$ 从细胞内通过基底外侧膜主动转运到浆膜腔。

在分娩发动时，由于肺泡上皮细胞儿茶酚胺分泌剧增，并抑制氯离子泵的活性，使肺液的分泌停止。另一方面，儿茶酚胺分泌增加导致 Na$^+$-K$^+$-ATP 酶活性升高，使肺泡细胞内 Na$^+$ 主动转运到肺间质，从而使肺液从细胞内主动转运出肺泡。同时肺泡壁的微孔暂时扩张 3~6 倍，加上肺液与组织间液存在 2.7kPa（20mmHg）左右的胶体渗透压，使肺液被吸收到间质、淋巴管和毛细血管。当肺液被完全吸收后，肺泡壁的微孔恢复到比胎儿期略大的状态，以维持肺泡的干燥。损伤肺泡上皮就可使肺泡屏障的完整性受到破坏或下调离子转运通道活性，从而减少肺液的重吸收，导致肺水肿和呼吸窘迫。在几个急性肺损伤的动物实验中，内源性的儿茶酚胺可促进肺液的清除，但这一作用是短期的，不足以对抗损伤后肺液的渗出。然而，新的证据表明 β 肾上腺素能受体兴奋剂或上皮细胞生长因子可诱导持续的肺液重吸收和加

速实验动物肺水肿的恢复。同样的实验结果也发现，基因转导可促进肺泡上皮内多余 Na$^+$ 的转运。最近研究还证实增加肺泡上皮 Na$^+$ 的转运可能是最有效的治疗肺水肿和急性肺损伤的有效措施。

出生时，新生儿须建立呼吸，因此肺液快速清除至关重要。肺液分泌临近分娩时急剧下降，早期动物实验也表明出生后肺液容量明显减少：在成熟新生兔中，肺湿重出生后 2 小时内下降最快，2~24 小时内也有下降；研究表明分娩前胎肺液体转运已存在，通过胎儿自身肌肉活动及母亲子宫收缩共同完成。对于胎儿而言，出生前呼吸运动可清除部分肺液，出生后 1 小时内也可通过肺泡上皮细胞的肺液短暂被动转运清除。关于肺液清除的时间，有研究人员对胎羊的研究发现肺液的分泌量在胎羊接近足月时达到高峰，早产的胎羊在分娩终止前 70 小时肺液分泌达高峰，然后开始下降。在下降的第一阶段，肺液从 38.8ml/kg 下降到 26.4ml/kg，而在第二阶段则快速下降到 13.8ml/kg。这一结果表明在分娩发动前两天肺液分泌开始减少，在分娩发动后肺液清除迅速增加。也有研究认为，肺液在出生前即孕晚期并未减少，肺液的清除在分娩发动后开始。

三、影响肺液分泌和吸收的因素

出生时肺的神经内分泌系统参与肺液的清除。在分娩的初期和生后早期，肾上腺素可通过兴奋肾上腺素能受体促进肺液的重吸收，肾上腺素能受体拮抗剂——阿米洛利可抑制肺液的重吸收。乙酰胆碱通过激活毒蕈碱样受体引起肺液重吸收和肺组织内儿茶酚胺的释放，儿茶酚胺作用于 α 受体，激活神经控制肺液重吸收的机制。另外，肺血管内一氧化氮（NO）可使肺液的生成减少，这一作用与肺血管的阻力降低有关，妊娠近足月时鸟苷酸环化酶（cGMP）可减少肺液的产生和使肺血流量增加。鸟苷酸环化酶活性抑制剂——亚甲蓝能完全阻滞 NO 减少肺液分泌的作用；磷酸二酯酶抑制剂能增强 NO 减少肺液分泌的作用。5- 羟色胺、多巴胺、精氨酸加压素、抗利尿激素等均可减少肺液的产生和促进肺液的重吸收。垂体加压素可能通过 V$_2$ 受体减少肺液产生。前

列腺素 D_2 和白三烯拮抗剂在出生时可使肺血管扩张,肺血流量增加而减少肺液产生。用近足月豚鼠的离体肺做实验,出生时血中去甲肾上腺素能减少肺液的产生,促进肺液的重吸收。出生前胰高血糖素的升高有助于肺液的排出,因为胰高血糖素释放 cAMP,从而减少肺液产生。胎儿肾上腺对肺液的分泌起着重要的作用。实验发现切除胎羊的双侧肾上腺,可使胎羊血浆中的皮质醇浓度和三碘甲状腺原氨酸浓度降低,从而减少肺液的量和分泌速度。

最近对鼠模型的研究发现角质化细胞生长因子-7(KGF-7)和成纤维细胞生长因子-10(FGF-10)可刺激肺液的分泌。KGF-7 和 FGF-10 可能是重要的调节胚胎肺液分泌的旁分泌因子,通过cAMP 而起作用。体外研究还表明出生时大量氧的刺激可使肺液的分泌转向吸收。窒息时低氧血症可使肺液的分泌受到抑制,酸中毒可加强这种抑制作用。

第三节　肺表面活性物质

一、概述

肺表面活性物质(pulmonary surfactant,PS)是位于肺泡上皮细胞表面,由脂质和表面活性蛋白组成的复合物,具有减小肺泡气-液交界面的表面张力,维持肺泡形态稳定的功能。肺表面活性物质由肺泡Ⅱ型细胞合成与分泌,胎儿在胎龄22~24 周时肺泡Ⅱ型细胞已能产生 PS,至胎龄 35周后肺泡表面的 PS 才迅速增加。许多激素可以促进胎儿肺的发育并增加 PS 的合成,其中以肾上腺皮质激素(adreno-cortical hormone,ACH)最为重要,其次是甲状腺素释放激素(thyrotropin releasing hormone,TRH)、甲状腺素(thyrotropin)和催乳素(prolactin)。

二、肺表面活性物质的化学组成与结构

PS 是一种复合磷脂,正常 PS 中脂质占总量的85%~90%,其中磷脂为主要存在形式,占 90%;中性脂有胆固醇、三酰甘油和游离脂肪酸,含量较少,

约 10%。磷脂中以卵磷脂含量最高,主要为二棕榈酸卵磷脂(dipalmitoyl phosphatidyl choline,DPPC),其他磷脂包括磷脂酰甘油(phosphatidylglycerol,PG)、磷脂酰肌醇(phosphatidylinositol,PI)、磷脂酰丝氨酸(phosphatidyserine)、磷脂酰乙醇胺(phosphatidylethanolamine,PE)及鞘磷脂(sphingomyelin,S)。PS 中与磷脂分子相互作用的特异性蛋白质称为肺表面活性物质蛋白(surfactant protein,SP),SP 约占表面活性物质的 10%,迄今已经发现 4 种肺表面活性蛋白,根据发现的顺序命名为 SP-A、SP-B、SP-C、SP-D 4 种亚型。其中SP-A、SP-B、SP-D 来源于肺泡Ⅱ型上皮细胞和支气管非纤毛上皮细胞,SP-C 来源于肺泡上皮细胞。按其生物化学特性又分为两类:大分子亲水性 SP(SP-A、SP-D)和小分子疏水性 SP(SP-B、SP-C)。SP-B 和 SP-C 主要发挥维持 PS 的结构和降低肺泡表面张力的功能。SP-A 和 SP-D 一起共同发挥免疫防御和免疫调节功能,它们的结构和功能相似,但也存在一定差异。SP-A 是一种多聚体胶原糖蛋白,是肺表面活性物质中含量最丰富的蛋白组分,具有亲水性,由 C 型凝集素区附着于胶原蛋白区构成,能以钙依赖方式结合微生物糖基。一个单位 SP-A 的相对分子质量为 28~36kDa。SP-A 的一级结构由 N 端区、糖识别域(CRD)、颈区和胶原样区(CLR)4 部分组成。N 端区含 Cys 残基,能通过形成二硫键连接各亚单位,CRD 区为识别和结合糖分子的部位,CLR区由 Gly-X-Y 三联体重复顺序组成,其功能是使 3 条肽链互相缠绕形成胶原样 3 股螺旋结构。SP-A 在肺泡中的主要功能是帮助形成具有高度表面活性的管状髓鞘结构,有助于磷脂降低表面张力,可调节磷脂的合成、分泌和再循环,并可对抗肺损伤时释放的血浆蛋白对肺表面活性物质的抑制作用,此外也可以特异性与微生物和微粒子结合,增强吞噬细胞的吞噬和杀菌能力,抑制多种细胞因子和炎症介质的合成与释放,抑制 T 淋巴细胞增生和肺部的过敏反应,并以此调控肺泡水平的免疫反应。目前发现编码 *SP-A* 基因有两种,分别为 *SP-A₁* 和 *SP-A₂*,此外还有 1 个伪基因。人类 *SP-A* 基因位于 10 号染色体长臂 10q,自着

丝点开始依次是 $SP\text{-}A_2$、伪基因、$SP\text{-}A_1$ 和端粒。$SP\text{-}A$ 基因表达受到多种生长因子、激素和调节因子的调控。SP-D 是由呼吸道末梢的 II 型上皮细胞和 Clara 细胞合成的含 43kDa 的蛋白，单体由 1 个三螺旋结构的胶原区和 1 个钙依赖性的糖识别域组成。SP-D 在表达和分布上与 SP-A 相似，都属于 C 型凝素家族成员，基因都位于 10q22-23，它们具有高度的进化保守性，在不同种类的脊椎动物中有交叉反应性，两者在免疫功能的发挥上相辅相成，共同发挥免疫防御和免疫调节功能。主要表现为促进机体对病原体的快速清除，避免组织过度炎症损伤，维持局部稳态，发挥天然防御功能。研究发现 SP-D 能促进吞噬细胞对大肠埃希菌、肺炎链球菌、曲霉菌的吞噬，调控淋巴细胞增生，提高巨噬细胞的趋化和活化。此外，人们发现肺发育不全和 SP 合成分泌下降的早产儿发生肺部感染概率增加，存活率下降。另外，SP-D 在调节局部肺组织对亚急性非感染性肺损伤方面也具有重要作用。SP-B 的表达严格限于 II 型上皮细胞和 Clara 细胞，是保持表面活性物质复合物的生物特征和生理功能所必需的，对维持 II 型上皮细胞分泌功能具有不可缺少的作用。II 型上皮细胞合成的 SP-B 是由两个含 79 个氨基酸的多肽所组成的二聚体，相对分子质量为 5~8kDa。SP-B 是产后新生儿存活的基本需要，SP-B 缺乏可导致先天性肺膨胀不全和呼吸衰竭。SP-C 是特异性的 II 型细胞分泌蛋白，成熟的 SP-C 为单一性的疏水性脂蛋白，含有 36 个氨基酸。1 个成熟的 SP-C 活性肽单位相对分子质量为 42kDa，其主要功能是依靠吸气促进磷脂进入肺的气 - 液交界面，促使表面活性分子进入气 - 液交界面，提高表面活性物质磷脂的表面活性，保持交界面磷脂膜的动态平衡。DPPC 的分子结构为一分子磷酸甘油二酯上接一个胆碱，甘油上的两条脂肪酸长链为碳 -16 的饱和脂肪酸。脂链部分呈油性而为非极性，因而疏水。磷酸与胆碱则具有极性，分别带有负电荷与正电荷，为亲水基团。因此，DPPC 可被看作由分子量较大的疏水端（两条长链）与分子量较小的亲水端组成。由于 DPPC 的分子结构特征，在肺泡内气 - 液界面上 DPPC 分子中的亲水端插在肺泡液中，而疏水端则伸向肺泡腔，以单分子层垂直排列，悬浮于肺泡液之上，形成一层薄膜。

三、肺表面活性物质与肺泡 II 型细胞

PS 主要由肺泡 II 型上皮细胞（alveolar epithelial cell II，AEC- II）合成，一般认为 PS 中的主要活性成分磷脂酰胆碱是在肺泡 II 型细胞内质网合成的，而绝大多数哺乳动物的磷脂酰甘油在线粒体中合成。肺泡 II 型细胞中含有合成 PS 的关键酶。这些磷脂成分在内质网合成后，经某种机制转移到高尔基复合体，转化成大的聚合体即板层体，以出胞的方式分泌表面活性物质，在肺泡中迅速转变成双层结构的管髓体，管髓体的磷脂吸附到液 - 气界面形成具有降低表面张力的磷脂单分子表面膜。实验显示肺泡 II 型上皮细胞的内质网也具有合成 SP 的功能，成熟的蛋白在多囊体中以芽生囊泡的形式排出，SP 前体经过一系列加工处理，最终形成有生物活性的 SP。PS 以板层小体的形式储存于细胞质内，板层小体分泌到肺泡表面液体内，转化形成网络样结构，即管状髓磷脂（亦称大聚合体），管状髓磷脂进一步分解，并吸附到液体表面形成单分子层。随着呼吸运动，部分磷脂离开表层形成没有表面活性功能的磷脂小泡（亦称小聚合体）。大部分磷脂小泡重新进入肺泡 II 型细胞，成为合成板层小体的原料。

四、肺表面活性物质的代谢

PS 由肺泡 II 型上皮细胞合成并以板层小体的形式在细胞质内储存，板层小体成熟后脱离细胞，沿细胞壁间隙进入肺泡。PS 分泌到肺泡腔后可迅速被清除，以维持含量的相对稳定。PS 清除途径有多种，可经气管清除，少量也可通过淋巴系统、血液循环系统清除，或被肺泡巨噬细胞吞噬后降解。在肺泡清除 PS 这一过程中，小体经过管鞘作用（tubular myelinization）逐渐松开，形成单层方形空管，在肺泡表面展开（spreading）和吸附（adhesion），起着降低表面张力的作用。在呼吸过程中 PS 逐渐消耗，代谢后的产物无用部分被巨噬细胞吞噬，另一小部分从呼吸道直接排出，还有大部分有用的物质仍被肺泡再吸收，在肺组织

内再与脂肪酸、胆碱、肌醇结合，又进入肺泡Ⅱ型上皮细胞内，经过内质网、高尔基复合体时先组合成小的板层小体，以后逐渐长大成熟。也有报道认为PS被摄取后成为多囊泡体，部分囊泡体与初级溶酶体融合，降解为胆碱、脂肪酸等，然后进入内质网再重新合成PS，其他囊泡体则与板层体结合直接循环利用。如此循环代谢的过程主要在肺脏内部进行，但也有少量再吸收的代谢产物进入体循环，参与其他代谢（图1-1-2）。PS的半衰期为12~20小时。至于外源性的PS经气管滴注后，自肺泡进入肺组织，然后由肺内清除，不同的外源性PS清除速率不同，但同种PS清除速率恒定，不依赖所给剂量。在胎儿发育过程中，具有表面活性作用的卵磷脂的合成途径有二：一为通过磷脂胆碱移换酶合成，此途径通常在新生儿开始呼吸后才起作用；另一途径为通过甲基移换酶合成，此途径于胎儿22~24周开始起作用，随胎龄增加而加强。早产儿的肺能够发挥作用使之存活，主要靠甲基移换酶合成卵磷脂。

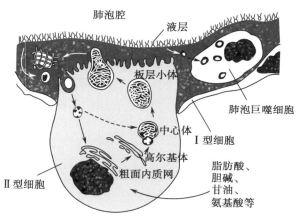

图1-1-2　肺表面活性物质合成代谢示意图

五、肺表面活性物质的生理功能

（一）降低肺泡表面张力

不同液体的表面张力各不相同，水的表面张力为72dyn/cm（1dyn=10^{-5}N）。肺泡液主要来自血浆，若不含肺表面活性物质，其表面张力应近似于血浆的表面张力，为60dyn/cm；含有肺表面活性物质时，其表面张力随着液膜面积变化而改变，当液膜表面积变化在20%~100%时，其数值变动于2~45dyn/cm，最小值为2dyn/cm，为血浆表面张力的1/30。据此，肺表面活性物质可以降低肺表面张力至1/30。收集死于新生儿呼吸窘迫综合征的婴儿肺洗出液，测其表面张力，发现它的最小值为20dyn/cm，为正常肺洗出液的10倍。

按Laplace定律（Laplace law），肺泡表面张力（T）、向心压力即回缩压力（P）及肺泡半径（r）间的关系是：P=2T/r。即肺泡内的压力与表面张力呈正比，与肺泡半径呈反比。吸气时肺泡扩张，至吸气末肺泡表面积最大，此时肺泡表面PS浓度最低，表面张力最高，压迫肺泡使之缩小，于是开始呼气，至呼气末肺泡面积最小，PS浓度最高，表面张力最小，肺泡又可以再度扩张，留有残气，肺泡如此一张一缩，维持肺的功能，保持肺的顺应性。

肺表面活性物质作用的大小也可通过Laplace定律计算如下：假设肺泡液表面张力T为60dyn/cm，吸气末肺泡半径（r）为0.005cm，那么肺泡液产生的回缩压力（P）则为：P=2T/r＝2×60/0.005＝24 000（dyn/cm^2），已知1cmH_2O＝980（dyn/cm^2），因此，24 000dyn/cm^2≈25cmH_2O。在平静呼气末总的肺回缩力（肺弹性纤维回缩力和肺泡表面张力之和）只有3~5cmH_2O，据此，肺表面活性物质至少可以降低肺泡表面张力5~8倍。综上所述，肺表面活性物质具有明显的降低肺泡表面张力的作用，它之所以能降低肺泡表面张力，是因为它们分子间的引力，以及肺表面活性物质与水分子间的引力小，使液体表面的张力降低。降低肺表面张力可以增加肺的顺应性，从而减少吸气阻力，减少吸气功。

（二）保持肺泡的稳定性

当两个大小不一的液泡相连时，在相同的表面张力作用下，半径小的液泡产生的回缩力大，把液泡内的气体挤向大液泡，而趋于萎缩（图1-1-3）。同理，两个肺泡处于相同的表面张力下，小肺泡进一步缩小，而大肺泡进一步扩大。但肺泡中有PS存在，消除了大小肺泡之间的压力差，使得肺泡趋于稳定。保持肺泡的稳定对肺的正常气体交换有重要意义。肺泡内表面存在薄层液体近似一个液泡，按照Laplace定律，由于PS的存在，半径小的肺泡表面张力小，半径大的肺泡表面张力大，结果

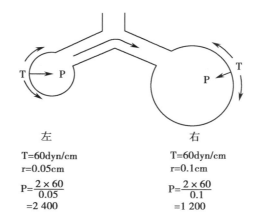

图 1-1-3 液体表面张力示意图

图中 T 为张力，P 为压力，r 为液泡半径。左右侧液泡的半径分别为 0.05cm 和 0.1cm。

按 Laplace 公式 $\left(P=\dfrac{2T}{r}\right)$ 算出左侧的 P 为右侧的 2 倍

不同半径肺泡的向心压力基本相等，保证了肺泡的稳定。同样，由于肺泡液体的张力是可变的，在吸气时肺泡表面张力增大可防止肺泡过度扩张，有助于气体在肺内均匀分布，在呼气时肺泡不会萎陷不张。

（三）减少液体自毛细血管向肺泡渗出

当肺泡表面张力增大时，肺泡可回缩而产生抽吸作用，增加肺毛细血管的滤过量，生成肺泡液，严重时可引起肺水肿。肺不张是促使肺毛细血管内液体外渗的拉力，PS 可降低肺泡表面张力，减少了液体外渗的倾向，故可以减少肺泡液的生成，从而防止肺泡液积聚，保持肺泡"干燥"，对防止肺水肿的发生有重要作用。

（四）防御功能

最近越来越多的证据表明，肺泡表面活性物质在肺组织本身对抗各种细菌、支原体和病毒的感染中起着重要作用。SP-A 和 SP-D 增强呼吸道的抗病能力，防御微生物和烟尘的侵袭。有人认为 SP-D 主要起防御作用，表面活性功能不大。

（五）降低毛细支气管末端的压力

与肺泡连接的毛细支气管的末端也有 PS，主要来自肺泡，它的作用同样可以降低该处的表面张力使毛细支气管末端开放，如该处缺乏 PS，则毛细支气管将发生痉挛和阻塞。

六、肺表面活性物质与呼吸系统疾病

近年来，随着现代医学对肺表面活性物质的研究发现，肺表面活性物质与临床呼吸系统多种疾病的发生关系密切，如新生儿呼吸窘迫综合征、急性呼吸窘迫综合征、胎粪吸入综合征、肺炎等。

（一）新生儿呼吸窘迫综合征与先天性 PS 不足

新生儿呼吸窘迫综合征（neonatal respiratory distress syndrome，NRDS）是由于早产儿肺泡Ⅱ型细胞发育不成熟，不能分泌足够的 PS，导致肺泡表面张力增加，肺泡塌陷，而出现的进行性呼吸困难综合征，其发病率、病死率均较高。研究显示 PS 中 SP 合成减少与 RDS 有很大的关系。有研究发现 RDS 早产儿胃液 SP-A 明显低于未发生 RDS 的早产儿。对患儿的肺灌洗液及血清 SP-A 进行检测，可以判断新生儿和各年龄儿童的肺及支气管发育情况及肺泡间质的损伤程度，并为 RDS 的诊断提供依据。*SP-B* 在 PS 系统的结构、代谢及功能方面发挥重要作用，*SP-B* 缺失将导致新生儿致命性呼吸窘迫。对一些不明原因的致命性 RDS 要考虑 *SP-B* 缺失的可能。有关对 *SP-B* 缺失病因及治疗的研究可以提高 RDS 患儿的生存率及生命质量。国外资料显示，*SP-B* 遗传缺陷是"难治性 RDS"的重要因素，其可能的机制是：*SP-B* 遗传缺陷时 PS 活性减低，降低肺泡表面张力的功能下降，引起肺泡萎陷，从而导致 RDS 发生。*SP-B* 等位基因具有多态性，其突变率为百万分之三，某些特异位点突变可造成 SP-B 蛋白合成障碍。目前已发现 30 多种引起部分或完全 *SP-B* 缺失的隐性功能缺失性突变。国外 Wambach 等研究发现，*SP-C* 基因转录降低会增加新生儿发生 RDS 的危险性。多项研究表明,*SP-C* 基因突变可导致慢性呼吸系统疾病,与 *SP-B* 缺乏不同,*SP-C* 基因突变可导致不同程度的肺受累表现,临床表现从轻度气促、呼吸窘迫,逐渐发展为呼吸衰竭,组织学上表现为反复肺不张、肺损伤和感染。

(二)急性呼吸窘迫综合征

在现代医疗条件下,急性呼吸窘迫综合征(acute respiratory distress syndrome,ARDS)病死率仍高达 50%。通过对患者的观察及实验研究发现许多严重的疾病均可导致 ARDS,病理变化比较复杂,但最终结果都有肺泡-毛细血管膜的损伤、通透性改变及产生肺水肿,而内源性 PS 的改变很可能是造成肺功能不良的重要原因。内源性 PS 的改变可能是造成肺功能不良的重要原因,包括以下几方面:①内源性 PS 总量改变——当肺部病变严重,肺泡 II 型细胞受损伤,可使 PS 分泌量减少。② PS 成分改变——ARDS 患者及模型动物的灌洗液中,饱和卵磷脂和磷脂酰甘油占总磷脂的比例减少,而磷脂酰肌醇、鞘磷脂 S 及溶血磷脂的比例增加,PS 蛋白的含量也显著减少。③肺泡内 PS 代谢的变化——PS 在肺泡内多以不同密度、成分及功能的聚合体形式存在。较重或较大的聚合体含有丰富的管状髓磷脂,体外可有效地降低液体表面张力,体内可明显改善早产动物肺的顺应性,而小的聚合体则功能很差。正常情况下,大聚合体在各种因子(包括 PS 蛋白)的参与下,逐渐代谢转变成小聚合体。在肺损伤时,PS 大聚合体向小聚合体转化的速度可异常增加,即使总磷脂含量不少,大小聚合体比例失调也可导致肺功能下降。④ PS 活性降低——肺损伤时,从血中渗透到肺泡内的蛋白有抑制 PS 活性的作用,不同血浆蛋白的抑制作用大小不等,其强度依次为:纤维蛋白降解产物、纤维蛋白原、球蛋白和白蛋白等。蛋白对 PS 的抑制作用是可逆的,存在竞争机制:PS 浓度高时,蛋白抑制作用小;PS 浓度减低时,蛋白抑制作用增大。另外,氧自由基及脂质过氧化物和磷脂酶也有抑制 PS 活性的作用。

(三)肺炎

肺炎时肺泡内蛋白渗出对 PS 有抑制作用,缺氧及炎症可对肺泡 II 型细胞造成损伤从而影响 PS 的分泌。动物实验结果证实,肺炎时 PS 蛋白浓度也明显下降。提示肺炎时出现的一系列病理生理改变可能与 PS 功能不良有关。

(四)胎粪吸入综合征

胎粪吸入综合征(meconium aspiration syndrome,MAS)是新生儿临床常见疾病,发病率占活产新生儿 1.2%~2.2%,国内报道病死率为 7.0%~15.2%。MAS 多发生于足月儿及过期产儿,一般不存在原发性 PS 缺乏,但在对 MAS 死亡患儿的肺组织进行检查时发现,除了在肺泡及气道内存有胎粪外,还可见到透明膜形成,提示病理改变过程可能涉及 PS,胎粪可抑制 PS 的活性,被胎粪污染的 PS 混悬液的表面张力明显升高。动物实验的结果表明,胎粪吸入可使胸肺总顺应性明显下降,形态学检查可见肺泡容积密度明显减低。外源性 PS 的使用可缓解肺病理变化,改善肺功能,已在 MAS 动物实验得到证实。总之,多种严重呼吸道疾病的产生和发展与 PS 不足或功能不良有关,这为外源性 PS 治疗 MAS 提供了依据。

第四节 胎儿的血红蛋白

一、胎儿血红蛋白的结构特点与发育

血红蛋白(hemoglobin,Hb)是生物体内运输氧的特殊蛋白质,也是红细胞中唯一一种非膜蛋白。它由四个亚基构成,每个亚基由一条珠蛋白肽链和一个血红素分子构成,珠蛋白肽链在生理条件下盘绕折叠成球形结构,把血红素分子包在里面。其珠蛋白部分是由两对不同的珠蛋白多肽链组成,其珠蛋白多肽链共有 6 种,分别为 α、β、γ、δ、ε、ζ 链。血红素是一个具有卟啉结构的小分子,在卟啉分子中心由卟啉中四个吡咯环上的氮原子与一个亚铁(Fe^{2+})配位结合,珠蛋白肽链中第 8 位的组氨酸残基中的吲哚侧链上的氮原子从卟啉分子平面的上方与 Fe^{2+} 配位结合,Fe^{2+} 居于环中,Fe^{2+} 的 6 个配位键中有 4 个与吡咯环的 N 配位结合,1 个与近端的珠蛋白肽链 F 螺旋段第 8 位(F8)组氨酸的咪唑氮原子相结合,第 6 个用来结合 O_2 等外源性配体,未结合配体时该配位键

是空的,故生理状态下 Hb 的血红素 - 铁是"五配位"形式。当 Hb 不结合氧分子时,就有 1 个水分子从卟啉环下方与 Fe^{2+} 配位结合,4 个珠蛋白亚基之间的相互作用力很强,因此没结合氧的血液呈淡蓝色。当 Hb 与氧结合时,则 1 个氧分子就顶替了水分子的位置形成氧合血红蛋白(HbO_2),使血液呈鲜红色。每个珠蛋白结合 1 个血红素,其 Fe^{2+} 可逆地结合 1 个氧分子。

不同的血红蛋白分子由不同的多肽链组成,在胚胎、胎儿、儿童和成人等不同时期的红细胞中,可有 6 种不同的血红蛋白分子。胚胎期的血红蛋白主要为 Gower 1($\zeta_2\varepsilon_2$)、Gower 2($\alpha_2\varepsilon_2$),以及少量的 Portland($\zeta_2\gamma_2$);胚胎 12 周时这些血红蛋白消失,代之以胎儿血红蛋白(fetal hemoglobin,HbF)。HbF 由一对 α 链和一对 γ 链组成($\alpha_2\gamma_2$),是胎儿第 2 个月后和新生儿血液中的主要血红蛋白。胎儿 6 个月时 HbF 占血红蛋白总量的 90%~96%,其余为血红蛋白 A(HbA,$\alpha_2\beta_2$);此后 HbF 下降,HbA 上升。出生时 HbF 占 70%~90%,HbA 占 30% 左右,还有 <1% 的血红蛋白 A_2(HbA2,$\alpha_2\delta_2$)。出生后 HbF 迅速被 HbA 取代,成人中 HbF 约占总 Hb 的 1% 左右。

从珠蛋白肽链生物合成角度归纳:在早期胚胎中,胚胎血红蛋白由 ζ 链和 ε 链首先合成,其后 α 链和 γ 链开始合成,于是由这些肽链组成三种胚胎期血红蛋白。α 链出现较早,而且持续存在于整个发育过程中。γ 链的出现时间与 α 链相同,但出生后明显减少,于出生后 6 个月时近于消失。β 链的合成虽然也开始较早,但最初数量很少,只有在接近分娩时才较多。生后 3 个月,由于 γ 链合成基本停止,β 链合成迅速增多;在生后约 6 个月时,β 链的合成才达到成人的最高速度,而此时 γ 链合成一般已减少至血红蛋白总量的 1% 以下。当然,这种情况并非绝对,有时正常儿童可在较长时间里(持续到生后 12~24 个月)维持较高的 HbF($\alpha_2\gamma_2$)水平(达 2%~5%)。δ 链的合成可能开始于妊娠 9 个月之后,脐带血中含有微量的 HbA_2,出生后合成逐渐增加,大约在生后 6 个月 ~1 岁时达到成人水平,约为血红蛋白总量的 2.5%。在人体的发育过程中 γ 链的合成在先,

β 链的合成居后,表现为先出现 HbF,后出现 HbA,在时间关系上是清楚的,但对其控制机制则所知甚少。现在看来,从胎儿型血红蛋白向成人型血红蛋白的换向过程主要与妊娠时间有关,子宫外环境可能作用不大。不过,各种类型的缺氧症、胎儿生长受限、母体缺氧以及 21- 三体综合征似乎都能延缓此换向过程。产前的子宫内输血或分娩时的交换输血对 HbA 和 HbF 的相对合成关系都没有明显的影响。

1986 年 Schroder 和 Huisman 用聚丙烯酰胺凝胶酸性电泳方法进行珠蛋白肽链分析,发现人类胎儿 HbF 中的 γ 珠蛋白链存在两种类型:一种在肽链的 136 位为甘氨酸(Gly),另一种在肽链的 136 位为丙氨酸(Ala),分别称为 $G\gamma$ 和 $A\gamma$ 链。它们是 $G\gamma$ 和 $A\gamma$ 两个不等位基因的表达产物。大量新生儿脐带血分析结果表明,$G\gamma$ 和 $A\gamma$ 链的平均值分别为 70% 和 30%(即 $G\gamma/A\gamma$ 比值为 7:3),在整个胎儿时期,$G\gamma/A\gamma$ 这个比值较稳定。在出生后头几个月 $G\gamma/A\gamma$ 比值由 7:3 变为 6:4。出生 6 个月后,这个比值变为成人型的 4:6。现在查明这两种 γ 链存在于所有人群中,也就是说在正常人血液中含有两种 HbF,一种由一对 α 链和一对 $G\gamma$ 链组成($\alpha_2G\gamma_2$),另一种由一对 α 链和一对 $A\gamma$ 链组成($\alpha_2A\gamma_2$)。并发现有些新生儿 $G\gamma/A\gamma$ 比值明显高于 7:3。基因图谱分析发现这些新生儿常有 γ 珠蛋白基因的异常,会发生 γ 基因重排。

在胚胎发育过程中血红蛋白类型的改变,同时伴有红细胞生成部位的变化。胚胎血红蛋白可能合成于卵黄囊系统的细胞,到胎儿血红蛋白时,红细胞生成的主要场所是肝和脾,当红细胞生成部位由肝、脾移向骨髓时,成人血红蛋白的合成增多。妊娠期间母体内胎儿血红蛋白合成增多,这表明可能有体液因素起到控制和维持胎儿血红蛋白合成的作用。不过,关于这种假定体液因素的本质及来源(胚胎、母体或胎盘)尚无肯定资料。在妊娠的前 3 个月里有几周出现胎儿血红蛋白合成的短期增多,大约占血红蛋白合成总量的 5%,这一点与人绒毛膜促性腺激素分泌的高峰时间相一致。

二、胎儿血红蛋白的生物学特性及其意义

HbF 有许多生物学特性与 HbA 不同。它具有明显的抗碱性和抗酸性,人们可以利用这种特性测定 HbF 的含量,检测红细胞中 HbF 的"酸洗脱"技术就是根据此特性建立的。组成 HbF 的 γ 链中含有 4 个异亮氨酸,而 HbA 和 HbA_2 中不含有这种氨基酸。抗原性方面,HbF 也比 HbA 强。HbF 的电泳行为和层析性质也与 HbA 有些不同,在碱性缓冲液中,其电泳速度稍慢于 HbA,用 DEAE-纤维素柱层析分离脐带血时,HbF 稍后于 HbA 被洗脱下来。这些性质已广泛用于 HbF 的分离和研究。

HbF 的另一个重要性质在于它在生理条件下对氧的亲和性明显高于 HbA,这就意味着在一定的氧分压情况下,HbA 释放出的氧结合到 HbF 上,将氧从母体转移至胎儿的环境中,显然,这对处于低氧紧张期的胎儿是有益的。

第五节　胎儿的呼吸运动

一、胎儿呼吸发育过程

虽然胎肺不参与气体交换,但胎儿也有呼吸活动。胎儿呼吸是肺的准备性发育的内容之一,自妊娠 11 周起,胎儿在宫内约有 55%~90% 的时间呈现呼吸动作,但与生后的呼吸不同。在胚胎 12 周已见到近似于生后的呼吸,25 周的胚胎已不再是一时性、痉挛性的呼吸,而是持续数小时或更久,每分钟在 60 次以上。随孕龄的进展,胎儿的呼吸频率渐变慢,且呼吸变得越来越规则。在 32 周前,呼吸时间较短;在 32~36 周时,可见到长的吸气相和大幅度的呼吸运动;36 周后,呼吸变得越来越规则;妊娠的最后 2 周,可见到表浅的、更规律的和多变化的周期性呼吸。

二、胎儿呼吸的类型

胎儿呼吸有两种类型:一是快速而有规则的呼吸,每分钟约 60~90 次,24 小时内出现时间不超过 40%;另一是慢速而不规则的呼吸,每分钟约 15 次,24 小时内出现不超过 5%。此两种类型可同时存在,但以前者为主。通过多普勒超声技术(D 型)或实时超声显像(B 超)技术的检测,使呼吸活动更为形象化。后者显示的是胎儿的侧面观。荧光屏上可看到胎儿胸、腹壁随呼吸而起伏,从中得到频率及幅度,结合微型电子计算机可对胎儿呼吸作出定量分析。用超声多普勒描记胎儿宫内的呼吸发现,随着胎儿的成熟,胎儿的呼吸时间逐渐延长,呼吸的幅度逐渐增加。这一变化反映了胎儿中枢神经系统的成熟。

三、胎儿呼吸的调节和影响因素

呼吸调节功能在胚胎最初期就起作用,直至妊娠终止。从胎龄 12 周开始至孕 36 周渐趋规则的宫内胎儿呼吸,虽不能进行气体交换,但它是肺进行准备性发育的内容之一,能促使胎儿呼吸肌正常发育,为生后呼吸活动做准备。在正常情况下,到分娩时胎儿呼吸系统已具备建立呼吸和维持呼吸活动的一切条件:肺液使肺囊泡及肺泡腔保持扩张状态,并随胎儿的发育而增大,有利于生后功能残气量的形成和呼吸的维持;肺泡表面活性物质在孕 34~35 周后急剧增多,它能减少肺泡表面张力,减轻呼气的工作量,降低气道和肺泡在开放时的压力,维持肺泡的大小和形态,使肺泡处于稳定状态。

影响胎儿呼吸的因素很多,如高碳酸血症,低氧血症,低血糖,感染,母亲患糖尿病、高血压、妊娠期高血压疾病、吸烟等,可使胎儿呼吸减慢或消失。胎儿呼吸与生后呼吸关系密切,异常时使新生儿呼吸系统的发病率升高,如宫内呼吸减慢与呼吸窘迫综合征(respiratory distress syndrome,RDS)有关。胎儿呼吸通常不受血液化学刺激控制,而与神经调节有关。胎儿中枢神经系统有一定量的儿茶酚胺的释放,但这个量不足以维持持续的胎儿呼吸,中枢神经系统突触间隙儿茶酚胺的积聚能够刺激胎儿呼吸和促进皮质电活动。对胎羊的实验研究表明:脑池内注射多巴胺和去甲肾上腺素可引起大幅度胎儿呼吸运动的发动,而 5-羟色胺可引起胎儿呼吸运动的停止和使皮质电活动由低变高。上述结果表明:神经系统释放

的儿茶酚胺类物质有兴奋胎儿呼吸的作用。但严重宫内窒息引起的血液气体改变仍可刺激胎儿呼吸。

第六节　出生时呼吸的建立

一、胎儿及新生儿的气体运输

胎儿循环系统（fetal circulatory system）具有成人所不具备的三个通道：①静脉导管；②卵圆孔；③动脉导管。当胎儿循环血液被组织利用后，通过脐动脉在胎盘中与母体血液进行气体交换而氧合，然后经脐静脉回流。其中大部分血液经静脉导管被注入下腔静脉，回流到右心房。由于在循环途中受下腔静脉及上腔静脉血流的掺杂，因而血氧饱和度降低。进入右心房的大部分血液，直接通过卵圆孔进入左心房，然后进入左心室，再注入主动脉及其分支动脉，营养脑、躯体、胃

肠道及下肢等。剩余的血液进入肺动脉，由于胎儿期肺循环阻力很高，仅 10% 心排血量通过肺循环用于非呼吸性功能，其余的血液通过动脉导管至主动脉，供应组织器官（图 1-1-4）。

胎儿出生后因脐带被结扎使脐循环终止，脐血管受血液内血管活性物质的作用而收缩，静脉导管因管内压力降低而关闭。在胎儿期，肺泡没有通气，肺泡内氧分压低，因而肺循环阻力很高。当新生儿第一次呼吸，使肺泡扩张，肺血管阻力（pulmonary vascular resistance，PVR）下降。同时，由于肺通气，肺泡内氧分压增加，解除了胎儿期低氧性肺动脉收缩的作用，使肺循环阻力骤降。因此，左、右心房之间的压力差减小并可反转，使卵圆孔的蹼状瓣膜处于功能性关闭状态，而解剖关闭需要几周甚至更长。肺动脉压力下降又使动脉导管内的血流方向逆转，血液流量减少，同时，血液中的氧分压以及某些血管活性物质增高，引启动脉导管的平滑肌收缩，动脉导管在几小时内关

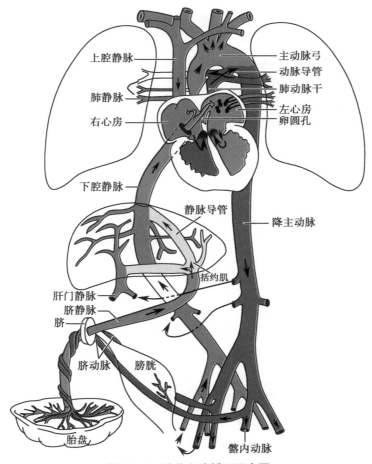

图 1-1-4　胎儿血液循环示意图

闭。至此,体循环与肺循环分离,完成了由胎儿式循环向成人式循环的过渡。

胎儿血与母血在胎盘中进行气体交换时,由于胎儿血红蛋白(HbF)对氧气的亲和力比成人血红蛋白(HbA)大,因此,胎儿能从母体摄入氧气。除了 HbF 对氧的亲和力大有助于胎儿从胎盘中摄取氧之外,胎儿血中 Hb 含量高也有利于从胎盘中摄取氧气。在胎盘中,来自母体子宫动脉血液的氧分压约为 95mmHg,氧含量约为 19ml/dl。胎儿血通过气体交换后,经脐静脉回流时,氧分压约为 30mmHg,氧含量约为 19ml/dl,足以维持胎儿对氧的需要。实验表明,在胎盘中气体交换时 Bohr 效应约占总氧运输的 8%,而 Haldane 效应约占总二氧化碳运输的 46%。由于二氧化碳为脂溶性,扩散快,因此,胎儿血与母血之间二氧化碳分压及 pH 差别很小,正常母体的胎儿不存在高碳酸血症。

二、胎儿及新生儿呼吸调节的特点

与成人不同,胎儿的呼吸活动不规律,通常发生在快速眼动睡眠(rapid eye movement sleep,REM sleep),约为 50 次/min,增加动脉血二氧化碳分压可使呼吸活动加深并转变为比较规律。若在胚胎期,以任何手段消除呼吸活动,在出生时,不但存在肺发育不良,而且呼吸肌运动也有障碍。因此,胎儿的呼吸活动虽然没有通气功能,但有利于肺和呼吸肌的发育成熟,使得胎儿出生之后能够有效地进行呼吸。在呼吸调节方面,早产儿对二氧化碳的刺激不敏感,但新生儿对二氧化碳刺激的通气反应与成人近似,说明在出生时呼吸中枢对化学反射的调节已趋于成熟。低氧刺激可抑制胎儿呼吸,由于胎儿呼吸运动并不能提供氧气。因此,抑制胎儿呼吸有利于节约能源,以供其他组织需要。对胎羊,同时记录窦神经和膈神经冲动,发现低氧时颈动脉体化学感受器的传入冲动增加,而膈神经的冲动减少,说明低氧对胎儿呼吸的抑制是中枢性的。新生儿对低氧刺激呈双向反应,先兴奋后抑制,随年龄增长,对低氧的反应逐步转化为成人式,即转化为单向肺通气增强效应。

在肺和呼吸道感受器方面,从幼猫中可以记录到慢适应感受器(slow adaptive receptors,SARs)的活动,并能观察到肺牵张反射,说明该传入系统已基本建立,但记录到 SARs 的电活动明显地低于成年猫,表明其功能仍不健全。肺牵张反射在新生儿中明显,出生后几周内明显减弱,至成人已非常微弱。另外,新生儿及幼小动物的咳嗽反射迟钝而微弱,提示快适应感应器(fast adaptive receptors RARs)或是缺乏,或是功能不全。人们对于呼吸道 C 纤维传入冲动的了解较少,但最近发现,迷走神经中兴奋性传入冲动可促进胎儿的呼吸活动,从而对呼吸系统的发育起重要作用。推测这种兴奋性传入冲动可能通过 C 纤维传递。综上所述,胎儿呼吸调节机制在出生前已基本具备,但从胎儿到婴儿,再到成人,这些机制是在发育过程中逐步完善的。

三、首次呼吸的建立

新生儿出生后第一次呼吸通常发生在 20 秒之内,而有规律的自主呼吸则在 100 分钟之内即可建立。引起第一次呼吸的机制虽不清楚,但必定是一个复杂的、多因素综合产生的结果。一般认为,分娩时胎儿通过产道受到挤压,胸廓受到 9.2kPa(70mmHg)以上的压力,肺液被压出约 1/3。胎儿头胸娩出后,生后胸廓的弹性回缩,胸部从被压状态复原,吸入约 8~42ml 的空气,以代替被挤出的肺液。由于需要克服肺泡的表面张力,第一次吸气所需的负压是人的一生中最大的吸气负压,约 4.9kPa(50cmH$_2$O),最大可达 6.9~9.8kPa(70~100cmH$_2$O)。如此大的负压主要(约 80%)用以克服终末肺单位壁上的表面张力,另外还用于克服气道阻力和肺的弹性阻力,使肺泡充气,第一次吸入气量约 50ml,其中 20~30ml 留在肺内组成功能残气量的一部分(约占功能残气量的 30%)。正常婴儿在生后数秒钟内建立自主呼吸,3 秒钟内 X 线胸片可显示肺已充气,到生后 1 分钟呼吸应稳定,第一次吸气可吸入 20~80ml 的空气,随后的呼气不能使等量气体排出,残留的气体就建立新生儿肺的功能残气量。有研究表明功能残气量是在首次呼吸后逐步建立的,生后3小时可达到新生儿的最大值。几次呼吸后,肺进一步膨胀,吸气负压逐渐下降,功能残气达到正常水平。第一次吸气后,由于负压作用,肺液进入间质,在生后数小时内被毛细血管和淋巴系统所清除。如果生后24小时内肺液吸收不全,可引起呼吸困难。早产儿胸廓软,难以产生较大的负压,加以血浆蛋白低,不利于肺液的吸收。剖宫产儿特别是择期剖宫产儿,由于未经产道挤压,肺液的排出较少,同时剖宫产儿的儿茶酚胺浓度也较阴道产儿为低,糖尿病母亲所生新生儿儿茶酚胺分泌也受影响,因此这些婴儿易发生肺液残留过多(湿肺症),最后导致呼吸困难。

生后呼吸的建立与循环的建立密切相关,胎儿的肺循环以高阻力低流量为特点。出生后,由于胎盘循环停止、肺的充气很快转变为低阻力高流量的循环,结果导致卵圆孔(生后2小时)和动脉导管(生后6~12小时)的功能性关闭。当肺通气不足和缺氧时,动脉导管可重新开放,引起右到左的分流,只有在肺的通气和血流维持正常时,才能保证血液气体的正常交换。

四、首次呼吸的触发因素

触发首次呼吸的因素很多,其具体机制至今尚未明了,一般认为是由多因素的相互作用而产生的,其中包括化学和物理两大类。化学因素是指生后突然的血气变化,外周化学感受器受到刺激;物理因素包括生后环境温度变化和接生时的触觉、光照、疼痛等外界感受器的刺激及来自肺实质、肌肉、肌腱和关节等本体感受器的刺激,这些刺激信号能传至延髓呼吸中枢,导致呼吸中枢产生神经冲动,使吸气肌发生收缩,触发产生首次呼吸。

五、生后呼吸的维持

新生儿生后的存活,不仅需要建立呼吸,而且要维持有效的呼吸。肺泡表面活性物质的存在,对呼吸的维持是不可缺少的。根据Laplace公式$P=2T/r$,肺的膨胀压与表面张力呈正比,而与肺泡的半径呈反比,如果没有表面活性物质,则膨胀压随肺泡半径的缩小而增大,致肺泡和小气道闭陷,产生呼吸窘迫。表面活性物质的存在,使肺泡气液面的表面张力降低,使肺的膨胀压不随肺泡半径的缩小而增大,从而维持呼吸的稳定性。早产儿由于缺乏表面活性物质,维持呼吸所需的跨肺压增大,易造成肺泡壁的损害,其微孔增大,也使大量的血浆蛋白进入肺泡。同时由于肺泡壁的表面张力较高,以及肺液内蛋白含量的增多,使早产儿肺的淋巴回流也较足月儿为低。另外,β肾上腺素能受体的敏感性在早产儿也较低,因而,早产儿生后的呼吸难以维持,最终导致呼吸窘迫。

(刘　玲　黄胜黔　周晓光)

第二章
新生儿呼吸系统解剖特点

呼吸系统分为上、下呼吸道,上呼吸道包括鼻、咽、喉和气管上部,下呼吸道则包括气管下部、各级支气管和肺泡等。由于新生儿呼吸系统各个器官的发育尚不成熟,因此,在解剖结构方面也有许多与儿童和成人不同的特点。了解新生儿呼吸系统解剖特点,有利于加深对新生儿呼吸系统疾病的认识,对加强新生儿呼吸系统疾病的防治具有重要意义。

第一节　上呼吸道

一、鼻腔

新生儿鼻腔(nose)呈矢状狭窄腔,其内侧面为鼻甲,3 个鼻道中下鼻道很小;鼻腔向后延至后鼻孔,呈扁椭圆形,向上以筛板形成薄的顶部与硬脑膜隔开,鼻腔黏膜富于血管和淋巴管。新生儿的后鼻孔由于面骨较小而相对较小,仅为鼻腔的 1/7~1/6,而成人的后鼻孔则超过鼻腔的 1/2,约 2cm。在 28 孕周的早产儿,若用外径 3mm 的经鼻气管导管即可将后鼻孔完全填满,如出现双侧后鼻孔狭窄可发生严重的呼吸窘迫。鼻气道阻力是鼻腔对呼吸气流的阻力,构成气道阻力的一部分。新生儿鼻气道阻力约为成人的 10 倍,几乎占气道阻力的 50%。产生鼻气道阻力的主要部位为鼻阈,它位于鼻腔软骨前庭与骨性鼻腔连接的狭窄区域。新生儿,尤其是早产儿以经鼻呼吸为主,其主要原因为:①舌相对较大,与软腭接触闭合口咽部;②喉的位置相对较高,会厌与软腭较接近。由于口咽部腭舌括约肌及腭会厌括约肌的存在,新生儿很少或不产生经口呼吸,在生后 1 个月才建立经口呼吸。因为新生儿鼻道狭窄,鼻腔黏膜富于血管和淋巴管,即使轻微的炎症充血,就可使窄小的鼻腔更为狭窄,甚至闭塞而出现呼吸困难,保持鼻气道通畅对以经鼻呼吸为主的新生儿十分重要。长期鼻呼吸障碍,也可导致婴儿心脏增大。

二、咽部

咽部(pharyngeal)包括鼻咽、口咽和喉咽部三部分。

(一)鼻咽部

是呼吸道的一部分,前壁的正中是鼻中隔的后缘,两侧为后鼻孔与鼻腔相通。新生儿鼻咽部顶壁由蝶骨体的软骨性下表面构成,向下、后由软腭、悬雍垂和附于枕骨底部斜坡上的疏松结缔组织组成,并与口咽部相连。鼻咽部后的结缔组织大部分在颅底,而成人则在脊柱前。

(二)口咽部

从软腭到会厌上缘之间的咽腔为口咽部。舌根部构成其前壁,中缩肌形成其后壁与侧壁,其后为寰椎脊柱前软组织,前下是会厌谷与会厌顶。新生儿的口咽部也比较浅并靠向颅侧,悬雍垂与会厌靠得很近,根据咽肌的收缩状态可能互相接触或仅隔数毫米。

(三)喉咽部

从会厌软骨上缘到环状软骨下缘的咽腔为喉咽部,新生儿大约在第三颈椎水平。前上为喉的入口,后壁与侧壁为下缩肌构成,与口咽部后壁相连。喉入口两侧的隐窝为梨状隐窝,两梨状隐窝之间环状软骨板后方呈裂隙状封闭的为环咽后隙(环咽间隙),与食管入口相通。当吞咽时,喉口关闭,梨状隐窝呈漏斗状张开,食物经环咽后隙入食管。

三、喉

喉(larynx)以软骨为基础,借关节、韧带和肌肉连接而成,它不仅是呼吸的管道,也是发音的器官。喉软骨构成喉的支架,包括甲状软骨、环状软骨、会厌软骨及一对杓状软骨。会厌软骨上缘、杓会厌襞和杓间切迹围成喉的入口即喉口。喉腔是由喉软骨为支架围成的空腔,上经喉口与喉咽相通,下通气管,通常将喉腔分为喉前庭、喉室和声门下区三部分:喉口至前庭裂平面之间呈上宽下窄的喉前庭;前庭裂平面至声门裂平面之间的喉中间腔,容积最小,向两侧延伸至前庭襞与声襞间的梭形隐窝即喉室;声带下缘至环状软骨下缘之间的区域称为声门下区。新生儿的喉部形如漏斗,软骨较软,会厌特别软且易弯曲,当颈部淋巴管瘤蔓延至会厌致其病理性肿胀时,可因喉口狭小及喉梗阻而出现吸气性喘鸣。新生儿声带及喉黏膜较薄弱,且富于血管及淋巴组织,当有轻微炎症时,即可致喉梗阻。

第二节 下呼吸道

一、气管、支气管

气管(trachea)是从喉气管的中段发育而来的细小管道,从环状软骨下缘至隆突。新生儿的气管短而宽,其长度约4cm,早产儿相对更短,成人约12cm(9~15cm);新生儿气管直径在矢状方向约5.7mm,冠状方向为6mm,成人分别为16.5mm与14.4mm。气管末端分左、右支气管(bronchus),左支气管短,水平分出,右支气管初出现时就比左支气管粗而直,其分出角度较大,新生儿为60°~70°,以后随年龄增加而减小,角度的大小与呼吸相有关,呼气相角度大于吸气相角度。气管分叉的高度在发育早期位于颈部,以后下降,新生儿通常为第3胸椎水平,偶尔为第4胸椎水平,亦随呼吸相而改变。当婴儿长大时,气管隆突的位置下移,气管的中位与胸腔入口大致相当。

气管前有头臂动脉干(无名动脉)的一段呈锯齿状斜向行走。由于新生儿气管仅松懈地固定在结缔组织内,因此可向两侧或前后移动。气管腔与肺的比例在新生儿相对于成人为宽,从新生儿到成人,气管腔的大小增加仅10倍,而肺容量增加约20~30倍。

气管短而宽使空气易于达到新生儿的肺内,这对呼吸浅而快的新生儿很重要,因此新生儿不易出现深呼吸。因右主支气管较左支气管陡,气管插管过深时常进入右主支气管而致右中、下肺过度通气,而右上肺与左肺肺不张,且异物容易落入右侧支气管。由于头臂动脉干(无名动脉)的一段呈锯齿状斜向行走于气管前,偶尔该动脉压迫婴儿气道可出现喘鸣及呼吸窘迫,其他大血管畸形也可压迫气管或支气管。虽然新生儿的主支气管相对于肺容量是较大的,但其弹性组织和平滑肌稀少,而且发育差,容易导致支气管塌陷,使中央气道容易因疾病而堵塞和关闭。此外,气管的黏液腺和气道黏液的缺乏使新生儿气道黏膜的转运功能受到影响,清除吸入颗粒物质和抗感染的能力也低下。

二、肺脏

资料表明,足月新生儿的肺(lung)约60g,肺容量约200ml,肺泡数量达24×10^6(8×10^6/kg),3个月后增加3倍以上,8岁时达300×10^6。Benninghoff与Goerttler的教材提出新生儿肺泡为45~60μm,成人为280μm;新生儿总的肺泡表面积约2.8m²,成人加倍。新生儿肺的容积明显地随呼吸相变化,Engel计算新生儿右肺的容量是75ml,在最大呼气时可失去相当大的容量(在哭泣末),此时在胸片上可见无气表现,这可与异常的白肺如严重肺透明膜病相混淆。

新生儿的肺前后径较长,其纵隔面有纵隔器官如主动脉、食管及特别大的胸腺,左、右肺分别为2叶及3叶,右肺有10个肺段,左肺8或9个肺段,由于胸腺的右侧常插入水平裂而将上叶推向侧面。肺门相当大,而肺韧带从肺门向下走向,成为一个狭小的项端,其游离缘呈镰刀形常到达膈面,横断面见肺韧带从后侧面向前中央走向,由于肺韧带与纵隔广泛相连,肺间质内气体(如由于机械通气所致)可从此处进入纵隔。肺韧带后的肺炎或肺不张可能像肿瘤。新生儿的肺裂在胸片上常可见,特别是在有少量胸腔液如湿肺时更明显,在侧位片,水平裂隙特别容易看到(既可在正常情况下,也可在少量胸腔积液时)。

肺小叶(lobuli pulmonum)是由细支气管以下分支与相应肺组织形成,按所包括肺组织的多少顺序分为次级肺小叶、腺泡及初级肺小叶。初级肺小叶只是单根末级呼吸性细支气管所分布的肺组织,其范围很小,即使有病变也难从 X 线片上显示出来;腺泡是一个呼吸实体,是由一根终末细支气管所分布的肺组织,包括呼吸性细支气管、肺泡管、肺泡囊及与之相联的肺泡,是气体交换的场所,按 Hislop 及 Reid 方法测定胸膜下腺泡大小如下:28 周未成熟儿为 0.6mm,足月新生儿为 1.1mm,2 月龄婴儿为 1.75mm,7 岁时为 4mm。次级肺小叶呈不规则的多面体,是由结缔组织包裹着的最小型肺组织,其中有 30~50 个初级小叶,直径约 1~2.5cm,有些作者认为次级肺小叶是肺结构的基础单位。

当声门开放时胎儿潜在气道与羊水接触,但填充于潜在气道内的肺液(20~30ml/kg)与羊水及血浆完全不同,Strang 发现肺液含大量的氯离子,但碳酸氢根离子相当少,钾离子浓度与血浆相似,且随肺表面活性物质分泌而增加,因而提出了肺液是主动分泌,需从血浆主动转运氯离子,而碳酸氢根则方向相反。胎儿肺液分泌速度大约是 4~6ml/(kg·h),羊水本身极少流进肺内,除非在胎儿窘迫时,当胎儿喘息而产生足够的压力,使羊水,有时是鳞状碎片,甚至胎粪进入肺内。为胎儿完成从子宫内向子宫外的过渡,肺必须在生后不久清除这些液体,这个过程在出生前 2~3 天已开始,主要是减少胎肺液的分泌,然而肺液真正开始清除是在宫缩发作时。从胎羊实验获得的资料表明,将近 2/3 的肺液清除发生在分娩期间。新生儿出生之后淋巴毛细管比成人更大、更多,这对婴儿出生后迅速清除产前肺内液体非常重要,否则会出现"湿肺"而影响呼吸。新生儿周围气道腔较气管相对狭窄,对气流的阻力相应较高,易出现高通气或肺不张;支气管内或外变窄可导致单向瓣作用,出现肺气肿或肺不张。

第三节 附属结构

吸气和呼气时的气体运动是由于胸腔的扩大和缩小的节律性交替所致,胸腔的扩大和缩小,依赖于呼吸肌的收缩与舒张,而后者受呼吸中枢的调节。胸廓的运动向肺的传递依赖于胸膜腔内负压,使肺扩张,发生吸气,即胸廓扩大→肺膨胀→气体通过呼吸道被动地进入;呼气时在重力和呼气肌作用下胸廓恢复原状,肺内气体呼出。

一、呼吸肌

呼吸肌(respiratory muscle)是呼吸的动力,包括吸气肌与呼气肌两种,吸气肌由肋间外肌、肋间内肌的软骨部分和膈肌组成,呼气肌包括硬骨间的肋间内肌和肋间最内肌。当机体对呼吸运动的要求增加,尤其在呼吸受限而伴有呼吸困难时,尚有辅助呼吸肌参与呼吸,辅助吸气肌包括胸大肌、胸小肌、斜方肌、胸锁乳突肌、锯肌的一部分,它们附着于肩胛、头或脊柱上,并能抬起头而起到辅助吸气的作用;辅助呼气肌主要是腹壁肌,它们可以把肋骨向下拉,并形成腹内正压而将腹腔内脏和膈肌一起向上挤压,促进呼气。

膈肌(diaphragm)是新生儿呼吸运动中最重要的呼吸肌。健康新生儿胸壁呈外向弓形,胸廓短,肋骨接近水平位,因此新生儿腹式呼吸较胸式呼吸强,吸气时膈肌收缩,向腹腔移动,胸腔相对向下扩大。膈肌的三部起点之间通常有三角形小区,仅覆以结缔组织而无肌纤维,因而是薄弱区,其中胸骨部与肋骨部之间的区域叫胸肋三角,肋骨部与腰部之间的区域叫腰肋三角,腹腔脏器可能经此突入胸腔而形成膈疝。先天性膈疝常通过后侧缺损即 Bochdalek 孔发生,通常左侧比右侧常见,预后的决定因素取决于对侧肺发育不良的程度。

新生儿膈肌中仅有 25% 的肌纤维耐疲劳,而成人高达 50%~55%,故新生儿呼吸肌易于疲劳。当出现张力性气胸、大量胸腔积液或严重肺气肿等时,由于胸腔被动扩张使膈翻转,膈肌收缩受限,胸腔容量降低而可出现呼吸窘迫,拍胸片可见肋骨插入内翻下突的弧形软组织中。虽然新生儿膈肌也相当强,当同时出现气胸和气腹时,它可在正位片上消失。膈肌麻痹或膈膨升也是新生儿呼吸窘迫的重要原因,膈肌麻痹更常见于右侧,此时左右膈顶高度不一,这在侧位片上更易显示。

二、胸廓与胸膜腔

胸廓(thorax)主要由胸骨、肋骨和胸椎等构成,除保护、支持功能外,主要参与呼吸运动。吸气时在肌作用下,肋的前部抬高,伴以胸骨上升,从而加大了胸廓的前后径,呼气时在重力和肌肉的作用下恢复原状。新生儿的胸廓横径较小、肋平举而呈桶状。

胸膜是衬覆于胸壁内面、膈上面和肺表面的一层浆膜。脏、壁两层胸膜在肺根处相互移行形成的密闭、狭窄、呈负压的胸膜间隙称为胸膜腔(pleural cavity),它实际上是个潜在的腔隙,其内仅有少许浆液,可减少摩擦。因为心脏占了相当大的空间而使左侧胸膜腔比右侧胸膜腔小,由于新生儿呼吸以腹式呼吸为主,在吸气期间胸膜腔特别向下延伸。两层胸膜在肺根处互相移行,移行处两层胸膜重叠形成的三角形皱襞称肺韧带。

胸膜隐窝是各部胸壁胸膜相互移行处的胸膜腔,即使在深吸气时肺缘也达不到其内,故名隐窝,有肋膈隐窝、肋纵隔隐窝、膈纵隔隐窝。新生儿的肋纵隔隐窝分散更宽,胸腺和心包占据前胸壁宽大的心周三角,肋膈隐窝向侧面延伸,尤其向后更深,远至肾上腺后和肾上极,平静呼吸时肺并没有充分扩展至基底胸腔隐窝,但在深吸气或肺过度充气时将逐渐填充入这些隐窝,甚至轻微过度充气也使肺的后下部分向下明显延伸,X线片中突出于胃泡内的线状阴影代表左下肺后基底段的小片肺不张。覆盖于降主动脉的胸膜,在降主动脉的前面和后面形成一个隐窝,这些中间胸膜皱褶可因神经母细胞瘤而推向一侧。

胸膜腔完全扩展可由多种原因如张力性气胸、胸腔积液、肺过度充气或罕见的胸腔内肿瘤所致。当胸腔向双侧扩张时,纵隔变窄,前胸膜隐窝互相更靠近,正常宽的前纵隔变窄向上仅呈一条带状。当胸腔单侧扩张时,如单侧张力性气胸,狭窄的前上纵隔可能疝过中线达对侧;在严重张力性气胸时,心脏和大血管包括锁骨下动脉和颈总动脉不仅可移位、拉伸或受压,也可旋转,心脏向左移位导致动脉导管向侧面突出,胸膜腔的前上部分能疝向对侧胸腔。

(肖政祥)

第四节　呼吸道黏膜和黏液纤毛清除系统

在哺乳动物的气道中,从咽部到终末细支气管上,存在着黏液纤毛装置(mucociliary apparatus),它包括上皮细胞的纤毛表面、黏液细胞、黏液下腺体以及覆盖在上皮表面的液体层。黏液纤毛装置又称为黏液纤毛清除系统(mucociliary clearance system),它在清除呼吸道的异物、保持正常呼吸功能中发挥重要作用。

一、呼吸道黏膜的特点

呼吸道黏膜(respiratory tract mucosa)具有两个特点,一是黏膜上皮细胞有纤毛,二是含有多种分泌细胞。大气道(气管和支气管)由假复层纤毛柱状上皮覆盖,以纤毛细胞(ciliated cell)和杯状细胞(goblet cell)为主,纤毛细胞与杯状细胞的比例为 5∶1。纤毛细胞含有纤毛,杯状细胞能合成与分泌黏液(图 1-2-1)。另外还有一些嗜银细胞(Kulchitsky cell),它们是神经内分泌细胞,可能与生物活性胺(多巴胺及 5- 羟色胺)的合成有关。黏膜层下有许多浆液腺及黏液腺,其腺管开口于黏膜上皮的游离面。在小气道(远端细支气管),柱状上皮细胞移行为立方上皮细胞,立方上皮细胞也有纤毛。此处杯状细胞和黏膜下腺体消失,代之以 Clara 细胞(Clara cell)。Clara 细胞具有分泌功能,胞质内含有多种分泌颗粒,但其功能尚不清楚。

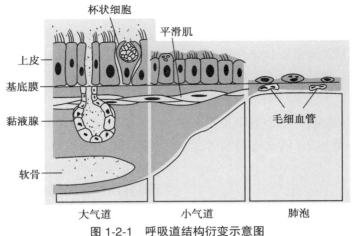

上皮

基底膜

黏液腺

软骨

杯状细胞

平滑肌

毛细血管

大气道　　　　小气道　　　　肺泡

图 1-2-1　呼吸道结构衍变示意图

二、黏液纤毛清除系统

在呼吸道,纤毛细胞的功能是将分泌物推向喉部。分泌细胞,主要是杯状细胞和黏液下腺所分泌的黏液,连续地铺盖在气道黏膜表面形成黏液毯,具有湿润和阻挡粉尘、异物等入侵的作用。黏膜上皮细胞的纤毛与分泌细胞产生的黏液和浆液共同构成了黏液纤毛清除系统。正常的黏液纤毛清除系统不仅要求有足够数量结构完整的纤毛,而且要求黏液具有最佳的黏度和厚度。纤毛结构和功能异常或黏液流变学特征发生改变,均可使黏液纤毛清除系统的功能受损。

(一) 气道黏液毯

气道黏液内含有包括分泌型 IgA、IgG、补体系统、干扰素、溶菌酶以及脱落的上皮细胞在内的多种物质,其主要成分为大分子黏液糖蛋白。黏液糖蛋白含有大量水分,易形成稳定的凝胶,在稀释溶液中它高度伸展,水化呈球形。其浓度在 20mg/ml 时分子伸展,黏度急剧上升,此时分子间相互重叠,以非共价键结合;在 50mg/ml 以上时形成凝胶。黏液糖蛋白分子中的糖与黏性

在一定范围内时,黏液纤毛清除系统的清除能力最强。无论是黏液的黏性或弹性增高或降低,其清除能力均降低。其中黏液的弹性比黏性的影响更大。

气道黏液毯(airway slime blanket)由两层液体组成,包括一层由黏液组成的黏性高的凝胶层,位于浅层,厚约 2μm,由支气管腺体及黏液细胞分泌;另一层为浆液组成的黏性低的溶胶层,位于深层,厚约 5μm,浆液来源不明。黏液毯具有排出异物,保护黏膜,防止上皮细胞脱水、离子失衡和毒性物质穿透等作用。黏液毯分为两层,具有重要作用,凝胶层黏稠似固体,浮于浆液层上,因此纤毛摆动时可以推动凝胶层;浆液层稀薄而有利于纤毛摆动。纤毛移动需要适当的条件,浆液层过薄或缺如时,纤毛无法正常运动;相反,浆液层过厚时,纤毛不能与凝胶层接触,而无法将它推动(图 1-2-2)。

黏液分泌受自主神经控制,迷走神经兴奋促进黏液、浆液细胞释放颗粒、水分,使黏液增加,对弹性无影响。β肾上腺素能纤维选择性作用于黏液腺细胞,使水分分泌减少,黏性增加,弹性降低。

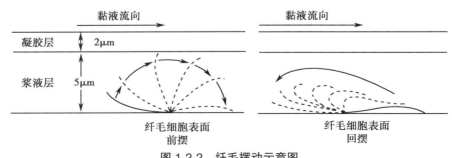

黏液流向

凝胶层　2μm

浆液层　5μm

纤毛细胞表面
前摆

黏液流向

纤毛细胞表面
回摆

图 1-2-2　纤毛摆动示意图

（二）纤毛细胞

纤毛细胞（ciliated cells）表面大约有 200 个纤毛,其长度约为 6μm,直径约为 0.3μm。纤毛浸浴在浆液层中,其顶端穿过浆液层而达凝胶层的底部。相邻上皮细胞的纤毛进行协同性的摆动,频率可达 17Hz。纤毛摆动时,其顶端能将上面的黏液层连同附着在其中的异物颗粒推向喉部。支气管黏液毯的移动速度可达 20mm/min。在鼻腔黏膜中纤毛运动的方向是向后的,因此,呼吸道纤毛运动最终使黏液汇集于咽部,而被排出体外。

纤毛由称为轴丝的结构单位组成,直径约为 0.2μm,其长度在各器官有所不同,由细胞膜下的基粒发出,细胞膜延伸覆盖在表面。典型的纤毛轴丝断面在电镜下呈圆形,中心有一对中央微管,沿长轴走行,被中心鞘包围(图 1-2-3)。在外周均匀

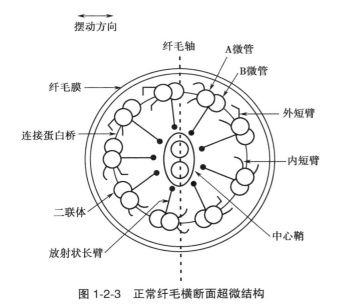

图 1-2-3　正常纤毛横断面超微结构

地环绕着 9 对边周微管,每对边周微管由 A、B 两根微管构成,也称二联体。每个二联体之间由连接蛋白桥（nexin link）相连。由边周微管和中央微管的排列称之为 9+2 构造,它们由微管蛋白（tuberlin）组成。每个 A 微管伸出两个短臂（即内短臂和外短臂）和一个长臂,两个短臂由动力蛋白（dynein）组成,伸向邻近的 B 微管,作用类似粗肌丝的横桥,具有三磷酸腺苷（ATP）酶活性,能分解 ATP 释放能量,而使微管滑动。A 微管发出的长臂同中心鞘连接,因近中心端粗称为轴头。

纤毛节律摆动的机制尚不清楚,但常以微管滑行假说（sliding hypothesis）来解释。滑行假说认为,ATP 分解时,A 微管上的短臂与邻近的 B 微管发生滑动,由于长臂与中心鞘相互作用,活动受限,因而造成纤毛弯折。纤毛摆动时,仅为各二联体之间相对位移,微管滑动距离约 16μm,而微管长度不变,故为滑行。滑行过程更能需要 Mg^{2+} 和 Ca^{2+} 的参与。纤毛摆动分为两相:向前摆动的快相及回复摆动的慢相。前摆与回摆所消耗的时间大约为 1:3。前摆时,纤毛耗能,故快而挺直;在回摆时,微管借弹性而回位,较为缓慢,且弯曲柔软。在气道的每一横断面上,纤毛呈同步摆动,它们与其前后断面上的纤毛摆动有时相差。因此,宏观时纤毛的摆动呈麦浪式波动。正常纤毛运动频率、振幅和协调性受多种因素影响,如凝胶层、黏液层的厚度、黏性、弹性、温度、湿度、pH、渗透压、Mg^{2+}、Ca^{2+} 和 ATP 浓度等。

（周晓光）

23

第三章
新生儿呼吸生理

第一节　肺的通气

一、肺容量

呼吸肌运动引起肺容量（lung volume）的变化才能产生肺的通气，要了解新生儿肺的通气必须首先了解肺容量。在新生儿期，肺容量的组成部分可用图1-3-1描绘出来。

（一）潮气量

潮气量（tidal volume, V_T）为安静呼吸时每次吸入或呼出的气量，足月儿潮气量一般为6~8ml/kg。中国医科大学报道，足月儿生后第1、3天潮气量分别为（4.6±1.4）ml/kg和（4.8±1.4）ml/kg，两者之间差异无显著意义（$P<0.05$）；早产儿俯卧位及仰卧位的潮气量分别为（5.4±0.2）ml/kg和（4.7±0.2）ml/kg，两者比较存在显著性差异（$P<0.01$），提示早产儿俯卧位时潮气量较大。另一方面，发生呼吸衰竭时，早期潮气量可不减少，但病情严重时潮气量普遍减少。

（二）肺活量

肺活量（vital capacity, VC）是新生儿肺功能检测的主要指标之一，为进行最大吸气后，用力从肺内呼出气体的最大量，包括深吸气量（平静吸气后，能吸入的最大气体量）和补呼气量（呼气达到终点时所能呼出气体的最大量）。足月新生儿肺活量一般为35~40ml/kg。新生儿肺活量用常规的检测方法难以进行，1961年国外曾报道用新生儿啼哭方法检测哭啼肺活量，表明该方法不仅操作简便，而且数据可靠，重复性好。因肺活量与肺组织的弹性有关，故能早期区分呼吸窘迫综合征和暂时性呼吸困难，是估计新生儿呼吸窘迫综合征进展情况及预后的一种有效的辅助检查手段。肺活量也受呼吸肌强弱、胸廓弹性以及呼吸道通畅程度等因素的影响，凡使呼吸活动受限的疾病，如胸膜炎、胸廓畸形、肺实变、呼吸肌麻痹等均可使肺活量减小。

（三）功能残气量

功能残气量（functional residual capacity, FRC）一般为25~30ml/kg。平静呼气末肺内残存的气体量，包括补呼气量和残气量，是新生儿肺功能检测时最常用的指标之一，其功能在于维持肺泡气成分在呼吸周期中的相对稳定，也是机体重要的氧气储存场所。如果没有功能残气量，呼气末

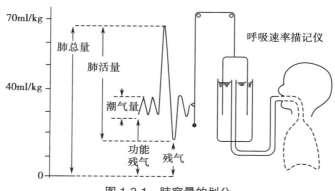

图1-3-1　肺容量的划分

肺泡将完全萎陷,流经肺泡的血液失去气体交换的机会,即造成肺内静-动脉分流;而吸气时肺泡开放,涌进大量新鲜空气,肺泡气与毛细血管血液的气体分压差突然增大,可致短暂的气体交换。因此,血液内 PO_2 和 PCO_2 随呼吸周期而大幅度波动,将对组织的气体交换(内呼吸)产生不利影响。如果功能残气量过大,吸入的新鲜空气将被大量功能残气中的废气所稀释,减少肺泡毛细血管膜两侧的气体分压差,影响气体交换的效率。平静呼气末的功能残气量取决于肺组织回缩力与胸廓外拉力相互平稳的位置。足月儿功能残气量通常可用氦气稀释法或氮气洗出法测定。新生儿功能残气量降低的常见原因为胸廓肺顺应性降低(如先天性漏斗胸、肺不张、肺实变、肺淤血、呼吸窘迫综合征及慢性肺发育不良等);功能残气量增加多见于肺弹性减退(肺气肿)、呼吸阻力增加(胎粪吸入综合征)以及机械通气时应用呼气末正压(positive end expiratory pressure,PEEP)太高等。在新生儿临床上测定其功能残气量,已用于了解呼吸窘迫综合征患儿的机械通气疗法、肺表面活性物质补充疗法及利尿剂治疗支气管肺发育不良等的效果。

(四)残气量

残气量(residual capacity)为用力呼气后残留在肺内的气量。通常残气量占肺总量的30%以内。足月新生儿残气量一般为20ml/kg。

(五)肺总量

肺总量(total lung capacity)为肺活量与残气量之和。足月新生儿肺总量一般为55~60ml/kg。

二、肺通气

肺通气(lung ventilation)是指体外新鲜空气进入肺泡和肺泡内废气排出体外的过程。现从以下几个方面描述:

(一)每分钟通气量

每分钟通气量(minute ventilation,MV)指一分钟内吸入和呼出肺的气体总量,即潮气量×呼吸频率。足月新生儿一般为200~300ml/kg。按千克体重计算,新生儿潮气量与成人相似,但呼吸快,每分钟通气量比成人显著增高;按体表面积

计算,新生儿每分钟通气量与成人相当。每分钟通气量是反映机体通气功能的指标,由于受呼吸深浅的影响,每分钟通气量并不能准确反映机体实际的有效通气水平。在呼吸衰竭早期,每分钟通气量可高于正常,但严重呼吸衰竭时则大多低于正常。

(二)呼吸无效腔

呼吸时,进入呼吸系统的气体并不是全部进入肺泡内进行气体交换,因每次呼吸时最后部分气体总要留在气道内,呼气时又总是先把气道内存留的气体排出,然后肺泡内气体才能呼出。这样,不参与气体交换的这些区域便形成呼吸无效腔(respiration dead space),包括解剖无效腔(anatomical dead space)和肺泡无效腔(alveolus dead space),两者之和又称为生理无效腔(physiological dead space)。

1. 解剖无效腔　指终末细支气管以上的气道,在气体进入肺泡时起传导作用。气管切开后即可使解剖无效腔减小1/2,从而减轻呼吸的负担,呼吸机的供气管道也形成事实上解剖无效腔的增加。

2. 肺泡无效腔　指每次呼吸虽有气体出入但未进行气体交换的肺泡腔,也指未得到灌流或灌流严重不足的肺泡。

正常人卧位时肺泡无效腔甚小,故生理无效腔接近于解剖无效腔。但在肺气肿、肺疾患引起肺血管破坏、休克肺时,由于出入肺泡的气体超过流经肺泡的血流的气体交换能力,这就导致肺泡无效腔增大。

(三)肺泡通气量

肺泡通气量(alveolar ventilation)即分钟肺泡通气量,为每分钟内吸入或呼出肺泡的气体的总量,由于只有进入肺泡的气体才能进行气体交换,故又称有效通气量。可用以下公式表示:

肺泡通气量(有效通气量)=(潮气量 – 无效腔量)× 呼吸频率

肺泡通气量是反映肺通气功能的基本指标。正常肺泡通气量是维持正常动脉 $PaCO_2$ 的基本条件,若代谢不变,肺泡通气量降低时 $PaCO_2$ 增高,肺泡通气量增高时 $PaCO_2$ 降低。若每分钟通

气量不变,则新生儿浅而快的呼吸比慢而深的呼吸肺泡通气要小,因为前者生理无效腔占潮气量的百分比较后者大。有些呼吸衰竭患儿,虽然呼吸快,每分钟通气量不低,仍可有 CO_2 潴留,就是因为肺泡通气量减少所致。

第二节　呼吸力学

一、呼吸动力

在呼吸过程中,气体能进入肺内是以肺泡与体外的压力差作为动力的。要理解该压力差的产生,有必要对新生儿呼吸动力的产生做较为详细的介绍。

(一)胸廓与呼吸肌

人吸气时的动力来自呼吸肌收缩(包括肋间肌及膈肌的收缩,使胸廓容积增大),而呼气的动力来自于肺的弹性回缩力。新生儿胸廓的特点及呼吸肌的发育均影响其呼吸运动,一方面,新生儿胸廓前后径与横径相近,呈桶状,肋骨呈水平位,且胸部呼吸肌发育差,不利于吸气运动;新生儿主要靠膈肌收缩产生呼吸运动,但由于新生儿尤其是早产儿的胸壁柔软,吸气时下部肋骨被拉向内,不利于产生较高的吸气负压,限制了肺的扩张,使膈肌的吸气功能降低。另一方面,新生儿膈肌组成中耐疲劳纤维仅占25%,而成人则占50%~55%,故更易于疲劳,在缺氧和心排血量降低时更易发生呼吸衰竭。当疾病需长期应用呼吸机的新生儿,由于可能发生一定程度失用性萎缩,更易疲劳,使撤机困难。

(二)呼吸压力

如果说呼吸肌是推动肺通气的原动力,那么,随着胸廓运动,胸膜腔、肺泡和呼吸道产生一系列的压力变化,则是推动气体进出肺脏的直接动力。深入了解呼吸压力的变化对呼吸机的正确使用非常重要。

1. 胸内压　胸内压(intrathoracic pressure)又称胸膜腔内压(intrapleural pressure)。自新生儿出生后,第一次吸气开始,胸廓扩展,肺处于向外被牵拉状态,同时肺组织弹性向内,胸腔内即

形成负压。可以将压力探头置于新生儿食管下1/3段间接测定胸内压。正常人安静时吸气开始前胸内压约 $-5cmH_2O$,肺泡内压为0,无气体流动。吸气开始后由于胸廓和肺的扩张,胸内压降至 $-10cmH_2O$,肺内压亦降至 $-2\sim-1cmH_2O$,体外空气随压力差进入肺内,用力吸气时胸内压可达 $-30cmH_2O$,该情形亦可见于胎儿刚出生时的最初几次呼吸,或新生儿呼吸窘迫综合征时的三凹征。呼气时呼吸肌处于舒张状态,胸廓复位,胸腔和肺内压减低,当由于弹性回缩肺内压超过大气压时,肺内气体即排出体外。用力呼气时,胸内压可超过大气压(为正压)。胸内压的波动变化对心血管系统有几方面影响:一方面,吸气时胸内负压增高,使上、下腔静脉扩张,促进静脉回流至右心房;另一方面,呼气时负压减低,上、下腔静脉回缩,静脉血回流减少。应注意当用人工呼吸机机械通气时,气体是被压入肺内的,吸气时肺内压力为正压,传至胸膜腔使胸内压也由负值变为正值,如果呼气末正压通气(PEEP)过高,则使胸内压长期过高,可影响静脉回心血量造成心力衰竭。

2. 肺泡压　肺泡压(alveolar pressure,PA)又称为肺内压(intrapulmonic pressure),为胸内压与肺向内回缩压的差数。吸气时胸内负压增加,带动肺泡内负压增加,产生大气压与肺泡压差,空气从口鼻腔流向肺泡,当肺泡压与大气压平衡时,肺泡压为0,吸气停止。继而转为呼气,呼吸肌松弛,胸廓复位,胸内负压减少,肺弹性回缩,肺内压转为正压,肺泡内气体被排出体外。故平静呼吸时,肺泡压在大气压上下波动,吸气时为负压($-5cmH_2O$ 左右),呼气时为正压($5cmH_2O$ 左右)。在有病变的肺泡,不同区域的肺泡内压可以有较大的不同,如新生儿呼吸窘迫综合征。肺泡压也作用于肺泡间质的毛细血管,肺泡压为正压时可挤压肺间质使毛细血管收缩,而肺泡压为负压时毛细血管扩张,使肺循环血流阻力随之变化。以上介绍的是生理状况下的情形,然而人工机械通气呼吸时,气体是被压入肺内的,吸气时肺内压比大气压高,胸内压也因此而转为正值,吸气末肺内压渐回降至零,故称为间歇正压通气(intermittent positive pressure ventilation，IPPV）。

3. 气道压 自主呼吸时由于受胸腔负压影响，大气压与肺泡压差异使气道内的压力有规律地发生变化，吸气时大气道、小气道、肺泡内压产生压力递减梯度，气道压（airway pressure）为负压，至吸气末气道内压等于大气压。呼气时由于肺泡内压转为正压，气道压自下而上地与吸气时相反的压力呈递减梯度，直到气道压与大气压又达到相等。呼吸周期中气道内压递减梯度受气道阻塞情况的影响，阻塞的阻力越大，其前后的压差也越大。当新生儿机械通气时，可在气管插管接口端测定气道压。机械通气的吸气相，呼吸机将气体压入肺脏使气道压高于大气压，并在吸气末达到最大；呼气期时气道压逐渐回复到大气压水平，但如果患儿同时有自主呼吸并且与呼吸机通气相拮抗，测定的气道压则高于设定的气道压，称为"与呼吸机对抗"。当给予持续气道正压通气（continuous positive airway pressure，CPAP）时，气道压则大于大气压。

二、顺应性

（一）肺顺应性的定义

肺顺应性（compliance）指单位压力作用下肺容量的改变，可用下列公式表示：

$$顺应性 = \frac{潮气量（ml/kg）}{压力（cmH_2O）}$$

一般来讲，吸气做功需克服呼吸器官的弹性阻力（elastic resistance）及非弹性阻力（non-elastic resistance），其中弹性阻力约占呼吸系统阻力的65%。所谓弹性阻力指肺和胸壁受到压力作用下对抗肺容积扩大的力量，弹性阻力与肺容积扩大呈反比关系，也就是说弹性阻力越大，压力作用下肺容积扩大程度越小，故也可以说顺应性为弹性阻力的倒数。换句话说，顺应性表示肺和胸壁是否容易被扩张的性能，即可膨胀性。新生儿弹性阻力增大的情况常见于新生儿呼吸窘迫综合征、肺炎、肺水肿、肺不张、肺间质纤维化等，其顺应性小，故机械通气时所需吸气峰压（peak inspiratory pressure，PIP）较高；弹性阻力变小的情况多见于肺气肿等。

（二）总顺应性

由于肺与胸壁为一体，作用于气道的压力先作用于肺，少部分再传递到胸壁，以克服肺和胸壁的弹性阻力，故扩张呼吸系统的压力包括扩张肺部与扩张胸壁的压力两部分。总顺应性有肺顺应性和胸壁顺应性之分，三者之间的关系是：

$$\frac{1}{总顺应性} = \frac{1}{肺顺应性} + \frac{1}{胸壁顺应性}$$

新生儿，特别是早产儿肋骨为软骨，胸廓极易变形，柔软胸壁的顺应性近于无限大，上述公式中的"1/胸壁顺应性"接近于零，故可认为新生儿的总顺应性和肺顺应性相等。

总顺应性测定时，需知跨呼吸道的压差，即肺泡压和体外压之差，比值在应用呼吸机的患儿可用呼吸机指示的气道压表示。

（三）静态和动态顺应性

肺顺应性有动、静态之分，在气流停止状态测定压力值，计算出的顺应性为静态顺应性（static compliance），静态顺应性代表肺和胸壁的弹性阻力，但测定操作较繁琐，一般难于测定。临床上比较容易测定的是动态顺应性（dynamic compliance），即在应用呼吸机的患儿，根据吸气峰压（PIP）和呼气末压（PEEP）之间的压差，计算出的顺应性，它除了包括反映肺和胸壁的弹性阻力外，还应包括克服气道阻力的因素。通常动态顺应性比静态顺应性小10%~20%。新生儿肺的动态顺应性为 $1\sim2ml/（cmH_2O \cdot kg）$，俯卧可达到 $(3.38 \pm 0.16)ml/（cmH_2O \cdot kg）$。机械通气过程中连续监测顺应性，有助于早期识别肺过度扩张，指导呼吸机参数适时调节，可避免引起气压伤。

（四）比顺应性

$$比顺应性 = \frac{肺顺应性}{功能残气量}$$

顺应性不仅与前述的肺与胸壁的弹性阻力有关，而且与肺容量大小密切相关，测定比顺应性（specific compliance）有如下意义：

1. 比较不同年龄患者的顺应性 成人动态顺应性的绝对值为 $9.47\sim12.8ml/cmH_2O$，而新生儿仅约为 $2.63ml/cmH_2O$，如果各自算出其动态比顺应性，则分别为 $34ml/（cmH_2O \cdot L）$ 和 $31\sim33ml/$

（cmH$_2$O·L），两者看不出显著差异，说明新生儿顺应性小与其小肺脏有关。所以比顺应性可比较不同患者的顺应性。

2. 真正反映肺的弹性阻力　如果肺弹性阻力相同，若肺容量减少，计算的顺应性即变低，所以顺应性若不与肺容量联系起来考虑就难于反映出弹性阻力的实际情况，就没有多少实际意义。

（五）压力-容量环

压力-容量环（pressure-volume loops，P-V Loops）为测定动态顺应性时，实时动态显示每次呼吸周期吸气和呼气时测得的压力和容积变化点相连成线，得到一个闭合环曲线（图1-3-2），该曲线肺容量变化包括：起始、转折、上升、平移、下降、滞后。

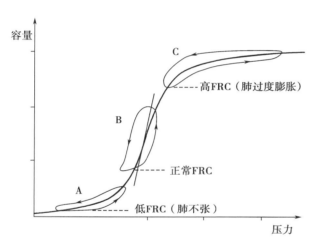

图1-3-2　压力-容量环

三、气道阻力

前面已讲到，吸气做功需克服呼吸器官的弹性阻力及非弹性阻力，弹性阻力与顺应性密切相关，这里不再重复。非弹性阻力主要包括气流通过呼吸道时受到的阻力（即气道阻力）和呼吸器官组织变形受到的黏性阻力。非弹性阻力的特点是只在呼吸运动过程中才存在，并与呼吸运动的速度有关，速度与阻力呈正比。正常呼吸时非弹性阻力所消耗的能量约占呼吸总能量消耗的35%，其中气道阻力占非弹性阻力消耗能量的80%~90%。

（一）定义

气道阻力（resistance of air way，Raw）以单位流速（L/S）所需呼吸两端压力差（cmH$_2$O）表示：

$$气道阻力 = \frac{压力差}{流速} = \frac{大气压 - 肺泡压（cmH_2O）}{流速（L/S）}$$

正常新生儿肺总阻力为20~40cmH$_2$O/（L·S），测量气道阻力时需知流速与压力差，流速可用流速仪测知，压力差为口腔与肺泡的压差，要在呼吸过程中以气流阻断器短暂阻断气流的瞬间测量。应用呼吸机的患儿带有气管插管，所测得的阻力值还包括气管插管阻力在内。

（二）流体阻力的泊肃叶定律

因为气体在肺内流动，气体属于流体，必须服从流体阻力的规律，即泊肃叶定律（Poiseuille's law）：

$$阻力 = \frac{黏滞度 \times 管道长度 \times 8}{\pi \times （半径）^4}$$

在呼吸管道中的气流为层流时，其阻力与管道长度及气体黏滞度呈正比，与管道半径的4次方呈反比。当气道阻力增大时，若气道两端压力差不变，则流速和流量减少，肺泡通气量即降低；若要维持流速不变，需增加气道两端压力差，即推动压力，这时自主呼吸的新生儿要加大吸气力量。应用呼吸机要加大送气压力，即PIP才能维持有效的肺泡通气容积。

（三）影响气道阻力的因素

1. 气道直径　气道直径（airway diameter）为临床上影响气道阻力最重要的因素，因为直径减半时阻力将增加2^{4}即16倍。成人呼吸道阻力在吸气时为1.23cmH$_2$O/（L·S），呼气时为1.27cmH$_2$O/（L·S），这是由于吸气时膨胀，气道管径扩张，故阻力减少，呼气时气道管径恢复，阻力相对增加。新生儿因气道狭窄，气道阻力明显高于成人，足月儿为25~30cmH$_2$O/（L·S），早产儿为60~80cmH$_2$O/（L·S）。病理性狭窄常见于气管炎症肿胀、分泌物阻塞、管腔外的压迫及支气管痉挛等；相反，支气管平滑肌舒张可见于某些神经体液因素、吸入有刺激性物质或药物、低氧血症、高碳酸血症等。气管插管可使气管半径变小，使呼吸系统阻力增大，甚至可达正常的10倍。胎粪吸入、支气管肺发育不良、气道内膜水肿和分泌物增加、支气管肺炎等,亦可致气道直径变小,阻力增加。

2. 呼吸管道长度　气管插管的新生儿如果留在呼吸道外的部分管道太长(未剪短),将人为地增加呼吸道长度,从而增加气道阻力。

3. 气体的黏滞度　气体在平直管道内流动时,分子运动是分层的,其前进流线与管道平行,气体黏滞度较小。若气体流速过高或气体流经有阻碍的通道、管道变形或有分叉时,气流产生漩涡,气体黏滞度变大,亦增加气道阻力。患儿发生胎粪吸入性肺炎时,气流道产生障碍物亦可增加气体黏滞度。

四、肺的时间常数

(一) 定义

时间常数(time constant,TC)为近端气道(或呼吸机回路管道)压力和肺泡压力达到平衡所需的时间,也可以说是气体充满肺泡所需的时间,或者肺泡充气后排出所需的时间,时间常数是肺脏力学特征的重要参数,取决于肺的机械性能,主要是气道阻力及顺应性。可用下列公式表示:

$$时间常数(S) = 气道阻力[cmH_2O/(L \cdot S)] \times 肺顺应性(L/cmH_2O)$$

在 1 个时间常数时,送入肺内的气量为63.2%,或者说肺泡内压力达到近端气道压力的63.2%;2 个时间常数时,送入肺内的气量为其余气量的63.2%,即 $63.2\% + (100\% \sim 63.2\%) \times 63.2\% = 86.5\%$;3 个时间常数为95%;5 个时间常数时为99%。正常新生儿气道阻力为 $30cmH_2O/(L \cdot s)$,肺顺应性为 $0.004L/cmH_2O$,时间常数 = $30 \times 0.004 = 0.12s$,当近端气道压与肺泡压接近完全平衡所需的吸气或呼气时间为 5 个时间常数即 $0.12 \times 5 = 0.6s$。若吸气时间 / 呼气时间比值(I/E)比为 1:1 时,一个呼吸周期需时 1.2s,其最快呼吸频率(60/1.2 = 50)即为 50 次 /min。若 >50 次 /min 肺泡将不能有充分的充气和排气时间。所以,测定肺的时间常数可以帮助确定机械通气时吸气或呼气时间。

(二) 气道阻力的影响

若以同样压力给相同顺应性的肺泡充气,气道阻力大者肺泡充气所需时间长,因阻力大者进入肺泡的气体流速慢。在气道阻力增加的病理情况如胎粪吸入性肺炎,由于支气管壁受胎粪颗粒或化学刺激而肿胀,使气道发生不全梗阻,肺的时间常数明显延长,机械通气治疗时,虽然提高呼吸机的送气峰压(PIP)可克服气道阻力使肺充气,但呼气时仍需要足够的时间使肺泡内气体排出,否则肺泡内气体会滞留,造成内源性呼气末正压(intrinsic positive end expiratory pressure,PEEPi)或自动 PEEP(Auto-PEEP),也称为空气陷闭(air trapping),可引起肺过度膨胀、二氧化碳潴留及肺气漏等。

(三) 顺应性的影响

若以同样压力给同等气道阻力的肺泡充气,顺应性小者气体充满肺泡所需时间短,但进气量小,因顺应性小的肺泡可容纳的气体少。新生儿肺顺应性降低的病理情况如肺透明膜病(hyaline membrane disease,HMD),其顺应性大大降低($\leq 1.6ml/cmH_2O$),但气道阻力多正常[$25 \sim 30cmH_2O/(L \cdot s)$],时间常数很短,可短至 $0.05s(30 \times 0.016)$,气道和肺泡压力达平衡很快,5 个时间常数仅需 0.25s,即可使肺泡完全充气,完成排气用几乎相同的时间。故主张在 HMD 早期进行机械通气时,使用较长吸气时间,即反 I/E 比值(如 1.5:1 甚至 2:1),这样可提高平均气道压,使肺泡有更多的氧合机会,而不必使用很高吸气峰压和氧浓度,也不担心呼气时间不足,因为仅需 0.25s 足够。肺顺应性增加,时间常数延长,此时必须降低 I/E 比值,以保证充分的呼气时间。

五、呼吸功

吸气时用于克服肺弹性阻力(回缩力和表面张力)和非弹性阻力(包括气道阻力和黏性)所做的功称为呼吸功(work of breathing,WOB)。也就是说呼吸肌的运动以克服这些阻力需要消耗的能量,呼吸功的大小取决于需克服的阻力大小,呼吸功以压力与相应肺容积变化的乘积来表示:

$$呼吸功 = 0.6 \times 气管压 \times 每分钟通气量$$

足月新生儿呼吸功为 1 500(g·cm)/min。正常情况下,呼吸功消耗于弹性阻力者约占65%,消耗于非弹性阻力约占35%。安静呼吸时仅吸气做功,呼气是被动的,呼吸肌耗氧量仅占全身总耗氧的5%以下,若用力呼气亦消耗能量。在新生儿期,呼吸功过高常见肺透明膜病、急性呼吸窘迫综合征、胎粪吸入性肺炎等,呼吸肌工作将增加,耗氧量将大幅度增高,如呼吸窘迫时呼吸功可增高6倍,如果呼吸功过多地消耗于维持肺通气,必将影响新生儿的疾病恢复及生长发育时的代谢需要。新生儿呼吸所需能量本已高于成人,如因呼吸系统疾病更会大大增加,呼吸肌易于疲劳,故易发生呼吸衰竭。及时采取辅助呼吸如持续气道正压通气(continuous positive airway pressure,CPAP)、压力支持通气(pressure support ventilation,PSV)或同步间隙指定通气(synchronized intermittent mandatory ventilation,SIMV)均可以有效地减少呼吸功。在选择应用机械通气的时机和撤机时都要充分重视呼吸肌和呼吸功情况。

(余加林)

第三节　肺的血液循环

一、肺循环的特点和功能

肺循环的功能是使血液在流经肺泡时和肺泡气之间进行气体交换。肺有双重血液供应,其一来自肺循环中的肺动脉,主要供给肺实质;其二来自体循环中的支气管动脉,主要供给气管、支气管以及少量肺实质的营养需要。肺循环通过肺动脉的分支网络将体循环中含氧低的静脉血送到肺部,这些动脉可能是常规动脉通过裂隙和分支与主气管相连;也可能是额外动脉,其分支向支气管周围的肺泡区域延伸。此两类血管最终进入肺泡和肺泡壁的毛细血管网,毛细血管分支汇聚成小静脉,并形成肺小叶静脉和肺段静脉,最后变成含氧丰富血液通过肺静脉回到左心房。支气管动脉发自于体循环,其分支与气道相连,将动脉血供应给气道、肺血管网、脏层胸膜和结缔组织,其中1/3通过支气管静脉回到奇静脉,2/3血液回到肺静脉和左心房,使得主动脉血液中有1%~2%的静脉血。

相比体循环而言,肺动脉的管壁厚度是主动

脉的1/3,且其分支短而粗,故肺动脉的顺应性高,血管阻力较小。肺动脉、肺静脉总的阻力基本相等,所以肺动脉压力远较主动脉压低。然而,胎儿血液循环的特点却是肺循环阻力很高,右心室注入肺动脉的血液大部分通过动脉导管流向降主动脉,小部分流入肺循环回到左心房。引起胎儿时期肺血管阻力增高的原因,是由于胎肺未膨胀、肺微血管处于折叠状态,以及胎肺血管壁上具有丰富的平滑肌,使得肺血管处于收缩状态。这种平滑肌对血氧含量特别敏感,血氧升高时血管扩张。在胎内,肺循环的血氧饱和度很低,肺血管处于收缩状态。在生后2周内,尤其是第一个24小时,肺血管阻力明显下降,但此时的肺循环还不稳定,受到缺氧、酸中毒等因素影响后重新出现肺血管阻力增加和肺动脉高压。

二、肺循环的发育和生后改变

肺血管和淋巴组织是从前肠的内脏中胚叶的间叶细胞发育而来的,当从喉的底部突出时包绕在肺芽的周围,邻近的血管融合成基本的脉管系统。背主动脉和腹主动脉的头侧发出的成对的节段动脉,其分支在肺芽内形成血管丛,向肺芽供血。在胎龄第5周第6对鳃弓出现,第6对弓动脉向左、右各发出一个分支,伸向肺芽,形成左、右肺动脉,此时节段动脉停止向肺部供应血液,在胎龄50天时成人模式的血液供应形成。一直到胎龄16周肺动脉分支随着气道而发育,16周之后肺泡之前的血管只是在长度上延长,数量并不增多,而肺泡壁内的血管继续在数量上发育,从20周到40周其数量增加10倍。同时血管和肺泡壁变薄,以利于血液气体交换。

胎儿时期肺动脉壁的平滑肌比例较成人高,生后2周内由于血管扩张和肌纤维数量的减少,血管壁显著变薄。如果生后不发生此种血管重建现象,那么就容易导致持续肺动脉高压,正常的血管重建使肺血管的反应性和对药物的反应改变。出生后的发育可分为3个阶段:第1阶段从出生到大约生后4天,由于肺的扩张和前列环素的释放,内皮细胞变薄,血管壁变薄;第2阶段内皮细胞占据明确位置,相互形成细胞连接,巩固管壁结构；第 3 阶段为肺血管的生长，此阶段一直持续到成年。在出生时几乎所有的肺血管都受神经支配，大多数神经被证实包含缩血管神经肽酪氨酸和酪氨酸羟化酶，在生后头 2 周神经密度增加和神经递质的免疫反应表达增高尤为显著。

在胎儿时期，由于肺血管阻力很高、动脉导管未闭和包括胎盘在内的体循环阻力较低，故右室输出量中只有 12% 血液流经肺循环。出生后脐带结扎，胎盘脱离循环，从下腔静脉到右心房的回心血量减少，右心房压力下降，而肺静脉回流增加，左心房压力升高，引起卵圆孔关闭。

胎儿血液循环以高肺血管阻力为特点。维持胎儿高肺血管阻力及导致出生后肺血管持久扩张的机制尚未完全明了，但关于胎儿期及过渡期肺血管调节的研究加深了我们对肺血管阻力的正常生理调控机制的了解。胎儿与新生儿肺血管紧张度是由血管收缩及扩张刺激因子之间的平衡来调控的，包括机械刺激和内源性介质（表 1-3-1）。

表 1-3-1　影响肺血管阻力的因素

降低肺血管阻力	增加肺血管阻力
内源性介质	内源性介质
O_2 和 NO	缺氧
PGI_2、PGE_2、PGD_2	酸中毒
腺苷、ATP、Mg^{2+}	内皮素 -1
缓激肽	白三烯
心房利钠因子	血栓素
低二氧化碳	血小板活化因子
K^+ 通道激活	Ca^{2+} 通道激活
组胺	α 肾上腺素能的刺激
迷走神经刺激	PGF_{2a}
乙酰胆碱	机械因素
β 肾上腺素能的刺激	肺过度扩张和肺扩张不足
机械因素	血管重建时过度肌化
肺扩张	平滑肌机械特性的改变
血管内皮细胞结构变化	肺发育不良
间质液和间质压的变化	肺泡毛细管发育不良
切应力压迫	肺栓塞
	主肺动脉扩张
	心室功能不全，静脉高压

在胎儿肺血管调节的众多血管活性因子中，内皮素 -1（endothelin 1，ET-1）最为重要。ET-1 是一种由血管上皮细胞产生的具有血管活性的多肽，能引起持久的血管收缩，在接近分娩的胎羊肺中短暂地灌注 ET-1 能引起短暂的肺血管扩张，但延长灌注时间却导致肺血管阻力增加。同其他血管活性介质一样，ET-1 对肺血管阻力的作用也具有紧张度依赖性，正常胎儿 ET-1 对肺血管阻力的效应是通过不同的受体亚型来实现的。受体亚型有两种：ET-α 受体位于血管平滑肌细胞，ET-β 受体则出现在血管内皮细胞。在妊娠晚期胎羊肺内灌注 BQ-123（一种选择性 ET-α 受体拮抗剂）可引起持续的肺血管阻力的降低，说明内源性 ET-1 是胎羊肺血管紧张度的基础。与此相反，选择性 ET-β 受体刺激因子通过内皮细胞释放一氧化氮（nitric oxide，NO）而引起肺血管扩张。因此，由血管内皮细胞产生的内源性 ET-1 作用于血管平滑肌细胞上的 α 受体而产生肺血管收缩，ET-1 可能参与新生儿持续肺动脉高压（PPHN）患者的肺血管反应性改变。体外实验表明，严重的低氧可刺激 ET-1 的分泌和基因表达。PPHN 患儿血 ET-1 水平明显增加，并与疾病的严重程度有关，并随着 PPHN 的缓解而下降。

内皮素的血管收缩效应被肺血管内皮细胞所产生的扩张因子所抵消，包括最近所认识的内皮源性舒张因子——NO 或含 NO 物质的因子。在妊娠晚期 NO 调控基础肺血管紧张度，阻断 NO 的药理作用则抑制内皮依赖性肺血管舒张，并减弱分娩时肺血流量的增加，影响生后内源性 NO 的合成。胎儿血氧分压增加则刺激内源性 NO 释放，增加节律性肺膨胀导致的肺血流量增加。另外，前列腺素也是一个重要的调节因子。

肺通气导致肺毛细血管床开放、肺血管阻力急剧下降和肺血流量增加，这既有机械机制的作用，又与含氧血液流经肺循环有关。在胎羊实验中发现用不含氧气体机械地使肺扩张，能够导致肺血管阻力下降和肺血流量增加 4 倍，然而用氧气作为通气气体，则导致更进一步的增加。一般认为机械作用、PaO_2 增高、$PaCO_2$ 降低和血 pH 升高在肺血管舒张中各起 1/3 的作用。

在生后第 1 分钟,肺血管阻力急剧下降,在之后的数天和数周更进一步下降。在刚出生时肺动脉压力为 60mmHg,24 小时为 30mmHg,这主要是与肺动脉壁厚度快速减少有关。同时,由于阻力下降后,肺血流量增加 10 倍。彩色多谱勒超声心动图显示大多健康新生儿在生后 8 小时就发现心肺血流动力学改变,尽管部分新生儿在生后 12 小时仍有少许动脉导管水平的右向左分流,但在 24 小时动脉导管已经或正在关闭,在出现呼吸衰竭和肺动脉高压时发现动脉导管关闭明显延迟。

三、肺血管内皮细胞的结构与功能

(一)肺血管内皮细胞的结构

血管内皮细胞(vascular endothelial cell,VEC)为扁平鳞状细胞,呈连续性地衬在血管腔的内面,随血流呈单层纵向排列。内皮细胞间为紧密连接,连接带不连接,有约 4nm 宽的通道。内皮细胞产生、分泌的纤维连接蛋白(fibronectin,FN)将内皮细胞与其下的胶原(collagen)组织黏在一起。FN 对于保持血管内皮细胞正常的铺平和展开,维持血管壁的正常形态与功能有重要作用。

内皮细胞骨架(endothelial cytoskeleton)包括微丝、微管和中等纤维。在细胞质膜下的致密周围带微丝同质膜上的黏附蛋白结合,通过黏附蛋白与相邻细胞发生联系,是保持细胞形态和细胞间相互连接的结构基础。因物质交换的需要,微血管内皮细胞膜上有小凹,内有囊泡,可能系胞饮作用形成。在某些生理及病理情况下,肺毛细血管内皮细胞紧密连接处的内皮细胞的胞质向腔内伸出突起,可折返于内皮细胞表面融合形成小腔,在腔口处有极薄的覆膜,可允许细胞以外的物质成分透过。血管内皮细胞的胞质向腔内伸出的突起或形成的小腔,可能与其调节局部血流速度、流量、进行物质交换或合成、释放与转化灭活活性物质有关。血管紧张素转换酶(angiotensin converting enzyme,ACE)即存在于小腔内。

血管内皮细胞合成的多种蛋白聚糖(proteoglycan)使腔表面带负电荷,其中重要的为硫酸乙酰肝素。内皮细胞表面附着多种蛋白质及酶类,包括纤维蛋白原(fibrinogen,Fg)、α_2-巨球蛋白(α_2-macroglobulin)、抗凝血酶 III(antithrombin III,AT-III)、脂蛋白脂酶、清蛋白、糖蛋白、糖脂质、蛋白 C、蛋白 S 等。

内皮细胞的非腔表面主要是支持性结构,含有支撑纤维和小的突起,支撑纤维连接内皮细胞及其下的基底膜,小突起穿过内弹力板,形成内皮 - 平滑肌连接。

(二)肺血管内皮细胞的功能

自 1865 年 His 首先提出内皮(endothelium)这一概念以来,在较长时间内,人们对于血管内皮细胞功能的认识仅限于它衬在血管内壁为血流提供光滑的表面,以维持血液的正常流动状态。此外,作为半透膜,血管内皮细胞将血管内、外分开,调节血管内、外的物质交换,起屏障作用。现已证明,肺血管内皮细胞还是一个十分活跃的代谢及内分泌器官,其功能众多。

1. 合成、释放血管舒张因子与收缩因子 血管内皮细胞合成、释放的血管舒张和收缩因子与神经递质和来自血液循环的活性物质共同作用,调控平滑肌细胞的舒张和收缩,以维持血管壁一定的紧张度或改变血管口径,调节供给各组织、器官的血流量。血管内皮细胞合成与释放的血管舒张因子包括前列环素(prostacyclin,PGI_2)、内皮依赖性舒张因子(endothelium derived relaxing factor,EDRF)、血管内皮细胞超极化因子(endothelium derived hyperpolarizing factor,EDHF)等。血管内皮细胞合成与释放的血管收缩因子,即血管内皮衍生的收缩因子(endothelium derived contracting factor,EDCF),包括内皮素(endothelin,ET,$EDCF_3$)、低氧诱生的血管内皮收缩因子($EDCF_1$)、环氧合酶依赖性血管内皮收缩因子($EDCF_2$)、血管紧张素 II 等。

2. 合成、释放抗凝血与促凝血因子 血液在血管内的正常流动,除取决于血管壁的正常结构与功能,提供光滑的内腔表面,保持血流通畅外,还需要血液中凝血和抗凝血机制的动态平衡。除肝脏可产生、释放多种促凝血与抗凝血因子外,血管内皮细胞直接与血液接触,既有促凝血功能,又有抗凝血功能。它能合成、释放多种促使血小板聚集及血栓形成的因子,包括血小板黏附蛋白、纤溶酶原激活物抑制物(plasminogen activator inhibitor,PAI)、血小板激活因子(platelet activating factor,PAF)、血小板反应蛋白(thrombospondin,TSP)等,发挥促凝血作用。其抗凝血功能可通过合成、释放蛋白聚糖、AT-Ⅲ、α_2-巨球蛋白、血栓调节蛋白(thrombomodulin)和 C 蛋白等,以及摄取与灭活对血小板聚集有促进作用的活性物质,如 5-羟色胺(5-HT)、组胺(histamine,Hist)、儿茶酚胺(catecholamine,CA)、缓激肽(bradykinin,BK)、血管紧张素(angiotensin,Ag)、血小板激活因子等来实现。可见,血管内皮细胞对调节凝血与抗凝血因子间的动态平衡,维持血液流动状态有着十分重要的作用。若平衡失调,可导致血栓形成或出血。

3. 合成、释放促进与抑制血管壁细胞生长的因子　血管平滑肌细胞收缩表型的维持,除受神经、血液循环或局部产生的介质或活性物质的调控,内皮细胞也能以旁分泌、自分泌或细胞内分泌等方式产生多种促进与抑制生长的物质,前者包括血小板衍生生长因子(platelet derived growth factor,PDGF)、转化生长因子(transforming growth factor,TGF)、成纤维细胞生长因子(fibroblastic growth factor,FGF)、ET、血管紧张素Ⅱ、神经肽 Y(neuropeptide-Y,NPY)等,后者包括肝素类蛋白聚糖、降钙素基因相关肽(calcitonin gene related peptide,CGRP)、EDRF、PGI_2 等,两者保持动态平衡,维持着血管平滑肌细胞的收缩表型,使其处于相对静止状态。

4. 合成、释放保持血管壁正常结构、通透性和物质交换的因子　正常情况下,增强与抑制血管壁通透性的活性物质处于动态平衡,以保持一定的通透性。血管内皮细胞产生的 FN 对维持血管壁的正常形态与功能具有重要作用,它也可促进单核吞噬细胞系统和巨噬细胞的调理和吞噬作用,抑制血管壁通透性。当 FN 合成分泌减少或消耗过多时,常使通透性增加。血管内皮可产生氧自由基(oxygen free radical,OFR),可使血管通透性升高。但正常情况下,内皮细胞产生的 OFR 与肾上腺分泌的血管通透性调节蛋白保持平衡,

维持血管壁一定的通透性。当 OFR 产生过多,一方面过多地灭活血管通透性调节蛋白,另一方面可直接损伤内皮细胞,使血管壁通透性升高。内皮细胞产生的 PAF 可作用于内皮细胞膜上的受体,使内皮细胞收缩,细胞间隙增大,通透性升高。

5. 合成、释放防止血细胞黏附于血管壁的因子　正常情况下,血细胞在血管中央流动(轴流),血浆在周边流动(边流),使血细胞不易与内皮细胞接触。血液在血管中流动产生的切变力(shear stress)阻碍血细胞黏附聚集。与切变力相对抗,促使血细胞间及血细胞与内皮细胞间发生黏附的是血细胞表面电荷下降及细胞间的黏附力。而在血细胞与内皮细胞间的黏附中黏附分子间的黏附力有极其重要的作用。血管内皮细胞可合成、释放防止血细胞黏附于血管壁的因子,影响血细胞与内皮细胞间的黏附。

6. 转化或灭活血液循环与局部产生的活性物质　血管内皮细胞不仅是一个活跃的内分泌器官,也是一个强大的代谢器官,它能摄取转换、灭活多种活性物质,对于维持血管活性物质在体内的一定浓度比,进而精细调节生理功能及保持内环境的稳定均具有重要作用。因全身血液均要经过肺进行气体交换,血液中许多物质是由肺血管内皮细胞摄取,再经细胞内专有酶活化或降解。如 PGI_2、EDRF、ET 等均是由内皮细胞摄取循环血中的原料或前体物质,再经细胞内特有的酶作用后生成、释放的。由肺血管内皮细胞合成的 ACE 可将血液循环中无活性的十肽 Ag Ⅰ 转换成具有高度活性的八肽 Ag Ⅱ。内皮细胞还可摄取循环血中的胺类(如 CA、5-HT、Hist 等)、酯类(如前列腺素类、白三烯、PAF 等)和肽类(如 BK、胰岛素、P-物质、血管活性肠肽等)活性物质,经细胞内酶的作用而灭活。

四、肺动脉高压

1969 年,Gersony 等描述一组没有心脏结构异常的足月儿,在生后不久无明显呼吸窘迫却出现青紫,且都有较高的肺动脉压力和右向左分流(通过卵圆孔和动脉导管)的证据。这些现象就是现在所谓的新生儿持续肺动脉高压(persistent pulmonary hypertension of newborn, PPHN)。此为新生儿期的严重疾病,活产儿中发生率为0.1%~0.2%。由于出生后,肺动脉压力不下降,胎儿循环过渡至正常"成人"循环发生障碍。当其压力等于或超过体循环压力时,出现动脉导管及/或卵圆孔水平的右向左分流。临床表现为严重低氧血症、吸高浓度氧发绀不能好转等的一组临床综合征。

如前所述,为了适应从宫内环境向宫外环境的转变,必须要求肺血管阻力有一个明显下降过程,生后数周降至成人水平。正常成人的肺动脉收缩压约为22mmHg,舒张压8mmHg,平均压13mmHg。但是在以下的情况下这一过程可能受到影响,见表1-3-2。

表1-3-2 持续肺动脉高压的原因

暂时性肺动脉高压	持续性肺动脉高压
缺氧和/或酸中毒	血管收缩性增加
低体温	败血症和/或肺炎
低血糖	围产期窒息
红细胞增多症	肺发育不全
	膈疝
	Potter综合征
	其他导致肺发育不良的原因
	肺血管发育不良
	特发性
	慢性宫内窒息
	胎粪吸入性肺炎
	不成熟儿动脉导管未闭

诊断PPHN之前,首先应与先天性发绀型心脏病及严重肺炎相鉴别。其诊断筛查试验有:①高氧试验:吸80%~100%氧后肺实质性疾病PaO_2有改善,而PPHN患儿无改善或仅有少许改善。②动脉导管前、后血氧差异试验:肺动脉高压时,当动脉导管水平由右向左分流时,导管前血(右桡动脉或颞动脉)PaO_2高于导管后(左桡动脉)血PaO_2,两者差异>15mmHg(1mmHg=0.133kPa)或者导管前的经皮血氧饱和度比导管后的高出

4%。③高氧-高通气试验:目的为鉴别PPHN与先天性发绀型心脏病,当通气至$PaCO_2$下降、pH上升至7.5左右时,部分PPHN者的PaO_2上升,而发绀型心脏病者则无此反应。

（汤泽中　周晓光）

第四节　肺的换气

混合静脉血流经肺毛细血管时,血液中的氧分压(40mmHg)比肺泡气的氧分压(104mmHg)低,故氧气随着分压差而向血液扩散,直至达到平衡。同理,二氧化碳向相反方向扩散,此扩散过程很快,仅需0.3s,而血液流经肺毛细血管的时间为0.7s,故血液未完全流经肺毛细血管全长,就已经完成换气过程。

一、通气/血流比值

通气/血流比值(Ventilation/Perfusion ratio, V/Q)是指每分肺泡通气量(V)和每分肺血流量(Q)之间的比值。只有适宜的V/Q才能实现适宜的肺换气,因为肺换气依赖于足够的肺通气和充分的肺血流。当V/Q比值增大,部分肺泡气未能与血液内气体充分交换,形成肺泡无效无效腔增大。相反,V/Q比值下降,意味着通气不足,血流过剩,部分血液未能经过充分的气体交换形成动脉血,类似发生功能性动-静脉短路(成为肺内分流)。由此可见无论V/Q比值增大或减小,都会妨碍有效的气体交换,导致PaO_2下降和CO_2潴留。健康成人肺的平均V/Q是0.84,新生儿出生时为1.0,24小时后为0.7~0.8,与成人基本差不多。

在正常情况下,肺内的V/Q存在区域性差异,肺尖部的V/Q较大,可达到2.5,而肺底部较小,可低至0.6。当这种差异增大时,则会导致低氧血症,这是氧解离曲线的特点所决定的。在V/Q低的区域,虽然PO_2仅有很小变化,但是氧的溶解度和肺毛细血管血的氧含量有较大的下降。而V/Q高的区域,即使PO_2升高很多,氧的溶解度和肺毛细血管血的氧含量变化也很小。因此,总的血氧饱和度和PaO_2低于正常值。

二、肺内分流

流经肺部的血流中,一部分参与气体交换的肺毛细血管血流量称为有效血流量;另一部分没有参加气体交换,称为分流量,相对于心脏和大血管水平的分流而言,将此部分分流称为肺内分流(pulmonary shunt)。从产生肺内分流增大的机制来分析,应包括解剖分流和功能性分流两部分。肺小血管收缩,肺循环阻力增加,引起肺动静脉吻合支开放而引起分流为解剖分流。功能性分流(图 1-3-3)有以下几种:①当发生 RDS 或小气道被分泌物阻塞时,发生肺泡萎陷、肺不张,流经这

部分肺泡壁的静脉血不能进行氧合;②当肺间质水肿或透明膜形成时,气体弥散速度减慢,静脉血未经充分氧合而分流;③ V/Q 失调。

血流大于肺内分流量可通过以下两种方法测得:吸纯氧 30 分钟后取动脉血测 $PaCO_2$ 和 PaO_2,肺泡氧分压 $P_AO_2 =$ 当日大气压 $- (47 + PaCO_2)$,此处 0.003 1 为血浆中溶解氧的溶解系数。

$$肺内分流量(\%) = \frac{0.003\ 1\,(P_AO_2 - PaO_2)}{5 + 0.003\ 1\,(P_AO_2 - PaO_2)}$$

当心排血量变化不明显时可用此公式计算,心排血量变化明显时结果有一定误差。根据肺内分流量计算图(图 1-3-4)查得大概数值。

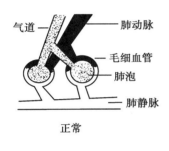
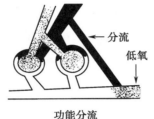
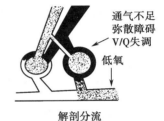

图 1-3-3　肺内分流模式图

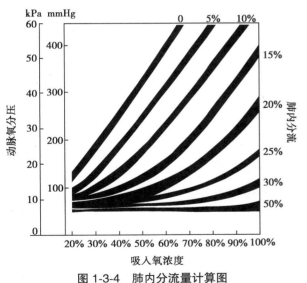

图 1-3-4　肺内分流量计算图

第五节　呼吸调节

呼吸循环中从吸气相到呼气相的节律性转换,是受中枢产生的呼吸节律控制的。它是由三个阶段组成:吸气——对应于吸气肌收缩;呼气第一阶段——对应于吸气后或被动呼气,即当吸

气肌逐渐停止收缩时;呼气第二阶段——对应于主动呼气,即伴随呼气肌的收缩。

一、中枢性调节

呼吸中枢(respiration center)是指中枢神经系统内产生和调节呼吸运动的神经细胞群。它分布于大脑皮质、间脑、脑桥、延髓和脊髓等各级部位。其中脊髓不产生呼吸节律,只是起着脑和呼吸肌之间的联系、整合某些呼吸反射的初级中枢。参与形成呼吸节律的呼吸神经元主要集中在延髓的背内侧和腹外侧两个不同区域,即背侧呼吸组(dorsal respiratory group,DRG)和腹侧呼吸组(ventral respiratory group,VRG)。DRG 相当于孤束核腹外侧部,主要含吸气神经元;VRG 分布纵贯延髓全长,相当于后疑核、疑核和面神经后核及邻近区域。多数人认为中枢性呼吸节律的产生定位在 VRG 的亚区——延髓头端腹外侧区的前包钦格复合体(pre Botzinger complex,PBC)。到目前为止已经提出多个不同的中枢性呼吸节律产生模式。但是比较公认的一个假说,是依赖于延髓

内呼吸神经元之间复杂的相互联系和相互作用，这种相互作用既产生递质，又对呼吸节律进行表达，即神经元网络学说。当呼吸节律产生后，通过突触传递最终到达脊髓运动神经元和颅内前运动神经元。后者控制着气道肌肉行为。从前脑、丘脑下部、中枢和外周化学感受器、肌肉、关节和痛觉感受器传入的冲动整合到 DRG 和 VRG。这种突触联系的数量在胎儿出生之前达到高峰。呼吸还受到大脑皮质、边缘系统和下丘脑等高位脑的影响，在一定限度内随意屏气或加深加快呼吸是依赖大脑皮质控制的，故大脑皮质对呼吸的调节是随意的呼吸调节系统，这系统在年长儿及成人中可能更为重要。

新生儿呼吸的中枢调节与年长儿相似，但新生儿的中枢神经系统尚不稳定，处于不断的发育之中，因而其呼吸常不规则，甚至出现呼吸暂停，且易受呼吸影响，早产儿尤为突出。

二、神经反射性调节

（一）赫-伯反射

Hering 和 Breuer 证明了肺的扩张导致呼吸运动的停止，即赫-伯扩张反射（Hering-Breuer distension reflex），它是由气道内的牵张感受器和迷走神经内的传入通路所产生的。在新生儿，这种反射产生快速、浅的潮气量呼吸形式，并在潮气量范围内运转。此反射只有在扩张体积超过危险极限时被刺激出来，其目的是防止肺容积发生过多的变化，在使用茶碱时能够增加此反射。早产儿的赫-伯反射可能比足月儿强，但是这种观点是有争论的，在生后 4~6 周时此反射还无明显变化，直到 1 岁后这种反射减弱。如果吸气延长，可刺激呼气肌收缩，称为赫-伯呼气反射（Hering-Breuer expiratory reflex），婴儿用低频率通气时可见到这种主动呼气，肺长时间扩张也可表现出这种反射。此外，在动物模型中，快速缩小肺容积可产生延长吸气反应，将气管导管连接在吸引器或制造气胸，或过度的深呼气使肺容积低于呼气末水平也可产生此反应，称为赫-伯放气反射（Hering-Breuer deflation reflex）。这种反射可发生在新生儿，并在维持功能残气量中起一定作用。

（二）Head 反常反射

Head 解释迷走神经传导被阻滞和快速扩张肺容积，不是产生呼吸暂停，而是产生较强的和显著的膈肌收缩，称之为 Head 反常反射（Head's anomalous reflection），最终被定义为吸气增大反射或驱使增大吸气，是第一次呼吸和叹气的根本机制。这种反射能够改善顺应性和使部分塌陷的气道重新开放。高碳酸血症、低氧血症和低顺应性能够增加它的频率。

（三）肋间肌和膈肌抑制反射

气管、支气管和毛细支气管上皮下化学感受器能够察觉到毒物对上皮的损害，因此吸入毒气能够导致呼吸频率和深度发生改变。在 REM 睡眠期和早产儿，这种反射较弱，是因为与早产儿小的有髓迷走神经纤维较少和受体发育欠佳有关。

（四）上呼吸道反射

冷刺激通过脸部皮肤的三叉神经的传入纤维刺激呼吸，然而刺激鼻黏膜都导致类似海豹潜水时的呼吸抑制和心血管反射抑制。在麻醉状态下和新生儿后一种反应是增强的，当中枢抑制时这种反应减弱。强力吸引鼻咽部引起呼吸暂停和心动过缓就是通过此反射实现的。喉部的化学感受器起着防卫异物进入下呼吸道的作用，于杓状软骨切迹注入水引起呼吸暂停，在活动睡眠期喉部的刺激更可能引起呼吸暂停，而不是引起觉醒。这在临床上有潜在意义，因为胃食管反流通常发生在活动睡眠期。这可能有"化学选择性"，也就是说用盐水比水更可能导致呼吸暂停，但是否具有种属特异性差异或用牛奶是否有不同反应，还未在人类中得到证实。

总之，呼吸的神经反射性调节在新生儿期间的意义在于：①当其他呼吸调节系统尚未发育成熟时，可简单地维持呼吸节律；②限制潮气量，增加呼吸频率，增大呼气末的肺容量，维持肺的膨胀；③通过肺内牵张感受器，反射性地使肋间肌的作用增强，稳定潮气量，并稳定新生儿胸廓稳定性，这在首次呼吸过程中及其他呼吸负荷增加时，起着重要作用。

三、化学性调节

(一) 化学感受器

中枢和外周化学感受器都参与由于血气的改变而引起的呼吸运动的调整。中枢化学感受器 (central chemoreceptor) 位于延髓腹侧表面,感受着 CO_2/pH 和氧气供给的变化。外周化学感受器 (peripheral chemoreceptor) 位于颈动脉主干的分叉 (颈动脉体) 以及主动脉弓上下的主动脉体。对人类而言,前者更为重要。在宫内胎儿的动脉化学感受器是具有活性的,但实际上在出生后动脉 PO_2 上升之前一直处于静止状态。颈动脉化学感受器对缺氧反应的重新安排,可能是被血中氧气水平的上升所触发的,在出生后 24~48 小时内完成化学感受器对缺氧反应的重新安排是十分必要的,这种变化可能源于血中多巴胺水平的变化。在新生儿和成人多巴胺都能够抑制化学感受器的释放,假如新生鼠出生在一个低氧环境(12%),他们维持着对低氧的低敏感性(伴随持续地对低氧的反应性不成熟的抑制)和很高的多巴胺的更新。在出生前几天给胎羊机械通气造成高氧状态,能够导致不成熟的化学感受器对缺氧反应的重新安排。

在出生时通过对血气的监测表明,必须有一个强有力的化学感受器来驱动呼吸。在空气呼吸的开始阶段颈部化学感受器没有显示出其必要性,可能是由于 PaO_2 的上升而很快转为静息状态。可以假设在这时可能有其他的驱动机制维持呼吸。虽然外周化学感受器在呼吸的初始阶段不是很必要,但是对呼吸控制的发展是十分重要的,当新生动物的神经切除后能够增加新生儿死亡率。在新生儿颈部化学感受器对 O_2 和 CO_2 的反应很弱,反应性随着生后发育而增加。猫的外周化学感受器对 O_2 和 CO_2 反应性的发育是不同步的,对低氧的反应性在 1 周时最弱,4 周时达到成人水平,对 CO_2 的反应性在生后 8 周至成年期间得到持续的发育。颈动脉体的成熟机制尚不清楚,但与多巴胺分泌的变化可能无关。

(二) O_2、CO_2 和 H^+ 对呼吸的调节

1. O_2 对呼吸的调节　胎儿对缺氧的反应是通过脑桥下段的外侧抑制通气,同时存在心血管反应,包括心动过缓和血液重新分布至心、脑和肾上腺重要器官,这样减少氧消耗和保证重要器官的氧供应。高氧能够持续刺激胎儿呼吸。

新生儿在围产期对缺氧的反应是双相的,每分钟通气量暂时增加,随后就下降甚至低于基线水平。初期的通气增加是由于激活了外周化学感受器,并随后被颈动脉窦神经节抑制。后来的通气下降可能是由于初期通气增加导致 $PaCO_2$ 下降,从而抑制中枢呼吸神经元。也可能是胎儿对缺氧反应在新生儿期的延续,这种对缺氧的双相反应一直持续到生后 12~14 天,之后表现为成人模式,即无明显的抑制过程。极不成熟儿对缺氧的反应类似于胎儿,出现呼吸暂停,这种抑制发生在上部脑桥水平。相对成熟的早产儿对缺氧的反应也有一个初期的通气增加(但不如足月儿),然后出现通气下降。在非 REM 睡眠期通气下降是主要的反应。这种对缺氧的反应随着环境温度变化而变化,将婴儿置于 12% O_2 中,在冷环境中见不到短暂的高通气,重新置于 21% O_2 中后能够引起通气下降和恢复控制水平。然而吸入 3% CO_2 后的通气反应并不受温度影响。

高氧气体导致短暂的呼吸抑制,归结于外周化学感受器的驱动作用的消失。在生后最初几天由于给予 100% 氧气时造成的通气减少是有限的,同时在这段重新安排期,经过数分钟高氧通气增加到控制水平以上,颈动脉传入活性受抑制。在成人也有类似的高通气,只不过不那么明显,主要由于高氧致脑血管收缩后,脑组织内 CO_2 含量增加所致。不成熟儿对高氧的反应很慢,随着在氧中暴露时间延长,这种反应越不明显。

2. CO_2 和 H^+ 对呼吸的调节　CO_2 刺激呼吸一是通过刺激中枢化学感受器再兴奋呼吸中枢,其次刺激外周化学感受器,通过窦神经和迷走神经传入延髓相关核团,反射性地使呼吸加深加快,增加肺通气。无论在快速眼动睡眠还是安静睡眠期,新生儿吸入 CO_2 均能增加通气,每分钟通气量/$PaCO_2$ 的斜率与成人的相似,吸入的 CO_2 浓度影响呼吸形式,低浓度(2%)能够初步刺激潮气量增加,相对高浓度的 CO_2 能够显著增加呼吸频率和潮气量。吸入少许 CO_2 能够消除周期性呼

吸。无论成人和新生儿睡眠状态都会影响对 CO_2 的反应。足月儿在活动和安静睡眠时每分钟通气量 /$PaCO_2$ 的斜率比较小，早产儿也有类似表现，但生后有一个随发育而增加的过程。

但是，当吸入气 CO_2 含量超过一定水平，肺通气量不能相应增加，致使 $PaCO_2$ 骤然升高，组织中 CO_2 积聚，从而抑制中枢神经系统，引起呼吸困难、头晕，甚至昏迷，称这种现象为 CO_2 麻醉。

动脉血 H^+ 浓度增高，可导致呼吸加深加快，肺通气增加，反之呼吸受到抑制。其也是通过外周和中枢化学感受器起作用，中枢化学感受器对 H^+ 的敏感性较外周的高，但通过血脑屏障的速度较慢，故脑脊液中的 H^+ 才是中枢化学感受器的有效刺激。

（三）神经递质

1. **兴奋性递质** 兴奋性神经递质包括谷氨酸，它激活 NMDA 和非 NMDA 受体；后者参与呼吸节律的产生和将冲动传递至脊髓和颅内呼吸神经元。吸气驱动的传递在脊髓水平是通过突触前谷氨酸调制并得到进一步调整。血液中复合胺对呼吸神经元的活性起着不同影响作用，但最一致的影响是在某种代谢状态下如在缺氧或缺血时参与呼吸的形成。P 物质是一种主要的兴奋性物质，它可通过影响初级延髓呼吸网络而影响呼吸，它可能是从尾状核到吸气神经元的投射过程中内源性释放出来的。P 物质可能是从外周化学感受器传入的缺氧性驱动的介质。在出生前后去甲肾上腺素水平上升导致与前脑呼吸驱动有关的疑核的激活，如果将新生兔放在缺氧或寒冷环境比保护在一个控制的环境中，其去甲肾上腺素水平增加得更显著。然而低温的呼吸刺激影响不是去甲肾上腺素机制介导的。

2. **抑制性递质** GABA 和甘氨酸是两种初级网络产生呼吸节律时必需的物质，这些抑制性氨基酸能够提供抑制突触后电位的相位波，这种相位波能被处在静息期的延髓呼吸神经元接收。GABA 和甘氨酸是由吸气相后神经元释放，用来关闭吸气相神经元的，因此促进吸气转为呼气。从外周感官受体传来的突触传入和初级延髓呼吸

网络外围的脑区的传入信号影响着呼吸节律的全部表达。相位转换被两种来源神经元的突触传入所调制，即初级网络外围：慢适应的肺扩张受体和脑桥神经元。抑制其中任一神经元能够延长吸气（长吸呼吸）。阿片样物质（内啡肽和外源药物）通过外周和中枢作用减少呼吸，后者是由于减少自律性呼吸单元的活性和抑制初级呼吸网络内的由谷氨酸刺激的循环激动。在新生儿期内源性的内啡肽可能抑制呼吸，这种抑制作用在新生儿期后消失。腺苷在体内分布很广，同时具有外周和中枢影响作用。当中枢给药时它能抑制通气，这种影响在足月儿和早产儿模型中是很明显的。假如将腺苷全身给药时，它能够刺激呼吸，可能是与刺激外周化学感受器有关，在成人这种影响作用更为重要。腺苷拮抗剂（茶碱和咖啡因）能够刺激呼吸，在动物实验也能阻断由缺氧引起的呼吸抑制，但在人类却不能。腺苷可能介导出生窒息时的继发性呼吸暂停，也可解释为什么需要 2~3 倍于窒息时间的努力对患儿进行人工通气，来去除抑制性物质。前列腺素 E_1 和 E_2 抑制通气，在出生时血浆前列腺素 E_2 浓度下降，已经证实对呼吸的建立至关重要。

（汤泽中）

第六节 呼吸系统的防御功能

一、气体温度和湿度的调节

呼吸道具有对吸入气体进行加温、湿化的保护功能，这一功能主要由上呼吸道完成，而下呼吸道作用较小。鼻、咽部黏膜血液供应丰富，富含黏液腺，通过血管丛的散热、渗出及黏液腺的分泌作用，吸入气体被充分加热和湿化。气体进入下呼吸道时，其温度大约 32℃，相对湿度 >95%，而这一水平可以保护机体的防御功能。在少数情况下，外界气温可高于体温，此时通过鼻、咽部血液循环带走热量，可降低吸入气体温度至体温水平，这种保护功能可避免呼吸道上皮纤毛及腺体受到损伤，并进一步保护肺组织。值得注意的是，气管插管后的新生儿，上呼吸道对气体温度和湿度的

调节功能丧失,应注意对吸入气体温度和湿度进行合理调节,确保其维持在接近生理水平,避免损伤气道和肺组织,形成新的继发病变。

二、气道表面异物的清除

新生儿无鼻毛,缺乏对空气中颗粒物质的过滤作用。此外,其鼻腔短小,鼻道发育亦不完善,因此有较多的颗粒物质随吸入气体而进入下呼吸道,尤其是终末细支气管之前的各级支气管和气管。在这里,黏膜层有纤毛细胞及分泌细胞(杯状细胞或 Clara 细胞)。杯状细胞(beaker cells)所分泌的黏蛋白(mucin)与黏膜下层腺体的分泌物在上皮表面形成黏液性屏障,黏附颗粒异物,溶解有害气体,而位于终末细支气管的 Clara 细胞(Clara cell)分泌蛋白水解酶,并分解管腔内黏液,利于其排出。黏液屏障覆盖在纤毛细胞的纤毛上,纤毛有力地、协调地向咽部方向摆动,黏液层和附着于其上的颗粒异物被运往咽部,速度可达 19mm/min。到达咽部的黏液及异物或被吞咽或被咳出,而过多的黏液及异物可自口腔排出,表现为口吐白沫。由于遗传或高浓度氧等外部刺激因素的损伤作用,纤毛的摆动功能受损,则可影响黏液及异物的排出,形成疾病。前者如不动纤毛综合征(immotile cilia syndrome),后者如支气管肺发育不良。由于新生儿呼吸系统的解剖和生理特点,应注意强调 NICU 探视制度的完善及空气清洁的重要性,避免加重新生儿气道表面异物清除的负担。

三、反射性防御机制

新生儿在呼吸系统受到机械或化学刺激时,可通过反射性防御机制来清除激惹物,避免其进入肺泡,其反射性防御机制包括咳嗽反射和喷嚏反射两种复杂形式。前者的感受器位于喉、气管和支气管的黏膜,传入神经是迷走神经,位于脑干的反射中枢负责协调一系列传出冲动,产生相应的反射效应:先是短促或深吸气,接着声门紧闭,肋间内肌等呼气肌强烈收缩,使胸膜腔内压和肺内压迅速升高,接着声门迅速开放,在声门上下形成的极大气压差作用下,气流以极高速度冲出,将呼吸道内的异物或分泌物排出。而后者的感受器

位于鼻腔黏膜,传入神经是三叉神经,反射中枢位于脑干,反射效应与前者相似,但无声门的闭合和突然开放,而代之以悬雍垂下降,舌压向软腭,气流经鼻腔喷出,以清除鼻腔中的刺激物。气管插管后,咳嗽反射和喷嚏反射均不能顺利完成,但由于原发病变和插管后刺激等作用,气道分泌物较多,必须强调呼吸道护理的重要性,及时清除分泌物。

四、对侵入肺泡的有害物质的清除

经过以上的防御机制,大部分的机械或化学刺激均可在进入肺泡前得以清除,从而避免其进入肺泡并损伤肺间质。对极少量侵入肺泡的有害颗粒物质的清除,主要依赖于肺泡巨噬细胞的作用。肺泡巨噬细胞可以吞噬吸入的颗粒和细菌,然后游走到细支气管壁上的黏液层,经纤毛运动随黏液排出,也可从肺泡经淋巴循环进入肺淋巴结内。

第七节 呼吸系统的免疫功能

一、非特异性免疫

新生儿呼吸系统的非特异性免疫功能(non-specific immune function)是指新生儿生来就有的对多种微生物的防御功能,它与新生儿呼吸系统的组织结构和生理功能有密切联系,既不针对特定的抗原,也不受相同抗原的再次刺激而增强,是病原微生物入侵呼吸系统后首先遇到的机体防御功能。

呼吸系统的非特异性免疫主要由以下三种机制构成:第一是黏膜屏障(mucosal barrier),呼吸系统的黏膜结构不仅对病原体具有机械性阻挡与排除作用,而且还可以分泌溶菌酶等物质,溶解入侵的细菌。第二是吞噬细胞,肺脏血液循环中的吞噬细胞,如巨噬细胞和中性粒细胞,可以经肺间质游走到肺泡腔中,吞噬消灭侵入的病原体。肺间质中的许多体液因子,如补体、乙型溶素、转铁蛋白等,均具有一定的杀菌功能,构成呼吸系统非特异性免疫的第三种机制。一般情况下,通过以

上非特异性免疫的作用,入侵呼吸系统的病原体可被消灭。如果入侵的病原体数量多而毒力强,非特异性免疫不能清除,则呼吸系统中的免疫器官(如淋巴结)、免疫细胞和免疫分子发挥作用,产生针对病原体的特异性免疫而消灭之。

二、特异性免疫

新生儿呼吸系统的特异性免疫(specific immunity)是指呼吸系统在非特异性免疫的基础上,针对特定病原体产生的免疫功能。新生儿呼吸系统具有在解剖结构上较完善的血液和淋巴循环,其中含有的淋巴细胞和单核巨噬细胞等免疫细胞,具备了在病原体的刺激下产生干扰素、抗体和细胞因子等免疫分子的能力。一般在病原体侵入呼吸系统后的 7~10 天,在呼吸系统各种免疫细胞的互相协作和互相制约的精密调节下,免疫分子大量产生,发挥特异性免疫功能,与非特异性免疫相协同,共同清除病原体。

特异性免疫包括体液免疫和细胞免疫两类。前者是浆细胞分泌的抗体起主要作用,功能是杀灭细胞外的病原体,中和相应的外毒素。而后者是致敏 T 细胞及其分泌的免疫分子发挥作用,功能是杀死细胞内的病原体。

新生儿呼吸系统的非特异性和特异性免疫功能是相互联系、相互协同的。一方面,特异性免疫建立在非特异性免疫功能基础之上,没有非特异性免疫首先抵御入侵的病原体,则特异性免疫就没有足够的时间来产生;另一方面,特异性免疫对非特异性免疫具有促进作用,如特异性免疫中的抗体和淋巴因子均可促进吞噬细胞的功能,加快破坏和清除病原体。

应当指出,尽管新生儿呼吸系统具备了一定的免疫功能,但与儿童及成人相比,此功能尚不成熟和完善。呼吸系统作为一个与外界相通的系统,是许多病原体入侵的门户之一。新生儿,尤其是医院新生儿重症监护病房(neonatal intensive care unit,NICU)和爱婴区中的新生儿,是呼吸系统感染的高危人群之一。如何在临床工作中加强对这一高危人群的保护,避免病原微生物突破其呼吸系统的防御和免疫功能,造成严重的全身感染,应当引起围产医学工作者的重视。

第八节　呼吸系统的代谢和内分泌功能

一、呼吸系统的代谢功能

(一)体内生理活性物质的代谢

呼吸系统对体内生理活性物质的灭活作用主要由肺血管内皮细胞完成。肺血管内皮细胞表面的血管紧张素转换酶可以将流经肺血管血液中的血管紧张素 Ⅰ 转化为血管紧张素 Ⅱ,后者再作用于相应的靶器官,发挥其缩血管和抗利尿等功能。缓激肽(bradykinin)是一种具有扩张血管作用的炎性介质,而肺血管内皮细胞的缓激肽酶可以降解血液中的缓激肽。此外,肾上腺素和 5- 羟色胺等物质也可在肺血管内皮细胞内单胺氧化酶的作用下被分解灭活。由于肺血管内皮细胞总的表面积较大,且全身的血液均流经肺血管床,因此肺血管内皮细胞能够充分参与体内以上活性物质的代谢过程。此外,肺血管内皮细胞和肺组织内肥大细胞、平滑肌细胞、成纤维细胞、中性粒细胞、血小板等也具有合成和释放血管活性物质的能力,所生成的多种多样的血管活性物质,如前列腺素、白三烯、血管活性肠肽、P 物质等,不仅可以作用于肺组织本身,还可以释放入血而影响全身,因此肺脏不仅是一个呼吸器官,也是一个生理活性物质代谢的重要场所。

(二)肺内前列腺素的代谢

前列腺素(prostaglandin,PG)是由二十碳多不饱和脂肪酸(主要是花生四烯酸)衍生的一类活性物质。PG 以前列腺酸为基本骨架,含有一个五碳环和两条侧链。根据五碳环上取代基团和双键位置,PG 可分为 A~I 等 9 型;根据侧链中双键数目的多少,PG 又分为 1~3 类,在字母的右下角标出;PGF 第 9 位碳原子上 OH 位于五碳环平面之下的为 α 型,位于平面之上则为 β 型。

肺组织所产生的 PG,主要是细胞膜磷脂所释放的花生四烯酸在环加氧酶的作用下生成 PGG_2,进而转变为 PGH_2,然后再在相应酶的作用下而生成。缓激肽、内毒素、局部缺氧和机械性刺激等许多因素均可刺激肺组织细胞膜释放花生四烯酸。

肺脏是产生和降解 PG 的重要器官。肺脏能够产生 PGE_1、PGE_2、$PGF_2\alpha$、PGI_2 等 PG，同时也能灭活 PGE_1、PGE_2、$PGF_2\alpha$。PG 只有首先被细胞膜上的转运蛋白运输到细胞内，才能够进一步被细胞内的酶所降解。PGI_2 之所以不能在肺脏灭活，就是因为肺血管床缺乏转运 PGI_2 的载体蛋白。肺脏所产生的 $PGF_2\alpha$ 使血管收缩，PGE_1 和 PGI_2 使血管扩张，而 PGE_2 则有使血小板聚集的功能。

（三）肺泡表面活性物质的代谢

肺泡表面活性物质（pulmonary surfactant，PS）由多种脂质、蛋白质和糖类组成。脂质约占 PS 的 85%，其主要成分是二棕榈酰卵磷脂（dipalmitoyl lecithin，DPL），此外还有磷脂酰甘油（phosphatidyl glycerol，PG）和鞘磷脂（sphingomyelin）。PS 中的蛋白质主要是肺表面活性物质相关蛋白（surfactant protein，SP），包括 SP-A、SP-B、SP-C 和 SP-D 四种，虽然含量较低，但可调节肺泡表面 PS 薄膜的形成及其动态平衡，并参与肺泡的非特异性免疫，因此，具有重要的作用。

PS 在 Ⅱ 型肺泡上皮细胞（type Ⅱ alveolar epithelial cells，AEC-Ⅱ）中合成。在内质网中合成的蛋白质再在高尔基复合体内进行糖基化修饰，然后在分泌颗粒内与脂质结合，形成 PS。胎儿在 20~24 周胎龄时 Ⅱ 型肺泡上皮细胞已经能够合成 PS，但合成能力有限，且很少运送到细胞表面。以后合成能力随胎龄增长而加强，至胎龄 35 周后，PS 已经能够迅速进入肺泡表面。胞内合成的 PS 被以胞吐方式运送到肺泡内，在肺泡表面形成一层薄膜，通过调节肺泡的表面张力，防止小肺泡塌陷和大肺泡过度膨胀，同时减弱肺泡表面张力对肺毛细血管中液体的吸收作用，使肺泡保持相对干燥。早产儿肺泡表面 PS 不足，可导致肺泡塌陷，血浆蛋白质进入肺泡并沉积于肺泡表面，形成肺透明膜病。肺泡表面 PS 的去路主要有两条：一是被 Ⅰ 型肺泡上皮细胞吞饮后转运至间质内经淋巴循环清除；二是可经呼吸道排出体外，因此产前可通过测定羊水中的 PS 成分来判断胎儿的成熟程度。此外，动物实验表明，在致病因素作用下，PS 也可被肺泡巨噬细胞和中性粒细胞摄取后降解清除。通过以上机制，PS 在肺内不断产生和清除，维持了一个动态的代谢过程。

（四）肺内巨噬细胞的代谢

肺血流中的单核细胞（monocyte）穿过血管到达肺结缔组织内后又可称为组织细胞（histiocyte），在炎症或异物等的刺激下活化成为游走的巨噬细胞（macrophage），进入肺泡腔后称为肺泡巨噬细胞（alveolar macrophage）。肺内巨噬细胞具有重要的免疫防御功能，可在细菌产物、变性蛋白等的作用下进行趋化性定向运动，发挥强大的吞噬作用，清除细菌、异物或衰老伤亡的细胞等，也能合成溶菌酶、干扰素、补体、血管生成因子、血小板活化因子等数十种生物活性物质，参与机体防御并调节有关细胞功能活动，还能够通过捕捉、加工处理和递呈抗原等方式参与特异性免疫应答。吞噬异物后的肺泡巨噬细胞，一部分游走到气道经呼吸道排出，另一部分返回肺间质经淋巴循环进入肺淋巴结内。

（五）肺内活性氧的代谢

活性氧（active oxygen）主要是指细胞有氧代谢产生的超氧阴离子、H_2O_2、$HO^{\cdot}$ 等副产物，也包括烷烃过氧化物 ROOH 及其均裂产物 $RO^{\cdot}$ 和 $ROO^{\cdot}$。活性氧具有重要的生理功能，如 H_2O_2 在低氧性肺血管收缩中发挥细胞内信号功能，超氧阴离子（superoxide anion）可以收缩肺动脉平滑肌并刺激有关基因转录，而巨噬细胞产生的活性氧可以杀死胞内病原菌等。肺血液循环中的中性粒细胞和单核细胞，肺血管的内皮细胞和平滑肌细胞，肺间质及肺泡内的巨噬细胞均可产生活性氧。同时，肺组织内也具有许多灭活和清除活性氧的酶类和化学物质，前者如过氧化氢酶（scavenger enzymes）可以灭活 H_2O_2，超氧化物歧化酶（hepatocuprein）可以清除超氧阴离子等，后者如金属硫蛋白（metallothionein）清除超氧阴离子，尿酸清除 $HO^{\cdot}$ 等。在正常情况下，肺组织内活性氧的产生和清除可维持动态平衡。一旦这种平衡被打破，则活性氧就会过高或不足，这两种情况均会导致疾病的产生。动物实验表明，肺脏的缺血再灌注可产生大量的活性氧，造成肺血管通透性增加,形成肺水肿。而慢性肉芽肿病患儿则由于 NADPH 氧化酶基因缺陷,导致吞噬细胞不能通过呼吸爆发产生足够的活性氧以杀死吞噬的病原微生物。

(六)肺内结缔组织的代谢

肺的结缔组织属疏松结缔组织,主要分布在支气管各级分支周围,分支越细,其周围结缔组织越少,至肺泡时仅有少数结缔组织构成肺泡隔。肺结缔组织含成纤维细胞、巨噬细胞和肥大细胞等多种细胞成分,黏蛋白、糖蛋白等基质成分,以及弹性纤维、胶原纤维等纤维成分。成纤维细胞参与基质和纤维成分的合成和分泌,巨噬细胞及其含有的基质金属蛋白酶等酶类负责弹性蛋白等细胞外成分的吞噬和降解,而肥大细胞可以合成、分泌多种活性介质,调节肺血管通透性和气道平滑肌的舒张与收缩等。肺结缔组织通过其内组织液的不断循环更新,维持各种成分的正常产生和代谢功能。此外,肺内结缔组织还对其中的血管、淋巴管、神经等起支持、保护和营养作用,并与之一起构成肺间质,保证肺脏各种功能的正常发挥。

二、呼吸系统的内分泌功能

呼吸系统含有神经内分泌细胞(neuroendocrine cell,NEC),具有一定的内分泌功能。这些细胞在气管、支气管及肺内导气部各级支气管的上皮深部散在分布,或者 5~10 个细胞平行排列成神经上皮小体(neuroepithelial body,NEB)。这些细胞分泌 5-羟色胺、铃蟾肽、降钙素、脑啡肽和生长抑素等,通过旁分泌作用或血液循环,调节血管平滑肌的舒缩和腺体分泌,以及邻近上皮细胞的分泌和代谢活动。

(宋元宗)

第四章

新生儿血液气体

血液气体(blood gas)主要是指与人体生命有重要关系的氧和二氧化碳,它们在血液中以物理溶解和化学结合两种形式存在,保持其正常是内环境稳定的一个重要方面,当机体呼吸系统和其他系统出现危重情况时,体内血气状况常常发生改变,新生儿尤其明显,所以及时了解血气的改变及其病理生理特点,对于新生儿危重病的诊断和处理具有重要意义。

第一节　大气压和气体分压

一、大气压

空气是由氮、氧、二氧化碳、氦、氖、氩、氪、氙、氢和水蒸气等组成的混合气体,在地球引力作用下,地球周围的空气不会散失而形成大气层。气体是物质存在的状态之一,其分子间距离大,引力小,分子运动的自由度也很高,这就造成了气体无固定形状,体积易变化,在无外力影响下可无限扩散,亦可向所接触的液体、固体的分子间隙扩散(溶解)。不断运动的空气分子对其接触的物体的碰撞产生压力,称为大气压(pressure atmosphere)。一个标准大气压是这样规定的:把温度为0℃、纬度45°海平面上的气压称为1个大气压,水银气压表上的数值为760mmHg。大气压也称为常压(constant pressure)。

呼吸生理中所说的正压或负压是设定大气压为0,而高或低于大气压的数字,并非数学上的正负意义。在标准状况下,任何气体每22.4L中的分子数超过Avogadro常数或温度升高,以致分子碰撞的频率增高,力度加大,则气压升高,称高气压。反之为低气压。

通常用以检测气压的仪表以标准大气压为基准,定为"零"点,医学上以低于此基准的气压为低压(负压),反之为高压(正压)。压力表上所显示的压值,实际上是附加于常压之上的压值,故称附加压(additional pressure),亦称表压,可见高气压就是常压与附加压之和。若以真空为零点,所测定的气压值则为"绝对压(absolute pressure)"。若用大气压为单位计绝对值,则为绝对大气压(atmosphere absolute,ATA)。气压的法定计量以帕(Pascal,Pa)为单位,$1Pa=1N/m^2$($1N=1kg \cdot m/S^2$)。通常以千帕(kPa)或兆帕(MPa)计,标准大气压的值为101 325Pa,简为101kPa或100kPa。对大气压的计量,长期用每平方厘米面积上大气柱的重量计,等同于760mmHg的重量,以前也曾将1mmHg定为1托(Torr)。汞的比重为13.6,760mmHg等于1 033.6cmH$_2$O的重量。

二、气体分压

(一)混合气体的分压

混合气体的总压力为各组成气体的压力之和,各组成气体的分子在气体或液体中运动所产生的压力称为分压(partial pressure),其大小与该气体单独占据相同空间所产生的压力相同。每种气体的分压在总压力中所占的百分比,相当于该气体在混合气体中所占的容积百分比。因此气体分压 = 大气压 × 气体浓度,即以当时的大气压(海平面为760mmHg)乘气体的容积百分比即得出其分压。空气中各气体浓度及分压见表1-4-1。

表 1-4-1　空气中各气体的浓度及分压（海平面）

	O$_2$	CO$_2$	H$_2$O	N$_2$	
容积百分比 / 浓度	20.71	0.04	1.25	78.0	100.0
分压 /mmHg	157.4	0.3	9.5	592.8	760.0

当空气进入新生儿气管后其水蒸气即达饱和，而饱和水蒸气的压力不受大气压影响，恒定为47mmHg，所以计算气管内空气中各气体分压要先从总压力中减去饱和水蒸气压力值。肺泡内气体总压力与大气压相同，水蒸气压力同气管内，但因 PCO$_2$ 增加，PO$_2$ 较气管内的更低，见表 1-4-2。

表 1-4-2　肺泡气、血液和组织内
PO$_2$ 和 PCO$_2$　　　　（单位：mmHg）

气体	肺泡气	静脉血	动脉血	组织
O$_2$	102	40	100	30
CO$_2$	40	46	40	50

（二）液体内气体的分压

与液面接触的气体分子会不断地通过弥散进入液体内成为溶解状态，同样溶解于液体中的气体分子也不断地通过弥散自液体外逸转为气体状态。当某种气体分子进入和离开的速度（数量）相等时，即达到动态平衡，此时，气体与液体中的同种气体分子的分压相同，在液面上该气体的压力（分压），即代表液体中该气体的压力（分压）。液体中含某种气体分子的浓度取决于该气体的分压以及该液体对该气体的溶解能力。一般来说，气体分压越高，溶解能力越强，则溶解于液体中的气体分子浓度也越高。反之，气体分压降低则液体中溶解的同样气体分子将逸出回到气体中，直至建立新的动态平衡。

第二节　血液气体的弥散

气体总是从分压高处向分压低处流动，在容器里的气体和液体中的气体分子都有通过分子运动而均匀地分布于所在空间的倾向，两处的分压差越大，流动速度越快，最后在容器里各处气体分子的浓度和分压达到平衡，这种现象称为弥散（diffusion）。与弥散有关的因素用公式表示：

$$D = \frac{PAS}{d\sqrt{MW}}$$（D 为弥散度，P 为弥散通路两端的压差，A 为通道的截面大小，S 为气体的溶解度，d 为弥散距离，MW 为气体的分子量）。

一、气体的溶解度

当液体一定时，某气体在单位分压下能溶解于液体中的量是气体溶解度（solubility of gases），又称溶解系数（solubility coefficient）。溶解度 = $\frac{溶解气体的量(a)}{气体分压(p)}$，它受温度影响，当温度增高（降低）时，气体的溶解系数变小（变大）。在 37℃ 1 个大气压下，100ml 液体所溶解气体的毫升数见表 1-4-3。CO$_2$ 在血浆中的溶解度约为 O$_2$ 的24 倍。由于 CO$_2$ 和 O$_2$ 分子量的平方根之比为1.14：1，所以，在分压差相等时，CO$_2$ 的弥散速度是 O$_2$ 的 21 倍，这也是体内 CO$_2$ 容易扩散的原因。在单位分压差下，单位时间内气体通过单位面积扩散的量，称为这一气体的扩散系数（diffusion coefficient）。不同气体的扩散系数也与各气体的溶解度呈正比，与分子量的平方根呈反比，CO$_2$ 的扩散系数也是 O$_2$ 的 21 倍。

表 1-4-3　37℃时气体在液体中的
溶解度（1 个大气压）　（单位：ml/dl）

气体	水	血浆	全血
O$_2$	2.386	2.140	2.360
CO$_2$	56.7	51.5	48.0
N$_2$	1.227	1.180	1.300

二、气体分压

气体分压（partial pressure）是指当气体混合物中的某一种组分在相同的温度下占据气体混合物相同的体积时，该组分所形成的压强。比如我们收集一瓶空气，将其中的氮气除去，恢复到相同的温度，剩余的氧气仍会逐渐占满整个集气瓶，但剩下的氧气单独造成的压强会比原来的低，此时的压强值就是原空气中氧气的分压值。气体的分压与其在液体中的溶解度、气体反应的平衡常数等都有着密切的关系。由于热力学计算的需要，定义任意混合气体（不管是理想气体还是实际气体)中任一组分 B 的分压 pB 等于总压 p 乘以它的摩尔分数 yB,即 pB = p×yB,而 yB = nB/n。气体分压的大小是决定气体流动方向的重要因素。根据 Henry 定律(Henry law),气体分子在液体中的溶解量与该气体在液体表面上的分压呈正比(只适用于气体与液体不发生化学反应者)。

三、气体通过呼吸膜的弥散

肺泡壁与毛细血管成网状融合为膜,肺泡与肺毛细血管血中的气体通过这个膜交换,人们称其为呼吸膜(respiratory membrane),它的平均厚度约 0.51~0.63μm,通透性很大。一般认为 O_2 和 CO_2 通过呼吸膜时要经过以下四层结构:①液体层,即肺泡液,含表面活性物质,排列于肺泡壁以减少其表面张力;②肺泡上皮,由上皮细胞和基膜组成;③组织间隙,肺泡上皮和毛细血管膜间;④毛细血管内皮及基膜。肺的总弥散面积很大,成人约 50~160m^2,但新生儿仅为成人的 3%。肺毛细血管在肺泡组织间隙中是不对称走行,有的侧壁紧靠肺泡上皮,厚度 0.4μm,这是气体交换的主要部位。另外一些毛细血管与肺泡上皮间有较多的胶原纤维,厚度可达 1~2μm,形成结缔组织支架,以维持肺泡的形状。肺泡毛细血管直径小,红细胞只能挤过,这样部分红细胞膜和毛细血管壁紧贴在一起,使 O_2 不必通过大量的血浆,而直接由肺泡释放入红细胞,减少了气体弥散距离,增加了气体在肺泡和血红蛋白分子间的弥散速度。在正常安静状态,血液通过肺毛细血管的时间大约为 0.75s,但在病理情况下如肺间质水肿、组织间隙增厚、肺纤维化均可使呼吸膜增厚,面积减小,最终影响肺泡的气体交换。

四、通气/血流比值

肺通气量(V)和肺血流灌注量(Q)比值,即通气/血流比值(V/Q 比值)是实现肺内气体交换的必要条件,而血氧饱和度的高低取决于这两者的比值。正常成人静息状态下 V = 4L,Q = 5L,V/Q = 0.8,新生儿类似成人,有效肺血流量为 160~230ml/(kg·min),出生时比值 1.0,24 小时后为 0.8。若比值 <0.8,则静脉血相对过多,不能被

有效地动脉化,严重者出现动脉血氧分压降低;若比值 >0.8,虽静脉血能充分动脉化,但提示过多的通气活动使消耗增多。

理论上,每个肺泡的 V/Q 比值保持在 0.8 为最好,但实际上人体肺内的气体和血流的分布都不是很均匀的,原因是:①气体经过二十余级呼吸道分支才能达到肺泡,小气道阻力的微小差异就可使气体分布不均。②重力对血液灌注的影响,导致肺上、下部位组织弹性不同,肺泡扩张幅度和充盈程度也有差异。③肺循环是一低压系统,各种物理、生理和病理因素均可干扰肺血流。例如,直立位时,肺上部血流压力最低,血流量最少,而肺下部则相反。④肺内压的影响,吸气时肺毛细血管扩张,血流增多,呼气时相反。⑤肺组织结构的影响。

人体具有自行调节 V/Q 比值的能力,调节机制为:① CO_2 对通气的影响:肺内气体中 CO_2 缺乏时,支气管收缩,通气量下降。CO_2 浓度过高时肺血管收缩,局部血流量下降,以维持 V/Q 比值合理。②氧的影响:低氧时,肺血管收缩,使 V/Q 比值趋于合理。

五、肺泡气

肺泡气(alveolar air)不等于大气,其原因为:①空气吸入后被湿化;②每次呼吸仅部分肺泡气被替换;③肺泡气中的 O_2 连续不断地进入血液;④肺动脉血中的 CO_2 不断进入肺泡。肺泡气被空气更新的比例由肺的生理特点所决定,新生儿呼吸系统的解剖无效腔为 1.5~2.5ml/kg,肺泡无效腔为 0~0.5ml/kg,肺容量为 63ml/kg,肺活量为 33ml/kg,潮气量为 6ml/kg,因气道和胸廓易变形,所以新生儿肺功能残气量不稳定,为 30~36ml/kg,每次呼吸仅 7ml/kg 新鲜空气进入肺泡换出等量废气,致使肺泡气的替换率并不高,结果有助于防止血气突然变化,避免组织中 O_2、CO_2、pH 在每次通气时过度变化。肺泡气中氧浓度及分压(PAO_2)由弥散入血的 O_2 和空气中进入肺泡气中的 O_2 比例决定。决定肺泡气中 CO_2 浓度及分压($PACO_2$)的因素是血液中 CO_2 弥散入肺泡和肺泡中被清除的比例。$PACO_2$ 通常是 40mmHg,

通气若增加 1 倍或减少 1/2,则其值也可减少到 20mmHg 或增加到 80mmHg。体内代谢、营养及体温等情况也可使其改变。在呼吸过程中,平均每 1ml O_2 离开肺泡进入血液,则有 0.8~1.0ml 的 CO_2 从血液进入肺泡,这种关系称为呼吸商(respiratory quotient,RQ),其计算公式为:RQ = CO_2 产生数 /O_2 消耗数 = 0.8。

第三节　血氧及氧气的运输

一、血氧

氧是维持人体生命的必需物质,参与能量的产生。若组织的氧供应缺乏,则糖、脂肪和蛋白质的氧化产能过程无法进行,机体的正常生理功能将难以维持。虽然葡萄糖也能在无氧情况下进行酵解,但可产生大量乳酸导致代谢性酸中毒,造成大脑等器官损害。

人体氧储备很少,肺内氧储备量随吸入氧含量的增高而增大。而且,肺内氧储备绝大部分以血红蛋白的形式存在,少部分是物理溶解的氧,大约 0.3ml 氧 /100ml 血,两者加在一起约 19ml 氧 /100ml 血,称为氧含量(oxygen content)。血红蛋白是携带氧的良好工具,每克血红蛋白可与 1.35ml 氧结合(氧合),氧合的多少取决于氧分压的大小。

血氧是血液气体分析的重要组成部分,它是了解机体氧供情况、组织对氧的利用状态和缺氧的重要指标。判断血氧的具体指标有氧分压、动脉血氧饱和度、血氧含量、血红蛋白的氧解离曲线以及肺泡 - 动脉氧压差等。

(一)血氧分压

血氧分压(blood oxygen partial pressure)指血浆中以物理状态溶解的氧所产生的压力。临床中常采用的是动脉血氧分压(pressure of oxygen in arterial blood,PaO_2),新生儿正常值较成人低,为 8.0~11.0kPa(60~80mmHg)。由于肺弹性组织不发达,关闭容量相对较大,通气血流比例不均匀,氧分压偏低,氧分压是决定血氧饱和度的重要因素,是判断有无缺氧的良好指标,它受许多因素的影响,如呼吸功能(通气和换气),血液循环功能及吸入气体中氧的浓度等。

(二)动脉血氧饱和度

动脉血氧饱和度(saturation of arterial blood oxygen,SaO_2)指血液实际氧含量(包括血红蛋白携带的和物理溶解的氧)与最大氧含量(血液与氧或空气充分接触、血红蛋白充分氧合后的血氧含量)的百分比。新生儿正常值为 91.0%~97.7%。该指标为百分比,不受贫血的影响,在对心肺功能的评价方面比血氧含量更可靠,但它不能说明机体是否缺氧。与吸入气中氧的浓度有关。

(三)血氧含量

血氧含量(oxygen content of blood)是指血液在与空气隔绝条件下,单位容量(100ml)血液中氧的含量,包括物理溶解和化学结合两部分,反映血液中物理溶解与血红蛋白携氧的总和。氧溶解量受血氧分压(PO_2)的影响,血浆中氧的溶解度为 0.003ml/(dl·mmHg),而血红蛋白携带氧为 1.34ml/(dl·g)。正常情况下,溶解状态的氧量很少,仅为 0.3ml/dl,实际所测的血氧含量为血红蛋白结合的氧。血氧含量(ml/dl)= 血红蛋白含量(g/dl)× 1.34ml/(dl·g)× 血氧饱和度(%)+ PaO_2(mmHg)× 0.003ml/(dl·mmHg)。血氧含量主要取决于 PaO_2 与血红蛋白的质和量,PaO_2 明显降低或血红蛋白结合氧的能力降低,使血红蛋白饱和度降低,或单位容积血液内血红蛋白量减少,都可使氧含量减少。

(四)血红蛋白氧解离曲线

氧解离曲线(oxygen dissociation curve)是表示氧分压与血红蛋白(Hb)氧饱和度关系的曲线,又称为氧合血红蛋白解离曲线(图 1-4-1)。血红蛋白和氧的结合量(血氧饱和度)主要取决于氧分压,但两者并不呈直线关系,而呈"S"形曲线,上段平坦,中下段陡直,这具有特殊的临床生理意义。在氧分压开始降低时,对氧饱和度影响不大,这对早期缺氧患者是有利的。氧分压在 5.33kPa(40mmHg)以下时,氧饱和度迅速下降,这对组织中氧供应极为有利。例如:发热、CO_2 分压上升、酸中毒时均可使氧解离曲线右移,影响血红蛋白携带能力,此时同样氧分压条件下氧饱和度降低,血红蛋白在组织中释放氧较多；低温、CO_2 分压下降和血液偏碱时，曲线左移，血红蛋白在组织中较难释放氧。但这种特点也有不利的一面，即可能掩盖早期缺氧，例如：当通气不足时，肺泡氧分压逐渐下降，但 SaO_2 变化不大，只有当氧分压进一步下降到曲线的陡直部位时，SaO_2 才会急剧下降，此时多有严重缺氧。

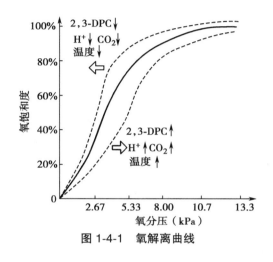

图 1-4-1　氧解离曲线

（五）肺泡 - 动脉氧压差

由于人的肺动脉系统和肺静脉系统之间有解剖学上的短路，以及肺的各部分通气与血流的比例不完全一致，正常人的肺泡与动脉氧分压有一定的差别，此差值即称为肺泡 - 动脉氧压差（alveolar-arterial oxygen pressure differential，$AaDO_2$），为 0.67~2.0kPa（5~15mmHg）。

二、氧的运输

（一）氧的运输转运

吸入气管内并被水蒸气饱和的空气，氧分压为 20kPa（150mmHg），在肺泡内、氧弥散入肺毛细血管，肺泡氧分压与肺毛细血管动脉端氧分压达平衡为 14kPa（105mmHg）。由于肺内分流，PaO_2 约为 12kPa（90mmHg），其中大部分氧由血红蛋白携带通过血液循环进入全身各部位组织细胞内，在线粒体内的氧分压仅为 0.3kPa（2mmHg），这种氧分压的梯度差使氧被释放，释放氧后的血液由静脉回右心，这种静脉血氧分压 5.33kPa（40mmHg）。

（二）影响氧运输的因素

1. 动脉血氧分压　吸入氧分压偏低、通气不足等使肺泡氧分压低；肺病变，如肺水肿，造成换气障碍，致动脉氧分压下降，均可影响氧的运输。

2. 血液携氧能力的改变　1 个血红蛋白可与 4 个分子氧结合，每克血红蛋白可与 1.39ml 氧相结合，若动脉氧分压不变，血液携氧能力主要取决于血红蛋白的质与量。例如：①贫血时因血红蛋白数量减少而影响氧的运输；②血红蛋白被氧化成高铁血红蛋白后（正常人仅 1%~2%），所结合的氧不易分离，失去运输氧的功能；③一氧化碳血红蛋白（COHb），失去携氧能力，正常人少；④胎儿血红蛋白（HbF），新生时可占血红蛋白总量 70%~90%，生后渐减少，其携氧能力较强，所以新生儿 PO_2 45mmHg 时，SaO_2 即可达 95%；⑤有些影响血红蛋白氧解离曲线的因素，如体温升高、酸中毒、PCO_2 上升，均可使曲线右移；⑥2,3- 磷酸甘油酸（2,3-DPG）占红细胞内酸性可溶性有机磷的大部分，对红细胞携氧有重要影响，增多时氧解离曲线右移，利于氧运输能力升高。

3. 循环因素　包括①心排血量：正常人氧消耗量仅是氧运输能力的 1/4。局部血流，各器官代谢需要不同，血流量亦不同，严重缺氧和心排血量下降时，各脏器血流将重新分配。②微循环：氧靠弥散作用到达细胞，其弥散量取决于组织与毛细血管内氧分压的差及距离，通常 <0.05mm，水肿时加大，动 - 静脉短路的开放也是造成组织缺氧的原因之一。

第四节　血二氧化碳及二氧化碳的运输

一、血二氧化碳

二氧化碳同氧一样也是以溶解和结合两种方式存在于血中，静脉血中溶解的 CO_2 约 2.5~3ml/100ml，而结合的 CO_2 为 55ml/100ml。动脉血二氧化碳分压（arterial partial pressure of carbon dioxide，$PaCO_2$）是每分钟通气量是否有效的标尺，而每分钟通气量又分为两个部分：肺泡通气（alveolar ventilation，VA）和无效腔通气（dead space ventilation，VD）。

（一）肺泡通气

由于 CO_2 在肺泡弥散极快，以至于 $PaCO_2$ 数值常常提示过度通气，如果 $PaCO_2$ 较正常高，则患者的 pH 正常或偏低，如果患者的肺泡通气不足，则可能是因呼吸偏慢，潮气量小或无效腔增大。

（二）无效腔

不能与血液进行气体交换的气体量，包括解剖无效腔（呼吸道内）和生理无效腔（肺泡中未与血液发生气体交换的空间），两者量基本相等，但在疾病状态后者增大。由于无效腔的存在，呼气时最先呼出气道内的新鲜空气，继之才呼出肺泡内气体。每次呼吸肺泡气约 1/7 被更新。可以根据呼出气 CO_2 监测计算 $PaCO_2$ 和无效腔通气量，并由此得知 CO_2 的波形轨迹包括 3 部分：吸气末解剖无效腔内气体，无效腔与肺泡气的混合气体及肺泡 CO_2 的水平（代表了一个呼吸周期中 CO_2 的最高值）。生理性无效腔的增加可使部分通气是无用的，因为相当部分不能到达功能性肺泡毛细血管单位，若无效腔 >0.6，则该患者需机械通气维持正常的 $PaCO_2$。

二、血液中二氧化碳的运输

血液中的 CO_2 约有 1/3 存在于红细胞内，2/3 存在于血浆中，其运输形式如下：①溶解的 CO_2：正常人 $PaCO_2$ 为 5.33kPa（40mmHg），因为血浆中缺乏碳酸酐酶，仅有少量 CO_2 与水形成碳酸。每 100ml 血约含 0.36ml，占 CO_2 转运的 9%，它是 CO_2 弥散的驱动压力，影响血液的 pH。溶解的 CO_2 大多数与水反应生成碳酸，此反应由于红细胞内较高的碳酸酐酶（carbonic anhydrase，CA）而加速 500 倍，使血液在离开毛细血管之前即有大量的 CO_2 与水反应。②碳酸氢盐（HCO_3^- 盐）：组织细胞形成 CO_2 后，因细胞几乎不透过 $NaHCO_3$，故以 CO_2 形式快速穿透细胞膜进入血液，再进入红细胞内，促使 $CO_2+H_2O \rightarrow H_2CO_3$ 迅速离解为 $H^+ + HCO_3^-$，H^+ 与红细胞内的 Hb 结合，而 HCO_3^- 向浓度低的血浆内扩散，为弥补这个离子转移变化，血浆中 Cl^- 向红细胞内转移，在红细胞膜内可能由于一种特殊的 HCO_3^-，Cl^- 转运蛋白而加速。因此，静脉血红细胞内的氯化物含量高于动脉血的称之为氯化物的转移。③氨基甲酸血红蛋白：是 CO_2 直接与血红蛋白氨基结合形成的产物，其结合非常松散，反应速度较慢，但能迅速解离。也有较少量的 CO_2 以这种方式与血浆蛋白起反应。此种形式运输的 CO_2 量占 7%，大约每 100ml 血液可输送 1.5ml 的 CO_2。④ CO_2 释放（解离）曲线：是表明血液内 CO_2 分压与 CO_2 含量关系的曲线，CO_2 分压升高时，CO_2 含量增加，大致呈直线关系。CO_2 的排除受通气量的影响明显。⑤氧合血红蛋白对 CO_2 转运的反应：血液 O_2 水平增加可促使其替换与血红蛋白结合的 CO_2，以利于 CO_2 释放入肺泡，而在毛细血管血 CO_2 水平增加，可促使替换与 Hb 结合的 O_2，以利于 O_2 释放入组织，此称霍尔登效应（Haldane effect）。⑥ CO_2 转运时血酸度的变化：去氧血与 CO_2 结合能力强，有较大的缓冲能力，使血 pH 改变减少，动脉血的 pH 接近 7.40，当血从组织毛细血管获得 CO_2 后 pH 下降到接近 7.35。⑦呼吸商的变化：呼吸商是 CO_2 产生及 O_2 消耗之比，控制患者饮食中糖或脂肪的量可改变呼吸商。

（卢光进）

第五章

新生儿血气分析与酸碱平衡

血液气体(简称血气)是指血液中物理溶解的氧和二氧化碳。血气分析(blood-gas analysis)是应用现代气体分析技术,对血液中物理溶解的气体成分及其分压、氢离子浓度等进行直接的定量测定,并由此推算出有关参数如碳酸氢根(HCO_3^-)浓度、剩余碱(BE)和血氧饱和度(SaO_2)等,以评估血液输送气体及肺换气功能状态。新生儿时期许多严重疾病均易引起血气和酸碱平衡失调,使病情加重,甚至危及生命。通过血气分析,对患儿酸碱平衡状态作出正确的判断和适当的处理极为重要,是 NICU 工作的重要内容。目前常用全自动血气分析仪,具有自动清洗、自动校正、自动分析、自动显示和自动打印等多种功能,只需将微量血标本注入仪器后,很快就可以得到测定结果。

第一节　体内酸碱物质及酸碱平衡的维持

机体在代谢过程中生成的酸性物质多于碱性物质,这些过多的酸性产物必须中和清除,以维持机体的酸碱平衡,保证机体的正常代谢和生理功能。在一定的范围内,机体通过其调节机制(血液缓冲系统、肺和肾)发挥代偿调节作用,以维持体液 pH 在正常范围内;若体内酸性或碱性物质产生过多,或酸碱平衡体系的调节功能失常,使体液 pH 发生变化,形成酸中毒或碱中毒。

一、体内酸碱物质

体内的酸碱物质主要来自糖、脂肪和蛋白质的代谢产物,小部分是直接或间接来源于食物、饮料和药物。

(一)酸性物质

酸性物质包括:①挥发性酸(如碳酸),是糖、脂肪和蛋白质的最终代谢产物二氧化碳(CO_2)与水(H_2O)结合而生成的;在碳酸酐酶(存在于红细胞、肾小管和肺泡上皮细胞)的催化下,可以再分解成 CO_2 与 H_2O,产生的 CO_2 与经肺呼出体外。②固定酸(非挥发性酸),包括无机酸(硫酸和磷酸盐)和有机酸(乳酸、乙酰乙酸和 β- 羟丁酸)。无机酸中的硫酸盐为含硫氨基酸(胱氨酸和半胱氨酸等)的代谢产物;磷酸盐为含磷有机物(核酸、磷脂和磷酸甘油酯等)的代谢产物;有机酸则为糖和脂肪的代谢产物。在正常情况下,有机酸可进一步氧化分解成 CO_2 与 H_2O 而不影响体内酸碱平衡,但在某些异常情况下,如休克时微循环障碍,组织灌注不良,葡萄糖的无氧酵解增加,产生大量的乳酸,导致乳酸性酸中毒;糖尿病酮症时,脂肪分解代谢加强,酮体(乙酰乙酸和 β- 羟丁酸)增多,导致糖尿病酮症酸中毒。

(二)碱性物质

在体内形成少,主要是食物或药物在体内代谢而形成。食物中存在含 Na^+、K^+ 的有机酸盐类,一方面,其有机酸根可与体内的 H^+ 结合而产生有机酸(乳酸、柠檬酸和苹果酸等),并进一步分解成 CO_2 与 H_2O;另一方面,其 Na^+、K^+ 则与 CO_3^- 结合形成碳酸氢盐(碱性盐)。

二、体内酸碱平衡的维持

体内酸碱平衡的维持有赖于缓冲系统的直接缓冲作用和肺、肾的代偿调节作用。缓冲系统的调节作用快而直接,肺的呼吸调节需数分钟,而肾的调节最慢,约需数天。

(一)缓冲系统的缓冲作用

缓冲系统是由弱酸及其强碱盐组成的缓冲对,尽管它能对机体酸碱平衡进行最快最直接的调节,但这种缓冲作用只是初步的,进一步的缓冲还要靠肺和/或肾的调节。在血浆和红细胞中,分别以 H_2CO_3/HCO_3^- 和 HHb/Hb^- 缓冲对最为重要,其缓冲能力占血液的 90% 以上,此外还有 $H_2PO_4^-/HPO_4^{2-}$、蛋白钠盐(Pr^-)/酸性蛋白(HPr)和 $HHbO_2/HbO_2^-$ 缓冲对;在间质液,存在 H_2CO_3/HCO_3^-(主要)和 $H_2PO_4^-/HPO_4^{2-}$ 缓冲对;由于细胞内液含量大,正常人体对酸或碱的缓冲作用 60% 由其完成,包括 H_2CO_3/HCO_3^-、Pr^-/HPr 和 $H_2PO_4^-/HPO_4^{2-}$ 缓冲对(前两者为主要);骨骼组织碳酸盐含量高,约为细胞内、外液的 50%,是缓冲固定酸的主要碱源。肌肉占体细胞的 1/2,是发挥细胞内缓冲作用的主要场所。

1. 对挥发酸的缓冲作用　H_2CO_3 为挥发酸,其产生较其他酸为多。自组织通过毛细血管壁进入血浆,然后进入红细胞。大部分在红细胞中经过一系列的作用变为重碳酸盐,并以 HCO_3^- 的形式释放入血浆,在肺组织中经碳酸酐酶的作用,$H^+ + HCO_3^-$ 转变为 H_2O 和 CO_2,后者由肺呼出。此外,HHb/Hb^- 缓冲系统在挥发酸的缓冲作用中具有重要意义。

2. 对固定酸(非挥发酸)的缓冲作用　对固定酸的缓冲作用由 H_2CO_3/HCO_3^- 完成,如对乳酸(lactic acid,LA)的缓冲作用,首先 $LA + NaHCO_3$ 生成乳酸钠(NaL)$+ H_2CO_3$,后者又分解成 H_2O 和 CO_2;NaL 由肾脏排出而 CO_2 经肺呼出,使机体 pH 保持在正常范围。此外,当体内固定酸明显增多时,骨骼中的碳酸根离子进入细胞外液,并伴有 Ca^{2+} 的慢性释放和 Na^+ 的急性释放。急性酸中毒时,40% 的固定酸负荷由骨骼碳酸盐缓冲,慢性酸中毒时更高。

关于 HCO_3^-/H_2CO_3 和 pH 之间的关系,可根据 Henderson-Hasselbalch 公式进行解释,即:

$$pH = pKa + \log HCO_3^-/H_2CO_3 = pKa + \log HCO_3^-/PCO_2 \times \alpha$$

该式中,pH 为 H^+ 的负对数;pKa 为碳酸的解离常数,为 6.1;正常 HCO_3^- 血浆浓度为 24mmol/L;

正常 H_2CO_3 血浆浓度 = PCO_2(40mmHg)× CO_2 的溶解系数 α(0.030 6mmol/L)= 1.2mmol/L。故在正常情况下,血浆 pH 为:

$$pH = 6.1 + \log 24/40 \times 0.03 = 6.1 + \log 24/1.2$$
$$= 6.1 + \log 20/1 = 6.1 + 1.3 = 7.4$$

从上述公式可以很清楚地看出,pH 由 HCO_3^-/H_2CO_3 的比值决定,而不是两者各自的绝对值。只要血液中 HCO_3^-/H_2CO_3 比值维持 20∶1,就能维持血浆 pH 为 7.40。HCO_3^- 为代谢因素,受肾脏调节;H_2CO_3 为呼吸因素,受肺脏调节。当 HCO_3^-/H_2CO_3 的比值增加或减少时,机体通过肺(呼吸性)和肾(代谢性)的代偿调节,使两者的比值接近 20∶1,以维持 pH 在 7.4 左右。但这种调节作用是有限度的,HCO_3^-/H_2CO_3 比值严重失调时,通过肺和肾的调节仍不能使两者比值达到 20∶1,此时即出现失代偿性酸碱平衡紊乱(酸中毒或碱中毒)。

(二)肺的调节作用

机体产生的大量 CO_2 需从肺部排出体外。新生儿出生时,中枢及外周化学感受器(颈动脉体和主动脉体)的功能已发育成熟。当体内 CO_2 需增加、$PaCO_2$ 增高和 pH 下降,刺激延髓呼吸中枢和外周化学感受器,使呼吸的深度加大及速度加快,以排出过多的 CO_2,保持 PCO_2 正常;反之,则呼吸减弱,减少 CO_2 的排出,使 $PaCO_2$ 恢复正常。因此,通过改变肺的通气量以增减 CO_2 的排出量,控制 $PaCO_2$ 和 H_2CO_3 的水平,维持 H_2CO_3/HCO_3^- 的正常比值(20∶1),挥发酸的调节主要是依靠肺通气量来调节,速度快。

(三)肾的调节作用

肾脏调节的速度较慢,一般需要几天时间。主要通过调节 HCO_3^- 的再吸收和重新生成,即通过排 H^+ 保 HCO_3^-;Na_2HPO_4 转变为 NaH_2PO_4;排 H^+ 而保留 Na^+;以及肾脏分泌氨(NH_3);与 H^+ 结合成 NH_4 排出等方式,维持体内的酸碱平衡。

1. HCO_3^- 的重吸收(排 H^+ 保 HCO_3^-)　血液流经肾小球时,血浆中的 HCO_3^- 几乎全部滤过到肾小球滤液中,需要在肾小管重吸收。其过程包括:①在近曲小管上皮细胞内,CO_2 和 H_2O 在碳酸酐酶催化下形成 H_2CO_3，并随即分解成 H^+ 和 HCO_3^-；②H^+ 分泌到小管腔内，与 $NaHCO_3$ 中的 Na^+ 实现 H^+-Na^+ 交换，所形成的 H_2CO_3 在碳酸酐酶催化下，又重新解离成 CO_2 和 H_2O（此举可降低小管液中的 H^+ 浓度，保持小管液与小管细胞内的 H^+ 浓度梯度，有利于 H^+ 的继续泌出）；③Na^+ 被吸收到细胞内，与 HCO_3^- 一起进入血液循环。上述过程循环往复：每次泌出一个 H^+，就与一个 HCO_3^- 结合，小管液中即消失一个 HCO_3^-，而肾小管上皮细胞内就有一个 HCO_3^- 重吸收入血液循环。

2. HCO_3^- 的再生成　通过远曲小管泌 H^+、酸化尿液和产氨（NH_3）过程，以补偿用于缓冲体内酸性物质所消耗的 HCO_3^-。其特点为：①在远曲小管上皮细胞内的排 H^+ 保 HCO_3^- 的过程与远曲小管相似；②分泌到远曲小管液中的 H^+，与 Na_2HPO_4 和 $NaCl$ 中的 Na^+ 实现 H^+-Na^+ 交换，前者形成 NaH_2PO_4，尿被酸化并排出体外，而 Na^+ 被重吸收至细胞内，与 HCO_3^- 一起进入血液循环；③产氨过程对于结合和排出 H^+ 具有重要作用。在远曲小管细胞内，NH_3 主要来源于谷氨酸、甘氨酸和丙氨酸等。NH_3 弥散到小管腔，迅速与 H^+ 结合形成 NH_4^+，然后再与氯或硫酸根离子结合成氨盐随尿排出体外。这种结合使小管液中的 NH_3 含量持续保持低水平，可维持远曲小管上皮细胞内与管腔之间的高 H^+ 和 NH_3 浓度梯度，有利于 H^+ 和 NH_3 的不断分泌，而对小管液的 pH 影响不大。此外，谷氨酸分解产生 NH_3 受 pH 的影响：酸中毒时增加，碱中毒时减少。

3. 新生儿重吸收和再生成 HCO_3^- 的特点　在妊娠晚期，胎儿肾脏排 H^+ 功能已成熟；足月儿对 NH_4Cl 负荷试验的反应良好，但早产儿在出生 3 周后才能达到足月儿的水平。早产儿、足月儿与成人的血浆 HCO_3^- 含量不同，分别为 16~18mmol/L、19~21mmol/L 和 24~26mmol/L。新生儿的肾脏排 HCO_3^- 的阈值也低于成人，因而尿液偏碱，且胎龄越小，阈值越低，尿 pH 越高。新生儿血浆 HCO_3^- 偏低和尿液偏碱是一种生理现象，因为新生儿的细胞外液占体重的 50% 左右。细胞外液的增加，以至于近曲小管重吸收 HCO_3^- 降低，进入远曲小管的 HCO_3^- 增多，因而出现碱性尿。

第二节　血气分析指标及其注意事项

临床上常用的血气分析指标包括 pH、动脉血氧分压（PaO_2）、动脉血二氧化碳分压（$PaCO_2$）、标准碳酸氢盐（SB）、实际碳酸氢盐（AB）和剩余碱（BE）等。

一、血气分析指标及其临床意义

（一）酸碱度

血浆酸碱度（pH）为血液中氢离子浓度的负对数，代表血液的总酸度。血 pH 的高低取决于 HCO_3^- 与 H_2CO_3 的比例，可用 Henderson-Haselbach 公式 $pH = pKa + log(HCO_3^-/H_2CO_3)$ 计算出来。新生儿动脉 pH 与其胎龄和生后日龄有关（表 1-5-1）。足月儿出生时脐动脉 pH 7.11~7.36（平均 7.26）；24 小时后外周动脉血 pH 为 7.35~7.45（平均 7.40），故此时若 pH<7.35 为酸中毒，>7.45 则为碱中毒。温度对 pH 也有一定的影响，应根据体温变化校正测得 pH：校正 pH= 测定 pH+0.014 7×（37℃ – 患儿体温），即患儿体温每升高 1℃，血 pH 应减去 0.014 7，反之，则加上 0.014 7。此外，静脉血 pH 较动脉血低 0.03。

值得注意的是，血 pH 正常也不能排除酸碱平衡紊乱存在，因为机体发生酸中毒或碱中毒时，HCO_3^- 和 H_2CO_3 浓度的绝对值虽已发生改变，但通过机体的代偿调节作用，HCO_3^- 和 H_2CO_3 的比值仍维持在 20∶1，使 pH 处于正常范围内，这种情况即为代偿性酸中毒或碱中毒。此外，在某些类型的混合型酸碱平衡紊乱时，血 pH 也可以正常。另外，血 pH 仅反映细胞外液酸碱平衡状况，而真正对细胞功能有影响的是细胞膜表面和细胞内液的 pH。细胞内液的缓冲能力要比血液高出 6 倍，故单纯动脉血的 pH 测定，还是存在一定的缺陷性。

表 1-5-1 新生儿于生后不同时间的 pH 和 PaO_2*

新生儿	pH	PaO_2/kPa/mmHg
早产儿		
出生48h后	7.35~7.50	10.6~13.3(80~100)
足月儿		
出生时	7.11~7.36	1.1~3.2(8~24)
5~10min	7.09~7.30	4.4~10.0(33~75)
30min	7.21~7.38	4.1~11.3(31~85)
<24h	7.26~7.49	7.3~10.6(55~80)
24h	7.29~7.45	7.2~12.6(54~95)
>24h	7.35~7.45	11.0~14.4(83~108)

注：* 摘自 Nelson, Waldo E., Vaughan.Nelson Textbook of Pediatrics. 15th edition.Philadelphia：Saunders, 1996：2051

（二）动脉血氧分压、动 - 静脉氧分压差和肺泡 - 动脉氧分压差

动脉血氧分压（PaO_2）指动脉血中物理溶解的氧分子所产生的压力，是反映机体氧合情况的重要指标，可判断缺氧程度。氧在肺泡与 CO_2 交换后进入血液，大部分与 Hb 结合成 HbO_2 转运至组织供其利用；仅极少部分以物理溶解形式存在于血液中，在 37℃、PaO_2 为 13.3kPa（100mmHg）时，每 100ml 血液中仅能溶解 0.3ml。氧在血液中的溶解量与 PaO_2 呈正比：当 PaO_2 显著增加时，氧在血液的溶解量也直线增加（这也是临床上应用高压氧治疗一些缺氧性疾病的依据）。如表 1-5-1 所示，新生儿出生时 PaO_2 很低，出生后迅速上升；在生后 24 小时内，新生儿的 PaO_2 值波动大，在 24 小时后相对稳定，为 11.0~14.4kPa（83~108mmHg）。早期新生儿 PaO_2 偏低是由于心脏存在右向左分流的结果。

PaO_2 与组织获氧有直接关系，当 $PaO_2 <$ 2.66kPa（20mmHg）时，组织就失去了从血液中摄取氧的能力。临床上可用动 - 静脉氧分压差（$a\text{-}vDO_2$）来反映组织利用氧的情况。由于正常人在肺动 - 静脉系统之间存在解剖学上的短路，加之肺的各部分的通气 / 血流比值不完全一致，故在肺泡与动脉之间的 PaO_2 存在差值，称之为肺泡 - 动脉氧分压差（$A\text{-}aDO_2$），是判断肺换气功

能正常与否的一个重要指标。$A\text{-}aDO_2$ 正常值为 0.67~2.00kPa（5.0~15.0mmHg）。$A\text{-}aDO_2$ 差值增加，说明换气功能障碍或肺内分流存在；在抢救呼吸衰竭时，如果 $A\text{-}aDO_2$ 明显增加，提示预后不良，此外，在心排血量减低或吸氧时，$A\text{-}aDO_2$ 差值也增大。

$A\text{-}aDO_2$ 的计算公式为：$A\text{-}aDO_2 = P_AO_2 - PaO_2$

因为 $P_AO_2 = P_IO_2 - PaCO_2 \times 1/R$、$P_IO_2 = (P_B - 47) \times F_IO_2$（式中 P_B 为大气压、47 是指 37℃时的饱和水蒸气压力、F_IO_2 为吸入氧分压、R 为呼吸商 0.8），所以，$A\text{-}aDO_2 = (P_B - 47) \times F_IO_2 - PaCO_2 \times 1/R - PaO_2 = (760 - 47) \times 21\% - PaCO_2/0.8 - PaO_2$。因此，若患儿未吸氧，只要已知 PaO_2 和 $PaCO_2$，即可推算出 $A\text{-}aDO_2$。

（三）动脉血二氧化碳分压

动脉血二氧化碳分压（$PaCO_2$）指动脉血中物理溶解的二氧化碳分子所产生的压力。正常值为 4.7~6.0kPa（30~45mmHg），平均为 5.3kPa（40mmHg）。由于 CO_2 通过肺泡膜的弥散速度很快，$PaCO_2$ 与肺泡气中的二氧化碳分压基本相等，故 $PaCO_2$ 主要反映肺泡通气情况，为衡量呼吸性酸碱平衡的重要指标，可直接影响血液 pH。故 $PaCO_2$ 起双重作用，既是血液气体指标，又是酸碱平衡指标。$PaCO_2$ 增高表示通气不足，CO_2 潴留（高碳酸血症），其原因可以是原发性的，也可以是继发于代谢性碱中毒代偿的结果（代谢性碱中毒时，血浆 HCO_3^- 浓度增加，机体通过肺代偿途径，使呼吸变浅变慢，CO_2 呼出减少，$PaCO_2$ 增加，H_2CO_3 浓度代偿性升高，使 HCO_3^-/H_2CO_3 比值维持 20：1 不变）；$PaCO_2$ 降低表示通气过度，CO_2 排出过多（低碳酸血症），其原因可以是原发性的，也可以是继发于代谢性酸中毒代偿的结果（代谢性酸中毒时，血浆 HCO_3^- 浓度减少，机体通过肺代偿途径，使呼吸加深加快，CO_2 呼出增加，$PaCO_2$ 下降，H_2CO_3 浓度代偿性减少，使 HCO_3^-/H_2CO_3 比值维持 20：1 不变）。

（四）二氧化碳总量

二氧化碳总量（total carbon dioxide capacity，$T\text{-}CO_2$）指存在于血浆中一切形式（溶解和结合）的 CO_2 总量。一般说来，$T\text{-}CO_2$ 中，95% 是 HCO_3^-

的结合形式,少量是物理溶解的 CO_2,还有极少部分以 H_2CO_3、蛋白质氨基甲酸酯及 CO_3^{2-} 等形式存在。当血液 pH 为 7.4、$PaCO_2$ 为 5.32kPa(40mmHg)和温度为 37℃时,小儿 T-CO_2 值为 25.4(23~27mmol/L)。

(五)标准碳酸氢盐和实际碳酸氢盐

标准碳酸氢盐(standard bicarbonate,SB)是指全血在标准条件下(即在 38℃,血红蛋白氧饱和度为 100% 及 PCO_2 为 5.3kPa 的气体平衡后),血浆中 HCO_3^- 含量。正常值为 22~27mmol/L,均值为 24mmol/L。SB 已排除了呼吸因素的影响,为判断代谢因素影响的指标:代谢性酸中毒时降低;代谢性碱中毒时升高。但在呼吸性酸或碱中毒时,由于肾脏的代偿作用,也可相应增高或降低。实际碳酸氢盐(actual bicarbonate,AB)是指隔绝空气的血液标本,在实际 PCO_2 和血红蛋白氧饱和度的血浆中 HCO_3^- 实际含量。正常值为 22~26mmol/L,均值也为 24mmol/L。AB 受呼吸和代谢两方面因素的影响:呼吸性酸中毒或代谢性碱中毒时增高;呼吸性碱中毒或代谢性酸中毒时降低。AB 与 SB 两者比较的意义:①正常情况下,AB 应与 SB 相等。②AB 与 SB 的差值反映了呼吸因素对酸碱平衡的影响。AB 增加,AB>SB 表明有 CO_2 滞留,见于急性呼吸性酸中毒;反之,AB 减少,AB<SB 表明 CO_2 排出过多,见于急性呼吸性碱中毒。③两者值均低提示有代谢性酸中毒或代偿后的呼吸性碱中毒存在。④两者值均高提示有代谢性碱中毒或代偿后的呼吸性酸中毒。

(六)剩余碱

剩余碱(base excess,BE)指在 38℃、PCO_2 5.3kPa、血红蛋白 150g/L 和氧饱和度为 100% 的状态下,用酸或碱将 1L 全血或血浆滴定到 pH 7.40 时所用的酸或碱的量,它表示血液中碱储备的情况,正常值为(0±3)mmol/L。由于在测定 BE 时,BE 主要反映的是代谢性酸碱平衡失调:>+3mmol/L 提示碱增多(碱剩余),见于代谢性碱中毒;<-3mmol/L 提示酸增多(碱缺失),见于代谢性酸中毒。但在呼吸性酸中毒或碱中毒时,由于肾脏的代偿作用,BE 也可增加或减少。

(七)缓冲碱

缓冲碱(buffer base,BB)为血液中一切具有缓冲能力的碱量(负离子)总和,包括 HCO_3^-、血红蛋白、血浆蛋白和磷酸盐等,正常值为 45~55mmol/L。PCO_2 高低对 BB 无明显影响,为反映代谢性因素的指标:代谢性酸中毒时 BB 减少,代谢性碱中毒时 BB 增加。

(八)动脉血氧饱和度和动脉血氧含量

动脉血氧饱和度(saturation of arterial blood oxygen,SaO_2)是单位血红蛋白含氧的百分数,正常值为 97%。动脉血氧含量(oxygen content of arterial blood,CaO_2)是指 100ml 动脉血中含氧的毫升数,是红细胞和血浆含氧量的总和,正常值为 20.3vol%。CaO_2 减少与缺氧和/或血红蛋白减少有关,血红蛋白减少时,SaO_2 虽正常,CaO_2 仍极低;红细胞代偿性增多时,SaO_2 虽然降低,但 CaO_2 却正常。

(九)阴离子间隙

血清中总阳离子和阴离子值各为 151mmol/L,两者维持电荷平衡。主要阳离子(可测定阳离子)为 Na^+,正常值为 140mmol/L,占全部阳离子的 90%;主要阴离子(可测定阴离子)为 Cl^- 和 HCO_3^-,正常值分别为 104mmol/L 和 24mmol/L,占全部阴离子的 90%。此外,血清中还具有未测定阳离子(undetermined cation,UC)和未测定阴离子(undetermined anion,UA)。阴离子间隙(anion gap,AG)是指血清中的 UA 与 UC 差值,即 AG=UA-UC。UA 包括 Pr^-、HPO_4^{2-}、SO_4^{2-} 和有机酸;UC 包括 K^+、Ca^{2+} 和 Mg^{2+}。根据血清阴、阳离子必须相等的原则,可得出等式:$[Cl^-]+[HCO_3^-]+UA=[Na^+]+UC$,移项后等式变为:$AG=UA-UC=[Na^+]-([Cl^-]+[HCO_3^-])$。将可测定阴、阳离子值代入后得出 $AG=UA-UC=140-(104+24)=12mmol/L$(范围 12mmol/L±2mmol/L)。

二、血气分析注意事项

(一)血气分析应以动脉血为准

血气测定均以动脉血为准,静脉血受各种因素影响较大,其 pH 较动脉血低 0.02~0.10,危重患者差异更大。

（二）采血部位

新生儿动脉血可取自桡动脉、颞动脉等。这些部位穿刺方便，且较安全。置放脐动脉插管者则可多次反复采血，但因脐插管并发症较多，多不轻易采用。有困难者，可用热敷使局部毛细血管"动脉化"后，采毛细血管血，目前所采用的部位有足跟、指/趾端、耳垂等。但热敷动脉化的标准难以统一，受循环等因素影响大，所得数据不一，与 PaO_2 的相关性较差。采血应在患儿安静时进行，因为患儿啼哭、屏气、挣扎等均直接影响血气的数值，特别是 PaO_2。

（三）血标本抗凝

肝素是唯一可用的抗凝剂，按 1ml 生理盐水加 100U 肝素配制，每次只用 0.05~1ml 肝素盐水充填注射器，过多的肝素盐水会影响血气分析结果。用玻璃或塑料注射器/器皿抽取/盛血标本对血气分析结果无影响，应以肝素抗凝。

（四）血标本送检

无论是动脉血标本还是静脉血标本，都必须在隔绝空气的条件下获得，因为空气中的 PO_2 接近 20kPa（150mmHg）而 PCO_2 接近于零，若让血标本接触空气或空气混在血中（形成气泡），PO_2 会明显升高，而 PCO_2 会显著下降，影响血气分析结果的准确性，不能真实反映机体血气情况，故采血后必须将血标本充分密封，于 10 分钟内测定。若不能立即送检或测定者，应置于 4℃冰箱或冰水中待测，但不应超过 2 小时。在室温下，每过 10 分钟，标本中的氧将消耗 1ml/L（PO_2 为 13.33kPa 即 100mmHg 时，CaO_2 为 3ml/L）或使 PO_2 下降 1/3、PCO_2 升高 0.133kPa（1mmHg）及 pH 降低 0.01，而在低温下，红细胞的代谢率低，氧气消耗和二氧化碳产生极少，故上述各种参数变化甚少。

第三节　酸碱平衡紊乱的判断

危重患儿除组织器官功能障碍外，常并发机体内环境失衡，导致酸碱平衡紊乱，通过血气分析通常能及时发现酸碱平衡失调，并正确判断其类型。在判断患儿的酸碱平衡状况之前，可利用 Hendenson-Hasselbalch 方程式 $pH=6.1+\log HCO_3^-/H_2CO_3$ 和 Kassiel 简化方程式 $[H^+]=24 \times PaCO_2$（mmHg）/HCO_3^-（mmol/L）来核实血气分析报告单上的数据，只有在 pH 计算值与实测值一致时，血气分析结果正确可靠。

酸碱平衡的调节机制复杂且有一定的限度，许多原因均可导致酸碱失衡，使主要缓冲对 H_2CO_3/$NaHCO_3$ 比例失调。血液中 H_2CO_3 含量与呼吸的速度及深度有关，凡原发性 H_2CO_3 增加或减少，则为呼吸性酸中毒或呼吸性碱中毒；$NaHCO_3$ 的浓度与机体代谢有关，原发性 HCO_3^- 的增加或减少，可导致代谢性碱中毒或酸中毒。

一、单纯性酸碱失衡

（一）代谢性酸中毒

代谢性酸中毒（metabolic acidosis）（简称代酸）为血浆中原发性 HCO_3^- 减少。根据 AG 是否增加又可分为两大类，即 AG 增加的代谢性酸中毒，是"获酸"性代谢性酸中毒，血 Cl^- 大多正常；AG 正常的代谢性酸中毒，是"丢碱"性代谢性酸中毒，血 Cl^- 大多增高。

（二）代谢性碱中毒

代谢性碱中毒（metabolic alkalosis）（简称代碱）的特征为血浆原发性 HCO_3^- 增加。原因有：①丢失过多，如持续呕吐、肾排 H^+ 过多（主要由盐皮质激素过多引起）；②碱性物质输入过多；③严重缺钾和缺氧。新生儿代谢性碱中毒常发生于幽门狭窄的持续呕吐，引起 Cl^- 和 H^+ 丢失，使 HCO_3^- 过多。

（三）呼吸性酸中毒

呼吸性酸中毒（respiratory acidosis）（简称呼酸）为血浆原发性 H_2CO_3 增高，见于各种原因引起的通气障碍和/或换气不良，如中枢神经功能障碍、神经肌肉的疾病、胸部及呼吸系统的疾病导致通气障碍引起，CO_2 潴留和动脉血 PCO_2 增高。新生儿呼吸性酸中毒主要见于肺透明膜病及肺炎等呼吸系统疾病。

（四）呼吸性碱中毒

呼吸性碱中毒（respiratory alkalosis）（简称呼碱）为血浆 H_2CO_3 原发性减少，见于：①呼吸中枢的病变或药物的刺激(如水杨酸中毒);②缺氧性刺激引起通气过度;③人工呼吸所致的通气过度,使血中 CO_2 降低,$PaCO_2$ 下降。新生儿呼吸性碱中毒主要见于机械通气过度的患儿。

各类酸碱失衡均可通过血液的缓冲(早期),并且经肺、肾的调节(晚期)使 pH 趋于正常。呼吸性酸碱失衡主要由改变通气而代偿,而代谢性者则由肾脏对重碳酸盐的排泄加以调节。如代偿充分,pH 正常,称之为代偿性酸碱失衡;如代偿不充分,则血液 pH 偏离正常,称之为失代偿性酸碱失衡(表 1-5-2)。应当强调的是代偿需要有一定的时间,而且是有限度的。一般说代谢性酸中毒的呼吸代偿即刻发生,1 天内就可以达最大代偿。代谢性碱中毒的呼吸代偿则在 1 天后才开始,3~5天才达最大代偿。呼吸性酸中毒的代偿在发生 1 天后才开始,5~7 天达最大代偿。呼吸性碱中毒的代偿 6~18 小时开始,3 天可达最大代偿。

表 1-5-2　各种酸碱平衡失调及其代偿时血气分析的主要参数变化

酸碱失衡及其代偿	pH	$PaCO_2$	HCO_3^-
代谢性酸中毒			
失代偿	最低	正常	低
部分代偿	低	低	低
完全代偿	正常	最低	低
代谢性碱中毒			
失代偿	最高	正常	高
部分代偿	高	高	高
完全代偿	正常	最高	高
呼吸性酸中毒			
失代偿	最低	高	正常
部分代偿	低	高	高
完全代偿	正常	高	最高
呼吸性碱中毒			
失代偿	最高	低	正常
部分代偿	高	低	低
完全代偿	正常	低	正常

二、混合性酸碱失衡

指机体有两种或两种以上类型的酸碱平衡紊乱同时存在。二重酸碱失衡除呼吸性酸中毒与呼吸性碱中毒不能同时存在外,其余均可同时存在。三重酸碱失衡则可有呼吸性酸中毒合并代谢性酸中毒、代谢性碱中毒和呼吸性碱中毒合并代谢性酸中毒、代谢性碱中毒。混合型酸碱紊乱的诊断比较复杂,应根据病情、实验室检查结果、动态观察进行综合分析才能得出正确的结论。一般来说,二重酸碱失衡使 pH 向同一方向变化者较易诊断,如代谢性酸中毒合并呼吸性酸中毒,HCO_3^- 下降及 PCO_2 上升均使 pH 下降,容易诊断。如果二重酸碱失衡使 pH 效应正好相反,两者抵消则 pH 可正常,此时诊断困难。临床上除分析病情外,尚可运用 AG 值判断。如 AG 值增高,提示代谢性酸中毒存在;如 AG 值不高,则不能排除代谢性酸中毒。此外,还可运用代偿预期公式判断是否有多种紊乱。所谓代偿预期值即酸、碱失衡代偿后预期能达到的碱或酸的数值,其公式如表 1-5-3。

三、新生儿酸碱失衡

新生儿出生时往往表现有混合性酸中毒(呼吸性及代谢性),但出生后随着呼吸的建立,呼吸性酸中毒迅速消除,代谢性酸中毒持续较久,呈代偿性,pH 在 7.30~7.39。足月新生儿在生后 12 小时即可恢复正常,未成熟儿则在 24 小时后可达正常,但亦可持续数周,不过均无症状出现。新生儿呼吸调节功能差,代谢性酸中毒时呼吸深长,可有精神萎靡、面灰、口唇及口腔黏膜樱红。危重症新生儿常有酸碱平衡紊乱,浙江医科大学附属儿童医院新生儿监护病房中收治的肺透明膜病、败血症、肺炎、持续肺动脉高压、窒息、低温、脑室内出血、溶血病等 412 例监护患儿的第一次动脉血 pH 及血气,表明新生儿酸碱失衡以代谢性酸中毒和代谢性酸中毒合并呼吸性酸中毒或呼吸性碱中毒为主,呼吸性酸中毒、呼吸性碱中毒者甚少,二重酸碱紊乱者占 27%。

表 1-5-3　单纯性酸碱失衡代偿值预计公式

类型	原发反应	代偿反应	代偿值预计公式	代偿时间	代偿值
代谢性酸中毒	$HCO_3^- \downarrow$	$PaCO_2 \downarrow$	$1.5 \times HCO_3^- + 8 \pm 2$，或 $PaCO_2 = 40 - (24 - HCO_3^-) \times 1.2 \pm 2$	12~24h	10
代谢性碱中毒	$HCO_3^- \uparrow$	$PaCO_2 \uparrow$	$0.9 \times HCO_3^- + 9 \pm 2$，或 $PaCO_2 = 40 + (HCO_3^- - 24) \times 0.9 \pm 5$	12~24h	60~70
呼吸性酸中毒	$PaCO_2 \uparrow$	$HCO_3^- \uparrow$	急性：$0.1 \times \triangle PaCO_2 \pm 3$，或 $HCO_3^- = 24 + (PaCO_2 - 40) \times 0.07 \pm 1.5$ 慢性：$0.35 \times \triangle PaCO_2 \pm 3$，或 $HCO_3^- = 24 + (PaCO_2 - 40) \times 0.4 \pm 3$	数分钟 3~5 天	30 45
呼吸性碱中毒	$PaCO_2 \downarrow$	$HCO_3^- \downarrow$	急性：$0.2 \times \triangle PaCO_2 \pm 2.5$，或 $HCO_3^- = 24 - (40 - PaCO_2) \times 0.2 \pm 2.5$ 慢性：$0.5 \times \triangle PaCO_2 \pm 2.5$，或 $HCO_3^- = 24 - (40 - PaCO_2) \times 0.5 \pm 2.5$	数分钟 2~3 天	8

第四节　酸碱失衡的治疗

酸碱失衡的治疗原则为：①寻找病因，积极治疗原发病；②判断酸碱失衡类型，纠正酸碱失衡，使 pH 恢复或接近正常。

新生儿酸碱失衡以代谢性酸中毒为主，可给予碱性药物以调节 HCO_3^-，恢复 H_2CO_3/HCO_3^- 的正常比值。碳酸氢钠（$NaHCO_3$）是新生儿常用的碱性药物，其用量可按以下公式计算：所需 $NaHCO_3$（mmol）=（24- 实测 HCO_3^-）× 体重（kg）× 0.3 或 –BE（mmol）/L × 体重（kg）× 0.3，0.3 为细胞外液占体重的比例。应用时速度宜慢，早产儿尤其要慢。因为快速输给高张 $NaHCO_3$ 可引起：①高钠血症，高渗透压，可致血容量过多，造成心力衰竭及新生儿脑室内出血。②血液 pH 迅速上升，抑制呼吸，PCO_2 上升。此时由于输入的 HCO_3^- 不易透入血脑屏障，CO_2 却易于进入，使脑内 pH 进一步下降，病情恶化。③酸中毒纠正后氧离曲线左移，Hb 与 O_2 的亲和力增加，组织缺氧更明显。④酸中毒纠正过快，使细胞外液 K^+、Ca^{2+} 降低，原来受掩盖的缺 K^+、缺 Ca^{2+} 现象显现出来。

一般轻度代谢性酸中毒以补液为主，不一定给予碱性药物，较重的代谢性酸中毒应补碱性药物。把计算用量稀释 1 倍或成等张液（3.5 倍）静脉内滴注 30~60 分钟以上。亦有把计算的 1/4~1/2 量，稀释后于 2~5 分钟内注入，其余量加入静脉液内静脉滴注。总之，具体的时间及速度各不相同，应视患儿的循环等情况而定。

乳酸钠在人体内要通过肝脏代谢，产生 HCO_3^- 后起作用。新生儿代谢性酸中毒主要是高乳酸血症，故不宜应用。新生儿代谢性碱中毒少见，多为幽门痉挛持续呕吐引起。一般补适量生理盐水和氯化钾可望纠正。总之，呼吸性酸碱失衡以调整通气量，改善通气 / 血流比值，使 $PaCO_2$ 上升或下降，以恢复 H_2CO_3/HCO_3^- 的比值为原则。

混合性酸碱失衡的病情复杂，主要治疗原发病，酸碱的处理要慎重。有时其 pH 维持或接近正常，对机体不一定是坏事，应针对主要矛盾处理。如 AG 增高的代谢性酸中毒是主要矛盾，宜输入适量的生理盐水、葡萄糖溶液，使尿量增加后 AG 自会下降，如低氯是主要矛盾，可适当补充氯化钾。

（肖　昕）

第六章

新生儿呼吸衰竭

呼吸衰竭（respiratory failure）是指各种原因导致的中枢或/和外周性的呼吸功能障碍，以致机体在海平面、吸入空气时出现动脉血氧分压（PaO_2）降低和/或动脉二氧化碳分压（$PaCO_2$）增高的一种病理生理状态，当 $PaO_2 \leqslant 6.67kPa$（50mmHg），$PaCO_2 \geqslant 6.67kPa$（50mmHg）即为呼吸衰竭。此时患儿可出现呼吸困难的表现，并可伴有意识状态的改变。呼吸衰竭是新生儿的危急重症，是导致新生儿死亡的重要原因之一。近年来，随着对新生儿呼吸生理的进一步理解以及呼吸治疗技术的不断提高，新生儿呼吸衰竭的病死率已明显下降，患儿生存率及生存质量明显提高。

第一节　新生儿呼吸衰竭的病因与分类

一、新生儿呼吸衰竭的病因

新生儿呼吸衰竭的病因较为复杂，可以是呼吸系统的原发性或继发性疾病引起，也可以是呼吸系统以外的原发性或继发性疾病造成，其中呼吸系统疾病为最主要原因，中枢神经系统疾病次之（表1-6-1）。新生儿呼吸衰竭的常见病因包括：①肺部病变：肺实质疾病如新生儿呼吸窘迫综合征（RDS）、湿肺、肺炎、肺不张、肺水肿、肺出血、气漏综合征、吸入综合征、急性呼吸窘迫综合征（ARDS）、支气管肺发育不良、早产儿肺发育不良、先天性肺发育不良、Wilson-Mikity 综合征等均是引起新生儿呼吸衰竭的原因。②呼吸道梗阻：在新生儿较为多见，常见原因有鼻后孔闭锁、鼻充血致鼻塞、Pierre Robin 综合征（小颌畸形、舌后倒或伴腭裂）、声带麻痹、声带水肿、鼻咽肿块或囊肿、喉蹼、喉痉挛、会咽下狭窄、喉气管软化症、血管环综合征、肺大叶气肿、气道分泌物阻塞、先天性气管狭窄、气管内壁肿物（肿瘤、血管瘤或赘生物等）、纵隔肿瘤等。一些医源性因素如长期气管插管导致的声门下狭窄、气管狭窄等也是呼吸道梗阻的原因。③肺受压或胸廓运动障碍性病变：肺部受压或胸廓运动障碍性病变，如张力性气胸、纵隔气肿、胸腔积液（脓胸、血胸、乳糜胸）、胸膜增厚及粘连、先天性膈疝、食管裂孔疝、胸内肿瘤、腹部膨胀等可导致通气与换气功能障碍。④心血管系统疾病：先天性心脏病、心肌炎、心内膜弹力纤维增生症、心力衰竭等亦可导致呼吸衰竭。⑤神经系统及肌肉疾病：神经系统及肌肉疾病如新生儿窒息、早产儿呼吸暂停、缺氧缺血性脑病、颅内出血、颅内感染、惊厥、中枢神经系统先天性畸形、破伤风、膈神经麻痹、脊髓损伤、重症肌无力、药物（吗啡、硫酸镁等）中毒等，由于新生儿呼吸泵功能异常，可引起通气性呼吸功能障碍。⑥其他一些因素如低血糖、低血钙、低体温、贫血、红细胞增多症、败血症、食管闭锁伴远端食管气管瘘等，也可引起呼吸功能障碍。

二、新生儿呼吸衰竭的分类

根据新生儿呼吸衰竭患儿的血气变化，可以将呼吸衰竭分成低氧血症型呼吸衰竭（Ⅰ型呼吸衰竭）和低氧血症伴高碳酸血症型呼吸衰竭（Ⅱ型呼吸衰竭）两类，前者表现为动脉血 PaO_2 下降，$PaCO_2$ 正常或略有降低；后者表现为 PaO_2 下降伴 $PaCO_2$ 升高。

表 1-6-1　急性呼吸衰竭常见病因及呼吸功能改变

分类	常见疾病	呼吸功能改变
中枢性	**呼吸中枢病变:**新生儿窒息、早产儿呼吸暂停、缺氧缺血性脑病、颅内出血、颅内感染、中枢神经系统先天性畸形、颅内压增高等	肺通气障碍为主
周围性	**上呼吸道疾病:**喉炎、喉头水肿、声带麻痹、声带水肿、喉痉挛、异物阻塞等 **下呼吸道疾病:**肺炎、呼吸窘迫综合征、肺水肿、肺不张、肺气肿、急性呼吸窘迫综合征、支气管异物等	上呼吸道疾病以梗阻性通气障碍为主,肺实质疾病主要表现为换气功能障碍
其他	**神经系统疾病:**破伤风、膈神经麻痹、脊髓损伤、重症肌无力、药物(吗啡、硫酸镁等)中毒等 **胸廓与胸腔疾病:**胸廓病变、气胸、纵隔气肿、胸腔积液(脓胸、血胸、乳糜胸)、胸膜增厚及粘连、膈疝、食管裂孔疝、胸内肿瘤、腹部膨胀等	限制性通气障碍

根据新生儿呼吸衰竭的发病机制不同,可将新生儿呼吸衰竭分为换气功能障碍型呼吸衰竭和通气功能障碍型呼吸衰竭。换气功能障碍型呼吸衰竭又称低氧血症型呼吸衰竭或 I 型呼吸衰竭,此型呼吸衰竭主要由肺实质病变引起,血气的主要改变是 PaO_2 下降,患儿常伴有过度通气,故 $PaCO_2$ 常降低或正常。引起本型呼吸衰竭的主要原因是肺泡换气功能障碍(包括通气血流比例失调、肺循环短路、弥散功能障碍等)。当 I 型呼吸衰竭持续发展或 / 和合并呼吸道梗阻时,可向 II 型呼吸衰竭转化。通气功能障碍型呼吸衰竭又称 II 型呼吸衰竭,此型呼吸衰竭主要由于肺泡与外界环境进行气体交换的过程发生障碍所致,肺泡通气不足,肺泡氧含量降低,二氧化碳排出受阻,故 PaO_2 下降, $PaCO_2$ 增高,出现伴有二氧化碳潴留的低氧血症。

第二节　病理生理

广义的呼吸是指机体不断地从外界环境中摄取氧气和排出多余的二氧化碳的过程,即气体交换的全过程,包括三个相互关联的环节:①外呼吸:血液在肺部与外界环境进行气体交换;②气体在血液中的运输;③内呼吸(组织呼吸):血液或组织液与组织细胞进行气体交换。实际上,我们在此讨论的是狭义的呼吸衰竭,即外呼吸环节的衰竭。

一、通气功能障碍

(一)阻塞性通气不足

由于气道阻塞或狭窄使气道阻力增加引起肺泡通气不足,并导致 PaO_2 下降, $PaCO_2$ 增高。阻塞性通气障碍(obstructive ventilatory disorder)患儿的时间肺活量和用力肺活量均降低,但前者下降更为显著,时间肺活量 / 用力肺活量的比值降低。上呼吸道(由鼻、咽和喉环状软骨下缘等部位组成)占全部呼吸道无效腔的45%。新生儿鼻道狭窄,下鼻道几乎没有发育,咽部狭小,喉比成人相对较长和狭小,因此上呼吸道阻力比成人要大得多。新生儿气道黏膜柔嫩,血管丰富,在感染或受插管等刺激时更易充血水肿,分泌物增加,使上呼吸道更加狭窄。而新生儿多数用口呼吸,缺乏以口呼吸代偿的能力,咳嗽反射弱,危重新生儿及早产儿吞咽能力差及吞咽的不同步,更易引起上呼吸道阻塞。新生儿气管和支气管管径相对狭窄,且软骨柔软,缺乏弹性纤维,下气道阻力亦较成人大;且下呼吸道黏膜柔嫩而血管丰富,纤毛运动差,易于感染,容易引起下呼吸道阻塞。

(二)限制性通气障碍

由于胸廓和肺扩张受限制而致肺活量减低,肺泡通气不足,气体交换障碍,最终导致 PaO_2 下降和 $PaCO_2$ 上升。限制性通气障碍(restrictive ventilatory disorder)患儿时间肺活量及用力肺活量不同程度下降,时间肺活量 / 用力肺活量比值正常。

1. 呼吸肌活动障碍　呼吸肌本身的病变或疲劳,以及呼吸中枢抑制或支配呼吸肌的周围神经功能障碍均可以影响呼吸肌的活动,从而导致呼吸衰竭。新生儿,尤其早产儿胸部呼吸肌发育差,主要靠膈肌呼吸,而其膈肌的抗疲劳纤维仅为成人的 1/2 左右(约占膈肌纤维的 25%),故抗疲劳能力差;正常新生儿的呼吸功[平均 1 440g/(cm·min)]明显高于成人,在呼吸窘迫时呼吸功将呈数倍上升,氧耗量亦大大增加,尤其在缺氧和能量供给减少的情况下,呼吸肌更易疲劳,呼吸代偿能力差。此外,在较长时间应用机械通气的患儿,可出现呼吸肌的失用性萎缩而致撤离呼吸机困难。

2. 胸廓和肺的顺应性降低 胸廓的顺应性与肋骨骨架、呼吸肌和胸壁组织有关,而肺的顺应性与肺容量、肺弹性结构以及肺泡表面活性物质有关。凡影响胸廓活动的疾病(如胸廓畸形、胸腔积液积气、胸膜增厚及粘连、明显腹胀、膈肌麻痹、膈疝等)均可导致胸廓顺应性降低,而引起肺容量减少和肺功能单位减少的病变(如肺不张、肺实变、肺淤血、肺透明膜病、胸腔占位性病变等)、肺纤维化(如支气管肺发育不良、Wilson-Mikity 综合征等)以及肺泡表面活性物质缺乏均可导致肺顺应性降低。肺顺应性的降低不仅导致肺活量的减少,也导致功能残气量减少。当功能残气量过低时易发生早期气道闭合,进一步影响肺泡气的组成及动脉血气成分。婴儿肺顺应性达 $2\sim3ml/(cmH_2O·kg)$,极低出生体重儿达 $1\sim1.2ml/(cmH_2O·kg)$ 以上提示肺顺应性良好。

二、换气功能障碍

(一)肺泡通气与血流比值失调

肺泡通气与血流比值(V/Q)失调是换气功能障碍最常见的原因。由于重力的原因,正常人肺的各区 V/Q 不是完全均匀的,肺上部偏高,而肺下部偏低,随体位变化各区 V/Q 亦有改变,故肺的不同部位的气体交换与血气成分亦不完全相同。静息时,正常成人肺每分钟通气量(V)为 4L,肺血流量(Q)为 5L,V/Q 为 0.8,此情况下混合静脉血流经肺毛细血管时,血红蛋白充分氧合后成为动脉血,机体 PaO_2 及 $PaCO_2$ 维持在正常水平。当 V/Q 过高或过低时都会发生换气功能障碍而致动脉血气改变。

1. V/Q 过高(>0.8) 若流经该区肺泡的血流量不足,而肺泡通气正常或过度通气,可导致 V/Q 比值过高,相当于无效腔通气增加,一般对动脉血气影响较小,但严重时可致 PaO_2 下降,$PaCO_2$ 正常或偏低。

2. V/Q 过低(<0.8) 若该区肺泡通气不足,而血流量没有相应减少,或者血流量更多,流经该区肺泡的静脉血未经充分氧合即进入动脉血,造成功能性分流(即功能性动静脉短路)增加,并大大超过正常值(正常人肺循环功能性分流的血流量占肺血流总量的 3%),从而导致 $PaCO_2$ 下降。当有足够的肺泡通气代偿时,动脉血 $PaCO_2$ 可不出现改变,但肺泡通气失代偿和 / 或通气障碍时,$PaCO_2$ 也可出现改变。

总的说来,肺泡 V/Q 失调引起血气变化的总体结果是 PaO_2 下降的同时,$PaCO_2$ 正常或偏低。单纯的肺泡 V/Q 失调多发生在肺部病变早期。在呼吸衰竭发生机制中,通气障碍和换气障碍常常相继发生或并存。

(二)肺循环短路

肺循环短路(short circuit of pulmonary circulation)也称肺内分流,是指流经肺部的血液未经气体交换便直接与已经进行气体交换、动脉化的血液相混合,使动脉血氧分压下降。它是换气障碍中最严重的一种,也是引起低氧血症最常见的原因。正常人动静脉解剖分流和功能性分流不足 5%,在病理情况下,动静脉分流可达心排出量的 30%~50%,大量的动静脉混合血进入体循环可引起严重的 PaO_2 下降。上述的 V/Q 比值下降的情况也属肺内分流,即血流合适而通气不足,此时肺内部分静脉血流经无通气肺泡,未经氧合便流入动脉,呈分流样改变,可见于局部通气异常如肺炎、肺不张、肺水肿等。

(三)肺弥散功能障碍

肺弥散功能障碍(dispersional dysfunction in the lung)是指气体分子通过肺泡膜(肺泡 - 毛细血管膜,又称呼吸膜)进行交换的过程发生障碍。气体分子在肺泡内依次通过肺泡上皮、基底膜、间质、毛细血管上皮、血浆、红细胞膜,再与血红蛋白分子结合。气体分子的弥散除受其弥散系数的影响外(二氧化碳的弥散能力大约是氧气的 20 倍),还与其他因素有关。肺泡内气体弥散障碍受以下因素影响:①肺泡膜增厚增加了弥散距离(如肺透明膜形成、肺间质水肿、间质纤维化、肺泡毛细血管壁增厚等);②肺泡膜面积减少导致弥散面积下降(肺不张、肺实变、肺叶切除等);③肺泡膜(弥散膜)两侧气体分压差下降;④肺泡壁血流过快,使血流未与气体充分接触(如患儿烦躁、哭吵、活动增加等)。

事实上,在新生儿呼吸衰竭的发病机制中,单纯的通气或换气障碍比较少见,而通气和换气障碍相继发生或同时存在更为常见。$PaCO_2$ 增高是衡量肺泡通气障碍的指标,PaO_2 下降是通气和 / 或换气障碍的结果。

第三节 临床表现

除了原发病的表现以外,新生儿呼吸衰竭的临床表现缺乏特异性,尤其在呼吸衰竭早期临床表现更不典型。呼吸衰竭通常的表现是机体缺氧和二氧化碳潴留,以及由此而导致的机体的一系列代偿和失代偿表现。

一、原发病的表现

引起新生儿呼吸衰竭的原因很多,在临床上多有明显的原发疾病的症状。如早产儿呼吸窘迫综合征(RDS)出生后不久即出现气促、呻吟、青紫等;胎粪吸入综合征患儿有羊水胎粪污染和出生时窒息等表现;膈疝患儿出现舟状腹体征等。但在某些疾病如低血糖、低血钙、肺不张、支气管肺发育不良等疾病的初期,常因其原发病的症状不明显或不典型而易被忽视。

二、呼吸困难

呼吸困难(dyspnea)是新生儿呼吸衰竭最明显的临床表现,可表现为呼吸频率和节律的改变。在呼吸衰竭的早期多出现呼吸增快,呼吸频率 >60 次 /min;后期则出现呼吸减慢,呼吸频率 <20~30 次 /min,出现呼吸表浅,呼吸节律不规则,呈双吸气、张口呼吸、叹息样呼吸、点头样呼吸、潮式呼吸及呼吸暂停等。可见患儿鼻翼扇动,有明显的三凹征(吸气时胸骨上、肋间隙、剑突下凹陷),呼气呻吟,胸腹部运动不同步或反常运动,伴青紫,可为唇周、颜面或全身青紫。

三、重要脏器功能异常的表现

新生儿呼吸衰竭常因低氧血症、高碳酸血症和酸中毒等导致重要脏器功能异常,中度低氧血症和高碳酸血症可引起心率和心排出量的增加,而严重低氧血症可导致心排出量降低;低氧血症和高碳酸血症可引起肺血管阻力增高。因而,心血管功能障碍可出现心动过速或心动过缓,严重时心音低钝,血压下降,末梢循环障碍,毛细血管充盈时间延长,皮肤呈大理石花纹,四肢冰凉等。严重的低氧血症亦可引起神经系统功能障碍,表现为反应差、精神萎靡、肌张力下降、惊厥、颅内高压或意识障碍等。当低氧血症和高碳酸血症造成多器官系统损害时,临床上可出现相应症状及体征,如消化系统功能紊乱、肾功能不全、糖代谢紊乱等多种表现。

四、血气异常

新生儿呼吸衰竭时一定出现血液气体的变化,常以动脉血血气分析作为诊断的重要参考依据。血气异常变化主要表现为 PaO_2 降低、$PaCO_2$ 增高,伴有代谢性、呼吸性或 / 和混合型酸中毒。

第四节 诊断

一、新生儿呼吸衰竭的诊断标准

(一)临床指标

1. **呼吸困难** 在安静时呼吸频率超过 60 次 /min,或低于 30 次 /min,出现呼吸节律改变甚至呼吸暂停,三凹征明显,伴有呻吟。

2. **青紫** 除外周围性及其他原因引起的青紫。

3. **神志改变** 精神萎靡,反应差,肌张力低下。

4.循环改变 肢端凉,皮肤毛细血管再充盈时间延长(足跟部 >4 秒),心率 <100 次 /min。

(二)血气分析指标

1. **Ⅰ型呼吸衰竭** 在海平面,吸入室内空气时 $PaO_2 ≤ 6.67kPa(≤ 50mmHg)$。

2. **Ⅱ型呼吸衰竭** $PaO_2≤6.67kPa(≤50mmHg)$,$PaCO_2 ≥ 6.67kPa(≥ 50mmHg)$。轻症:$PaCO_2$ 6.67~9.33kPa(50~70mmHg);重症:$PaCO_2$>9.33kPa(70mmHg)。

3. 如采取动脉化毛细血管血作血气分析,其 PaO_2 值略低于动脉血,诊断呼吸衰竭时,PaO_2 应 $≤ 5.33kPa$(40mmHg)。

4. 新生儿动脉化毛细血管血一般自足跟部采取,先以 45~50℃温热敷料包裹局部约 5~10 分钟,然后在足跟侧面刺入,深度为 2~3mm,用手轻轻挤压,将血吸入肝素化毛细玻璃管内。

临床指标中 1、2 为必备条件,3、4 为参考条件,无条件做血气分析时,若具备临床指标 1、2 两项,可临床诊断为呼吸衰竭。

5. 生后 12 小时内可参考该时期新生儿血气值来判定(表 1-6-2)。

二、新生儿呼吸衰竭的临床监测

实际上从临床表现结合血气分析,我们对新生儿呼吸衰竭并不难作出诊断。但在实际工作中,仅对呼吸衰竭本身作出诊断远远不够,我们还应该创造条件,进一步分析呼吸衰竭发生的病因、机制以及肺组织病变程度,以便指导临床治疗和评估预后。在此,我们简要介绍新生儿呼吸衰竭的临床监测项目,有关内容将在下一章中详细阐述。

(一)呼吸力学监测

近年来,新生儿床边呼吸力学监测技术不断完善,该技术通过呼吸时限、流速、容量、顺应性、气道阻力、呼吸功、气道时间常数等项目的监测,对患儿肺组织顺应性、气道阻力情况和机械通气效率作出更明确的分析,并帮助寻找自主呼吸与人工通气间的最佳结合点以指导呼吸支持治疗。

(二)肺氧合功能的评价

动脉血 PaO_2 的监测虽然方便易行,但它受通气及肺外因素影响较多,不能充分反映肺部的氧合效果,目前常用肺泡动脉血氧分压差(A-aDO_2)、动脉血氧分压与吸入氧浓度之比(PaO_2/FiO_2)、氧合指数(oxygenation index,OI)等指标来评价肺氧合功能。

1. **A-aDO_2** 其计算公式为:A-aDO_2 = P_AO_2–PaO_2,而 P_AO_2 =$FiO_2 × 713$–$PaCO_2$/0.8。正常情况下 P_AO_2 不等于 PaO_2,约相差 0.67~1.33kPa(5~10mmHg)。主要原因为生理性解剖分流的存在和少许通气与血流灌注的分布不相适宜。病理情况下,影响 A-aDO_2 的因素包括肺内分流、V/Q 比值异常及弥散功能障碍等。临床上,吸纯氧 15 分钟后,若 PaO_2 明显升高,A-aDO_2 明显缩小或接近正常,即是 V/Q 比值异常;若基本无变化,说明存在肺内分流。若吸纯氧时 A-aDO_2>400,则需要辅助呼吸。A-aDO_2 正常的低氧血症多由通气不足所致,而显著增大的低氧血症多由肺泡换气功能障碍所致。A-aDO_2 由于受吸入氧浓度和呼吸商的影响,当吸入高浓度氧或病理状况下呼吸商变化时误差较大。

表 1-6-2 新生儿生后 12 小时内正常血气值($\overline{X}±S$,单位:kPa)

项目	5~10min	1h	5h	12h
$PaCO_2$	6.23 ± 0.95	4.80 ± 0.56	4.68 ± 0.48	4.73 ± 0.43
	(46.7 ± 7.1)	(36.1 ± 4.2)	(35.2 ± 3.6)	(35.6 ± 3.2)
PaO_2	6.60 ± 1.32	8.42 ± 1.50	9.80 ± 1.60	9.84 ± 1.62
	(49.6 ± 9.9)	(63.3 ± 11.3)	(73.7 ± 12.0)	(74.0 ± 12.2)

注:括号内数字单位为 mmHg

2. PaO_2/P_AO_2　为 NICU 中判断患儿氧合功能的最好指标之一。在吸入任何氧浓度的条件下，PaO_2/P_AO_2 的正常下限为 0.75。<0.75 被认为有肺功能不全，≤0.22 为重度呼吸衰竭，<0.15 则预期病死率达 80%，是应用体外膜肺氧合（extracorporeal membrane oxygenation，ECMO）的指征。监测 PaO_2/P_AO_2 可了解患儿呼吸衰竭的轻重，并有助于估计患儿为达到理想的 PaO_2 所需的氧浓度。

3. PaO_2/FiO_2　正常值应 >400，肺泡换气功能障碍时下降，急性呼吸窘迫综合征时 PaO_2/FiO_2<300。研究显示，当 $FiO_2 \geq 0.5$ 及 $PaO_2 \leq 13.3kPa$ 时，该指标的临床意义更大。

4. OI　为机械通气时评价肺部病变程度及估计预后的可靠指标，其计算公式为：OI= MAP（mmHg）× FiO_2（%）× 100/PaO_2（mmHg）。OI 反映患儿氧合障碍程度，也是 ARDS 严重程度的分度标准：轻度 ARDS 4 ≤ OI<8，中度 ARDS 8 ≤ OI<16，重度 ARDS OI ≥ 16。OI 为 20~25 时，病死率达 40%~50%；当 IO>40 时，病死率可达 70%~80%。

（三）呼出气二氧化碳监测

呼出气二氧化碳（exhalation of carbon dioxide）反映肺泡通气功能，通过测定呼出潮气末二氧化碳分压（$P_{ET}CO_2$）、动脉血二氧化碳分压（$PaCO_2$）和正常生理潮气量（V_T），利用 Bohr 公式可计算出无效腔指数（V_D/V_T，V_D 为无效腔气体量），V_D/V_T =（$PaCO_2$–$P_{ET}CO_2$）/$PaCO_2$，即有效通气占每次呼出潮气量的比例，以了解通气效果。正常生理通气时，此指数 <0.3~0.4；当此指数 >0.4，提示有效通气下降。

第五节　治疗

针对呼吸衰竭的发生机制及病理生理改变，提出新生儿呼吸衰竭的治疗原则如下：①保证足够的通气和氧供，改善氧合和促进二氧化碳排出；②改善肺循环，维持心、脑、肾等脏器功能；③纠正酸碱失衡及电解质紊乱；④降低机体氧耗量；⑤治疗原发病及并发症。在新生儿呼吸衰竭的治疗中，既应强调改善通气和换气功能以阻断呼吸衰竭的发生、发展，也应强调综合治疗以避免呼吸衰竭进入恶性循环而出现多脏器功能障碍。

一、病因治疗

针对引起呼吸衰竭的原发病和诱因，及时给予治疗十分重要，如新生儿肺炎应给予积极抗感染治疗，新生儿呼吸窘迫综合征可给予肺泡表面活性物质替代治疗，脓胸和气胸应及时穿刺排脓或排气，严重者应给予闭式引流，早产儿原发性呼吸暂停可给予咖啡因、氨茶碱等呼吸中枢兴奋剂治疗，先天畸形和肿瘤患儿应尽可能早地进行外科手术予以矫正或切除。

二、改善通气和换气功能

（一）保持气道通畅

保持呼吸道通畅，是治疗呼吸衰竭的关键，也是随后相关性治疗的前提。为保持呼吸道通畅，首先应使患儿保持适当体位，以开放气道和有利于气道分泌物的引流；其次应及时清除上、下呼吸道分泌物，必要时还可给予气管插管，进行气管内吸痰，但在吸痰过程中应尽可能地避免对气道黏膜的损伤。呼吸衰竭患儿常因呼吸道干燥，黏膜纤毛清除功能减弱，加之咳嗽反射减弱或消失，气道分泌物不能有效排出，引流不畅，易继发感染。一旦继发感染，气道分泌物进一步增多，若分泌物变黏稠，可堵塞气道而加重缺氧和二氧化碳潴留。因此，向呼吸道适当输入水分，保持其正常生理功能，已成为治疗呼吸衰竭必不可少的措施之一。具体方法可采用气道加温湿化、雾化吸入或直接向气道滴注生理盐水，以达到稀释痰液、减少气道黏膜充血水肿和解除支气管痉挛的作用。为了彻底、有效清除呼吸道痰液，在气道湿化基础上，应配合翻身、拍背、吸痰等胸部物理治疗才能充分发挥作用。

（二）氧气疗法

这里所指的氧气疗法（oxygen therapy）是指非辅助呼吸的氧气治疗。其目的为提高吸入氧浓度（FiO_2），并以最低的 FiO_2 达到增加血氧分压和血氧饱和度的目的，一般以维持动脉血氧分压在 8.0~10.67kPa（60~80mmHg），维持血氧饱和度在 90%~95% 为宜，从而改善组织供氧，并减轻心脏负荷和降低呼吸功以减少氧耗。当 PaO_2 低于 8.0kPa（60mmHg）时，动脉血氧饱和度和运氧能力会明显降低，此时如增加 FiO_2 可明显改善低氧血症及血液的运氧能力。当患儿出现明显呼吸困难或发绀时，即应给予氧气疗法。氧气疗法的常用方法有：①鼻导管给氧或单侧鼻塞给氧：新生儿氧流量一般在 0.3~0.5L/min，此种方法给氧时 FiO_2 的变化较大，且随患儿每分钟通气量的变化而变化。当每分钟通气量增加时，因吸入空气增加，反而 FiO_2 降低；每分钟通气量降低时 FiO_2 升高。一般适合于轻度的低氧血症。②氧罩给氧：可分面罩给氧和头罩给氧等，通过氧流量的调节控制氧罩内的氧浓度（氧浓度可达 60% 以上）。头罩给氧是较好的给氧方法，能维持相对稳定的 FiO_2 又便于观察患儿，使用氧浓度探测仪可测定罩内氧气浓度以防止氧中毒和高氧损伤。氧流量可用 5~8L/min，低于 5L/min 时应注意 CO_2 潴留。当 PaO_2 维持在正常范围时，应逐渐、适度地下调 FiO_2，做到合理用氧。

（三）机械通气

机械通气（mechanical ventilation）是抢救呼吸衰竭的重要手段，能纠正严重的低氧血症和高碳酸血症，为抢救呼吸衰竭的原发疾病和除去诱因争取时间和条件，最终目的是使患儿恢复有效的自主呼吸。凡无张力性气胸、大量胸腔积液或多发性肺大疱等禁忌证，如有严重通气不足，难以自行维持气体交换时，即可给予机械通气治疗。常用的机械通气方式包括持续气道正压通气（continuous positive airway pressure，CPAP）、间歇气道正压通气（intermittent positive pressure ventilation，IPPV）、间歇指令性通气（intermittent mandatory ventilation，IMV）或同步间歇指令性通气（synchronized intermittent mandatory ventilation，SIMV）、辅助/控制通气（assist/control，A/C）、呼气末正压（positive end-expiratory pressure，PEEP）等。

（四）其他呼吸治疗

尽管机械通气技术有了很大进步，但仍有相当部分呼吸衰竭患儿使用常规机械通气治疗仍不能改善其病情，对于部分难治性呼吸衰竭可考虑其他的辅助呼吸治疗方法，如高频通气（high-frequency ventilation，HFV）、体外膜肺氧合（ECMO）、液体通气（liquid ventilation，LV）、肺表面活性物质治疗及一氧化氮吸入疗法（inhaled nitric oxide，iNO）等。

三、支持和对症处理

（一）注意保暖

在适中环境温度下，新生儿耗氧及代谢率最低，蒸发散热较少且能维持正常体温。当环境温度过低，使患儿热量损失加大和耗氧增加。当环境温度进一步降低或机体产热减少时，患儿可出现低体温，甚至寒冷损伤综合征，使病情进入恶性循环。因此，可将患儿置于暖箱内或远红外线开放式辐射保暖台上，根据其体重和日龄将环境温度调节在适中温度，以维持正常体温，从而有利于减少能量和氧的消耗，促进疾病恢复。

（二）保证能量供给，维持内环境稳定

1. 维持血糖在正常高值，防止低血糖发生 低血糖可加重呼吸抑制及呼吸衰竭，同时可加重缺氧时的细胞损伤，尤其是神经元损伤。此外，低血糖诱发和加重机体内环境的紊乱（如代谢性酸中毒或混合性酸碱平衡紊乱），使病情更加复杂化。

（1）加强喂养：对于能够进食的患儿应坚持母乳或特殊配方乳喂养，提供足够能量和必需营养物质，减少消化道并发症。对于不能吸吮或吞咽患儿，吸吮、吞咽不同步的患儿或严重胃食管反流的患儿，可采取鼻饲喂养或空肠喂养。

（2）部分或全肠道外营养：对于经口或鼻饲/空肠喂养不能满足基本营养需求的患儿，或有肠道喂养禁忌证的患儿应采用部分或全肠道外营养。

（3）微量血糖监护：最好每 4~6 小时进行一次微量血糖检测，尽可能使患儿血糖维持在 5.4mmol/L 水平。当患儿血糖过低时应及时予以纠正，可采用静脉输入或鼻饲喂养葡萄糖水使患儿在较短时间内血糖迅速回升。一般外周静脉输入葡萄糖溶液的浓度不宜超过 12.5%，否则易引

发脉管炎。当血糖异常增高时,应及时分析原因并去除医源性因素,必要时可适当使用胰岛素。当患儿对胰岛素不敏感时,提示患儿病情危重,预后极差。

2. 纠正各型酸碱平衡紊乱

(1)呼吸性酸中毒:呼吸性酸中毒的纠正主要以改善通气为主。一般在进行有效的通气以后,呼吸性酸中毒会迅速得以纠正。

(2)代谢性酸中毒:纠正阴离子间隙(AG)正常或偏低的代谢性酸中毒,应及时适当地补充碳酸氢钠为主,同时兼顾改善组织灌注,尤其是改善肾脏灌注,以增强肾脏的酸碱缓冲能力。纠正高AG的代谢性酸中毒,应改善供氧和组织灌注,以减少乳酸生成和改善肾脏血流灌注,从而增强肾脏缓冲代偿功能,并兼顾适当给予碱性物质等治疗。

(3)混合性酸碱平衡紊乱的纠正应分清矛盾的主要方面,抓住主要矛盾予以积极处理。混合性酸碱平衡紊乱时补充碱性物质应谨慎,不宜过量,否则易出现医源性代谢性碱中毒,使电解质紊乱更加复杂化而难以处理。

3. 维持水、电解质平衡　液体疗法原则:根据患儿胎龄(是否为未成熟儿)、出生日龄、每天体重、尿量、是否使用光疗、是否使用开放式或封闭式暖箱(单层或双层)保暖、是否能口服、是否存在需限制液量的合并症(如心力衰竭、脑水肿、肾衰竭)等因素,综合计算每天所需总液体量。根据患儿电解质监测情况确定输入液体张力及电解质种类。所有液体应于24小时内均匀输入(最好使用输液泵输液)。

(三)维持正常血压和组织器官的良好灌注

1. 循环状况及血压的监护　正常循环状况下,前臂皮肤毛细血管充盈时间≤2s,皮肤红润。出生体重1~2kg,收缩压应维持在5.53kPa(40mmHg)以上;2~3kg,应维持在5.98kPa(45mmHg)以上;>3kg,应维持在6.67kPa(50mmHg)以上。早产儿收缩压应维持在5.53kPa(40mmHg)以上。

2. 维持组织器官的良好灌注　除上述的保暖、氧疗、纠正酸碱平衡,维持水、电解质平衡等综合治疗外,必要时可使用:①胶体液:应缓慢输入(30~60分钟内输完)以纠正低血压、代谢性酸中毒及改善组织灌注;②血管活性药物:多巴胺具有 α 和 β 受体兴奋作用,但 $β_1$ 受体兴奋作用更强,使心肌收缩力增强,选择性地扩张心、脑、肾等重要脏器的血管。使用剂量不同,作用亦有所差异,中、小剂量,如 2.5~10.0μg/(kg·min) 静脉持续滴注,可使心排血量增加而外周血管阻力不变或降低;大剂量时,如 10.0~15.0μg/(kg·min) 可使外周阻力增加。当使用多巴胺后心率仍慢或升压作用不明显,可加用多巴酚丁胺静脉持续滴注,其常用剂量为多巴胺的1/2,主要作用是增加心肌收缩力,对外周血管的张力无影响,多用于心源性休克或低心排出量性休克。③阿片受体拮抗剂纳洛酮:可有效拮抗 β- 内啡肽介导的休克,使心率增快,心排出量增加,血压上升。剂量和用法尚未统一,新生儿推荐剂量为每次0.1mg/kg 静脉推注,30分钟后可重复;或静脉持续滴注。

(四)对症处理

对脑水肿、HIE、休克、PPHN及多脏器功能障碍的处理详见有关章节。

(王晓蕾)

第七章

新生儿呼吸功能的监测

第一节 临床监测

一、临床观察

（一）呼吸频率

在胎儿，呼吸系统充满肺液，呼吸活动很微弱；在分娩过程中胎儿呼吸停止，但在出生后受各种刺激因素作用而产生呼吸。第一次呼吸出现的平均时间为 10 秒，到生后 1 分钟呼吸应稳定。一般新生儿的呼吸频率（respiratory rate）为每分钟 35~45 次（介于 30~60 次 /min），平均每分钟 38 次左右，出生 1 小时后一般不应超过每分钟 60 次或持续低于每分钟 30 次。但约有 2% 的新生儿、20% 的出生体重低于 2.5kg 的低出生体重儿存在某种形式的呼吸困难，其中男性发生率较高，约为女性的 2 倍。

新生儿的呼吸频率较成人为快，这是因为其双肺顺应性相对较低和胸廓较软，肺潮气量增加受限。在某些特殊情况下，新生儿呼吸频率可发生明显变化，如呼吸窘迫综合征（RDS）、暂时性呼吸困难综合征（TTN）以及气道阻力增大的患儿。RDS 新生儿肺弹性差，顺应性低，呼吸浅而快；新生儿越成熟，呼吸就越快，甚至可达每分钟 100 次以上；若 RDS 新生儿呼吸转为慢而深的呼吸，每分钟 40~60 次，伴三凹征、呻吟声及呼吸暂停，则为呼吸衰竭的早期表现之一。TTN 多见于足月儿，也可见于早产儿，多与剖宫产有关，呼吸频率也可达每分钟 100~120 次，但很少出现呻吟声和三凹征。气道阻力大时，如声门下狭窄，新生儿可表现出慢而深的用力呼吸，以减少气体湍流的

形成，降低对气道阻力的呼吸功消耗。当动脉血二氧化碳分压（$PaCO_2$）上升、pH 下降及发生低氧血症时，呼吸频率与深度均可有不同程度的增加；浅而快的呼吸多与限制性通气功能障碍有关；严重缺氧或高碳酸血症、碱血症（pH>7.45）、镇静药物过量和体温过低时，可见呼吸频率减慢的呼吸抑制表现。

（二）呼吸形式

呼吸方式的选择取决于胸肺顺应性和气道阻力。新生儿由于其特有的呼吸解剖生理特点，常采取与成人有所不同的呼吸形式（respiratory forms）：

1. 主要采用腹式呼吸，其主要呼吸肌是膈肌，腹部的过多包裹可限制膈肌的活动，使呼吸变浅、变快。

2. 经鼻呼吸，这是一种呼吸代偿形式，因为新生儿鼻腔阻力约占整个呼吸系统的 1/3，几乎占气道阻力的 1/2，而成人占气道阻力的 65%。任何原因引起鼻腔阻塞（包括炎症、损伤和插鼻饲管等）时，足月儿较易建立经口呼吸，早产儿代偿能力相对较差，较易诱发呼吸暂停。

3. 异物刺激新生儿咽喉部，如气管内吸痰、奶误吸而无呛咳时，可诱发反射性呼吸暂停。

4. 新生儿胸廓相对较软和可变，在吸气性呼吸困难时易致胸部塌陷而表现为矛盾呼吸，呼吸频率加快，呼气时间缩短，肋间运动加强及出现呻吟样呼吸。

5. 早产儿 I 型膈肌纤维比例极低，容易出现膈肌疲劳，在俯卧位时，呼吸功能会有所改善。

6. 在快速眼动睡眠（rapid eye movement sleep，REM sleep）期内，新生儿可致腹部与胸廓活动失

调,引发胸腹部矛盾呼吸,呼吸效率下降,潮气量降低。

7. 上呼吸道阻塞时可出现三凹征和鼻翼扇动等呼吸费力表现;而下呼吸道阻塞时则可有明显的呼气性呼吸困难和哮鸣音等表现,如有气胸等,胸廓运动可不对称。

(三)呼吸节律

健康新生儿安静时呼吸规则,不费力;每次呼吸时膈肌下降,腹部向前突起。新生儿,尤其是早产儿,由于呼吸中枢发育尚未完善,受到刺激时可出现呼吸节律(respiratory rhythm)的改变,表现为呼吸不规则、周期性呼吸,甚至呼吸暂停。

周期性呼吸(periodic breathing)常发生在醒觉、REM 睡眠期和安静睡眠期内,其中以在 REM 睡眠期最为多见。约 40%~50% 的早产儿可在新生儿期内出现周期性呼吸,而有周期性呼吸的早产儿约半数发展为呼吸暂停(apnea)。有人认为周期性呼吸是呼吸暂停的前奏,呼吸暂停是在产生周期性呼吸病理基础上的进一步发展。对早产儿而言,呼吸暂停是一种严重现象,需要及时监测与处理。新生儿如伴有感染和酸中毒等,容易诱发呼吸暂停。而在对新生儿进行治疗时,若处理不当,如吸入氧浓度过高引起高氧血症、球囊加压给氧引起肺膨胀过度和过度通气时,均可诱发呼吸暂停,应予以注意。

(四)皮肤颜色

正常新生儿皮肤呈粉红色,有光泽,在病理情况下可出现皮肤颜色的变化:①皮肤微黑色,为需要吸氧的征象;②皮肤发灰,常为缺氧或寒冷所引起;③眼周微灰色,多见于过敏患儿、疲倦儿或感染后。

新生儿发绀(cyanose)常见于心脏疾病,也见于气道阻塞、通气血流不对称、肺内分流和气体弥散异常等。检查部位以舌和口腔黏膜最佳,但仍不能完全反映肺功能不全的程度。如口舌、指甲已出现发绀,动脉血氧饱和度(SaO$_2$)一般 <80%。

在分析新生儿发绀时,需注意以下因素所造成的影响:①血红蛋白(Hb)浓度:在 Hb 200g/L,动脉血氧饱和度(SaO$_2$)降至 85% 时出现发绀,而在 Hb 为 90g/L 时,SaO$_2$ 需降到 67% 时才出现

发绀;若 Hb 浓度过高,如红细胞增多症,即使动脉血氧分压(PaO$_2$)正常,皮肤亦可以出现发绀。②异常血红蛋白:在成人,Hb 主要为 HbA,PaO$_2$ 降至 42~53mmHg 时出现发绀;而在胎儿,因含有较多的 HbF,PaO$_2$ 则需降至 32~34mmHg 时才出现发绀。高铁血红蛋白含量对发绀的观察有一定的影响,若碳氧血红蛋白含量较高和发生氰化物中毒,即使存在严重的低氧血症,发绀也可以不明显。③哭闹。④发绀位置。周围性发绀多见于四肢和口周(早期表现),中央性发绀则见于口唇和口腔黏膜。⑤其他如检查者的感觉差异、光线强度及患儿皮肤颜色(如种族差异、重度黄疸时)等均可影响对发绀程度的观察。临床上一旦发现新生儿发绀,即应对其进行诊断性评价。

(五)其他常见呼吸系统症状

1. **三凹征(three depressions sign)** 吸气性呼吸困难的表现之一,常见于 RDS、气道阻塞、气管插管移位、气胸与肺不张。三凹征减轻时提示肺顺应性改善。

2. **鼻翼扇动(flange of nose)** 鼻翼扩大,可显著降低鼻腔阻力和气道阻力,进而减少呼吸功的消耗,为 RDS 的常见症状,偶见于喂奶和活动睡眠期。

3. **呻吟样呼吸(groaning breathing)** 在呼气初期,声门关闭,肺脏无气体排出,胸内压升高;呼气末期,气体排出,通过半关闭的声带时产生呻吟声。常见于呼吸功能受损、呼吸功增加时。在呼气期,新生儿半关闭或全部关闭声带,气道压力升高,肺通气量增加,从而使通气血流比例改善,达到代偿目的。依肺脏疾病的严重程度分为间断性和持续性呻吟。

二、呼吸性反射

(一)肺牵张性反射

对新生儿,引起浅而快的潮气样呼吸,在肺潮气量范围内起作用;在年长儿,可防止过度肺换气,若肺过度膨胀,可激发肺牵张性反射(pulmonary distraction reflex)。此反射在出生后头 4~6 周内无任何变化,一年后则先加强后减弱;在 REM 睡眠期减弱,肺顺应性低时较高。茶碱类药

物可加强肺牵张性反射。

（二）Hering-Breuer 呼气性反射

长时间吸气可刺激呼气性肌肉收缩。常见于机械通气、通气频率低而吸气时间过长时,可激发本反射引起活跃的呼气。

（三）Hering-Breuer 排气性反射

对气管内插管长时间抽吸、人为性气胸或呼气动作过多过强引起肺气量低于正常呼气末水平时均可激发本反射,可以维持一定的功能残气量。

（四）Head 氏矛盾反射

又称吸气加强反射或激发加强吸气,是新生儿第一次呼吸和叹气的根本机制,是出生后 REM 睡眠期常见的原因。可改善肺顺应性和重新开放部分塌陷的气道,在肺顺应性差、高碳酸血症和低氧血症时增强。

（五）肋间隔抑制性反射

新生儿快速胸廓变形可引起吸气动作减少,胸廓稳定性好转时改善,可因功能残气量增加或应用持续气道正压（CPAP）时而受到抑制。

（六）刺激反射

吸入有毒气体等时可引起呼吸频率和深度的变化,在 REM 睡眠期和早产儿反应较差。

（七）上呼吸道反射

表现多种多样。新生儿或麻醉后,大脑皮质反射减弱,心血管反射加强;对鼻咽部的强有力抽吸可引发呼吸暂停和心动过缓;喉部化学感受器可防止异物误吸入下呼吸道,但水进入杓状软骨切迹时则引发呼吸暂停;不良刺激,如气管内吸痰、误吸奶而无呛咳,刺激正常新生儿的气管隆凸黏膜时可导致呼吸费力,而对胎龄不足 35 周的早产儿,则引起不同程度的呼吸暂停;活动睡眠期较易出现胃食管反流,此时刺激喉部时更易引发呼吸暂停而非唤醒。

由于新生儿存在不同的呼吸反射机制,在临床上应尽量避免触发。如负压抽吸与放置胃管时应小心谨慎;颈部过度屈曲、面罩下缘压迫及颏下受压,均会阻塞气道,导致呼吸暂停,应予以避免;尽量避免对面部及其他皮肤刺激;球囊加压通气时避免含氧量过高或使肺过度扩张;确保双侧鼻腔通畅等。

三、胸部体格检查

胸部检查的内容包括:新生儿舒适程度、呼吸功、呼吸辅助肌应用、三凹征及胸廓运动是否对称。注意有否异常呼吸音及两侧呼吸音是否对称,有否气道反射,如咳嗽、呕吐和吞咽反射,患儿有否烦躁不安以及意识状态。

新生儿肺部检查与普通儿科相似,但尤其要注意其呼吸频率、呼吸节律（周期性呼吸、呼吸暂停）、呼吸形式、胸廓活动（是否对称性、有无凹陷）、肺部有无喘鸣音、呻吟声、咕噜声等。

新生儿因咳嗽反射不全,较少产生咳嗽,但肺部感染、肺液过多或误吸时可产生咳嗽,也可出现喘鸣音。对慢性肺疾病患儿,喘鸣音常与 RDS、咳嗽或低氧血症有关;对 RDS 新生儿,可见呼吸音减弱,有时亦见少量顽固性捻发音、呼气性呻吟音;明显鼻塞的新生儿可发出咕噜声。

四、胸部 X 线检查

对所有呼吸系统疾病的新生儿均应常规胸部 X 线检查,以明确肺部病变,鉴别胸腺性、心源性和骨骼异常,确定导管位置。对机械通气的危重新生儿可每天查胸片,病情恶化而又难以用临床表现解释时更应常规胸片检查,以了解病情的进展。

X 线诊断除全面观察胸部各组成部分外,上肺野的密度变化是判断肺部病变的主要线索。通常不同的密度以相应的肺泡和间质病理为基础,如白肺代表肺泡无气或为液体所代替,黑肺则示肺泡通气过多或气胸等,网粒影为间质病变。然后根据异常密度的分布、形态和边缘推测病情的性质。在分析胸片结果时,应注意胸部的正常变异,如气管、胸腺、叶间裂、气管前压迹、气管与食管充气、后纵隔线、胸横肌、肋间肺膨出和肺间疝、皮肤皱褶、动脉结节、假性纵隔积气及胸廓旋转等;重视病变的诱因,如围产期病史、生产史、胎龄、发病时间和症状的演变等,其中羊水性质、是否有胎粪污染、是否足月或过期产、早产或剖宫产、胎儿窒迫史等为 X 线诊断和鉴别诊断极为有用的参考资料。此外,亦应注意拍片时的呼吸周期对 X 线胸片质量的影响,呼气期 X 线表现明显差于吸气期。

胸部 X 线检查有助于明确胸肺部病变及评价新生儿呼吸功能。临床上常用于以下几个方面：① RDS：典型表现为弥漫性细颗粒网状影，有支气管征。但即使是重症 RDS，其典型 X 线表现可能亦需要数小时才能完全体现出来：1 小时的 X 线可能仅为相当轻的改变，其后在 3~4 小时后才迅速恶化。在一般情况下，生后第 1~2 天，病情恶化，X 线表现更差；随着病情好转，肺野变清晰，对无并发症的病例，在第 7~10 天恢复正常。给予正压通气和肺表面活性物质治疗者，X 线表现改善更为明显。值得注意的是，部分暂时性呼吸增快综合征新生儿 1 小时 X 线表现可为"白肺"，但在给予 CPAP 或低压力的 IPPV 呼吸支持后，随着肺液的清除，到 4 小时时，肺部 X 线表现迅速好转。②肺间质气肿、气胸等：表现为不对称的通气影，部分肺无纹理，或出现肺压缩。③肺部透视能明确诊断阻塞性肺气肿、纵隔摆动和纵隔占位性病变（食管吞钡检查，了解肿块与食管之间的关系）。④气管插管或气管切开管：可确定管尖位置。一般气管插管管尖位置应位于气管隆突上方的 T_2~T_3 椎体位较为安全，但需注意颈部弯曲或伸展可使气管插管上下移位，可能会发生支气管内插管（多见于右侧）或脱管。对于气管切开患儿，其气管切开管顶端应位于切开口到隆突的 1/2~2/3 的距离，并且不能指向气管壁。其位置不受颈部伸屈活动的影响，与前者有所不同。⑤中心静脉导管：理想的管尖位置位于上腔静脉内，接近右心房。⑥肺动脉导管：肺动脉导管或 Swan-Ganz 导管顶端有一可充气的气囊，内含多个通道，可用于血流动力学的监测和氧合状态的评价。当气囊放气时，导管顶端应位于右侧或左侧肺动脉内，而在充气时，导管漂入远端的较小肺动脉分支，获得肺动脉楔压（pulmonary arterial wedge pressure，PAWP），在胸片上显示为导管顶端有一个 1cm 圆形的放射性透亮区，但若导管位置不当，则可引起肺梗死。

五、肺脏超声检查

长期以来，对肺脏疾病的诊断主要依据临床表现、动脉血气分析和胸部 X 线或 CT 检查，而超声检查一直被认为是其诊断"禁区"。但自 1990 年比利时学者尝试使用超声诊断新生儿呼吸窘迫综合征以来，各国学者陆续开展肺脏疾病超声诊断的临床研究。近年来我国刘敬教授等也对肺脏疾病超声诊断进行系列研究，取得较好的成果。目前超声已成为肺脏疾病诊断和治疗效果监测的一种重要手段，在个别先进 NICU 或重症医学领域，已出现使用肺超声替代胸部 X 线或 CT 检查而作为肺脏疾病一线诊断手段的新趋势。

肺脏超声诊断可涵盖多种肺部疾病，如气胸、肺炎、肺不张、胸腔积液、呼吸窘迫综合征、肺水肿、肺泡间质综合征和膈肌异常等，对肺炎和肺不张的恢复过程可进行动态观察，对长期氧依赖早产儿可进行肺部原因的鉴别，而超声引导下的支气管灌洗液留取和胸腔积液抽吸等也是肺脏超声检查的适应证。尽管如此，肺脏超声诊断也存在一定的局限性，尚有待进一步的深入研究。

六、气管插管和气管切开的监护

在监护室，危重新生儿常常需要进行气管插管或气管切开，若处理不当，可能会对新生儿呼吸功能造成严重的影响。对新生儿应选用不带气囊的气管插管或气管切开管，并应重视插管后或切开后的监护。

（一）气管插管的监护

记录管径大小，随时检查和记录插入深度，妥善固定，防止插管扭曲，防止滑动而损伤气道黏膜；头部稍后仰，定期转动头部，以变换插管的压迫部位，防止局部损伤；正确进行气管内吸痰（无菌操作），注意口腔清洁与护理。

（二）气管切开管的监护

气管切开后注意患儿的呼吸运动情况，并注意吸痰；套管固定方式要适当，若与呼吸机相连，则应用适当的支架支撑呼吸机管道，避免施加压力于套管上，以防压迫气管造成坏死；如应用金属套管导管，外套管每周更换 1 次，内套管每天消毒 2 次。

第二节　床边仪器监测

一、呼吸频率和幅度的监测

健康新生儿安静时呼吸规则，不费力，呼吸频率一般为 35~50 次 /min，但由于其呼吸中枢发育尚未完善，尤其是在患病时或早产儿，很容易出现呼吸节律不齐，甚至呼吸暂停，临床上常需要对其呼吸频率和幅度进行监测。呼吸监测仪可把探测到的呼吸信号转变成可见的呼吸波形，计算出呼吸频率，并在超过设定范围时进行报警。目前市场上有五类呼吸监护仪可供选择：

（一）压力感受床垫

在波纹状床垫里放置各种各样的压力感受管，并将之逐渐导向床垫中心的复式接头。当患儿呼吸时，体重分布发生变化，使压力感受管内的气体压力发生改变，然后通过装在复式接头内的热敏电阻监测呼吸。一般预设报警时间为 15 秒，患儿呼吸停止超过此时间时可引发报警。在使用本床垫进行呼吸监测前必须对其适当充气，过度充气或充气不足均可引起报警错误。本方法可监测到中枢性呼吸暂停，但未能探测到阻塞性或混合性呼吸暂停，因为后两者仍不时有呼吸活动或躯体大动作。当预设报警敏感度过高时，如心跳过快，同样可引起压力感受管内气体压力的变化，此时即使出现呼吸暂停，可能亦不会引起报警。

（二）压力感受衬垫

将压力感受衬垫置于培育箱或床底与婴儿床垫之间，亦可通过腰带绑于腹部，记录呼吸时体重分布的变化。适应证与缺点均与压力感受床垫相似，已过时，趋于淘汰。

（三）压力敏感球

球形感受器置于腹部皮肤近脐处或下腹部，感受腹部活动，产生压力变化。缺点同上。临床上 Graesby 呼吸监测仪即为此类监测仪。

（四）阻抗技术

是临床上最常用的呼吸描记技术，通过高频震动器发出一微弱低幅、高频电流，经由胸壁上的心电图电极，应用阻抗技术探测因呼吸而产生的在血液、肌肉、空气及电流之间的电阻变化，从而间接监测呼吸（潮气末二氧化碳分压测定法可直接监测呼吸）。本监测仪可连续进行呼吸和心率的非侵入性监测，简单方便无痛楚，但呼吸暂停假报警较多，如心跳过快、身体移动、体位改变和电极线脱落等均可引起读数异常或报警，电极位置放置不当、腹部呼吸或胸部呼吸受限时可经常发生报警，另外对阻塞性或混合性呼吸暂停探测效果亦不佳。

（五）呼吸感应性体积描记图

通过电感技术探测电感的变化，进而监测呼吸，有助于鉴别真正的呼吸暂停。在胸腹部同时放置感应线圈，通过对胸腹部的相对活动和安全装置进行分析，可监测到中枢性呼吸暂停，亦可探测到阻塞性呼吸暂停。较前述监测仪技术上有优势，缺点在于其气流的非侵入性监测技术上。鉴于吸气和呼气时鼻腔温度会产生一定的差异（一般为 0.3~0.5 ℃），临床上有人利用红外热成像技术，将红外相机或鼻腔热敏电阻器置于鼻腔内，监测吸气和呼气时鼻腔的温度变化而达到监测呼吸的目的。目前鼻腔红外热成像技术多用于研究目的，但对长期应用者不易固定。

目前，呼吸感应技术在临床上常用于预测猝死综合征或早产儿和足月儿有生命危险的非症状性呼吸暂停的普查性研究，其预测价值和预后判断价值尚有待进一步证实。若同时应用心电图监测心率、脉搏血氧计监测血氧饱和度时，可更准确监测真正的呼吸暂停。

厂家可提供的监测仪有单纯的呼吸监测仪和多功能监测仪，后者能够同时监测呼吸频率、呼吸波形、心率（和心电图）、血压、氧饱和度和体温，已逐渐得到广泛应用。鼻腔红外热成像技术可能有一定的应用前景。

二、脉搏血氧计监测

基于光电测定的原理，脉搏血氧计（pulse oximetry）监测技术为测定动脉血红蛋白的氧饱和度（SaO_2）提供了一种简便的方法。自 1975 年投放市场后，脉搏血氧计得到了广泛的应用，临床上主要用于持续、无创性测定动脉血红蛋白

的 SaO_2。利用脉搏血氧计测定的 SaO_2 符号为 SpO_2。脉搏血氧计可以瞬时和连续显示 SpO_2，与动脉血气分析一起可评价肺氧合作用。

（一）机制

脉搏血氧监测仪的发光二极管可发出红光（波长约为 660nm）和红外线（波长约为 940nm），在透过皮肤、指/趾甲、皮下组织及动静脉血后，分别被还原血红蛋白（Hb）和氧合血红蛋白（HbO_2）吸收，监护仪微处理器根据两者的比例，以每秒 600 次的速度计算出氧饱和度：$SpO_2 = HbO_2/(Hb + HbO_2)$，然后把 3~6 秒钟内的数据均化，以数字形式显示在显示屏上。监测电极分别置于四肢的相对应部位，光线穿过监测部位后，由另一侧的光敏感受器所接受，从而利于半导体光探测仪探测到动脉脉搏波形。大部分脉搏血氧计可以提供实时波形以证实已探测到动脉脉搏。

脉搏血氧计利用体积描记技术测量容积的变化，只能测定有搏动的动脉血氧饱和度，因为在心脏收缩期有搏动的动脉血管床扩张，血容量增加，光吸收量也随之增加，而静脉血、皮肤、骨及软组织等的光吸收量是恒定的，仅能作为一种基础值。碳氧血红蛋白和高铁血红蛋白亦可吸收这些红光和红外光，使测定结果偏高，因此当这两种血红蛋白含量较高时，应选用四波长光源脉搏血氧计或间断监测 SaO_2。

（二）监测部位

大多数脉搏血氧计要求脉搏压力高于 20mmHg 或收缩压 >30mmHg 才能正常监测，临床上常选用手指、脚趾、鼻梁和耳垂等作为监测部位，其中尤以前两者多用。对小婴儿，还可以选择手掌或脚板，甚至脚踝或手腕。两个电极分别置于监测部位的相对应部位。

（三）护理

避免强光及其他电子干扰，尤其是应远离红光和红外线这两种光线或其他光谱分析仪；感受器与患儿手指或脚趾监测部位的接触应松紧适度，接触太紧可影响血流，过松则会影响光敏感受器接收信号，两者均可造成读数错误；光敏感受器应置于手指或脚趾的发光电极相对应部位，否则光线可以直接照射到光敏感受器而造成读数错

误；感受器的大小和类型应与患儿及监测部位相适应，其外表弄脏时应用酒精搽洗干净；每 8 小时更换一次监测部位，以免皮肤过度受压，引起损伤。在作医疗记录时，除记录 SpO_2 读数外，内容尚应包括患儿体位、活动情况、心率、吸入氧浓度、供氧设备、呼吸机参数、探头类型与放置部位、患儿肤色、血氧仪报警设置以及同时监测的血气分析结果等。

（四）优点

结果尚准确，不需校准；可瞬时和持续监测 SaO_2 而不损害皮肤；价格便宜；容易使用；可减少血气分析的次数。SaO_2 对 SpO_2 读数有一定的影响，当 SaO_2 在 70%~99.9% 范围内时，若皮肤血液灌注良好、体温正常，SpO_2 读数一般仅有 2%~3% 的偏差，而对于 SaO_2 低于 70% 者测定结果不准确。动脉血氧分压（PaO_2）对监测结果的影响轻微，并可通过校正公式校正：

当 $PaO_2 < 60mmHg$ 时：$SpO_2 = 103.3\% \times SaO_2$

当 $PaO_2 > 80mmHg$ 时：$SpO_2 = 100.8\% \times SaO_2$

当 PaO_2 60~80mmHg 时：$SpO_2 = 101.9\% \times SaO_2$

（五）缺点

脉搏血氧计简单实用，但许多因素均可影响到其读数的准确性，在进行 SpO_2 解析时应该加以注意。

1. SpO_2 和 PaO_2 在氧解离曲线上并非直线关系。正常情况下，如 SpO_2 为 90%，PaO_2 约为 60mmHg；但在 SpO_2 读数为 95% 时，PaO_2 可介于 60~160mmHg，SpO_2 介于 91%~99%。临床上，为避免引起晶体后纤维增生，最好控制 SpO_2 在 90%~95%，大于 95%~96% 应报警并进行调控。

2. 体温、pH、$PaCO_2$ 和红细胞 2,3-DPG 等因素可影响 Hb 对氧的亲和力，引起读数误差，胎儿血红蛋白不影响检查的准确性。

3. 血流灌注不足时，包括低血容量、低血压、重度低体温、注射大剂量血管收缩药物以及动脉血管受压等，测定数值偏低。一般贫血对 SpO_2 读数无明显影响。

4. 皮肤局部颜色过深可使读数偏高，皮肤角化层过厚则可使结果偏低，红细胞增多症亦对结果有一定的影响，但高胆红素血症一般不会影响

其测定的准确性。

5. 某些染料,如亚甲蓝、靛蓝胭脂红和靛氰绿,以及黑、蓝或绿色指甲油等可影响光线的传输、吸收或分析,导致数值偏低。

6. 外部光线可干扰结果,如在室内强光(红光与红外线的比例为1)或红外线加热床下,SpO_2读数可仅为85%或无读数,因此在监测时应覆盖不透光物品以隔离强光。

7. 不同品牌的脉搏血氧计,其准确性有一定的差异。

三、呼出气二氧化碳监测

连续监测呼出气二氧化碳分压或浓度,可得到二氧化碳(CO_2)产量、呼吸道无效腔量、潮气量等重要参数,有助于了解患儿肺通气功能及代谢等情况,对机械通气参数的调整具有指导作用,也可减少动脉血气分析次数。

(一)潮气末二氧化碳分压测定

潮气末二氧化碳分压测定(determination of carbon dioxide partial pressure at the end of moisture)为一种无创伤性的床边检查,可监测患者通气情况,反映肺泡气二氧化碳分压(P_ACO_2),与动脉血二氧化碳分压($PaCO_2$)相关良好,绝对值接近,在机械通气中应用十分普遍,多用于成人患者,但也可用于新生儿。潮气末二氧化碳($etCO_2$)监测仪可通过数字或图像显示出呼出气中的CO_2量,以数字显示者为二氧化碳监测仪(capnometry),而以图像波形显示者为二氧化碳图像仪(capnogram)。

1. **工作原理** 测定方法有质谱仪法和红外线吸收(分光光度测定)法。质谱仪法可以测定气体样本中的氧气、二氧化碳及氮气含量,甚至麻醉药物(气体)含量也可测出。然而,由于仪器昂贵而复杂,临床应用有限,常用于同时对多个患者的监测,方法为先后采集每个患者的气体样本进行分析,故对患者的监测并非为连续监测。目前常用红外线吸收法,即利用红外线吸收特性来连续测定呼出气中CO_2的量,方法是通过比较呼出气中CO_2吸收的红外线量和无CO_2的对照气体所

吸收的红外线量来确定CO_2含量。此法简便、经济,可连续进行监测。

根据气体样本采集的方法,红外线吸收法又可分为侧流法、主流法及近端转流法三种,三者各有优缺点,但均可较好地监测$etCO_2$。近期Hagerty J.J.等发现,利用低流量侧流法监测技术可以较准确地监测新生儿$etCO_2$分压,提示对新生儿,应在气管插管的远端采集气样,测定结果可能会更为准确。既往在监测的过程中需要进行定时调校,但新型分析仪可以自行调校,从而可以纠正因体温、压力、氧化氮及氧气等所造成的测定误差,即使采用鼻插管术采集气体样本,亦可以准确地监测到$etCO_2$分压。

2. **正常值** 一般而言,$etCO_2$分压近似于P_ACO_2,P_ACO_2约等于$PaCO_2$。正常情况下,成人$PaCO_2$为4.7~6.0kPa,而通常$etCO_2$平均较$PaCO_2$低2~5mmHg,即$etCO_2$分压正常值为5.1kPa,正常$etCO_2$浓度为5%;对新生儿,$etCO_2$误差较大,可低于$PaCO_2$ 7.5mmHg。氧气的存在可使$etCO_2$分压测定结果偏低,而氧化氮则可导致结果偏高。

3. **临床意义** $etCO_2$水平的变化,不仅与肺部通气状态的改变有关,也与CO_2的生成(代谢)、转运(肺部灌注)及仪器的准确程度有关(表1-7-1)。

(1)如代谢和心搏出量不变,并且测定正确,则$etCO_2$浓度与肺泡通气呈反比关系,$etCO_2$增加表明存在肺泡低通气,$etCO_2$降低有高通气存在。

(2)在心肺复苏的过程中,监测呼出气体中CO_2浓度对判断肺部是否存在血液灌注极其有用。心搏停止时肺部无血液灌注,$etCO_2$降至0;若监测到呼出气中存在CO_2,则提示心脏收缩力及血液回流较好。另外,监测呼出气CO_2虽不能确定气管插管位置是否最佳,但对于确认气管内导管是否位于气道内具有很高的灵敏度。

(3)在肺栓塞、休克或心力衰竭时,循环功能较差,肺部血液灌注减少,$etCO_2$分压可急剧下降。

表 1-7-1　潮气末 CO_2（$etCO_2$）变化的常见原因

	$etCO_2$ 增加	$etCO_2$ 减少
通气	轻度低通气；重复呼吸，如当管路中的 CO_2 重新进入解剖无效腔时	中 - 重度低通气；高通气；呼吸道阻塞；生理无效腔增加（呼出气未与含有 CO_2 的血液接触）
灌注	在血流灌注受损后，转运到肺部的 CO_2 增加，如心肺旁路、心脏复苏后或休克后状态	肺灌注损伤，如肺栓塞及心搏出量下降，接近心脏停搏时
代谢	CO_2 生成增加，如发热、疼痛及创伤后高代谢状态，或抽搐、寒战所致的肌肉活动增加；注射碳酸氢钠溶液（暂时升高）；恶性高热	CO_2 生成降低，如体温降低，或应用镇静剂或麻醉剂过量，引起肌肉活动减少
设备	呼吸机管路漏气，潮气量输送减少；呼出气中存在 CO_2 吸收剂（麻醉系统）；部分气道阻塞导致通气减少	管路积水致采气减少；气管插管或气管切开管套囊漏气，呼出气泄露到周围空气；呼吸机脱管；插管误入食管或气管切开管移位；气管内插管阻塞或扭曲

（4）$etCO_2$ 与 $PaCO_2$ 密切相关，在进行机械通气时，监测 $etCO_2$ 分压可以指导调节通气，如调整每分钟通气量，减少抽血进行动脉血气分析的次数，并可作为停用呼吸机和气管拔管的指标。如停用呼吸机后，$etCO_2 > 5.5\%$（5.6kPa），提示不宜拔管。

（5）在监测初期，应同时采取动脉血进行血气分析，以了解 $etCO_2$ 与 $PaCO_2$ 的实际差异。若 $P_{(a-ET)}CO_2 > 5mmHg$，则需检查仪器安装是否正确、操作是否正常、气管插管位置是否正确，以及是否存在 $etCO_2$ 的影响因素。在某些特殊情况下，如发绀型先天性心脏病患儿在吸入麻醉后进行腹腔镜手术时，$etCO_2$ 与 $PaCO_2$ 的相关性甚差，值得注意。

（二）呼出气二氧化碳波形（二氧化碳图）

呼出气二氧化碳波形（exhaled carbon dioxide waveform）为吸入气和呼出气 CO_2 浓度与时间关系的曲线图。正常的 CO_2 图（图 1-7-1）的特点与

意义：在呼气初（A-B 段），离开气道的气体来自解剖无效腔，CO_2 浓度为 0；在 B-C 段，肺泡气混入无效腔气体，CO_2 增多，曲线呈明显的上升趋势；C-D 段为肺泡平台，呼出气的大部分表现于此段，表示气体来自肺泡；平台末端（D）的 CO_2 分压即为 $etCO_2$ 分压，是呼出肺泡气 CO_2 的最高浓度；随着吸入无 CO_2 的气流，曲线急转直下（D-E 段）。

CO_2 图波形与大部分呼吸波形相反，曲线向上弯曲部分为呼气，向下部分为吸气。通过分析波形的变化，可以判断心肺复苏是否有效、呼吸机参数是否合适，以及患儿呼吸中枢功能和呼吸功能状态。如波形逐渐升高并伴有通气不足，则 $etCO_2$ 升高可能是由于体温升高、通气不足、气道部分堵塞或存在外源性 CO_2 吸收剂所致；若 $etCO_2$ 突然降低或未达零值，提示气道漏气、呼吸机管道部分滑脱、气道部分堵塞或气管插管滑脱到咽喉部的可能；但若 $etCO_2$ 突然降近零值，则提示呼吸机通气严重失效，常见原因有插管至食管、

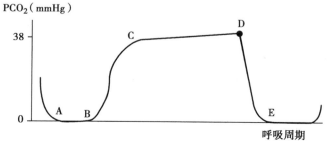

图 1-7-1　正常的 CO_2 图

A-B 段：零基线；B-C 段：$etCO_2$ 迅速上升；C-D 段：肺泡平台期；
D 点：$etCO_2$ 分压；D-E 段：$etCO_2$ 迅速下降

呼吸机脱管、呼吸机完全失效或气管内插管完全堵塞/扭曲。呼吸道堵塞时波形缺乏真正的肺泡平台或肺泡平台期延长,呼吸过慢和心脏震动时可见吸气期震动波,而应用神经肌肉阻断药、人机对抗或呼吸气流不均时可出现箭毒裂(图1-7-2)。

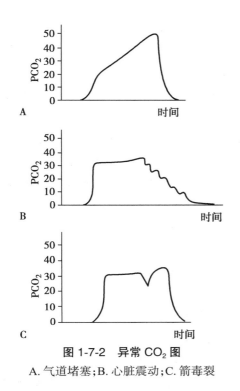

图 1-7-2　异常 CO_2 图
A. 气道堵塞;B. 心脏震动;C. 箭毒裂

1. 二氧化碳产量　对呼出气二氧化碳平均流速进行积分,即可得到每分钟 CO_2 产量,反映患者的代谢情况,依之可用来计算热量的补充。极低出生体重儿的正常 CO_2 产量为 (9.6 ± 2.1) ml/min。

2. 无效腔与潮气量比值的测定　健康者 <0.3,但 RDS 等患者比值明显增大。比值越大,预后越差。

3. 动脉血-呼气末二氧化碳分压差 [$P_{(a\text{-}ET)}CO_2$ 或 a-ADCO_2]　同时测定 $etCO_2$ 分压和 $PaCO_2$ 即可计算出本值,反映肺内通气血流比例(V/Q)的关系,可作为选择最佳 PEEP 的指标。正常情况下 $P_{(a\text{-}ET)}CO_2$ 应 <5mmHg。当 V/Q 增大时,$P_{(a\text{-}ET)}CO_2$ 增加;V/Q 正常时,$P_{(a\text{-}ET)}CO_2$ 也正常。PEEP 可减少肺内分流量,改善 V/Q,使 $PaCO_2$ 升高,$P_{(a\text{-}ET)}CO_2$ 降低;但若 PEEP 过大,心排血量下降,$PaCO_2$ 反而降低,$P_{(a\text{-}ET)}CO_2$ 增大,故 $P_{(a\text{-}ET)}CO_2$ 最小时表示 V/Q 最合适,此时的 PEEP 为最佳 PEEP。

$P_{(a\text{-}ET)}CO_2$ 与 $PaCO_2$ 的差距大小,主要取决于无效腔与潮气量之比。下列情况常可引起 $P_{(a\text{-}ET)}CO_2$ 增大:①生理无效腔增加:如 RDS、肺栓塞、肺循环压力降低、潮气量过大或 PEEP 过高等,使 CO_2 含量较高的血液到达通气肺泡的量减少或缺如,而来自无或少 CO_2 的无效腔呼出气增多,并混以来自正常通气血流比例的肺泡气,使潮气末 CO_2 “冲淡”;②肺泡排气不完全:如严重的低通气及高呼吸频率而低潮气量的机械通气;③监测技术错误:如患儿经口呼吸、取样部位离气道过远,或与进气口过近,呼出气漏到大气内时,可使呼出气混有无 CO_2 的气体。

四、经皮血气监测

在新生儿重症监护室里,为全面、准确地了解患儿病情的变化,常需要对其进行持续、快速而有效的监测,其中经皮血气监测对了解患儿肺氧合作用具有非常重要的作用。目前在临床上,对肺氧合作用监测的常用方法有以下几种:

(一)持续 PaO_2 监测

1. 机制　微型 Clark 极谱 PaO_2 电极置于 FG_4 或 FG_5 具有双腔侧孔的脐动脉插管管尖上,双腔之一插入电极丝,另一腔与普通脐动脉插管用途一样,可供采集血样用。微量电极尖为银或氯化银电极,外层包上氯化钾和可透气薄膜,可产生与管尖血氧张力相称的微量电流,通过光纤安培计读数。

2. 优点　结果可靠,约减少 1/2 的血气分析,减少输血可能,持续提供即时 PaO_2 数据,迅速了解患儿的氧合情况。对患严重呼吸道疾病患儿,尤其是对存在呼吸窘迫综合征的极低出生体重儿特别适用。

3. 缺点　电极容易发生偏离,需经常校正,血流缓慢时读数不准,每次动脉采血后最好进行读数校正,另外导管插入部位容易发生血栓,需加以注意。

4. 护理　应用 0.5~1U/ml 肝素生理盐水维持管道畅通,可保留监测 2 周左右。

(二)持续经皮血气监测

1. 机制　应用 Clark 极谱银-铂 PO_2 敏感电

极可持续监测动脉血氧分压（PaO_2）和动脉血二氧化碳分压（$PaCO_2$）。通过对皮肤预热至 44℃，使毛细血管动脉化，血液中的氧和二氧化碳可以从毛细血管加速扩散到达皮下组织，进而弥散到皮肤表面，通过测量电极和计算机处理，可以直接显示经皮氧分压（$TcPO_2$）和二氧化碳分压（$TcPCO_2$），测定值与实际的 PaO_2 和 $PaCO_2$ 很相近。但在测定之前，需进行两点法校准。

新生儿由于皮下组织中脂肪较少及皮肤较易预热至 43~45℃，测量结果较为准确。而对于儿童，由于皮肤较厚，常需要较高的温度才能使皮肤表面达到适当的血液灌注，误差相对较大。

2. 监测部位　监测部位不同，测定结果有可能有所差异。一般应选择多血管、少脂肪、活动少并能紧密粘贴电极的皮肤，如上胸部、腹部、肩部、大腿内侧或上臂内侧，四肢远端因易受血管收缩影响，结果误差可能较大。

3. 护理　由于测定时皮肤需要预热，若局部皮肤已发红，即应立即更换监测部位；一般上最少应每 4 小时更换一次，以免皮肤烧伤；并且每次更换后，均应再次进行校准。在监测初期，每 4 小时抽血查血气一次，然后根据血气结果校准监测值；在病情稳定后，每天进行 2~3 次血气分析即可。电极与皮肤接触的方法对测定结果有一定的影响，若在电极与皮肤之间滴入水一滴，可以排出其间的空气，提高测定准确性。

4. 优点　可同时对 CO_2 和 O_2 进行评价。在 $PaO_2<8kPa$（60mmHg）和 $PaCO_2<6kPa$（45mmHg）时结果可靠，准确反映 PaO_2 和 $PaCO_2$ 的动态变化。可持续监测病情变化，如对插管阻塞、气胸的早期变化以及在体位改变、吸痰或呼吸机参数调整后，若 $TcPCO_2$ 升高而 $TcPO_2$（或 SpO_2）下降，提示存在肺泡低通气。联合监测 PaO_2 时，可在一定程度上判断血流对组织的供氧能力及微循环灌注情况。一般情况下，若组织灌注正常，则 $TcPO_2$ 和 PaO_2 变化一致，读数误差低于 15%；如 $TcPO_2$ 降低，表明存在低氧血症，PaO_2 基本正常而 $TcPO_2$ 降低，表明组织血液灌注不足，常见于休克或心力衰竭早期。患儿存在动脉导管未闭或右向左分流时，可表现出上肢 $TcPO_2$ 高于下肢。

5. 缺点　监测部位的皮肤温度及血液灌注对经皮血气监测的结果有很大的影响。若皮肤预热不足，PaO_2 测定值可显著低于实际值，尤其是当 PaO_2 处于高上限范围时；而由于皮肤预热的影响，监测仪 $TcPCO_2$ 读数常高于实际数值 1/3，即 $PaCO_2$ 实际值 = $70\%~75\%TcPCO_2$。若皮肤预热过度或更换不及时，可致局部皮肤烧伤或色素沉着，尤其是在早产儿更易发生。当心排血指数 $<2L/(min \cdot m^2)$ 时，外周微循环灌注不良，$TcPO_2$ 可低于 PaO_2 的 1/2，$TcPCO_2$ 则升高，此时经皮血气不能反映实际血气。其他情况，如新生儿低血压并应用血管扩张剂后、贫血、酸中毒、低体温、足月儿皮肤较厚或水肿时，$TcPCO_2$ 偏低；在早产儿，其皮肤常薄而肋骨突出，若所选监测部位影响到密封效果，可致空气进入，引起 $TcPO_2$ 偏高，$TcPCO_2$ 偏低。另外，不同年龄、不同种族对本测定亦有一定的影响。由于经皮血气监测不时需要调校，而每次调校均约需时 20 分钟，影响了监测的连续性。

（三）持续脉搏血氧监测

持续肺动脉高压（PPHN）新生儿常需要对其进行 PaO_2 的持续监测，若能插管至主动脉下段，则监测效果最为理想。对动脉导管未闭（PDA）的患儿，若想了解右向左分流量及肺动脉压力情况，可进行脐动脉血 PaO_2 测定、动脉导管前的 PaO_2 测定（右桡动脉插管血或右胸部的经皮监测），以及右手（动脉导管前）和足部（动脉导管后）的经皮氧饱和度测定。

患儿出院回家后，亦可利用家庭式经皮氧饱和度监测仪和家庭式呼吸暂停 - 心率缓慢监测仪进行呼吸暂停的监测，尤其是对患有慢性肺疾病的早产儿和有危及生命的呼吸暂停发作病史的新生儿，可以明显降低发生猝死综合征的可能。

（四）混合静脉血氧饱和度监测

1. 机制　本监护仪有三个组成部分，即光纤维肺动脉导管、光学组件和监视器。光纤维肺动脉导管利用反射比分光光度测定法原理来测定混合静脉血氧饱和度（SvO_2），其构成较为复杂，除光纤维外，还包括采样、注射和测定血压、心搏出量与肺动脉楔压的部件；而光学组件中的发光二极管可发出多种波长的光线,光线通过光纤维束后被传送到肺动脉血,然后经过氧合血和非氧合血吸收,再通过另一条光纤维丝反射回光学组件中的光探测器,最后微处理器分析传回的反射光比例,计算出血红蛋白的氧饱和度,显示在监视器上。

2. **参考值**　在监测之前,需要进行预调和校正。正常情况下 SaO_2 为 95%~100%,SvO_2 为 75%,表明有 25% 的氧为组织所利用,而 75% 的血红蛋白在回流至右心房时仍为氧所饱和,仍有一定的氧贮备。一般而言,组织氧摄取率相对恒定,为 25%;当 SvO_2>65% 时表明氧贮备适当;50%~65% 时氧贮备有限;35%~50% 时氧贮备不足;<35% 时表明组织氧合不足。由于 SvO_2 测定可有 6% 的误差,临床上应尽量维持 $SvO_2 \geqslant$ 71%。

3. **适应证**　SvO_2 监护为创伤性检查,价格昂贵,并不适用于所有危重儿,通常仅在发生以下几种情况时试用 SvO_2 监护:①肺功能严重受损,需要高水平的通气支持(如 PEEP>10cmH$_2$O,FiO$_2$>0.6),或使用的通气模式可影响到组织氧供应,如压力控制反比通气;②心功能严重受损,需要反复应用血管收缩药物或强心药物,或需要多种药物同时应用才能维持正常的血流动力学,或需要大量扩容;③多器官功能不全综合征(MODS);④全身炎性反应综合征(SIRS),伴败血症或疑有败血症可能;⑤严重外伤。

4. **临床意义**　SvO_2 为来自全身血管床的混合静脉血氧饱和度的平均值,不能反映特定器官的灌注状态,但能反映全身的氧供应和氧需要的平衡状态,可用于判断组织的氧合状态,主要与心肺功能有关。

临床上 SvO_2 降低(<60%)常见于心脏功能不全或呼吸功能不全。若同时监测经皮氧饱和度(SpO_2)和 SvO_2,可鉴别 SvO_2 降低的原因是心源性还是肺源性。若 SpO_2 正常,可排除组织氧输送不当的肺部疾病;但若 SpO_2 同时降低,则首先应考虑有否肺部病变加重或呼吸机出现技术故障,如脱管和参数不当等。如已排除肺部原因,则需系统评价心脏功能,测定心搏出量,注意心率、每搏输出量,尤其是心脏前/后负荷及收缩力。其

他情况,如发热、烦躁、疼痛和抽搐等,可增加组织氧需要量,亦可引起 SvO_2 下降和无氧代谢增加,需及时纠正。因此临床上除力求达到理想的组织氧供外,尚需努力降低组织氧需求,以达到氧供需平衡。

在下列三种情况下可见 SvO_2 升高(>80%):①氧供应量增加,常伴有 SpO_2、PaO_2、心搏出量增加或血红蛋白浓度升高;②组织氧需要量下降,如体温下降、麻醉、镇静剂过量和睡眠状态;③组织氧利用下降,最多见,如氧解离曲线左移(血红蛋白对氧亲和力增加),重度败血症时血管扩张、血流分布不均(毛细血管血流减少),以及硫氰酸盐中毒或内毒素性毒血症时组织氧利用受抑等。

(五)混合静脉血氧分压

混合静脉血氧分压(PvO_2)为全身组织氧合的非特异指标,代表所有组织混合氧浓度的情况,正常应 >4kPa,临床上常用于计算总耗氧量和氧摄取率。为使测定准确,通常从肺动脉导管远端取血分析,因在近端取血时,上腔静脉血与下腔静脉血尚未充分混合;另外,在抽取血液时,速度不能过快,也不能在远端气囊充气时取血,否则血标本可能会混入已氧合的肺毛细血管血,使氧分压升高。

(六)双重血氧监测

脉搏血氧监测和混合静脉血氧饱和度监测同时进行时称为双重血氧监测。其主要优点有:①若 SvO_2 发生变化,可立即客观地评价这是否是由于肺部病变或心脏问题所引起,不必仅作推测或等待到动脉血气分析结果回报以后。当 SvO_2 下降时,若同时伴有 SpO_2 降低,提示肺部疾病引起氧转运障碍;若 SpO_2 稳定,则提示机体氧摄取增加,可能是由于心脏功能下降所引起。②用于计算氧摄取指数(oxygen extraction index,O_2EI)和肺内分流。O_2EI 可按以下计算公式计算:$O_2EI = (SpO_2 - SvO_2)/SpO_2$。当 SpO_2 读数 $\geqslant$ 90% 时,O_2EI 计算结果准确,若显示 O_2EI 升高,即提示机体从血液中摄取氧很多,导致回流至心脏的静脉血氧减少。计算肺内分流时用通气-血流指数(ventilation-perfusion index,VQI)表示,$VQI = (1-SpO_2)/(1-SvO_2)$。

五、气道图分析

气道图分析（airway graphic analysis，AGA）是一种近年才建立起来的新型监测技术，可单独作为一种床边监测仪器，也可以作为零件置于呼吸机内。后者是把经过精细调校的呼吸速度计放置于气管插管内，有助于测量患儿，甚至是最小的早产儿的气道压力、气体容积和气体流速等，对判断呼吸机状况（如呼吸机触发情况、呼吸周期、呼吸机缺陷和气流型式）、选择呼吸类型以及了解患儿的病理生理（如顺应性、气道阻力）与人机相互作用等亦有一定的指导作用。有研究表明，当呼吸速度计置于患儿与呼吸机 Y 形回路时，测量结果最理想。

临床上最常用的波形是压力、气体流速和容积波形，称为向量图。基线上方为正值，与吸气相对应；基线下方为负值，与呼气相对应；水平轴代表时间，以秒为单位；垂直轴为测量值，以其常规单位作为测量单位。通过分析气道图的各种变化，可以确立呼吸支持型式，改善人机协调，降低呼吸功，以及计算出许多与呼吸力学有关的生理指标。

六、胃张力计监测组织二氧化碳分压

胃张力计（gastric tonometry）是一项相对无创伤性技术，其方法为：在对监测囊充满液体后，将之放置于胃内，通过监测其与胃（肠）黏膜之间的 CO_2 平衡，测定胃（肠）黏膜的 CO_2 分压（PCO_2），进而监测胃肠黏膜的 pH 及细胞中的能量平衡。一般情况下，由于 CO_2 可以自由地在组织内扩散，可使胃肠液 PCO_2 与胃肠黏膜 PCO_2 相近，肠黏膜 HCO_3^- 浓度也与动脉血相似。当氧代谢率由细胞呼吸商决定时，组织可正常产生 CO_2，但在低氧血症时，因无氧代谢增加，CO_2 产生也增多，大量的 H^+ 在细胞质内堆积，并被组织中的碳酸氢盐所缓冲。

胃肠黏膜的 pH（pHi）可用 Henderson-Hasselbalch 公式计算：$pHi = 6.1 + (\log [HCO_3^-] / \alpha$ 黏膜 PCO_2），其中常数 α（0.03）为黏膜 PCO_2 与黏膜 CO_2 浓度的转变系数。当肠道缺血时，黏膜 HCO_3^- 可明显低于动脉血 HCO_3^-，此时计算结果低于实际结果；但当肠系膜梗死而实际 pH 又低于 7.0 时，计算结果会偏高。临床情况复杂多变，为区别全身酸碱平衡状况与局部缺血的不同影响，消除动脉血 CO_2 分压的影响，应计算标准 pHi：标准 $pHi = 7.40 - \log$（胃张力计 PCO_2 读数 /$PaCO_2$）。成人 pHi 正常值为 7.39 ± 0.06。

大量的动物实验和临床研究表明，胃和结肠黏膜的 pHi 具有显著的正相关关系。在缺血发生后 30 分钟内，胃和结肠黏膜 pHi 即可发生同步而显著地下降，提示单一胃黏膜位点 pHi 的监测值变化即可反映整个胃肠道黏膜 pH 的变化，反映胃肠道血液灌注情况的变化。pHi 降低提示黏膜缺血，常为病情严重的最早迹象，而其余整体监测指标的变化一般在数小时到数天后才会出现，如动脉血 pH 与黏膜 pH 同时降低，即提示患儿已发展为全身性代谢性或呼吸性酸中毒。一般认为胃肠道黏膜 pHi>7.32 时预后较好，<7.32 时预后较差。因此胃张力计监测可早期发现微循环障碍和指导治疗，有助于危重儿的预后判断。

胃张力计监测作为临床上的一种监测手段，亦有其应用的适应证与禁忌证。在术中及术后监测、心脏手术、外伤、肝移植、应激性溃疡、败血症和机械通气患者撤机过程中，甚至对监护室内一般患者的监测，均可利用胃张力计来进行监测。但当患儿存在以下情况时不应进行胃张力计监测：鼻咽部堵塞，颌面部外伤，食管梗阻，食管狭窄，食管肿瘤，食管憩室，气管食管瘘，近期胃食管大出血及难以控制的严重凝血障碍性疾病等。

第三节 肺功能检查和监测

一、通气功能

肺泡通气的目的在于从大气中获取氧气，并把二氧化碳排到大气中。肺泡通气量为潮气量减去无效腔量之后与呼吸频率的乘积。胎儿在宫内时呼吸微弱，肺泡通气量极少；但在出生后，新生儿气道阻力明显降低，尤其是在生后头 2 小时内，肺功能残气量更是明显增加，到 3 小时时即可达到新生儿的最大值。与此同时,在生后头 24 小时内,随着肺液逐渐被吸收,肺顺应性不断增加,肺泡扩张,肺通气功能不断改善。任何可以引起新生儿气道阻力改变或影响其肺泡扩张的原因均可引起新生儿的通气功能障碍,从而导致肺泡通气量下降,动脉氧分压降低,排出二氧化碳减少,动脉血二氧化碳分压升高。

(一)气道阻力增加(阻塞性通气障碍)

气道阻力增加较为常见。气道阻力与气管内径、长度、形态、气流速度和形态等有关,其中影响最明显的是气道内径,呈四次方的负相关。新生儿气道直径小,气管和细支气管直径分别为成人的 1/3 和 1/2,气道阻力明显增大;毛细支气管平滑肌薄而少,支气管壁软弱,容易塌陷,可引起阻力增加;肺泡间 Kohn 孔缺乏,无侧枝通气,亦可影响其通气功能。临床上,新生儿呼吸道梗阻主要是由黏膜肿胀和分泌物堵塞所引起,黏膜厚度的轻度增加,对呼吸的影响就很严重。在决定对新生儿放置经鼻胃管及进行气管插管时,即应考虑到对新生儿呼吸道阻力与呼吸功能的潜在影响。

(二)肺泡扩张受限制(限制性通气障碍)

1. **肺外病变**　包括脑部病变、药物性呼吸中枢抑制、神经肌肉疾病和胸肺部顺应性降低等,可使肺泡不易扩张和回缩,通气量下降。临床上常见于胸腔积液、积气、膈疝、脑炎、脑疝或过多使用镇静镇痛药物时。对新生儿,若腹部包裹过多过紧,引起膈肌活动受限,亦可影响呼吸功能。

2. **广泛性肺实变**　如肺透明膜病、肺炎、肺不张及慢性肺疾病等。

3. **机械因素**　新生儿胸廓呈圆形、水平位,胸骨软弱,不易扩张而形成胸腔负压;呼吸肌发育不良,容易疲劳与衰竭;呼吸频率快,横膈下降程度小,均可影响到肺泡的通气而利于限制性通气不良的发生。

二、换气功能

换气是指肺泡与肺毛细血管网血流之间氧与二氧化碳气体交换的过程。肺泡通气与血流比例(V/Q)失调,弥散功能障碍和肺内循环短路增加均可影响肺泡的换气过程,导致呼吸衰竭,其中前两者为肺泡气体交换的主要影响因素。

(一)通气与血流比值

1. **正常值**　正常情况下,成人肺泡通气为 4L/min,心搏出量为 5L/min,对整个肺部而言,其通气与血流(V/Q)比值为 0.8;新生儿刚出生时 V/Q 比例较高,为 1.0,24 小时后与成人相似,降为 0.8。

2. **通气与血流比例分布的不均一性**　理想状态下,肺泡通气与血流相称,V/Q 比例达到 1.0;但由于肺脏各部分肺泡的通气、血流并非均匀分布,必然造成 V/Q 比例的不同变化。肺脏的血流分布不均与肺脏系统内的动脉、静脉和毛细血管之间的相互作用,以及重力作用有关。体位改变可影响血液在肺部的分布,如直立位肺底部血流最多,仰卧位肺背部血液较多,左侧卧位左侧肺部血流分布增多;活动和心搏出量增加,肺血流灌注也会增加。此外,PEEP、血管扩张剂及影响心肌收缩力的药物亦可对肺血流产生一定的影响。一般情况下,肺尖部胸腔内负压较大,肺泡扩张较明显,含气较多,而血流灌注相对较少,V/Q 比例可高达 3.0;但肺底部肺泡含气较少,并且在吸气时经肺压改变较大,血流灌注较多,V/Q 比例可低至 0.6。

临床上,对于单侧性或非对称性肺部疾病,可通过改变体位,使病变侧肺部位于上面、相对健康侧肺部位于下方,减少肺循环的功能性分流比例,改善通气血流比例,最终改善氧合,降低吸入氧浓度和 PEEP 水平,达到治疗目的。然而,在经过一段时间后,由于呼吸道分泌物亦可因体位的关系而流向健康侧肺部,引起肺不张和气道堵塞,这种良性作用会逐渐减弱。与此同时,由于下侧肺部、膈肌及胸壁活动相对较少,在一定程度上亦降低了体位改变所能产生的氧合改善作用。因此,在应用此方法时需具体情况具体分析,密切观察患儿氧合情况的改变,对患儿反应作出适当的评价。

3. **通气与血流比例降低**　肺有效血流量是指参与气体交换的肺毛细血管血流量,在新生儿为 160~230ml/(kg·min)。当肺部发生改变,如实质性肺疾病、肺不张及支气管痉挛等时,有效肺泡通气量下降,肺泡毛细血管血流量仍可正常,但部分静脉血未经充分氧合而直接流入动脉内,引起功能性分流,导致 V/Q 比例下降。使用血管扩张剂时也可引起分流增加,V/Q 比例下降。功能性分流量测定的黄金标准为通过肺动脉插管测定混合静脉血而求得。

正常情况下,因各部分肺泡的通气不均而引起的功能性分流约占肺血流量的 3%;由于解剖上的原因,正常人亦有 2%~5% 的解剖性分流。

4. 通气与血流比例增高　某些肺部疾病,如肺栓塞、呼吸窘迫综合征等,肺泡通气正常,而血流量下降,吸入的空气很少或没有参与气体交换,犹如增加了肺泡的无效腔量(无效腔样通气),可引起 $PaCO_2$ 升高。其他如心搏出量下降或急性肺动脉高压引起肺灌注降低,机械通气时所应用的潮气量或压力过大,导致肺泡压力超过毛细血管压力,以及败血症或烧伤等引起毛细血管大量破坏和血管内凝血时亦可引起生理无效腔量增加,导致 V/Q 比例升高。临床上常表现为每分钟通气量和呼吸功增加。正常解剖无效腔量为 2ml/kg,生理无效腔量占潮气量(V_T)的 30%。

(二) 肺泡弥散功能

与单位时间内弥散量的大小、肺泡膜两侧的气体分压差、肺泡膜面积、气体弥散常数以及血液与肺泡的气体接触时间有关。由于二氧化碳通过肺泡-毛细血管膜的弥散能力为氧气的 20 倍以上,影响肺泡的弥散功能时主要是影响氧气的弥散,因此一般临床上的弥散功能障碍大多指氧的弥散障碍。

(三) 肺循环短路增加

正常人肺内有一部分静脉血经支气管静脉和极少数的肺内动静脉交通支直接进入肺静脉,称为肺循环短路或右向左分流。此外,心内最小静脉的静脉血也可直接流入左心,属于解剖分流。肺部的某些病变,或先天性心血管异常可增加解剖分流。正常人的动静脉分流总量 <5%,但在监护室里,分流是低氧血症的最常见原因。

健康新生儿由于同时存在通过胎儿血管循环的分流和肺内分流,其总的右向左分流估计量远较成人为大,头 1 小时内约为心排血量的 24%,一周后仍有 10%。对刚出生的早产儿和肺血管阻力升高的新生儿,通过胎儿血管循环的分流占主导地位,而在其他早产儿和 RDS 新生儿,肺内分流引起通气血流比例降低就显得更为突出。由于新生儿血流量有限,由右向左分流引起的低氧血症并不能通过吸入 100% 的纯氧来纠正,但可通过改善通气来降低二氧化碳分压。

三、气体代谢

肺内气体交换是指肺泡内气体与肺泡毛细血管血液中气体的交换,主要是指氧与二氧化碳的交换,其效率的高低主要取决于通气与血流比例(V/Q)以及肺泡弥散功能,动脉血氧和二氧化碳的测定是评估气体交换的总指标。

(一) 通气与血流比例的影响

1. 当 V/Q<0.2 时,氧与二氧化碳分压改变不明显,而大于此值时,氧分压明显增高,二氧化碳分压则明显下降。但当 V/Q>1.0 时,氧含量增加有限。

2. 当 V/Q ≥ 1.0 时,毛细血管末端血氧含量较高,并且不受吸入氧浓度的影响;对 V/Q 为 0.1 的肺单位,提高吸入氧浓度并不能相应升高毛细血管末端血氧含量;而当 V/Q ≤ 0.01 时,若吸入氧浓度低于 50%,毛细血管末端血氧含量增加也很少。

3. 当 V/Q = 1,而混合静脉血氧分压由 1.33kPa 增加到 8.00kPa 时,毛细血管末端血氧分压可由 5.33kPa 升高到 17.10kPa;但若 V/Q 大于或小于正常值,毛细血管末端血氧分压受混合静脉血氧分压的影响则较少。心排血量对混合静脉血氧分压和毛细血管末端血氧分压也有一定的影响。

(二) 弥散功能的影响

肺泡内气体与肺泡壁毛细血管血中气体的交换是通过弥散来完成的,任何影响弥散功能的因素均可造成气体交换的障碍。

1. 弥散途径　在肺泡内氧气与二氧化碳的弥散过程可分为三个步骤,即:①肺泡内气体弥散,氧气的弥散速度较二氧化碳稍快;②气体通过肺泡毛细血管膜的弥散,二氧化碳的速度为氧气的 20 倍,弥散面积、弥散距离以及血流与肺泡的气体接触时间均可对其造成一定的影响;③气体与血红蛋白的结合。

2. 影响肺弥散量的因素　包括身材、年龄、性别、体位、运动、体温、吸烟、血红蛋白、胸腔压、肺泡气氧分压与二氧化碳分压、高原、餐后和高温等相关。

3. 弥散功能对气体交换的影响　在正常情况下,灌注的肺泡毛细血管血液有充分的时间与肺泡中气体接触,足以完成氧与二氧化碳的交换。但实际上,由于二氧化碳弥散速度快,肺泡毛细血管血液中的大部分二氧化碳在总通过时间的最初 20% 时段内即已完成以上弥散过程,而 95% 的氧气需要有 30% 的总通过时间才能完成。因此,当血液流过肺泡毛细血管的时间缩短,短于气体平衡所需要的时间时,如见于剧烈运动或肺血管床减少,即可引起低氧血症。二氧化碳通过肺泡毛细血管膜的弥散速度为氧气的 20 倍,故发生弥散功能障碍时主要是影响氧气的交换。因之而产生的低氧血症,可通过吸入高浓度氧、克服增加的弥散阻力而得以纠正。

(三)血气分析与肺气体交换

动脉血气分析可用于测定和评价新生儿的氧合、通气和酸碱平衡状态,对临床治疗和预后判断均具有较为重要的意义。新生儿有与成人不同的病理生理特点,在对其进行血气分析时,应充分考虑到其本身的血气特点。

1. 动脉血氧分压(PaO_2)　是观察低氧血症的灵敏指标,正常应维持在 6.67~12kPa。PaO_2 降低常见于通气或换气功能障碍,在高海拔低大气压下或存在心内右向左分流时 PaO_2 也可降低。在进行氧疗时,应控制 PaO_2 不超过 12kPa,以防诱发晶体后纤维增生,但对出生体重低于 1 000g 的超低出生体重儿,PaO_2 不超过 10kPa 时会更为安全。对于病情严重的机械通气新生儿,若 PaO_2 能维持在 5.6~8.6kPa,则可不必提高吸气峰压。

2. 动脉血二氧化碳分压($PaCO_2$)　是衡量肺泡通气的指标,正常为 4.6~5.4kPa,当通气不足时,可引致 $PaCO_2$ 升高。如 $PaCO_2$ 升高过快,提

示可能出现呼吸衰竭,此时常伴有 pH 下降,需要进行间断正性压力通气(IPPV);但若 $PaCO_2$ 变化缓慢,或 $PaCO_2$ 稳定于正常值上限而 pH 又处于可接受范围时,仍可进行保守治疗。允许允许性高碳酸血症的存在,可以不必提高患儿的吸气峰压(PIP),从而降低慢性肺疾患的可能。由于 $PaCO_2$ 每升高 1kPa,脑血流量即可增加 30%,临床上应重视对 $PaCO_2$ 的监测。

3. pH　对于极低出生体重儿,pH 应维持在 7.25 以上。若 pH<7.15,则生理功能如心肌收缩力、膈肌活动,可受到严重影响。

血气标本的采集方法对血气分析结果的准确性有一定的影响。在采集时应避免混入空气、静脉血及血管插管冲管液。若已混入空气,应在 2 分钟内排出,否则可引起 PaO_2 升高、$PaCO_2$ 降低和 pH 轻度上升;混入静脉血时可引起 PaO_2 降低,而在血样采集前抽去血管插管容量的 3~6 倍血量(最少 2 倍),可以避免血管插管冲管液对血气结果的影响。血样采集时最好选用玻璃注射器,并在采集后尽早进行检测。有研究显示,应用玻璃注射器采血,血样在室温下放置 30 分钟,其 pH 可降低约 0.02,$PaCO_2$ 上升约 0.9mmHg,而 PaO_2 降低约 7.5%;若降低血样的保存温度,误差会缩小;若应用塑料注射器采血,由于存在气体交换,可对 PaO_2 产生一定的影响。

4. 肺泡气 - 动脉血氧分压差[$P_{(A-a)}DO_2$,或 A-aDO_2]　可以评价通气 - 血流的关系,评估右向左分流的总量。A-aDO_2 对评估呼吸衰竭很重要,增加说明低氧血症由 V/Q 比例不均、心内或肺内分流或弥散功能不全所引起,正常者则提示单纯由通气不足引起。新生儿存在轻度生理分流,A-aDO_2 正常值为 3.33kPa(25mmHg)。

5. 氧合指数(OI)　OI = 平均气道压力(cmH_2O)/ 导管后 PaO_2(mmHg)× FiO_2 × 100。对临床治疗和预后判断有一定意义,若 OI>25,死亡率可达 50%;OI>60,则死亡率高达 80%。

新生儿肺功能在不同年龄阶段有所不同,其参数随日龄而逐渐改善,早期早产儿各项肺功能参数落后于同期足月儿,即使在矫正胎龄 40 周时,仍不能达到足月儿水平,甚至到达成人阶段,

两者仍可能存在一定的差异,在进行肺功能评估时应予以注意。

四、肺功能的监测

通过对新生儿肺功能的监测,可以最大限度地降低因过度通气引起肺损伤或因通气不足引起或加重肺不张的可能。监测时以不影响到患儿的机械通气为限。临床上的监测方法有多种,对新生儿,常通过呼吸流量计间接测定或风速计间接定量测定通气量和潮气量,但近期也有人利用多呼吸冲刷(multiple breath washout)技术或呼吸感应体积描记术(respiratory inductance plethysmography)进行肺功能监测,个别机构甚至应用电磁 / 光电体积描记法(electromagnetic and optoelectronic plethysmography)、电阻抗断层成像(electrical impedance tomography)或电阻抗分层成像(electrical impedance segmentography)进行肺功能检查。

(一)肺容量的监测

1. 潮气量(tidal volume,V_T) 气道峰压、吸气气流停止流动和最大吸气潮气量三者同时发生,V_T 与吸气压力呈正比。正常情况下,与每分钟通气量一样,可因性别、年龄和体表面积不同而有所差异,正常成人 V_T 为 10ml/kg,而新生儿远较成人为小,仅为 4~7ml/kg。临床上许多因素可以影响到潮气量,如气管插管或气管切开后,气道管径缩小、阻力增加,潮气量减少;RDS、肺水肿、肥胖及腹水时呼吸浅快,潮气量减少;药物致呼吸中枢抑制、肺实质病变、重症肌无力和气道阻塞性疾病等时,通气不足,潮气量下降明显;但在代谢性酸中毒、颅内压升高和高通气综合征时,潮气量会明显升高。对伴有慢性肺疾病的极低出生体重儿,置于俯卧位时可以提高潮气量,改善动脉血氧饱和度。

2. 肺活量(vital capacity,VC) 成人正常 VC 为 65~75ml/kg,急性呼吸衰竭时常 <25ml/kg,当 <10~15ml/kg 时,应考虑机械通气。新生儿的 VC 较难测定,但可在其哭闹时测定肺容量,作为近似值。新生儿哭闹时最少肺容量为 20~30ml/kg。

3. 每分钟通气量(minute ventilation,MV) 为潮气量与呼吸频率的乘积,正常成人 V_T 为 400~500ml,每分钟通气量为 6~10L/min,RDS 新生儿 V_T 为 4~6ml/kg,每分钟通气量为 250~400ml/(kg·min)。每分钟通气量是维持正常的 pH 和 $PaCO_2$ 的重要基础,可以反映患者的代谢或呼吸状态,其数值的增加常是呼吸窘迫的早期表现,但在进行机械通气时,因无效腔量增加,其每分钟通气量也会增加。当成人每分钟通气量 >10L/min 时提示通气过度,而 <4L/min 时提示通气不足,可造成低氧血症和 CO_2 潴留,患者也难以撤离呼吸机。

(二)功能残气量

功能残气量(functional residual capacity,FRC)为在正常呼气末时肺部的残余气量,即肺泡内气量与解剖无效腔内气量之和。RDS 新生儿为 3~20ml/kg,成人为 40ml/kg,或占肺总量的 35%~40%。FRC 可因体位改变而受到影响,在急性呼吸衰竭时,肺间质水肿、肺弹性回缩力和肺顺应性降低,FRC 也会减少。而在机械通气时,PEEP 或 CPAP 可增加 FRC,纠正顽固的低氧血症。

(三)顺应性

顺应性(compliance,C)是指弹性体在外力作用下发生形变的难易程度。弹性体的顺应性大表示其变形能力强,即在较小的外力作用下能引起较大的变形。对空腔器官来说,顺应性大则表示其可扩张性大,即在较小的跨壁压作用下就能引起较大的腔内容积改变。呼吸系统顺应性包括胸廓顺应性(compliance of thorax,C_T)和肺顺应性(lung compliance,C_L),与胸廓和肺脏的弹性阻力(elastic resistance,R)密切相关。顺应性与弹性阻力(R)在数值上互为倒数,所以顺应性越大,表示弹性阻力越小;顺应性越小,表示弹性阻力越大。胸廓顺应性(C_T)是指单位跨壁压引起胸廓容积变化的大小,与胸廓弹性阻力(R_T)呈反比;C_T= 胸廓容积变化($\triangle V_T$)/ 跨壁压($\triangle P_T$)= 1/ 胸廓弹性阻力(R_T)。新生儿,尤其是早产儿胸廓肋骨为软骨,胸廓顺应性很好,胸廓极易变形。肺顺应性(C_L)是指单位跨肺压引起肺容积变化的大小,与肺弹性阻力(R_L)呈反比;C_L= 肺容积变化($\triangle V_L$)/

跨肺压（$\triangle P_L$）= 1/肺弹性阻力（R_L），$\triangle P_L$ 为肺内压与胸内压的差。由于新生儿胸廓弹性阻力极小，其呼吸系统总顺应性基本上与肺顺应性相等。

顺应性可分为静态顺应性（static compliance, Cstat）和动态顺应性（dynamic compliance, Cdyn）两种，前者反映了肺组织的弹性，后者受肺组织弹性和气道阻力的双重影响。Cstat 是在应用反射性阻塞技术引起气体停止进出肺部时所测得，最能反映肺组织的顺应性，降低时提示肺实质、胸膜腔或胸壁异常；升高时则提示肺部弹性组织受到破坏，如肺气肿等。胸廓弹性增加也可见于伴急性肺损伤的机械通气患儿，这可能与患儿腹胀有关。Cdyn 是在进行潮式呼吸或机械通气时气体进出肺部的过程中所测得，较静态顺应性小 10%~20%，反映肺组织顺应性和气道阻力，降低时提示肺顺应性降低或气道阻力增加。

在呼吸衰竭、限制性肺部疾病、肺水肿、肺炎和小气道病变时可见肺顺应性降低，对机械通气患者，如在使用 PEEP 后肺顺应性增加，说明 PEEP 使用适当。在机械通气过程中，若能测定平台压和吸气峰压，即可计算出静态总顺应性（有效静态顺应性）和动态总顺应性（有效动态顺应性），对判断急性呼吸衰竭的病因、进行病情观察及机械通气具有重要的指导意义。

公式（1）：$C_{TL} = \triangle V_{TL} / \triangle P_{TL}$

C_{TL} 为总顺应性，$\triangle V_{TL}$ 为容积变化量，$\triangle P_{TL}$ 为压力变化量。

公式（2）：$Cstat = V_T / (Pstat - PEEP)$

Cstat 为静态总顺应性，V_T 为机械通气时的潮气量，Pstat 为平台压。正常新生儿 Cstat 平均值为 $1.25ml/(cmH_2O/kg)$。

公式（3）：$Cdyn = V_T / (PIP - PEEP)$

Cdyn 为动态总顺应性，PIP 为吸气峰压。正常新生儿 Cdyn 平均值为 $1.72ml/(cmH_2O/kg)$。

如以不同的潮气量为纵坐标，以气道压力为横坐标，可作出一个压力-容量环（图 1-7-3）。与正常曲线比较，若静态的和动态的压力-容量环同时右移，提示有肺实质病变，见于张力性气胸、肺不张、肺水肿和肺炎等；若静态曲线不变，而动态曲线右移，则表示气道内阻塞，如支气管痉挛或分泌物堵塞等。

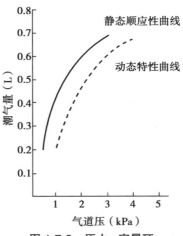

图 1-7-3　压力-容量环

（四）气道阻力

气道阻力（resistance of air way, Raw）由气道壁与气体分子之间的摩擦力及各气体分子之间的黏性摩擦力构成，占总阻力的 80%。新生儿的鼻腔阻力约占整个呼吸系统阻力的 1/3，几乎占气道阻力的 1/2，而在成人，鼻腔阻力高达气道阻力的 65%。因此维持新生儿鼻腔通畅对保持呼吸道通畅具有重要的意义。

一般情况下，呼气时的气道阻力稍大于吸气时，RDS 新生儿吸气性阻力 55~95cmH_2O/(L·S)，呼气性阻力 140~200cmH_2O/(L·S)。呼吸衰竭时由于气道内分泌物增加或支气管痉挛，气道阻力增高。而在机械通气时，气道阻力 =（峰压 - 平台压）/流量，气道阻力受气道长度、气道直径和气体流速等影响，气管插管过长或气体流速过快可使气道阻力增加，气管插管内的黏液栓或液体则可缩小气道直径，也可导致阻力增加。

（五）呼吸功

呼吸功（work of breathing）为空气进出呼吸道时，用于克服肺、胸壁和腹腔内脏器官的阻力所消耗的能量。肺和胸壁的阻力包括弹性和非弹性阻力。当顺应性下降或气道阻力增加时，呼吸功增加。正常成人平静呼吸时呼吸器官氧耗量仅占总氧耗量的 5% 以下，但当顺应性或气道阻力受到影响时，如急性呼吸衰竭，每分钟通气量增加，呼吸器官的氧耗量明显增加，可达 25% 以上。

（六）最大吸气压

最大吸气压（maximum inspiratory pressure，MIP）的成人正常值为 $-100 \sim -50\text{cmH}_2\text{O}$，呼吸衰竭时明显降低，若机械通气时患者 MIP$<-20\text{cmH}_2\text{O}$，脱机很难成功。目前，尚无新生儿 MIP 正常值，有待进一步研究。

（七）呼吸中枢功能

呼吸中枢功能（central respiratory function）通常用呼吸驱动力（P0.1）表示，指在平静呼气末阻断气道而吸气 0.1s 时的口腔压力，亦称口腔闭合压（Pm0.1），显示呼吸肌的性能，其改变与膈神经及膈肌呈线性关系，反映呼吸中枢的兴奋性，常用于评估呼吸中枢功能，可作为脱机的辅助参考指标。成人正常均值为 $0.25\text{kPa}（2.6\text{cmH}_2\text{O}）$，神经肌肉疾病引起呼吸衰竭时 P0.1 明显增加，伴肺泡通气量减少和 CO_2 滞留。

第四节　呼吸力学

一、呼吸动力学基础

肺弹性回缩力可使肺脏收缩，作用方向为正压；而胸壁的弹性回缩压使胸壁扩张，为负压。这两种弹性压力的相互作用相互影响构成了呼吸系统压力，产生了吸气与呼气。

（一）呼吸肌

包括膈肌、肋间肌和副呼吸肌等，其中起主要作用的是膈肌。膈肌的理想功能有赖于胸腔的稳定性和适当的腹肌张力，俯卧位时，新生儿呼吸功能有可能得到改善。早产儿 I 型膈肌纤维比例极低，容易出现膈肌疲劳。在进行机械通气时，既要注意避免加重呼吸肌疲劳，又要避免因长期连续机械通气所引起的呼吸肌失用性萎缩，而使患者无法脱离呼吸机。

（二）与呼吸有关的压力

包括胸膜腔内压、肺泡内压、气道内压、经胸压、经肺压、经胸壁压和经气道压，其中气道内压和经气道压统称为气道压（airway pressure）。气道压的高低与潮气量、气道阻力、呼吸道顺应性等密切有关，过高的气道压可引起气压伤和循环功能抑制。临床上常用的气道压包括以下几个方面：

1. 气道峰压　气道峰压（airway peak pressure，PIP）的大小与气道阻力、肺顺应性和吸气流速等因素有关，PIP 过高可直接损伤肺脏引起气压伤。

2. 呼气末压力　呼气末压力（end-expiratory pressure）可直接反映 CPAP 或 PEEP 通气方式时的呼气末气道压水平。如为自主呼吸或用其他模式进行机械通气，呼气末气道压应回到"零"的水平，若未能回到"零"水平，而为正值，则提示可能已存在气体闭陷或内源性 PEEP。

3. 吸气末压力　吸气末压力（end-inspiratory pressure）又称平台压（plateau pressure，P_{plat}），为克服胸廓、肺的弹性阻力和使气体在通气管路中压缩的压力之和，其大小与弹性阻力有关，可影响平均气道压，进而影响心功能等。

4. 平均气道内压　平均气道压（mean airway pressure，MAP）的大小与上述各种压力的大小有关，也与吸气时间和呼气时间的比例（I∶E 比）有关。MAP 对循环功能的影响较大，在不影响 PaO_2 水平的情况下，应尽量维持 MAP 在低水平。

（三）阻力与顺应性的概念

1. 弹性与顺应性　呼吸器官的弹性习惯用顺应性来表示，而顺应性是指在静态条件下，每单位压力变化而产生的容积变化，即容积变化/压力变化（dV/dP），反映呼吸系统的弹性或僵硬度，其测量单位为 $\text{ml/cmH}_2\text{O}$。顺应性还可以细分为静态顺应性（static compliance）和动态顺应性（dynamic compliance）两类，静态顺应性 = 潮气量/平台压力，或 = 潮气量/平台压力 -PEEP，而动态顺应性 = 潮气量/峰压，或 = 潮气量/峰压 -PEEP，前者在呼吸时测得，后者测定时并无呼吸肌活动，正常情况下两者相等。

下列原因可引起肺顺应性降低：肺僵硬（可见于肺水肿、肺实变、肺纤维化、RDS、肺不张或肺容积趋向于肺活量或肺总容量时），胸壁僵硬（常见于硬肿症、脊柱侧弯或其他胸壁畸形、肥胖、腹水或腹胀），肺受压（如气胸、胸腔积液等）以及动态肺过度通气等。

2. **气道压力**　包括气体分子与气管壁的阻力(亦称气道阻力,占 80%)和肺脏与胸廓之间的阻力(又称黏性组织阻力),反映压力与通气流速的关系。一般情况下,气体以层流和湍流两种形式在气道内流动,气流越快,越易形成湍流,阻力也越大。呼吸频率为 30 次 /min 时的气道阻力为 10 次 /min 时的 2 倍左右。慢性阻塞性肺疾患患者,因气道阻力增高,多采取深而慢的呼吸,以减少湍流的形成。当呼吸道黏膜水肿、充血、支气管痉挛、分泌物阻塞及单侧肺通气时,以及当气管插管导管内径过小,或接头过细过长等时,气道阻力增加。

3. **呼吸功**　呼吸功(work of breathing)的消耗主要用来克服胸廓与肺组织的弹性阻力、气流通过呼吸道时的摩擦阻力以及胸廓与肺组织变形时受到的黏性阻力,正常人呼吸做功仅占总氧耗的 1%~3%。呼吸频率增快时,用来克服弹性阻力的呼吸功消耗减少,但用来克服气道阻力的呼吸功消耗增加。因此,肺纤维化、肺水肿等弹性阻力增大的患者多采取浅而快的呼吸方式,而慢性阻塞性肺疾患等气道阻力增大的患者,多采取深而慢的呼吸。

4. **Hooke 法则**　扩张肺泡的压力需与肺充气量相对称。在潮气量通气的范围内,压力和容积的关系是线性的,肺容量越大,越接近峰值。

二、新生儿呼吸动力学特点

新生儿呼吸动力学(pneumodynamics)具有以下特点:①胸廓顺应性高,可适应分娩过程中产道挤压而又不致引起胸廓结构损伤。在解剖结构上,新生儿胸廓较成人更趋球形,肋骨更趋水平走向,胸廓弯度较小,可作机械方面代偿,用较小的肌张力就能够保持胸内容积;肋间肌力量对抗肺弹性回位的作用较小,但可依赖肺表面活性物质的作用来代偿。②胸腔内压由膈肌力量、肺的机械特性和胸廓的稳定性决定。胸廓的外弹产生胸膜内负压,可对抗休息时肺泡易于塌陷的趋向,但对于新生儿,其胸廓较软,容易塌陷,胸膜腔压力仅稍低于大气压。为保持正常的平衡关系,肺内需维持一定的气量,即功能残气量。③新生儿

自发呼吸时,在呼气期内仍可保持吸气肌肉的活动,保持胸廓的扩张,也可通过呼气性喉肌内收,使声门变狭窄,呼气阻力增加,从而减少气体的排出,保持正常的功能残气量。在活动性睡眠期内,因肋间肌活动受到抑制,肺功能残气量可见降低。④肺容量,特别是功能残气量,主要由肺的弹性力度(包括表面张力)与胸壁弹性力度之间的平衡所决定。对新生儿,尤其是早产儿,在活动性呼气期内,胸腔内压增高,气道可塌陷,肺部可能产生积气。⑤新生儿鼻腔阻力仅占气道阻力的 1/2,而在成人,高达 65%,故新生儿必然采用经鼻呼吸作为一种代偿形式。⑥正常的呼吸是由肺与胸廓的顺应性、气道阻力和气道惯性力等各种动力相互作用而产生。新生儿的肺弹性纤维较弱,弹性回位力不足,其动态顺应性较低,仍与肺容量大体上呈直线关系。当呼吸频率增加时,若动态顺应性降低(频率依赖性顺应性),提示有不同部位的气道阻塞。至于气体惯性力,在平静呼吸时可以忽略不计,但在快速呼吸时明显升高。⑦对呼吸功能的研究表明,肺表面活性物质对肺氧合能力的改善常伴随有功能残气量(FRC)的增加,即使应用天然肺表面活性物质,其动态顺应性也不会立即出现改善,但对静态顺应性,在治疗早期即表现出氧合能力和肺容量的增加。在使用合成肺表面活性物质治疗时,肺顺应性改善较晚,多在气体交换改善后才会出现。

三、新生儿呼吸代偿特点

新生儿第一次呼吸时,吸入压力可达到 20cmH$_2$O 以上,以对抗气道阻力、气道液体惯性力及气 - 液面间的表面张力,第一次吸气可吸入 20~80ml 空气。在出生后的头几次呼吸,呼气压力可达 18~115cmH$_2$O,有助于肺内气体的分布,加速肺液的清除。一般在生后数分钟内,大部分肺液即被迅速清除,为气体所代替;到生后 3 小时时,功能残气量即已达到新生儿的最大值,其后新生儿进入平稳呼吸,表现出其特有的呼吸代偿(respiratory compensation)特点如下:①腹式呼吸,经鼻呼吸;②呼吸浅快,可以减少肺弹力所做的功,与其肺顺应性低和胸廓顺应性高有关;

③呼吸频率快,呼气时间短,保证呼气终末肺容量仍高于松弛水平;④吸气后横膈仍处于活动状态,作为一种阻挡机制,以维持一定的肺容积和控制呼气时间;⑤呻吟样呼吸,限制呼气,维持一定的肺功能残气量;⑥周期性叹气,以增加肺顺应性和肺氧合作用。

四、流速 - 容量环

流速 - 容量环(velocity-capacity loop)亦称最大呼气流速 - 容量曲线,是指受试者在作最大用力呼气的过程中,将其呼出的气体容量与相应的呼气流速作描记而得到的环形曲线。对新生儿,常在哭闹情况下测出近似值。

流速 - 容量环(图 1-7-4、1-7-5)的特征性异常改变可见于阻塞性、限制性肺疾患以及上呼吸道阻塞,如支气管痉挛、黏液阻塞主支气管或因气管插管扭曲而引起上呼吸道阻力增加等。流速 - 容量环的系列监测还可以用于评价药物的治疗反应,如支气管扩张剂或糖皮质激素等。与压力 - 容量环和流速描记一起,可以协同评价呼吸功、人机协调和肺脏过度充气等临床病理情况。

慢性阻塞性肺疾患的流速 - 容量环特点主要表现为:①最大流速和各阶段流速均减低;②下降段呈低幅突向容积轴,病情越重,弯曲越明显,但严重病例,最大流速很低,则曲线弯曲表现不明显;③肺活量下降。早期小气道病变的流速 - 容量环与慢性阻塞性肺疾患的图形基本相似,但改

变程度较轻,肺活量无明显改变。限制性通气障碍的流速 - 容量环表现为流速大、肺活量小、曲线高耸和倾斜度大。流速 - 容量环还可以用来协助诊断上呼吸道阻塞的性质、部位与程度。如气管插管拔管后不久即出现潮式流速 - 容量图形改变,可能与上呼吸道阻力增加有关,临床上常见于大量分泌物滞留,此时流速 - 容量环呼气段可表现为特征性的锯齿状改变。曲线的呼气段在下一次吸气开始时突然终止,提示存在内源性 PEEP。

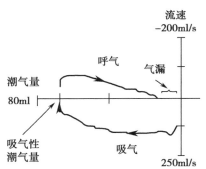

图 1-7-4　持续气流而限定压力时正常肺呼吸的流速 - 容量环

吸气相从零点开始,位于水平轴下面,呈方形,流速恒定。吸气相峰值可从垂直轴上读出。在吸气平台期,方形波逐渐衰减。呼气相出现于水平基线之上,但提前结束,并未回到零点,提示存在气漏,或由于气体流速慢、容量小或积气引起呼吸速度描记不准确所致。呼气相峰值可在垂直轴上读出,吸气性和呼气性潮气量为环图与水平基线相交点的读数

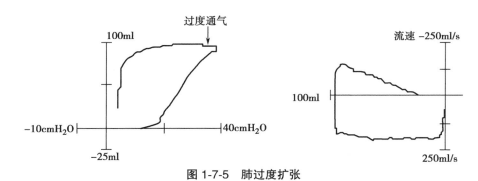

图 1-7-5　肺过度扩张

肺过度扩张是指吸气停止时肺顺应性突然下降或在吸气压力输入并没有明显增加时吸入压力升高。当超过肺容量限度时,气道压力可随着机械呼吸升高,但肺气体量并不因此增加,这可引起肺动态顺应性下降,吸气相斜度降低,及出现终极峰值。肺过度通气可导致容积伤和气压伤,以及肺血管阻力增加

第五节　呼吸相关性功能的监测

一、气体输送和组织氧合状态的监测

（一）动脉血氧分压（PaO₂）

动脉血氧分压（PaO_2）是反映血氧水平的灵敏指标，与年龄、体位和吸入氧浓度（FiO_2）有关，可反映肺部病变程度，也可作为呼吸衰竭的诊断依据之一。早产儿 PaO_2 最好维持在 6.67~10.6kPa（50~80mmHg），因为过高时可诱发肺损伤和晶体后纤维增生，过低（如低于40mmHg）时则由于新生儿血液含有较多的胎儿血红蛋白，与氧具有较高的亲和力，可造成血红蛋白氧饱和度和携氧能力急剧下降。成人 PaO_2 与年龄有一定的关系，年龄越大，PaO_2 相对越低。

坐位：PaO_2（mmHg）= 104.2−0.27 × 年龄（岁）
卧位：PaO_2（mmHg）= 103.5−0.42 × 年龄（岁）

临床上引起 PaO_2 降低的原因很多，常见有：①通气血流比例失调、心内或肺内分流、肺泡低通气和弥散功能障碍；②非呼吸因素所致的 PaO_2 下降，如心内右向左分流、高热等；③高原上因 FiO_2 下降所致的 PaO_2 降低，呼吸商降低及中枢性低通气。

（二）动脉血氧饱和度

动脉血氧饱和度（SaO_2）为标本血中血红蛋白（Hb）实际结合氧量与应当结合氧量之比，一般 >0.94，呼吸衰竭时常 <0.82。

（三）动脉血氧含量

动脉血氧含量（CaO_2）为血液中实际结合的氧量，意义与 SaO_2 基本相同，但受 Hb 含量的影响。$CaO_2 = 1.39 \times [Hb] \times SaO_2$，正常为 150~230ml/L。

（四）P₅₀

P_{50} 为表达氧解离曲线（图 1-7-6）位置的参考指标，反映血液转运氧的能力和 Hb 对氧的亲和力。P_{50} 降低，提示曲线左移，Hb 与氧结合力增加，不利于氧在组织细胞中释放，容易发生缺氧；反之，增加时，提示氧解离曲线右移，Hb 与氧结合力下降，氧容易释出，组织不容易发生缺氧。临床

上，酸中毒、体温升高或 2,3-DPG 增加时均可引起曲线右移。

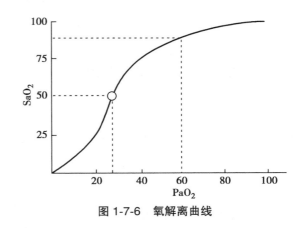

图 1-7-6　氧解离曲线

（五）心搏出量和心排血指数

心搏出量（cardiac output）以每分钟心脏排出的血量来表示（L/min），其绝对值与体表面积有关，经体表面积校正后即为心排血指数。正常成人心搏出量为 3~6L/min，心排血指数（cardiac index）为 3~4.5L/（min·m²），而氧输送量与心搏出量呈正相关关系。

（六）动脉-混合静脉血氧含量差

动脉-混合静脉血氧含量差（$AVDO_2$）可测定组织氧摄取的程度，与血流量密切相关，常与心搏出量或心排血指数呈负相关关系，正常值为4~6ml/dl。本测定对估计心搏出量较测定心搏出量本身更为敏感，$AVDO_2$ 增加时表示混合静脉血氧含量降低，常见于：①心搏出量降低；②动脉血氧含量降低，包括 Hb 降低，PaO_2 或 SaO_2 下降；③氧需要量增加，如发热、疼痛、炎症过程等，引起组织摄取氧增加，而氧供应没有相应增加。$AVDO_2$ 降低时说明混合静脉血氧含量增加，组织氧摄取率下降，见于：①细胞正常代谢被阻断，组织不能利用氧，如氰化物中毒或脓毒血症所致的细胞毒效应；②动静脉分流，如脓毒血症时血管扩张；③氧解离曲线左移，Hb 对氧亲和力增加，如碱中毒、体温降低、输入含红细胞 2,3-DPG 较低的库存血等；④高压氧治疗，高心搏出量状态。

（七）氧摄取率

氧摄取率（oxygen intake rate，VO_2）为组织利用的氧与血液输送的氧之比，正常为 24%~28%。

以下情况可引起氧摄取率降低：①脓毒血症引起微循环障碍，组织氧利用受损；②大剂量使用血管收缩药物，血液分布不均；③ Hb 与氧亲和力增加时。但当 Hb 水平下降、PaO_2 和 SaO_2 下降或心排血量降低时则可见氧摄取率增加。

（八）混合静脉血氧分压、氧饱和度和氧含量

混合静脉血氧分压（P_VO_2）、氧饱和度（S_VO_2）和氧含量（C_VO_2）可应用 Swan-Ganz 导管取肺动脉血测定。组织氧合作用正常时，P_VO_2>4.66kPa（35mmHg），S_VO_2>0.60。由于本测定需插入导管，临床不作常规监测项目。

二、氧交换效率的监测

（一）肺泡气 - 动脉血氧分压差（A-aDO₂）

肺泡气 - 动脉血氧分压差（$A-aDO_2$）受通气 - 血流比值、弥散功能和分流等因素的影响，反映氧交换效率，可判断氧从肺泡进入血液的难易程度，评估通气 - 血流的关系及右向左分流的总量。新生儿正常值为 3.33kPa，$A-aDO_2$ 增加说明低氧血症由 V/Q 不均、心内或肺内分流和弥散功能不全所引起，临床上常见于肺炎、肺水肿或肺不张等；正常者则单纯由通气不足引起。需注意的是，$A-aDO_2$ 可随 FiO_2 的增加而有增大的趋势，在高碳酸血症时其准确性降低。

（二）PaO₂/FiO₂ 比值

PaO_2/FiO_2 比值可以预测心内或肺内分流情况，反映氧气交换情况，在 $FiO_2 \geq 0.5$ 和 $PaO_2 \leq 100mmHg$ 时结果可靠。当 PaO_2/FiO_2<300mmHg（40kPa）时需考虑轻度急性呼吸窘迫综合征（ARDS）；PaO_2/FiO_2 为 200mmHg（26.7kPa）时，提示肺内分流约为 17.5%，氧合困难，机械通气患者可能较难脱机；PaO_2/FiO_2<200mmHg（26.7kPa）时为诊断重度 ARDS 的指标。

（三）动脉氧分压 / 肺泡氧分压比值

动脉氧分压 / 肺泡氧分压（PaO_2/P_AO_2）比值与 PaO_2/FiO_2 相似，可监测氧交换率，预测需达到预期 PaO_2 的 FiO_2，其正常为 0.93。

（四）肺内分流量 / 心排血量比值

肺内分流量 / 心排血量（Qs/Q_T）比值正常为 5%，急性呼吸衰竭时常 >20%，当 ≥ 20% 时常需应用呼吸机进行机械通气。在呼吸 100% 氧气 20 分钟后，$Qs/Q_T \approx [(700-PaO_2)/100] \times 5\%$。

三、肺泡二氧化碳通气量的监测

（一）动脉血二氧化碳分压

由神经系统或胸廓病变引起的呼吸衰竭（仅限于 II 型呼吸衰竭），属于通气障碍，原发障碍不在于氧合作用。各种阻塞性肺部疾病引起的呼吸衰竭多伴有 CO_2 潴留，呼吸肌疲劳所致的呼吸动力减弱或呼吸中枢的抑制是其主要原因。动脉血 CO_2 分压（$PaCO_2$）监测，可反映肺泡二氧化碳通气量。

（二）生理无效腔容积与潮气容积比

生理无效腔容积与潮气容积比（V_D/V_T）可监测肺泡二氧化碳通气量，正常为 28%~36%，当 ≥ 60% 时需考虑进行机械通气，若 >70% 提示伴有 CO_2 潴留。正常人存在解剖无效腔和生理无效腔（V_D），V_D 正常值为 120~150ml，V_D/V_T = （$PaCO_2-P_ECO_2$）/$PaCO_2$，式中 P_ECO_2 为混合呼出气的二氧化碳分压。在一般情况下，生理无效腔接近解剖无效腔；但在病理情况下，如 RDS、肺气肿、肺炎及正性压力通气治疗时，生理无效腔增加，V_D/V_T>36%。另一方面，在严重呼吸衰竭和充血性心力衰竭时，肺泡通气量减少，V_T 下降，V_D 增加，V_D/V_T 明显升高，呼吸频率也明显加快。需注意的是，呼吸形式的改变可引起 V_D/V_T 假性升高。V_D/V_T 与预后有一定的关系，持续增高时提示预后不良。

（三）呼气末二氧化碳分压

呼气末二氧化碳分压（$etCO_2$）可反映 $PaCO_2$ 的水平。正常人两者很接近，$PaCO_2$>$etCO_2$，差值在 2~5mmHg，若差值增大，反映通气 / 血流比值失常。某些现代呼吸机具有连续监测呼出气中 CO_2 分压（P_ECO_2）的功能，通过测定 P_ECO_2 来监测 V_D/V_T 变化，可用于动态观察病情和指导机械通气。

（四）呼吸频率

正常新生儿每分钟呼吸 35~45 次，在 RDS、肺炎及急性呼吸衰竭时呼吸明显增快，以期维持正常的肺泡通气量。

第六节 呼吸机治疗期间的呼吸功能监测

机械通气期间的呼吸、循环等脏器功能的监测,对于判断机械通气的治疗效果、进行呼吸机参数的合理调节和预防并发症的发生具有重要的意义,而能否进行必要而适当的监测,也是决定呼吸机治疗成败的条件之一。随着机械通气治疗技术的发展,各种监测手段更加完善,也渐趋于复杂化,但最简单和最有价值的监测仍是经验丰富的临床医师对患者临床情况做细致、敏锐的连续观察。

一、一般监测

(一)生命体征监测

1. **体温** 体温升高或降低可为感染的一个表现,而体温升高本身,也意味着氧消耗量和二氧化碳产量的增多,需要随之适当调整通气量及吸入氧浓度。

2. **呼吸** 包括自主呼吸和机械通气的频率、呼吸节律的变化、呼吸运动的深浅、吸呼比及两侧胸廓活动对称与否等,有助于判断患儿肺部疾病的性质及评价肺功能的状态。

3. **脉搏** 包括脉搏的快慢、节律是否规则以及强弱是否一致等情况,可初步判断有关的心功能和循环状况。

4. **血压** 除常规方法测定外,必要时可进行动脉穿刺留置导管,连接压力传感器直接连续监测血压,有助于了解器官血液灌注的情况。

(二)物理检查

1. **肺部检查** 包括胸廓形态,呼吸活动的频率和节律与深度,有无矛盾呼吸活动,双侧呼吸活动是否对称,皮下有无捻发感,双肺叩诊有无不对称或浊音、实音、鼓音等变化,听诊双肺呼吸音是否对称,有无干湿性啰音等。这些检查对发现气管插管长度是否过深(是否进入右侧主支气管)、肺不张、气胸和呼吸肌疲劳有重要意义。

2. **心脏检查** 包括心前区有无隆起,心尖搏动位置、范围和强度,有无震颤,心脏浊音界,心率,心律,心音强度和心脏杂音以及颈外静脉的怒张程度等,初步了解循环情况。

3. **其他** 如有无发绀,四肢末梢是否温暖,观察按压甲床后的血液循环恢复时间,神志及腹部情况等。

(三)胸部 X 线和心电图检查

可帮助发现肺不张、气压损伤、肺内感染、确定气管插管位置等,也对了解肺部病变的变化、估计预后、调整呼吸机参数和撤离呼吸机、了解机械通气对心功能与冠状动脉血流的影响以及心律失常的发生有参考意义。对心功能等的检测常通过连续心电图监测来进行。

(四)吸入氧浓度及气道温度的监测

新型呼吸机均可进行监测,对吸入氧浓度及气道温度进行严格调控可以进一步减轻肺损伤的可能。

(五)其他

如血常规(包括 Hb、HCT、WBC 总数与分类,PLT 等);尿常规、尿量、尿比重、尿渗透压;大便常规和潜血试验;肝肾功能、电解质、血糖、颅内压等。尤应注意的是尿量的监测,在肾功能无严重障碍、血流量正常时,尿量能较好地反映出肾脏血流灌注情况,也间接地反映心排血量的变化。

二、通气功能的监测

包括呼吸频率、潮气量、每分钟通气量及无效腔与潮气量之比等(参见本节呼吸相关性功能监测的有关部分)。

三、呼吸动力学监测

患者 - 呼吸机系统包括呼吸机管路、气管内导管、患儿的气道、肺实质和胸腔,任何一部分发生变化,均可使其呼吸动力学发生改变。

(一)基于呼吸机的呼吸力学监测

呼吸机显示的压力读数和波形有助于判断患儿病情及患儿与呼吸机之间的交互作用。若显示的压力在通常的可接受范围内,可不必根据公式去计算顺应性和阻力;反之,若压力超过一定范围,则表示存在着某些问题需要解决。

1. 气道峰压 可将一定的潮气量以一定的流速通过气道,使肺和胸壁扩张。气道峰压与流速、呼吸系统阻力和顺应性具有函数关系,可以以数值的形式显示于呼吸机面板上,也可直接从压力计上直接观察到。对新生儿,一般应尽量把峰压控制在 $30cmH_2O$ 以下,否则容易引起气压伤。峰压造成的潜在危害取决于引起峰压升高的原因,多数认为气道阻力增加的危害性低于顺应性降低的危害性,因为与阻力有关的压力不能直接作用于气压伤的发生部位(肺泡)。

2. 吸气末压力 又称平台压,为克服胸廓、肺的弹性阻力和使气体在通气管路中压缩的压力之和,其大小与弹性阻力有关,可影响平均气道压,进而影响心功能等。平台压出现在吸气末,此时气体流速为 0,与之有关的黏性阻力不存在。在检测和分析平台压时,需注意呼吸肌的用力情况,主动吸气时可使平台压增加,用力呼气时降低。近年的研究表明,平台压能较峰压更好地反映机械通气吸气时肺泡所承受的最大压力,提示在监测气压伤危险时,平台压是较峰压更好的指标。

3. 平均气道压(MAP) MAP 的监测有助于调整呼吸机参数和发现呼吸机故障。如潮气量保持不变,MAP 可直接反映呼吸道阻力和胸肺顺应性。MAP 升高,说明有呼吸道阻塞、顺应性下降或肌张力增加;MAP 降低,说明呼吸机管道系统漏气或脱落;另一方面,若气道压力和顺应性无明显变化,MAP 下降,说明潮气量减少。

4. 气道阻力 对机械通气患儿,阻力由两部分构成,即源于气管插管内的阻力和患儿气道的阻力,两者的大小是相对的。气管插管内的阻力与其自身口径大小和气体流速有关,口径越小、流速越快,则阻力越大;而气道的阻力不恒定,肺容量较高时,气道因牵拉作用而扩张,可使气道阻力降低。当气体流速快、管腔狭小(如扭曲、牙齿咬合、分泌物)或气道病变(如支气管痉挛、分泌物堆积、低肺容积)时,可引起气道阻力增加。

5. 内源性呼气末正压(PEEPi),也称为自动 PEEP(Auto-PEEP) 传统测量方法是在呼吸机上设置一个呼气末阻断装置,在下一次吸气即将开始之前测压。由于在呼气末用力呼吸时也可产生 PEEPi,主动呼吸时测得的结果不可靠,但有人认为平台压的变化可近似反映 PEEPi 的大小。PEEPi 最常发生于气流阻塞和/或每分钟通气量过高所引起的呼气不完全,可引起肺部动态性过度充气。随着功能残气量进行性增加,肺弹性回缩力也不断升高,直至达到一个新的平衡状态,足以将下一次送入的潮气量完全呼出体外。PEEPi 可降低肺顺应性,增加呼吸功耗和/或呼吸机触发难度,产生类似胸腔正压的作用,从而对血流动力学产生不利影响。

气道峰压的升高与高流速、高气道阻力及低呼吸系统顺应性等多种因素有关,平台压和 PEEPi 的测定可有助于鉴别气道峰压升高的真正原因。平台压升高时提示肺容积增加或减少、肺实质或胸壁(包括膈和腹部)异常引起肺顺应性降低。而 PEEPi 可使有效顺应性降低,但对肺组织顺应性无影响。

当出现以下情况时,应注意肺部动态性过度通气的可能:①呼气流速在整个呼气相中持续存在,并未下降至零;②呼气流速提前达到峰点,不随时间衰减而发生单指数衰减;③外加 PEEP 时不能升高峰压或吸入压力;④在进行定容机械通气而流速恒定时,气道开放压明显大于峰压与平台压之差;⑤呼气末气道关闭压(测量呼气末肺泡平均压)高于外源性 PEEP。

6. 压力和流速曲线的描记 如图 1-7-7、1-7-8 有助于直接观察患儿气道压力、气体流速的形式以及压力与容积变化的动态关系,亦可评价通气参数设置对波形的影响,最终为判断呼吸力学状况、用力呼吸以及人机协调性提供线索。

(二)基于患儿的呼吸力学监测

1. 人机相互作用

(1)观察患儿:患儿看上去是否舒适?若不舒适,则与机械通气有否关系?

(2)触发设置:设置的触发灵敏度和有效触发灵敏度同等重要。前者是指医师所设置的阈值水平(成人标准设置为 $-2cmH_2O$),后者为实际的阈值水平,在发生 PEEPi 时较前者为高。呼吸机可持续监测基础压力和流速,而患儿可通过自身的吸气使基础压力或流速降低来触发呼吸机，进而通过强制或自主呼吸的方式获得所需气体。除 PEEPi 外，气管插管狭窄、气道阻塞和支气管痉挛等也可引起触发困难。

（3）流速：若患儿吸气时腹肌紧张，提示吸气流速过高，应调低或延长吸气时间。若患儿自主呼吸很强，则应有较高的吸气流速，可通过提高设置的吸气流速、改换为压力支持模式或改换为减速波，并在吸气初始即给予高流速等方法来达到目的。

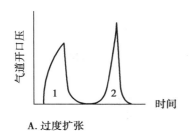

A. 过度扩张

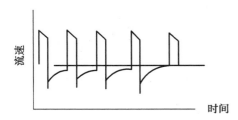

B. 内深性PEEP

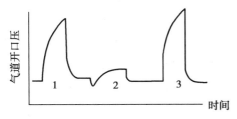

C. 人机不协调

图 1-7-7　流速描记可以显示的常见问题

A. 充气过度：第 1 个呼吸波形显示气流恒速，压力理想，第 2 个呼吸波形显示压力骤升，提示肺充气过度；B. 内源性 PEEP：第 1~3 个波形显示在下一次吸气开始之前呼吸流速未降至 0，通过调慢呼吸频率后，呼气时间延长，呼气末流速为 0；C. 人机不协调：第 1 次呼吸时压力波形理想，气流恒速，但在第 2 次呼吸时，患儿用力吸气，波形明显降低，在第 3 次呼吸时，主动呼气与强制通气发生对抗，压力波形在吸气末升高

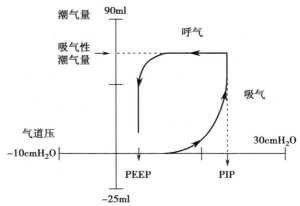

图 1-7-8　持续气流而限定压力时正常肺呼吸的压力 - 容量环

吸气相始于水平轴 PEEP 基线，并在设定的吸气时间内，上升至设定的压力限度，于吸气末在水平轴上读出 PIP 值。在呼气期间，容量和压力均降低，然而由于漏气，容量并未归零。图上检查即可确定潮气量（V_T）、PIP 和 PEEP，图中连接 PEEP 和 PIP 的斜线即为肺动态顺应性（等于供给的 V_T/［PIP–PEEP］）。吸气相形状改变时提示肺顺应性改变和肺部有异常改变（如肺不张或肺过度充气）

（4）呼吸功：正常人呼吸做功仅占总氧耗的 1%~3%。对无自主呼吸的机械通气者，呼吸功 = 平均经肺压 × 潮气量，监测呼吸功可了解呼吸肌状态和判断呼吸机能否撤离。

（5）人机对抗：机械通气患儿，若突然发生明显的呼吸困难、烦躁不安、鼻翼扇动、心动过速、多汗和血压升高等，在监护系统上，触发报警，显示低氧血症和血流动力学不稳定，即提示患儿存在急性呼吸窘迫，并且与呼吸机之间出现非同步的呼吸。

2. 对心血管系统的影响　不当的呼吸动力学可引起血流动力学改变和液体潴留。液体潴留的发生可能与以下因素有关：①患儿制动；②静脉回流减少，刺激心房感受器并致 ADH 分泌增加；③正性压力引起心排血量和 / 或血压下降，使肾血流改变，钠与水重吸收增加；④发生低蛋白血症。此时一般通过精细调节血流动力学和合理应用利尿剂来减轻其潴留程度。

3. 压力 - 容量环的监测　以不同的潮气量为纵坐标，顺应性（压力）为横坐标，就可以得到压力 - 容量环（见图 1-7-3 和图 1-7-9）。

机械通气时，压力 - 容量环（见图 1-7-3）可以

出现以下几种改变:①静态曲线形态正常,仅动态曲线左移或平坦,说明呼吸道阻力增加;②两条曲线同时左移,变平坦,说明胸肺顺应性下降;③潮气量增大后或使用 PEEP 时,如果胸肺顺应性下降,静态曲线趋向平坦,说明肺泡已过度膨胀,此时易发生气压伤。

图 1-7-9 表明,在高肺容积段,肺单位可能处于过度扩张的状态,压力所能产生的容积变化很有限;而在低肺容积段,一些肺单位处于萎陷状态,需要一定的压力才能使之重新开放,此时即使达到临界开放压,增加压力也只能引起很小的容积变化。提示在临床应用上,应把 PEEP 水平设置在曲线下段弯曲点以上,这样可以开放所有能通气的肺单位,使之更能同步地吸气和呼气,预防在肺呼气时因小气道关闭而引起肺不张,从而预防呼吸机相关性肺损伤;吸气峰压应设置在曲线上段弯曲点以下,可有助于预防肺过度充气。

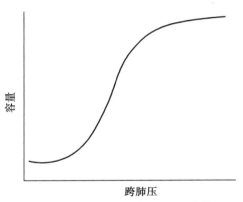

图 1-7-9 正常呼吸系统的压力-容量环

(三)病情稳定后的呼吸力学监测

调节 PIP 以维持潮气量(V_T)在 4~6ml/kg,$PaCO_2$ 40~50mmHg,每分钟通气量 200~300ml/(kg·min)。若潮气量突然减少,提示呼吸机及其管道系统和接头等处有漏气,或氧气压力、压缩空气压力下降。如患儿肺顺应性差,升高吸入压力不一定能升高潮气量,这可由压力-容量滞后环(图 1-7-10)上的鸟嘴样改变得到证实。此时反而应调节呼吸机参数:①降低 PIP,以消除环上的鸟嘴样改变;②增加呼吸频率,以改善通气。对于早产儿,达到最大肺膨胀度所需的时间很短,常短于 0.3 秒,故通常吸气时间(Ti)0.3 秒已足够扩张其肺脏(图 1-7-11)。

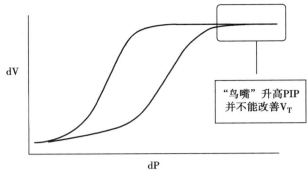

图 1-7-10 压力-容量滞后环

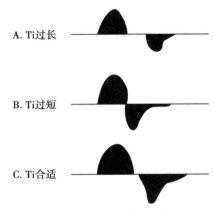

图 1-7-11 呼吸波形流程图

A 示吸气时间(Ti)过长;B 示 Ti 过短;C 示 Ti 正合适

(四)人机对抗时的处理

应用呼吸机的理想目标为 SaO_2 90%~95%,PaO_2 50~80mmHg。为达到此目标,一般先增加吸入氧浓度,若吸入氧浓度已高于 0.3,则提高 PEEP 至 6cmH$_2$O。若患儿烦躁,应改用同步呼吸机,并可考虑应用镇静剂和肌松剂,如吗啡 20μg/(kg·h),效果不佳时,可逐渐加量至 40μg/(kg·h)。若仍无效,则改用咪达唑仑 1μg/(kg·h);仍然无效时改用肌松剂泮库溴铵 100μg/(kg·次)。

四、气体交换功能的监测

(一)血氧的监测

1. **动脉血氧分压(PaO_2)** 可通过动脉采血进行血气分析或动脉内置导管进行连续动态监测,反映动脉血氧合程度,但不能说明动脉血的氧含量。PaO_2 受肺通气量、血流量、V/Q 比值、心排血量、混合静脉血氧分压、组织耗氧量和吸入氧浓度等多种因素的影响。

2. 经皮氧分压（TcPO₂） 与 PaO₂ 相关性良好,但受周围血液循环情况的影响较大,并且随心排血量的减少而下降,故在休克、低血压和末梢循环不良的患者,两者相差甚远。另外,TcPO₂ 监测部位的皮肤应预热至 44℃,否则结果准确性会受到影响。

3. 动脉血氧饱和度（SaO₂） 反映血红蛋白与氧结合的程度及机体的氧合状态,受 PaO₂、氧解离曲线以及能与氧结合的血红蛋白量的影响。监测方法有动脉采血进行血气分析和采用脉搏血氧计进行连续无创性 SaO₂ 监测。

4. 动脉血氧含量 直接反映血液携氧能力。

5. 混合静脉血氧分压、混合静脉血氧含量和混合静脉血氧饱和度 反映组织供氧与耗氧平衡状态,以及循环功能状态。

（二）二氧化碳的监测

1. 动脉血二氧化碳分压（PaCO₂） 是判断酸碱平衡的重要指标,反映患儿的通气功能。

2. 经皮二氧化碳分压（TcPCO₂） 在末梢循环功能良好时与 PaCO₂ 相关性良好。

3. 呼出气二氧化碳分压和二氧化碳产量 反映患儿的代谢情况。

4. 呼气末二氧化碳分压和浓度 近似于肺泡二氧化碳分压,可间接了解和推测 PaCO₂ 的变化和体内二氧化碳的变化。

5. 二氧化碳波形图 对帮助了解患儿呼吸功能状况、呼吸中枢功能或呼吸机状态有一定的指导意义。

（三）有关气体交换常用指标的监测

1. 肺泡气 - 动脉血氧分压差 [A-aDO₂ 或 P₍A₋a₎DO₂] 在正常情况下,因气体在肺内的分布效应和解离曲线效应,存在着一定的 P₍A₋a₎DO₂;而新生儿由于存在轻度的生理分流,P₍A₋a₎DO₂ 较大,可达 3.33kPa(25mmHg)。P₍A₋a₎DO₂ 反映血液从肺泡摄取氧的能力,受 V/Q、弥散功能和动 - 静脉分流的影响,也受混合静脉血氧分压、心排血量及氧耗量等因素的影响。

2. 肺泡气 - 动脉血二氧化碳分压差 [P₍A₋a₎DCO₂] 由于二氧化碳的弥散速度快,

从理论上说,P₍A₋a₎DCO₂ 应为零,但有人认为 0.133~0.533kPa 的差值亦为正常范围,增大时提示 V/Q 失调或无效腔通气增加,与肺内分流的关系较小。

3. 动脉血氧分压与吸入氧浓度比值（PaO₂/FiO₂） 反映氧交换能力,随 FiO₂ 增加而增加。

4. 动脉血氧分压与肺泡氧分压比值（PaO₂/PAO₂） 可监测肺泡氧交换效率,正常时应 >0.78。

5. 肺内分流量与心排血量比值 反映肺内分流情况,正常时应 <5%。健康新生儿在生后头 1 小时总分流量可达心排血量的 24%,1 周后仍有 10%。若心排血量下降、肺循环阻力增加以及肺容量增加、萎缩气泡重新开放时,此比值减小。

影响氧合作用的因素可在 10 分钟内引起 PaO₂ 改变,而 PaCO₂ 的变化则比较慢,需要 30~60 分钟。因此,在机械通气刚开始时和头 30 分钟内即应抽血查动脉血气,其后每 4 小时定期监测,稳定达 4~5 天后可间隔 6~8 小时查 1 次。对血气异常者,两次血气监测的间隔时间应更短。对病情轻、较成熟的新生儿,如晶体后纤维增生的可能性不大,可以每 24~48 小时抽血 3~4 次,辅以持续经皮氧分压或脉搏血氧计监测。如果病情发生变化,应及时作血气分析,以指导呼吸机参数的重新设置。另外,在撤离呼吸机前后,应适当增加血气分析次数。通常血气的监测可通过对动脉插管(脐动脉插管,周围动脉留置针,如桡动脉或胫后动脉留置针)的方法,这样既可随时采血进行分析,避免反复动脉穿刺,减少干扰,又可通过连接压力传感器连续测定血压的变化。毛细血管血的血气结果不甚准确,PaCO₂ 偏高而 pH 偏低,不适用于病情危重而有可能发生晶体后纤维增生者,但在出生后第 2~3 天,仍可用于监测 pH 和 PaCO₂,尤其是对慢性肺疾病新生儿,可监测其有无二氧化碳潴留。

五、呼吸肌功能的监测

了解呼吸肌的功能状态,对呼吸机参数的调节、撤机时机的选择以及避免呼吸肌疲劳等有一定的指导作用。主要注意监测以下几方面:①最大吸气压和呼气压:反映全部吸气肌和呼气肌强度,有助于判断撤机能否成功及患儿能否完成有效的咳嗽和排痰动作。②跨膈压:指通过带气囊的双腔聚乙烯管在吸气相测出的胃内压与食管内压的差值,反映膈肌收缩时产生的压力;而最大跨膈压指在功能残气位、气流阻断状态下,作最大吸气时所能产生的跨膈压最大值,反映膈肌作最大收缩时所能产生的最大压力。当膈肌疲劳时两者均明显下降,而在高肺容量时,仅最大跨膈压下降。③膈肌张力 - 时间指数和膈肌限制时间:有助于了解膈肌的功能储备情况。④膈肌肌电图频谱分析:频率分布的变化反映膈肌疲劳情况,如中位频率和高频与低频的比值下降。

六、血流动力学监测

除监测血压、脉搏和尿量等最基本的血流动力学项目外,有条件者可进行肺动脉导管插管,进行更详尽的血流动力学监测,最主要包括:①肺毛细血管压(又称肺动脉关闭压):受机械通气,尤其是 PEEP 的影响,但对判断肺水肿的原因有很大帮助,因为充血性心力衰竭引起心源性肺水肿时,肺毛细血管压明显增高,而因血管通透性增高而引起肺水肿时,如 RDS 等,肺毛细血管压并不升高。肺毛细血管压监测对临床治疗亦有一定的指导意义。在治疗呼吸衰竭时,若肺毛细血管压增高,意味着肺间质液体增多,对气体交换不利;如血压偏低,肺毛细血管压 <1kPa,是补充血容量的指征;如血压无下降趋势,而肺毛细血管压又 >2~2.5kPa,则为应用利尿剂的指征。②心排血量:应用 PEEP 时心排血量下降。③混合静脉血气分析:可较好地反映组织器官的氧合情况,在机械通气时,应尽量维持混合静脉血氧分压 >4kPa,或血氧饱和度 >60%~70%。④肺内血

液分流率:正常情况下 <5%,而 >15% 为进行机械通气的指征。

七、压力 - 容量(滞后)环的监测

压力 - 容量(滞后)环(图 1-7-12)有助于了解肺功能状态,对呼吸机参数的选择有较大的指导意义。

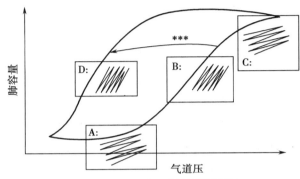

图 1-7-12　压力 - 容量(滞后)环

A 点:肺膨胀不足。在这点上肺充气不足,肺血管阻力高,需要的振幅相对较大而增加的肺容量较小。临床上表现为氧需求增加而胸廓振幅小。

B 点:肺膨胀理想。一旦肺随着较高的平均气道压张开后,肺血管阻力将降低,较小的振幅即可大大提高肺容量。临床上表现为氧需求减少而胸廓震动良好。

C 点:肺过度膨胀。需要更大的振幅才能增加肺容量,过度膨胀的肺将影响到体循环。C 点为 HFOV 时的最危险阶段,应尽量避免 C 点的产生。临床表现不典型,氧需求仍低(虽然氧需求最终会升高),胸廓震动减少但易被忽视,造成诊断困难。胸片是目前最好的诊断方法。

D 点:理想的肺呼气过程。目标是将患儿肺部直接从 B 点进入 D 点而避免 C 点(如图中"***"所示)。缓慢降低平均气道压而达到理想的肺膨胀后,可以采用低平均气道压来维持同样的肺膨胀和通气。若平均气道压降得太快,可引起氧需求增加

(农绍汉)

参考文献

1. 刘敬, 曹海英, 刘颖. 肺脏超声对新生儿呼吸窘迫综合征的诊断价值 [J]. 中华儿科杂志, 2013, 51 (3): 205-210.

2. Al-Subu AM, Rehder KJ, Cheifetz IM, et al. Non invasive monitoring in mechanically ventilated pediatric patients [J]. Expert Rev Respir Med, 2014, 8 (6): 693-702.

3. Brat R, Yousef N, Klifa R, et al. Lung ultrasonography score to evaluate oxygenation and surfactant need in neonates treated with continuous positive airway pressure [J]. JAMA Pediatr, 2015, 169 (8): e151797.

4. Cavaiola C, Tamilia E, Massaroni C, et al. Design, development and experimental validation of a non-invasive device for recording respiratory events during bottle feeding [J]. Conf Proc IEEE Eng Med Biol Soc, 2014: 2123-2126.

5. Landolfo F, Savignoni F, Capolupo I, et al. Functional residual capacity (FRC) and lung clearance index (LCI) in mechanically ventilated infants: application in the newborn with congenital diaphragmatic hernia (CDH) [J]. J Pediatr Surg, 2013, 48 (7): 1459-1462.

6. Mian QN, Pichler G, Binder C, et al. Tidal volumes in spontaneously breathing preterm infants supported with continuous positive airway pressure [J]. J Pediatr, 2014, 165 (4): 702-706.

7. Nicoll J, Cheung PY, Aziz K, et al. Exhaled carbon dioxide and neonatal breathing patterns in preterm infants after birth [J]. J Pediatr, 2015, 167 (4): 829-833.

8. Perlman JM, Wyllie J, Kattwinkel J, et al. Neonatal resuscitation: 2015 international consensus on cardiopulmonary resuscitation and emergency cardiovascular care science with treatment recommendations [J]. Circulation, 2015, 132 (16 Suppl 1): S204-241.

9. Reiterer F, Sivieri E, Abbasi S. Evaluation of bedside pulmonary function in the neonate: From the past to the future [J]. Pediatr Pulmonol, 2015, 50 (10): 1039-1050.

10. Swanson JR, Sinkin RA. Transition from fetus to newborn [J]. Pediatr Clin North Am, 2015, 62 (2): 329-343.

11. Ulm LN, Hamvas A, Ferkol TW, et al. Sources of methodological variability in phase angles from respiratory inductance plethysmography in preterm infants [J]. Ann Am Thorac Soc, 2014, 11 (5): 753-760.

12. Vollsæter M, Clemm HH, Satrell E, et al. Adult respiratory outcomes of extreme preterm birth: a regional cohort study [J]. Ann Am Thorac Soc, 2015, 12 (3): 313-322.

13. 《中华儿科杂志》编辑委员会, 中华医学会儿科学分会呼吸学组肺血管疾病协作组, 中华医学会儿科学分会呼吸学组弥漫性肺实质/肺间质性疾病协作组. 儿童先天性呼吸系统疾病分类建议. 中华儿科杂志, 2018, 56 (4): 247-260.

第二篇

新生儿机械通气的基础理论

第八章

新生儿机械通气的发展历史与应用进展

第一节　新生儿机械通气的发展历史

辅助通气（assisted ventilation）是借助于外界器械与患者的气道直接连接而引起的肺部气体进出交换。外界器械可以是一个复苏袋，即一个有持续扩张压力的器械或设备，或是一个机械通气装置。此装置可通过面罩、头罩、鼻塞、鼻咽导管、气管内导管、气管切开术、喉罩或咽部负压器而固定。辅助通气是针对呼吸功能不全而给予的暂时呼吸支持技术，在患者可以规律、有效进行自主呼吸后就不再需要。其目的是提供肺泡通气，保证足够氧气，排出二氧化碳，减少呼吸功。通过使用这个装置，可以取代或提高呼吸肌的功能。机械通气的发展是建立在对人体呼吸生理的认识、人工呼吸与人工气道的建立，辅助通气器械与设备成功研发的基础之上，而新生儿机械通气是源于成人机械通气的进步而逐渐发展起来的一项临床实用技术。

一、对呼吸生理的认识历程

最早有关呼吸生理的记载出自古希腊医学家 Claude Galien 的著作，他在书中描述："如果胸膜穿孔，呼吸的整个过程将被破坏，但是，如果胸膜不打开，你就无法了解胸腔内的结构，除非你在切掉一根肋骨时保持胸膜的完整"。并描述了通过吹气对动物进行通气的方法。

1472 年，意大利医学家 Bagellardus 出版了全世界最早的儿科学著作，并建议助产士："如果你有一个新生儿没有呼吸，但他仍然有体温，且未完全青紫，你应当向他的嘴里吹气……或自直肠吹

气！"。从这种将经口吹气等同于经直肠吹气的描述，可见当时对呼吸生理的认识只是最简单、朴素和机械性的理解，离今天正确的认识相差甚远。

1543 年，比利时医学家 Andreas Vesale 在解剖了大量活体动物的基础上，通过对猪进行气管切开术，利用芦苇秆作为气管导管，进行了第一例机械通气试验（肺内吹气试验）。首次对心肺功能的联系进行描述："在我解剖的同时发现，只要肺被规律地吹入气体，心脏和血管的运动就不会停止"。此后，英国生理学家 Nathaniel Highmore（1613—1685）在其 1651 年出版的生理解剖学专著中介绍了通过窒息使鸡死亡，然后对其进行呼吸复苏治疗的实验。英国哲学家 Robea Hooke（1635—1703）于 1667 年在英国皇家《哲学会报》上发表文章称，他利用人工通气装置（近似于现在的简易人工呼吸囊）对狗进行人工通气。第一次说明了心肺之间运动的相对独立性，并向人们展示窒息后行通气治疗的可行性。几乎在同时，英国科学家 Richard Lower（1631—1691）在其 1669 年出版的专著 *Tractatus de corde* 中首次描述血液在流过通气的肺时颜色发生变化这一重要的生理现象。

二、人工呼吸与人工气道发展历程

（一）人工呼吸

最早的人工呼吸（artificial respiration）案例记录于《圣经》中，其中描述："在公元前 1300 年 Elisha 用口对口人工呼吸方法抢救了 Shunammite 的儿子"。到了公元前 400 年，Hippocrates 指出，空气中确实存在必要的成分，需要通过呼吸来摄入人体（后来证实为 O_2）。我国最早有关人工呼

吸的记载出现在公元 2 世纪前后的《金匮要略》中："通过胸部按压及伸展上肢的方法救助一名自缢者"。

在 18 世纪初，欧洲溺水拯救协会对于溺水者急救的指南为：复温、口对口人工通气、直肠处烟熏、全身按摩、放血疗法和催吐。这是口对口人工呼吸第一次在医疗指南中出现。苏格兰外科医生 William Tossaeh 于 1732 年首次利用口对口人工呼吸对火灾后窒息患者 James Blair 进行复苏治疗，这是迄今为止最早的有关心肺复苏的病例报道。

1776 年，法国著名医学家、生物学家和解剖学家 Antoine Portal（1742—1832 年）在对新生儿的处理中提出："最有效的办法就是将气体吹入肺内，通过吹气让肺膨胀，并打开了气体流向内脏动脉的屏障，自此，胎儿开始他的新生命"。

1754 年杰出的气体化学家、英国爱丁堡大学教授 Joseph Black（1728—1799 年）发现了二氧化碳气体（CO_2）。随后，著名化学家 Joseph Priestley（1733—1804 年）于 1774 年发现氧气（O_2）。这两大发现引起人们对利用呼出气进行复苏的安全性产生怀疑，并逐渐摒弃口对口人工呼吸法。直到过去近两个世纪后，医学家才重新发现口对口人工呼吸法的价值。

由于怀疑口对口人工呼吸法的安全性，科学家们开始转向研究各种机械通气装置。1776 年 John Hunter（1728—1793 年）发明了带安全阀的简易气囊。1828 年法国医生 James Leroy d'Etiolles 在利用简易气囊时发现，过度吹气会产生气压伤（气胸和气体栓塞），从而建议使用有刻度并可调节的吹风器。这一发现开始让我们警惕医源性损伤的问题。

由于过分担忧气管插管或气管切开对患者可能发生的损伤，科学家们很早就开始寻找各种无创呼吸手法进行呼吸支持。1828 年 James Leroy d'Etiolles 首次提出让患者平卧、挤压胸廓的下部和腹部，产生主动性用力呼气的呼吸支持手法。在此后近 100 年中，至少有 40 多种呼吸手法出现。但是，1903 年，德国医生 Schaeffer 明确阐述气管插管或气管切开等人工气道对患者利大于

弊，使人们重新认识到保持呼吸道通畅的重要性。值得一提的是，1958 年美国危重病医学教授 Peter Safar（1924—2003 年），在箭毒肌松麻醉志愿者身上进行了一系列严格而大胆的实验，证明头部倾斜后仰可使气道打开，口对口人工呼吸法优于任何一种呼吸手法。

（二）人工气道

最早建立动物人工气道（artificial airway）是在 1543 年，Vesalius 成功对猪进行气管插管。其后 Hooke 在狗身上重复了该技术，并首次应用风箱技术进行正压通气。但人工气道从动物过渡到人经历了 200 余年。在我国有关建立人工气道的最早记载时在《中藏经》中："为救助自缢者，在患者鼻中插入大葱的根端，让家人吹气入鼻，喉喷出涎"。这一做法不失为保持上呼吸道通畅的方法之一，但为何选择大葱而非竹管、芦苇管等至今让人有些难以理解。

距今大约千年之前，由穆斯林哲学家和医学家 Avicenna 医师进行的气管插管试验，是最早记载的气管插管。1800 年法国外科医生 Pierre Fine（1760—1814 年）利用皮质导管经鼻进行气管插管，并使用简易气囊进行肺通气。1806 年，法国法医学的创始人 Franqois Chaussier（1746—1828 年）首先将弯曲的金属导管应用于新生儿气管插管。随后，法国医生 Jean Depaul 在 1845 年将改良的弯曲的金属导管应用于新生儿气管插管。1871 年出现充气气囊，从而使人工气道密闭成为可能。1881 年 Macewen 利用气管插管进行了麻醉术。

公元 100 年古希腊医学家 Asclépiades de Bythinie 描述了咽切开术和喉切开术。公元 300 年，古希腊医学家 Antyllus 首次提出咽切开术的适应证和禁忌证，并描述道："当存在肺部感染、肺功能衰竭时，可自第三环状软骨进行切开"。公元 1000 年，开始使用金或银制作气管切开导管。德国外科医生 Lorenz Heister（1683—1758 年）在 1722 年出版的 *Chirurgie* 一书中对气管切开术进行详细描述。1782 年，英国医生 John Aubec 进行第一例白喉患儿气管切开术。1850 年，法国医生 Krishaber 发明 Krishaber 气切导管（银制弧形导管）。

三、体外负压通气的发展历程

1832 年 John Dalziel 提出在胸廓周围利用环形负压系统促使患者进行呼吸运动，首次提出利用密封箱进行辅助呼吸支持。1876 年法国医生 Eugène Joseph Woillez 根据密封箱原理发明铁肺。1928 年德国医生 Philip Drinker 发明第一台电驱动的铁肺呼吸机（Tank 型）。"铁肺"在随后发生的欧洲脊髓灰质炎大流行期间发挥了极其重要的救治作用，一直使用到 1955 年 Engström 呼吸机的发明。20 世纪 60~70 年代许多研究资料表明，负压通气（negative pressure ventilation）对治疗新生儿呼吸衰竭有效。但随着正压通气在新生儿的应用，负压通气再次受到冷落。

四、机械通气的发展历程

（一）无创机械通气

1896 年 Théodore Tuffier 最早设计出能产生呼气末正压（positive end-expiratory pressure，PEEP）的装置，即 Fell-Dwyer 仪，应用此装置可有效维持肺内正压。1936 年 E Palmer Poulton 利用该 PEEP 装置治疗 22 例心源性肺水肿的患者。1938 年 AL Barach 通过实验和临床研究证实，PEEP 可减少回心血量和肺充血，从而有利于减轻肺水肿。1945 年发表数篇研究报告后，无创机械通气（non-invasive mechanical ventilation）和 PEEP 一度被人们所遗忘。直到 1964 年 10 月在法国 Nancy 召开的"呼吸病理生理学专家会议"，Sadoul 等报道"100 例慢性呼吸衰竭急性发作患者（PaCO$_2$ ≥ 70mmHg）无创机械通气疗效的研究"，使人们再次对无创通气产生兴趣。这次会议第一次提出无创机械通气治疗的专家共识。然而，随后的 20 年里，因为有创机械通气的优势，使无创机械通气再次被遗忘。

随着对有创机械通气并发症如气压 / 容积伤，以及医院内感染等并发症的充分认识和理解，对睡眠呼吸暂停综合征、神经 - 肌肉疾病与慢性阻塞性肺疾病（chronic obstructive pulmonary disease，COPD）急性发作等病理生理机制的进一步认识，无创面罩正压通气重新走入医学家的视线。法国医生 Rideau 于 1988 年将无创通气第一次用于慢性神经 - 肌肉疾病患者，并提出通过鼻罩通气可以预防神经 - 肌肉疾病患者肺功能的不可逆进展。随后，多项研究表明，无创机械通气可降低 COPD 患者有创机械通气使用的比例，减少院内感染发生率和死亡率，使无创机械通气逐渐用于 COPD 患者慢性期的治疗。随着无创正压通气的广泛应用，其相关治疗设备也得到充分开发。总之，随着无创正压通气技术的日益完善，患者耐受性的逐步提高，使现在家庭呼吸支持治疗成为可能。

（二）有创机械通气

"铁肺"等负压通气技术的弊病是显而易见的，如气道引流不畅问题、输液与躯体护理操作不便问题等。与正压通气相比，负压通气效率也很低，用来治疗呼吸衰竭的病死率高达 80% 以上。1907 年，德尔格公司创始人海因里希·德尔格设计了第一台自动呼吸机 Dräger Pulmotor 作为急救复苏设备，很快受到大众的欢迎。

1949 年 Bennett 给"铁肺"增加了一个风箱，又通过气管切开建立人工气道后施以正、负压混合通气，使病死率下降至 12%，此举充分证明，建立人工气道并施以正压通气的有效性与必要性。此后，医学界普遍认为，采用麻醉科建立人工气道后连接手动压缩气囊的人工正压通气方法对救治呼吸衰竭是可行的，也是有益的。直到 20 世纪 40 年代，Bennett 生产出第一台初具现代呼吸机功能的压力切换型正压呼吸机，1950 年 Engström 研制成功第一台容量切换型呼吸机。在 20 世纪 60~70 年代，电子技术开始广泛应用于机械通气领域，推动了机械通气在国外快速、普遍的发展。同时机械通气的模式与新技术的应用也在不断进步，如 PEEP 的应用、呼吸机撤离技术的改进及压力支持通气模式的诞生等。自 20 世纪 80 年代以来，有创机械通气（invasive mechanical ventilation）技术得到充分的发展，主要表现在以下几个方面：①气管内插管技术和导管的改进，低压充气气囊的发明；②提前或延迟气管切开术；③机械通气模式的完善；④在 PEEP 概念进一步完善的基础上，提出最佳 PEEP 概念；⑤手术后重症监护治疗技术的发展；⑥对吉兰－巴雷综合征（Guillain-Barré syndrome）、急性重症哮喘与急性呼吸窘迫综合征（ARDS）等危重疾病的呼吸支持治疗，推动了有创机械通气的进一步发展；⑦呼吸及呼吸功能不全的病理生理学机制得到进一步认识；⑧对有创机械通气并发症的进一步了解。

（三）高频通气

高频通气（high frequency ventilation，HFV）是一种全新的呼吸模式，其特点是以较低的气道压和较高的通气频率对患者持续供气。20世纪60年代末，瑞典学者 Jozon、Sjostrand 等为了减少人工通气对动脉血的影响和血压波动，采用低潮气量、高频率的通气方式，也就是高频正压通气（high frequency positive pressure ventilation，HFPPV），他们发现在通气过程中能保持较低的气道正压和胸腔负压，对心血管功能的影响较小，这是传统的常频正压通气不能达到的。

1972年，德国 Lunkenheimer 等首次研究出高频振荡通气（high frequency oscillatory ventilation，HFOV）呼吸机。1976年，美国的 Klia 和 Smith 将喷射通气和高频通气技术相结合，提出了高频喷射通气（high frequency jet ventilation，HFJV）模式的概念，并设计出 HFJV 呼吸机。此呼吸机的喷射频率可达0.5~5Hz，甚至更高。20世纪80年代加拿大 Bryan 及日本宫坂发明活塞式高频振荡人工呼吸机 Hummingbird。

在我国，1978年曹勇采用电焊喷枪的方法对高频喷射通气进行试验，获得良好效果。1980年开始曹勇、李宗翼等研制第一代高频喷射呼吸机。

经过近20年的研究，高频通气理论和实践得到很大发展，已由单一的固定呼吸模式发展成为独立的高频呼吸机。高频呼吸机已经由过去的仅应用于急救复苏和麻醉期间的呼吸管理，逐步转入到内科、外科、儿科、胸外等多个科室的呼吸管理和呼吸治疗。

五、新生儿机械通气的发展历程

通过口对口人工呼吸抢救病人，给了人们许多启示，由此考虑到是否可以采用人工的方法设置呼吸系统。Hippocrates 是第一个有历史记录的应用气管插管来维持肺部通气的人，他的工作被忽视整整2 000年。16~17世纪的科学复兴，才使这种机械通气引起人们的重视。到1667年，建立了持续和规则的简单通气装置。1800年早期，新生儿复苏和机械通气引起人们的重视。1800年，Fine 在 *Geneva* 杂志第一次发表关于新生儿机械通气的装置。与此同时，也确立了成人的机械通气可以通过气管插管连接机械装置来进行规律的通气。1806年，产科医生 Vide Chaussier 描述了对窒息新生儿进行气管插管口对口复苏的过程。其后的研究者发展了第一台新生儿复苏以及进行短期肺部通气的装置，此装置是将一个小的橡皮囊连接到插入婴儿气道的气管插管上，通过连续按压橡皮囊来产生吸气和被动呼气。O'Dwyer 在许多儿童身上进行长时间正压通气，并于1887年发表研究结果。此后不久，Egon Braun 及 Alexander Graham Bell 各自独立的研制出为新生儿提供通气的正负压装置。20世纪早期，为新生儿提供正负压装置的改进，推动了机械通气的发展。在1929年，Drinker 和 Shaw 报道了提供恒定的胸廓按压技术来提高肺残气量。在1950年后期，采用体位倾斜装置减少负压以增加肺容量。在1950年和1960年早期，许多研究中心采用面罩通气来维持新生儿呼吸。

现代新生儿机械通气开始于1953年 Donald 与 Lord 的报道。他们介绍了治疗呼吸困难新生儿所采用的呼吸机，并证实使用此装置使3~4个患有呼吸窘迫综合征（RDS）的患儿康复。在此后的30年中，新生儿机械通气获得极大的发展，同时也发现这些装置也存在很多缺陷。20世纪50年代，由于脊髓灰质炎的流行，使用呼吸机治疗的病例增多，使临床经验得到积累。然而，当时对 RDS 早产儿使用间歇正压通气未获成功，死亡率也未降低，而且有一系列并发症特别是气漏发生。在此期间，临床医生的作为受到呼吸机使用技术的限制。

20世纪40年代后期，根据 Cournand 在成人领域的研究发现，标准的呼吸机技术要求正压吸气时间很短，他证实了呼吸机循环中，吸气时间的延长,会阻碍胸部静脉的回流,引起心输出量的减少,导致患者血压明显降低。为了减少对心血管的影响,呼吸机循环的吸气时段要限制在一个完整呼吸周期的1/3。此期间生产的呼吸机的吸呼比固定在1:2。不幸的是,Cournand的发现并没有引起人们的重视,从而没有应用于患有严重肺实质病变的患者。间歇正压通气(IPPV)这种在成人和年龄较大儿童使用非常有效的呼吸装置,对患有肺部疾病的新生儿效果不理想。因此,临床医生开始对这项辅助呼吸装置在新生儿领域的使用感到失望。

1971年,Greory及其助手报道使用持续气道正压通气(CPAP)来治疗RDS。他们发现在RDS患儿中发生的最主要问题是气漏。在体重小于1 500g的新生儿中联合使用IPPV+CPAP并未获得成功,然而CPAP是一大进步。在同一年,Kirby和他的助手发明一种新型的用于新生儿的呼吸机。这种装置可以提供持续的气流,并可定时关闭呼气阀。在给予持续气流的情况下,机械呼吸和自主呼吸的结合被称为间歇指令通气(intermittent mandatory ventilation,IMV),IMV被称为新生儿机械通气的标准方案。此后,IMV被结合到所有的呼吸机装置中。这种装置的优点是它能够逐渐降低IMV的频率,使患者逐渐增强自主呼吸。临床医生不再需要麻醉来抑制患者的自主呼吸以减少人机对抗。而且,由于患者可以自主呼吸和较低的循环频率,平均气道内压降低,静脉回流要优于IPPV。

1971—1995年,针对新生儿的许多新型呼吸机被大量的生产和销售,第一代呼吸机包括Babybird I、Bournes BP200和Bournes LS104/105等,它们都是依据IMV的原理并将CPAP结合到呼吸循环中。Babybird I及Bournes BP200是利用螺线管启动装置去关闭气流。下一代新生儿呼吸机结合电控装置和微处理器、微循环下一代新生儿呼吸机将与电控装置、微处理器和微循环结合,使呼吸机运作更精确。

1980年以来,将高频通气与传统的呼吸机结合用于治疗RDS取得成功。同时,体外膜肺氧合(extracorporeal membrane oxygenation,ECMO)和高频通气在许多医疗中心逐渐开展起来,这些技术作为临床补救治疗措施最初运用于使用传统机械通气方式无效的婴儿,为危重患儿的抢救增添了新的治疗手段。第三代新生儿呼吸机出现于20世纪90年代早期,微循环和微处理器的发展为新生儿机械通气开拓了新的前景。在最近的30年中,在新生儿呼吸治疗方面的重要进展是肺表面活性物质替代疗法(pulmonary surfactant replacement therapy)。Avery和Mead在1959年发现肺表面活性物质缺乏是新生儿RDS的主要病因。1990年美国的FDA批准外源性肺表面活性物质销售,从而使RDS有了特异性治疗方法。外源性肺表面活性物质(exogenous pulmonary surfactant)也可以运用于其他疾病,如胎粪吸入综合征、重症肺炎和ARDS等。自1992年以来,一氧化氮吸入治疗(inhaled nitric oxide,iNO)作为一种选择性肺血管舒张剂,已广泛用于新生儿低氧性呼吸衰竭(hypoxic respiratory failure,HRF)和新生儿持续肺动脉高压(persistent pulmonary hypertension of newborn,PPHN)的治疗。近20年来,由于新型呼吸机性能的改进和新生儿机械通气临床应用技术的快速发展,结合肺表面活性物质替代治疗、iNO、ECMO等呼吸治疗手段,极大地推动危重新生儿抢救水平的提高,明显减低危重新生儿死亡率。

(吴素英　周晓光)

第二节　新生儿机械通气的应用进展

近20年来,新生儿机械通气取得很大进展,主要体现在呼吸机性能的不断改进、机械通气技术的创新,以及呼吸治疗技术的联合应用等方面。

一、呼吸机性能的改进和发展

呼吸机性能的改进和发展与电子技术、传感器技术、信息技术的发展,以及人们对新生儿呼吸生理、病理更深层次的认识和临床实践经验的积累密切相关。新生儿呼吸机性能的改进和发展主要表现在同步触发技术、漏气自动补偿技术、近端传感技术、肺力学监测技术和工具软件等多个方面。

（一）同步触发技术

1986 年 Mehta 等最早报道采用腹部运动传感器进行新生儿同步间歇指令性通气（synchronous intermittent mandatory ventilation，SIMV），从此开始新生儿患者触发通气（patient-triggered ventilation，PTV）的新纪元。目前新生儿呼吸机均有同步触发装置，同步触发方式包括压力触发（pressure trigger）、流量触发（flow trigger）、膈肌电信号触发（diaphragm electrical signals trigger）、胸壁阻抗触发（chest wall impedance trigger）和腹壁运动触发（abdominal wall motion trigger）等，其中大多数呼吸机均应用压力触发或流量触发方式。压力触发和流量触发的原理是通过压力传感器或流量传感器探测获得呼吸机管路内气体压力，或气流速度/气体容量的变化，经过数学积分计算使呼吸机感知患者自主吸气动作，从而触发呼吸机送气。由于流量触发具有反应灵敏、误触发少、减少呼吸做功的优点，适合于自主呼吸较弱的新生儿、早产儿。通过监测膈肌电信号来触发呼吸机送气的技术称为神经调节辅助通气（neurally adjusted ventilatory assist，NAVA），这是由加拿大多伦多 St.Michael 医院的 Christer Sinderby 教授发明的一项新型机械通气模式。在 NAVA 模式下，呼吸机根据患者的膈肌电信号提供通气支持，其呼吸频率、吸气触发、吸气上升速度、压力支持强度、吸气/呼气切换标准均由膈肌电信号控制。无论是在有创通气模式，还是在无创通气模式均可应用。因此，该通气模式能够明显改善人机协调，避免因泄漏、内源性 PEEP 等因素造成的误触发或触发失效，并且提供最佳的呼吸支持水平，减少呼吸肌疲劳或呼吸肌失用性萎缩的发生。

（二）漏气自动补偿功能

在新生儿机械通气时，由于潮气量小，呼吸机管道顺应性可压缩容积大（一般管道顺应性为 2~3ml/cmH$_2$O），新生儿气管插管无气囊，常有气管插管周围漏气，加之气体压缩等原因，呼吸机输出气体大部分被漏掉或被压缩在呼吸机管道中，未能进入患儿肺内。因而，患儿实际的通气潮气量与预设值有很大差异。目前，使用流量触发的呼吸机一般都具有实时监测潮气量、呼吸机管道及气管插管漏气量等功能，呼吸机可根据监测的实际潮气量及漏气量变化，进行漏气自动补偿（automatic leak compensation），以保持稳定的每分钟通气量，并减少误触发和呼吸做功。

（三）近端传感技术

近端传感技术（proximal sensing technology），即将流量传感器（flow sensor）或压力传感器（pressure pickup）置于患者 Y 形接头端来测量和监控呼吸参数的技术。流量传感器主要有热丝式流量传感器、精密压差式流量传感器两种，无效腔量小，灵敏度高，同步性能好。近年来，超声流量传感器也开始用于一些新型呼吸机，其采样频率 2 000 次/min，可提供更快的反应速度，同步性能更好。目前，大多数呼吸机在患者 Y 形接头端设置传感器，采用吸气潮气量来控制传送潮气量，实际上吸气潮气量并非患者真正的吸气潮气量，而是传感器在机器端检测到的进入患者肺部前呼吸机传送的潮气量。使用呼气潮气量来控制传送的潮气量能更好地反映患者实际得到的潮气量，因为在呼气相气道压力相对较低，管道压缩容积和插管周围漏气较吸气时更小。在临床应用中，最好根据监测到的吸气潮气量和呼气潮气量的差异，来设置和调整潮气量。

（四）呼吸力学监测

现代新生儿呼吸机通常都配置有呼吸力学监测（respiratory mechanics monitoring）功能，常用的呼吸力学监测包括胸肺顺应性、气道阻力、潮气量、每分钟通气量等，以及呼吸波形监测。呼吸波形监测中，压力-时间曲线（pressure-time curve）、容量-时间曲线（volume-time curve）、流速-时间曲线（flow-time curve）、压力-容量环（pressure-volume loops）、流速-容量环（flow-volume loops）和压力-流速环（pressure-flow loops）等"三条曲线"和"三个环"直观地反映每一次呼吸从开始到结束的具体情况，包括呼吸机送气和自主呼吸用力及二者之间的交互作用，不仅可监测机械通气参数是否合适，动态了解患儿肺功能状态，观察患儿自主呼吸运动的程度，评价某些药物的治疗效果，对呼吸道管理也具有重要的临床指导意义。

此外,不同的呼吸机品牌还开发了具有自身特色的呼吸力学监测工具,如开放肺(open-lung-tool)工具软件,通过自动分析容量-流量环、吸气末压力(EIP)、呼气末正压(PEEP)、吸气与呼气潮气量等监测数据,来判断肺泡扩张与闭合状态,以及维持肺泡最佳扩张状态的吸气峰压(PIP)、PEEP及潮气量,从而有利于临床医生正确调整合适的 PIP 和 PEEP。强力振荡技术(forced oscilation technique,FOT),通过给肺脏施加一个小压力脉冲(5Hz),同时测定相应的气流波形,计算其阻抗,从而准确反映肺扩张反应,以指导呼吸机参数调节。智能肺观测视图(smart pulmonary view)工具软件,提供全新的图形显示患儿呼吸模式和肺功能变化,尤其是肺泡过度膨胀系数(alveolar over-expansion coefficient,C20/C),直观反映肺顺应性和肺容量大小,特别适合新生儿临床应用。肺保护包(lung protection package,LPP)可提供低流速 P/V 环(low flow P/V loop),支持保护性通气策略。

(五)智能控制系统

部分呼吸机研发了智能控制系统,如闭环氧合智能控制系统(Predictive Intelligent Control of Oxygenation,PRICO),或闭环自动氧控制(closed-loop automatic oxygen control,CLAC)技术,此技术基于患儿实时血氧饱和度(SpO$_2$)测定结果自动调整呼吸机吸入氧浓度(FiO$_2$),被认为是 NICU 调节 FiO$_2$"另外的一双手"。智能护理/压力支持(SmartCare/PS)工具软件,通过实时监测患儿呼吸频率、潮气量和呼出气二氧化碳浓度自动调整压力支持水平,提供脱机参数的个性化配置,从而使压力支持水平适应患儿不同时期的要求,有利于尽快撤机。还有的呼吸机具有智能通气模式:适应性支持通气(ASV)和 INTELLiVENT-ASV,自动采用肺保护性策略,最大程度减少并发症如内源性 PEEP(PEEPi)和容积伤/气压伤。在 ASV 模式下,根据病人的肺力学指标和呼吸做功情况,呼吸机持续调整呼吸频率、潮气量和吸气时间。在肺保护性通气策略规则范围内,促进患者自主呼吸,减小呼吸做功,并改善患者和呼吸机的人机同步性,有助于缩短患者的通气时间

(六)其他

在呼吸机性能方面还有一些其他进展,如一些呼吸机采用顺磁氧技术(paramagnetic oxygen technology)监测吸入氧浓度(fraction of inspired oxygen,FiO$_2$),精度高,无需耗材。还有一些呼吸机具有一体化湿化系统(integrated humidification system),阀前湿化,保证病人管路的低顺应性,确保精确的治疗效果。高精度比例阀系统(high precision proportional valve system)提供高能量高频振荡通气,吸气支、呼气支双路协同控制,提供"推""拉"双向动作的高频振荡通气;"推""拉"动作截然分开,不相混淆,达到最佳的二氧化碳排出效果。自动变流(autoflow)功能用于吸气流量的自动调节,相当于压力调节容量控制通气(PRVCV)或容量控制通气,还具有允许患儿在吸气相自主呼吸的功能。

二、无创机械通气

新生儿机械通气包括有创通气(invasive ventilation)和无创通气(non-invasive ventilation,NIV)两种重要方式,有创与无创通气的根本区别在于人机连接界面的不同,凡需要通过气管插管或气管切开建立人工呼吸道进行通气的方式称为有创通气;而通过鼻塞、鼻罩、面罩、喉罩和鼻咽导管等相对无创方式与呼吸机连接的通气方式统称为无创通气。有创机械通气由于气管插管或气管切开使患儿气道与外界相通,容易发生气管插管或气管切开相关性损伤和继发感染,有创通气的不合理应用还可引起呼吸机相关性肺损伤、脑损伤及循环功能影响等,对早产儿带来的影响更大,可引起支气管肺发育不良(broncho-pulmonary dysplasia,BPD)、早产儿视网膜病(retinopathy of prematurity,ROP)等,严重影响新生儿,尤其是早产儿的健康及其存活质量。近些年来,国内外提倡无创机械通气,旨在减少有创通气带来的相关性损伤及其不良反应。

自从 1972 年 Gregory 用硅胶制成的鼻塞成功治疗早产儿呼吸衰竭以来,CPAP 得到不断发展和广泛应用。目前,临床多采用呼吸机的 CPAP 模式和专用 CPAP 系统,不仅能避免简易

水封瓶的弊端,实现通气压力和氧气浓度的准确控制、呼吸气体的加温和湿化,而且还可提供连续气流。新型鼻塞CPAP(nasal CPAP,nCPAP)装置具有流量系统、空氧混合、加温湿化、压力监测及报警系统,其持续气道正压的产生主要在于鼻塞供气装置的改进。在连续正压供气情况下,气流经鼻塞于吸气相直接将气流喷射到两侧鼻孔,使患儿肺部产生CPAP压力;在呼气相,呼出气流正好与供气气流对抗,鼻塞可使供气气流突然向呼出气方向反折(flips),此现象称为柯恩达效应(Coanda effect),由于射流反折使患儿在呼气时不需抵抗供气气流,呼气阻力明显降低。当患儿呼气终止,供气气流又向两侧鼻腔喷射,吸气重新开始。与传统的CPAP比较,新型nCPAP的气道压力变化与预调值较为接近,压力波动小,提高了通气效率,而且通过利用柯恩达效应,使得CPAP系统的反应时间缩短,呼气阻力及患儿呼吸做功减少。目前,nCPAP在预防新生儿早期呼吸功能不全、肺液转运不良及机械通气撤机过渡阶段的作用已经确定,并已广泛应用于新生儿多种疾病的呼吸支持,如RDS、肺水肿、吸入综合征、肺炎、早产儿呼吸暂停等。

在nCPAP技术发展基础上,无创通气技术得到快速发展。近年来,双水平正压通气(bilevel positive airway pressure,BiPAP)、经鼻间歇正压通气(nasal intermittent positive pressure ventilation,nIPPV)、经鼻同步间歇正压通气(nasal synchronized intermittent positive pressure ventilation,nSIPPV)、经鼻同步间歇指令通气(nasal synchronized intermittent mandatory ventilation,nSIMV)、加温加湿的高流量鼻导管通气(heated humidified high flow nasal cannula,HHHFNC)以及经鼻高频震荡通气(nasal high frequency oscillatory ventilation,nHFOV)等无创通气方式在新生儿,尤其是早产儿广泛应用。旨在通过无创通气方式提供气道内正压,维持气道开放和肺内功能残气量,防止肺泡萎陷,临床主要应用于产时稳定呼吸状态,治疗呼吸暂停、原发性呼吸疾病以及辅助拔管撤离呼吸机等。

目前,在新生儿,尤其是早产儿呼吸支持措施中,临床医生优先采用无创通气治疗已成为趋势。

在各种无创通气模式中,nCPAP最为常用。此外,还可根据患儿具体情况、临床资源配置,适当选择nIPPV、nSIPPV、BiPAP、HFNC、nHFOV等进行序贯无创通气治疗,进一步减少气管插管和有创机械通气,改善患儿远期预后。

三、新的机械通气模式

机械通气的主要进展之一在于新的通气模式不断发展,如压力调节容量控制通气(pressure-regulated volume control ventilation,PRVCV)、容量保证通气(VG)、压力支持通气(PSV)、比例压力支持(proportional pressure support,PPS)、比例辅助通气(PAV)、适应性支持通气(adaptive support ventilation,ASV)、分钟指令性通气(MMV)、变频通气、容量弥散通气(volumetric diffusive respirator)等就是近些年应用于临床的新通气模式,其设计目的是尽可能提高呼吸机的治疗效率,减轻呼吸机的损伤作用,提高人机协调水平,减少对机体生理功能的干扰,提高代价/效益比。

四、保护性通气策略

在新生儿机械通气过程中,由于通气压力和/或容量过大、氧的毒性作用、功能残气量太少引起的肺泡塌陷或肺不张等,均可导致呼吸机相关性损伤(ventilator-associated injury)的发生。呼吸机所致肺损伤(ventilator induced lung injury,VILI)是临床上发生最多、最常见的一种呼吸机相关性损伤,其次还有呼吸机相关性脑损伤(ventilator-associated brain injury)和循环功能障碍等。保护性通气策略(protective ventilation strategy)正是为了预防或减少呼吸机相关性损伤而采取的一系列临床治疗策略,其目的是充分发挥呼吸机的治疗作用,避免或减少对机体生理功能的影响,尽可能地减少呼吸机相关性损伤的发生。保护性通气策略的原则是采用最低的吸气峰压(peak inspiratory pressure,PIP)、潮气量(tidal volume,V_T)和FiO_2,保持肺泡适当扩张,避免肺泡过度扩张和塌陷或肺不张,维持适当的气体交换,使动脉血氧分压(arterial partial pressure of oxygen,PaO_2)>50mmHg,动脉二氧化碳分压(arterial partial pressure of carbon dioxide，$PaCO_2$）<60mmHg，尽量避免引起肺损伤、脑损伤和循环功能障碍，同时，减少患儿呼吸做功，使其处于舒适状态。

近些年来，保护性通气策略越来越受到新生儿临床的重视，并在临床广泛开展起来。由于实施了保护性通气策略包括肺保护性通气策略、脑保护性通气策略和循环功能保护性通气策略，在明显改善肺氧合，维持目标血气水平的基础上，尽量缩短呼吸机使用时间，从而降低新生儿呼吸衰竭的病死率和呼吸机相关性损伤的发生率，使其预后明显改善，提高了患儿的生存质量。

（周晓光）

第九章

新生儿呼吸机的结构、工作原理与作用

第一节　呼吸机的基本结构与性能

为便于理解呼吸机的工作,首先要对呼吸机的基本结构和性能有所了解。现代的呼吸机虽然功能较前复杂许多,但基本结构与性能并未变,熟悉这些基本内容,任何复杂的呼吸机也就不难掌握。

一、气源和动力部分

呼吸机大多以压缩空气和氧气为气源,有的呼吸机只需氧气,空气直接取自大气。呼吸机的动力和调控可有不同的组合方式,可由压缩气体提供正压,而以电路控制,即所谓的电控气动,这是目前多数呼吸机采用的工作方式,正压也可由电控活塞泵或空气压缩机提供,称为电控电动,有的呼吸机是气控气动,即动力和机械控制均由压缩气体完成。

二、基本参数的控制

呼吸机要能控制每次通气的潮气量和呼吸频率,同时还控制吸、呼时间比。在流量相同情况下,吸气时间越长,进气越多。气体进入肺内所产生的压力称通气压力,它与进气量多少、肺的顺应性和气道阻力有关。为了将一定气量送入肺内,顺应性越小,气道阻力越高,所需压力也越大。吸气峰压受肺顺应性和气道阻力等因素的影响。而吸气末气流停止瞬间的压力反映肺静态顺应性(弹性阻力)的变化,不受气道阻力的影响。

三、呼吸管路

呼吸管路是呼吸机主体与病人联接的部分。为便于活动,管路要易于弯曲,但又不能曲折阻碍气流,因此有的管路为螺纹管。管路可压缩容积要小,特别是婴儿管路更是如此,否则部分潮气量将在吸气时消耗在膨胀的管腔内。婴儿用的管路直径要小于成人。吸、呼管道多以三通接头与病人气管插管联接,注意联接处切忌用细小口径的管,以免增加阻力。

四、导向阀门

在呼吸过程中,为使气体能按规定方向流动,呼吸机都有导向阀门,可以是机械阀门或电磁阀门,以保证吸气时呼气口不漏气,呼气时气体不受阻而自由排出。由于呼吸机连续使用,每天呼吸阀门动作数万次,因此阀门的质量要求很高,是呼吸机的关键部件之一,其设计原理各有不同,但都要能达到严密、精确、耐用的要求。

五、加温湿化装置

长时间应用的呼吸机都有加温湿化装置,提供合乎生理需要的温暖而潮湿的吸入气体。吸入气体温度与体温相近,相对湿度(relative hnmidity)近于 100%,绝对湿度(absolute hnmidity)为 44mg/L。最常用的是加温湿化器(heating humidifier),使气体通过加温的水罐而湿化,罐内温度稍高于体温,吸入气在气管入口的温度受室温、气体流速、罐内外温差和管道长度的影响。现代的湿化器在吸气口有温度监控装置,能

自动调节。为增加水气的蒸发,可有不同的设计增加气体与水的接触面,如使吸入气在水下经过多数小孔冒出,或使气体通过吸水的海绵材料或吸水纸以增加湿度,但均要求使阻力不能太大。为防止管道内水气凝结流入气管内,管道都附有凝水器。雾化器主要用于给药,目前已很少用于单纯湿化。

六、氧浓度的调节

现代的呼吸机都装配有空氧混合器(blender),氧浓度可在 21%~100% 任意调节,为此需要氧气和压缩空气为气源。有些档次低的气动呼吸机以氧气为主要气源,通过文丘里阀混掺空气。这种方法在小婴儿不适用,因为流速低,实际能够混掺的空气极为有限,实测氧浓度多在 80% 以上。有些电动呼吸机通过流量表将氧气定量地加入吸气气囊与空气相混,可根据每分钟通气量和氧流量估算氧浓度。

七、同步装置

呼吸微弱或呼吸停止的患儿应用呼吸机不需要同步装置,只要保证合适的通气量即可满足要求。但在多数有一定呼吸能力的患儿进行辅助呼吸时,常需要同步装置。过去的同步装置是根据病人吸气的负压信号工作,可通过控制压力传感器的敏感度进行控制。近年来有通过流量信号控制的同步装置,其敏感性大为提高,40ml/s 的流量即可启动吸气。

八、监测装置

呼吸机监测装置有两大类:一类是监测呼吸机的工作状态,如压力(吸气峰压、平均气道压、呼气末正压)、呼吸频率、气流量、吸入氧浓度和吸入气温度等;另一类是呼吸功能的监测,如潮气量和每分钟通气量等。现代呼吸机可利用微电脑技术计算呼吸力学指标,如肺顺应性、气道阻力等。根据临床需要可定出各项指标可允许的上、下限;超限报警,大大增加了应用呼吸机的安全性。有些专用监测仪器可与呼吸机联用,如测定呼出气 CO_2 和 O_2 消耗量,并计算有关代谢和通气的多项指标。

第二节　呼吸机的作用

一、呼吸机的治疗作用

(一)改善通气功能

呼吸机可以改善通气功能,保证患者所需要的肺泡通气量,使增高的动脉血二氧化碳分压($PaCO_2$)恢复正常,或控制在临床允许的范围,这是呼吸机最基本的作用。

(二)改善换气功能

应用呼吸机可有效地提高吸入氧浓度,保证氧的供应,使通气血流比例失调和肺内分流量增加的病理情况得到改善,从而提高动脉血氧分压(PaO_2)。近年来应用呼吸机的适应证比 20 世纪 60 年代主要用于通气功能衰竭已有所不同,由于呼气末正压的应用,在不伴有通气不足的严重换气障碍患者,有时也应用呼吸机,如用于呼吸窘迫综合征患者。

(三)减少呼吸功

使用呼吸机可大大减轻呼吸肌做功,减少机体的氧消耗,对于减轻缺氧对机体的影响具有重要意义。通过减轻呼吸负担,也使循环负担减轻,防止心脏储备能力耗竭。

(四)保持呼吸道通畅

应用呼吸机便于呼吸道的湿化和黏痰的引流,吸气时的正压可增大潮气量,有利于肺泡的扩张,具有预防肺不张和呼吸衰竭的作用。在呼吸肌和吞咽肌麻痹以及咳嗽能力很差的患者,适时地应用呼吸机可保证呼吸道的通畅和生理需要的通气量,可预防肺不张、窒息等严重并发症的发生,使治疗效果大为提高。

对呼吸机的治疗作用要有恰当的估计,以上四方面的治疗作用,在一定程度上是可以通过其他治疗方法得到的,但有时呼吸机又可起到其他治疗难于代替的作用。呼吸机对患者能否起到治疗作用,受患者病情、呼吸机性能和医务人员对呼吸机管理是否得当等多方面因素的影响。而治疗作用超过一定限度还可引起不良反应和合并症,如应用呼吸机时发生的通气过度、感染、呼吸道阻塞、氧中毒、气胸等,故在治疗过程中必须对呼吸机应用情况进行密切的监护。

二、呼吸机对机体生理功能的影响

正常人在自主呼吸的过程中胸腔为负压,外界空气是被"吸入"肺内的,而应用呼吸机时,吸气时空气是被"压入"肺内,肺内压乃至胸内压均为正压,呼气是靠胸廓和肺的弹性回缩完成,呼气末气道内压力为零,此即所谓的间歇正压通气(intermittent positive pressure ventilation,IPPV)。应用呼吸机时肺内和胸内的正压,是对患儿产生一系列影响的生理基础。

(一)对呼吸的影响

1. **潮气量**　应用呼吸机时的潮气量通常都大于应用呼吸机前,这样才能获得改善通气功能的效果。通气压力增加时,潮气量增加的程度视肺顺应性而定,但两者并非直线关系。肺病变较重时,通气压力增到一定程度后,再继续加大压力,由于肺顺应性差,潮气量增加甚微。近年的观察认为过大的潮气量是造成肺损伤的主要原因。

2. **呼吸无效腔**　呼吸机压力和潮气量适当时可减少呼吸无效腔,这是呼吸加深、气体分布均匀和肺血流再分配的结果(下部血流多的肺泡之血流分配到上部血流少的肺泡)。由于无效腔占潮气量比例减少,可增加肺泡通气量,使动脉血 $PaCO_2$ 降低。但应用呼吸机也可使呼吸无效腔增加,由于吸气时的正压使气管和支气管的内径扩大,解剖无效腔增加;压力过大或吸气流速过高,大部分气体将进入阻力较小的肺泡,阻力大的肺泡进气减少,加重气体分布不均匀,可使生理无效腔加大。

3. **气体交换**　应用呼吸机时若吸气流速较慢,压力适度,潮气量足够,由于小块肺不张被压力疏通,还可使肺内分流量减少。若压力过高,则肺泡扩张的同时,肺血流因受压而减少,则可加重通气血流比例失调,甚至可将该区血液压向不通气或通气差的肺泡,加大肺内分流量。在闭合气量超过功能残气和潮气量之和的患者,应用呼吸机增加潮气量后,可使处于闭合状态的肺泡开放,恢复气体交换功能。应用呼吸机后由于换气功能

改善,虽未增加吸入氧浓度,亦可使动脉血 PaO_2 增高。

4. **呼吸功与呼吸肌**　应用呼吸机时,由于呼吸肌做功为机械通气所取代,患者烦躁、激动等因素消除,呼吸功减少,可使氧消耗量下降20%~30%;若呼吸机应用不当,自主呼吸与呼吸机对抗,则将使呼吸功增加。长期应用呼吸机不利于呼吸肌功能的锻炼,脱机时易于产生呼吸肌疲劳。

5. **对呼吸道分泌物的作用**　除湿(雾)化器对痰的湿化作用外,间歇正压呼吸本身也可帮助分泌物向外排出。吸气时的正压扩张支气管,可疏通阻塞气道的黏稠分泌物,气体得以进入原来扩张不充分的肺泡,在压力下气体还可通过 Kohn 孔进入萎陷的肺泡,便于在呼气时将痰带到较大的支气管或咳出。

6. **呼吸中枢**　应用呼吸机后有时会引起自主呼吸停止,这是由于肺内张力感受器的传入冲动,使吸气神经元受到抑制的结果。有些应用呼吸机的患儿不能与呼吸机同步,要增加潮气量到相当大的程度才能同步,也与上述张力感受器有关。

7. **内生性呼气末正压(iPEEP)**　应用呼吸机时由于呼吸道阻力增加,呼气所需时间延长,当呼吸频率增加时,易于发生动力性过度充气,在气道原已有阻塞的患儿如胎粪吸入性肺炎时更易发生。气管插管的内径和呼吸机管道的阻力也可阻碍呼气流速,对过度充气产生影响。过度充气的结果是气体滞留,使肺泡内压在整个呼吸过程保持正压,相当于呼气终末正压(PEEP)的作用,故称内生性 PEEP。机械呼吸所应用的 PEEP 是在气道开放情况下产生的,与呼气流速无关,它的测定是在气道开放条件下进行的,是与大气压比较相对而言的,而不是测定肺泡内压。内生性 PEEP 则不能以通用的方法在呼吸机压力表上得到反映,测定的方法是在呼气末、吸气开始前堵塞呼吸道出口,此时呼气气流停止,肺泡内压力与呼吸道出口压力趋于平衡,在此情况下呼吸机压力表可反映内生性 PEEP 的数值(有些呼吸机有专门的按钮使呼气末气流停止,以便测量)。内生性 PEEP 对机体的影响有:①阻碍静脉回流,减低心

排血量；②在进行同步机械通气患者,增加患者吸气负担(因肺泡内为正压)；③易于引起呼吸肌疲劳,造成脱离呼吸机困难。

8. 肺表面活性物质　在常规应用呼吸机维持正常通气时,对肺表面活性物质无明显影响。若潮气量过大,压力波动范围大,频率过快,用放射性核素标记的清除试验可显示肺泡膜通透性增加,表面活性物质系统受损,肺泡内的表面活性物质可被"挤"到气道,结果可致肺顺应性下降、继发性肺水肿。

(二)对循环的影响

间歇正压呼吸对循环的影响包括下述三个方面：

1. 吸气时胸内压增加,影响静脉血回心。

2. 吸气时对心脏的压迫作用,影响心脏充盈。

3. 吸气时肺泡内压力增高,肺循环血量减少,右心负担加重。

以上作用结果可引起血压下降和心排血量减少。心功能正常的患者,应用呼吸机后影响循环的并不多,这是由于机体有如下的代偿作用：①血液重新分配,血容量增加,使静脉血流增多；②血管张力改变,周围静脉压增高,以利于血液回心。

肺血管阻力在肺容量近于功能残气时最低,应用呼吸机使萎陷的肺扩张,若能避免通气过度,则可减低肺血管阻力,有利于循环功能的改善。若机械通气导致肺泡过度膨胀,则增加肺血管阻力,导致肺动脉压和右心室压力增高,使右心功能减弱。

(三)对其他系统的影响

1. 肝功能　间歇正压呼吸时,由于膈肌向下移动,腹压增加,肝脏表面受压,使静脉回流受阻,可使门静脉压升高,门静脉血流减少。

2. 腹腔脏器　当呼吸机潮气量为正常的2倍时,腹腔内脏器血管阻力增高118%,血流减少45%,肠系膜血管床的氧运输量亦减少。间歇正压呼吸时,由于内脏血管阻力增加,胃黏膜缺血,胃酸分泌过多和黏膜屏障破坏等原因,常可因多发性溃疡引起消化道出血。这类患者在外科呼吸机抢救患者中可达5%。有人主张当胃液pH<5

时,预防性应用抗酸治疗,可使消化道出血发生率显著减少。

3. 液体平衡　肺淤血和肺水肿时,正压的作用有利于水分进入毛细血管内,心功能改善等因素,有助于肺水肿的消退和利尿。应用呼吸机时吸入湿化的气体,水分的不显性丢失将减少。在应用呼吸机后可以出现水潴留倾向,可能与抗利尿激素分泌增多有关。

4. 神经系统　呼吸机应用得当,由于血气改善,血pH恢复正常,有利于急性呼吸衰竭患儿意识障碍的恢复。处于代偿状态的慢性呼吸衰竭患儿,若通气量过大,引起失代偿性碱中毒,可由于脑血管收缩,引起脑缺血,发生头痛、意识障碍,甚至抽搐。在意识清醒患儿,呼吸机对患儿精神因素的影响也不可忽视,如对呼吸机的依赖,造成脱离呼吸机困难等。

三、呼吸机与肺损伤

在有严重肺损伤的患儿应用呼吸机时,为了能达到满意的血氧水平和正常的动脉血$PaCO_2$,而又不过高增加吸入氧浓度,过去通用的方法是用较高的通气压力,使肺充分膨胀,增加通气,减少分流,而所谓的肺损伤主要考虑的是各种形式的压力损伤(barotrauma)和氧中毒(oxygen poisoning)。根据近年的实验研究结果,认为在肺损伤的发生上,呼吸机所造成的肺过度扩张比压力增加更重要。Dreyfuss在大鼠按下列不同通气方式进行机械通气：①高压力、高容量；②高压力、低容量；③低压力、高容量；④高压力、高容量,加PEEP；⑤低压力、低容量(对照)。实验结果显示高压力、低容量组与对照组肺脏无显著差别,而高容量组无论压力大小如何均产生严重的高通透性肺水肿。Hernandez更通过早产兔实验证明,给予肺内高压力的同时,若限制胸壁的扩张,可减少肺损伤。动物实验显示,肺的过度扩张可引起肺泡上皮和血管内皮渗透性增加,肺部可见有出血,中性粒细胞浸润,肺泡巨噬细胞和Ⅱ型细胞增生,间质充血、变厚,肺气肿及透明膜形成等变化,与早期ARDS病变相似。实验结果还提示,其发生机制可能与白细胞的作用有关。

自主呼吸时通气主要在血流灌注较好的下部,而应用呼吸机时通气主要在非下垂部位,远离血流较多的部分。因此,在正常人机械呼吸时通气血流比例的关系即不如自主呼吸时,在病变的肺脏尤其如此。临床上 ARDS、肺炎和阻塞性肺疾患(如胎粪吸入综合征、严重哮喘发作)等其病变都有不均匀性的特点,在实变或梗阻病变区之间,有散在正常或近于正常肺泡的区域。在这些病变严重的患儿应用呼吸机时,为了达到足够的肺泡通气量,使萎陷或阻塞的肺泡能够进气,需要较高的压力和较大的潮气量;与此同时,正常的肺泡将过度膨胀,而弹性回缩力差或有阻塞的肺泡,由于没有足够的呼气时间将发生气体滞留,结果引起严重的气体分布不均匀和通气血流比例失调。这就是 ARDS 等疾患用呼吸机治疗产生肺损伤的基本变化。

通常吸气平台压不超过 3kPa(30cmH$_2$O),正常肺泡不致超过其最大容量。吸气末肺容量超过肺总量(total lung capacity,TLC)时将产生肺损伤。吸气末肺容量在 20ml/kg 以上时即有发生气漏的危险。若潮气量不变,增加 PEEP,将增加肺容量,易于产生肺损伤,此外,肺充气的速度和频率也起作用。总之,在 ARDS 等疾患以低通气量、慢通气对肺的损伤最小。

第三节　呼吸机的基本原理

一、呼吸机的工作原理

肺泡通气的动力是肺泡和气道口的压力差。正常呼吸时,由于吸气时胸廓扩展,肺处于被牵拉的状态,胸腔内形成负压,由吸气动力产生大气 - 肺泡压力差而使气体进入肺泡。呼气时胸廓复位,由于弹性回缩使肺内压超过大气压时,肺内气体即被排出。呼吸机的工作原理是通过间歇、反复地向气道内加压,建立一个大气 - 肺泡压力差,完成肺泡通气。即在呼吸道开口(口腔、鼻腔、气管插管或气管切开导管)以气体直接施加正压,超过肺泡压力产生一个压力差,气体便进入肺泡而产生吸气;释去压力,肺泡压力高于大气压,肺泡

气排出体外而产生呼气。要完成呼吸机的机械通气必须达到以下两个基本要求:①通气方向的单一性:简易呼吸机和早期的呼吸机通过其单向阀或单向活瓣,保证吸气时气体由呼吸机进入肺脏,而不至于由呼气口漏出;呼气时呼气口开放,气体从呼气口排出,而不至于反流入吸气管道。但患者在吸气时必须克服单向阀的阻力触发呼吸机送气,而呼出气流又必须经过阻力明显增高的单向阀,故显著影响机械通气时呼吸的触发和送气过程的完成,其应用已逐渐减少。现代呼吸机多采用双气路,通过呼气阀和呼气活瓣在吸气期的关闭和呼气期的开放,保证通气方向的单一性。②通气管道的密闭性:可保证各种通气模式的有效通气量和机械通气模式的有效触发,保证"自主通气模式"的触发、吸气的维持和吸气与呼气的有效转换。

二、呼吸机通气驱动力的产生及驱动方式

各种呼吸机通气驱动产生的方式各不相同,可为重力风箱、减压阀、吹风机、喷射器、线性驱动活塞、非线性驱动活塞、负荷弹簧风箱等。如果从驱动装置产生的驱动气流根据预设通气模式和通气参数的要求,直接送入患儿气道,进入其肺内完成通气,称为直接驱动(direct drive),直接驱动类呼吸机称为单回路呼吸机(single-circuit ventilator)。而多数现代呼吸机的气源进入主机内气路后,压力太高,需通过减压阀减压,降至工作压力后,才能按通气要求供气。即从驱动装置产生的驱动气流不直接进入患者的肺内,而是作用于另一个风箱或皮囊,使风箱或皮囊中的气体进入患者肺内,称为间接驱动(indirect drive),间接驱动类呼吸机称为双回路呼吸机(double-circuit ventilator)。

三、呼吸机驱动气体的压力和流速

呼吸机驱动气体产生的决定因素包括气体压力和气体流速,若呼吸机驱动气体的产生取决于气体压力,则称为压力驱动(pressure drive),包括恒压驱动、非恒压驱动、增压驱动和减压驱动;若呼吸机驱动气体的产生取决于气体流速,称为

流速驱动(flow velocity driven),包括恒流驱动、非恒流驱动及减流驱动。压力驱动和流速驱动均具有各自的基本特点。

（一）恒压驱动

在机械通气的整个吸气期保持恒定的驱动压力,当驱动压力和肺泡内压达到平衡时,气流停止。吸气期的气流速度可变,吸气时间由呼吸机控制,吸入气量与驱动压力和吸气时间呈正比,与气道阻力呈反比。

（二）增压驱动

在吸气期出现吸气压力逐渐增加,达高峰后形成吸气平台。吸气流速为非恒流,吸气时间由驱动轮的转速决定,驱动轮的转速越快,吸气时间越短,而驱动轮的转速越慢,吸气时间越长。

（三）非恒压驱动

吸气时间由驱动轮的转速决定,吸入气量取决于并行阻力的大小和胸肺顺应性的大小,当平行阻力小于气道阻力时,驱动气流从平行口排出,不再进入肺内。

（四）减压驱动

与增压驱动相反,吸气期的驱动压力逐渐下降,驱动气流速度也从快到慢逐渐降低。吸气时间由呼吸机吸气开关控制,吸气潮气量由在吸气时间内弹簧驱动风箱下降的幅度决定。

（五）恒流驱动

在整个吸气期驱动气流的流速保持恒定,吸气时间由控制开关决定,吸气期气道压力可因胸肺顺应性的变化而变化,吸入气量由气流速度和吸气时间决定。

（六）非恒流驱动

与恒流驱动相反,非恒流驱动的驱动气流的速度可变,吸气时间由驱动轮的转速决定,气道压力的高低取决于胸肺顺应性的大小,吸入气量是定容的。

（七）减流驱动

吸入潮气量由流速和吸气时间决定,并因胸肺顺应性而变化。

四、吸气触发

吸气触发(inspiratory trigger)有定时触发(timing trigger)和自主触发(autonomous trigger)两种基本形式,前者由定时器按预设的时间要求完成,也称为时间切换(time cycled);后者为自主呼吸引起的气道压力下降或气体流速变化被呼吸机的压力或流速感应器感知,触发呼吸机送气,也可通过感知患者的腹部运动或胸部阻抗的变化作为触发信号,触发呼吸送气,也称为自主切换(autonomous respiration cycled)。感应器设置的位置一般在近端、吸气端或呼气端附近,可感应呼吸回路管道压力或流速的变化。因此,自主呼吸、呼吸管道以及其他因素导致的压力或流速的变化均可引起呼吸触发和呼吸机送气,自主呼吸触发者为自主转换,其他因素触发者为假触发(false triggering)或自动触发(auto trigger)。感应器设置在呼吸回路管道中的位置可延迟同步时间,因此,自主呼吸与呼吸机送气不同步是绝对的,如何保证自主呼吸动作和呼吸机送气基本一致是机械通气的重要问题。

五、吸气向呼气转换的方式

呼吸机通过产生正压将气体送入肺部即完成吸气过程,然后开始向呼气的"转换"。吸气向呼气的转换方式主要有以下几种:

（一）压力切换

当呼吸机以正压向肺部送气,使气道压力达到预定值时即停止吸气,而转为呼气。以压力切换(pressure cycled)方式完成吸气向呼气转换的呼吸机,称为定压呼吸机。吸气时间、气体流速和吸入气量均受预定吸气压力、气道阻力和肺顺应性的影响,因而,必须监测潮气量来预定吸气压力,并随时注意胸肺顺应性及气道阻力的变化。其切换机制可由气控切换、流体逻辑切换、气/电控制切换完成。

（二）流速切换

流速切换(flow cycled)的呼吸机内安装有流速感应阀,供气气流在吸气开始时达到最大,以后逐渐减慢,当流速减慢到峰气流的25%时,供气阀门关闭,吸气停止而转为呼气。流速切换呼吸机只保证切换的流速恒定,肺内压、吸入气量和吸气时间均不恒定,当气道阻力增加时,吸气流速减慢,吸气时间代偿性延长,因而吸入气量减少不明显,故适用于气道阻力增加的患者。

（三）容量切换

呼吸机将预先设定的吸入气量送入肺部后即转为呼气,这种切换方式称为容量切换(volume cycled)。不论肺和气道情况如何,机器都送入预定的吸入气量,而气道压力、气体流速则不恒定。应用容量切换的呼吸机称为定容呼吸机,其切换机制可为气/流体逻辑控制、气/电控制、超声波控制、张力量计控制、热丝风速计控制等。定容呼吸机多具有流速控制器可控制吸气时间。由于呼吸机内部的容积及通气管道的顺应性,设定气量并非全部进入肺部,故应监测潮气量。

（四）时间切换

随设定时间的变化呼吸机供气气流发生转换,即在达到设定的吸气时间,呼吸机停止吸气,而转为呼气,这种切换方式称为时间切换(time cycled)。其切换机制包括气控、气/流体逻辑控制、机械控制和电子计时器控制等。时间切换只保证吸气时间,吸气期的气道压力、气流速度和吸入气量等均因肺部情况不同而变化,故应监测潮气量。一般定容、定压通气均为时间切换。

六、呼气向吸气转换的方式

呼吸机由呼气向吸气转换的方式主要有三种:

（一）自主切换

呼吸机对患者的吸气动作发生反应继而给予控制吸气,称为同步控制呼吸(synchronous control of breathing)。其触发方式有压力触发、流速触发和容量触发等,其切换机制包括气控、气/流体逻辑控制、气/电控制、压力传感器控制、光电控制、热敏电阻控制、流速感应控制及容量感应器控制等。

（二）时间切换

当呼气达到预定的时间后,呼吸机打开吸气阀,进入吸气期。时间切换常用于自主切换的安全保障,即在预定的呼气时间结束时,若患者无自主呼吸或自主呼吸不能触发呼吸机,呼吸机可自动以时间切换进入吸气期。其切换机制可为气控、流体逻辑控制、电/机械控制和电子控制等。

（三）人工切换

有的呼吸机安装有人工切换开关,可供使用者随时触动以供给一次吸气。

第四节　呼吸机的分类

根据呼吸机的结构和功能特点的差异,呼吸机的分类可有以下几种方式:

一、按动力分类

根据呼吸机的动力来源可分为电动呼吸机(electric ventilator)和气动呼吸机(pneumatic ventilator)。由于呼吸机的动力和调控可有不同的组合方式,现代呼吸机多通过复杂的电子技术调节,故又称电控电动呼吸机和电控气动呼吸机。由压缩空气提供正压,而以电路控制的呼吸机,称为电控气动呼吸机,此为目前多数呼吸机所采用的工作方式。若正压由电控活塞泵或空气压缩机提供,称为电控电动呼吸机。也有一类呼吸机的动力和机械控制均由压缩空气完成,称为气控气动呼吸机。

二、按吸气开始方式分类

根据呼吸机吸气开始方式,可分为同步呼吸机(辅助通气)和非同步呼吸机(控制通气),前者设有同步装置,一旦患儿出现自主呼吸要求,呼吸机即可感应这种要求,经微电脑处理器处理后由主机开始按设置的通气参数供气,于是出现一次由患儿触发的强制通气,与患儿自主呼吸需要相一致,不出现人机对抗,既满足了患儿对通气的要求,又大大减少了患儿呼吸做功的能量消耗。而后者没有同步装置,呼吸机按设置的通气参数向患儿提供强制性通气,易出现人机对抗的情况。

三、按吸气与呼气切换方式分类

（一）定压型

定压型(pressure cycle)呼吸机预先设定输出气体的峰压值,呼吸机送气时气道内压力逐渐升高,当压力达到预定值时送气停止,而转为呼气。

（二）定容型

定容型（volume cycle）呼吸机预先设定输出气体的潮气量，当呼吸机将预定的气体量送入肺内后送气停止，而转为呼气。其特点为潮气量较恒定，压力随之而变，呼吸频率与吸气/呼气时间比值可控制。由于新生儿的潮气量小，通气回路漏气和呼吸机管道内可压缩容量大，新生儿气管插管不带套囊造成漏气等原因，过去一般认为新生儿不宜使用定容型呼吸机。但是，随着呼吸机性能的提高，容量控制通气（VCV）或容量保证通气（VG）等定容型呼吸机也逐渐应用于新生儿临床。

（三）定流型

定流型（flow cycle）呼吸机在吸气达到预定的流量时停止，如用于压力支持通气时，吸气在吸气流量降到峰值的 1/2 或 1/4 时停止。

（四）定时型

定时型（time cycle）呼吸机预先设定吸气与呼气时间，在预定的时间内将气体送入肺内后转为呼气。用微电脑控制的呼吸机大多以定时型作为基本的通气方式，但同时结合定压、定容或定流方式进行工作。

（五）定时限压型

定时限压型（timing pressure limit）呼吸机的切换方式为时间切换，同时又具备限压的功能。所谓限压即压力限制（pressure limited），又称压力控制（pressure controlled），是指在吸气过程中气道内压力达到一定限度即不再升高，但吸气继续进行，在预定的时限内维持预定的压力水平，有利于气体在肺泡内均匀分布，直到吸气在预定的时限结束时压力降低。

四、按应用对象分类

可分为成人呼吸机、成人/儿童呼吸机和婴儿专用呼吸机，年长儿多可用成人呼吸机，有的呼吸机既可用于成人，也可用于儿童和婴儿，但这种通用型的呼吸机对婴儿的呼吸生理特点考虑不够周全，因而体重小的婴儿和新生儿最好选用婴儿专用呼吸机。

近 10 年来，由于现代电子技术的发展，将微处理器、各种传感器等现代先进技术应用于呼吸机，呼吸机的性能得到极大的充实和完善。目前，市场上出现许多新型呼吸机，其功能适合于各个年龄组（包括成人、儿童、婴幼儿及新生儿），或结合了定压通气与定容通气的特点，并有多种通气方式可供选择。因而，呼吸机的上述分类方法已不能全面、准确地描述新型呼吸机的性能特点，即使性能相似的呼吸机，具体的操作模式也可有很大的差别。而同一品牌的呼吸机，不同型号的机器性能也不相同。因此，对于呼吸机应着重了解它的通气方式及其优缺点，是否明确地将其归于某一类中并不重要。

（肖　昕）

第十章

无创机械通气

新生儿机械通气可分有创与无创机械通气两种,两者根本区别在于人机连接界面的不同,需要通过气管插管或气管切开建立人工气道的机械通气称为有创机械通气(有创通气);通过鼻塞、鼻罩、面罩和喉罩等作为连接方式的机械通气则称为无创机械通气(无创通气)。现常用有创通气模式大部分也可通过无创通气方式实现。无创通气又分正压和负压通气两类,应用目的是减少因气管插管或气管切开等有创通气所致严重并发症,主要应用于呼吸窘迫综合征初始治疗、气管插管拔管后和早产儿呼吸暂停等。目前,临床上主要应用的无创通气主要是无创正压通气,而无创负压通气因硬件不成熟,鲜有应用。

无创正压通气(non-invasive positive pressure ventilation)是指利用正压通气技术,采取经鼻或口鼻面罩等作为连接方式进行的机械通气。20世纪90年代以来,临床随机对照研究已证实无创正压通气的有效性和依从性。目前已在临床应用的无创正压通气包括经鼻持续呼吸道正压通气(nasal continuous positive airway pressure, nCPAP)、经鼻间歇正压通气(nasal intermittent positive pressure ventilation, nIPPV)/经鼻同步间歇正压通气(nasal synchronized intermittent positive pressure ventilation, nSIPPV)、经鼻同步间歇指令通气(nasal synchronized intermittent mandatory ventilation, nSIMV)、双水平气道正压通气(bi-level positive airway pressure, BiPAP)、经鼻高流量给氧(heated humidified high-flow nasal cannula, HHHFNC)和经鼻高频通气(nasal high frequency oscillatory ventilation, nHFOV)等。国内NICU主要应用nCPAP作为常规无创正压通气模式,上述其他无创正压通气模式应用较少;欧美国家NICU中,除nCPAP外,nIPPV/nSIPPV应用也较多,英国92家NICU的调查结果表明:1/2左右的NICU应用nIPPV及其同步装置(nSIPPV)作为早产儿RDS初始治疗、nCPAP失败的抢救性治疗或撤机后常规使用的方式,nSIMV和BiPAP也有应用,而HHHFNC和nHFOV应用相对较少。

第一节　经鼻持续气道正压通气

经鼻持续气道正压通气(nasal continuous positive airway pressure, nCPAP)(图2-10-1)是指具有自主呼吸的患儿在整个呼吸周期中气道均保持正压的一种无创通气方式。由于气道压力高于大气压,吸气时可获得持续气流,呼气时可防止小气道和肺泡萎陷,增加功能残气量,改善肺泡顺应性,减少呼吸功,从而提高肺氧合。同时,还可以使肺牵张感受器的敏感性和呼吸中枢的抑制反应减弱。nCPAP在整个呼吸周期内其无需建立有创人工气道,因而能减轻患儿痛苦,减少有创通气的并发症,是我国NICU使用最早和频率最高的无创通气方式。2014年美国儿科学会制定的呼吸支持指南指出:出生早期开始使用nCPAP和随后选择性予以PS治疗可降低早产儿病死率和支气管肺发育不良发生率。对于早期仅接受nCPAP治疗的早产儿,即使PS给药被推迟或未给予,患儿不良转归的风险也不会增加。大量临床研究也表明,早产儿出生后早期使用nCPAP,可避免气管插管及机械通气,并减少PS应用,甚至可降低支气管肺发育不良的发生。目前,产房内早期使用 nCPAP 在发达国家已经达成共识,是早产儿生后初始阶段重要的肺保护策略。中华医学会儿科学分会新生儿学组制定的《新生儿常频机械通气常规》建议,对有自主呼吸的极早早产儿(出生胎龄 25~28 周),产房可早期预防性应用 nCPAP。

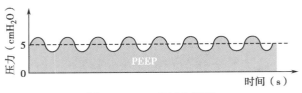

图 2-10-1　nCPAP 波形

一、nCPAP 的设备

(一)自制简易 CPAP 装置

应用水封瓶和储气囊可实现,但必须有可调节 FiO$_2$ 和实现气体的加温湿化的装置,否则应停止使用。

(二)新生儿 CPAP 治疗仪

常用的有气泡或水封 CPAP 两大类,空气 - 氧气混合气源、加温湿化和持续气流是其基本特点,代表装置是 Infant Flow 系统。

(三)新生儿限压型呼吸机

呼吸管道内可保持持续气流,提供 CPAP 通气形式。CPAP 人机连接界面有头罩、面罩、鼻罩、鼻塞和鼻咽管,各有优缺点,目前临床上广泛应用的是双鼻塞。

二、nCPAP 的作用原理

nCPAP 仅提供一定的恒定压力支持,不提供额外的通气功能,患儿呼吸状态如呼吸频率、呼吸幅度、呼吸流速和潮气量等完全自行控制。nCPAP 作用原理包括以下几方面:①改善肺部气体交换功能:nCPAP 通过保持呼吸道正压,增加功能残气量,使已经或将要萎陷的肺泡扩张,改善通气血流比例失调;减轻肺泡毛细血管淤血和渗出,减轻肺水肿;改善肺部氧合,降低肺泡 - 动脉血氧分压差,纠正低氧血症。②改善肺部通气功能:通过维持上气道开放,防止或逆转小气道闭合,降低气道阻力,改善肺部通气。③降低呼吸功:使肺顺应性增加,气道开放阻力降低,可降低呼吸功,减轻呼吸肌疲劳。④改善膈肌功能:稳定胸壁,减少胸腹不协调的呼吸运动,改善膈肌功能。⑤降低肺血管阻力:通过扩张萎陷的肺泡,使肺泡在功能残气量时开放,肺血管阻力降低;在左向右分流的先天性心脏病中,nCPAP 可使肺泡内压增加,减小分流,使肺血流量减少,降低肺血管阻力,改善右心功能。

三、nCPAP 的应用指征、禁忌证及注意事项

nCPAP 强调适用于有较强自主呼吸的患儿,对呼吸浅表而无有效呼吸者不宜应用;对肺顺应性正常及持续肺动脉高压者,应用 CPAP 有弊无利。

(一)应用指征

1. 出生胎龄 25~28 周、具有自主呼吸的极早产儿,产房早期预防性应用。

2. 可能发生呼吸窘迫综合征的高危早产儿,如胎龄 <30 周但不需气管插管机械通气者。

3. 早产儿出生后不久,出现轻度呼吸窘迫综合征表现(呼吸增快、三凹征、呻吟、口吐泡沫、发绀或苍白等),需要较低 FiO$_2$ 者。

4. 当鼻导管、面罩或头罩吸氧所需 FiO$_2$>0.3 时,PaO$_2$<50mmHg 或 TcSO$_2$<90%。

5. 早产儿自主呼吸尚可,但出现非频繁的阻塞性呼吸暂停。

6. 新生儿呼吸窘迫综合征患儿使用肺表面活性物质后病情稳定,拔出气管导管后。

7. 极不成熟的早产儿拔除气管插管后。

8. 常频或高频通气撤机后,再次出现明显的三凹征和 / 或呼吸窘迫者。

9. 肺泡功能残余气量减少和肺顺应性降低的肺部疾病,如新生儿呼吸窘迫综合征、吸入性肺炎、肺水肿、肺出血及心脏手术后等。

(二)禁忌证

1. 心跳或呼吸停止。

2. 无自主呼吸或自主呼吸微弱,频繁呼吸暂停。

3. 呼吸窘迫进行性加重,不能维持氧合,

$PaCO_2>60mmHg，pH<7.25$。

4. 心血管系统不稳定,循环血量不足,出现低血压、心功能不全、失代偿性休克等。

5. 频繁呕吐或大量上消化道出血。

6. 气道分泌物多,咳嗽无力,气道保护能力差,误吸危险性高。

7. 存在肺气肿、气胸或腹胀等情况者。

8. 局部损伤(鼻黏膜、口腔、面部损伤)、颈面烧伤及畸形等,或近期头颈、口腔、消化道手术后。

9. 先天畸形如先天性膈疝、气管-食管瘘、后鼻道闭锁、腭裂、小颌畸形等。

（三）注意事项

1. 经气管插管的 CPAP 不推荐使用,特别是早产儿,因产生较高气道阻力而增加呼吸功。

2. 产房内极早产儿,若心率 <100 次 /min,或自主呼吸功能不足或有明显呼吸困难,不宜CPAP。

3. CPAP 联合 PS 是 RDS 更优化的治疗策略。

4. CPAP 可吞入较多空气导致胃扩张,需留置胃管,定时抽出残留气体且不需停止喂养,必要时保持胃管持续开放。

5. 经鼻塞 CPAP 通气患儿,若病情允许,应 4~6 小时休息 15 分钟左右,以避免局部组织受压。

四、nCPAP 的并发症

nCPAP 的并发症主要有:①气胸——过高的PEEP 有使肺泡破裂导致气胸的危险,发生率在5% 左右;②局部皮肤坏死——鼻塞固定过紧,压迫鼻部引起局部皮肤坏死(图 2-10-2);③腹胀——过高的 PEEP 一方面抑制肠蠕动,使胃肠胀气,另一方面可把气体压向胃内而导致腹胀发生,严重者出现胃穿孔;④心排血量降低——过高的PEEP 可导致胸内压增加,导致心排血量减少,出现低血压和心功能不全等;⑤高碳酸血症——PEEP 过高,可导致 CO_2 呼出受阻而潴留,导致高碳酸血症。

五、参数设定及调节

nCPAP 目前主要以鼻塞和鼻罩与呼吸器进行连接,其初调参数为 PEEP $4~6cmH_2O$,气体流量一般 6~10L/min。随后根据患儿呼吸及氧合变化等情况调节通气参数:如 $TcSO_2$ 仍低,可以每次 $1~2cmH_2O$ 的幅度逐渐增加压力,但最高 PEEP 一般不宜超过 $10cmH_2O$,同时按每

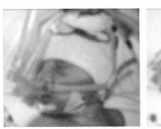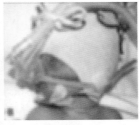
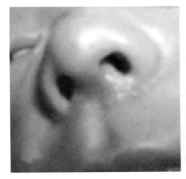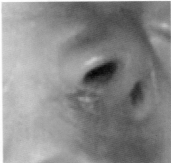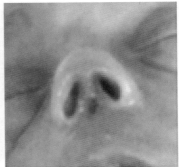

图 2-10-2　nCPAP 双鼻塞连接方式及局部皮肤坏死

次 0.05~0.10cmH$_2$O 的 幅 度 提 高 FiO$_2$；若 TcSO$_2$ 维持稳定，应以 0.05 的幅度逐渐降低 FiO$_2$；如 FiO$_2$<0.35，TcSO$_2$ 仍能维持，可按每次 1cmH$_2$O 的 幅度逐渐降低 PEEP，直至 2~3cmH$_2$O；如 FiO$_2$<0.3 时可以停用 nCPAP。若经临床评估判断 nCPAP 的 疗效欠佳，1~2 小时病情无改善或进行性加重，达 到气管插管指征时应立即插管行有创机械通气。

六、nCPAP 的临床应用

（一）新生儿呼吸窘迫综合征

新生儿呼吸窘迫综合征（neonatal respiratory distress syndrome，NRDS）是早产儿特发性呼吸系统疾病，其主要病理生理基础是肺泡表面活性物质（PS）缺乏而导致肺顺应性降低，引起肺泡萎陷，功能残气量下降。nCPAP 的治疗机制是提供呼吸道持续正压，增加功能残气量，避免肺泡早期闭合，使萎陷的肺泡扩张，改善气体交换，改善氧合。nCPAP 应用于新生儿 RDS 治疗始于 1971 年，是新生儿呼吸治疗的一次重大革新，大大提高了 RDS 的治愈率。有学者认为：早产儿 RDS 理想的通气策略应从产房复苏时就开始应用 CPAP 稳定功能残气量，随后气管插管应用 PS，拔管后再应用 nCPAP，即早产儿 INSURE 治疗技术，可明显减少有创机械通气的应用及其相关并发症的发生。应用 nCPAP 治疗 RDS 时，要求流量一般 6~10L/min，流量太低影响 CO$_2$ 排泄，可导致高碳酸血症；PEEP 一般从 4~6cmH$_2$O 开始，如果病情需要可每次提高 1~2cmH$_2$O，最高不超过 8~10cmH$_2$O；10~12cmH$_2$O 可在肺不张、肺出血等情况下短期使用，肺扩张状态好转应逐渐减低 PEEP，PEEP 过高可使肺泡过度扩张，降低肺顺应性和肺泡通气，影响静脉回心血流量和心排血量，反而使血氧分压减少和 CO$_2$ 潴留，且有产生气胸的危险，过高压力还可传递至肺血管床使肺血管阻力上升。肺顺应性改善时，必须及时降低 PEEP，每次下降 PEEP 的压力一般为 1~2cmH$_2$O，下降过快肺泡可能会重新萎陷，一般在 FiO$_2$ 达 0.35 时开始降低 PEEP 压力，在 FiO$_2$ 达 0.3 时可以停用。

（二）早产儿呼吸暂停

早产儿呼吸暂停（apnea）是指呼吸停止 20 秒 或更长时间，多伴有发绀和心率减慢（<100 次 /min）。低水平 nCPAP 可显著减少呼吸暂停发作次数，其作用机制尚不清楚，可能是因为增加氧合作用，刺激肺膨胀反射和抑制肺缩小反射，使肺泡扩张变得稳定。PEEP 一般从 3~5cmH$_2$O 开始，可根据患者的治疗反应进行适当调整。若患儿使用 nCPAP 时 FiO$_2$ ≥ 0.5 仍不能满足 TcSO$_2$ 88%~92%，或反复发生呼吸暂停（24 小时内呼吸暂停 >4 次，一次呼吸暂停时间 >20 秒或 <20 秒，但是有心率每分钟 <100 次，青紫、血氧饱和度下降和肌张力低下等），或动脉血气分析提示 pH<7.20，PaO$_2$<50mmHg，PaCO$_2$>60mmHg，则给予经口气管插管，接呼吸机进行有创通气。

（三）有创通气撤机过程中应用

常规撤机过程是从有创通气逐渐过渡到单纯氧疗的渐进性过程。部分早产儿在有创机械通气拔管后可出现呼吸暂停、CO$_2$ 潴留、肺不张、呼吸做功增加、需氧增加等表现，再次气管插管可明显加重病情，增加病死率。上述情况出现时，应用 nCPAP 在很大程度上避免再次插管及有创机械通气。必须强调的是，在气管插管状态下进行过渡性带管 CPAP 效果一般都不理想，只有拔管后立即使用 nCPAP 才能有效提高撤机成功率，减少再插管率。nCPAP 一般 4~6cmH$_2$O，病情稳定后降低到 3cmH$_2$O 以下，FiO$_2$<0.3，血气分析结果基本正常，可以停用 nCPAP，逐渐过渡到头罩给氧、箱内给氧或鼻导管给氧。

（四）其他

带有 CPAP 功能的 T-piece 复苏器已广泛用于新生儿（尤其早产儿）复苏抢救，可明显减少由于无 PEEP 功能复苏器应用所产生的潜在肺损伤。nCPAP 还可以在新生儿肺炎、胎粪吸入综合征（轻度）、肺水肿、肺出血、喉和气管支气管软化症、先天性心脏病或腹部外科术后等应用，根据疾病种类和病情不同，PEEP 设置在 4~6cmH$_2$O，一般不超过 10cmH$_2$O。

七、nCPAP 应用时的监护

密切监护是判断疗效、合理调节参数及发现并发症的重要措施，也是避免因 nCPAP 治疗无

效而延误气管插管时机的重要环节,监护内容包括:

(1) 鼻塞、口鼻面罩与患儿接触部位的密闭性:良好的密闭性对产生 PEEP 形成极其重要,若存在漏气量,应及时调整鼻塞、鼻或面罩位置及固定带松紧程度。

(2) 呼吸道是否通畅:保持气道通畅,及时清理气道分泌物。

(3) 限制头部运动或镇静:开始使用 nCPAP 时患儿会感到不适,出现烦躁、对抗,可使用沙袋等适当限制头部运动,必要时应用镇静剂。

(4) 监测生命体征变化:观察呼吸频率、心率、$TcSO_2$ 等变化,及时调节 PEEP、流量和 FiO_2。

(5) 胃管护理:高流速供气或患儿啼哭使气体吞入胃内易导致腹胀,留置胃管一方面可进行胃肠减压,避免腹胀导致横膈抬高影响患儿呼吸或胃内容物反流导致误吸,另一方面也利于经胃管喂养。

八、疗效判断及疗程

注意观察患儿意识状态、呼吸频率、心率和血压等生命体征变化。nCPAP 治疗有效表现包括:呼吸困难逐渐减轻,呼吸频率及心率逐渐正常,三凹征及鼻翼扇动减轻或缓解,听诊双肺进气音良好,发绀缓解,呼吸暂停消失,血气分析各指标好转(一般 nCPAP 1~2 小时后复查血气分析)。根据以上指标综合判断治疗效果,确定参数水平;应用 nCPAP 1~2 小时后,患儿病情无好转,应及时换用其他通气方式。经 nCPAP 等治疗病情稳定,患儿临床症状逐渐好转,可以逐渐降低压力支持水平和 FiO_2。当 PEEP 降至 2~3cmH$_2$O 和 FiO_2<0.3 时,患儿若无明显呼吸困难,能维持较好的血气指标,可试停 nCPAP,改其他吸氧方式;若出现呼吸困难可重新连接继续行 nCPAP 通气。

九、nCPAP 的不良反应及其防治

(一) 皮肤损伤

鼻塞、鼻罩固定太紧,压迫局部皮肤黏膜导致损伤,表现为局部皮肤水肿、红斑、糜烂和感染,鼻中隔损伤甚至缺损。选择大小合适的鼻塞,连接方式不要固定太紧,在颜面部受压部位贴敷料有助于预防皮肤压伤。如果条件允许,可以每隔 4~6 小时休息 15 分钟左右,此时改为头罩给氧,有助于减轻鼻部损伤。

(二) 漏气

由于 nCPAP 应用时压力较高,加之患儿依从性差,漏气发生几乎不可避免。因此,使用中应动态监测患儿病情变化,经常检查是否存在漏气并及时调整鼻塞或鼻罩的位置,及时调整 nCPAP 压力,将漏气减少至最低程度。

(三) 腹胀

nCPAP 治疗时患儿易吞入空气,高速气流也易经食管进入胃肠而引起腹胀,严重者可阻碍膈肌运动而影响呼吸运动。因此,在保证 nCPAP 疗效前提下避免使用过高压力。常规留置胃管进行胃肠减压,可有效防止该并发症发生。

(四) CO$_2$ 潴留

nCPAP 压力过高、肺泡过度扩张和呼气时间不足时,易导致潮气量减小和 CO_2 潴留。nCPAP 时管道流速过低,患儿呼出的 CO_2 不能及时排出,导致重复吸入,也导致 CO_2 潴留。因此,设置压力和流速应适当以减少 CO_2 潴留。

(五) 误吸

胃部进气和腹胀容易导致呕吐和误吸。适当的头高位或半坐卧,并在保证 nCPAP 疗效的前提下适当降低 PEEP,可减少误吸的危险性。

(六) 对心血管功能影响

当 nCPAP 压力过高时,其提供的正压可经肺间质传达至胸膜腔,胸腔内压随之升高而阻碍静脉血回流;肺过度膨胀也可使肺血管阻力增加,使右心后负荷增加,最终心排血量减少。设置适当压力,可减少对心血管功能的影响。一般认为,nCPAP 压力超过 10cmH$_2$O 时可明显影响心脏功能。

十、nCPAP 的研究展望

目前,循证医学有关 CPAP 应用的基本结论包括:早期使用 nCPAP 可减少机械通气的使用;早期联合使用 PS 和 nCPAP 对早产儿 RDS 治疗

有益,但早产儿预防性使用 nCPAP 的利弊尚缺乏足够证据加以评论。此外,尚存在下列问题需要 CPAP 进一步的临床研究结果回答:nCPAP 应用是否增加患儿能量消耗?早期使用 nCPAP 者远期肺部和神经发育的预后如何?使用 nCPAP 时可接受的 pH、PaO_2、$PaCO_2$ 的范围?早期使用 nCPAP 是否可以延期或减少使用外源性 PS 的应用?

第二节 经鼻间歇正压通气

经鼻间歇正压通气(nasal intermittent positive pressure ventilation,nIPPV)是一种在呼气末正压(PEEP)基础上叠加吸气峰压(PIP)的无创通气技术。nIPPV 主要通过产生间歇升高的咽部压力来增加上呼吸道压力,使气体更有效进入下气道并到达肺部,间歇性膨胀肺来激发呼吸运动。在通气过程中,若由患者自主呼吸同步触发通气,则为经鼻同步间歇正压通气(nasal synchronized intermittent positive pressure ventilation,nSIPPV)。nIPPV 及其同步装置 nSIPPV 结合了 nCPAP 和 SIMV 的特点,可以看作是 nCPAP 的增强版,可提供比 nCPAP 更高的平均气道压力,可以增加上气道气流量,继而提高肺容量(潮气量及每分肺泡通气量增加),维持肺泡扩张,改善氧合的作用。

一、提供 nIPPV 的设备

多数呼吸机可提供 nIPPV 模式,无创正压呼吸机可提供 nCPAP 和 nIPPV/nSIPPV。人机连接界面有鼻塞和鼻罩两种,以双鼻塞较常用。

二、nIPPV 的作用原理

nIPPV 的作用原理主要包括:①提高平均气道压力,增加肺泡通气量,从而增加潮气量和每分钟通气量,增加气体交换,改善低氧血症和二氧化碳潴留,纠正酸中毒;②通过扩张塌陷气管降低呼吸道阻力,刺激呼吸,降低胸腹运动的不协调性,减少吸气功耗,部分或全部取代呼吸肌做功,缓解呼吸肌疲劳;③增加功能残气量,支持肺泡扩张,防止肺泡萎陷,改善肺顺应性,改善氧合。

三、nIPPV 的适应证和禁忌证

(一)适应证

理论上,nCPAP 的适应证都适用于 nIPPV。

1. 使用呼吸机机械通气,拔出气管导管后。

2. 可能发生 RDS 的高危早产儿或者作为 RDS 早产儿的初始治疗模式。

3. 早产儿呼吸暂停。

(二)禁忌证

理论上,nIPPV 与 nCPAP 禁忌证相似。

1. 心跳或呼吸停止。

2. 自主呼吸微弱,频繁呼吸暂停。

3. 呼吸窘迫进行性加重,不能维持氧合,$PaCO_2>60mmHg$,pH<7.25。

4. 心血管系统不稳定,如低血压、心功能不全、失代偿性休克等。

5. 频繁呕吐或大量上消化道出血。

6. 肺气肿、气胸、严重腹胀。

7. 局部损伤及畸形,如包括鼻黏膜、口腔、面部损伤,或颈面部创伤、烧伤及畸形。

8. 气道分泌物多,咳嗽无力,气道保护能力差,误吸危险性高。

9. 先天畸形,如先天性膈疝、气管食管瘘、后鼻道闭锁、腭裂等。

10. 近期面部、颈部、口腔、咽腔、食管及胃部手术后。

四、nIPPV 的参数设定及调节

nIPPV 主要参数包括 PIP、PEEP、呼吸频率、吸气时间等。推荐 PEEP 设定在 3~6cmH_2O;PIP 一般高出 PEEP 15~20cmH_2O,或较拔管前 PIP 高 2~4cmH_2O(因鼻腔和口腔漏气,真正 PIP 往往低于设定 PIP);呼吸频率可设定在 20~40 次/min,如为同步 nIPPV(nSIPPV),通气频率接近患儿自主呼吸频率,则效果更佳;吸气时间可设定在 0.3~0.5 秒;FiO_2 以维持 SaO_2 在 88%~95% 之间为宜;流量 8~10L/min。以后根据临床情况进行适当调节。

五、nIPPV 的临床应用

（一）早产儿呼吸暂停

关于 nIPPV 治疗早产儿呼吸暂停的疗效存在争论，随机对照试验（randomized controlled trial，RCT）结果表明，nIPPV 治疗呼吸暂停并不优于 nCPAP，也有研究提示，nIPPV 治疗早产儿呼吸暂停效果显著，可作为其治疗的初始模式。

（二）早产儿 RDS

早产儿 RDS 使用 PS 后，应用 nIPPV 可降低 BPD 或死亡的风险。研究表明，nIPPV 作为初始的 RDS 治疗方案，与 nCPAP 相比，能减少 RDS 早产儿气管插管机械通气的需要，降低机械通气后再次气管插管的概率，以及在预防拔管失败上更加有效。但最近发表在 *The New England Journal of Medicine* 上来自欧美大样本多中心随机对照研究提示，在出生体重 <1 000g 或 / 和胎龄 <30 周的早产儿中，应用 nIPPV 和应用 nCPAP 的 BPD 发病率和病死率无显著差别。

（三）有创机械通气拔管后

RCT 结果表明，nIPPV 可显著降低有创机械通气的拔管失败率，明显降低气管插管后再次插管率。目前，北美 59% 的 NICU 拔管后常规以 nIPPV 作为无创呼吸支持模式。

（四）nCPAP 失败时的补营救通气模式

与 nCPAP 相比，nIPPV 能明显降低 RDS 早产儿的呼吸做功，防止呼吸肌疲劳，在短时间内降低 $PaCO_2$。目前，北美 80% 的 NICU 将 nIPPV 作为 nCPAP 失败时的营救通气模式。

六、nIPPV 的疗效判断

（一）撤离 nIPPV 的最低参数要求

频率 ≤ 20 次 /min，PIP ≤ 14cmH$_2$O，PEEP ≤ 4cmH$_2$O，FiO$_2$ ≤ 0.3，流量 8~10L/min，血气分析结果在正常范围。

（二）nIPPV 失败

出现下列情况之一者，提示 nIPPV 治疗失败：

1. pH<7.25，$PaCO_2$ ≥ 60mmHg。
2. 呼吸暂停发作，需要面罩加压给氧通气。
3. 呼吸暂停或 / 和心动过缓频繁发作（>3 次 /h）。
4. 对茶碱或咖啡因治疗无反应。
5. 频繁发作（≥ 3 次 /h）的血氧饱和度下降（<85%），增加呼吸机参数无改善。

七、nIPPV 的监护

nIPPV 的监测主要应注意以下几个方面：①鼻塞、口或鼻面罩与患儿接触部位是否漏气，如存在漏气应及时调整鼻塞、鼻或面罩位置及固定带松紧程度；②呼吸道是否通畅，要保持气道通畅，及时清理气道分泌物；③生命体征监测：监测呼吸频率、心率、SaO_2 等变化，及时调节通气压力、流量和吸氧浓度；④胃管护理：因高流速供气或患儿啼哭使气体吞入胃内易导致腹胀，应留置胃管进行胃肠减压，避免腹胀导致横膈抬高影响患儿呼吸或胃内容物反流导致误吸。

八、nIPPV 的不良反应及其防治

（一）皮肤损伤和鼻损伤

鼻塞、鼻罩固定太紧，压迫鼻部周围组织导致皮肤黏膜或鼻中隔坏死。预防措施：选择大小合适的鼻塞，连接方式不要固定太紧，在颜面部受压部位贴敷料有助于预防皮肤压伤。

（二）鼻塞堵塞

黏液栓导致鼻塞部分或完全堵塞而影响通气，需要及时清理气道分泌物，保持鼻塞通畅。

（三）腹胀、胃肠穿孔

nIPPV 治疗时，患儿容易吞入空气，高速气流也容易经食管进入胃肠而引起腹胀，严重者可阻碍膈肌运动影响呼吸以及胃肠穿孔。因此，在保证疗效的前提下避免使用过高压力，常规留置胃管进行胃肠减压可有效防止该并发症发生。

（四）肺气漏

nIPPV 压力过高，可引起肺泡破裂而导致肺泡内气体进入到肺泡以外的部位，如肺间质、胸腔、心包、纵隔、皮下或血管内等，导致肺气漏。故应注意调节通气参数，避免压力过高。

（五）感染

需要严格执行无菌操作，减少感染的发生，定期检测感染指标，一旦发生感染及时治疗。

第三节　双水平气道正压通气

双水平气道正压通气(bi-level positive airway pressure,BiPAP)由 Baum 和 Benzer 领导的研究小组于 1989 年首次描述并成功应用于呼吸机撤离后的一种无创通气方式。BiPAP 是指不经人工气道(气管插管或气管切开)在呼吸周期内提供周期性压力变化进行呼吸支持的通气方式。因其无需建立有创人工气道,因而能减轻患儿痛苦,减少有创通气并发症,目前已经成为临床上常用的辅助通气技术之一。BiPAP 让患者的自主呼吸在双压力水平基础上进行,气道压力在高压和低压两个水平间周期性切换。每个压力水平均可独立调节,以两个压力水平间转换所引起的呼吸容量变化来达到机械辅助通气作用。需要注意的是,上述 BiPAP 是在无创通气的基础上实现的双水平气道正压通气。另外还有一种双水平正压通气是在有创通气的前提下实现的,称为双相气道正压通气(bi-phasic positive airway pressure,BIPAP),两者应注意区别。近年来,BiPAP 作为一种无创通气模式,在新生儿临床逐渐广泛应用。

一、BiPAP 的工作原理

BiPAP 是压力控制通气整合患者自主呼吸的一种增强通气模式,该模式允许患者在通气周期的任何时刻均能进行不受限制的自主呼吸,使患者与呼吸机之间产生较为满意的同步化效果。其工作原理是在呼吸周期中提供吸气相和呼气相两个不同水平的压力支持。当患儿吸气时,呼吸机送出吸气相正压(inspiratory positive airway pressure,IPAP),帮助患儿克服气道阻力,改善通气,减少氧消耗;当患儿呼气时,呼吸机将压力降至呼气相正压(expiratory positive airway pressure,EPAP),可防止气道塌陷,减轻气道梗阻,气体易于呼出,同时增加功能残气量,改善氧合。

BiPAP 在工作原理上与 BIPAP 有一定区别:在 BIPAP 模式下,"双水平"指的是两个不同的压力水平,与患者的呼吸状态无关,患者既可以在高压相吸气和呼气,也可以在低压相吸气和呼气(图 2-10-3)。而在 BiPAP 模式中,"双水平"实际上指的是两个呼吸相(吸气相和呼气相),两个压

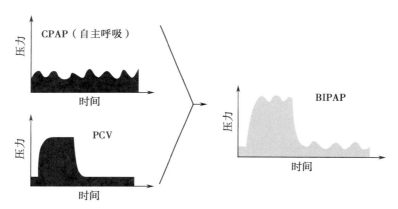

图 2-10-3　BIPAP 工作原理
压力控制通气(PCV)下,患者自主呼吸叠加在吸气相和呼气相

力(吸气相高压和呼气相低压)随患者的吸和呼呈周期性切换(图 2-10-4)。

要实现 BiPAP 模式通气对呼气阀的要求较高,多采用敏感性较高的电脑控制式电磁阀门。计算机可根据外部设置及相应电压将阀芯拉起,送出设置流量并在送气过程中不断进行监测。当自主呼吸出现时,阀芯并未完全关闭并允许少许

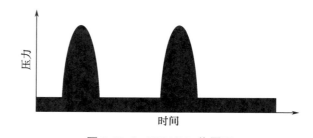

图 2-10-4　BiPAP 工作原理
吸气相高压和呼气相低压随者的吸和呼呈周期性切换

气流通过,使气道内压轻微升高。因此,在 BiPAP 模式的辅助通气下,患者在吸气、呼气相任何时刻均可自由自主呼吸,不但不会使肺顺应性下降,反而可提高肺部通气量,改善肺通气血流分布,并且在吸气、呼气相末 25% 的时间内实现同步触发(synchronous trigger),促进人机和谐,解决自主呼吸不能与强制机械通气协调一致(人机对抗)的临床难题,从而减少镇静药物和肌松药使用,增加通气耐受性,降低坠积性肺炎和肺不张等并发症发生率。根据患者有无自主呼吸,BIPAP 通气为以下几种情形:完全无自主呼吸时,表现为 P_{insp} 水

平的完全由呼吸机控制的压力控制通气;仅在呼气相有自主呼吸时,表现为压力控制的间歇指令通气;在吸气、呼气相均有自主呼吸时,表现为真正意义上的 BIPAP;当由患者完全做功时,则实际上是 CPAP(图 2-10-5)。由于 BIPAP/BiPAP 允许呼气和吸气两个水平上全程开放式自主呼吸,既可为有自主呼吸但呼吸代偿功能不足患儿提供一定呼吸支持,又可用于完全无自主呼吸的完全压力控制通气,故被认为是一个涵盖机械通气过渡到自主呼吸过程的全新"万能的通气模式",具有广泛的临床应用前景。

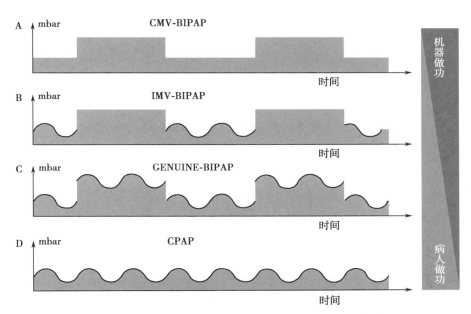

图 2-10-5 患者从完全控制通气到完全自主呼吸的整个过程

自上到下,患者做功逐渐增加,而机器做功相应减少

二、BiPAP 对机体的影响

(一)对循环系统的影响

机械通气对循环系统的影响主要与呼吸模式改变胸腔内压有关。适当的胸内压存在对维持胸腔内大静脉和外周静脉的压力差非常重要,在保证回心血量和心排血量具有重要意义。机械通气时,胸内压升高导致肺毛细血管床受压,肺血管阻力增加,中心静脉压(CVP)上升,CVP 与外周静脉压力差减少引起回心血量和心排血量下降。BiPAP 在压力控制通气时可存在患儿自主呼吸,

对血流动力学的影响与完全控制通气有一定的区别,研究表明在 P_{insp} 水 $20cmH_2O$ 时,患儿心排血量、CVP、右心射血分数、右心室舒张末压和平均肺动脉压等均无明显改变。

(二)对呼吸系统的影响

对于肺顺应性差的患儿,传统容量控制通气时,为了达到恒定的潮气量,较高的吸气峰压(PIP)和恒定的容量是产生气压伤的主要原因。压力控制通气时,吸气初的气道压力迅速上升到预设 PIP 水平,然后气体流速递减以维持 PIP 稳定而不超过预设压力,因此不易发生气压伤。

BiPAP 是在压力控制基础上叠加患儿自主呼吸，使人机更加和谐，平均气道压更低。研究表明，上腹部手术或有通气功能障碍患儿术后早期预防性应用 BiPAP 有助于术后并发症的防治，促进肺功能早期恢复。

三、BiPAP 模式的工作特征

在临床应用疗效与范围方面，BiPAP 和 BIPAP 有相同之处，均可以用于急性左心力衰竭竭引起的间质性肺水肿和严重缺氧的治疗。某些重症肺炎引起的肺内性 ARDS 依靠 BiPAP 能获得较好的临床疗效，尤其是对那些分泌物少的间质性肺炎患者。BiPAP 模式需设置吸气相正压（IPAP 或 P_{high}）和呼气末正压（EPAP 或 P_{low}）两个压力及其通气时间（T_{high} 和 T_{low}），其工作模式主要是同步模式（S 模式）、同步 / 时间模式（S/T 模式）、时间模式（T 模式）和 CPAP 模式。S 模式要求患者自主呼吸良好，呼吸机与患者呼吸频率保持完全同步；若患者自主呼吸停止，则呼吸机也停止工作。在 S/T 模式下，若患者自主呼吸良好，呼吸机与患者呼吸频率保持完全同步；若患者呼吸不平稳或停止，呼吸机则按照提前预设的压力、呼吸频率和吸呼比例给患者进行控制通气。在 T 模式下，呼吸机按照预设的压力、呼吸频率和吸呼比例工作，用于完全没有自主呼吸的患者。

四、BiPAP 的临床应用

临床早已证明，BiPAP 是一个很好的呼吸机撤离和肺开放 / 复张模式。随着人们对 BiPAP 模式的认识与理解，临床应用范围逐渐扩大，其在成人已广泛应用于慢性阻塞性肺疾病、急性呼吸窘迫综合征等各种类型、各个时期的呼吸衰竭，以及急性左心功能衰竭导致的肺水肿等循环系统疾病。但在 PICU 和 NICU 应用 BiPAP 经验不多，理论上 BiPAP 临床应用范围和指征与 nCPAP 相似，已有应用于早产儿 RDS、先天性中枢性低通气综合征、小儿自主呼吸评价、儿童哮喘持续状态、先天性心脏病术后和院际间转运呼吸支持等方面的报道，但疗效仍需要多中心、前瞻性相关研究结果支持。

（一）呼吸机撤离及肺开放 / 复张策略

传统通气策略可能是沿 SIMV-PSV-CPAP 模式渐进，以期从完全控制通气逐渐过渡到完全自主呼吸而脱机。BiPAP 集控制通气、辅助通气和自主呼吸于一体，可以成为很好的脱机模式，从机械通气至脱机毋需不断调换通气模式。在 NICU，传统脱机方式是通过逐渐减少呼吸机支持和增加患者自主呼吸来完成脱机。然而，部分患者因通气模式选择不当或已习惯呼吸机送气的规律性而产生呼吸机依赖，导致脱机困难。BiPAP 通气允许患儿自主呼吸，不存在人机对抗，耐受良好，因此脱机率高。

（二）新生儿呼吸窘迫综合征

nCPAP 可通过持续呼吸末正压稳定肺容量，然而对中枢性呼吸暂停、呼吸动作微弱等造成的通气不足患儿，nCPAP 可能不足以支持其呼吸功能。BiPAP 在呼气和吸气相能提供 EPAP 和 IPAP，可以理解为 BiPAP 是在 nCPAP 基础上增加一定频率的间歇正压通气，因而可提高平均呼吸道压力，避免人机对抗，减少呼吸做功，增加气体交换，在改善 NRDS 患儿低氧血症和 CO_2 的潴留，纠正酸中毒等方面可能优于 nCPAP。BiPAP 还被用于 INSURE 治疗方案失败的 RDS 早产儿，以减少气管插管和上机率。

（三）急性呼吸窘迫综合征（ARDS）

是继发于各种病因所致肺毛细血管通透性增加，广泛肺间质和肺泡水肿或肺泡塌陷和肺不张等，通气 / 血流比值失衡，肺顺应性下降，导致氧合不良（氧合指数下降）、顽固性低氧血症的一种严重呼吸衰竭。在 ARDS 患儿中，传统机械通气的高 PIP、大潮气量和高 FiO_2 可加重肺损伤。应用容量控制通气易致顺应性相对好的肺泡过渡通气，而顺应性差的肺泡则通气不足，继发于肺泡过度通气的剪刀力可使肺组织进一步损伤。由于 BiPAP 接纳任何时相出现的患儿自主呼吸，与传统通气模式相比，能更有效纠正低氧血症和高碳酸血症，增加通气量，降低气管插管等有创操作使用率，从而减少并发症发生和降低死亡率。

第四节　加温湿化高流量鼻导管通气

加温湿化高流量鼻导管通气（heated humidified high flow nasal cannula，HHHFNC）是指通过细小、狭长的导管内输送流量 >1L/min 的加温湿化氧气或空氧混合气体。使用流量在 2~8L/min。HHHFNC 通过不需要密封的特制鼻塞导管直接经鼻输入加温湿化的氧气或空氧混合气体，治疗时患儿舒适度高、耐受性好、护理方便、操作简单，应用于新生儿疾病可取得较好的效果。文献报道，美国、澳大利亚 + 新西兰分别 77%、63% 的医院使用 HHHFNC 作为新生儿无创通气模式，中国尚没有大规模的统计数据。

一、HHHFNC 的作用原理

鼻导管所产生的压力与气体流量密切相关，其相关性可用 Wilkinson 方程式表达，即压力 = $0.7+1.1\times$ 流量 /(kg·min)。研究发现，应用鼻导管吸氧时，将流量增至 1~2L/min，导管就能提供一个显著的正性扩张压，即产生正压通气作用；当鼻导管吸氧流量达到 8L/min 时，呼吸道正压值为 5cmH₂O。因此，通过提高吸氧流量产生呼吸道正压是 HHHFNC 应用的基本原理。HHHFNC 产生气道正压与多种因素（新生儿体重、气体流速、鼻导管直径以及口腔是否闭合等）有关：①患儿体重越大，相同流速下，产生的气道正压越小。②气体流速对气道正压的形成起重要作用，气体流速越大，产生的气道正压越大。③HHHFNC 时，一般鼻导管直径应小于鼻孔内径的 50%，鼻导管周围适当留有缝隙。若缝隙过大或张口，因漏气过多不能产生足够的气道正压维持呼气末肺泡的稳定性；若缝隙过小，气体经鼻周围泄露气体较少，更多的气体进入肺内，产生气道正压过大，则可引起肺过度膨胀。

总之，HHHFNC 可以改善肺泡通气，减少鼻咽无效腔，降低鼻咽阻力，降低呼吸功，利于肺复张，改善黏膜的血液灌注以及刺激呼吸中枢，可以加速 CO₂ 的排出，升高血氧饱和度，改善缺氧症状，可产生气道正压，维持呼气末肺泡稳定性，吸气时促进肺复张，呼气时防止肺不张。

二、HHHFNC 的适应证与禁忌证

HHHFNC 不仅仅是简单的氧气疗法，由于具有上述优点并可产生正压通气作用，可以替代 CPAP 进行无创正压通气。

（一）适应证

1. 有自主呼吸的极早产儿（出生胎龄 25~28 周），产房早期预防性应用。

2. 胎龄 <30 周，不需气管插管机械通气但有可能发生 RDS 的高危早产儿。

3. 早产儿出生后不久，出现轻度呼吸窘迫综合征，表现为呼吸增快、三凹征、呻吟、口吐泡沫、发绀或苍白。

4. 当鼻导管、面罩或头罩吸氧 FiO₂>0.3 时，PaO₂<50mmHg 或 TcSO₂<90%。

5. 自主呼吸尚可，阻塞性、非频繁性呼吸暂停早产儿。

6. RDS 患儿使用 PS 后病情稳定，拔出气管导管后。

7. 极不成熟的早产儿拔除气管插管后。

8. 常频或高频机械通气撤机后，再次出现明显的三凹征和 / 或呼吸窘迫。

9. CPAP 撤离后过渡。

10. 因 CPAP 致鼻部损伤的新生儿。

（二）禁忌证

1. 心跳或呼吸停止。

2. 自主呼吸微弱，频繁呼吸暂停。

3. 呼吸窘迫进行性加重，不能维持氧合，动脉血二氧化碳分压（PaCO₂）>60mmHg，pH<7.25。

4. 心血管系统不稳定　如低血压、心功能不全、失代偿性休克等。

5. 频繁呕吐或大量上消化道出血。

6. 肺气肿、气胸、严重腹胀。

7. 气道分泌物多，咳嗽无力，气道保护能力差，误吸危险性高。

8. 先天畸形，如先天性膈疝、气管食管瘘、后鼻道闭锁、腭裂等。

9. 近期面部、颈部、口腔、咽腔、食管及胃部手术后。

三、HHHFNC 参数设定及临床应用

HHHFNC 一般给予 5~6 L/min 的空气、氧气混合气体,鼻塞相当于鼻孔直径 50%,气体加温至 37℃,100% 相对湿度,FiO_2 需维持 SaO_2 在 90%~95%。若治疗效果好,病情稳定,需要调低参数,一般先降低 FiO_2 再降流量,当 FiO_2<0.3,流量 <2L/min 时考虑撤除。治疗失败时可改用 nCPAP,继续失败者改 BiPAP 或 nIPPV,如果效果仍不满意则再次插管行机械通气。临床上,HHHFNC 主要用于早产儿呼吸暂停、新生儿呼吸窘迫综合征(NRDS)和气管插管拔除后的氧疗。

(一)早产儿呼吸暂停

由于早产儿呼吸中枢发育不成熟,所以容易发生呼吸暂停。HHHFNC 作用机制就是提供类似 nCPAP 一样的气道正压,使得肺泡不易塌陷,增加肺容量,增加肺泡的气体交换和氧合,有助于减少由于新生儿低氧血症导致的早产儿呼吸暂停。研究表明,HHHFNC 对早产儿呼吸暂停的疗效与 nCPAP 接近且操作更简单。

(二)呼吸窘迫综合征(RDS)

其病因是由于肺泡 PS 缺乏而导致肺顺应性降低,引起肺泡萎陷,功能残气量下降。HHHFNC 的作用机制主要是利用呼吸道持续正压,增加功能残气量,避免肺泡早期闭合,使萎陷的肺泡扩张,改善气体交换,改善氧合。有学者比较 HHHFNC 和 nCPAP 治疗轻度 RDS 患儿的疗效,HHHFNC 在流量 3、4、5L/min 时,压力稳定变化不大,呼吸功和潮气量变化与 nCPAP 无明显差异;当气体流量 >3L/min 时,HHHFNC 即可有效治疗 RDS。

(三)气管插管拔除后的氧疗

有创机械通气患儿拔除气管插管后往往需要进一步的吸氧治疗。国外两项随机对照研究比较了胎龄 <32 周早产儿拔管后应用 HHHFNC 或 nCPAP 进行过渡性呼吸支持的疗效,结果显示拔管后应用 HHHFNC 较 nCPAP 可降低拔管失败率,且鼻部并发症发生率降低。国内多中心研究结果则表明在 28~32 周早产儿,HHHFNC 和 nCPAP 通气的拔管失败率均为 9.4%,而对于 26~28 周早产儿,HHHFNC 在拔管失败率方面明显高 nCPAP,提示对胎龄 28 周以下早产儿在撤机时应用 HHHFNC 疗效可能不如 nCPAP。

四、HHHFNC 应用的利弊

(一)HHHFNC 的优点

1. **减少鼻损伤** HHHFNC 是直接将适宜的双侧鼻导管放入鼻腔,避免局部组织受压,可减少鼻中隔损伤。另外,鼻塞和管道毋需繁琐的头面部装束固定,相对于 nCPAP,操作简单,患儿易于耐受,依从性好。

2. **操作简单** HHHFNC 只需调节流量和氧浓度两项参数,并且气道管路轻便,界面和配件少,不影响患儿喂养或袋鼠疗法,方便护理和患儿与家长的互动。

3. **减少腹胀** HHHFNC 可以有效减少腹胀发生率,有助于肠道内营养,满足患儿生长发育需求。

4. **缩短氧疗时间,减少疼痛** 研究表明,HHHFNC 通气时间明显短于 nCPAP。应用早产儿疼痛评分量表评估疼痛反应发现,nCPAP 疼痛评分明显高于 HHHFNC。

5. 具有减少上气道阻力,保持上呼吸道湿度和鼻黏膜完整性,以及改善肺功能的作用,但仍需要更多的生理学和临床效果的研究支持。

(二)HHHFNC 的缺点

1. **气道压力不稳定** HHHFNC 时,气体经鼻导管直接传递至患儿呼吸系统,没有受到类似 nCPAP 带有的压力限制性阀门的控制,加之产生的气道压力不能直接监测与调节,可能存在气道压力过大、过小或不足等不稳定现象,导致支气管肺发育不良、气胸、肺过度膨胀等肺损伤。

2. **感染** 研究发现 HHHFNC 有增加新生儿感染的可能。

(肖 昕 郝 虎)

第五节 无创高频振荡通气

无创高频振荡通气(non-invasive high frequency oscillatory ventilation,NHFOV)是以鼻塞、鼻罩、

面罩或喉罩等无创连接界面替代气管插管或气管切开等有创连接界面,将高频气流送入气道,从而在患者自主呼吸上叠加高频率振荡的新型无创通气模式。它具有无创连接、小潮气量通气、增加功能残气量、改善氧合、高效清除二氧化碳、无需同步等特点,避免了有创通气的相关性损伤及其并发症。近年来,国内外已有新生儿重症监护病房(NICU)将其作为其他无创通气模式失败后的二线治疗。但 NHFOV 在新生儿的临床研究尚处于起步阶段,有待进一步研究。

一、NHFOV 的作用原理

NHFOV 是在 CPAP 基础上叠加压力振荡功能,被学者称为超级 CPAP。最早在 CPAP 上叠加压力振荡的通气模式是 Bubble CPAP。临床研究表明,Bubble CPAP 可通过水封瓶产生压力振荡促进肺泡开放和保持气道通畅,其应用于极低出生体重早产儿的通气效果优于其他 CPAP。与 Bubble CPAP 相比,NHFOV 通过高频呼吸机产生的压力振幅明显增强,压力振荡功能更加稳定。有关 NHFOV 的作用原理尚不清楚,目前推测其气体交换机制主要有以下几个方面:

(一)促进肺复张,改善肺氧合功能

NHFOV 利用高频活塞泵或振荡隔膜片前后移动产生振荡气流并设置有偏置气流(bias flow),进入气道的持续正压气流可促进塌陷的肺泡复张,增加肺泡功能残气量,改善通气/血流比值,减少肺内分流,从而改善氧合。NHFOV 是在 CPAP 基础上叠加压力振荡功能,其平均气道压(MAP)明显高于 CPAP,而 MAP 与肺容量及肺氧合密切相关。因此,NHFOV 改善肺氧合的能力高于 CPAP。

(二)促进声门持续开放

无创通气支持的效果取决于气流是否能成功传导至肺部,声门开放可显著增加气流传导的效率。动物实验表明 NHFOV 可改善声门肌肉活动,促进声门持续开放,因此又被研究者誉为"声门上 CPAP"。

(三)具有上呼吸道无效腔冲刷功能

NHFOV 产生的高流量气体具有上呼吸道无效腔的冲刷功能,促进 CO_2 的清除。此外,设置有偏置气流(bias flow)的 NHFOV 具有主动呼气功能,也有利于 CO_2 的排泄。体外研究证实,NHFOV 清除 CO_2 的效率明显优于 nCPAP 和 nIPPV。在 NHFOV 的呼吸模式中,输送的小潮气量(V_T)是清除 CO_2 的主要决定因素。V_T 受呼吸机振幅($\triangle P$)、吸气时间(T_I)以及振荡频率(f)的影响。研究表明,V_T 会随着 $\triangle P$ 的增加和吸气时间的延长而增加,而降低振荡频率(f)可使 V_T 增加,从而促进 CO_2 的清除。

(四)具有远期肺保护的生理学效应

动物实验发现,NHFOV 可以通过激活甲状旁腺激素过氧化物酶体增殖活化受体,促进肺表面活性物质的生成和肺泡发育。

二、NHFOV 的适应证与禁忌证

(一)适应证

1. 用于其他无创通气治疗失败后的营救性治疗。

2. 用于有创机械通气拔管后的呼吸支持治疗。

3. 作为新生儿呼吸支持治疗的初始模式。

4. 新生儿转运中的无创呼吸支持方式。

(二)禁忌证

1. 无自主呼吸。

2. 活动性颅内出血。

3. 上呼吸道畸形　先天性膈疝、气管食管瘘、后鼻道闭锁等。

4. 心血管系统不稳定。

5. 其他　如新生儿坏死性小肠结肠炎、频繁呕吐、严重腹胀、肠梗阻等也视为相对禁忌证。

三、NHFOV 的临床应用

(一)NHFOV 的设备

目前临床所应用的 NHFOV 呼吸机品牌较多,根据振荡发生的原理可分为两种类型:①膜振荡驱动:持续偏置气流,主动呼气模式;②气流阻断驱动:非持续偏置气流,被动呼气模式。迄今,尚无研究资料表明这两种类型在通气效果上存在差异。无创接口以双侧鼻塞效果最好,新型

的面罩效果也可选择应用,但在实际应用中鼻塞和面罩选择时需在减少压力损失和患儿舒适性之间形成较好的平衡。此外,最重要的是培训医护人员固定无创接口,并加强局部皮肤护理减少鼻损伤的发生。

(二) NHFOV 的参数调节

NHFOV 的参数主要包括 MAP、f、$\triangle$P、吸气时间比例及 FiO_2。初调参数:MAP 为 $8cmH_2O$(调节范围 $8{\sim}16cmH_2O$);f 为 10Hz(调节范围为 $8{\sim}12Hz$);$\triangle$P 一般推荐设置为 MAP 的 $1{\sim}2$ 倍,以能肉眼观察到患儿出现下颌抖动为宜;吸气时间比例一般设置为 0.50(调节范围为 $0.33{\sim}0.50$);FiO_2 根据维持经 $TcSO_2$ 进行调节,范围为 $21\%{\sim}40\%$。如果 FiO_2 达到 40% 以上才能维持 $PaO_2>50mmHg$,则需考虑 MAP 设置未达到最佳的呼气末肺容积,应进行肺复张策略寻找最佳 MAP。具体为:先将 MAP 调节至 $6{\sim}8cmH_2O$,FiO_2 调节至 40% 维持 $TcSO_2$ 在 $90\%{\sim}95\%$,然后每 $2{\sim}3$ 分钟上调 MAP $1{\sim}2cmH_2O$,并同时降低 FiO_2 每次 $5\%{\sim}10\%$,直到氧合不再改善或 FiO_2 已降至初始的 $25\%{\sim}30\%$,停止肺复张。在 NHFOV 治疗过程中,需根据患儿病情的变化随时调整通气参数,提高 MAP 和 FiO_2 可以改善氧合;提高吸气时间、振幅压力或降低频率可增加潮气量,促进 CO_2 排出。

(三) 撤机时机

经 NHFOV 营救性治疗后患儿临床症状明显改善,可逐渐下调参数。当 $FiO_2<0.3$,MAP<$6cmH_2O$,患儿自主呼吸稳定,$TcSO_2>90\%$,无呼吸暂停及心动过缓时可考虑撤离 NHFOV。

(四) 临床应用

目前,研究结果显示 NHFOV 可作为其他无创辅助通气支持失败后的营救性治疗或有创机械通气拔管后的呼吸支持,可减少新生儿气管插管机械通气。NHFOV 也可作为新生儿呼吸支持治疗的初始模式适用于临床。近年来,也有将 NHFOV 作为新生儿转运中的无创呼吸支持方式的报道。

经 NHFOV 治疗后患儿临床症状明显改善,自主呼吸稳定,$TcSO_2>90\%$,无呼吸暂停及心动过缓,表明治疗有效。若经 NHFOV 治疗后 $1{\sim}2$ 小时,患儿呼吸窘迫仍进行性加重或出现下列任一指征:①严重高碳酸血症,pH<7.25,$PaCO_2>60mmHg$;②低氧血症,$FiO_2>0.4$ 时,$PaO_2<50mmHg$;③反复呼吸暂停发作(可自行恢复的呼吸暂停发作 $\geq$ 3 次 /h 或 24 小时内出现 1 次需要皮囊正压通气的呼吸暂停发作);④血流动力学指标不稳定、低血压、循环灌注差。应及时气管插管,改用有创机械通气,以免延误救治时机。

四、NHFOV 的并发症

NHFOV 通过经鼻接口向气道施加压力达到呼吸支持的目的,因此,有可能出现腹胀、呕吐、鼻损伤等无创通气常见的并发症。欧洲调查研究结果证实口腔分泌物增多导致上呼吸道阻塞是 NHFOV 最常见的并发症。有研究认为上呼吸道分泌物增多与 NHFOV 的气流湿度下降密切相关。因此,适度加大气体湿化程度可预防上呼吸道分泌物增多,从而减少呼吸道阻塞并发症的发生,必要时需及时清理呼吸道,以保持呼吸道通畅。对于 NHFOV 治疗的安全性主要集中在是否会引起早产儿颅内出血及肺气漏发生,但既往对于 NHFOV 临床应用的研究,并未有颅内出血和肺气漏等严重并发症的报道。由于以上研究纳入样本量少,且缺乏长期随访,因此,有关 NHFOV 在新生儿呼吸支持中的临床效果及安全性,仍需多中心、大样本临床随机对照研究进一步研究。

(吴素英　周晓光)

第十一章

新生儿呼吸机的选择及临床应用指征

第一节 新生儿呼吸机的性能与选择

一、新生儿呼吸机的性能

新生儿的呼吸生理与儿童、成人有明显的差别(表 2-11-1),表现在新生儿潮气量小、吸气流速慢、呼吸频率快以及解剖无效腔大等。因此,新生儿呼吸机的设计必须满足新生儿呼吸生理的需要,其性能应达到以下要求:①能提供各种通气方式,包括 IPPV、IMV、CPAP、PEEP 等;IMV、CPAP 等自主呼吸模式要采用持续恒流供气;否则需配置有高自主呼吸触发灵敏度的触发装置,触发的反应时间应短于 0.02~0.05 秒。

表 2-11-1 新生儿与成人呼吸功能的比较

项目	新生儿	成人
呼吸频率 /(次·min⁻¹)	30~40	12~16
吸气时间 /s	0.4~0.5	1.2~1.4
吸 / 呼比	1：1.5~1：2	1：2~1：3
吸气流速 /(L·min⁻¹)	2~3	24
潮气量 /ml	18~24	500
/(ml·kg⁻¹)	6~8	6~8
功能残气量 /ml	100	2 200
/(ml·kg⁻¹)	30	34
肺活量 /ml	120	3 500
/(ml·kg⁻¹)	33~40	52
肺总量 /ml	200	6 000
/(ml·kg⁻¹)	63	86
总顺应性 /(ml·cmH₂O⁻¹)	2.6~4.9	100
/[ml·(cmH₂O·ml)⁻¹] FRC	0.04~0.06	0.04~0.07
肺顺应性 /ml·cmH₂O⁻¹	4.8~6.2	170~200
/[ml·(cmH₂O·ml)⁻¹] FRC	0.04~0.07	0.04~0.07
比气道传导性 /[ml·(s·cmH₂O·ml)⁻¹] FRC	0.24	0.28
呼吸道水分不显性丢失 /(ml·24h⁻¹)	45~55	300

注:气道传导性为气道阻力倒数,1cmH₂O = 0.098kPa

②机身及其管道孔腔小、顺应性低,呼吸机回路应为专用管道,机械无效腔量小,呼吸机回路气体压缩系数 <0.3ml/cmH₂O(一般成人呼吸机为 2~5ml/cmH₂O)。③潮气量变动范围较大,带定容功能的呼吸机潮气量在 5~200ml 范围内精确可调。④呼吸频率能在 5~150 次 /min 的范围内变动。⑤具有精确的压力限制装置,能在较大范围内提供压力。⑥吸气 / 呼气时间可在较小范围内精确调节,吸气时间在 0.2~1.5 秒范围内,起码在 0.05 秒级可调,最好是在 0.01 秒级可调。⑦具有空气氧气混合装置,能精确地调节吸入氧浓度,可调范围为 21%~100%。⑧ PEEP 装置,可调范围为 0~1.47kPa(0~15cmH₂O)。⑨具有良好的气体加温和湿化装置,恒温效果好且安全可靠。⑩具有灵敏的报警装置,能对气道压力、吸入氧浓度、吸气时限、电源、气源以及吸气温度等进行报警提示。

此外,如能监测潮气量(V_T),包括吸入 V_T、呼出 V_T 和每分钟通气量(MV),以及吸气峰压(PIP)、吸气末压、呼气末正压(PEEP)、平均气道压力(MAP)、气道阻力、胸肺顺应性等呼吸动力学指标,并从显示屏上监测压力 - 时间、流速 - 时间曲线及压力 - 容量环、流速 - 容量环等呼吸功能则更佳。

目前用于新生儿的呼吸机大多为定时、限压、持续气流型呼吸机,它们在结构上具有压力限制、时间切换、持续气流、呼气阀门和温化与湿化装置等特点。从其工作原理和特点来看,这种类型的呼吸机是目前非常适合于新生儿的呼吸机,其内部主要结构似 T 形管,在吸气相向肺内送气,但由于存在限压装置,使吸气峰压限制在预定值,到达限压值后并不形成切换,而是在吸气时间内继续送气以保持压力平台。流量越大,达到峰压的时间越短。持续气流流量大小可根据需要调节。这种呼吸机既能克服一定的气道阻力和肺的顺应性低的问题,以保证一定的通气量,又能避免峰压过高而减少肺气压伤。同时,无论是吸气相或呼气相,呼吸机管道中均有持续气流的存在,可迅速将呼出的二氧化碳带走,即使在呼吸频率很低的情况下也不至于有二氧化碳潴留。由于许多成人和儿童呼吸机的设计不能满足以上要求,故不适

宜新生儿使用。

二、新生儿呼吸机的选择

目前,国内外市场的呼吸机品种繁多,性能特点各异,价格相差很大,如何选择一台适合于本院临床、科研和教学需要的新生儿呼吸机,并非易事。一般来说,呼吸机的选购应根据本院常用呼吸机治疗的疾病种类、应用对象、对机械通气模式的需要及经济情况来决定。

(一)呼吸机性能适合新生儿呼吸生理的要求

在选购用于新生儿的呼吸机时,最重要的一点是所选呼吸机的性能必须适应新生儿呼吸生理特点。目前,市面上有很多新型呼吸机,但定时、限压、持续气流型呼吸机仍是新生儿最基本、最常用的类型。要求的最小潮气量应以向患儿实际提供的为准,一般最低潮气量可以达到 5~10ml。由于流量触发的呼吸机一般具有监测潮气量、呼吸回路及气管插管漏气等功能,而且反应较压力触发灵敏,特别适合新生儿、早产儿临床应用。

(二)根据疾病种类选择

由于不同医院新生儿患者罹患的疾病种类不尽相同,需要呼吸机治疗的疾病种类也有差别。而不同疾病治疗时所要求的呼吸机性能各异,这就需要有针对性地选择适合于本院大多数患者应用的呼吸机。对于新生儿呼吸窘迫综合征等肺实质性疾病,常需要机械通气数天至数周,对呼吸机的性能要求较高,可选择具有各种通气模式、同步性能良好、监测系统完备的多功能呼吸机。而对于一般新生儿疾病的呼吸支持治疗,可选择性能要求不太高的呼吸机。由于呼出气每分钟通气量监测可大致反映肺泡通气量,对新生儿非常重要,如果呼吸机具备测定呼出气潮气量和呼出气每分钟通气量功能,一般可以不再添置呼吸力学监测仪。

(三)对通气模式的需要

市场上许多呼吸机不仅具有各种常用的通气模式,如 IMV/SIMV、A/C、CPAP 等,而且有些呼吸机还设计了一些新的通气模式,如 PRVCV、ASV、PSV、VSV、PAV 等。一些呼吸机既有常频通气功能,也装配高频通气功能。因此,在选择新

生儿呼吸机时,可结合自身需要应用的通气模式加以考虑。

(四)经济情况

具有各种通气模式、同步性能良好、监测系统完备的多功能呼吸机,尤其是设计了一些新的通气模式或多功能的呼吸机,往往价格昂贵。而一些仅具有常用通气模式和功能的呼吸机,价格会便宜很多。有些呼吸机具有常频和高频通气功能,甚至可选配一氧化氮吸入治疗仪,其价钱不菲。各单位可根据需要和经济情况予以选择。

第二节　应用呼吸机的适应证与禁忌证

一、适应证

(一)严重通气不足

由肺内、肺外原因引起严重通气不足,而产生中枢性呼吸衰竭和周围性呼吸衰竭,均可应用机械通气治疗。肺内原因常见的有肺部感染、气道梗阻等;肺外原因包括中枢神经系统感染、严重脑水肿或颅内出血等,以及呼吸肌麻痹引起的通气不足。

(二)严重换气障碍

单纯换气功能障碍可通过提高吸入氧浓度来解决,若效果不佳或合并通气功能障碍,需用机械通气治疗。如呼吸窘迫综合征、肺出血、肺水肿等引起的严重换气功能障碍,必须应用机械通气治疗。

(三)神经肌肉麻痹

各种原因引起的神经肌肉麻痹,如重症肌无力、感染性多发性神经根炎、脊髓灰质炎、膈神经麻痹、麻醉剂或镇静剂过量抑制呼吸等,可使呼吸运动明显减弱,肺活量减少,导致明显缺氧,需要机械通气支持呼吸。

(四)胸部和心脏手术后

为预防呼吸衰竭发生和加重,保护心脏功能,减轻呼吸和循环负担,可应用机械通气支持呼吸。

(五)反复呼吸暂停

新生儿,尤其早产儿反复呼吸暂停,经药物治疗无效,应给予机械通气治疗。

(六)心肺复苏

各种原因导致心跳呼吸骤停,如窒息、心室颤动或扑动等,经心肺复苏处理后,应尽早给予机械通气。

二、禁忌证

没有绝对禁忌证。但应用机械通气后可使病情加重的疾患,如肺大疱、气胸、皮下气肿等为机械通气的相对禁忌证。大量胸腔积液在穿刺引流前也不宜应用机械通气。对于已存在或预测易发生肺气漏者可选用高频通气。

第三节　机械通气的应用指征

机械通气可分为治疗性通气和支持性通气。由于各种原因如严重肺部疾病、神经肌肉系统疾病等导致通气和换气功能障碍,需要机械通气支持的均属治疗性通气;如患者病情较严重,机体处于高度应激及高代谢状态,而这种状态持续时间较长将不利于机体损伤的修复及器官保护,给予机械通气支持可降低机体代谢率,减轻组织器官损伤,如大手术后早期、脑细胞水肿、休克,严重的水、电解质及酸碱平衡紊乱,以及心肺复苏后应用机械通气均属支持性通气。

一、治疗性通气的指征

目前国内外尚无统一的新生儿机械通气指征。关于治疗性通气(therapeutic ventilation)的指征,主要以患者临床表现及血气分析结果为依据,有学者提出以下具体标准:①在吸入氧浓度(FiO_2)为 0.6 时,动脉血氧分压(PaO_2)<6.67kPa(50mmHg)或经皮血氧饱和度($TcSO_2$)<85%,CPAP 治疗无效,有发绀型心脏病除外;②动脉血二氧化碳分压($PaCO_2$)>9.33kPa(70mmHg)伴 pH<7.25;③反复发作的呼吸暂停;④确诊为呼吸窘迫综合征(RDS)。

以上四项中符合任意一项者即可应用呼吸机治疗。但在决定是否进行机械通气治疗时,还应注意以下几点:①为了患者的安全,一般不主张在一级或条件较差的二级医院常规开展呼吸机治疗。②应考虑胎龄、体重及病种对疾病严重程度的影响,如体重 <1 500g 的早产儿,因呼吸性酸中毒可引起颅内出血,机械通气的 $PaCO_2$ 标准应降低为 >6.67kPa(50mmHg)。③新生儿病情变化快,不可过分依赖血气分析,应动态观察病情变化,病情出现迅速恶化的趋势,也是机械通气的指征。如早产儿反复呼吸暂停,经触觉刺激及氨茶碱等药物治疗效果不佳,患儿出现心动过缓或发绀,应及时给予机械通气。

二、支持性通气的指征

主要取决于主诊医师对患儿病理生理状态的认识和治疗策略的选择,有学者认为出现以下情况,应尽早给予机械通气治疗,即为支持性通气(supportive ventilation):①动脉血气分析结果尚属正常,但循环状态不稳定,短时间内不能改善;②机体内稳态失衡较严重,短时间内不可能纠正;③存在脑细胞水肿,伴有呼吸、循环做功明显增加;④严重的全身炎症反应综合征(systemic inflammatory response syndrome,SIRS)使机体外周循环灌注不足,并处于多器官功能障碍综合征(multiple organ dysfunction syndrome,MODS)早期。

(许卫东 周晓光)

第十二章

新生儿机械通气模式及其选择原则

机械通气模式是在充分理解呼吸机的原理、不同参数设置的特点,以及呼吸生理和病理生理的基础上,结合临床实践经验,将某些呼吸机参数设置加以有机组合,从而形成的一些特定的通气方式,以达到某些相应的治疗目的,这些特定的通气方式即称为通气模式。通气模式的完善是近20年来机械通气的主要进展之一,由于通气模式的概念在不断更新,种类越来越多,加之同一种通气模式在不同的呼吸机中由不同的实施原理来实现。因此,有必要明确通气模式的概念,充分认识不同通气模式的特点及其意义。

第一节 机械通气模式的分类

机械通气模式(mechanical ventilation mode)实际上是临床常用的几种通气模式,如控制(或指令)通气、辅助通气、支持通气和持续气道正压通气(自主呼吸)四种呼吸类型的不同组合。按照对气流控制的方式,正压通气模式可分为以下两个基本类型,即压力预置(流量可变)型通气(pressure present ventilation,PPV)和容量预置(压力可变)型通气(volume present ventilation,VPV)。按照通气功能进行分类,又可将正压通气分为完全通气支持、部分通气支持、辅助模式和特殊模式等四个类型。

一、按对气流控制的方式分类

(一)压力预置型通气

压力预置型通气(pressure preset ventilation,PPV)的气道压力是独立参数,可预先设置。通气容量(潮气量)或流速为从属变化参数,随患者的肺顺应性和气道阻力的变化而改变。由于气道压力不超过预置水平,易于达到人机同步,可保留自主呼吸,既能防止肺泡压过高所致的肺损伤,又减少了镇静剂和肌松剂的应用。压力预置型通气呈减速气流波形,肺泡在吸气早期即充盈,有利于肺内气体均匀分布,可改善通气/血流(V/Q)比值。此类通气模式包括:定时限压通气(pressure-limited time cycle ventilation)、压力控制通气(pressure control ventilation,PCV)、持续气道正压(continuous positive airway pressure,CPAP)、双水平持续气道正压(bi-level positive airway pressure,BiPAP)、压力辅助-控制通气(PA-CV)、压力控制-反比通气(PC-IRV)、气道压力释放通气(APRV)、压力控制-同步间歇指令通气(PC-SIMV)、压力支持通气(PSV)、压力控制-同步间歇指令通气加压力支持通气(PC-SIMV+PSV)等。

(二)容量预置型通气

容量预置型通气(volume preset ventilation,VPV)的通气容量(潮气量或每分钟通气量)和气流限制(正弦波、恒流波或减速波)预先设定,呼吸机达到预设容量后停止送气,依靠肺泡、胸廓的弹性回缩力被动呼气,气道压力和肺泡压力为从属变化参数。由于潮气量恒定,肺泡通气水平一致。但是,当胸肺顺应性改变或气道阻力增加时,可产生过高气压引起肺损伤。由于通气容量预先设置,不能对患儿通气需要的变化作出反应,易发生人机对抗,增加呼吸功。容量预置型通气呈正弦或加速气流波形,肺泡在吸气中后期才完全开放。此类通气模式包括:容量控制通气(volume control ventilation,VCV)、辅助-控制通气(A/C或

A-CV)、间歇指令通气(IMV)和同步间歇指令通气(SIMV)等。

(三)压力/容量预置型

是更为理想的通气模式,尚处于探索阶段。包括:压力调节容量控制通气(PRVCV)、容量支持通气(VSV)、容量保障压力支持通气(VAPSV)、自动转换模式(auto-mode)、适应性压力通气(APV)和适应性支持通气(ASV)等新的通气模式。

近年来,对 PPV 和 VPV 两类通气模式进行比较,前者在气体混合和 V/Q 比值、自主呼吸和机械通气协同性、气压伤危险等三方面具有明显优点,而后者仅具有保障通气量的优点,人机协同性差和高气道压为其显著缺点。故国内外临床应用趋势是提倡 PPV 类机械通气。

二、按通气功能分类

(一)完全通气支持

完全通气支持(full ventilation support)的通气频率快,可完全代替患者的自主呼吸,并完成每分钟通气量,是疾病危重期、病情多变、无自主呼吸或自主呼吸很弱的患儿选择的通气模式。与此相关的通气模式有:传统指令通气(CMV)、间歇正压通气(IPPV)、压力调节容量控制通气(PRVC)、辅助/控制通气(A/C)、压力控制通气(PCV)、容量控制通气(VCV)、同步触发通气(PTV)等。A/C、PTV 等可作同步呼吸,减少人机对抗,适用于有一定自主呼吸强度,但呼吸频率不太快,或与呼吸机存在矛盾呼吸的患儿。使用时需设置压力、流速等同步信号的触发阈值。VCV用于年龄较大的儿童和成人,较少用于新生儿。PCV、PRVC 用于一些易于发生气压伤或已有严重肺气肿、肺大疱的呼吸衰竭患儿。PCV 使用中需密切监测潮气量和每分钟通气量,因为在吸气峰压一定的情况下,潮气量随肺阻力和气道阻力变化而改变。

(二)部分通气支持

部分通气支持(partial ventilation support)的通气频率较慢,指令通气量低于生理每分钟通气量,是轻症患儿、疾病恢复期和准备撤离呼吸

机的患儿选择的通气模式。包括间歇指令通气(IMV)、同步间歇指令通气(SIMV)、压力支持通气(PSV)、容量支持通气(VS)和自主呼吸(SPONT)等模式。在这些通气模式下,呼吸机仅提供部分指令通气或气道正压,支持患儿完成气体交换,故称为部分通气支持。因此,患儿必须具有一定的自主呼吸功能,完成剩余部分肺通气量。在应用 IMV 或 SIMV 时,允许患儿在两次指令呼吸之间进行自主呼吸,可用于轻症患儿机械通气早期,或撤离呼吸机阶段。在撤离呼吸机阶段,通过减少正压通气的频率,可逐步减少呼吸机提供的通气辅助,逐步增加自主呼吸的能力。PSV 和VS 均为单纯同步定压或定容通气,仅在有一定自主呼吸能力和规则的呼吸节律条件下发挥其功能。

(三)辅助模式

辅助模式(auxiliary mode)用于保持气道和肺泡扩张,改善氧合状态,包括 PEEP/CPAP、Sigh、Pause 等。PEEP/CPAP 的作用为提高呼气相气道压,使功能残气量高于闭合气量,防止小气道关闭和肺不张,保持肺泡扩张,从而改善 V/Q 比值和肺内氧合,提高血氧分压。适用于自主呼吸较强、气道通气无障碍的患儿,如早产儿 RDS、肺水肿、呼吸暂停等。Pause 用于定容型机械通气(VCV 或 IMV),其主要作用是增加肺泡气体交换时间,改善肺内气体分布,临床用于较严重的低氧血症、肺内气体分布不均等情况。

(四)特殊模式

特殊模式(special mode)如高频通气(HFV)、反比通气(IRV)、单肺通气(DLV)等,根据患儿病情,满足特殊通气需要。HFV 以高频阻断通气和高频振荡通气效果较好,常用频率为 5~15Hz,一般用于常频通气效果不理想、低氧血症以及伴有气压伤等情况。IRV 指吸气时间大于呼气时间,其比值一般为(1.5~2.5):1,用于 ARDS 等严重低氧血症,经一般给氧治疗无效的危重患儿。DLV用于因肺脏手术或两肺病变不均匀等情况下,要求两侧肺有各自通气要求的患儿,但临床应用不多。

第二节　常用的机械通气模式

一、间歇正压通气

间歇正压通气(intermittent positive pressure ventilation,IPPV)也称常规指令通气(conventional mandatory ventilation,CMV),是呼吸机最基本的通气方式。呼吸机在吸气相产生正压,将气体压入肺内;在呼气相,由于胸、肺组织弹性回缩将气体排出,呼气末气道内压为零,在吸气、呼气过程中气道正压间歇出现。在这种通气方式下,不管患儿有无自主呼吸,呼吸机均按预置的压力或容量等呼吸参数进行间歇正压通气,包括定压 IPPV 和定容 IPPV。

在新生儿,通常应用定压 IPPV,即预调吸气峰压和呼吸频率,当吸气使气道正压达到预调值时转为呼气,因而在气道阻力增加或肺顺应性下降时,可发生通气不足。若用定容 IPPV,吸入潮气量恒定,预调呼吸频率,采用时间切换,能保证通气量的供给。但在患儿肺顺应性降低或气道阻力增加时,可产生过高气道内压而导致肺气压伤。若管道发生漏气,易导致通气不足。IPPV 适用于复苏、呼吸肌麻痹及中枢性呼吸衰竭患儿。在 IPPV 下,若患儿自主呼吸过强,易发生人机对抗,可导致肺气压伤,故应使用镇静剂或肌松剂抑制患儿自主呼吸,减少人机对抗,同时应根据病情变化,及时调整吸气峰压和呼吸频率,若调节不当易发生过度通气或通气不足。

二、间歇指令通气和同步间歇指令通气

间歇指令通气(intermittent mandatory ventilation,IMV)是指呼吸机以预设的频率对患儿进行正压通气,两次机械呼吸周期之间允许患儿自主呼吸,因此,在机械通气时可发生患儿自主呼吸与呼吸机对抗。同步间歇指令性通气(synchronized intermittent mandatory ventilation,SIMV)是指呼吸机可按照患儿自主呼吸的要求,提供预设的正压通气,可避免患儿自主呼吸与呼吸机对抗。其作用原理为:在一次呼吸周期的呼气相后期(或呼气相全程),一旦患儿出现自主呼吸,气道压力和气流产生变化,呼吸机在极短的时间内感知这种变化并发出指令,呼吸机即提供通气气流,完成一次通气。在应用 SIMV 时,需要较慢的呼吸频率和相对短的吸气时间,并需要设置患儿自主呼吸触发水平以调控同步化程度。IMV/SIMV 为目前新生儿机械通气的主导模式,可以以预设容量(流量限制、容量或时间切换)或预设压力(压力限制、时间切换)的形式进行。

通过预设的 IMV/SIMV 的频率可改变通气支持水平,当应用足够高的通气频率时,可抑制患儿自主呼吸,IMV/SIMV 提供完全的通气支持,其作用等同于控制通气(CV);当 IMV/SIMV 频率为零时,就不提供通气支持,患儿完全自主呼吸。在上述两种极端的情况之间,可以设定 IMV/SIMV 适当的频率来提供部分通气支持。因此,在机械通气的早期即可应用 IMV/SIMV。在撤机阶段,通过减少正压通气的频率,可逐渐减少呼吸机的通气支持,逐步增加自主呼吸的能力,使机械通气到自主呼吸的过渡更为自然,更符合生理的要求。

三、呼气末正压

呼气末正压(positive end-expiratory pressure,PEEP),顾名思义,是指在呼气结束时气道压力高于大气压(即为正压)。吸气时的气道压力则没有规定,可以是正压,也可以是负压;也没有规定是在自主呼吸还是在机械通气时。在自主呼吸时(不管有或没有气管插管),若患儿的气道压力在吸气相、呼气相都是正压,就称为持续气道正压(CPAP);若患儿的气道压力在呼气时是正压,而吸气时降低为零或负压,称为呼气气道正压(expiratory positive airway pressure,EPAP)。在患儿机械通气时加用 PEEP,可称为机械通气 PEEP(mechanical ventilation with PEEP,MV/PEEP)或间歇正压通气 PEEP(IPPV/PEEP)。在临床上存在一个"最佳 PEEP"的选择问题,所谓最佳 PEEP(best PEEP)是指达到最佳的氧运输、最佳的组织氧合和最少呼吸功,而副作用最小的 PEEP 水平。最佳 PEEP 的判断标准为:最佳动

脉血气、最大氧运输、压力 - 容量曲线上的下转折点、最大肺静态顺应性、胸部 CT 肺膨胀最佳。一般可采用以下方法获得最佳 PEEP：应用压力控制通气，给患儿充分镇静镇痛，放置桡动脉导管，行持续心电、血压监测，经扩容、血管活性药物调整后使血压、心率达可接受状态。在原有 PEEP 值基础上（一般为 0.49kPa 或 5cmH$_2$O），先将吸入氧浓度下调，使脉搏经皮氧饱和度（SpO$_2$）维持在 80%~85%，取血测动脉血气，同时记录 SpO$_2$；再逐渐增加 PEEP（每次增加 0.196kPa 或 2cmH$_2$O，观察 5 分钟），直至 SpO$_2$ 达最高值，稳定 15~30 分钟，再测动脉血气。为维持最佳 PEEP 状态，可根据病情加重或减轻，定时进行 PEEP 调整观察，每次增加或降低 0.196kPa。由于 PEEP 可避免肺泡早期闭合，使一部分因渗出、肺不张等原因失去通气功能的肺泡扩张，增加功能残气量，改善 V/Q 比值，防止肺泡萎陷，促进氧合，故主要用于低氧血症、肺炎、肺水肿及肺不张的预防和治疗。由于 PEEP 增加胸腔内压，压迫心脏，可对血流动力学产生影响，故禁用于严重循环功能衰竭、低血容量、肺气肿、气胸和支气管胸膜瘘的患儿。

四、持续气道正压通气

持续气道正压通气（continuous positive airway pressure，CPAP）是在患者有自主呼吸的前提下，由呼吸机或 CPAP 专用装置在呼吸周期的吸气相和呼气相均产生高于大气压的气道压力，使患儿在吸气相得到较高的供气气压和流量，降低吸气做功，同时在呼气相得到高于外界大气压的压力，避免肺泡塌陷。由于 CPAP 在吸气相、呼气相使气道均持续地保持一定的正压，可使萎缩的肺泡扩张，增加功能残气量，减少肺泡内液体的渗出，起到减少肺内分流、提高氧合能力的作用。CPAP 是临床常用的一种通气方式，适用于患儿自主呼吸较强、气道通气无障碍的情况，主要应用于呼吸暂停、RDS、肺水肿、肺不张、I 型呼吸衰竭及拔管撤离呼吸机后。

五、辅助 / 控制通气

辅助 / 控制通气（assist/control，A/C）将辅助通气与控制通气结合在一起，当患儿有自主呼吸时按辅助模式通气（A），患儿自主吸气可触发呼吸机送气，呼吸机按照预设的参数提供辅助通气；若患儿无自主呼吸或自主呼吸较弱无力触发呼吸机送气，或自主呼吸的频率低于预设频率，呼吸机则按预设的通气频率控制通气（C）。无论是 A/C 的 A 或 C 时的通气均可称为 IPPV，定容通气或定压通气模式均可有 A/C 模式。这种通气模式既可提供与自主呼吸基本同步的通气，又能保证为自主呼吸不稳定患儿提供不低于预设水平的通气频率和通气量，即患儿的实际呼吸频率大于或等于预设频率，且每次都是正压通气。但是，在患儿自主呼吸较强时有产生过度通气的危险，应及时调低压力、容量或频率。

六、压力支持通气

压力支持通气（pressure support ventilation，PSV）是由患者吸气信号引发的，以预先调定的压力帮助患者吸气的一种辅助通气方式。在患者自主呼吸期间，患者吸气相一开始，即触发呼吸机开始送气使气道压迅速上升到预定的压力值，并维持气道压在这一水平，当自主吸气流速降低到最高吸气流速的 25% 时，送气停止，患者开始呼气。这种通气方式的优点在于呼吸机根据患者的需要而供气，可保证自主呼吸时的通气潮气量和每分钟通气量，而患者的吸气做功可大大降低，是一种合理的节能通气方式。可以分别与 SIMV 或 CPAP 联合使用，也可单独使用。在保持每分钟通气量相似的条件下，PSV 时的平均气道压（mean airway pressure，MAP）较 A/C 或 IMV 时降低 30%~50%，明显降低气压伤的危险。临床常用于呼吸功能减弱者，可减少呼吸功，合理应用 PSV 可使呼吸频率减慢，对于有人机对抗者，应用 PSV 有利于使呼吸协调，可减少镇静剂和肌松剂的用量。此外，PSV 也可作为撤离呼吸机的一种手段。

七、压力控制通气

压力控制通气（pressure control ventilation，PCV）是一种压力限制、时间转换的压力控制模式。预先设置气道压和吸气时间，吸气开始气流速度很快进入肺内,达到预置压力水平后,通过反馈系统使气流速度减慢,维持预置压力水平到吸气末,然后转为呼气。PCV 的通气频率等设定与定容 IPPV 相似,为指令通气,可伴有患者触发的同步通气。在此通气方式,通气压力较低,没有峰压,出现气压伤少。其吸气流速依胸肺的顺应性和气道阻力的大小而变化。潮气量的供给比定压 IPPV 多,也随胸肺顺应性和气道阻力而变化,但变化幅度较小,有利于不易充盈的肺泡充气,改善 V/Q 比值,有助于气体交换,多用于新生儿、婴幼儿呼吸衰竭及严重 V/Q 比值失调的患者。为充分发挥压力控制通气模式的优点,以满足不同的通气需要,又发展出一系列不同压力控制通气方式,如气道压力释放通气、间歇指令压力释放通气、双向气道正压通气、定压型反比通气等。上述模式有一定的共同特性,如压力恒定、时间转换和一定的呼吸频率,在缺乏自主呼吸的情况下,与压力控制通气模式相同;在有一定自主呼吸的情况下,不同模式表现出不同的特点。

八、反比通气

反比通气(inverse ratio ventilation,IRV)是将符合呼吸生理的吸气 / 呼气时间比(I/E)“强制性”缩短,以达到进一步改善氧合而避免肺过度充气的治疗方式。在临床应用呼吸机时,I/E 之比通常在(1∶2)~(1∶1)范围,而反比通气时 I/E 之比 >1,可达 2∶1,甚至 3∶1。由于在反比通气时吸气时间延长,在较低吸气峰压时能保持较高的平均气道压,可使部分病变较重的塌陷肺泡或小气道扩张,并进一步使肺泡周围的液体向间质扩散,从而改善气体分布和氧合过程,不会导致气道压力的升高和肺组织过度充气。吸气时间延长使呼气时间缩短,在一定程度上将导致呼气不足和内生性 PEEP,也有助于改善氧合。反比通气时由于必须抑制自主呼吸,常需较低的吸气流速和较慢的呼吸频率,避免切变力的产生。反比通气主要用于 ARDS 等严重低氧血症患儿。

九、分钟指令性通气

分钟指令性通气(minute mandatory ventilation,

MMV)是根据患者的情况预先设定目标呼出每分钟通气量(V_E),呼吸机自动连续地监测患者自主呼吸的每分钟通气量和机械通气的每分钟通气量。在单位时间内,若患者自主呼吸不足以达到预定的目标 V_E,呼吸机自动补充两者之差,反之,若患者自主通气超过预定的目标 V_E,呼吸机的通气支持即停止。因此,应用 MMV 时,通气支持是按照患者的自主通气水平的变化来自动调整,无论患者自主呼吸如何变化,总能获得大于或等于预定的目标 V_E 的通气。由于呼吸机能按照患者的反应自动调整其呼吸参数,减少了人工监测和调节呼吸机的次数。从理论上来说,在撤离机械通气时应用 MMV 可保证患者每分钟通气的最低水平,而不需要临床医师去监测和顾及患者的自主呼吸用力,更容易成功撤机。但临床应用还不普遍,尤其是在儿科患者。MMV 的最大特点是可保障最低通气量,并随患者自主呼吸能力的变化调节通气支持,因此主要用于自主呼吸不稳定的患者和撤离呼吸机的患者。MMV 的主要缺点在于它只预设目标 V_E,因此,预设的目标 V_E 可以是以无效的小潮气量的浅快呼吸来实现,可能导致肺泡通气量不足和容易发生肺不张;另外,理想的目标 V_E 的选择不容易准确决定,如果目标 V_E 太高,自主呼吸用力会被抑制,患者主要接受控制性机械通气;相反,如果目标 V_E 太低,由于呼吸机通气支持过少有引起通气不足的危险。

第三节　几种特殊的通气模式

一、双水平气道正压通气

双水平持续气流(double level continuous flow)是指吸气相(准确称为高压相)和呼气相(准确称为低压相)皆存在持续气流,并由持续气流完成整个机械通气。因为在高压相和低压相两个压力水平存在气流,并完成通气,故称为双水平气道正压通气(bi-level positive airway pressure,BiPAP)。其特点是吸气相和呼气相皆允许自主呼吸存在,机械呼吸与自主呼吸的频率是一致的。BiPAP 可连接鼻塞或鼻罩进行无创通气,通过吸气流速改变,由自主呼吸启动吸气,也可按照事先调定的呼吸频率工作。BiPAP 也可通过气管插管进行通气,在吸气相和呼气相均可有任意的自主呼吸叠加。此种通气方式主要用于有自主呼吸、病情较轻的患者。

二、双相气道正压通气

双相气道正压通气(bi-phasic positive airway pressure,BIPAP)是一种有创通气模式,与传统呼吸机和经典 BiPAP 呼吸机不同,它通过调节高压、低压两个压力水平及其持续时间,以及触发灵敏度等通气参数来决定通气模式。其工作特点是存在高压和低压两个不同水平,在从高压向低压转移时产生呼气,两个压力水平的维持时间可任意调整,且患者在两个压力水平都可进行自主呼吸,故可看成是压力控制通气和自主呼吸相结合的通气形式。BIPAP 在患者不同的自主呼吸情况下,可有多种通气模式。在持续自主呼吸时,若 BIPAP 的高压与低压一致,即为 CPAP;若 BIPAP 的高压与低压均为零,则为自主呼吸。在自主呼吸不恒定时,自主呼吸可随意和间断出现在高压和低压两个压力水平,达到自主呼吸与控制通气并存,增加通气量,提高人机协调性。但保证自主呼吸与控制通气并存的基础是特殊的按需阀和呼气阀结构(即"伺服阀"产生稳定的双水平持续气流),以及呼气向吸气和吸气向呼气的双重触发机制(既可以按呼吸机的预设要求转换,也可以由患者自主呼吸触发)。在存在间断自主呼吸时,若通气频率较慢,自主呼吸在低压水平出现,则为 PC-SIMV;若呼气时间较短,自主呼吸在高压水平出现,则类似 APRV;在无自主呼吸时,则为压力控制通气。BIPAP 的优点在于允许自主呼吸和控制通气同时存在,避免了人机协调性不良的缺点,气道压力稳定可减少肺损伤,而且对循环系统影响小,减少 V/Q 比值失调。真正的 BIPAP 是多种通气模式的模糊总和,是"万能"通气模式,可用于从急性期到恢复期不同病情患者的呼吸支持,恢复期应用可使患者更容易撤机。

三、压力调节容量控制通气

压力调节容量控制通气(pressure regulated volume control ventilation,PRVCV)是一种将压力控制通气(PCV)和容量控制通气(VCV)的优点结合起来的智能通气模式,呼吸机以压力切换方式通气,通过连续测定胸肺顺应性,根据压力-容积关系,计算下一次通气要达到的预设潮气量所需的吸气压力,自动调整预设吸气压力水平(通常调至计算值的 75%)。通过每次呼吸的连续测算和调整,最终使实际潮气量与预设潮气量相符。吸气压力水平可在 PEEP 值及预设吸气压力水平以下 0.49kPa(5cmH$_2$O)的范围内自动调整,但每次调整幅度 <0.294kPa(3cmH$_2$O)。可见其设计特点为通过自动调节吸气相的供气流速来维持通气压力和容量的相对恒定,这一模式是目前呼吸机中较科学和较理想的一种控制通气模式,在治疗新生儿肺顺应性低和气道阻力高的疾病时特别有效,降低了机械通气造成的肺损伤的危险性。

应用 PRVCV 通气时,吸气流速波形为减速波,自主呼吸和机械通气的协调性较好,其最大好处是在一定范围内(顺应性和气道阻力改变不十分明显时)自动保持恒定的潮气量,部分避免了定压通气的缺点,减轻了临床工作者的监测工作量及调节呼吸机次数。其缺点是当肺顺应性和气道阻力明显变化时,同样不能保证恒定的潮气量,或潮气量不变而吸气峰压过高,这点与定容通气一样。

目前,多种呼吸机均具有压力调节容量控制通气(PRVCV)模式,但称谓各不相同,如"调压定容"功能、容量保证(volume guarantee,VG)、适应性压力通气(adaptive pressure ventilation,APV)或容量保障压力支持(volume assured pressure support,VAPS)等。APV、VG、VAPS 与 PRVCV 的差异在于前三者可以结合在 A/C 和 SIMV 通气模式中应用,而 PRVCV 只是相当于 A/C 模式。另外 PRVCV 最大 PIP 不超过预设气道压上限之下 0.49kPa(5cmH$_2$O),而 APV 不超过预设压力上限之下 1.47kPa(15cmH$_2$O),VG 则不超过预设气道压上限值。

四、气道压力释放通气

气道压力释放通气(airway pressure release ventilation,APRV)是一种新型的定压型部分辅助通气模式,它是在 CPAP 基础上间歇释放压力使肺内气体排出的呼吸形式,除 CPAP 的压力水平可以控制外,释放压力的水平可以为零,或保持适当正压。最简单的 APRV 系统包括具有高速气流的 CPAP 回路,此与持续气流式的 CPAP 相似,除气源、湿化器和定时开关外,只需两个能控制压力的阀门即可。通过持续气流设定一合适的 CPAP 压力,患者在此水平上自主呼吸,一段时间后该气流迅速关闭,压力迅速降低为零或一定数值(呼气末压力),排出代谢气体,短时间后 CPAP 再次建立,患者继续在 CPAP 水平呼吸。通气量的调节与 CPAP 水平和压力释放的次数、时间和高低有关。每个呼吸周期的减压时间应在 0.4~1 秒,时间延长可致肺不张,过短则可有气体滞留,通常减压时间短于 CPAP 的时间。APRV 具有以下特点:由于气道压力低可降低跨肺压,避免肺泡的过度充气,减少气压伤发生的机会;在 CPAP 基础上规律的自主呼吸,可保持肺泡扩张状态,有利于萎陷的肺泡恢复,改善氧合;气道峰压低,气道扩张小,无效腔减少,可避免较高的通气容量和通气压力,有利于降低胸腔内压和改善气体分布。目前 APRV 主要应用于成人,在儿科、新生儿应用较少。

五、适应性支持通气

适应性支持通气(adaptive support ventilation, ASV)是近年出现的新的通气模式,呼吸机将由计算机自动控制从开始上呼吸机到撤离呼吸机的全过程,临床医师只需要输入患者的体重、每分钟通气量的百分比数和气道压报警上限等几个参数,呼吸机就可以通过连续 5 次测定肺动态顺应性、呼气时间常数,根据 Otis 公式自动计算出最佳通气方式的潮气量和通气频率,以 SIMV(PC)+PS 的方式来进行通气。当患者自主呼吸停止时,呼吸机自动进入指令通气,而当患者自主呼吸恢复时,呼吸机自动进入支持通气阶段,该模式以最低的压力、最低的 PS、最佳的频率通气,理论上可自动从指令通气→支持通气→脱机。

六、成比例通气

成比例通气(proportional assist ventilation,

PAV)是一种同步部分支持通气模式,自主呼吸决定通气的各个过程,呼吸机对自主呼吸压力进行放大。其经典的概念是:在 PAV 模式通气时,呼吸机产生与患者自主呼吸用力成比例的压力,患者用力越大,呼吸机产生的压力越大。PAV 系统通过测量患者呼吸系统的顺应性和阻力的瞬间变化,自动计算需要增加的辅助通气量,以改善患者的呼吸。在这种辅助通气方式下,潮气量、吸气和呼气时间、气流波形完全由患者自己控制。PAV 仅需设定一个指标,即通气辅助占气道阻力和胸肺弹性的比例,辅助强度也是通气辅助占气道阻力和胸肺弹性的比例,所需呼吸肌收缩力与气道正压的比例最大可达气道阻力和胸肺阻力 100%,接近 100% 辅助的 PAV 可使患者的呼吸功趋向最小,而产生与正常人自然呼吸一样的通气反应和满意的动脉血气水平。而辅助强度最小时,则接近零,实质上是自然呼吸。通气阻力改变导致通气需求变化时,患者可自主和随意调节通气水平和通气反应。PAV 的目的是让患者舒适地获得由自己支配的呼吸形式和通气水平,降低气道压力所需的峰值,减少对镇静剂和肌松剂的需要,降低发生过度通气的可能性,患者的自主呼吸得到保护和加强。目前,国内仅见少数呼吸机有 PAV 模式。

第四节 通气模式的选择

一、通气模式选择的基本原则

通气模式的设计,目的是尽可能发挥机械通气的治疗作用,避免或减轻呼吸机的损伤作用,改善人机协调性,减少对机体生理功能的影响,提高代价/效益比。但由于不同的通气模式具有不同的作用特点,在不同病理生理状态下,它们发挥的机械通气的效率不同,对机体呼吸、循环等功能的影响也不同。因而,在通气模式的选择上,应根据患儿的病因、临床表现、病理生理特点和自主呼吸状况等,选择适合的通气模式,使机械通气与患者的自主呼吸及呼吸需求相适应,使人机达到最佳协调状态,以获得最佳疗效。近年来,国内外学者在机械通气模式的选择方面提出了一个重要的观点，就是最大限度地发挥患者自主呼吸的能力，以减少肺损伤，从而锻炼患者自主呼吸，为较早撤离呼吸机创造条件。

一般来说，通气模式的选择应考虑以下几方面：①机械通气治疗前应首先注意患者呼吸衰竭的原因，如低氧血症、呼吸肌疲劳、呼吸肌麻痹、中枢性呼吸衰竭等，以及自主呼吸能力和各重要脏器功能等，然后根据病情选择相应的通气模式。②根据患儿体重和日龄选择相应的呼吸机和通气模式，如新生儿适合选用定时限压、持续气流型呼吸机，体重 <5kg 的婴儿以应用压力控制通气为妥。③针对不同的个体条件，选择疗效最佳、对患儿产生不良影响最少的通气模式。对于病情波动较大及病情不稳定者，设置呼吸机参数时应留有一定"保险系数"。④衡量通气模式是否适宜的重要指标包括自主呼吸与机械通气是否协调、是否达到预期的组织氧合水平，以及各项参数是否在安全范围。

二、通气模式选择应注意的问题

（一）无创通气模式的选择

为了尽量减少有创机械通气的并发症，同时又可以有效治疗呼吸衰竭，近年来临床医生倾向于早期优先应用无创通气，根据无创通气支持效果决定是否给予有创机械通气。在无创通气模式的选择方面应注意以下几点：

1. 选择无创通气模式的基本条件通常包括：①有自主呼吸；②呼吸系统疾病较轻，无进行性加重的呼吸窘迫症状；③ PaO_2<50mmHg 或 $TcSO_2$<90%，$PaCO_2$<60mmHg。

2. 近年来大样本临床试验表明出生胎龄 26~29 周早产儿接受早期 CPAP 治疗后，约有 50% 无需气管插管或 PS 治疗。因此，对于有自主呼吸的极早产儿（出生胎龄 25~28 周），在产房可早期预防性应用无创通气模式，如 nCPAP 等，以促进肺液吸收和肺扩张，减少 RDS 发生。可能发生 RDS 的高危新生儿、RDS 患儿应用 PS 拔除气管插管后呼吸支持、早产儿呼吸暂停，或有创机械通气拔除气管插管后出现的明显吸气性凹陷和 / 或呼吸

窘迫等，也可选择无创通气模式。

3. 在无创通气模式中，nCPAP 是临床最常用的一种无创通气模式，若 nCPAP 治疗失败可选择 BiPAP、nIPPV/nSIPPV、NHFOV 中任意一种无创通气模式作为营救性治疗。RDS 早产儿，尤其是极低出生体重儿，拔管撤机后可能发生肺萎陷、肺不张，撤离有创通气后应用 nCPAP 可减少撤机后再插管率。

4. 加温湿化高流量鼻导管通气（heated humidified high-flow nasal cannula，HHHFNC）可作为 nCPAP、nIPPV/nSIPPV、NHFOV 等撤离后的过渡通气模式。目前，HHHFNC 用于极早产儿 RDS 初始治疗的效果仍存在争议，因此不推荐应用于极早产儿 RDS 的初始治疗。但 BiPAP、nIPPV/nSIPPV、NHFOV 均可应用于早产儿 RDS 的初始治疗。

5. NHFOV 具有利于 CO_2 排出、减少压力伤与容量伤的发生、不需同步支持技术等特点，特别适合 nCPAP、BiPAP、nIPPV/nSIPPV 等无创通气模式失败后的营救性治疗，也可用于有创机械通气拔出气管导管后出现的明显吸气性凹陷和 / 或呼吸窘迫。

6. 以下情况不推荐使用无创通气模式：①先天畸形，包括先天性膈疝、气管食管瘘、后鼻道闭锁、腭裂等；②心血管系统不稳定，如低血压、心功能不全、组织低灌注等；③肺气肿、气胸、消化道出血、严重腹胀、频繁呕吐、消化道梗阻、局部损伤（包括鼻黏膜、口腔、面部）也不主张使用。

（二）有创通气模式的选择

1. 符合以下指征的患儿可行有创机械通气：①频繁的呼吸暂停，经药物或 CPAP 干预无效；②RDS 患儿需使用 PS 治疗时；③ FiO_2>0.6~0.7，PaO_2<50~60mmHg 或 $TcSO_2$<85%（青紫型先天性心脏病除外）；④ $PaCO_2$>60~65mmHg，伴有持续性酸中毒（pH<7.2）；⑤全身麻醉的新生儿。

2. 在应用 IMV 或 IPPV 模式时，呼吸机以预设的频率、压力和吸气时间对患儿施以正压通气，在两次正压通气之间则允许患儿在 PEEP 水平上进行自主呼吸。由于呼吸机送气可能与患儿的呼气相冲突，即人机不同步，故可导致通气不足或增

加肺气漏的危险。现代呼吸机的 SIMV 或 SIPPV 具有同步触发功能,呼吸机通过识别患儿吸气初期气道压力、气体流速或腹部阻抗的变化,触发呼吸机以预设的参数进行机械通气,与患儿吸气同步,解决了 IMV 或 IPPV 的人机不同步现象,从而避免其不良反应。目前,SIMV 或 SIPPV 作为新生儿机械通气的常用模式已在临床上广泛应用。

3. A/C 属于同步间歇正压通气,是一种辅助通气与控制通气相结合的通气模式。当患儿无自主呼吸时,将完全依赖控制通气;有自主呼吸时,由于每一次触发窗内的自主呼吸都触发指令通气,机械通气辅助的频率与自主呼吸的频率相同。若自主呼吸较快时可发生过度通气,则无法实现"低呼吸频率",故应及时调低压力或更改通气模式。A/C 模式所递送的压力或潮气量由医师预设;所设置的频率作为在呼吸暂停或患儿不能触发呼吸机时的支持和保障;该模式在撤机时不能以降低频率实现,而只能逐渐降低 PIP,或降低潮气量实现。因此,若患儿无自主呼吸,应首选 A/C 模式;有自主呼吸的患儿同样可以应用 A/C 模式。但是,A/C 模式并不适用于肺部改变不均一的重度 BPD 患儿。

4. PSV 是一种压力限制、流量切换、患儿自主呼吸触发的通气模式。在患儿自主呼吸时给予一定的压力支持,当吸气流量降至 25% 时,吸气终止转为呼气。PSV 辅助患儿呼吸肌的活动,减少呼吸功,有助于呼吸机撤离。多数情况下,PSV 多与 SIMV 联合应用,仅在患儿自主呼吸能力足够强时可单独使用。

5. VG 或 PRVCV 等属于目标潮气量通气(volume targeted ventilation, VTV),通过设定目标潮气量,呼吸机在一定范围内自动调节压力,并以最低的气道压力达到设定的潮气量,从而避免压力性损伤和容量性损伤,是一种肺保护性通气模式,近年来在早产儿、极低出生体重儿应用较多。与压力限制性通气相比,VTV 可显著缩短机械通气时间,减少重度脑室内出血、气胸和 BPD 的发生率。

6. HFOV 具有通气频率高、潮气量小和平均气道压力低的特点,是一种肺保护性通气模式。目前,HFOV 的临床应用尚无统一标准,常用于常频机械通气失败后补救性治疗。在以下情况下可首先考虑使用 HFOV:①肺气漏综合征:如气胸、间质性肺气肿、支气管胸膜瘘等;②某些先天性疾病:如膈疝、肺发育不良、严重胸廓畸形;③持续性肺动脉高压:特别是需联合吸入 NO 者;④严重的非均匀性改变的肺部疾病,如胎粪吸入综合征、重症肺炎;⑤足月儿严重肺疾病应用体外膜肺氧合(ECMO)前最后尝试;⑥早产儿 RDS:在常频机械通气失败后可选择性应用,也可作为首选。

7. NAVA 模式可以经食管获取膈肌电活动,从而作为患儿呼吸需求信号的触发,按患儿呼吸努力程度而给予相应程度的同步呼吸支持,更符合生理性,不仅改善了人机协调,而且减少患者的呼吸做功,可望降低呼吸机并发症。适合于有自主呼吸的呼吸衰竭患儿。

（周晓光）

第十三章
新生儿呼吸机的操作及参数调节

第一节　呼吸机参数的设定及其生理作用

呼吸机参数的设定与调节在不同品牌、不同型号的呼吸机虽不尽相同,但不外乎是通气量、通气压力、通气时间、通气流量这四个基本参数。

一、肺通气量

(一)潮气量

在自主呼吸或机械通气时,每一次吸入或呼出肺的气体量,称为潮气量(tidal volume, V_T)。机械通气时,足月新生儿的 V_T 为 6~8ml/kg,早产儿为 8~10ml/kg。新生儿常用的定时、限压、恒流型呼吸机,其 V_T 是不能直接调节的。但理论上可按公式:$V_T=C\Delta P(1-e^{-t/RC})$ 来计算得出(式中 R 为气道阻力,C 为胸肺顺应性,t 为吸气时间,e 为自然对数)。而现代先进的呼吸机可自动监测潮气量及每分钟通气量,因此,新生儿也可进行容量切换(volume cycled)或目标容量通气(volume targeted ventilation)。考虑到呼吸机管道可压缩容量、呼吸机回路漏气及气管插管周围漏气等因素,常规机械通气的潮气量一般按 10~15ml/kg 设置。由于潮气量过大可引起肺泡过度扩张,易造成肺损伤。因此,目前实施的肺保护性通气策略建议使用低潮气量通气,即应用 5~8ml/kg 潮气量进行通气。有的呼吸机如 Siemens 900C 只能调节每分钟通气量,这时可按潮气量 = 每分钟通气量 ÷ 呼吸频率来设定。V_T 的 1/3 进入肺内不进行气体交换,为解剖无效腔气量,约 2/3 在肺泡内完成气体交换。

(二)呼吸频率

呼吸频率(respiratory rate, RR)是指每分钟自主呼吸或机械通气的次数,它是决定每分钟通气量的重要因素,在潮气量不变的情况下,增加呼吸频率可增加通气量,从而降低 $PaCO_2$,也有利于提高 PaO_2。机械通气的呼吸频率可按不同年龄的生理呼吸频率来设置,不同年龄组的生理呼吸频率不同,新生儿为 40~50 次/min,婴幼儿为 30~40 次/min,年长儿为 20~30 次/min。机械通气频率一般选用同年龄组正常呼吸频率的 2/3 即可,具体可根据血气分析结果调节。

(三)每分钟通气量

每分钟通气量(minute ventilation, MV)指每分钟吸入和呼出肺部的气量,为潮气量和呼吸频率的乘积,用于判断通气量的大小,较单用潮气量全面。在改变呼吸频率、潮气量、吸/呼比值、通气压力时,要以每分钟通气量作为调节后的目标值来加以参考。当血气值测定后要求对呼吸机参数进行调节时,也应设定新的每分钟通气量值。一般的呼吸机均有每分钟通气量上下限报警,若为上限报警,可能因通气频率加快(触发增加)或潮气量过大(定压模式);如果下限报警,可能为供气量不足、供气回路管道或接口漏气、潮气量过低(定压模式),或呼吸机主供气流不稳定(须检查压缩空气和氧气源压力)。

二、通气压力

(一)吸气峰压

吸气峰压(peak inspiratory pressure, PIP)是指一个呼吸周期内,气道内压力达到的最大值。在自主呼吸时,气道和肺泡内压力在吸气时低于外界气压,呼气时高于外界气压,在吸气或呼气末肺泡内压与外界大气压相等。PIP 设置的高低在于使肺泡扩张的程度以及使肺泡扩张持续的时间。在定压型呼吸机,PIP 是确定 V_T 的主要因素,增加 PIP 使 V_T 和 MAP 增加,扩张萎陷的肺泡,增加每分钟通气量,V/Q 比例改善,从而改善通气和氧合功能,使 PaO_2 上升,$PaCO_2$ 降低。在定容通气时,潮气量恒定,PIP 则随气道阻力而变化不定。在不同流量下,气道压上升速度不同。供气流量大,气道压上升时间短,达到气道峰压的时间也短;供气流量小,气道压上升时间长,达到气道峰压的时间也长。若气道压上升快,达到峰压时间短,同时吸气时间长,可产生气道压方波;若气道压上升慢,但吸气时间长,可形成矩形波;若气道压上升慢,同时吸气时间短,则形成锯齿形波。不同的压力波形可以对肺泡扩张和肺泡内压力水平产生不同效果,并可应用于不同的肺内病变。PIP 的设定应考虑患儿的胎龄、体重、日龄、原发疾病严重程度,以及肺顺应性和气道阻力等因素,以最低的 PIP 维持适当的通气,保持血气在正常范围。一般认为,PIP 超过 2.94kPa(30cmH$_2$O)称为高 PIP,低于 2.94kPa(30cmH$_2$O)称为低 PIP。高 PIP 可使萎陷的肺泡扩张,升高 PaO_2,降低 $PaCO_2$,并降低肺血管阻力。但高 PIP 使原来已扩张的肺泡过度扩张,肺泡周围毛细血管血流减少,V/Q 比例增大,同时,血流向压力低的肺泡周围血管转移,引起肺内分流;高 PIP 容易引起气压伤、支气管肺发育不良等肺损伤,并影响静脉回流和降低心排血量,因而,过高的 PIP 反而使 PaO_2 降低,$PaCO_2$ 升高。低 PIP 不良反应较少,尤其是极少发生 BPD、肺气漏;但低 PIP 可引起通气不足,不易控制高 $PaCO_2$,PIP 过低可致低 PaO_2。

(二)基线压

与吸气峰压相对应,基线压(baseline pressure)是呼气相最低气道压力水平,一般肺泡内压在吸气和呼气末等于大气压。在机械通气时,如果设置 PEEP>0,基线压则高于大气压,呼气相的压力下降减慢,且最低压力出现在呼气相的最后时刻;在自主呼吸时,如果设置 CPAP>0,基线压也高于大气压。有的呼吸机采用 PIP 高于基线压水平的

设置,其实际的 PIP 水平应为设置值加上设置的基线压(PEEP)值。

(三)平台压或停顿压

平台压(plateau pressure,P_{plat})或停顿压(pause pressure)指吸气末、呼气前压力达到最大后维持的一段时间,此时呼气活瓣不打开,呼吸机也不再供给气流,但肺内的气体可发生再分布,使不易扩张的肺泡充气,使气道压力相对恒定在等于或略低于吸气峰压的水平,形成一个平台压。平台压的持续时间为吸气时间的一部分,一般不超过吸气时间的 15%,吸气平台有利于气体在肺内的再分布及吸入雾化药物在肺内的弥散,故可用于弥漫性肺损伤、肺泡萎陷和肺顺应性较差的患儿。

(四)呼气末正压

呼气末正压(positive end-expiratory pressure,PEEP)为基线压大于大气压时的压力水平,它不是指整个呼气相压力均维持在该水平,而是指在呼气末那一时点的压力水平。其作用是使肺泡和终末气道在呼气末持续张开,恢复和维持功能残气量,稳定肺容积,有助于肺内气体均匀分布,改善 V/Q 比例和肺顺应性,增加肺泡通气量。PEEP 的应用还避免了肺单位在低肺容量情况下,在呼吸周期中反复萎陷和开放产生的剪切力(shear force)而损伤肺组织。因而,PEEP 成为新生儿机械通气中需常规应用的参数。PEEP 的压力不同,其生理作用和不利影响也各不相同。一般根据其压力大小,将 PEEP 分为三类:PEEP 压力在 0.196~0.294kPa(2~3cmH$_2$O)为低 PEEP,常用于撤机过程,在极不成熟早产儿可以较低的功能残气量维持肺容量,但 PEEP 过低不能稳定适当的肺容积,可造成肺不张;PEEP 压力在 0.392~0.686kPa(4~7cmH$_2$O)为中 PEEP,它可稳定肺容积,维持肺泡处于扩张状态,改善 V/Q 比值,适用于大多数新生儿疾病,但可使顺应性正常的肺泡过度扩张;PEEP 压力超过 0.784kPa(8cmH$_2$O)为高 PEEP,可防止因肺表面活性物质缺乏引起的肺泡塌陷,改善气体分布,但易引起肺气漏,若肺泡过度扩张可降低肺顺应性,增加肺血管阻力,影响静脉回流,造成 CO_2 潴留。在应用PEEP 时还要注意,如果所用呼气时间过短或气道

阻力高,则可产生附加在调定的 PEEP 之上的内源性 PEEP,而引起肺气漏。

(五)平均气道压

平均气道压(mean airway pressure,MAP)是一个呼吸周期中施于气道和肺的平均压力,其计算值等于在这个呼吸周期中压力曲线下的面积除以该呼吸周期所用时间,其公式为:MAP=$K(PIP) \times T_I/(T_I+T_E)+PEEP \times T_E(T_I+T_E)$,K 为压力波形系数,方形波为 1.0,正弦波为 0.5,矩形波介于 0.5~1.0,T_I 为吸气时间,T_E 为呼气时间。MAP 应用范围一般为 0.49~1.47kPa(5~15cmH₂O),由呼吸机多项参数综合决定,它是影响氧合的主要因素。影响 MAP 的参数较多,依次为 PEEP、PIP、I/E、流量及 RR。提高 PEEP、PIP、反比通气及增加流量形成方波波形,均使 MAP 增高。MAP 增加可以使不张的肺泡扩张,肺泡动脉氧分压差降低,从而改善氧合。过高的 MAP 使胸内压增加,影响静脉血液回流,使心排血量减少。一般在肺不张、肺顺应性差的患儿,需要较高的 MAP(1.176kPa 即 12cmH₂O 或更高),而在肺顺应性较好或疾病恢复期的患儿,需要的 MAP 较低。

三、通气时间

一次自主呼吸或机械通气所需的时间,称为呼吸周期(respiratory cycle),为呼吸频率的倒数乘以 60。如通气频率为 40 次 /min,呼吸周期为 1/40×60=1.5 秒,余类推。呼吸频率高,则呼吸周期短;呼吸频率低,则呼吸周期长。在一次自主呼吸或机械通气时,吸气时间与呼气时间的比值称为吸 / 呼比值(inspiration/expiration ratio,I/E),一般吸气时间(inspiration time,Ti)较呼气时间(expiration time,Te)短,正常新生儿 I/E 为(1:1.5)~(1:2)。在设定吸气时间时,除了按经验设置外,可按下述更为科学的方法来设置:①设定吸气时间应为时间常数(TC)的 3~5 倍以上,TC 可直接从呼吸机的监视屏上读出或通过公式计算得出:TC=R×C,式中 R 为气道阻力,C 为胸肺顺应性。②应用定时、限压型呼吸机通气时,可从流量 - 时间曲线上判断,若吸气末流量曲线降至零值,则表示肺泡完全充盈、吸气时间足够;反之,则说明肺

泡不能完全充盈、吸气时间不足。但是,如呼吸回路或气管插管漏气明显时,此方法不可靠。根据 I/E 的大小,通常将 I/E 在(1:1)~(1:3)称为正常吸 / 呼比值通气,类似于自然呼吸的吸气、呼气比例。若将呼气时间延长,使 I/E<1:3,称为延长呼气(prolonged expiratory)通气,可用于有空气陷闭的肺部疾病如胎粪吸入综合征和撤机过程。但呼气时间延长使吸气时间缩短,可引起潮气量减少,影响气体分布,增加无效腔通气。若人为地将吸气时间延长到超过呼气时间,I/E>1:1,称为反比通气(inverse ratio ventilation,IRV)。反比通气可增加 MAP,扩张肺不张的肺泡,增加 PaO₂,但由于呼气时间过短,可造成肺泡空气陷闭,使肺泡过度扩张,进而影响静脉血液回流,增加肺血管阻力,易导致肺气漏。IRV 在新生儿应用较少。

四、通气流速

通气流速(flow rate,FR)包括主供气体流速、设定流速、实测流速、吸气和呼气峰流速、偏流、双气流等,一般用 ml/min 或 L/min 表示。

(一)主供气体流速

在定容通气时,主供气体流速(main flow)一般为患者的实际需要量;而在定压通气时,需要的气流量一般为定容通气时的 2~3 倍,才能达到同样的潮气量,以清除呼出的 CO₂,并补充气管导管周围和管道接头的漏气。其原因是限定压力的阀门打开,一部分气体被排出体外,进入患者气道的气体实际上是呈减速气流,因而,定压通气的压缩空气和氧气的消耗量较大。机械通气所需的流速至少为新生儿每分钟通气量的 2 倍(新生儿每分钟通气量为 0.2~1.0L/min),一般为 4~10L/min 或更高。患者的通气流速需要取决于每分钟通气量,随着每分钟通气量的增加,患者的流速需要也随之增加。通气流速在 4~10L/min 或以上的称为高流速通气,流速高则气道压力上升快,形成方波波形(square wave),潮气量较大,气道平均压较高,可以使不张的肺泡扩张,改善氧合,目前新生儿通气多采用方波通气(图 2-13-1);高流速通气时,如肺内气体分布不均匀,可使较正常的

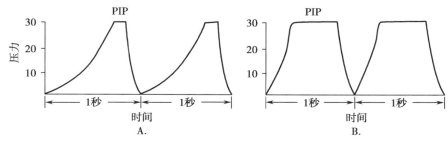

图 2-13-1 机械通气波形比较

A. 低流速呈正弦波形(<3L/min);B. 高流速呈方波波形(>5L/min)

肺泡和气道压力迅速升高,易造成气漏。通气流速在 0.5~3L/min 的通气称为低流速通气,由于流速低使气道压力上升缓慢,达到峰压的时间长,呈正弦波形(sine wave),潮气量较小,气道平均压较低,因而较少引起气压伤,但低流速通气时,MAP 较低易造成气道开放压力不足,而形成无效腔通气,结果使 $PaCO_2$ 升高,尤其是在 RR 很高而流速低时,更易形成无效腔通气,而且潮气量减少,甚至达不到预定的峰压,不能保证足够的通气量。临床上可通过呼吸机监视屏观察其压力 - 时间曲线,来判断预定的吸气流速是否合适。如在患儿自主吸气时,压力 - 时间曲线的上升支出现明显的切迹,则表示流速不足。

(二)设定流速和实测流速

设定流速(set flow)和实测流速(measured flow)通常用设定的和实际测定的每分钟通气量来判断。每分钟通气量 = 潮气量 × 呼吸频率,当患者自主呼吸增强或触发机械通气的次数增加,或患者潮气量增加时,实测的每分钟通气量可以高于设定的每分钟通气量。如果调节触发敏感度水平,可以控制每分钟通气量相对恒定。

(三)峰流速

在一次机械通气开始时,供气阀门打开,气流在瞬间达到最大值,以后随气道阻力和肺顺应性的反应,供气气流下降为降速气流,当气流达到最大流速时称为峰流速(peak flow)。流速随气流波形而变化,在方波波形时,峰流速和平均流速相等;正弦波形时,平均流速远低于峰流速。如果在气流达到最大后,供气气流仍然维持在恒定水平,称为持续恒定气流,为婴儿呼吸机供气的主要方式。平均流速与送气时间的乘积为潮气量,而潮气量除以送气时间为平均流速。在定容型通气时,流速为预设值,在定压型通气时则为监测值。

(四)偏置气流

所谓偏置气流(bias flow),实际上是一种改进的持续气流,它在正压通气结束时(呼气末)才启动,延续到下一次正压通气开始时停止供气。在一些呼吸机上供自主呼吸用的偏流可以单独调节,以适应不同患者的需要。其大小一般以大于患者的每分钟通气量的 2 倍为宜,不应过大,以免增加呼气的阻力和浪费气源。

(五)双气流

很多定时、限压、持续气流型呼吸机为双气流(due flow)供气,除了供机械通气的主供气流外,还有供自主呼吸时用的持续气流(continuous flow)。后者在不同的呼吸机有不同的特征和名称,如背景气流(background flow),或偏置气流(bias flow)等。

第二节 呼吸机的临床操作技术

应用呼吸机进行机械通气的目的,是改善有效的通气和换气功能,充分摄入氧气和及时排出二氧化碳,维持血气在正常范围。而要达到这个目的,必须根据患儿的肺部病变特点、临床表现、血气分析结果以及实时的肺力学监测,选择适当的通气模式,及时恰当地调节呼吸机参数。

一、机械通气前的准备

为保证机械通气的顺利进行,在呼吸机开始

使用前应对呼吸机的电源、气源、呼吸机管道、加温湿化装置进行常规检查,并对呼吸机的功能状态进行测试,运转正常方能开始用于患者。

（一）呼吸机电源的检查

呼吸机的电源一般为 220V 电压供电,电源插头采用三孔扁平型插头,并接地线,直接插入墙壁插座;若需接插线板,也不能与较大功率的电器同时连接在一条线路上,以免烧断呼吸机保险丝而影响其正常工作。

（二）呼吸机气源的检查

呼吸机大多以压缩空气和氧气为气源。空气压缩泵作为压力气源,其工作压力为 0.4MPa,相当于 4 个大气压。氧气的工作压力同样调节在 0.4MPa。若压缩空气和氧气的压力不足,直接影响呼吸机的供气管道压力,导致气道压力下降,并使实际供氧浓度严重偏离预设吸入氧浓度水平。在进行呼吸机通气前,应插上空气压缩机的电源,检查其工作压力是否为 0.4MPa。对于中心供氧,应注意检查实际工作压力在开机时是否出现下降,若工作压力不足应及时检修。采用氧气瓶供氧时,配用的减压阀门最大压力刻度为 25MPa,氧气瓶内压一般为 15MPa,减压手柄调节释放出的工作压力为 0.4MPa,可通过氧气瓶上的压力表进行观察。同时,还应检查压缩空气和氧气管道是否与呼吸机连接完好,不可漏气。

（三）呼吸机回路管道的检查

呼吸机回路管道是呼吸机主体与患者连接的部分,包括从呼吸机到湿化加温器,再到患者的通气回路管道,以及从患者到呼吸机的通气回路管道。呼吸机回路管道多为螺纹管,也有非螺纹管。在机械通气前应检查回路管道有无扭曲、老化、裂开,以及管道与呼吸机、湿化加温器、积水瓶等接口连接是否紧密,有无漏气。若发现管道漏气应查找原因,及时给予相应的处理,以保证每分钟通气量和减少可能的污染。

（四）加温湿化装置的检查

为给患者提供符合生理需要的温暖而潮湿的吸入气体,呼吸机均配备有加温湿化装置。一般将加温湿化装置调至 33~35℃,可以保证良好的湿化,使气体温度近于体温,相对湿度近于 100%。

在开始机械通气前,应检查加温湿化装置性能是否完好。

（五）呼吸机功能状态的测试

在完成上述检查工作后,将模拟肺接在通气回路管道的患者端,打开呼吸机主机、压缩机及加温湿化装置的电源,把呼吸机参数及其报警限调节在工作状态,对呼吸机功能状态进行测试,若无异常,方能连接呼吸机给患者进行机械通气。

（六）确认气管插管位置正常

在将呼吸机连接于患者以前,应通过观察患者在接复苏囊给予正压通气时皮肤颜色、血氧饱和度监测、胸廓起伏情况、听诊两侧呼吸音是否对称、胸部 X 线片等,确认患者气管插管是否处于正常位置,是否固定牢固。只有证实气管插管位置正常,才能开始机械通气。

二、选择机械通气模式

在开始机械通气时,首先要选择初始的通气模式。目前,临床常用的通气模式有 IPPV/SIPPV、IMV/SIMV、A/C、PSV、CPAP 等,容量控制通气较少用于新生儿,近年来 VG 或 PRVCV 在早产儿或极低出生体重儿应用较多。对于早产儿呼吸暂停、呼吸窘迫综合征（RDS）早期等呼吸功能不良患儿可先采用 CPAP 模式,若 CPAP 治疗无效应改为 A/C 或 IMV/SIMV 模式。在疾病危重期,患儿病情多变,无自主呼吸或自主呼吸微弱,可选用 IPPV、IMV、PCV、A/C、PTV、PRVC 等模式,A/C、PTV 模式可作同步呼吸,适用于有一定自主呼吸,但呼吸频率不很快,或与呼吸机存在矛盾呼吸的患儿。对于新生儿各种心肺功能不全需要支持通气的患儿,可选用 IMV、SIMV、PSV 等模式,但在呼吸节律不整齐、病情尚未稳定的患儿,应用时应给予严密监护。

三、呼吸机参数的调节

（一）呼吸机主要工作参数

目前,可供新生儿选用的呼吸机类型很多,但在临床上最常用的新生儿呼吸机仍然以压力限制、时间切换、持续气流型呼吸机为主,此类呼吸机可供直接调节的参数主要有:吸入氧浓度、吸气峰压、呼气末正压、呼吸频率、吸气时间、吸气/呼气比值及流量等(图2-13-2、2-13-3)。

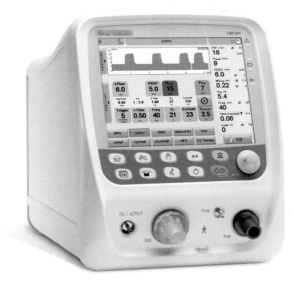

图 2-13-2　呼吸机面板示意图

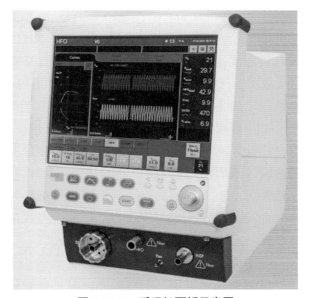

图 2-13-3　呼吸机面板示意图

1. 吸入氧浓度(FiO₂) 吸氧的目的是给机体组织提供足够的氧气供给,以保持 PaO_2 在 6.67~9.33kPa(50~70mmHg)。呼吸机可提供 FiO_2 从 0.21~1.0,具体 FiO_2 的调节应根据患者的不同情况确定,一般情况下设置在 0.3~0.6。增加 FiO_2 是改善氧合最直接、最方便的方法,但氧气对肺和视网膜又具有毒性作用,尤其在早产儿,因此,临床应用氧气的原则是以最低的 FiO_2 保持血气在正常范围。由于 $FiO_2>0.6~0.7$ 易引起氧中毒,故

一般主张 FiO_2 在 0.8~1.0 的时间不超过 6 小时,FiO_2 在 0.6~0.8 的时间不超过 12~24 小时。为保证及时纠正低氧,又最大限度地防止氧中毒发生,必须严密监测 FiO_2、PaO_2(或 SaO_2)。

2. 吸气峰压(peak inspiratory pressure, PIP) 主要根据患者肺部病变情况及肺顺应性的变化来调节,其原则是以最低的 PIP 维持适当的通气,保证血气在正常范围。若患者肺部病变较轻,肺顺应性较好,可用低 PIP,而肺部病变较重、肺顺应性较差者,则需用较高 PIP。一般来说,当肺顺应性正常时,PIP 在 0.98~1.96kPa(10~20cmH₂O)即可获得所需的通气潮气量。当肺顺应性差或气道阻力增加时,可提高 PIP 以保证足够的潮气量,但一般不超过 2.94kPa(30cmH₂O),以避免压力过高引起肺气压伤。某些极低出生体重儿频发呼吸暂停,需进行机械通气治疗,但肺顺应性尚属正常,这种情况下可采用较低 PIP,一般低于 1.96kPa(20cmH₂O)。若早产儿合并呼吸窘迫综合征或肺出血,肺顺应性差,PIP 需达到 2.45~2.94kPa(25~30cmH₂O),甚至 2.94~3.92kPa(30~40cmH₂O),才能达到足够的潮气量。在调节 PIP 时应观察胸廓起伏幅度、实际测定的 PIP 水平以及血气分析结果,来判断 PIP 是否合适。

3. 呼气末正压(positive end-expiratory pressure, PEEP) 可增加肺泡内压和功能残气量,有利于氧气向血液内弥散。增加 PEEP 使 MAP 提高,潮气量减少,其不利的方面是引起气压伤,增加无效腔,影响静脉回流。降低 PEEP 可使潮气量增加,气压伤减少,但可能引起肺不张。不同肺部疾病设置的 PEEP 值不同,若有条件可测定呼吸压力-容量曲线。一般在氧浓度为 50% 时,血氧分压仍低于 6.67kPa(50mmHg),且经皮血氧饱和度(SPO₂)低于 90%,应开始使用 PEEP。PEEP 起始水平以 0.196~0.294kPa(2~3cmH₂O)为宜,若 SPO₂ 高于 90%,说明 PEEP 起效,否则可将 PEEP 提高到 0.392~0.49kPa(4~5cmH₂O)以达到合适的氧合状态。PEEP 值在 0.392~0.784kPa(4~8cmH₂O)适用于大多数新生儿疾病,可以维持肺容量而不致引起肺泡过度扩张。PEEP 值在 0.196~0.294kPa(2~3cmH₂O)多用于撤机过程中。

PEEP>0.784kPa(8cmH₂O)容易引起气漏和心排血量下降。但在肺不张、肺水肿、肺出血等情况下,PEEP 可达 0.784~1.176kPa(8~12cmH₂O)短期应用,待病情好转应调低 PEEP。在应用 PEEP 时还应注意,如果所用呼气时间过短,或气道阻力高,则可产生附加在调定的 PEEP 之上的内源性 PEEP 而引起气漏。

4. 呼吸频率(respiratory rate,RR) 是确定每分钟通气量(V_E)的主要因素($V_E=RR \times V_T$),应根据患者的生理呼吸频率和自主呼吸能力来确定。一般来说,RR<40 次/min 为低 RR,用于反比通气(形成方波)和撤机时,但 RR 过低必须增加 PIP 才能维持正常通气,而增加 PIP 又易引起气压伤。RR 在 40~60 次/min 为中等 RR,较容易与新生儿自主呼吸同步,适用于大多数肺部疾病的机械通气,不易引起空气陷闭,但在某些情况下可出现通气不足。RR>60 次/min 为高 RR,当肺部病变较重,$PaCO_2$ 超过 12kPa(70mmHg),或持续肺动脉高压时,可应用高 RR。高 RR 可以在降低原来的 PIP(V_T)情况下,维持原来的 V_E 或增加 V_E 从而维持正常的气体交换,减少由于高 PIP 或 V_T 而造成的气压伤,并可降低 $PaCO_2$,使肺血管扩张而降低肺动脉压。但高 RR 增加肺内剪切力和气道阻力,并使吸气时间缩短,可能导致 PIP 或 V_T 不够。呼吸频率的初调值一般为 20~40 次/min,然后根据血气分析结果,逐步调节使 $PaCO_2$ 维持在正常范围。

5. 吸气时间与吸/呼气比值(I/E ratio) I/E 是指一次自主呼吸或机械通气时吸气与呼气的时间比例,一般吸气时间短于呼气时间。吸气时间偏长有利于扩张肺泡,可使萎陷肺泡扩张,促进气体均匀分布,改善通气。若吸气时间过短不利于氧合。在多数新生儿肺疾病急性期,吸气时间(T_I)可在 0.3~0.5 秒,I/E 以 1:1~1:3 较为合适,可以根据病情特点适当调整。对阻塞性通气障碍的患者,I/E 可调为 1:3 或更长的呼气时间;而对限制性通气障碍的患者,I/E 可调为 1:1。I/E<1:3,即延长呼气时间,用于有空气陷闭的肺疾病如胎粪吸入综合征,或撤离呼吸机时。反比通气的 I/E>1:1,即延长吸气时间,在 RR 不变的

情况下可增加 MAP,或在 PIP 不增加的情况下增加 MAP,在肺不张时可以改善气体分布,提高 PaO_2,但它可造成气漏,增加肺血管阻力,影响静脉回流和心排血量。

6. 流速(flow rate,FR) 是指呼吸机将混合气体送入患者呼吸回路管道和气道的气流速度,可决定气道压力水平和气道压力波形。机械通气所需的气体流速一般为 4~10L/min 或更高,称为高流速。高流速通气时,气道压力升高迅速,形成的 MAP 也较高,不仅可以使不张的肺泡张开,明显改善氧合,还可减少 CO_2 在呼吸机管道内的潴留。高 RR 通气时,吸气时间短,要在短时间内达到设定的 PIP,常需较高的流速。当肺内气体分布不均匀时,高流速通气可使正常的肺泡和气道压力迅速升高,易造成气漏。0.5~3.0L/min 的流速称为低流速,低流速通气时,气道压力升高缓慢,达到 PIP 的时间较长,压力波形为正弦波形,近似自主呼吸的压力波形,更趋于生理性,较少发生气压伤。但低流速通气时,因 MAP 低,不易纠正低氧血症;同时,由于气道开放压力不足易形成无效腔,导致 $PaCO_2$ 上升,尤其是在 RR 很快而流速低时,更易形成无效腔通气。

(二)呼吸机参数的预调

呼吸机参数的预调(表 2-13-1)主要根据患者的病因、病情严重程度及个人体质决定,一般以使患儿青紫缓解,双侧胸廓起伏适当,两肺呼吸音对称为宜,动脉血气分析结果是判断呼吸机参数调节是否合适的重要指标。

(三)呼吸机参数的调节

1. 动脉血气监测 上机后或呼吸机参数调节后 30 分钟,应做动脉血血气分析,以此作为是否需要进一步调节呼吸机参数的依据。在新生儿机械通气时,希望达到的适宜血气结果为:足月儿 pH 7.30~7.45,PaO_2 7.98~10.64kPa(60~80mmHg),$PaCO_2$ 5.33~6.65kPa(40~50mmHg);早产儿 pH 7.30~7.45,PaO_2 6.65~9.31kPa(50~70mmHg),$PaCO_2$ 5.33~6.65kPa(40~50mmHg)。不同新生儿疾病情况下,机械通气应达到的目标血气值见表 2-13-2。若患儿血气结果保持在目标血气值范围,病情稳定,可隔 4~6 小时复查血气。若血气结果异常,应

表 2-13-1　新生儿机械通气参数预调值

疾病	PIP /cmH₂O	PEEP /cmH₂O	RR /(次·min⁻¹)	FiO₂	Ti/s	V_T /(ml·kg⁻¹)	FR /(L·min⁻¹)
呼吸暂停	10~18	3~4	15~20	0.25	0.4~0.5	4~6	8~12
RDS	20~25	5~8	30~60	0.6	0.3~0.4	4~6	8~12
MAS	20~25	3~6	20~30	0.6	0.35~0.5	5~6	8~12
肺炎	15~25	2~4	20~40	0.5	0.3~0.5	4~6	8~12
PPHN	20~30	2~4	50~70	0.8~1.0	<0.5	5~8	15~20
膈疝	<20	0~2	40~60	0.6	0.5	4~5	8~10
肺出血	25~30	6~8	40	0.6	0.5	4~6	8~10
BPD：早期/轻、中度	10~20	4~6	20~40	0.25	0.35~0.45	5~8	8~12
慢性/重度	10~20	8~12	20~30	0.25	0.5~0.7	6~10	8~12

表 2-13-2　新生儿机械通气目标血气值

疾病	pH	PaO₂	PaCO₂
呼吸暂停	7.25~7.30	50~70	45~55
RDS	7.25~7.35	50~70	45~55
MAS	7.30~7.40	60~80	35~45
肺炎	7.25~7.35	50~80	35~45
PPHN	7.35~7.45	70~100	35~45
膈疝	7.25-7.35	50~70	45~55
肺出血	7.25~7.35	50~80	45~55
BPD	7.25~7.30	50~70	45~55

立即调整呼吸机参数。呼吸机参数调节后,应根据患儿临床表现和复查血气结果,再确定如何进一步调节参数。若同时有肺功能监测,可使医师获得更多的指导呼吸机参数调节的依据。

2. **调节方法**　机械通气的目的是保证有效的通气和改善换气功能,促进 O_2 的摄入和 CO_2 的排出,维持血液气体在正常范围。因此,血气分析结果是指导呼吸机参数调节的黄金指标。由于动脉血的氧合主要取决于 MAP 和 FiO_2,而影响 MAP 的参数主要有 PIP、PEEP 及 Ti 等,可见 FiO_2、PIP、PEEP 及 Ti 中任一参数的变化均可影响 PaO_2。CO_2 的排出主要取决于进出肺内的气体总量,即每分肺泡通气量,潮气量或 RR 的变化直接影响每分肺泡通气量,每分肺泡通气量 =(潮气量 – 无效腔量)× 呼吸频率,公式中无效腔量相对恒定,故增加潮气量或呼吸频率均可增加每分肺泡通气量。而潮气量的变化,在定容呼吸机可直接改变预设潮气量,在定压型呼吸机主要取决于肺的顺应性和呼吸过程中肺泡内的压力差,在肺顺应性相对恒定的情况下,潮气量的大小取决于 PIP 与 PEEP 差值的大小。因此,影响 $PaCO_2$ 的参数有 RR、PIP 及 PEEP 等。

呼吸机参数调节的一般原则是,在保证有效的通气和换气功能的前体下,尽量以最低的 PIP 和 FiO_2 维持血气在正常范围,以减少气压伤和氧中毒的危险。当 PaO_2 <6.65kPa(50mmHg) 时,可增加 FiO_2 或 PEEP,若低氧血症为通气不足引起,则应增加每分钟通气量;若同时 $PaCO_2$ >6.65kPa(50mmHg),则应增加 PIP 或 RR;当 PaO_2 >10.64kPa(80mmHg) 时,应降低 FiO_2 或 PEEP。当 $PaCO_2$ >6.65kPa(50mmHg) 时,说明患儿在机械通气过程中仍有通气不足,即每分钟通气量不足,在排除呼吸道不通畅的因素以外,应增加每分钟通气量,可通过增加 RR 或潮气量来实现。应用定容型呼吸机可直接增加 RR 或预设潮气量;应用定时限压型呼吸机可增加 RR 或 PIP。当 $PaCO_2$ <4.66~5.33kPa(35~40mmHg) 时,应逐步降低 RR 或潮气量,应用定容型呼吸机可直接降低 RR 或预设潮气量;应用定时限压型呼吸机可降低 RR 或 PIP。

3. 参数调节幅度　在调节呼吸机参数时,一般情况下每次调节 1~2 个对患儿影响大的参数,一方面患者比较容易适应参数的变化,对机体生理功能的影响小;另一方面容易判断参数调节的效果。在调高参数时先调节条件低的参数,在调低参数时则先调节条件高的参数。但在血气结果偏差较大时,也可多个参数一起调节。各项参数调节的幅度每次不要过大,一般升降幅度为:FiO_2 0.05,PIP 1~2cmH_2O,PEEP 1~2cmH_2O,RR 5 次 /min,Ti 0.1~0.2 秒,FR 1L/min。

四、机械通气患儿的处理程序

新生儿肺部疾病患儿可根据临床表现,如气促、发绀、吸气凹陷、呻吟、鼻翼扇动、呼吸暂停、呼吸减弱等,结合辅助检查包括胸片、动脉血气、血细胞计数等进行初步诊断,并按照以下流程给予相应处理(图 2-13-4)。机械通气患儿的处理按照以下流程(图 2-13-5)。

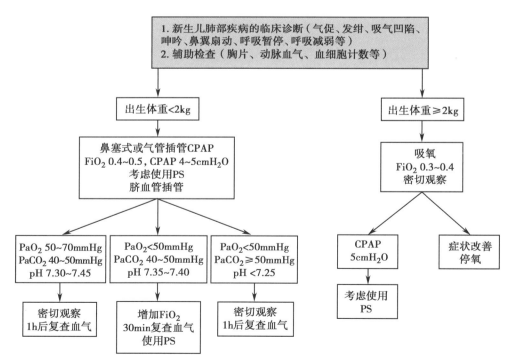

图 2-13-4　机械通气患儿处理程序

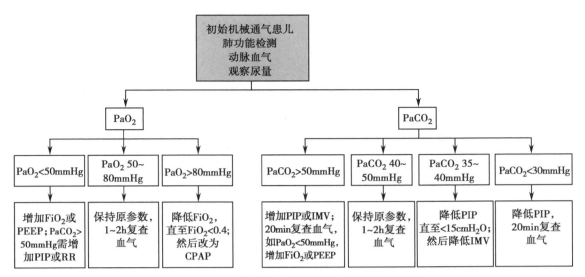

图 2-13-5　机械通气患儿的监护与呼吸机参数调节

（周晓光）

第十四章
新生儿人机同步与保护性通气策略

第一节 新生儿人机同步

一、呼吸同步与不同步的概念

自主呼吸动作的产生和终止与呼吸机通气气流的产生和终止同时发生，表现为患者自主呼吸与机械通气协调一致，称为呼吸同步（breathing synchronization）。在正常的自然呼吸状态下，机体可较好地做到呼吸同步。但在气道或胸肺阻力增加的情况下，从吸气动作开始到产生气流均存在一定的时间差，而呼气气流也常在呼气动作结束后仍然存在，此为呼吸不同步（breathing out of synchronous）。由于在临床实际工作中很难做到机械通气与患者自主呼吸完全同步，故机械通气与自主呼吸的不同步是绝对的，而同步是相对的。自主呼吸与机械通气的协调是指自主呼吸运动的节律、幅度、时限与呼吸机的指令通气之间无明显对抗现象，临床上称为合拍或人机同步。呼吸合拍或人机同步可减少患者的呼吸做功，减轻患者机械通气时的不适感和痛苦，在提高通气效率的同时减少通气并发症，有利于疾病的恢复，同时也有利于机械通气的护理和呼吸管理。

二、实现人机同步的方法

在机械通气过程中，呼吸机回路上的呼吸传感器在感应到患者的自主吸气动作后，将信号传入呼吸机内部的调节装置，并经过处理后才能使送气阀门开放，导致呼吸机送气，从吸气动作开始到呼吸机送气之间存在一定的时间差，结果产生患者吸气与呼吸机送气的不同步，进而导致人机呼吸不同步。如何即时感应到患者自主吸气动作，并将自主呼吸信号传入呼吸机的控制系统，缩短自主呼吸与机械通气的响应时间，是能否实现人机同步的关键。目前，常用的呼吸传感器采用监测患者近端气道压力、流量、流速的变化或腹部压力变化来感应患者自主呼吸的发动，从而实现患者自主呼吸与呼吸机的同步。近些年来，在临床推广应用的神经调节辅助通气（neurally adjusted ventilatory assist，NAVA）技术通过测定膈肌电活动（electrical activity of diaphragm，EAdi）来控制通气，使呼吸中枢的呼吸触发和辅助通气保持最大程度的同步，有利于改善自主呼吸与机械通气的协调，更大限度地实现呼吸同步。鉴于患者自主呼吸信号采集技术的有限性，以及临床各种因素的影响，在新生儿机械通气中通常只能做到呼吸合拍，即人机之间无明显的矛盾呼吸现象。因此，一般把呼吸合拍作为患者同步通气状态良好的标志。此时，患儿无明显的呼吸对抗，面色红润，心率平稳，血氧饱和度在 90% 以上，血气结果维持在目标值范围。

三、人机对抗的原因及其对机体的影响

自主呼吸与机械通气不协调或不同步，称为人机对抗（fighting the ventilator）。可发生在吸气触发、吸气维持（包括屏气）、吸气呼气转换和呼气过程等完整呼吸周期的各个阶段。如当呼吸机送气时，患儿很可能还在呼气；呼吸机停止送气时，患儿也可能正处于吸气状态，这些均为人机不同步的表现。引起人机对抗的原因很多，在机械通气过程中若不能消除人机对抗的原因，可对机体产生不良影响。

（一）人机对抗的常见原因

1. 呼吸机参数调节不当　是引起人机对抗的常见原因之一，若通气压力、潮气量选择偏小，设定的通气量不能满足患儿的需要，从而导致自主呼吸增强，可产生明显的人机对抗；若通气压力或潮气量过大，吸气时间过长，均可引起人机对抗。

2. 烦躁不安　患儿由于低氧血症、休克、脑损伤、疼痛、气管插管、体位不适等因素可导致烦躁不安，促使自主呼吸增强，出现人机对抗，而人机对抗又影响机械通气效果，加重低氧血症、高碳酸血症，使患儿烦躁不安加重，从而形成恶性循环。

3. 病情变化　若在机械通气相对平稳的基础上出现人机对抗，应首先考虑原发疾病加重或出现并发症，如气胸、肺不张、气管插管过深等，这些病情变化都会引起人机对抗，影响通气效果，应密切观察患儿病情变化，及时给予相应处理。

4. 呼吸道分泌物堵塞、吸痰等不良刺激　呼吸道分泌物过多堵塞气道，或吸痰时的不良刺激等，也可引起人机对抗，应及时处理。

5. 机械故障　呼吸机部件磨损而导致参数调节失灵，管道积水、扭结、漏气、接头松脱、气源压力不足等，均可引起人机对抗。因此，在使用呼吸机以前应常规检查呼吸机有无机械故障，在机械通气中要监测呼吸机的工作状态，发现异常及时处理。

（二）人机对抗对机体的影响

1. 通气量下降　人机对抗多表现在自主呼吸与机械通气的吸气、呼气时相不一致，导致潮气量低于预设值，使通气量下降。而通气量的下降又可使患儿呼吸代偿性加深、加快，患儿呼吸加深、加快又进一步加重原有的人机对抗。

2. 呼吸做功增加　当出现人机对抗时，可引起气道内压力增加，患儿呼气时气流阻力过大，增加呼吸做功，而在吸气时又因为呼吸机送气相对滞后于自主呼吸，造成气流量不足，也增加呼吸做功。患儿由于缺氧可出现呼吸加深、加快，躁动不安，同样也增加呼吸做功。呼吸做功和氧耗的明显增加，需较大的通气量来维持，导致呼吸加深、加快，呼吸加深、加快又反过来增加呼吸做功，从而形成恶性循环。

3. 呼吸衰竭加重　由人机对抗产生的通气量下降、呼吸做功增加、氧耗量增加等，均可使患儿的低氧血症和高碳酸血症加重，特别是在换气功能障碍的患儿，使呼吸衰竭加重。

4. 肺组织过度充气　由于自主呼吸与机械通气不同步，患儿呼气时气道阻力大、呼气时间不够，导致肺泡内气体不能完全排出，造成肺组织过度充气，其后果可产生内生性 PEEP、气压伤、抑制心血管功能等。

5. 循环系统负荷加重　人机对抗可使胸腔内压突然增加，导致体循环回心血量明显减少；肺组织过度充气进一步增加肺循环和体循环的阻力；呼吸做功和氧耗量增加将导致代偿性心脏做功增加；而低氧血症加重也使心率加快、心肌收缩力增强，引起心肌氧耗量增加。这些因素均可进一步增加循环系统负荷，严重时还可诱发低血压和心功能衰竭。

四、消除或减少人机对抗的方法

（一）分析和消除引起人机对抗的原因

引起人机对抗的原因很多，主要包括呼吸机操作的问题、患者方面的原因和呼吸机机械方面的原因。在临床应用机械通气过程中，若出现人机对抗的情况应及时分析和明确原因，及时予以调整。由于呼吸机操作不当而引起人机对抗的情况较多，故首先应检查呼吸机通气模式和参数的调节是否合适、触发灵敏度设置水平是否过高等，合理使用呼吸机，最大限度地发挥呼吸机的功能，减少对患儿生理功能的影响。其次，在出现人机对抗时也要注意患者方面的原因，如气道分泌物堵塞、咳嗽、烦躁不安、气道高反应、原发病加重或出现并发症等，均为临床很常见的原因。在排除呼吸机操作和患者方面的原因以后，人机对抗仍然存在，应考虑呼吸机机械方面的原因，如呼吸机的同步性能、呼吸机部件磨损而导致调节失灵、回路管道积水或漏气、加温湿化装置故障、气源压力不足等，逐一分析和查找原因，及时处理。

（二）快频通气

在开始机械通气治疗时,适当增加通气量和吸入氧浓度,对较快消除人机对抗有促进作用。通气量的增加主要靠增加呼吸频率和潮气量来实现,由于增加潮气量可使气道压力随之升高,易引起气压伤。而呼吸频率是决定通气量的重要因素,因此,临床上一般主张使用较快呼吸频率以增加每分钟通气量,称为快频通气(fast frequency ventilation)。新生儿机械通气时使用 60 次/min 的通气频率,有利于患儿自主呼吸与呼吸机同步,减少人机对抗,可改善通气效果,提高动脉血氧分压,同时可减少患儿血压波动和颅内出血的危险。此外,较快频率通气时,使用较小潮气量和较低气道压力,有利于减少气压伤发生。但应注意,快频通气易引起过度通气,导致呼吸性碱中毒,通气频率过快,如超过 80 次/min,每分钟通气量反而下降,并且因呼气时间过短,可出现肺内气体滞留。

（三）选用具有同步功能的通气模式

在过去,呼吸机没有同步装置,应用 IMV 和 IPPV 通气模式往往出现患儿自主呼吸与机械通气对抗,对患儿生理功能有很大影响。选用具有同步功能的通气模式,如 SIMV、SIPPV 和 A/C 等,可明显减少人机对抗,改善通气效果,减少机械通气并发症,缩短机械通气时间。目前,很多新生儿呼吸机均具有患者触发通气(patients trigger ventilation,PTV)模式,采用近端流量传感器或压力传感器实时监测患者自主呼吸,由患者自主呼吸引导呼吸机送气,明显改善人机同步性,减少了人机对抗。NAVA 是一个全新的通气模式,我们知道膈肌电活动(EAdi)是呼吸中枢传递到膈肌上的神经冲动,是反映呼吸中枢驱动的最佳指标。NAVA 通过监测 EAdi 信号触发呼吸机送气,以信号的发放频率作为呼吸机的送气频率,以信号的出现与结束作为通气辅助的触发与切换点,按照信号的强弱调节辅助通气力度。NAVA 不仅能够监测患者的通气需求,而且大大改善人机协调性,实现患者完全控制呼吸机通气。

（四）镇静剂、肌松剂的使用

1. 应用指征 当出现患儿自主呼吸与呼吸机对抗时,可考虑使用镇静剂。临床上多用于以下情况:①患儿烦躁不安,出现人机对抗易造成血压和颅内压骤然升高,此时应用镇静剂使患儿安静入睡,可达到自主呼吸与呼吸机同步;②各种原因引起的抽搐或肌紧张,不仅易加重脑损伤,而且可造成气道压力突然增加,导致气压伤发生,使用镇静剂既能控制抽搐,又可避免人机对抗,使患儿自主呼吸与呼吸机同步;③在施行床边诊断和治疗性操作前,为避免患儿紧张或挣扎导致人机对抗,可使用镇静剂;④应用某些通气模式时(如反比通气、允许性高碳酸血症通气等),有时需要联合应用肌松剂抑制患儿的自主呼吸,以达到改善通气的目的;⑤患儿疼痛、气管内吸引或其他一些不良刺激,可导致生理应激反应而出现血压升高、心率增快或颅内压增高,应用镇静剂可减轻或避免引起血压、心率和颅内压的波动;⑥患儿合并肺动脉高压,由于各种刺激也可发生应激反应而导致肺动脉高压危象,应用镇静剂可预防肺动脉压力异常增高。

2. 常用药物

(1)镇静剂:常用的镇静剂有地西泮、苯巴比妥类和水合氯醛等。地西泮的用药剂量为 0.1mg/kg,缓慢静脉注射,一般 4~6 小时给药 1 次;苯巴比妥多为静脉给药,也可肌内注射,剂量为每天 5mg/kg,间隔 12 小时给药 1 次;水合氯醛剂量为每次 25~50mg/kg,口服或保留灌肠。除了上述常用的镇静剂以外,还可使用咪唑安定(又名咪达唑仑)、异丙酚等。与地西泮比较,咪唑安定具有良好的水溶性和稳定性、代谢物活性低、注射无痛等特点,静脉给药后数分钟内起效,作用可持续 2~6 小时,半衰期短,有良好的镇静、催眠、抗惊厥及中枢性肌松作用,用药剂量为每次 0.05~0.15mg/kg,必要时 2~4 小时可重复使用,持续给药剂量为 1~2μg/(kg·min)咪达唑仑。剂量过大或静脉注射速度过快,可致呼吸抑制、心动过缓、低血压,与其他麻醉剂、镇静剂、抗惊厥剂合用时尤需注意。

(2)镇痛剂:麻醉性镇痛剂如吗啡、芬太尼等也常用于消除人机对抗。吗啡的常用剂量为每次 0.05~0.2mg/kg,缓慢静脉注射,必要时间隔 4 小时以上可重复应用,或先给予负荷量 0.1mg/kg,

随后以 10~15μg/(kg·h) 持续静脉滴注；吗啡有明显的呼吸抑制、低血压、尿潴留、肠梗阻和胃排空延迟等不良反应。芬太尼给药剂量为 1~2μg/kg，缓慢静脉注射，必要时间隔 2~4 小时可重复应用，或 1~4μg/(kg·h) 持续静脉滴注；使用麻醉剂量(>5μg/kg)可发生呼吸抑制，也可因药物重新分布而突然发生呼吸抑制，快速给予麻醉剂量后可发生肌肉强直、惊厥、低血压和心动过缓，应特别注意。

（3）骨骼肌松弛剂：常用的骨骼肌松弛剂（skeletal muscle relaxants）有潘可罗宁（pancuronium）、维可罗宁（vecuronium）、琥珀胆碱（succinylcholine）等。潘可罗宁，又名潘库溴铵、本可松等，常用剂量 0.1mg/kg，静脉注射，1 分钟内起效，2~3 分钟达峰值，完全肌松时间可达 60~120 分钟，通常的用药间隔为 1~2 小时，可根据所需肌松的时间调整剂量。使用潘可罗宁后，若机械通气不当或肺功能受损易发生低氧血症，其不良反应常有心动过速和血压改变(高血压或低血压)。维可罗宁，又名维库溴胺、维库铵、万可松等，肌松作用与潘可罗宁相当，但起效快，时效短，剂量为 0.1mg/kg，静脉注射，连续静脉输注剂量为 1.0~1.5μg/(kg·min)，通常用药后 1~2 分钟起效，肌松作用维持 30~60 分钟，给药间隔时间为 1~2 小时，可根据所需肌松的时间调整剂量，不良反应与潘可罗宁相似。琥珀胆碱，又名司可林，具有起效快、时效短、肌松作用强及给药途径多的特点，剂量一般为 1mg/kg，主要用于全身麻醉诱导插管。

3. 注意事项 在应用镇静剂、镇痛剂和肌松剂的过程中，首先要密切注意药物的不良反应发生，同时注意药物对患儿肝、肾功能的影响以及循环方面的不良反应，后者包括对自主神经功能的影响和释放组胺而影响血压。应用肌松剂时，由于患儿气道的保护性反射减弱，咳嗽反射被抑制，气道分泌物难以自行排出，易导致痰液堵塞气道或潴留在气道和肺泡内而发生肺不张或肺部感染，应加强气道护理，保持气道通畅。长时间应用肌松剂可使患儿失去肌紧张性保护作用，易发生低体温，应注意保暖。因患儿肌肉松弛，在搬动患儿时应防止关节脱位。由于较长时间卧床，如不注意经常翻身变换体位，患儿腰骶部易因受压而出现压疮。

第二节 同步触发通气

一、概述

新生儿机械通气时，由于患儿的吸气时间和呼吸节律与医师设定的呼吸机的吸气时间和频率不一致，可出现人机对抗，而产生呼吸节律不齐，潮气量大小不等，增加呼吸功和氧耗量，加重病情。不仅如此，在新生儿还可引起气道压力增高和血压波动，增加颅内出血、气漏和慢性肺疾病的发生率。尽管人机对抗可通过应用镇静剂、过度通气等方法使患儿自主呼吸消失，但这些方法需增加不必要的潮气量，从而增加压力损伤或容量损伤的机会和撤机的困难，同步触发技术正是为了消除和减少人机对抗而发展起来的。1986 年，Mehta 等最早报道采用腹部运动传感器进行新生儿同步间歇指令性通气（SIMV），从此开始了新生儿患者触发通气（patient trigger ventilation, PTV）的新纪元。患者触发通气系统是由患者一个吸气的起始信号经过传感器识别和采样，快速传递，通过呼吸机的微机进行处理后控制呼吸机的工作时相，使呼吸机的"呼吸"时相与患儿呼吸同步。目前婴儿呼吸机均有同步触发装置，大多数呼吸机为吸气启动同步，如辅助/控制通气（A/C）、SIMV 及持续气道正压（CPAP）等模式，还有像压力支持通气（PSV）、容量支持通气（VS）等为吸气与呼气相均同步的模式。呼吸机采用的同步触发方式主要有四种，包括压力触发、流量触发、胸壁阻抗触发和腹壁运动触发等，其中很多呼吸机均应用流量触发方式。流量触发较压力触发敏感、反应更快、更减少呼吸做功，适用于自主呼吸较弱的早产儿。NAVA 技术可在有创通气或无创通气模式应用于 PTV，为改善患者自主呼吸与机械通气的协调提供了新的有效方法。应用同步触发通气的优点在于：在不抑制患者自主呼吸的情况下，仍然能保持较高的通气效率，避免了患者与呼吸机对抗的发生,减少患者呼吸功和呼吸肌疲劳,有利于患者自主呼吸的锻炼和恢复;因矛盾呼吸而引起的患者不适和并发症显著减少,由于未抑制自主呼吸,患者自主排痰功能保持,减轻了气道护理工作量。

二、同步触发通气的原理

目前,呼吸机同步触发通气(synchronous trigger ventilation)的工作原理包括:感知患者的腹部运动、胸部阻抗变化、呼吸机回路的压力或流速变化、膈肌电信号(EAdi)等作为触发信号,由此触发呼吸机送气。触发时间指传感器感受患儿呼吸运动至呼吸机开始提供通气气流的时间,一般在几十毫秒。

(一)腹部运动触发

其工作原理是将一个扁平的传感器固定在患者的腹壁,当患者有自主吸气时,则腹壁呈起伏运动而压迫传感器,从而产生一个气动信号,通过一根细管传回到呼吸机的触发装置,由此触发呼吸机送气,称为腹部运动触发(abdominal movement trigger)。呼吸机反应时间为40~60毫秒。此方法虽然简单易行,但存在许多问题,包括:①传感器易受一些非呼吸运动的干扰;②传感器放置的位置与触发可靠性有很大关系,传感器固定不牢易受人工信号的影响;③触发装置的灵敏度不能调节;④不能测定潮气量和每分钟通气量;⑤不能做到呼气同步。

(二)胸部阻抗触发

由于吸气与呼气时肺内气体与液体量的比率不同,从而导致胸廓阻抗的变化。胸部阻抗触发(chest impedance trigger)的原理是利用心电监护的标准导联检测患儿吸气时胸廓扩张引起的两电极之间的阻抗变化信号,将此信号传回到呼吸机,启动机器正压通气。患儿的主动呼气也可产生信号,触发呼吸机终止送气,因此,可达到吸气和呼气完全同步。该触发机制的反应时间为40~80毫秒。电极放置的位置、电胶干燥和心跳信号均容易影响胸廓阻抗信号的产生。

(三)压力触发

压力触发(pressure trigger)是将一个压力

传感器放置在呼吸机回路的吸气端或呼气端,或者放置在呼吸机回路的Y形接头处,当患儿自主吸气时气道压力降低,压力传感器即可检测到压力变化,如压力降低到所设定的触发敏感水平时呼吸机正压送气。采用压力触发的呼吸机可测定潮气量和每分钟通气量,反应时间一般在40~100毫秒。由于新生儿自主吸气的负压仅为 -0.049~-0.029kPa(-0.5~-0.3cmH$_2$O),而此类呼吸机触发阈值较高,触发的最敏感值为 -0.098kPa(-1cmH$_2$O),且每一调节级数为 0.098kPa(1cmH$_2$O),不是所有患儿的自主吸气都能达到此值,故不适用于新生儿和婴幼儿。

(四)流量触发

流量触发(flow trigger)其原理是通过流量传感器探测呼吸机回路内气流速度或气体容量的变化,经过数学积分计算使呼吸机感知患者的自主吸气动作,从而触发呼吸机送气。目前采用的流量传感器有两种,一种为热线式传感器(hot wire anemometer),它可将患儿自主吸气时气流通过金属线后的温度变化转换为气流速率的变化信号,触发呼吸机正压送气,触发时间5~100毫秒,但有些呼吸机将其触发方式另归类为容量触发(volume trigger);另一种为压力差异阈型传感器,当患儿吸气气流引起两测压管之间产生压力差异,即可触发呼吸机送气,触发时间25~50毫秒。由于流量触发具有反应灵敏、误触发少、减少呼吸做功的优点,适合于自主呼吸较弱的新生儿、早产儿。流量触发敏感度一般设置在1~3L/min。但是,由于流量触发反应灵敏,若呼吸机回路有冷凝水流动、气管导管周围或呼吸机回路漏气等均可引起反复自动触发(autocycling),而导致严重的过度通气,在呼吸管理中尤其要引起注意。

(五)膈肌电信号触发

NAVA是由膈肌电信号(EAdi)控制通气的一种新型机械通气模式。在NAVA模式下,呼吸机根据患者的EAdi提供通气支持,其呼吸频率、吸气触发、吸气上升速度、压力支持强度、吸呼气切换标准均由膈肌电信号控制。因此,该通气模式能够明显改善人机协调,避免因泄漏、内源性PEEP等因素造成的误触发或触发失效,并且提供最佳的呼吸支持水平,减少呼吸肌疲劳或呼吸肌失用性萎缩的发生。同时,通过对患者 EAdi 的监测触发呼吸机,改变了原先在整个呼吸过程中信号链最末端所监测到的压力或流量的改变而触发呼吸机的方式。因此,减少了在信号链传导过程中出现的触发延迟、触发失效等情况,即使存在严重的泄露情况,呼吸机依然能够最大程度地与患者保持非常良好的同步性。NAVA 模式会根据患者自身的 EAdi 提供通气支持水平,通过监测膈肌收缩时动作电位变化实施与呼吸机通气的连接,省略了传统呼吸机待膈肌动作电位后膈肌收缩、胸廓及肺扩张,以及监测呼吸环路产生的气流、压力及容量的变化,并反馈给呼吸机的过程。在 NAVA 模式下患者也会根据得到的支持水平来调节自身膈肌电信号的强弱,形成整个反馈调节系统,真正达到顺应患者自身的呼吸需求,可有效地降低气道峰压且有利于实现早期拔管。此外,在传统整个通气过程中,也可通过放置 Edi 导管监测患者膈肌电信号了解患者的呼吸需求情况,及时地发现呼吸功能改变与病情变化,便于医师及时处理。

三、同步触发通气的应用

目前,应用于新生儿的同步触发通气方式主要有同步间歇指令通气(SIMV)、同步间歇正压通气(SIPPV)、辅助/控制通气(A/C)、压力支持通气(PSV)、压力调节容量控制通气(PRVCV)和各种无创通气等,其中 SIMV 和 A/C 是两种最基本的通气模式。在新生儿机械通气起始阶段,只要患儿有较强的自主呼吸,就应该尝试使用 SIMV 或 A/C 的同步触发功能,而不应首先选用 IMV 或 A/C 的 C 功能(即将触发水平调至最低)。可将指令通气的频率设置比期望(实测)频率低 5~10 次/min,并可通过自主呼吸触发指示灯闪烁次数占实测频率的相对比值计算同步化率,一般要求同步化率达到 50% 以上,最好达到 80% 以上。在撤机时应用 SIMV 加 PSV,或 CPAP 加 PSV,也采用同样原则以保持每分钟通气量与单纯指令通气时(无论有无触发)一致。在 CPAP 加 PSV 联合应用时,通过改变 PSV 的设定压力和触发敏感度,可以不

断调节每分钟通气量,以符合生理需要。有学者比较了在肺透明膜病早产儿应用 SIMV 和 IMV 对肺氧合功能的影响,结果 SIMV 治疗组不仅 PaO_2 高于 IMV 治疗组,而且 $PaCO_2$ 也低于 IMV 治疗组。国内 6 家三级医院的 327 例呼吸衰竭新生儿分别应用 SIMV 和 IMV 治疗,SIMV 治疗组新生儿的平均气道压力和吸入氧浓度较 IMV 治疗组明显降低。另有研究报道,A/C 可显著减少呼吸功,使潮气量变化减少,通气更加均匀,同时缩短机械通气时间,减少住院医疗费用。

（周晓光）

第三节　新生儿保护性通气策略及其临床应用

一、新生儿保护性通气策略的目的与意义

机械通气是治疗新生儿呼吸衰竭的重要手段,其目的是纠正严重的呼吸性酸中毒及低氧血症,显著改善患者的气体交换和氧合功能,减少呼吸功。自从机械通气应用于临床以来,已成功救治无数濒临死亡的新生儿,极大地降低了新生儿死亡率并改善存活者的预后。然而,机械通气也是一把双刃剑,在改善呼吸的同时,若应用不当也可能引起肺损伤,即呼吸机所致肺损伤(ventilator induced lung injury, VILI),甚至损害其他器官功能,如脑损伤、心肌损伤、肾损伤等。VILI 和呼吸机相关性脑损伤是机械通气过程中导致患儿病程延长、病死率增加的主要原因。

保护性通气策略(protective ventilation strategy)是由 Hickling 等于 1990 年提出的,其实质是指限制机械通气时的潮气量和气道压力,以减轻肺过度扩张,允许 $PaCO_2$ 升高到一个较高的水平,同时给予一个较高水平的呼气末正压(PEEP)改善肺顺应性。也有人将新近开展的肺复张策略加入肺保护性通气策略之中。肺保护性通气提出了区别于传统机械通气的策略,如低潮气量通气、允许性高碳酸血症、最佳 PEEP、肺开放等通气策略。其中允许性高碳酸血症强调肺保护的重要性,认为 $PaCO_2$ 升高在一定范围内是"允许性

的"。因此,可以应用较低的潮气量,不需应用太高的 PIP、MAP,从而达到减少 VILI 发生率及患儿病死率的目的。

二、实施新生儿保护性通气的方法

(一) 低潮气量通气

机械通气可以分为低潮气量(6~8ml/kg)通气、正常潮气量(8~12ml/kg)通气和高潮气量(12~15ml/kg)通气。大规模临床研究已经证实,对于急性呼吸窘迫综合征(ARDS)患者采用肺保护性通气策略,能够改善气体交换并维持满意的氧合指标,而且降低肺泡及循环内炎性因子的水平,从而缩短机械通气时间,降低患者病死率。高 PIP 所导致的高潮气量致使肺过度扩张,引起肺剪切伤、肺泡破裂、肺泡和毛细血管通透性增加以及肺泡毛细血管应力衰竭,激活并释放炎性递质,引起 VILI。而较低潮气量通气不影响肺的氧合,但可明显降低 VILI 的发生。足月新生儿理论潮气量为 6~8ml/kg,早产儿为 8~10ml/kg,考虑到呼吸机管道的顺应性,传统机械通气一般将潮气量设置在 10~15ml/kg,目前多主张按需给予较小潮气量 5~8ml/kg,并使气道压保持在安全范围,以避免潜在的气道与肺损伤。

(二) 低压力通气

在压力控制模式下,低压力通气的原则就是以较低的压力达到肺的适当通气和换气,保持血气在适当范围,以减少肺的压力损伤。在患儿呼吸道、肺的顺应性和阻力不变的情况下,吸气峰压(PIP)的高低与潮气量呈正比,从这一意义上看,低压力通气也可减少肺的容量损伤。低压力通气由于潮气量减少,为了保证适当的每分钟通气量,同样需要配合较高的呼吸频率,主要用于肺间质气肿、气漏综合征、频发的早产儿呼吸暂停等。

(三) 允许性高碳酸血症

允许性高碳酸血症(permissive hypercapnia,PHC)是指在用机械通气方法治疗患儿过程中,容许 $PaCO_2$ 有一定程度升高,以避免过分追求正常 $PaCO_2$ 水平而采取高吸气峰压、大潮气量甚至过度通气引起的肺损伤。目前认为逐渐产生的轻度与中度高碳酸血症,当 $PaCO_2$ 保持在 60mmHg 以

下、pH>7.20 时对机体并无严重的不良影响,但过高的 $PaCO_2$ 可增加 IVH 的发生率。应用 PHC 通气策略时,选择呼吸机参数的要点为:吸气峰压为 25~28cmH$_2$O,避免肺泡过度膨胀,小潮气量,PEEP 足够大,避免呼气末肺泡萎陷,减少切变力。PHC 策略的指导思想是在不能同时避免 VILI 和高碳酸血症两者危害性的情况下,把防止 VILI 的发生放在优先考虑位置,即给患儿较小的潮气量通气,而高碳酸血症则控制在患儿可耐受水平,以避免肺泡过度扩张导致肺损伤。高碳酸血症的不良影响主要取决于:①$PaCO_2$ 升高的程度和速度;②是否伴有缺氧缺血;③是否存在颅内病变及其他合并症。$PaCO_2$ 以控制在 45~55mmHg 为宜,不超过 60mmHg。PHC 的禁忌证:①心功能不全和低血容量;②严重通气血流比例失调;③严重代谢性酸中毒;④颅内病变;⑤肾衰竭;⑥早产儿有 ROP 高危因素者。

(四) 最佳 PEEP

选择最佳 PEEP(best PEEP)既可防止呼气末肺泡萎陷,又能避免肺泡过度膨胀。目前多根据压力 - 容量环(P-V loops)来设置潮气量和 PEEP。P-V 环常有低位拐点(lower inflection point,LIP)和高位拐点(upper inflection point,UIP),应用比 LIP 略高的 PEEP 保持呼气末肺泡开放,维持潮气量低于 UIP 水平,以避免肺泡的过度扩张。但临床实践中识别患者个体化的 P-V 曲线的 LIP 实际上存在很大的困难,不同方法对同一个患者检测出的 LIP 结果差别可能非常大。目前多数研究认同施行肺复张并随后逐步降低 PEEP 而调定 PEEP 在最佳水平的方法。

(五) 肺开放策略

反复的肺组织复张与去复张是导致 VILI 的主要机制之一。因此,对肺不张患者进行机械通气治疗时,实施肺复张,使塌陷的肺组织张开,并在整个呼吸周期保持复张状态,以保持理想的气体交换,称为肺开放策略(open lung ventilation strategy)。肺开放策略目前在全世界得到较广泛的共识,可采用持续肺充气方法实施肺复张,即在小潮气量通气的基础上,应用高于 MAP 较多的压力(2.0~2.5kPa)持续通气 30~60 秒,可使塌陷

的肺泡复张,恢复肺通气的均一性。然后应用最佳的 PEEP 通气,既可避免肺泡的过度膨胀,又可避免肺泡闭合与张开反复出现,从而保持肺最大程度的开放,有利于气体交换。

（六）保持适当的持续扩张压水平

持续扩张压(continue distend pressure,CDP)是指在呼气过程中保持肺扩张的压力。CDP 可使肺泡充盈开放和功能残气量增加,保持肺泡稳定,改善通气血流比例,减少肺内分流,可促进肺换气和氧合,保护肺表面活性物质,防止肺泡萎陷。CDP 维持气道内径在吸气和呼气周期相对稳定,降低气道阻力,减少对平均气道压的要求,有助于保持规则的呼吸活动。此外,CDP 可稳定肺顺应性,减少胸壁矛盾运动,加强吸气力和延长呼气。

过度的 CDP 可能出现以下不良反应:①对肺的作用:增加无效腔通气量,使肺血管阻力升高,气漏发生率上升。②对心血管的作用:增加中心静脉压和右房压力,减少静脉回流,降低心排血量。③对颅内压的作用:增加 ICP 而影响脑血流。④其他:鼻隔和鼻黏膜损伤;胃肠道胀气等。这些不良反应与 CDP 应用不当及肺顺应性等多种因素有关,可以采取适当的措施予以减少甚至避免。

提供 CDP 的方法主要有 PEEP 和 CPAP,前者用于患儿处于气管插管辅助通气状态,需要在调节呼吸机参数时设定适当的 PEEP;后者用于患儿处于自主呼吸状态下的辅助通气模式,现多使用 nCPAP。

（七）高频通气

高频通气(high frequency ventilation,HFV)是一种通气频率远高于正常呼吸频率(一般 HFV 通气频率超过正常频率 4 倍以上),而潮气量低于或接近于解剖无效腔的机械通气方式。由于其具有以下优点:①低气道压、低胸腔压,气体分布均匀,减少气压/容量伤;②对循环的影响少;③反射性抑制自主呼吸,减少人机对抗。因而,HFV 常作为新生儿保护性通气方式用于临床,在常规通气无效或有某些合并症如膈疝、气漏等存在的情况下,可作为常频通气的替代治疗,以改善气体交换,降低肺部并发症。

（八）肺表面活性物质治疗

肺表面活性物质(pulmonary surfactant,PS)自 20 世纪 80 年代后期成功应用于临床以来,已成为发达国家新生儿呼吸急救的第一线药物。PS 具有降低肺泡表面张力,稳定肺泡容量,防止呼气末肺泡萎陷,促进肺液吸收和清除,保护小气道黏膜完整,防止气压伤,降低肺毛细支气管末端表面张力,以及局部免疫防御功能(SP-A)的作用。对于 RDS、ARDS、肺部炎症、胎粪吸入综合征等原发性或继发性 PS 缺乏的新生儿,在应用 PS 替代治疗以后,由于肺泡表面张力明显降低,因而,机械通气的压力、潮气量和氧浓度均可降低,从而减少肺气漏和氧中毒(支气管肺发育不良、早产儿视网膜病)的发生,并明显降低新生儿死亡率,是公认的新生儿保护性通气的一种方法。

（九）机械通气时镇静镇痛药物的使用

在机械通气过程中,患儿可因各种原因出现烦躁不安、易激惹和不适宜的活动过多,可致人机对抗、脱管、气道损伤等,影响机械通气的效果。临床医师应针对患儿出现人机对抗的具体原因,给予相应的处理。确有患儿脑损伤、疼痛、神经兴奋性增高等情况时,可给予镇静、止痛药物治疗。应用镇静镇痛药物的目的在于:①使患儿保持舒适安静,有利于减轻机械通气时的人机对抗;②减少机体的应激反应,降低基础代谢率及能量、水分的消耗;③便于进行各种生命体征的观察,有助于各种操作的顺利进行。机械通气时常用的镇静、镇痛药物包括地西泮(安定)、吗啡、哌替啶、芬太尼等。

（刘汉楚）

第十五章
新生儿呼吸机的撤离

呼吸机的撤离是一逐步降低呼吸机参数,逐步由自主呼吸代替机械通气的过渡过程。此过程可长达几天,也可短到数小时。病情重,使用呼吸机时间长,尤其是小早产儿,过渡较慢。

第一节 呼吸机撤离的指征、方法与步骤

一、撤离指征

应用呼吸机治疗的患儿,在原发疾病得到有效控制,病情明显好转,自主呼吸稳定的情况下,均应考虑撤机。缩短机械通气的时间可以减少并发症,节约医疗资源,节省医疗费用。呼吸机撤离的指征包括:①当患儿原发病控制,一般状况良好,血气分析结果在目标值范围时,应逐渐降低呼吸机参数,锻炼和增强自主呼吸;②自主呼吸稳定,咳嗽及排痰有力,能耐受吸痰,血压及心率均稳定;③ $FiO_2 \leqslant 0.4$,$PIP \leqslant 18cmH_2O$,$PEEP \leqslant 5cmH_2O$,通气频率降至 ≤ 10 次 /min,血气维持在目标值水平,酸碱失衡及水、电解质紊乱已纠正;④ X 线胸片提示肺部原发病变明显吸收或好转;⑤若有条件进行肺功能测定,则应参考肺功能结果决定;⑥综合以上病情进行临床评估,可以决定撤机。

二、呼吸机撤离的方法

(一)直接撤机

当患儿自主呼吸良好,咳嗽反射恢复,且不耐受气管插管,可直接撤离呼吸机,使其自主呼吸。根据病情及血氧情况给予适宜氧疗,如高流量加

温湿化鼻导管通气、面罩、头罩或氧帐吸氧等。直接撤机适用于大部分短期机械通气患儿,如全身麻醉或术后短时间呼吸机辅助呼吸患儿。

(二)同步间歇指令性通气

同步间歇指令性通气(synchronized intermittent mandatory ventilation,SIMV)或间歇指令性通气(IMV)可使患儿不断开呼吸机即能进行间断性自主呼吸,能够锻炼自主呼吸,安全性大,可任意调节 FiO_2。由于 SIMV 可由患者触发呼吸,较 IMV 更具优越性,通气模式与 IMV 基本相同,即医师预设压力或潮气量(V_T)、频率(一般调至 ≤ 20 次 /min)、吸 / 呼比(I/E)和 PEEP。不同之处在于 SIMV 由患者触发通气,在可触发期间(机器内部设定)内,患者吸气产生流量改变(流量触发)或产生负压(压力触发),即可启动一次指令通气,在两次指令通气之间患者可有自主呼吸。其优点是患者获得的 V_T 是自主呼吸 V_T 和指令通气 V_T 之和,并减少患者自主呼吸与呼吸机对抗,降低患者的呼吸功。具体方法是:将 PIP 逐步降至 1.96kPa(20cmH_2O)以下,FiO_2 降至 0.2~0.5 时,可以开始降 RR。待 RR 降至 5~10 次 /min,可以拔管用头罩吸氧。目前不主张在拔管前用 CPAP 过渡,因为气管插管 CPAP 增加患儿呼吸功。

(三)压力支持通气

压力支持通气(pressure support ventilation,PSV)是医师预设一个低水平的吸气压力(0.6~1.2kPa, 即 6~12cmH_2O),患者作自主呼吸,RR、I/E 由患者控制,患者每次吸气触发呼吸机,呼吸机产生递增变速气流,同时连续监测气道压力并调节流量使其达到预设的压力,并保持恒定的平台压,直至患者吸入气体流速降至峰流速的 25%

时,吸气终止,呼气过程开始。PSV 是对患者每次呼吸均作调节的辅助通气,机器辅助功能发生在患者自主吸气过程中,使吸气的气道压力增高,V_T 相应增加但不增加患者的吸气做功,使疲劳的呼吸肌易于恢复,减少人机对抗和镇静剂的使用。PSV 尚能帮助气管插管患者克服由于气管插管增加的气道阻力和机器回路阻力。具体方法是将 PSV 压力支持水平降低,当 PSV 压力降至 0.98kPa(10cmH₂O),而 V_T 能达到 6~8ml/kg 时,说明患儿本身的做功已经能满足 V_T 的需要。而所给予的压力是用以克服上述气管插管和呼吸机所产生的阻力,此时可以考虑拔管。PSV 也是一种由患者触发,压力限定和流量切换的通气模式,用在撤机过程中,可以降低气管插管、呼吸机管道和阀门系统所附加给患者的做功。不足之处是多数具有 PSV 功能的呼吸机无支持的频率,最小每分钟通气量(MV)不能控制,若患者呼吸过慢或暂停,可出现通气换气不足。因此,在使用 PSV 时,可同时启动窒息后备通气功能。当患者发生呼吸暂停,呼吸机可自动给予后备通气。

(四)压力调节容量控制通气

压力调节容量控制通气(pressure regulated volume control ventilation,PRVCV)用于无自主呼吸或需持续强制呼吸者。医师预设 RR、I/E、PEEP、V_T 和 V_E。在最初一次机械通气时,机器提供较低的通气压力,并即时测定所获 V_T,计算出呼吸系统顺应性,以后连续的几次机械通气,每次提供的压力是根据前次机械通气所得的 V_T,患儿的顺应性以及设定的潮气量相比较而计算得出,但只提供此计算压力值的 75%,经过数次调整,所提供的压力可达到设定的 V_T,以后机器持续监测,根据每次呼吸的压力、潮气量、顺应性的相互关系,不断调节所需压力,但前后两次呼吸间压力改变 <0.3kPa,若测得的 V_T 大于设定的 V_T 时,机器按上法递减压力。PRVCV 是根据患儿肺力学特点,对每 1 次呼吸提供的压力均作调节以保证设定的 V_T 和 V_E 的新型通气模式,以最低的压力满足患者所需的 V_T,避免通气不足或通气过度,是一种比较理想的控制通气模式,克服定时限压型呼吸机不能控制 V_T、定容型呼吸机不能控制压

力的缺点,既满足患儿所需潮气量,又避免容量损伤。

(五)容量支持通气

容量支持通气(volume support ventilation,VSV)是医师预设 V_T、V_E 和"患者呼吸所需最低频率",患者作自主呼吸,RR、I/E 由患者控制,呼吸机根据患者最初 4 次呼吸进行压力调整,程序如 PRVCV 所述,使达到设定的 V_T 以后每次压力变化亦不超过 0.3kPa。当患儿 RR 低于设定的"患者呼吸所需最低 RR"时,机器根据预定的 V_E 和实测的 RR 计算出新的 V_T,并调节压力使其达到新的 V_T。当发生呼吸暂停,超过设定时限,机器将自动转换为 PRVCV 通气。VSV 是根据患者呼吸作功大小,提供适合患者呼吸系统顺应性变化的最低的支持压力,保证患者得到设定的 V_T 和 V_E,降低患者呼吸做功,同时医师可以控制最低 V_E,避免出现通气不足,适用于撤机过程中。

(六)高频通气

高频通气(high frequency ventilation,HFV)目前尚无统一的撤离标准。大多采用过渡到 CMV 后再撤离,也可选择直接拔管脱机或 CPAP。过渡到 CMV,一般 PEEP 5cmH₂O,PIP<20cmH₂O,潮气量 5~7ml/kg 可考虑撤机。直接撤机者撤离前应首先下调 FiO_2,其次降低 MAP,振幅根据 $PaCO_2$ 调节,呼吸频率一般不需调节。对于极低出生体重儿,当 MAP<6~8cmH₂O,FiO_2<0.25~0.30,即可考虑撤机。对于体重较大新生儿,若参数高于此值,也可考虑撤机。

(七)CPAP

适用于 ARDS 患儿,自主呼吸有力,撤机后改用 CPAP,亦可与其他撤机模式联合应用。患儿停机自主呼吸良好,生命体征稳定,当用 CPAP 时 FiO_2<0.4,压力 ≤ 0.294kPa(3cmH₂O),血气分析正常,可考虑拔管。

(八)拔除气管插管

对一部分应用呼吸机时间较长的患儿,撤机后还需确定患儿是否能耐受拔除气管插管。如没有充分把握,可将气管插管由气道退出至鼻咽部,以 nIPPV 过渡。密切观察患儿氧合情况,监测生命体征,经 24~48 小时病情稳定,再拔除气管

插管。

三、呼吸机撤离的步骤

在考虑撤离呼吸机时,必须明确患儿病情已稳定或明显好转,并且自主呼吸较强,已达到撤机的标准。具体撤离步骤如下:①根据血气结果逐步降低呼吸机参数,当 FiO_2 降至 0.4 或以下,PIP 降至 PIP ≤ 18cmH$_2$O,PEEP ≤ 5cmH$_2$O,血气仍在目标值范围,再逐步降低呼吸频率。②呼吸频率降至 20 次/min 以下,此时吸气时间应在 0.5~0.65 秒,在呼吸机的呼气时间内患儿可自主呼吸。IMV 维持一段时间后,若呼吸频率 ≤ 10 次/min,患儿自主呼吸有力,血气仍在目标值范围,可考虑拔管。③拔管前为防止喉头水肿,可静脉注射地塞米松 0.25mg/次,或可用肾上腺素 0.5mg,地塞米松 1mg 加入 9ml 生理盐水咽喉喷雾 2~3 次。④拔管时先吸净口腔、鼻咽分泌物,再按吸痰操作常规吸净气管内分泌物,然后在负压吸引下拔掉气管内导管,吸净口咽部分泌物,气管内导管内分泌物送细菌培养。⑤拔管后改鼻塞 CPAP 或头罩吸氧,密切注意观察呼吸情况及有无青紫。⑥拔管后视病情每隔 6~8 小时超声雾化 1 次,酌情连用 2~3 天。若呼吸道分泌物多或机械通气时间较长者,拔管后超声雾化间隔时间可缩短至 3~4 小时 1 次。⑦摄胸片检查有无肺部并发症。新生儿撤机拔管后的常见问题主要有:上气道梗阻(包括喉痉挛、喉水肿、声带麻痹、咽后壁塌陷、声门下赘生物)、氧依赖、分泌物潴留、肺不张、呼吸肌疲劳。相应治疗措施包括:鼻塞或面罩 CPAP、双水平持续气道正压(BiPAP)给氧,气道管理方面须保持气道通畅、加温湿化、吸痰、定期变换体位。另外还需循环功能支持及代谢营养支持。

拔管后需加强胸部物理治疗,定期摄胸片检查是否有肺不张。极低出生体重儿在拔管后用鼻塞 CPAP 5~6cmH$_2$O,所用氧浓度较原先提高 0.05,有助于拔管后稳定肺容量,减少肺不张的发生。拔管后可用咖啡因或氨茶碱以降低气道阻力和显著降低拔管失败的概率。枸橼酸咖啡因剂量为:负荷量 20mg/kg,24 小时后给予维持量

5mg/kg,每天 1 次。拔管后的气道水肿可用地塞米松共 3 次,首剂可在拔管前 8~12 小时给予 0.25mg/kg,然后间隔 12 小时 1 次。

第二节 呼吸机撤离失败的原因与对策

一、呼吸机撤离失败的定义

对于呼吸机撤离失败(简称撤机失败)尚无统一定义,一般认为撤离呼吸机后 48 小时内患儿自主呼吸不能满足自身气体交换需要,需再次给予呼吸机辅助通气者即为撤机失败。

二、呼吸机撤离失败的原因

导致呼吸机撤离失败的影响因素较多,主要有:①机械通气时间:机械通气是治疗呼吸衰竭的有效方法,其目的是辅助呼吸衰竭患儿改善其呼吸功能,纠正低氧血症、高碳酸血症和酸中毒,恢复正常的自主呼吸。长期机械通气,可导致呼吸肌失用性萎缩,即使呼吸衰竭得到控制,撤离呼吸机后患儿仍无法正常地呼吸。大量的研究表明长时间机械通气是导致撤机失败的独立危险因素,机械通气的时间越长,气管损伤、肺损伤及呼吸机相关性肺炎的发生概率越大,撤机失败及病死率越高。②胎龄:患儿胎龄越小,撤机失败率越高。研究表明,约有 1/3 的机械通气早产儿撤机失败,明显高于足月儿。早产儿撤机失败较多的原因,主要与以下因素有关:早产儿呼吸中枢及呼吸器官未发育成熟导致呼吸功能不稳定;气道黏膜容易水肿出现气道梗阻;肺的顺应性小于胸廓呼吸功增加而容易发生呼吸肌疲劳;咳嗽反射弱,不易咳出气管、支气管的黏液,易发生肺不张或肺炎;早产儿机体免疫功能发育差,被动获得性特异性抗体及合成新抗体能力不足,抵抗力低下而易发生感染;早产儿容易因机械通气导致肺损伤而致支气管肺发育不良(BPD),造成对氧依赖。③医务人员因素:尽管各个 NICU 均已制订新生儿呼吸机撤离指征和方法,但在对患儿病情的认识和判断方面往往存在差异。因而在对患儿病情的评估和撤机时机的把握上主要依据自己

的理解和经验来进行,没有注意到患儿撤机失败的潜在影响因素,导致撤机后患儿肺部感染加重、气道黏膜水肿引起气道阻塞、发生肺损伤等情况,从而导致撤机失败。④原发疾病:引起患儿需要机械通气的原发病是导致撤机失败的重要因素之一。若原发疾病难于控制或治疗不彻底而仓促撤机,重新出现呼吸衰竭,必然会导致撤机失败。呼吸衰竭加重的最重要原因是感染,感染可导致氧耗及通气负荷增加,若感染控制不力,气管内分泌物、气道阻力和呼吸负荷均增加,影响呼吸机的顺利撤离。因此,应在使用有效的抗生素治疗,达到"感染控制窗"后方可准备撤机。若为重度 RDS,机械通气应至少维持 3 天以上,待患儿内源性 PS合成增加肺功能好转后,再考虑撤机。⑤机械通气并发症:在机械通气过程中若出现意外脱管、呼吸机所致肺损伤、呼吸机相关性肺炎及应激性消化道出血等并发症,可影响呼吸机撤离。应在及时、有效地治疗并发症后,对患儿病情进行再评估,符合撤机标准再行撤机。

三、呼吸机撤离失败的对策

对机械通气患儿的病情进行客观的评估,正确把握撤机时机,避免导致撤机失败的各种影响因素,有效控制原发疾病,做好撤机前后的气道护理等,对成功撤离呼吸机具有重要意义。应对撤机失败的主要措施有以下几个方面:①有效控制原发疾病,维持生命体征稳定,保持血气、液体、电解质、糖代谢等稳定在正常范围;②准确评估患儿病情和肺功能状态,达到撤机标准后方可撤机;③加强对患儿自主呼吸的锻炼和气道管理,维持有效的自主呼吸,保持气道通畅;④加强抗感染治疗,并预防院内感染的发生;⑤撤机以前避免应用镇静剂,以防镇静剂对呼吸的抑制作用,影响患儿自主呼吸。

对撤机失败的患儿,要仔细分析原因,经对症处理仍无好转应重新上机,待前次撤机失败原因去除,制订个体化的撤机方案,有利于取得最后成功。

（周晓玉）

第十六章

新生儿机械通气的呼吸力学监测

第一节　呼吸力学基础

一、呼吸力学监测的基础

正常呼吸功能的维持有赖于呼吸肌,包括膈肌、肋间肌和副呼吸肌等的相互作用,而呼吸活动所产生的相关压力,包括胸膜腔内压、肺泡内压、气道内压、经胸压、经肺压、经胸壁压和经气道压等,构成了吸气与呼气的动力之源。气道压的高低与潮气量、气道阻力、呼吸道顺应性等密切相关。呼吸道顺应性包括胸部和肺脏的顺应性,反映呼吸系统的弹性或僵硬度,而气道阻力包括气体分子与气管壁的阻力(占80%)和肺脏与胸廓之间的黏性组织阻力,反映压力与通气流速的关系。临床上,吸气峰压(PIP)、呼气末压力、吸气末压力(又称平台压)、平均气道内压(MAP)和气道阻力等构成呼吸力学监测的基础。

二、新生儿呼吸力学特点

新生儿呼吸力学具有以下特点:①新生儿胸廓趋向球形,肋骨近水平走向,保持胸内容积所需肌张力较小;肋间肌力量较小,需要肺表面活性物质的作用辅助,以对抗肺弹性回位作用。②胸廓顺应性高,容易塌陷,胸膜腔压力仅稍低于大气压。新生儿鼻腔阻力占气道阻力的比例较低,故代偿性采用经鼻呼吸。③自发呼吸时,在呼气期内吸气肌肉仍有活动,以保持胸廓的扩张,同时呼气性喉肌内收,声门变窄,呼气阻力增加,气体排出减少,可保持正常的功能残气量。但在活动性睡眠期内,肋间肌活动受抑,肺功能残气量降低。

④新生儿,尤其是早产儿,在活动性呼气期内,胸腔内压增高,气道可塌陷,肺部可能产生积气。⑤新生儿肺弹性纤维较弱,弹性回位力不足,其动态顺应性较低,但仍与肺容量大体上呈直线关系。肺表面活性物质可改善肺顺应性,对肺氧合能力的提高常伴随有功能残气量的增加。⑥在受到刺激时,新生儿常常会改变其呼吸形式(包括频率、幅度、吸气时间和呼气时间)及呼吸肌的联合用力,调整其肺容量以提高或降低功能残气量,同时在呼气过程中动用吸气肌和呼气性喉肌,以保证正常的功能残气量。

第二节　基于呼吸机的呼吸力学监测

机械通气治疗时,患儿的呼吸动力会随之发生一系列的改变。在完成初始通气的参数设置和患儿开始接受通气后,就必须立即对其进行呼吸力学监测,并对初始通气策略的有效性和其他效应进行评估。

一、吸气峰压

现代呼吸机均可监测吸气峰压(peak inspiratory pressure, PIP),多数在屏幕上以数字形式直接显示出来。机械通气时,一般将压力上限设定在比 PIP 高 $5cmH_2O$ 的水平上,压力下限报警设定在 $5\sim10cmH_2O$,稍低于平均气道压力。若气道压力高于上限设置,呼吸机将报警,并中止送气,若低于下限设置,呼吸机亦会报警。由于 PIP 过高时可引起肺脏的力学特性发生改变,导致动态性肺过度充气和内源性 PEEP(PEEPi),故对新生儿,应尽量保持 $PIP<30cmH_2O$,以降低肺部气压伤的

可能性。

PIP 的大小与气道阻力、肺顺应性和吸气速等因素有关,过高时所造成的潜在危害取决于引起 PIP 升高的原因。多数认为由气道阻力增加引起 PIP 升高时的潜在危害性低于顺应性降低引起者,因为与阻力有关的压力并不能直接作用于气压伤的发生部位(肺泡)。临床上,PIP 升高的常见原因有:①气道阻力增加,如管道扭曲或管道积水、气道中分泌物增加、气管插管或气管切开进入右主支气管及支气管痉挛等;②肺部顺应性降低,常见于肺不张、肺炎、RDS、肺水肿、肺间质纤维化和气胸等;③患儿咳嗽,或人机对抗时。吸气压力降低则常见于患儿与呼吸机的连接管道脱落或漏气。

二、吸气末压力

吸气末压力(end-inspiratory pressure)又称平台压(P_{plat}),为吸气后屏气时克服胸廓、肺的弹性阻力和使气体在通气回路中压缩的压力之和,反映气体停止流动时的肺部顺应性,并可排除气道阻力的影响因素。由于呼吸肌用力对平台压有一定的影响,主动吸气时平台压增加,用力呼气时降低,在检测时应予以注意。平均气道压与平台压密切相关,有研究表明,平台压能较峰压更好地反映机械通气吸气时肺泡所承受的最大压力,提示在监测气压伤危险时,平台压是较峰压更好的指标。成人平台压正常值为 5~13cmH_2O,机械通气时吸气峰压应尽量 <35cmH_2O,以避免气压伤的发生。

三、呼气末压力

呼气末压力(end-expiratory pressure)在机械通气时直接反映 CPAP 或 PEEP 水平。如未选用 CPAP 或 PEEP,或为自主呼吸,呼气末气道压应回到"零"的水平,若未能回"零",而为正值,则提示可能发生气体闭陷或 PEEPi。对高危儿,如肺损伤新生儿或极早产儿,建议在出生时立即使用肺保护性正性压力通气,或在最初 30 秒钟内使用控制性肺膨胀通气策略,可以有效改善肺通气,减少肺损伤可能。

四、平均气道压

平均气道压(mean airway pressure,MAP)为单个呼吸周期的平均压力,与氧合程度以及血流动力学监测相关,能预测平均肺泡压力的变化,以及吸气与呼气阻力之间的关系。MAP 的监测位点原则上应尽量靠近口腔,多数呼吸机把压力感受器置于管道回路的 Y 形接头上或其附近,其他则置于管道回路中的呼气或吸气管,部分呼吸机设置有多个监测位点。

MAP 的影响因素很多,包括通气频率、吸气时间(T_I)、PIP、PEEP、PEEPi 和吸气流速波形等,可按以下公式计算:MAP = PEEP+(PIP-PEEP × T_I)/(T_I+T_E)。肺泡压传递至胸腔的程度取决于肺与胸壁顺应性的相对大小,若肺顺应性相对较大和/或胸壁相对较硬,则 MAP 对血流动力学的影响较大,此时尤应把 MAP 尽量维持在低水平。若 MAP>15cmH_2O,即表示气道压力过高,应改用其他通气策略或通气模式,以降低 MAP。在各种机械通气模式中,压力支持通气可使新生儿吸气时间缩短,气道压力降低。

监测 MAP 可有助于调整呼吸机参数和发现呼吸机故障。如潮气量保持不变,MAP 可直接反映呼吸道阻力和胸肺顺应性。MAP 升高,说明有呼吸道阻塞、顺应性下降或肌张力增加;MAP 降低,说明呼吸机管道系统漏气或脱落;另一方面,若气道压力和顺应性无明显变化,MAP 下降,说明潮气量减少。

五、气道阻力

气道阻力(resistance of air way,Raw)由气体在气道内流动时的摩擦和组织黏性形成,反映压力与通气流速的关系。对机械通气患儿,阻力由两部分构成,即源于气管插管内的阻力和患儿气道本身的阻力,两者的大小是相对的。气管插管内的阻力与其自身口径大小和气体流速等有关,内径过小、管腔变狭(如扭曲、牙齿咬合、分泌物多)、导管过长、接头过细过长或气流速度过快时,阻力较大。气道的阻力不恒定,在肺容量较高时,气道因牵拉作用而扩张,气道阻力降低;而当呼吸道黏膜水肿、充血、支气管痉挛、分泌物阻塞及单侧肺通气或低肺容量时,气道阻力增加。

六、内源性 PEEP

(一)定义

呼气末正压(PEEP)是在机械通气时所设置的呼气相正压,常用于呼吸窘迫综合征的治疗,但一些未设置 PEEP 的患儿,因呼气时间短于肺恢复到呼气末容量所需要的时间,或气流受阻,使肺泡压在整个呼气过程中均保持正压,肺泡不能像正常人一样恢复到静息末零压力。这种由于气体不能完全呼出,气体陷闭(gas trap)在肺泡内而产生的呼气末肺泡内正压,即称为内源性 PEEP(intrinsic PEEP,PEEPi),也称自动 PEEP(Auto-PEEP)。

(二)内源性 PEEP 的产生原因

1. **呼气阻力增加** 如支气管痉挛、分泌物增多等使呼吸道对气流的阻力增加,肺泡气排空受阻,呼气不能充分完成。另外,机械通气时气管插管、通气管路和呼气阀所增加的阻力也可使呼气流速减慢。

2. **气体呼出受限** 在肺实质受到破坏、气道黏膜水肿或气道痉挛等情况下,小气道可在呼气时发生陷闭,气体不能完全排出。

3. **肺顺应性增加** 使呼吸时间常数增大,所需呼气时间延长。

4. **呼吸机参数设置不当** 如呼吸频率过快,呼气时间过短,潮气量和每分钟通气量过高,设置

吸气末间歇,气流阻塞以及应用反比通气等。

(三)内源性 PEEP 的测定

1. **动态 PEEPi(dynamic PEEPi)** 对自主呼吸患儿,在吸气之前同步测定气流和食管内压力,即可得出动态 PEEPi,代表 PEEPi 的最小值。在呼气期第二时段,尤其是在呼气末,如呼气肌处于松弛状态,应用食管内压力测定法可以有效地测定 PEEPi。但若在呼气期腹部呼气肌强烈收缩,在吸气开始之前,食管内压力可因呼气肌松弛而有所下降,PEEPi 亦可因此而高估。此时若把食管内压力减去在吸气肌开始收缩到气流开始出现期间同步测定的胃内压下降值,或减去在呼气期间的胃内压升高值,即可得出 PEEPi 纠正值。有人认为平台压的变化亦可近似反映 PEEPi 的大小。

2. **静态 PEEPi(static PEEPi)** 在呼吸机上设置一个呼气末阻断装置,于呼气末堵塞气道,在静态条件下测压,可排除呼气肌活动和呼吸频率的影响。在实际监测时,为消除呼吸肌活动对 PEEPi 测定的影响,可把呼气末气道堵塞时的气道开放压减去同步测定的胃内压升高值,或把通过 Mueller 手法测到的最大气道开放压减去最大食管内压力,以获得 PEEPi 纠正值。静态 PEEPi 代表整个肺部 PEEPi 的平均值,高于动态 PEEPi。

3. **PEEPi 的监测** 现代呼吸机可利用对压力、容量和流速的监测来发现 PEEPi(图 2-16-1)。由于因呼气时间不足而产生的 PEEPi,可使呼气流速在发生下一次强制呼吸之前回不到基线上,

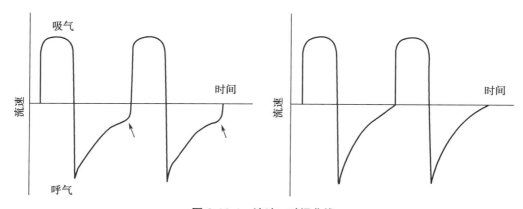

图 2-16-1 流速 - 时间曲线

左图箭头提示 PEEPi,右图提示重新设置呼吸机参数后 PEEPi 得到纠正

临床上,若呼吸机监测仪上显示这种图形,即提示存在 PEEPi(但不能定量)。对慢性阻塞性肺部疾病所致的 PEEPi,因呼气流速仍正常,需要应用呼气阻断法才能测出,方法为在下一次呼吸开始之前,将呼气阀关闭约数秒钟,待气道内压力与呼吸机管道内压力达到平衡后,从压力表上读到的压力数为总的 PEEP,减去设置的 PEEP 后即可计算出 PEEPi。

（四）诊断

1. **疑诊**　临床上出现以下情况时应考虑 PEEPi 存在的可能:①患儿呼吸费力,需用较大的吸气力量来触发呼吸机;②压力控制通气时潮气量或每分钟通气量下降,呼吸频率增快;③容量控制通气时气道压力升高;④通气效果变差;⑤患儿有气流阻塞的临床表现,呼气阻力较高。

2. **诊断**　如监测仪器发现以下情况可诊断 PEEPi:①呼气流速在整个呼气相中持续存在,并未下降至零;②呼气流速提前达到峰点,不随时间衰减而发生单指数衰减;③外加 PEEP 时不能升高峰压或吸入压力;④在进行定容机械通气而流速恒定时,气道开放压明显大于峰压与平台压之差;⑤呼气末气道关闭压(测量呼气末肺泡平均压)高于外源性 PEEP。

（五）临床意义

1. **对呼吸系统的影响**　PEEPi 是机械通气时的一种常见并发症,多在气流阻塞和 / 或每分钟通气量过高引起呼气不完全时产生,可降低肺顺应性,引启动态性肺过度充气和增加气压伤危险性。另外,PEEPi 也可引发吸气阈负荷,人机不协调,降低吸气肌吸气效率,导致呼吸功耗增加等。有报道指出呼吸功耗可因此而增加 47%,吸气肌容易疲劳。

2. **对循环系统的影响**　PEEPi 可降低肺顺应性,增加呼吸功耗和 / 或呼吸机触发难度,产生类似胸腔正压的作用,从而使血流动力学发生改变,心脏充盈受限,心搏出量减少。

3. 影响对胸膜腔内压力的测定和肺顺应性的计算。

4. PEEPi 和平台压的测定有助于鉴别吸气峰压升高的真正原因。吸气峰压的升高与高流速、高气道阻力及低呼吸系统顺应性等多种因素有关,平台压升高时提示肺容积增加或减少、肺实质或胸壁(包括膈和腹部)异常引起肺顺应性降低,而 PEEPi 可使有效顺应性降低,但对肺组织顺应性无影响。

（六）处理

PEEPi 常见于机械通气时,但亦可通过调节呼吸机参数来纠正:①延长呼气时间,使肺脏在下一次呼吸之前,能回到其静止容量;②降低呼吸机通气频率,增加吸气流速,减少吸气时间;③撤除已设置的 PEEP,使总的 PEEP 降低;④应用支气管扩张剂,减轻呼气气流阻塞;⑤适当使用镇静剂,降低呼吸中枢驱动力;⑥应用外源性 PEEP 或低于 PEEPi 的持续气道正压(CPAP),以拮抗 PEEPi。适当应用 PEEP 可对抗 PEEPi,而不增加呼气末肺容量和对血流动力学产生影响。但若外源性 PEEP 过大,或患儿并无气流受阻,则此外源性 PEEP 将会加剧动态性肺过度充气,加重病情。因此,在应用外源性 PEEP 时,应监测气道压力或呼气末肺容量。若气道峰压和气道平均压几乎无任何变化,可应用外源性 PEEP;若这两种压力平行增加,则提示在加用外源性 PEEP 后,产生了额外的过度充气,应避免使用。对于慢性阻塞性肺部疾病患儿,由于已存在明显的过度通气,一般应避免使用 PEEP。但当合并呼吸衰竭时,可选用 PEEP,一般为 $3cmH_2O$,应 <$5cmH_2O$;也可根据所测定的 PEEPi 来决定 PEEP,通常外加的 PEEP 为 PEEPi 的 70%~80%。

七、通气容量的监护

包括对呼出气潮气量(expiratory tidal volume)和每分钟通气量(minute ventilation,MV)的监测,亦有助于了解肺功能状态及指导呼吸机参数的调节。一般情况下,其上限 / 下限报警设定应高于 / 低于预定值的 10%~15%,从而可以保证有适当的肺泡通气,对呼吸状态多变的患儿尤其适用。

呼出气潮气量或每分钟通气量下降的常见原因如下:①呼吸机连接管道脱落或漏气;②应用压力支持或压力控制的通气模式时,出现肺部顺应性降低、气道阻力增加或呼吸肌疲劳等;③气道压力上升超过报警上限,呼吸机可排出"多余"的潮气量;④流量传感器受潮,呼出气潮气量测定发生误差;⑤气体流量或吸呼比不当。呼出气潮气量或每分钟通气量增加的常见原因则有:①疼痛、缺氧、发热、组织灌注不良或代谢性酸中毒等引起呼吸频率和潮气量增加;②呼吸机参数设置不当,包括潮气量、呼吸频率、灵敏度和压力支持水平等。

八、压力、容量和流速曲线的描记

压力、容量和流速曲线的描记有助于直接观察患儿气道压力、气体流速的形式以及压力与容量变化的动态关系,亦可评价通气参数设置对波形的影响,最终为判断呼吸力学状况、用力呼吸以及人机协调性等提供线索。

第三节　基于患儿的呼吸力学监测

一、人机相互作用

(一)观察患儿

患儿看上去是否舒适? 若不舒适,则与机械通气有否关系?

(二)触发设置

设置的触发灵敏度和有效触发灵敏度同等重要。前者是指医师所设置的阈值水平,后者为实际的阈值水平。除 PEEPi 外,气管插管狭窄、气道阻塞和支气管痉挛等均可引起触发困难。

(三)流速

吸气时腹肌紧张提示吸气流速过高,应降低流速或延长吸气时间。如自主呼吸很强,则应有高吸气流速,可提高设置的吸气流速、改换为压力支持模式或改换为减速波,并在吸气初始即给予高流速。

(四)人机对抗

人机对抗(fighting the ventilator)指患儿的自主呼吸节律与呼吸机不同步或不协调,提示存在人机对抗,临床上常表现为明显的呼吸困难、烦躁不安、鼻翼扇动、心动过速、多汗和血压升高等,可伴有心律失常,甚至出现休克或窒息;在监护系统上,可触发呼吸机上各种报警参数,脉搏氧饱和度计显示低氧血症,血流动力学监测表现为不稳定状态。

患儿的因素和呼吸机的因素均可以引发人机对抗。与患儿有关的因素有:①人工气道问题,如气管插管上移,或下移至支气管;②气道阻力突然增加,如支气管痉挛,气道内分泌物增加;③肺部顺应性急剧改变,见于张力性气胸和肺水肿等;④呼吸驱动力改变,常因中枢神经性高通气或呼吸肌疲劳所引起;⑤内源性 PEEP 产生,需要更大的吸气力量,呼吸功耗增加,并激发呼吸机通气;⑥通气/血流比值突然变化,见于肺栓塞、体位改变后引起低氧血症;⑦烦躁不安,可能与疼痛或不适当镇静有关。与呼吸机有关的因素包括:①灵敏度设置过高或过低;②吸气峰流速设置不当;③不适当的通气支持或氧输送存在某些问题;④呼吸机管道漏气或管道脱落。若在暂时脱机、进行人工气囊通气后,患儿呼吸窘迫症状得到缓解,则原因可能在于呼吸机,若未能缓解,则可能在患儿本身。

发生人机对抗时,应查明原因,对因处理:①及时纠正人工气道的并发症,如支气管内插管位置不当等。②改用同步呼吸机,选用适当的机械通气模式,必要时增加 FiO_2 和通气量,调节吸气流速、吸呼比和 PEEP。③检查呼吸机管道,注意有无痰液堵塞或管路积水。④对因烦躁或疼痛所致的人机对抗,可酌情使用镇静、止痛药物。首选吗啡 $20\mu g/(kg \cdot h)$,效果不佳时,逐渐加量至 $40\mu g/(kg \cdot h)$;若仍无效,则改用咪达唑仑(midazolam)$1\mu g/(kg \cdot min)$。⑤对自主呼吸频率过快、潮气量小的患儿,如 RDS,若自主呼吸不能被镇静剂所抑制,可考虑使用非去极化肌肉松弛剂,潘可罗宁(pancuronium)$100\mu g/(kg \cdot 次)$。⑥对少数患儿可采取逐渐过渡的方法。如某些烦躁不安患儿,可在开始时按患儿的呼吸频率、幅度和潮气量挤压简易呼吸器气囊,数分钟后逐渐增加挤压力量,提高潮气量和肺泡通气量,通过过度通气,把 $PaCO_2$ 降至一定水平,抑制患儿呼吸中枢,减弱自主呼吸,然后再接回呼吸机。

二、呼吸功

呼吸功(work of breathing)指用于扩张呼吸系统的机械功,主要用来克服胸廓与肺组织的弹性阻力、气流通过呼吸道时的摩擦阻力以及胸廓与肺组织变形时受到的黏性阻力。正常人呼吸作功仅占总氧耗的 1%~3%,但当顺应性或气道阻力受到影响时,如急性呼吸衰竭,每分钟通气量增加,呼吸器官的氧耗量明显增加,可达总耗氧量的 25% 以上。危重患儿因呼吸肌吸气效率低,在进行自主呼吸时,其呼吸功耗也增加。对无自主呼吸的机械通气者,呼吸功 = 平均经肺压 × 潮气量,监测呼吸功可了解呼吸肌状态和判断呼吸机是否可以撤离。

机械通气时呼吸功常受以下因素影响:①患儿呼吸力学异常:如肺顺应性降低,气流阻力增加,PEEPi;②气管插管的直径;③呼吸机本身的设计、回路和气阀等;④通气类型:吸气时间与呼气时间,吸气流速和波形。

三、对心血管系统的影响

不当的呼吸动力学可引起血流动力学发生改变,如心脏充盈受限,心搏出量减少和液体潴留。

第四节 呼吸肌功能的监测

了解呼吸肌的功能状态,对呼吸机参数的调节、撤机时机的选择以及避免呼吸肌疲劳等有一定的指导作用。

一、最大吸气压和呼气压

最大吸气压(maximum inspiratory pressure,MIP)和呼气压(expiratory pressure)反映全部吸气肌和呼气肌强度,有助于判断撤机能否成功以及患儿能否完成有效的咳嗽和排痰动作。对成年男性(女性约为男性的 2/3),若最大吸气压 >80cmH$_2$O,最大呼气压 >100cmH$_2$O,提示呼吸肌无严重衰弱,容易成功撤机。对新生儿和早产儿,因个体差异较大,目前尚无公认的诊断标准,应结合其他观察指标综合考虑。

二、跨膈压

跨膈压(diaphragmatic pressure)指通过带气囊的双腔聚乙烯管在吸气相测出的胃内压与食管内压的差值,反映膈肌收缩时产生的压力;最大跨膈压则为在功能残气位、气流阻断状态下,做最大吸气时所能产生的跨膈压最大值,反映膈肌作最大收缩时所能产生的最大压力。当膈肌疲劳时两者均明显下降,而在高肺容量时,仅最大跨膈压下降。

三、膈肌功能储备

测定膈肌张力 - 时间指数和膈肌限制时间,有助于了解膈肌功能储备(diaphragm functional reserve)情况。进行膈肌肌电图频谱分析,通过频率分布的变化反映膈肌疲劳情况,如中位频率和高频与低频的比值下降,观察膈神经刺激反应,可分析膈肌功能状况。常用电刺激激发,也可用磁刺激激发,测定从开始刺激到出现膈肌活动电势时的膈神经传导时间,可特异性分析膈肌的特性,排除中枢神经系统的影响。在纵隔肿瘤、吉兰-巴雷综合征、脱髓鞘病变、周围神经病和心脏手术后,若膈神经受到损害,可引起膈神经传导时间延长或消失;但若膈肌麻痹而膈神经传导时间正常,则提示为上运动神经元损害(如肿瘤或髓质梗死)、脑干脑炎或脊髓高位损害。

四、压力松弛率

压力松弛率(pressure relaxation rate)指从肌肉开始出现刺激性收缩或自主收缩到肌肉松弛时的速率,压力松弛率降低常为肌肉负荷过重的早期表现之一,在肌肉衰竭发生之前出现。

综上所述,新生儿进行机械通气时,需动态监测其呼吸力学改变,包括基于呼吸机或基于患儿的呼吸力学改变,以及呼吸肌功能的变化,对观察患儿自主呼吸做功程度、动态了解患儿肺功能状态、初步判断机械通气参数是否合适、病因提示、初步预测疾病进展、初步判断治疗效果以及指导呼吸机撤机均具有较重要的指导意义。

(农绍汉)

第十七章
新生儿呼吸波形分析及其临床意义

现代新生儿呼吸机一般都具有呼吸波形监测功能,可将呼吸周期瞬间压力(pressure)、容量(volume)、流速(flow)等参数在不同时间(time)的变化精确而直观显示出来。压力、容量、流速和时间是机械通气的四个基本参数,它们之间相互作用、相互影响,在呼吸机的呼吸力学监测方面以压力 - 时间曲线(pressure-time curve)、容量 - 时间曲线(volume-time curve)、流速 - 时间曲线(flow-time curve)、压力 - 容量环(pressure-volume loops)、流速 - 容量环(flow-volume loops)和压力 - 流速环(presure-flow loops)这"三条曲线"和"三个环"直观地反映每一次呼吸从开始到结束的具体情况,包括呼吸机送气和自主呼吸用力及两者之间的交互作用,不仅可监测机械通气参数是否合适,动态了解患儿肺功能状态,观察患儿自主呼吸运动的程度,评价某些药物的治疗效果,对呼吸道管理也具有重要的临床指导意义。

第一节　机械通气的基本参数

在呼吸机使用过程中,通气压力、容量、流速和时间这四个基本参数可以反映患者吸气相或呼气相呼吸力学实时、动态的变化。

一、压力

在呼吸力学中不可避免地经常涉及气道压、肺泡压等概念,气道压(airway pressure)或肺泡压(alveolar pressure,PA)是指在呼吸周期中某一瞬间气道内的压力,或肺泡内的压力,压力控制通气(pressure control ventilation,PCV)时以控制恒定气道压力为目标。在机械通气过程中,患者气管、支气管、肺泡及呼吸机的呼吸管路构成一个密闭容器,如果呼吸机的压力传感器分别置于患者气管、支气管、肺泡和呼吸机管路等不同部位,则可测定出各个部位不同的压力。但是,呼吸机的压力传感器既不在气道,也不在肺泡,因此无法测定气道压或肺泡压。大多数呼吸机的压力传感器通常置于呼吸机管路的近患者端,即 Y 形管端,其监测的压力实质上是呼吸机管路近患者端的压力。在吸气相开始,呼吸机吸气阀打开、呼气阀关闭,呼吸机送气使气道、肺泡内气体逐渐增多,克服气道黏性阻力和胸肺弹性阻力,使气道和肺泡内压力不断增高;在吸气末,吸气阀关闭、呼气阀仍未打开,患者气管、支气管、肺泡及呼吸机的呼吸管路形成一个密闭容器,气体停止流动,气道、肺泡的黏性阻力和惯性阻力均消失,各个部位的压力相等,即此时的气道压力与肺泡压力相等,可称最大肺泡内压或平台压。在定压型通气模式,呼吸机管路、气道和肺泡皆相继达到预设压力,故吸气峰压(peak inspiratory pressure,PIP)和平台压(plateau pressure,P_{plat})相等。在呼气相开始,呼吸机吸气阀仍关闭、呼气阀打开,由于胸廓和肺组织弹性回缩使得肺泡、气道内的气体逐渐排出,肺泡、气道和呼吸机管路压力不断降低;当呼气时间结束,排气阀关闭,压力可降至最低水平,甚至为零。此时气道和肺泡内压力相等,即为呼气末压力。若设置有呼气末正压(PEEP),则呼气末肺泡内压力等于 PEEP。压力波形(pressure wave)通常表现为方波(rectangular)和递增波(exponential rise),见图 2-17-1。

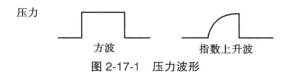

图 2-17-1　压力波形

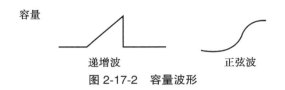

图 2-17-2　容量波形

二、容量

在呼吸过程中,由于气体吸入肺内或从肺内呼出均导致肺容量的变化,肺容量大小受通气压力、时间和气体流速等多种因素的影响。容量是流速与时间的乘积。在容量控制通气(volume control ventilation,VCV)时,潮气量(tidal volume,V_T)为预设值,以达到恒定容量为目标;而在 PCV 时,V_T 为因变量,与通气压力呈正比。在机械通气中,常用的容量参数有 V_T、无效腔(dead capacity)、每分钟通气量(minute ventilation,MV)、分钟肺泡通气量(minute alveolar ventilation,MAV)、功能残气量(functional residual capacity,FRC)等。呼吸机上的容量波形(capacity waveform)一般表现为上升斜坡波形(ascending ramp)和正弦波形(sine wave),见图 2-17-2。

三、流速

通常采用平均流速和峰流速的概念,吸气或呼气时,流速传感器可监测到气流速度或单位时间内的气体容量(流量)变化。呼吸机的流速传感器多置于 Y 形管与人工气道之间或呼气端,前者可准确反映患者吸入气体量和呼出气体量的变化,但由于需要增加连接管路无效腔增大,移动性也较大,易损坏;后者无效腔小,不易损坏。流速波形(flow velocity waveform)可表现为方波(rectangular)、正弦波(sine wave)、上升斜坡波(ascending ramp)、下降斜坡波(descending ramp)和递减波(exponential decay),见图 2-17-3。流速随流速波形而变化,如方波时,峰流速和平均流速相等;递减波时,平均流速低于峰流速。平均流速和送气时间的乘积为潮气量;而潮气量除以送

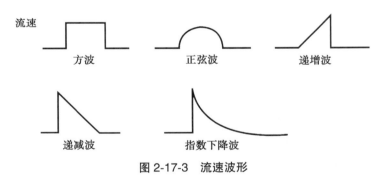

图 2-17-3　流速波形

气时间为平均流速。在 VCV 时,流速为预设值;在压力控制通气时,流速为监测值。

四、时间

包括吸气时间、呼气时间与吸气 / 呼气时间比值,通过吸气阀和呼气阀开放与关闭来实现。吸气时间、呼气时间可分为预设值和测定值,预设值为患者无自主呼吸时预设的呼吸机吸气时间和呼气时间,而测定值为机械通气中呼吸机实际运转时间和比例,受实际呼吸频率和吸气、呼气转换方式等影响。

第二节　呼吸波形的主要类型及其临床意义

一、压力 - 时间曲线

(一) 压力 - 时间曲线的特点

压力 - 时间曲线(pressure-time curve)以气道压力为纵轴,时间为横轴,横轴上为正压,横轴下为负压,基线压力为零或 PEEP,反映吸气相、呼气相气道压力随时间的变化(图 2-17-4)。PCV 的吸气

相始终有一定气体流速,而 VCV 的吸气相可出现无流速期(吸气后平台期)。自主呼吸时吸气相气道压力为负压,取决于吸气峰流速;呼气相气道压为正压,取决于气道阻力。在 PCV 模式下,P-T 曲线上出现向下的较小压力波形,为患者自主呼吸触发所致。吸气相开始,呼吸机送气使气道和肺泡内气体增多,压力增大逐渐达到峰压(peak pressure, P_{peak}),又称为吸气峰压(peak inspiratory pressure, PIP)或峰气道压(peak airway pressure);此时呼吸机送气结束,但吸气时间尚未结束,由于气流克服气道阻力导致气道、肺泡内压力稍微降低,这个压力称为经气道压(transairway pressure, P_{TA});然后因气道、肺泡内充满气体,气道、肺泡压力达到平衡

而形成平台压(plateau pressure, P_{plat}),PIP 和 P_{plat} 存在一定压差,即 P_{TA}。可见,PIP 为 P_{plat} 和 P_{TA} 之和。吸气时间结束,进入呼气相,肺内压力逐渐减低至基线水平(图 2-17-5)。

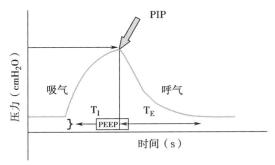

图 2-17-4　P-T 曲线

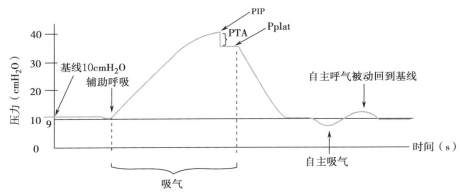

图 2-17-5　P-T 曲线结构分析

(二) P-T 曲线的临床意义

1. 判断患儿呼吸类型　自主呼吸时吸气相表现为基线压力为负压波形,呼气相为基线上正压波形;若基线压力为 >0cmH$_2$O 的自主呼吸,则为CPAP。根据基线下负压波形的深度和面积,可判断自主呼吸做功大小是否达到触发预设值。由图 2-17-6 可见,a 波、b 波和 c 波为逐渐增强的自主吸气。根据吸气启动时有无基线下负压波形可区分控制通气和辅助通气,控制通气时由呼吸机

提供正压通气,基线下无负压波形;而辅助通气是由患儿自主呼吸触发呼吸机送气,因而在基线下出现负压波形。如果呼吸机是流速触发时,控制通气和辅助通气可能在基线压力下不出现负压波形,视流速触发预设值大小而定。在同步间歇指令性通气(SIMV)可明确 SIMV 触发窗、同步触发通气和强制性通气。

2. 评估平台压　若压力曲线无平台样压力,VCV 应考虑吸气流速不足或未设置吸气后屏气,

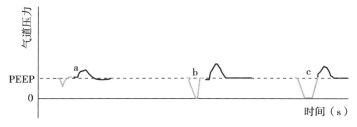

图 2-17-6　利用 P-T 曲线判断自主呼吸吸气做功大小

PCV 或 PSV 应考虑压力上升时间设置太长或呼吸回路有漏气。

二、容量-时间曲线

（一）容量-时间曲线的特点

容量-时间曲线（volume-time curve）以通气容量为纵轴,时间为横轴,是潮气量随时间变化的曲线,由于容量始终为正值,故均在横坐标上。正常情况下吸气相曲线逐渐上升,吸气末达最高限;呼气相曲线逐渐下降,呼气末曲线回复到基线。上升支为吸入潮气量,下降支为呼出潮气量（图 2-17-7）。V-T 曲线需与其他曲线结合进行分析。

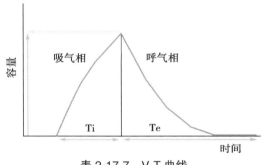

表 2-17-7　V-T 曲线

（二）V-T 曲线的临床意义

1. 区别方波、递减波在曲线上的差别。

2. 是否主动用力呼气　主动呼气峰流速高,呼气时间短,呼气可降到基线水平以下。

3. 气体阻滞或泄漏　呼气末曲线不能回复到基线,上一次呼气未结束,稍停顿继续呼出。

4. 呼气时间不足导致气体阻滞　呼气时间不足,呼气尚未结束即开始吸气,常见于呼吸频率快、有 PEEPi 或反比通气。

三、流速-时间曲线

（一）流速-时间曲线的特点

流速-时间曲线（flow-time curve,F-T 曲线）以流速为纵轴,时间为横轴,描述流速大小、持续时间及流速释放方式。横轴上部代表吸气波,下部为呼气波（图 2-17-8）。自主呼吸的 F-T 曲线吸气波形呈正弦波形,但容量控制通气和压力控制通气的 F-T 曲线波形有所不同,前者常为方波波形,后者常为递减波形。方波流速恒定,但受延迟时间效应和呼吸管路回缩力影响,吸气时间

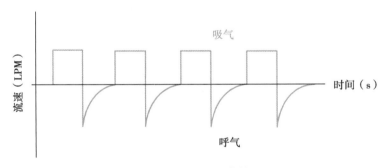

图 2-17-8　F-T 曲线

短;其他波形流速非恒定,吸气时间相对长;新的呼吸机还可选择不同波形如递增波、正弦波（图 2-17-9）。机控和自主呼吸呼气均为被动,呼气曲线形态均一致,但振幅和流量回零时间不一,取决于肺顺应性、气道阻力和是否主动呼气。F-T 曲线反映气体流速随时间变化的趋势,可反映患者吸气与呼吸机是否同步,以指导自主呼吸触发灵敏度的调节。同时,根据 F-T 曲线的变化,可了解医师设置的呼吸机吸气时间是否合适。

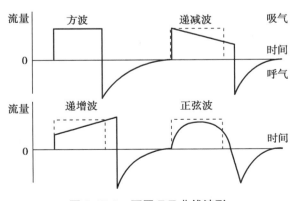

图 2-17-9　不同 F-T 曲线波形

（二）F-T 曲线的临床意义

1. 判断通气类型　F-T 曲线显示自主呼吸为正弦波，VCV 为方波，PCV 为递减波等，根据波形特点可判断通气类型。

2. 判断控制通气时有无自主呼吸　如吸气流速波出现切迹，提示出现自主呼吸。

3. 判断是否存在 PEEPi　呼气流速在下次吸气发生前未回到基线而突然降至 $0cmH_2O$。

4. 评估吸气时间是否充足　如吸气时间充足，吸气末流速回到基线，并可有一段"屏气时间"；如不足，吸气末流速未回到基线而突然降至 $0cmH_2O$。

5. 管路泄漏　回路发生泄漏，如流量触发值小于泄漏速度，吸气流速曲线基线向上移位，下一次吸气间隔期延长；可适当加大流量触发值。

6. 呼气灵敏度（exhalation sensitivity，Esens）调节　若预设值过低，呼吸机持续送气，吸气时间过长；若过高，呼气切换过早，吸气不足，可结合压力上升时间及 F-T 和 P-T 曲线的波形进行调节。

7. 呼气流速波形　形态基本一致，其变化主要表现在振幅和持续时间的长短。呼气流速波形的作用包括：①判断支气管阻力：呼气阻力增加，峰流速稍小，呼气延长；②评估支气管扩张剂疗效：支气管扩张剂治疗有效后呼气峰流速增加，呼气时间缩短；③判断 PEEPi：VCV 时 F-T 曲线吸气支呈方波时，呼气流速在下一个吸气相开始之前突然回到 $0cmH_2O$，提示存在气体陷闭。

在 PCV 或 VCV 情况下，上述三种曲线存在一定差异（图 2-17-10）。

四、压力 - 容量环

（一）压力 - 容量环的特点

压力 - 容量环（pressure-volume loops，P-V 环）是以功能残气量为基点，不同潮气量为纵轴，相应的压力变化为横轴描记而成。机械通气的 P-V 环呈逆时针方向，从吸气起点上升支为吸气支，从吸气终点下降支为呼气支（图 2-17-11）。通常把从吸气起点到吸气终点的连接线称为斜率，若斜率向纵轴偏移提示肺顺应性增大，若斜率向横轴偏移则提示肺顺应性减低（图 2-17-12）。吸气支和呼气支

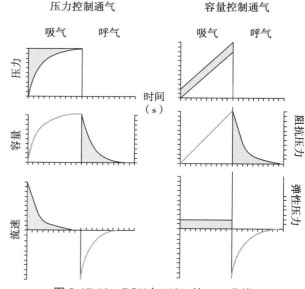

图 2-17-10　PCV 与 VCV 的 P-T 曲线、V-T 曲线和 F-T 曲线比较

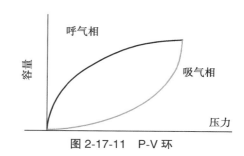

图 2-17-11　P-V 环

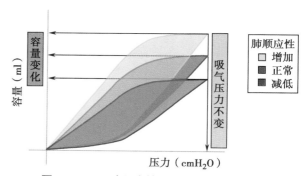

图 2-17-12　肺顺应性改变对 P-V 环的影响

之间的距离反映吸气阻力与呼气阻力的大小。现代呼吸机可显示动态 P-V 环和静态 P-V 环，两者存在一定差异。前者反映吸气时克服肺弹性和气道阻力的情况，而后者仅反映克服肺弹性的情况。与静态 P-V 环相比，动态 P-V 环较宽；若气道阻力增大，动态 P-V 环更宽。动态 P-V 环吸气支在吸气末期如果出现末端变平的现象（即"鸟嘴状"改变），此时较大的压力变化仅能引起较小的肺容量

改变,提示肺泡存在过度扩张现象。在容量控制通气时,若气道阻力增大,P-V 环的上升支向纵轴右侧水平移位(环变宽);若气道阻力减小,则向纵轴移位(环变窄),见图 2-17-13。

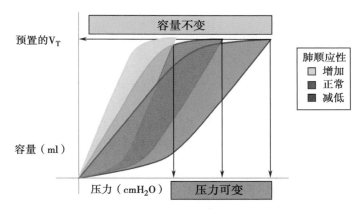

图 2-17-13　VCV 时气道阻力改变对 P-V 环的影响

控制通气、辅助通气和自主呼吸情况下的压力 - 容量环各有特点。自主呼吸时,吸气为负压,呼气为正压,当吸气达到吸气潮气量水平转为呼气。因而,P-V 环显示从吸气起点开始的按顺时针方向的上升支,止于吸气终点,即吸气相;下降支从吸气终点开始按顺时针方向回到起点,即呼气相(图 2-17-14)。在 CPAP 通气时,吸气相与呼气相均为正压,P-V 环均在纵轴右侧,CPAP 压力的大小决定吸气起始的压力水平,上升支与纵轴之间的面积大小取决于吸气阻力的大小,而下降支与纵轴之间的面积取决于呼气阻力大小(图 2-17-15)。辅助通气时,P-V 环先在纵轴左侧出现一个小的负性三角区,为自主呼吸的吸气负压波形;此后,在纵轴右侧出现按逆时针方向上升的吸气支,吸气结束转为下降的呼气支,回到零点(图 2-17-16)。

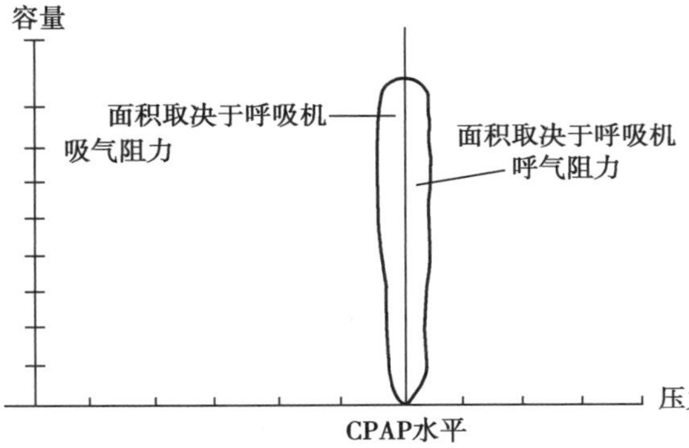

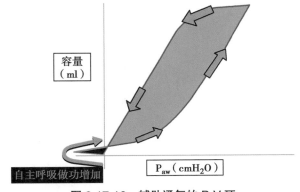

图 2-17-15　CPAP 通气的 P-V 环

CPAP:持续呼吸道正压通气

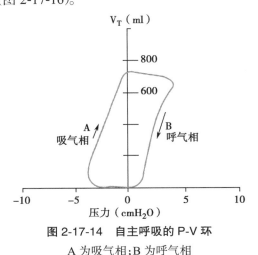

图 2-17-16　辅助通气的 P-V 环

在压力 - 容量环上可见到低位拐点(lower inflection point,LIP)和高位拐点(upper inflection point,UIP),前者反映萎陷肺泡的扩张,有助于选择最佳 PEEP;后者则反映胸肺的最大弹性扩张程度,指导通气参数或潮气量的选择,一旦超过 UIP 将显著增加肺损伤的机会和机械通气对循环功能的抑制(图 2-17-17)。在 VCV 下,可通过标

图 2-17-14　自主呼吸的 P-V 环

A 为吸气相;B 为呼气相

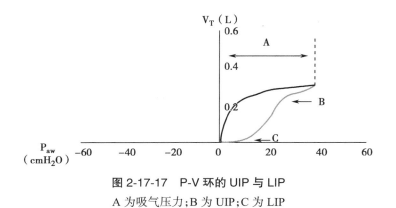

图 2-17-17　P-V 环的 UIP 与 LIP

A 为吸气压力;B 为 UIP;C 为 LIP

准静态 P-V 环测定肺力学参数,确定 UIP 和 LIP。

多数呼吸机显示的 P-V 环是根据置于呼吸机管路与患者气管插管联结的 Y 端压力传感器测定的压力而计算的,此处的压力并非真正的气管内压力,受气管内导管内径大小影响,内径越小则阻力越大。因而,在吸气时可能高估气管、肺泡内压力,而呼气时又低估了气管内压力。如果用气管内压来显示 P-V 环,可避免气管插管阻力的影响,更容易发现肺泡过度扩张、内源性 PEEP 等现象。气管内压可以用气管内测压管直接测定,也可通过测定 Y 端压力、气体流速和气管内导管内径计算出气管内压,两种方法测定的气管内压非常接近。

（二）P-V 环的临床意义

1. 可估算肺顺应性、气道阻力和呼吸相面积和吸气触发功。

2. 测定 LIP、UIP　VCV 模式下,在静态条件下(无自主呼吸、定容、控制通气)测定 LIP、UIP,以辅助设置最佳 PEEP 和 PIP。

3. 判断是否存在漏气　存在漏气时呼气支未能回复至 0cmH_2O。

4. 估算 Flow-by 效果或流速设置不足　自主呼吸在纵轴左侧负压启动,P-V 环向横轴正向倾斜呈 8 字形,提示呼吸机未及时提供适当流量,吸气流速大于设置流速,说明吸气有力,应调整呼吸机吸气流速,避免人机对抗。

5. 作为设置最佳 PEEP 的参考　随着 PEEP增加,P-V 环右移,LIP 消失(陷闭的小支气管开放),UIP 消失(肺无过度充气);潮气量基本无改变;CMV 模式下可根据 PEEP 效应设定最佳

PEEP。

6. 判断压力支持水平　PSV 与克服气管插管阻力有关,如 CPAP+PSV 的 P-V 环吸气支位于 CPAP 纵轴处,说明气管插管阻力已完全补偿;若在 CPAP 的右侧,说明 PSV 补偿除气管插管阻力外,尚有病理性阻力。

五、流速 - 容量环

（一）流速 - 容量环的特点

流速 - 容量环(flow-volume loops)以容量变化为横坐标,流速变化为纵坐标来反映流速和容量的相关变化。在机械通气中,吸气相开始时以功能残气量为基点,气体流速迅速增大,逐渐达峰流速,直到吸气结束达潮气量水平进入呼气相;呼气流速开始较快,达峰流速后逐渐减慢,呼气时间结束回到基点(图 2-17-18)。机械通气的呼气属于被动过程,其驱动压来自肺组织的弹性回缩力。流速 - 容量环的呼气过程包括早期的快速部分和后期的慢速部分,前者主要反映胸外阻力成分的作用,而后者反映肺组织、胸壁和气管插管的黏弹性。

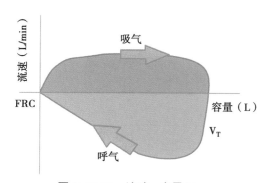

图 2-17-18　流速 - 容量环

（二）F-V 环的临床应用

1. 反映气道状况　F-V 环可反映是否有泄漏、是否有阻塞及 PEEPi 是否存在，以及患儿呼吸是否与呼吸机同步。气管插管扭曲时 F-V 环为低流速、低容积环，P-V 环的特征为高峰压、低潮气量、低顺应性和高阻力。

2. 评估支气管扩张剂疗效　经支气管扩张剂治疗后小气道阻力下降，呼气峰流速增加，呼气曲线由凹陷转为平坦。

六、压力 - 流速环

（一）压力 - 流速环的特点

压力 - 流速环（pressure-flow loops）以压力为横轴，流速为纵轴，反映压力与流速之间的相关变化。由图 2-17-19 可见，在恒定流速下，吸气开始气道和肺泡内气体流速快速上升，达峰流速后形成平台，吸气末气体流速降至基线，继而进入呼气相；在递减流速下，气道和肺泡内气体流速上升，达峰流速后逐渐降低，吸气末降至基线，继而进

入呼气相。由图 2-17-20 可见，在不同通气状态下的 P-F 环形态有所差异。在控制通气时，吸气开始肺内气体流速快速上升，达峰流速后形成平台，吸气末流速骤然降至基线，继而进入呼气相。辅助通气时，自主呼吸在纵轴左侧形成负压波形带动呼吸机送气，肺内气体流速上升达峰流速后骤然降至基线，继而进入呼气相。自主呼吸时，在纵轴左侧形成负压波形，肺内气体流速上升，达峰流速后降至基线，继而进入呼气相，在纵轴右侧形成正压波形，流速达峰流速回到基线降至零点。

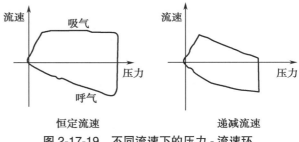

图 2-17-19　不同流速下的压力 - 流速环

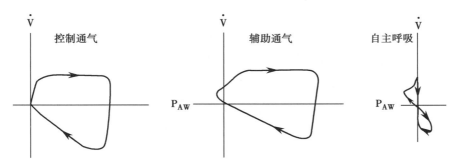

图 2-17-20　不同通气状态下的压力 - 流速环

（二）P-F 环的临床意义

可了解患儿和呼吸机各自工作情况、做功大小和人机协调情况，尤其对 PSV 更有帮助。

第三节　新生儿呼吸波形异常的原因分析及其处理

在新生儿机械通气过程中，呼吸波形的变化可反映出患儿病情变化、呼吸机参数是否合适、呼吸机工作状态是否正常。通过对呼吸机监测的呼吸波形异常情况的分析，可及时发现问题，及时给

予相应处理。

一、人机不同步

（一）原因

由于患儿呼吸频率过快、烦躁，或呼吸机参数调节不当，可出现患儿自主呼吸与呼吸机通气不同步。

（二）异常波形分析

人机吸气不同步在呼吸机波形上可表现为 F-T 曲线在吸气相呈现锯齿状改变（图 2-17-21），或 P-V 环出现上下摆动（图 2-17-22）。

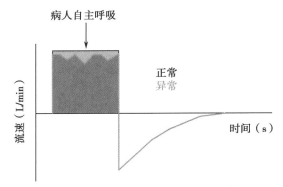

图 2-17-21 人机不同步时 F-T 曲线改变

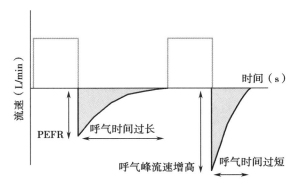

图 2-17-23 气道阻力增大时 F-T 曲线改变

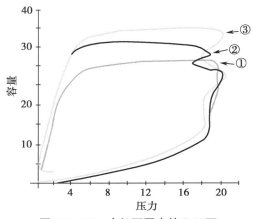

图 2-17-22 人机不同步的 P-V 环

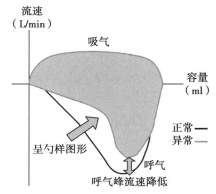

图 2-17-24 气道阻力增大时 F-V 环

（三）处理

可通过调节呼吸机参数以适应患儿自主呼吸，从而达到人机同步的目的。对烦躁、易激惹患儿，可适当应用镇静剂苯巴比妥钠、水合氯醛等。

二、气道阻力增大

（一）原因

在新生儿机械通气过程中，引起气道阻力增大的常见原因包括：气管插管管径过小、呼吸管路扭转或打折、气道分泌物多或支气管痉挛等。

（二）异常波形分析

当患儿气道阻力增大时，对吸气相波形影响不大，但呼气相气体流速减慢，呼气时间延长。因而，在 F-T 曲线出现呼气相呼气流速减慢、呼气时间延长（图 2-17-23）；在 F-V 环也可出现呼气流速减慢，呈"勺样"改变（图 2-17-24）。P-V 环静态曲线形态正常，仅动态曲线左移或平坦，说明呼吸道阻力增加。

（三）处理

当呼吸机波形出现气道阻力增大改变时，应及时检查气管插管大小是否合适，检查呼吸机管路是否出现扭转、打折或受压等情况，及时清理呼吸道分泌物，保持气道通畅。考虑患儿存在支气管痉挛时，可应用支气管扩张剂治疗。

三、肺顺应性减低

（一）原因

新生儿肺顺应性差的最常见原因是肺发育不成熟，肺表面活性物质缺乏。在严重缺氧、重度肺炎、胎粪吸入综合征、急性呼吸窘迫综合征、肺水肿、肺出血等患儿，由于Ⅱ型肺泡上皮细胞损伤，可出现继发性肺表面活性物质缺乏，导致肺顺应性差。另外，呼吸机参数调节不当，也可表现为肺顺应性差。

（二）异常波形分析

在不同的呼吸机波形中，P-V 环是监测患儿肺顺应性异常的最好指标。动态 P-V 环、静态 P-V 环同时左移、变平坦，说明胸肺顺应性减低。P-V 环的斜率向横轴偏移，提示肺顺应性减低，可见于新生儿 ARDS；斜率向纵轴偏移，提示肺顺应性增加，常见于肺气肿患者（图 2-17-25）。

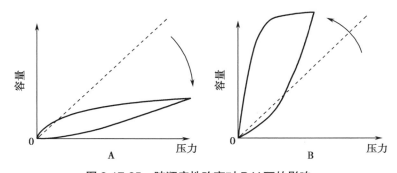

图 2-17-25　肺顺应性改变对 P-V 环的影响
A. ARDS 导致肺顺应性减低；B. 肺气肿导致肺顺应性增加

（三）处理

对肺顺应性减低患儿的处理可根据病因给予相应治疗，早产儿 RDS 的首选治疗是 PS 气管内滴注；新生儿 ARDS、肺炎、MAS 存在 PS 继发性缺乏，也可给予 PS 替代治疗。对于新生儿肺水肿、肺出血患儿应限制液体摄入，适当给予利尿剂和持续气道正压通气治疗。由图 2-17-26 可见肺水肿患儿肺顺应性差，经过抗肺水肿治疗明显改善其肺顺应性。调节呼吸机参数也是针对肺顺应性减低患儿的重要治疗方法，参考 P-V 环上 UIP、LIP 选择合适的 PIP、PEEP，使呼气潮气量维持在 4~6ml/kg，既能达到改善肺顺应性，保证适当的通气的目的，又可减少呼吸机相关性损伤的风险。

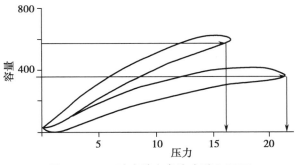

图 2-17-26　肺水肿患者治疗后 P-V 环显示肺顺应性显著改善

四、肺泡过度扩张

（一）原因

机械通气时 PIP 过高、潮气量过大或应用较高 PEEP 引起功能残气量过多等均可导致肺泡过度扩张，发生肺损伤风险明显增加，应引起临床医师高度重视。

（二）异常波形分析

由图 2-17-17 可见，P-V 环吸气支在吸气末期出现"鸟嘴状"改变，说明肺泡明显扩张。潮气量增大后或使用较高 PEEP 时，如果胸肺顺应性下降，静态曲线趋向平坦，也说明肺泡已过度膨胀，此时易发生气压伤。

（三）处理

肺泡过度膨胀通常发生在吸气末，可降低吸气峰压、吸气潮气量或缩短吸气时间，亦可通过降低 PEEP，减少 FRC，来达到减轻肺泡过度扩张的目的。

五、内源性 PEEP

（一）原因

在呼气向吸气转换时，呼气气流没有恢复到零点即转换为吸气，表示存在内源性 PEEP（PEEPi），也称为自动 PEEP（Auto-PEEP）或内生性 PEEP。动态过度充气（dynamic hyperventilation，DH）和气体陷闭是 PEEPi 产生的重要基础。PEEPi 最常发生于气道阻力增大、吸气时间延长、呼气时间不足和每分钟通气量过大所引起的肺部动态过度充气。随着功能残气量进行性增加，肺弹性回缩力也不断升高，直至达到一个新的平衡状态，足以将下一次送入的潮气量完全呼出体外。PEEPi 可降低肺顺应性，增加呼吸功耗和 / 或呼吸机触发难度，产生类似胸腔正压的作用，从而对血流动力学产生不利影响。引起 PEEPi 的常见原因有：①潮气量过大——当有严重气流阻塞时，潮气量过大是造成肺动态过度充气的最主要原因，呼气末功能残气量过大，气体滞留于肺泡产生 PEEPi；②呼吸频率过快——每个呼吸周期的时间缩短,呼气时间相对缩短,呼气不完全,同时动态充气过度,导致呼气末气体滞留肺泡;③气道阻力增加——使得呼出气流受阻,呼气时气体流速减慢,排出气体量减少,因而,产生气体陷闭而引起PEEPi;④小气道闭缩——如支气管肺发育不良患儿肺组织纤维组织增生,引起呼气时小气道闭缩,参与形成PEEPi。PEEPi对机体的影响主要表现在:①增加胸内压——影响血流动力学,使静脉回心血量降低,容易造成低血压和肺气压伤;②增加呼吸功——导致呼吸窘迫,患儿在触发机械通气时必须先克服PEEPi后才能产生吸气负压;③导致人机对抗——影响人机协调性,干扰呼吸机触发,影响血流动力学及呼吸力学监测。

(二)异常波形分析

由图2-17-27可见,P-T曲线的呼气支在呼气末不能回到基线,而形成高于基线水平的压力波形,即PEEPi。在F-T曲线可见呼气流速在下次吸气出现前未回到基线而突然降至0cmH$_2$O,提示产生PEEPi。在V-T曲线上也可见呼气支未回到基线即进入吸气相(图2-17-28)。F-V环显示呼气末持续存在呼气气流,不能回到零点,提示有气体陷闭,易产生PEEPi(图2-17-29)。

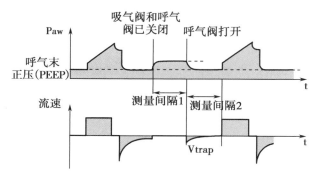

图2-17-27 P-T曲线、F-T曲线显示PEEPi

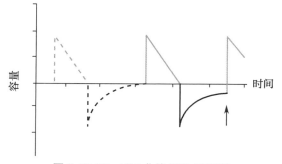

图2-17-28 V-T曲线显示PEEPi

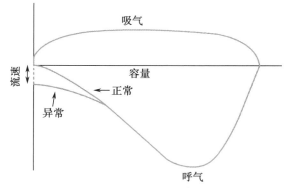

图2-17-29 F-V环显示气体陷闭

(三)处理

根据患儿具体情况,可给予以下处理:①清理呼吸道,保持呼吸道通畅,减低气道阻力。②调整呼吸机参数:适当延长呼气时间,促进气体排出,使肺容量在吸气开始前回到静止容量;降低潮气量,采用小潮气量通气,或实施允许性高碳酸血症,减少动态充气;气道内总PEEP为设置的外源性PEEP(PEEPe)和PEEPi的总和,降低已设置的PEEP,可减低总PEEP,从而降低PEEPi。③适当增加气管内导管内径,减低气道阻力。④若患儿烦躁,可适当使用镇静剂,降低呼吸中枢驱动力。⑤若存在支气管痉挛的情况,可给予支气管扩张剂等治疗。

六、气漏

(一)原因

引起新生儿机械通气过程中气漏的常见原因有:气管插管周围漏气、呼吸管路漏气、胸腔引流管漏气,或发生肺气漏。

(二)异常波形分析

新生儿机械通气时,若呼气末V-T曲线、P-V环的呼气支不能回到基线,说明存在漏气(图2-17-30、2-17-31)。F-V环不闭合,肺容量不能回到零点,也提示存在漏气(图2-17-32)。

(三)处理

若出现提示气漏的异常呼吸波形,应立即检查气管插管大小是否合适,检查呼吸管路是否密闭,检查胸腔引流管有否漏气;若患儿出现肺气漏的临床表现和影像学改变,可确诊肺气漏,并立即胸腔穿刺引流。

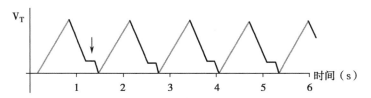

图 2-17-30 V-T 曲线显示气漏的异常呼吸波形

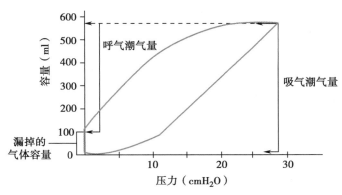

图 2-17-31 P-V 环显示气漏的异常呼吸波形

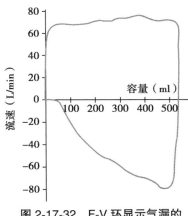

图 2-17-32 F-V 环显示气漏的
异常呼吸波形

七、气道阻塞

（一）原因

引起气道阻塞的常见原因为：气道分泌物增多、气道狭窄、呼吸管路积水、呼吸管路扭转或打折等。

（二）异常波形分析

由图 2-17-33 可见，胸腔外阻塞使吸气流速、呼气气流均受阻，在 F-V 环出现吸气支不顺畅，而呈现出小齿状波形；呼气支出现膨大的波形。胸腔内出现阻塞，吸气气流、呼气气流均严重受

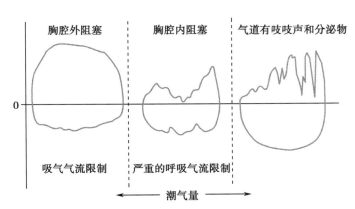

图 2-17-33 F-V 环显示胸腔外阻塞、胸腔内阻塞和呼吸管路
分泌物增多的异常呼吸波形

阻,在 F-V 环上吸气支与呼气支呈大锯齿样波形。若呼吸管路积水或气道分泌物增多,F-V 环的呼气支出现由高向低的锯齿样波形。当气道阻力负荷增加时,呼气气流明显受阻,在 F-V 环呈现流速先快后慢的凹陷波形(图 2-17-34)。

(三) 处理

气道堵塞时 F-V 环变形,呼气相呈现锯齿样改变,提示呼吸管路有积水或扭转、打折,或患儿气道分泌物较多,应及时检查呼吸管路,清理患儿呼吸道,经处理后 F-V 环恢复正常图形。若有支气管痉挛表现患儿,可给予扩张支气管药物治疗。经过适当的药物治疗,观察 F-V 环的变化,有利于评估治疗效果。

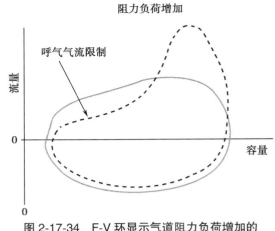

图 2-17-34　F-V 环显示气道阻力负荷增加的异常呼吸波形

(周晓光)

第十八章

机械通气的日常管理与护理

第一节 机械通气的日常管理

机械通气的治疗效果,除受原发疾病的影响外,很大程度上取决于对患儿的监护和呼吸管理的质量。因此,加强机械通气患儿的日常管理,对提高机械通气的疗效,避免或减少并发症具有重要意义。

一、临床监护

为了使机械通气安全有效地进行,必须加强临床监护,并做好各种有关记录如病情变化、呼吸器参数变化和血气分析结果等。

(一)临床表现和生命体征监护

在机械通气过程中应严密观察患儿面色、皮肤颜色、自主呼吸、胸廓运动、呼吸音、肺部啰音、心脏杂音及节律、肝脾大小、有无腹胀及水肿等情况,进行心电、呼吸、血压及经皮血氧饱和度(TcSO$_2$)监护,每2小时记录1次心率、呼吸、血压(收缩压、舒张压、平均动脉压)及 TcSO$_2$ 值。将患儿置于远红外线辐射式抢救台上或暖箱内保暖,同时监测体温。

(二)记录24小时出入液体量

每天精确计算24小时出入量,并测体重(对有心力衰竭、水肿者尤为重要),以确定前一天入液量是否合适,有助于决定当日液体量,并据此作适当的调整。

(三)血气监测

呼吸机初调参数或参数变化后0.5~1小时应常规检测血气,以作为是否需要继续调节呼吸机参数的依据,使血气维持在正常水平。若患儿病情稳定,血气结果维持在目标值范围,可每隔4~6小时监测血气1次;若病情变化随时测定。为减少抽动脉血查血气的次数,可用经皮氧分压/二氧化碳分压监测仪或经皮脉搏/血氧饱和度监护仪进行监测,但每天至少做1次动脉血的血气分析。

(四)床边X线胸片

呼吸机应用前后各摄X线胸片1张,可确定气管内导管的位置是否正常、了解肺部病变及肺部通气状况,以判断机械通气效果。有条件者以后应每天或隔天摄胸片1次,如有病情变化,随时摄片。

二、呼吸机工作状态的监测

(一)呼吸机参数的调节和记录

医护人员应熟悉呼吸机参数的调节,并做好记录。日常需要记录的参数有:吸气峰压、呼气末正压、气道平均压、呼吸频率、吸入氧浓度、吸气/呼气时间比值及每分钟通气量等。每次调节呼吸机参数后,均应及时记录。

(二)通气效果评估

在机械通气过程中,应密切监测呼吸频率、潮气量、每分钟通气量、无效腔与潮气量之比等的变化,通过血气分析、经皮氧饱和度监测或经皮血气监测等结果来评估机械通气的效果。临床常用动脉血氧分压(PaO$_2$)、动脉血二氧化碳分压(PaCO$_2$)、动脉血氧饱和度(SaO$_2$)、氧合指数、肺泡气-动脉血氧分压差(A-aDO$_2$)、动脉氧分压/肺泡氧分压(PaO$_2$/P$_A$O$_2$)比值等指标来评估通气效果,以指导呼吸机通气模式的选择和参数的调节。尽量以最低的通气压力、最低的吸入氧浓度,维持血气在目标值范围。

（三）保持呼吸机回路管道通畅

若呼吸机回路管道接口处使用较细的管道引起局部狭窄，或呼吸机回路管道扭曲、折叠、受压、堵塞等，均可导致气道阻力增高，影响通气，呼吸机可出现高压报警。若呼吸机回路管道，尤其是接口处漏气，可出现低压报警，同样影响通气，患儿可表现呼吸困难加重，呼吸频率加快，人机对抗，经皮血氧饱和度降低。此时，应及时查找原因，尽快更换管道。有时呼吸机回路管道积水，或回路上储水瓶冷凝水过多，也是影响气道通畅的常见原因，可表现为机械通气时管道抖动，假触发或自动切换，人机对抗。故应经常清理呼吸机回路管道及储水瓶中的积水，使之保持清洁。

（四）正确设定报警限并及时处理报警信号

医护人员应掌握呼吸机各种报警信号的意义，以及正确设定各种参数的报警限，并及时处理报警信号。

1. **气道压力报警**　气道压力报警限一般调在较峰压高 5cmH$_2$O 的水平，气道压力过高或过低，均可出现报警。若出现高压报警，主要见于肺顺应性降低（如阻塞性肺部疾病、体位不当、肺受压等）、呼吸道不通畅（如导管扭曲折叠或过深、黏稠分泌物多、支气管痉挛、气管异物堵塞等），或患儿烦躁，与呼吸机不合拍；出现低压报警，可能为回路管道系统漏气或接口脱落、管道内积水，或气泵故障等。

2. **通气量报警**　足月新生儿每分钟通气量为 200~300ml/kg，可根据患儿具体情况设定报警限。一般呼吸机均有每分钟通气量上下限报警，若出现上限报警，可能因为通气频率加快（触发增加）或潮气量过大（定压模式）；若出现下限报警，可能为供气量不足，供气回路管道或接口漏气，潮气量过低（定压模式），或呼吸机主供气流不稳定（需检查压缩空气和氧气气源压力）。

3. **氧浓度报警**　出现氧浓度过高报警，可能为压缩空气减少、气泵故障或空气管道脱落；出现氧浓度过低报警，可能为氧气不足或氧气供应故障，应检查氧气开关，与氧气控制站联系及时检修。使用瓶装氧气在更换时出现报警属正常

报警。

4. **电源断电报警**　机器出现尖鸣的报警，提示断电，应迅速给患儿换上复苏囊加压通气，专人守护，尽快连接备用电源，同时查找原因，恢复供电。

（五）呼吸器故障及其排除

机械通气过程中，呼吸机可出现一些故障，应注意寻找其产生原因并及时处理，以保证患儿处于良好的机械通气状态。

三、保证呼吸道通畅

防止痰液堵塞，保持呼吸道通畅是保证机械通气发挥治疗作用的重要条件。机械通气患儿由于气管插管的刺激或继发感染，气道分泌物较多，而患儿咳嗽反射弱、气道纤毛运动功能差，排痰能力弱。因而，应定时变换患儿体位、翻身、拍背和吸痰，一般每 2~4 小时 1 次。若痰液黏稠，应加强气道湿化，或向气道内滴入生理盐水，以稀释痰液。吸痰通常由两人配合操作，一人用注射器将无菌生理盐水 0.5~1ml 滴入气管导管内，然后用接有氧气的复苏气囊加压给氧 10~15 秒；另一人戴上无菌手套，接无菌吸痰管轻轻插入气管导管内，至遇到阻力或患儿出现刺激反应时往外拔出 1cm，然后边吸边捻转并向外退；每次吸痰时间不超过 10 秒，完毕后立即接上复苏气囊加压给氧至患儿面色红润为止，如此反复吸痰 2~3 次，充分吸净气道分泌物。吸痰时的负压不宜过大，早产儿 <13.3kPa（100mmHg），足月儿 <20.0kPa（150mmHg），以免导致气道损伤和出血。吸痰时还应注意气道湿化情况及痰液的量、性状和颜色，并定期进行细菌培养。吸痰用品应严格消毒，吸痰时要注意无菌操作，尽量减少呼吸道继发感染。

四、感染的防治

呼吸道感染是机械通气最常见的并发症，往往导致患儿呼吸衰竭不能好转，也是难以撤离呼吸机的主要原因，严重感染甚至造成患儿死亡。因此，防治呼吸道感染是机械通气过程中极其重要的工作。其具体内容包括：①医护人员在处理患者前后应坚持洗手；②严格掌握气管插管、气

管切开及呼吸机治疗的适应证,机械通气的患儿每3天做1次痰培养;③气管内导管、吸痰管、吸氧管等最好使用经严格消毒的一次性用品,呼吸机回路管道一般1~2天更换1次;④各种呼吸治疗措施,如气管插管、气管切开、机械通气、氧气疗法、超声雾化、吸痰、支气管冲洗或支气管肺泡灌洗等,必须严格执行无菌操作规程;⑤合理使用抗生素,防治耐药菌株流行。

五、意外情况及其处理

在机械通气过程中,由于医务人员经验不足、操作不当或患儿方面的因素,常会出现一些意外情况,影响机械通气的正常进行,甚至产生险情,应及时发现并迅速加以处理。

(一)堵管

通常为不完全性堵塞,堵塞物多是黏痰或凝血块,发生部位常在气管插管顶端前1~2cm处。堵管后,管腔变窄,阻力增加,潮气量减少,若患儿有自主呼吸,则可出现明显的吸气性呼吸困难和青紫,需加大FiO_2才有所缓解,用气囊加压给氧时有时出现阻力,此时PIP往往升高,血气分析可发现$PaCO_2$明显上升而PaO_2降低。若疑有堵管,应及早拔出气管导管重插。

(二)插管过深

多由气管内导管固定不牢、吸痰过程中或搬动患儿时气管内导管移位造成。导管前端的黑色粗线条为正常插管深度标记,插管后导管的深度标记正好在声门口部位,胸片上显示导管的顶端一般位于第2胸椎水平或气管分叉上1~2cm处。若插管过深,导管顶端易进入右侧支气管,通气时右肺进入气体过多,产生肺气肿,甚至气胸,而左肺因进入气体不足形成肺不张。在机械通气期间,如发现两侧肺的呼吸音或胸廓运动不等(右侧强于左侧),应高度怀疑插管过深,应立即摄片检查导管顶端位置并将导管适当拔出(一般为1.0~1.5cm),然后用复苏囊正压通气,以检查双侧肺的呼吸音是否对称。对称的呼吸音得以证实后,再重新将导管固定。

(三)脱管

产生原因同插管过深。此外,插管太浅、导管

下端离声门太近也可引起脱管,但不常见。发生脱管时,患儿突然出现青紫,肺部听不到气体压入肺内的声音,从气管导管内可吸出胃内容物;PIP降低,用复苏囊进行人工呼吸时,青紫不能缓解。此时,应立即将管全部拔出,重新插管。

(四)自主呼吸与呼吸机对抗

机械通气时,若患儿的自主呼吸很强,与呼吸器的频率不同步,可发生自主呼吸与呼吸机对抗(人机对抗)。此时,患儿烦躁不安,影响通气效果,PaO_2波动很大,常发生低碳酸血症,并有发生肺气压伤危险。处理方法:①提高呼吸器参数,主要是提高PIP和RR,以期血气尽快恢复至正常范围。②同时静脉注射吗啡或镇静剂如苯巴比妥钠、地西泮等。③如吗啡或镇静剂无效,则改用肌松剂,尤其在PIP及呼吸频率较高者。常用本可松静脉注射,必要时2~3小时重复使用。

(周晓光)

第二节　机械通气患儿的护理

机械通气患儿常因严重呼吸衰竭而处于极不稳定的危急状态,因而,在积极治疗原发疾病和机械通气的基础上,密切监护和精心的护理对取得满意的疗效至关重要。由于患儿病情危重而且变化迅速,要求医护人员有高度的责任心、灵敏的反应和应急能力,除完成一般的护理和治疗工作外,还应密切观察患儿病情变化、患儿对治疗和护理的反应,搞好对患儿生命体征的监护、呼吸管理,以及对紧急情况的诊断处理,做好详细记录。并尽快向医师反映病情,使机械通气安全有效地进行。

一、观察病情变化

(一)呼吸

呼吸是机械通气患儿重点观察的内容之一,应每隔30分钟或1小时观察1次,密切观察呼吸频率、节律、幅度、类型、胸廓的起伏运动、两侧呼吸运动的对称性、辅助呼吸肌参与呼吸运动的情况,以及观察自主呼吸与机械通气是否同步。此外,应注意肺部听诊,仔细判断两侧呼吸音是否对称,有无痰鸣音、哮鸣音和湿啰音。若两侧胸廓

起伏减弱,呼吸音减弱或消失,可能与气管插管过深、过浅,或因气管插管固定不牢、患儿烦躁或翻身等导致气管插管滑入一侧主支气管或脱管,以及并发气胸等有关。根据患儿临床表现,可对呼吸机通气效果做出正确的评估。在通气良好的情况下,患儿安静,面色红润,四肢温暖;自发呼吸无增快,辅助呼吸肌无剧烈收缩;胸廓起伏适中,左右对称,听诊两肺呼吸音适度;发绀消失,动脉血氧分压上升。

(二)心率和血压

机械通气刚开始 30 分钟内,患儿心率可稍快,血压轻度下降,随着低氧血症和二氧化碳潴留的纠正,心率和血压逐渐恢复至正常范围。如血压明显或持续降低伴心率加快,应及时通知医师,并要注意患儿周围循环和尿量情况。代谢性酸中毒、血容量不足、通气不足或通气过度等,对心率和血压均有影响。

(三)神经系统表现

神经系统表现可以协助判断机械通气纠正缺氧和二氧化碳潴留的效果,应观察患儿机械通气后的意识状态、前囟情况、瞳孔的大小、对光反射是否有变化,以及四肢肌张力、有无抽搐、震颤或激惹现象。若患儿神志转清晰、较为安静,瞳孔恢复正常,对光反射灵敏,则提示机械通气治疗有效,通气得到改善。若患儿继续烦躁不安,呼吸急促,自主呼吸与呼吸机不同步,则说明机械通气效果差,可能与呼吸机参数调节不当或机器故障。

(四)皮肤、黏膜及周围循环状况

注意观察患儿皮肤颜色、弹性、湿度及完整性,包括皮肤是否红润、苍白、青紫(要注意辨别发绀是全身性的或四肢末梢性的),皮肤是否有花斑纹、黄染、出血点及压疮,皮肤干燥或湿润、弹性好或差等,特别要注意有无皮下气肿发生。此外,还应注意患儿皮肤温度、动静脉充盈度等。若皮肤潮红、多汗、浅表静脉充盈,提示二氧化碳潴留尚未改善。若皮肤、口唇青紫加重,提示缺氧未改善。皮肤苍白、出现花斑纹、四肢末端湿冷、毛细血管充盈时间延长应警惕休克的发生。出现皮下气肿、颈静脉充盈或怒张,应注意是否发生气胸。皮肤有出血点、瘀斑时,应注意气道有无血性分泌物及肺部湿性啰音,以便及时发现肺出血。

(五)体温

由于机械通气的患儿常被放置温箱内或开放式抢救台上,故应加强患儿体温的监控,以及箱温、开放式抢救台温度的监控和调节。可根据病情需要决定体温测量的次数和部位,一般每 2 小时测量 1 次体温,将暖箱或开放式抢救台的温度调至患儿的中性温度,维持腋温在 36.0~36.5℃,或肛温维持在 36.5~37.0℃。

(六)出入液体量

记录 24 小时出入量,尤其是尿量的变化,对心力衰竭、水肿患儿尤为重要,因为它是反映液体平衡和心、肾功能的重要指标,可为医师提供准确的第一手资料,以便及时调整输入液体计划。经过机械通气治疗,患儿低氧血症和高碳酸血症得到纠正,心、肾功能逐渐改善,尿量会逐渐增加,水肿逐步消退。若尿量减少或无尿,应注意是否存在液体量不足、低血压或肾功能障碍等。尿量过多,应注意电解质紊乱。

(七)气道分泌物

仔细观察气道分泌物的量、颜色、气味、黏稠度等,以判断肺部感染、出血等情况。若出现黄绿色痰液提示有化脓性感染;痰液有恶臭提示厌氧菌感染。若气道分泌物为血性应考虑肺出血。应及时清理气道分泌物,保持呼吸道通畅,必要时留取分泌物标本送检。

(八)腹部情况

患儿使用面罩加压给氧或因气管插管周围漏气,易引起腹部胀气,可经鼻腔或口腔放置胃管排气。若插管固定不牢固、患儿缺氧躁动或翻身、拍背、吸痰时,造成气管插管脱位或移位,若气管插管滑入食管,形成"内脱管"时,由于不易被发现而导致腹部胀气,此时应通过仔细的检查明确气管插管是否在正常位置,发现气管插管脱位或移位,应及时报告医师处理。

二、机械通气患儿的一般护理

(一)严格执行手卫生,保持病房及床单元清洁,防止交叉感染

做好消毒隔离工作,强调洗手的重要性,接触

患儿前后均应严格执行手卫生。手的清洁消毒在消毒隔离体系中起到极其重要的作用。

室内空气消毒可采用自然通风、紫外线灯照射或循环风紫外线空气消毒器消毒。同时,病房内应尽量减少闲杂人员的活动,限制探访家属人数,以保证室内空气清新,消灭空气中的致病菌。有条件的单位可以使用层流病房或使用空气净化设备。

地面可先用清水吸净的拖把擦洗,然后用400~700mg/L 有效氯的含氯消毒剂擦洗,每天 2 次。门窗、桌椅、台面、床单位及患儿使用中的仪器设备等先用清水抹布擦净,再用 400~700mg/L 有效氯的含氯消毒剂或 1 000~2 000mg/L 季铵盐类消毒液擦拭。患儿用的被服及用物做到一用一消毒,换下的被服直接入袋内移至室外送洗,切忌抖动,避免二次污染。

定期进行清洁消毒效果监测,采样检查应符合卫生学标准,空气细菌菌落数 ≤ 10CFU/m³ 或每皿 4CFU(平板暴露法,30min),物体表面细菌菌落数 ≤ 5CFU/cm²,卫生手细菌菌落数 ≤ 5CFU/cm²,并且无致病菌检出。

(二)变换体位、翻身和拍背

由于机械通气的患儿长期卧床,而且疾病本身和插管的刺激可引起分泌物增多,极易发生坠积性肺炎及肺不张。在病情允许的情况下,应每 2~3 小时翻身 1 次,并且适当抬高床头取半卧位。变换体位时妥善固定呼吸机管道,注意避免牵拉,以防气管插管移位或脱落,体位变换可按左→平→右→平→左的顺序进行。拍背、震动排痰,系通过胸壁的震动,使小气道的分泌物松动易进入较大的气道,使其沿着气道管壁自然流出,是机械通气患儿常用的胸部物理疗法。拍背、震动排痰应在气道湿化后进行,使药物与黏痰充分接触,黏痰被稀释并松动,易于流出。拍背可用新生儿拍背器或中空的橡胶小瓶塞,也可用婴儿面罩轻拍两侧背部,其方法是自下而上,由肺边缘向肺门方向反复击拍,使胸部产生适当的震动为度,击拍的速度为 100~120 次/min。拍背后应及时进行吸痰。

(三)口腔护理

每天清洁口腔 2~4 次,多选用生理盐水、3% 过氧化氢溶液等溶液洗涤口腔。有鹅口疮时可选用 2% 碳酸氢钠溶液清洗,并于口腔内喷涂制霉菌素 10~20 万 U,每天 3 次。

(四)眼睛护理

每天应用生理盐水清洁眼部分泌物 1~2 次,对昏迷的患儿可用氯霉素眼药水每天滴眼 2~3 次,同时用生理盐水浸湿的纱布或凡士林纱布覆盖眼睛。

(五)皮肤护理

做好皮肤护理,及时清理皮肤表面的血迹及分泌物。体温稳定后,每天温水擦浴 1 次,以保持皮肤清洁和促进血液循环。脐带脱落前应注意观察脐部有无渗血及脐窝内有无分泌物,保持脐部不被污染,每天用 75% 酒精或 0.2%~0.5% 的碘伏棉签擦拭 1~2 次,分泌物较多时先用 3% 的过氧化氢溶液棉签擦拭,再用 0.2%~0.5% 的碘伏棉签擦拭,必要时可进行分泌物培养。患儿每次大便后用温水或湿纸巾清洗会阴及臀部,臀部涂红臀软膏或护臀膏,以预防尿布性皮炎的发生。

三、机械通气患儿的气道湿化与吸痰

(一)气道湿化

机械通气患儿在建立人工气道后,呼吸道纤毛运动减弱,分泌物排出不畅,呼吸道失水增加,易导致气道阻塞、肺不张和肺部感染等并发症。加强气道湿化(airway humidification)可防止呼吸道黏膜干燥、分泌物干结、纤毛活动减弱及排痰不畅,从而预防这些并发症的发生。

1. 判断气道湿化的标准

(1)湿化满意:分泌物稀薄,能顺利通过吸痰管,气管导管内没有结痂,患儿安静,呼吸道通畅。

(2)湿化不足:分泌物黏稠,有结痂或吸引困难,患儿可突然出现呼吸困难,发绀加重。

(3)湿化过度:分泌物过分稀薄,需要不断吸引,肺部听诊可闻及较多痰鸣音,患儿烦躁不安,发绀加重。

2. 气道湿化的方法　目前,临床上采用的气道湿化的方法有蒸汽加温湿化、雾化湿化和气管内直接滴注等。

（1）蒸汽加温湿化：是将水加热后产生的蒸汽混入吸入气中，达到加温和加湿的目的。蒸汽加温加湿的方式有两种，一种是由电热恒温蒸汽发生器将水加温后产生蒸汽，从而起到使吸入气加温加湿的作用。吸入气通过湿化器加温湿化后，吸入气温度应维持在 35~37℃，湿度维持在 60%~70%，湿化器的水温维持在 50℃左右。其湿化效率受到气流量、水温和蒸发面积三个因素的影响。如果吸入气温度过高，轻则可出现体温升高、呼吸加速、出汗，重则可灼伤气道。相反，如果温度过低，则达不到加温湿化的效果。因此，在使用蒸汽湿化时应注意：①湿化器内只能加无菌蒸馏水，以免水蒸发后引起溶质形成沉淀；②经常观察湿化器的液体量，不足时及时添加，尤其要注意防止湿化器中的水蒸干，因为干热的气体进入气道所造成的损伤比冷空气更大；③注意湿化器温度变化和及时调控；④及时清除管道储水罐中的冷凝水，以免反流。另一种加温湿化方式是呼吸机管道采用螺旋式电热丝加热，可自动调控吸入气体温度，由于螺旋式电热丝缠绕在呼吸机管道的外面，一般无冷凝水形成。

（2）雾化湿化：是在吸气回路中连接一雾化器，利用射流原理将水流撞击成微小颗粒并送入气道。注意该雾化湿化方法的温度低于室温，但湿化气内可以添加药液，用于局部的药物治疗。

（3）气管内直接滴注：为弥补其他湿化方法的不足，可在气管内直接滴注 0.45%~0.9% 氯化钠溶液。当气道痰液较黏稠时，气管内直接滴注湿化液可稀释痰液，有利于痰液吸出。

（二）吸痰

机械通气患儿由于建立人工气道，咳嗽反射减弱，不能自行将痰液咳出，故需人工吸痰以保持呼吸道通畅，改善气体交换，并可留取痰液标本进行相关的实验室检查，为临床诊断和治疗提供依据。完整的吸痰包括清除口腔、鼻腔、咽部及人工气道（如气管插管等）内的痰液，吸痰时应动作轻柔、吸出干净，尽量减少损伤。

1. 正确判断吸痰时机 作为 NICU 护理人员，应具备敏锐的洞察力，掌握病变的特点和规律，才能及时、准确地对病情作出具有预见性的评估，从而赢得最佳的抢救和治疗时机。如果发现患儿突然发绀、呼吸急促、躁动不安时，考虑为痰液堵塞气道所致应及时吸痰。在患儿体位变化前后应适时吸痰，以防大气管内痰液随体位改变而流入对侧支气管。若分泌物较黏稠，应湿化气道后再吸痰。由于黏稠分泌物具有吸水后膨胀的特性，可使原来部分阻塞的支气管通气阻力加大导致通气障碍，故在湿化气道后应及时吸痰。过多的吸引会刺激呼吸道黏膜，造成充血、水肿和分泌物增多，也应引起重视。

2. 选择合适的吸痰管 根据气管插管的型号选择适当的吸痰管，且软硬适度。吸痰管的外径一般是气管插管内径的 1/2~2/3 比较合适。过粗会增大无效腔、诱发窒息，还会造成管道提插困难；过细则吸痰不畅。

3. 正确的吸痰方法 气管插管吸痰时应严格无菌操作，吸痰前先给患儿吸高浓度氧气 1~2 分钟，或用复苏囊加压给氧，待血氧饱和度升至 95% 以上再进行吸引。新生儿气道吸痰的负压不宜过大，以能吸出痰液的最小负压为宜，一般早产儿 <10.6kPa（80mmHg），足月儿 <13.3kPa（100mmHg），超低出生体重儿 <8.0kPa（60mmHg）。吸痰操作时动作要轻柔，将吸痰管插入气管导管内，深度不超过气管导管尖端，边吸引边缓慢退出吸痰管，吸引时间一般不大于 10 秒，不要在同一部位吸引太长时间以免损伤气管黏膜。吸痰时先吸净气管内导管的痰液，再吸引口咽部、鼻腔的痰液。若吸痰过程中患儿出现低氧血症，应暂停吸痰，立即给予复苏囊加压给氧纠正缺氧，待患儿缺氧症状改善后继续吸痰。若患儿气道分泌物黏稠，可用注射器向气管导管内注入 0.5~1ml 生理盐水稀释痰液后再吸引。当吸净气管内分泌物后，也应吸净口腔和鼻腔分泌物，用复苏囊加压给氧后接呼吸机通气。最后进行肺部听诊，若双肺听不到痰鸣音则说明气道分泌物已清理干净。目前常用的气管内吸痰方法有开放式和密闭式两种方法。开放式吸痰需两人协同操作，一人负责戴手套负责吸引，一人负责将气管导管与呼吸机分离及吸引前后的加压操作；密闭式吸痰可单人操

作,吸痰过程中不需中断机械通气,且在操作中不会污染吸痰管,值得在临床中推广。

四、鼻塞式 CPAP 患儿的护理

鼻塞式 CPAP 患儿的护理重点在于:①患儿取平卧位或俯卧位,连接好 CPAP 管道及湿化装置,选择大小合适的鼻塞或鼻帽,根据患儿病情调节合适的 CPAP 压力及吸入氧浓度。鼻塞或鼻帽佩戴应紧密,局部敷水胶体敷料以防鼻塞或鼻帽固定过紧压迫局部,引起鼻黏膜、鼻中隔组织坏死。②持续心电监护,密切观察病情,使患儿经皮血氧饱和度和血气维持在目标值范围,及时调节 CPAP 压力及吸入氧浓度,并作好记录。③根据患儿病情需要,每 2~4 小时进行 1 次口咽部、鼻腔吸痰,吸痰时动作轻柔。痰液黏稠时可予以超声雾化吸入,每天 2~3 次。④进行 CPAP 时,应插胃管进行胃肠减压防止空气进入胃内引起腹胀,使膈肌上升而影响呼吸。

五、气管插管机械通气患儿的护理

气管插管机械通气是抢救新生儿呼吸衰竭最常用的临床手段之一,它可提供有效的通气,并改善换气功能,从而纠正患儿低氧血症和高碳酸血症。作好气管插管机械通气患儿的护理,对提高机械通气的治疗效果,缩短机械通气时间,改善患儿预后具有极其重要的意义。

(一)调整合适体位

患儿取平卧位,头部稍微后仰,可偏向一侧,肩、颈部位用一软棉布垫高 1~2cm,以保持气道平直,减轻气管内导管对咽、喉部的压迫。每 2~3 小时更换体位一次,更换体位有利于气道分泌物的引流,改善气体交换,预防坠积性肺炎;也可避免局部皮肤组织长时间压迫,减少皮肤压疮的发生。

(二)妥善固定气管插管,记录气管内导管插入深度

对气管插管机械通气的患儿应将其气管插管导管妥善固定,尤其是经口气管插管患儿,由于口腔分泌物多,易流出浸湿固定导管的胶布,胶布松动导致导管过深或滑出脱管,应随时检查和测量气管内导管插入的深度,及时更换胶布以牢固固定导管。更换体位及进行护理操作时应妥善固定呼吸及管道,注意避免牵拉,以防气管插管移位或脱落。

(三)加强口腔护理

气管插管患儿口腔分泌物较多,应加强口腔护理,在吸净口腔分泌物后,用生理盐水清洗口腔,要防止口腔清洗液流入气管导管内。

(四)保持呼吸道通畅

长时间机械通气患儿气道分泌物较多,应及时清理呼吸道,包括口腔、咽喉部及气管内导管的分泌物,保持气道通畅。要加强气道湿化、翻身、拍胸、拍背、吸痰,防止气管内导管堵塞。并加强无菌操作观念,防止继发下呼吸道感染。若气道压力明显增高,吸痰管进入气管内导管阻力增大,疑为导管被痰痂堵塞时,应及时拔出导管重新插管。

(五)肢体被动运动和关节按摩

每 4 小时进行 1 次四肢的被动运动,进行肢体和关节的按摩,以防肌肉萎缩和关节僵硬。

(六)及时发现和排除呼吸机故障

及时记录呼吸机参数调节情况,并做好交班。气管插管机械通气治疗过程中还应注意观察呼吸机运转情况,呼吸机出现报警,应及时查找分析原因进行处理。呼吸机出现故障时应及时发现,尽快排除故障。备齐急救物品,每个应用呼吸机治疗的患儿床边常规备有复苏囊、气管用物、吸痰管等。

六、气管切开机械通气患儿的护理

气管切开后的护理至关重要,如不引起足够的重视可能导致严重的后果,甚至会有生命危险。护理的重点是保持呼吸道的湿度,及时清除呼吸道分泌物,保持套管通畅,严密观察避免脱管。具体做法有以下几个方面:①手术当日不宜过多变换体位,以防脱管。以后则应经常变换体位,以防肺部并发症的发生。室内保持一定湿度,相对湿度应 >70%。②切口周围敷料应每天更换 1~2 次,保持局部清洁、干燥,经常检查创口及周围皮肤有无感染、湿疹。局部可用四环素或红霉素软膏、莫匹罗星软膏等。③套管与呼吸机连接时,应

适当支撑呼吸机管道,不要将外力作用于套管上,以防使套管远端上翘,压迫气管而造成局部坏死。④注意观察呼吸及面色,如分泌物堵塞内管,下呼吸道被分泌物堵塞或并发肺部感染都会表现呼吸困难,面色发绀,血氧饱和度下降。这时应积极查找原因,及时作出处理。⑤套管内管应每隔4~8小时消毒1次,从取出内管至放回时间不可超过10分钟。也可准备两套内管交替进行消毒。内管拔出时间过长可造成外管堵塞。每间隔4小时对套囊放气3~5分钟。

七、撤离呼吸机的护理

呼吸机的撤离是一个逐步降低呼吸参数、逐渐由患者自主呼吸取代机械通气的过程。当患儿病情明显好转且稳定,各项生命体征和血气指标在正常范围,符合撤机指征时,护理人员应协助医师进行撤离呼吸机的工作。撤离呼吸机的护理,一般为从准备停用呼吸机开始,一直到停用呼吸机和拔除气管插管后一段时间的护理。

(一)选择适当的撤机技术

根据患儿不同的病情、使用呼吸机时间长短和患儿自主呼吸能力的强弱等,选择适当的撤机技术,逐步、稳妥地撤离呼吸机。在患儿疾病进入恢复期,肺部病变已稳定或好转,一般情况好,血气指标维持在正常范围,可逐步降低呼吸机参数,采用SIMV、PSV或CPAP等通气模式作为撤机手段,逐步降低机械通气对呼吸的支持水平,锻炼呼吸肌功能,增强自主呼吸,当患儿自主呼吸做功已经能满足潮气量的需要时,即可拔管撤机。低出生体重儿自主呼吸弱,气管导管细,阻力较大,也可不经过CPAP而直接撤机。为减少镇静剂、肌松剂等药物对患儿呼吸中枢的抑制作用,在撤机前应停用这些药物,以改善患儿自主呼吸功能。

(二)按步骤有序撤机

在患儿完全具备脱离呼吸机的能力后,可按以下步骤撤机:

1. 拔管前要彻底吸痰,先吸净气管导管内分泌物,并用复苏囊给予纯氧正压通气5~10分钟,再吸净口咽部及鼻腔的分泌物;如为带套囊的气管导管应先放出气囊内气体。为避免可能出现的喉头水肿,可在拔管前30分钟静脉推注地塞米松0.25~0.5mg/kg。

2. 拔管时,用复苏囊正压通气数次使肺部膨胀,使气道内保持正压,在患儿呼气相拔出气管内导管。

3. 拔管后充分清理口腔、咽部和鼻腔的分泌物,保持呼吸道通畅,改用CPAP吸氧、面罩、头罩或鼻导管吸氧,给氧浓度较拔管前提高5%;拔管后2小时内进行1~2次雾化吸入,以湿化气道,稀释痰液便于吸出。

(三)撤机后的处理与监护

1. 定期变换体位,按医嘱进行胸部物理治疗,防止肺不张及肺部感染。

2. 由于气管插管的原因,拔管后短时间内声门关闭功能及气道反射功能尚未完全恢复,过早进食易发生呛咳及误吸,故6~8小时内不经口腔喂养,但可经胃管喂养,并做好口腔、咽部和鼻腔的护理。

3. 拔管后可用静脉给予茶碱或咖啡因等药物,以降低气道阻力和兴奋呼吸中枢,增强呼吸驱动力,预防呼吸暂停。

4. 气管插管易引起喉炎及喉头水肿,拔管后患儿如有声嘶及犬吠样咳嗽,可在拔管后3天内应给予肾上腺素及地塞米松进行超声雾化,每天2~3次,有利于气道水肿的消退。

5. 在撤机过程中和撤机后24小时内,应严密观察患儿病情变化,特别注意患儿自主呼吸状况、有无呼吸困难,以及心率、血压、经皮测血氧饱和度及动脉血气的变化,随时做好再次上机的准备。

(李 芳)

第十九章

新生儿机械通气的并发症及其防治

在应用机械通气的全过程,防治其并发症是提高患儿存活率的关键。为此首先要了解产生并发症的原因,而不同患儿发生并发症的原因各不相同。有的并发症与患儿的胎龄、出生体重、原发病的病情严重程度有关,有的并发症与应用呼吸机的经验不足有关。特别要重视呼吸机引起的肺损伤,它是在已有严重病变的肺脏、呼吸机应用不当而产生的后果。机械通气常见并发症有氧中毒、呼吸机相关性肺炎、肺不张、肺气漏、通气不足或过度通气、循环障碍等。

第一节 呼吸机相关性肺炎

呼吸机相关性肺炎(ventilation associated pneumonia,VAP)是由于非肺部感染性疾病经气管插管行机械通气48小时以后,或因感染疾病行机械通气48小时后肺部出现新的感染(临床表现及实验室检查证实),属院内感染性肺炎(nosocomial pneumonia),是NICU中接受机械通气治疗的患儿最常见并发症。儿科预防网络对美国50家儿科医院NICU的VAP发生率的统计结果显示,VAP的发生率为0.9~4.9/1 000个呼吸机使用日。复旦大学附属儿科医院NICU报道,在2006—2010年收治的491例机械通气患儿中,发生VAP 92例,发生率为27.3/1 000个呼吸机使用日。其中2006—2007年VAP发生率为48.8/1 000呼吸机使用日,2008—2009年为25.7/1 000呼吸机使用日,2010—2010年为18.5/1 000个呼吸机使用日,呈逐渐下降趋势。VAP的主要危害在于延长住院时间,增加医疗费用。

一、病因及感染途径

(一)病原体

常见病原体以条件致病菌较多,其中革兰氏阴性杆菌占70%以上。致病菌包括肺炎克雷伯菌、鲍曼不动杆菌、大肠埃希杆菌、铜绿假单胞菌、罗菲不动杆菌、嗜麦芽寡养单胞菌等,且耐药性普遍较高。革兰氏阳性菌以金黄色葡萄球菌为主,包括耐甲氧西林菌属。病原体还可以是病毒、真菌、支原体与衣原体等。

(二)感染途径

1. **接触传播** 接触婴儿者患呼吸道感染时易传给新生儿,致新生儿发生肺炎。

2. **血行传播** 脐炎、皮肤感染和败血症时,病原体经血行传播至肺而致肺炎。相反,肺炎的病原体也可进入血行,引起败血症,但较前者少见。

3. **医源性传播** 医源性感染的高危因素有:①早产或出生体重<1 500g;②长期住院;③病房过于拥挤,消毒制度不严;④使用呼吸机交叉感染;⑤护士与患儿的比例降低;⑥医护人员个人卫生及洗手不勤;⑦不合理使用抗生素使院内耐药菌株增加;⑧多种侵入性操作,气管插管在72小时以上或多次插管;⑨头部仰卧位,胃食管反流增加;⑩应用抑酸剂预防应激性溃疡,导致革兰氏阴性杆菌过度生长,诱发VAP。

二、临床表现

主要表现为体温不稳定、嗜睡、腹胀,外周循环灌注不良、呼吸活动改变、心动过缓、酸中毒、低血糖、白细胞减少或增多、血小板减少等。铜绿假单胞菌感染其气管分泌物呈绿色,皮肤溃疡为本病特点;厌氧菌感染脓液有臭味及气泡;金黄色葡萄球菌感染的中毒症状重,而表皮葡萄球菌感染的中毒症状较轻,且合并症少。

三、诊断

对于 VAP 的诊断,只要满足下列两点之一即可确诊:

1. 体检有啰音或叩诊浊音且有以下表现之一者:①新出现脓痰;②血培养阳性;③气管内吸引培养分离出流行株。

2. 胸部 X 线检查可见肺部有浸润、实变、空洞或胸腔积液等表现之一。

根据 VAP 发生时间,可分为早发性 VAP(MV ≤ 5 天)和晚发性 VAP(MV>5 天)。

四、治疗

(一)加强护理及重症监护

注意保暖,保持适中温度,使患儿皮肤温度达 36.5℃,环境湿度在 50% 以上。必要时给予雾化吸入,确保呼吸道通畅。

(二)尽量缩短机械通气时间

加强呼吸道管理,减少反复插管及其他侵入性操作,应根据原发病及合并症的程度、X 线胸片、血气分析等及时调节呼吸机参数,符合撤机条件的患儿应及时撤机,尽量缩短机械通气时间。

(三)胸部物理治疗

VAP 患儿气道分泌物较多,应给予翻身、拍背、叩击、震动、体位引流和吸痰等胸部物理治疗,促进气道分泌物的排出和肺部炎症的吸收。

(四)抗病原体治疗

细菌性肺炎以早用抗生素为宜,静脉给药疗效较佳。原则上选用敏感抗菌药物,但肺炎的致病菌一时不易确定,可根据病情选用如青霉素类、红霉素、头孢霉素等。革兰氏阴性杆菌对亚胺培南及美罗培南、第四代头孢菌素 / 酶抑制剂和阿米卡星保持相对较高的敏感性,而对头孢菌素的敏感性呈下降趋势。抗生素用法与剂量见表 2-19-1。

表 2-19-1 新生儿抗菌药物的选择及剂量表

抗菌药物	每次剂量 /（mg·kg⁻¹）	每天次数		主要指征
		≤ 7 天	>7 天	
青霉素 G	5 万 ~10 万 U	2	3~4	链球菌、肺炎球菌、对青霉素敏感的葡萄球菌
氨苄西林	50~100	2	3~4	G⁻ 及 G⁺ 菌(产青霉素酶的细菌耐药)
耐酶青霉素	25~50	2	3~4	产青霉素酶的葡萄球菌
羧苄西林	100	2	3~4	铜绿假单胞菌
羧噻吩青霉素	75	2	3~4	铜绿假单胞菌
庆大霉素	2.5	2	3	G⁻ 杆菌
妥布拉霉素	2	2	3	G⁻ 杆菌
丁胺卡那霉素	7.5~10	1	1	G⁻ 杆菌,绿脓假单胞菌,葡萄球菌,疗程 7 天
头孢噻啶或唑啉(先锋 V 号)	20	2	3	葡萄球菌
头孢肤肟(西力欣)	50	2	3	大肠埃希菌及金葡菌脑膜炎
头孢噻肟(凯福隆)	50	2	3	G⁻ 杆菌脑膜炎
头孢三嗪(菌必治)(头孢曲松)	50~75	1	1	G⁻ 杆菌脑膜炎
头孢他啶(复达欣)	50	2	3	绿脓假单胞菌脑膜炎
红霉素	10	2	3	衣原体,支原体,百日咳杆菌
万古霉素	15	2	3	葡萄球菌
氯霉素	25	1	2	以上不敏感的脑膜炎
甲硝唑(灭滴灵)	7.5~15	1	2	厌氧菌

注:G⁻,革兰氏阴性;G⁺,革兰氏阳性;每次剂量一般于 15~30 分钟静脉滴入,万古霉素 30~60 分钟,生后头几天的极低出生体重儿因药物半衰期特别长,氨基糖苷类药可每天给药 1 次

病毒性肺炎可采用利巴韦林雾化吸入或 α-干扰素（interferon α）轻症 20 万 U/d，重症 100 万 U/d，肌内注射疗程 5~7 天。巨细胞病毒可采用阿糖胞苷（Ara-A）、丙氧鸟苷及采用免疫增强剂。真菌感染可采用氟康唑、伏立康唑等治疗。极低出生体重儿及严重肺炎可采用静脉用人体免疫球蛋白（intravenous immunoglobulin，IVIG）400mg/（kg·d），3~5 天。如有继发细菌感染，可根据病情及病原体种类选用合适的抗生素。

（五）维持胃肠功能健全

禁食期间给予周围静脉高营养液，保持水、电解质平衡，病情稳定可及早开展肠内营养，维持热能在 334.9~418.7kJ/（kg·d）。适当抬高上半身体位，减少胃食管反流。尽早停用抑酸剂，应用胃黏膜保护剂。

（六）NICU 严格执行消毒隔离制度

医务人员接触患儿前必须严格洗手，气管插管时应做到无菌操作，每个患者机械通气时均应使用新的呼吸管道回路，如果呼吸管道回路污染就需更换，但不必过于频繁进行呼吸管道回路更换。根据呼吸道分泌物情况适度吸痰，吸痰可采用密闭式吸痰法，并严格遵守无菌操作原则，每个患儿配专用吸引器。NICU 定期空气培养，定期终末消毒，一个月不少于一次。

第二节　肺不张

任何原因引起的肺无气或肺内气量减少，伴有肺组织萎缩，肺体积缩小，称为肺不张（atelectasis）。

一、肺不张的病因

引起肺不张的病因主要有以下几个方面：①气管插管过深，常滑入右侧，造成左侧肺不张；②胸部物理疗法做得不够，如体位更换不勤，吸痰不彻底，引流不畅，右上叶和左下肺吸痰难以吸净，为肺不张好发部位；③呼吸机管道加温湿化不够，干冷气流进入患儿肺内，易引起痰液血凝块干燥结痂，堵塞气道，插管前未充分吸痰而产生肺不张，拔管后分泌物阻塞气管易发生全肺不张；④气胸压缩而引起肺不张；⑤继发性肺表面活性物质缺乏形成的急性呼吸窘迫综合征（ARDS）形成全肺肺泡不张。

二、肺不张的临床特点

肺不张的临床表现视肺不张的范围、程度、起病缓急而有差异，一般单个肺段不张可无症状，若数叶肺或全肺叶不张，患儿可出现气促、发绀、心动过速、呼吸运动减弱或消失，气管及心脏向患侧移位，叩诊呈浊音，听诊呼吸音减弱或消失。

三、肺不张的诊断

肺不张可根据引起原因、临床特点和 X 线胸片检查进行诊断，其中 X 线胸片是肺不张诊断的重要形态学依据，肺不张时肺内可见大片浓密阴影，肺纹理消失，且有肺容积的缩小，气管、心脏向患侧移位，横膈上升。

四、肺不张的处理

一般要求上呼吸机 48~72 小时后每 2 小时给予胸部物理疗法 1 次（体重 <1 000g 例外），翻身、拍背和吸痰，同时应注意呼吸机管道的加热湿化，使进入患儿体内气体的温度在 36~37℃，相对湿度达 100%。拔管撤机前静脉注射地塞米松 0.5mg/（kg·d）2~3 天，以预防气道黏膜及喉头水肿而引起气道阻塞。拔管后患儿可取俯卧位，定时超声雾化，稀释气道痰液，保持呼吸道通畅。对肺不张患儿用生理盐水总量 1~2ml，每次 5~6 滴缓慢滴入，操作如吸痰，气管内冲洗，肺常能复张。经处理好转不显著者可用纤维支气管镜吸引分泌物。

第三节　肺气漏

新生儿肺气漏（air leak of the newborn），包括气胸（pneumothorax，PT）、间质性肺气肿（pulmonary interstitial emphysema，PIE）、纵隔气肿（mediastinal emphysema）、心包积气（pneumopericardium，PPC）及气腹（pneumoperitoneum，PPT）等，发病率为 1%~2%。近年来因正压通气广泛使用，发病率明

显提高,达5%~20%,应用PEEP者为40%。不同疾病新生儿肺气漏发生率有一定差异,肺透明膜病(HMD)患儿肺气漏发生率为27%,窒息为25%,胎粪吸入综合征(MAS)为41%,湿肺为10%。有半数以上的肺气漏表现为气胸,患儿往往同时存在其他形式的气漏。

一、肺气漏的病因

任何原因引起肺泡过度充气,肺泡内压增高或肺泡腔与间质间产生压力阶差,以及邻近组织压迫,均可导致肺泡壁破裂而产生气漏。肺泡过度充气的原因有:①自发性气胸(spontaneus pneumothorax)是指在无外伤或人为因素的情况下,肺泡及胸膜突然破裂而引起的少量气胸,往往无症状,其发病率远较临床所见高。发病机制大多由于胸膜下气肿泡破裂引起,也见于胸膜病灶或肺泡破裂、胸膜粘连带裂等其他原因。胸膜下气肿可为先天性,也可为继发性,前者常局限于肺尖,见于X线检查无明显疾病的新生儿,后者常见于阻塞性肺气肿或炎症后纤维病灶基础上细支气管半阻塞扭曲,产生活瓣机制而形成。胀大的气泡因营养、循环障碍而退形性变,当肺内压力增加时破裂。足月儿发生率高,可能与足月儿生后最初呼吸时吸气肌活动过强,导致肺泡内压骤增而破裂有关,此为特发性气胸。②局部梗阻:气道内有黏液、胎粪或鳞状细胞,以及炎症渗出物等造成气道局部堵塞。肺气漏的另一原因是肺泡间缺少侧孔(Kohn孔),使通气与非通气肺泡间的气体难以均匀分布。③外来压迫如支气管囊肿。④代偿性过度充气,由于肺不张、肺发育不全所致。⑤肺源性如肺透明膜病、胎粪吸入综合征、肺部感染、慢性肺部疾病(CLD)等。⑥医源性:如产伤性肋骨骨折,插管时气管支气管肺穿孔,吸痰管插入深度超越隆突下2cm易发生气漏。吸痰过程中应用复苏囊手控不当,加压过高或过猛,或由于应用呼吸机时潮气量过大或峰压过高所产生的高容量、高压力可造成不同程度的肺损伤(包括间质性肺气肿、纵隔气肿、张力性气胸、心包积气等)。在应用PEEP时,由于胸内压增高,气胸机会增多。应用呼吸机患儿心搏骤停,进行心内注射时易发生气胸。患儿自主呼吸与呼吸机对抗,疾病好转后呼吸机参数未相应降低,易使肺泡破裂等。

二、肺气漏的临床特点

具有上述高危因素的病史,突然呼吸运动改变、发绀、病情恶化,应考虑本病。气胸发病率1%~2%,无症状性气胸的体征是受累侧胸部呼吸音降低,有或无呼吸增快、气促、唇周发绀。

(一) 症状性气胸

发病率0.05%~0.07%,临床表现为:①呼吸窘迫,即呼吸频率增快,可有三凹征,严重者出现呼吸停止。②青紫。③胸廓不对称,患侧胸廓隆起,呼吸运动减弱,呼吸音减低。在机械通气患儿可见患侧胸廓不随呼吸器节律活动。④心脏移位,如左侧气胸时心尖搏动及心音向右侧移位或心音遥远,心率早期增快,严重者心率减慢。⑤张力性气胸可引起休克,甚至心脏停搏。气胸患儿可以并发持续肺动脉高压,抗利尿激素分泌异常及颅内出血应作相应处理。

(二) 纵隔气肿

纵隔有少量气体时,症状轻微,若纵隔气量较多则有呼吸困难、发绀,听诊心音遥远,颈部皮下有握雪感。若纵隔气肿压力很高,可见胸廓中部隆起,体静脉和肺静脉受压,大静脉回流受阻,心排量减少,颈静脉怒张,血压下降。

(三) 间质性肺气肿

若仅发生于一侧肺叶,患儿常无症状。两肺均受累,由于肺顺应性降低,高碳酸血症和缺氧加重了呼吸窘迫;缺氧可增加肺泡-动脉氧梯度(差)和肺内分流,肺泡增大可形成囊性扩张,可类似气胸,呼吸窘迫应用高吸气压力及高浓度氧亦不能改善氧合和二氧化碳潴留,易发生支气管肺发育不良。进行机械通气的早产儿胎龄越小,PIE发病率越高。

(四) 心包积气

心包积气是气漏最少的一种类型,通常发生在机械通气或用较高压力和频率进行复苏囊手控通气的患儿,亦可为自发性的。轻度无明显临床表现,当心搏出量下降时,可出现低血压、心音低弱。但心电图上仍可见心脏活动波。

（五）其他

如发生气腹，表现为腹部膨胀，叩诊为鼓音，肝浊音消失，膈肌升高。腹部 X 线表现为膈下有游离气体。

三、肺气漏的诊断

肺气漏的诊断主要依据临床表现、透照检查、胸腔穿刺、X 线检查和超声检查。仰卧后前位和水平侧位 X 线检查对其诊断具有决定性意义，必要时加水平侧卧位片。间质性肺气肿有线状及囊状两型，前者呈条状透亮区，宽度不等，分布不规则，见于肺野外带和中带，须与规律的支气管充气影鉴别（图 2-19-1）。后者透亮区直径 1~4mm，呈小圆形，大小不一，囊状多时呈海绵状改变。间质性肺气肿可分三度：Ⅰ度为肺上部见线状透亮影向末梢伸展；Ⅱ度为肺中下部亦见多量线状透亮影，肺容积中等度增加；Ⅲ度全肺可见线状及圆形透亮影，肺容积高度增加。大叶性肺气肿（lobar emphysema）患侧大叶压力增加，纵隔、心脏向健侧移位。气胸患侧横膈下降，肺部受压，局部或全肺不张。轻度气胸的气体常在肺尖部，局部受压肺的胸膜面边缘清楚，必要时摄侧卧位呼气相 X 线片（图 2-19-2）。纵隔气肿侧位片在纵隔前方（胸骨后心脏前方）有气体。轻度纵隔气肿后前位在心包膜外有月牙状透亮带，胸腺因周围有气体呈"帆状征"，似天使翼（angel wing），张力性纵隔气肿胸腺向上推移，胸腺与心脏蒂部之间，有气体的透亮影（图 2-19-3、2-19-4）。少量纵隔气肿应与少量心包积气鉴别，心包积气时心脏上方不超越主动脉起始部，心包穹窿部可见月牙样气体影（图 2-19-5）。全身性空气栓塞时心脏、大血管、门脉内可见气体像。早期 X 线检查十分重要，早期发现间质性肺气肿，可防止气胸及纵隔气肿的发生。危重患儿不能搬动，可用冷光源透照检查以确定气漏部位，便于穿刺减压。超声检查可辅助诊断不典型的纵隔气肿，并可用于鉴别内侧气胸与纵隔气肿。颈纵隔气肿可用五官科内镜检查协助诊断与治疗。

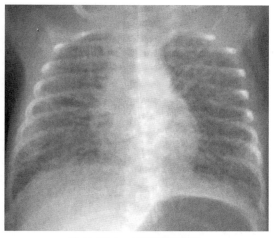

图 2-19-1　间质性肺气肿

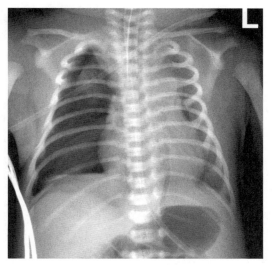

图 2-19-2　张力性气胸

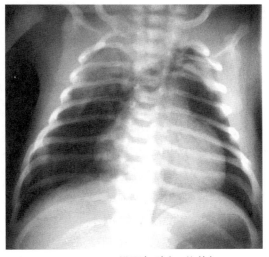

图 2-19-3　纵隔气肿（正位片）

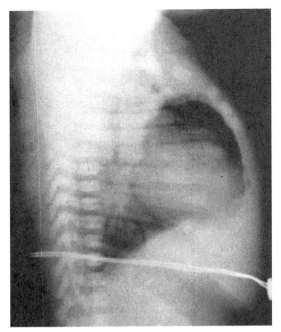

图 2-19-4　纵隔气肿（侧位片）

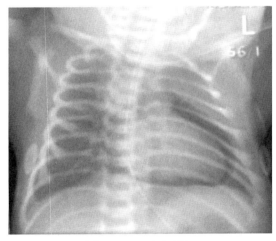

图 2-19-5　心包积气

四、肺气漏的处理

肺气漏的处理主要注意以下几个方面：①保守治疗，适用于少量的肺气漏，又无持续气漏，且无明显临床症状和体征者。患儿保持安静，严密监护心率、呼吸，定时测血压，用经皮测氧仪持续监护 TcPO$_2$ 或 SaO$_2$，监测血气等，必要时用 X 线摄片随访。②治疗原发病和合并症。③抗生素控制感染。④排气减压：穿刺排气紧急时可用套管的静脉留置针 24 号针在锁骨中线患侧第 2 肋间穿刺排气效果较好，张力性气胸或支气管胸膜

瘘患儿应作闭式引流。纵隔积气常为多房性积气，可穿刺排气，若积气量大应立即行气管切开分离前筋膜以利排气；心包积气、气腹可穿刺排气，若持续有气体进入心包腔、腹腔，则应切开引流。⑤氧疗及机械通气：用 80%~100% 氧气吸入加快间质氮气排出，从而促进肺气肿吸收，但应注意氧中毒，并应用镇静剂和肌松剂避免自主呼吸与呼吸机对抗。机械通气应选用压力型通气方式，通气频率 35~40 次 /min，低通气压力，PIP<2.66kPa，PEEP<0.67kPa。参数调节过程中做血气分析和动态胸片观察，可见过度充气的肺逐渐转为相对萎缩，血气指标维持在边缘水平 2~3 天，适当延长吸气、吸气末停留时间，应尽量降低平均气道压及吸气峰压。严重 PIE 治疗困难，可试用高频通气治疗。单侧 PIE 可用选择性阻塞方法治疗，将气管内导管插入健侧，在隆突下 1~2cm 作高频通气使受累侧气管因而阻塞，可减轻气肿和纵隔移位。⑥手术治疗：内科治疗失败者，可考虑手术治疗。

第四节　通气不足和通气过度

一、通气不足和通气过度的原因

（一）通气不足的原因

通气不足的主要原因包括以下几个方面：①呼吸机参数设置过低，如压力过低或潮气量过小，呼吸频率过低或 FiO$_2$ 过低等，均可导致通气不足；②体位改变，因重力关系引起肺血流分布不均亦可引起低氧血症；③气管插管位置不当，以及阻塞和漏气等引起通气不足；④当患儿自主呼吸消失，曾用镇静剂或肌松弛剂也容易发生通气不足；⑤在机械通气过程中，特别是在应用定压型通气模式时，呼吸道阻力增加，胸肺顺应性差，如未及时调整呼吸机参数，也是产生通气不足的常见原因。

（二）通气过度的原因

引起通气过度的主要原因有：①呼吸机参数设置不当，如潮气量过大或压力过高、呼吸频率过快、PEEP 过低等，均可导致通气量过大，致使体内 CO$_2$ 排出过多，引起低碳酸血症；②因病情好转，自主呼吸增加而没有及时调整通气模式或调低呼

吸机参数,也容易导致过度通气;③机械通气过程中,患儿气道阻力降低、肺顺应性改善,但呼吸机参数未及时调低,亦可引起通气过度。

二、通气不足和通气过度的临床特点

(一) 通气不足的临床特点

通气不足患儿通常表现为在机械通气时胸廓不能正常起伏,人机对抗,出现面色发绀、呻吟、呼吸急促,心动过速,血氧饱和度下降,甚至因严重低氧血症、高碳酸血症和呼吸性酸中毒而引起烦躁、惊厥、心律失常、休克、昏迷,甚至死亡。

(二) 通气过度的临床特点

过度通气患儿胸廓饱满或明显隆起,胸廓起伏加快,通气过度可引起呼吸性碱中毒或混合性碱中毒。碱中毒可使氧离解曲线左移,增加组织缺氧和末梢血管扩张,减少脑血流量,加重脑缺氧,可出现惊厥、低血压,使一度症状好转患儿意识不清或昏迷。碱中毒可诱发低血钾、心律失常等严重并发症,也可能与 PCO_2 下降引起的脑脊液 pH 急骤变动有关,尤其是在原来已有缺氧缺血性脑损伤的小早产儿,易加重颅内出血。

三、通气不足和通气过度的诊断

通气不足和通气过度的诊断主要依据患儿临床表现和血气变化特点,血气分析是判断酸碱失衡的重要手段(表 2-19-2)。通气不足时 PaO_2 低于 50mmHg,$PaCO_2$ 高于 60mmHg,并伴有呼吸性酸中毒;通气过度时 PaO_2 可正常或高于 50mmHg,$PaCO_2$ 低于 35mmHg,并伴有呼吸性碱中毒。呼吸机参数设置可供诊断时参考。

表 2-19-2 酸碱失衡时血 pH 和血气分析的判断

	代谢性酸中毒		呼吸性酸中毒		代谢性碱中毒		呼吸性碱中毒	
	失代偿	代偿	失代偿	代偿	失代偿	代偿	失代偿	代偿
pH	↓	↓	↓	=	↑	=	↑	=
$PaCO_2$	=	↑	↑	↑	=	↑	↓	↓
BE	↓	=	=	↑	↑	↑	=	↓
SB	↓	=	=	↑	↑	↑	=	↓

注:↑增加,↓减少,=接近正常

四、通气不足和通气过度的处理

(一) 通气不足的处理

1. 根据患儿病情变化及血气结果,分析引起通气不足的原因,及时调整呼吸机参数。若因呼吸机参数设置过低,可先将导致通气不足的主要参数调高。如以低氧血症为主,可调高通气压力、吸气时间或吸入氧浓度;若以高碳酸血症为主,则增加潮气量或呼吸频率,也可降低PEEP。亦可应用患者触发通气(PTV)的 SIMV 或 PRVCV 模式,患者充分自主呼吸,维持稳定潮气量。

2. 通气 30 分钟后复查动脉血气,再根据血气分析结果进行呼吸机参数调整。

3. 观察患儿病情变化,监测生命体征,及时对症治疗。

(二) 通气过度的处理

1. 根据患儿病情变化及血气结果,分析引起通气过度的原因,及时调整呼吸机参数。如以呼吸性碱中毒为主,应下调呼吸频率和通气压力,也可调高 PEEP;若以高氧血症为主,可降低吸入氧浓度、通气压力或潮气量。也可采用患者触发通气(PTV)的 SIMV 或 PRVCV 模式,患者充分自主呼吸,维持稳定潮气量。

2. 通气 30 分钟后复查动脉血气,再根据血气分析结果进行呼吸机参数调整。

3. 观察患儿病情变化,监测生命体征,及时对症治疗。

第五节　循环障碍

机械通气发生循环障碍,主要因胸腔内压增加引起,尤其是使用较高 PEEP。机械通气对循环的不良影响包括:①胸内压增加;②静脉回流减少;③肺血管阻力(pulmonary vascular resistance,PVR)增加;④心排血量减少;⑤肾、肝、肠系膜灌注下降;⑥脑静脉回流减少,颅内压升高;⑦压力性及容量性损伤,尤其是应用高 PIP 时。

一、循环障碍的原因

(一)高正压、大潮气量通气

高正压、大潮气量机械通气时减少静脉回流,使右心前负荷降低,右心搏出量降低,导致左心舒张末期容量减少引起低血压。

(二)缺氧缺血

低氧、心肌缺氧缺血所致的心肌收缩功能不全及低血容量状态,导致循环功能障碍。

(三)胸腔内压增加

应用较高 PEEP 时,胸腔内压增加,静脉回流减少,有利于减轻肺水肿。

(四)血容量不足

血容量不足患儿使用机械通气,特别是 PEEP 时,心排血量减少,缩血管性神经体液反射失代偿,此时血氧饱和度降低和血压波动。一旦发现这种情况,应注意是否存在血容量不足。

二、循环障碍的临床特点

患儿出现面色苍白,肢体发凉,毛细血管充盈时间 >3 秒,股动脉脉搏打不到,低血压,严重时 SaO_2 降低,低氧血症,并发绀,血气分析显示 pH<7.0 为危重休克,pH<6.8 常难抢救,$PaCO_2$ 突然升高应考虑肺水肿,警惕休克肺。此时,可出现休克征象,如低体温、心音低钝、心电图异常、尿量减少[尿量 <2ml/(kg·h),持续 8 小时以上],同时可出现高胆红素血症,心肌酶谱升高,谷丙转氨酶升高,严重者肝肾功能异常。

三、循环障碍的诊断

(一)低血压

足月儿血压 <6.67kPa(50mmHg),早产儿血压 <5.3kPa(40mmHg)或脉压减少(正常时舒张压为收缩压的 2/3),称为低血压(hypotension)。

(二)血容量不足

正常中心静脉压维持在 0.67~1.0kPa(5~8mmHg),中心静脉压降低提示血容量不足(hypovolemia)。

(三)肝、肾功能异常

机械通气对肾脏的影响主要表现为水钠潴留,应用 PEEP 可加剧这种效应,其发生机制为:①心排血量减少和动脉灌注压降低;②肾脏静脉压增加;③胸内压增加使心房肽释放减少;④肾素、血管紧张素、醛固酮系统激活;⑤血浆抗利尿激素水平升高;⑥交感神经张力增高;⑦肾内灌流减少。由此产生少尿、无尿、肾功能异常。机械通气对肝脏的影响主要表现为黄疸、肝功能异常。其机制为:①心排血量下降使肠系膜循环血量下降,门静脉流量可减少 50%;②胸腔内压升高,特别是反比通气和 PEEP 时,肝脏回心血量下降;③过度通气(颅内高压和肺动脉高压时)造成低碳酸血症,肠系膜血管收缩;④胸内压升高,使胆管黏膜下淤血。

(四)其他

可有心电图异常;X 线胸片可观察原发病灶是否恶化,有无肺水肿,心界是否扩大;颅内压增高应做床边头颅 B 超检查,早期诊断颅内病变。

四、循环障碍的处理

(一)调节呼吸机参数

如机械通气过程中血压偏低,应改用较低压力及小潮气量(5~7ml/kg)通气,避免肺泡过度扩张。

(二)补充血容量

当需要呼吸机压力较高才能维持氧合时,必须注意补充血容量来维持此年龄阶段平均动脉压。

(三)应用正性肌力药物

应用多巴胺 2.5~5μg/(kg·min)及多巴酚丁胺 3~5μg/(kg·min)改善血流灌注,加强心肌收缩力,加快心率,提高动脉压,以保证周身脏器的血流灌注;心动过缓者,可用异丙肾上腺素剂量 $0.1\mu g \sim 0.5\mu g/(kg \cdot min)$,静脉滴注。由于患儿心储备功能差,用快速洋地黄时剂量宜偏小。

(四)注意液体平衡

过度通气可诱发抗利尿激素分泌增加,过度湿化状态可使体液滞留发生水中毒,出现低钠血症,此时即需适当限制液体,必要时用呋塞米利尿。

(五)营养心肌

1,6-二磷酸果糖(1,6-FDP)能从细胞分子水平增加细胞膜的稳定性,使心排血量增加,改善脑血流,对心肌酶谱增高、心源性休克患儿具有较好疗效。剂量为 $250mg/(kg \cdot d)$,静脉滴注 3~5 天。改善心功能后肾血流量亦增加,尿量亦有所增加。

(六)保护脑功能

机械通气特别是应用 PEEP,胸内压增加脑血流经颈静脉回流减少,同时心排血量下降,导致脑灌注压(CPP=MAP–ICP)下降,脑血流自动调节机制正常时,尽管动脉压和脑灌注压有波动,仍可保持脑灌注压的相对恒定,但颅内病变伴有循环血容量不足的危险状态下,自动调节机制失灵,产生脑灌注不足。为保证脑灌注,颅内病变有时应监测颅内压。机械通气对脑灌注不足,临床可用以下方法处理:①头高位 15°~30°;②维持正常动脉压;③维持正常血碳酸水平;④必要时可用血管收缩剂如去甲肾上腺素,维持 CPP ≥ 7.3kPa(55mmHg);⑤有脑水肿患儿经气管吸痰时,可先经导管滴入少量 0.5% 利多卡因,做气管黏膜表面麻醉,以免吸痰时刺激气道,引起咳嗽,导致颅内压急剧升高;⑥维持机体内环境稳定,以纠正因缺血产生的各脏器功能损害,使各项生命体征维持在正常范围,在此基础上针对脑损伤常应用苯巴比妥防治惊厥和颅内出血,负荷量 20mg/kg,维持量 5mg/kg,分 2 次静脉注射共 3~5 天;用甘露醇治疗脑水肿,其分子的亲水基团为羟自由基(OH·),有极强的清除作用,清除羟自由基既可防止生物膜不饱和脂肪酸的脂质过氧化反应,又可减少血栓素(TXA₂)的生成,剂量 0.25g~0.5g/(kg·次)每 6~8 小时 1 次,力争在 48~72 小时使颅内压下降。

第六节　堵管与脱管

一、堵管

(一)原因

气管插管或气管套管可完全或部分被堵塞,堵塞物常为黏痰、血凝块或呕吐物,尤其多见于气管插管过小、位置过深等情况。

(二)临床特点

视患者的呼吸能力而定,常因缺氧而发绀,严重者造成窒息。

(三)诊断

从气管插管内吸出黏痰或血凝块后患儿缺氧状态好转,或拔出气管插管,吸引呼吸道分泌物后重新给予气管插管,患儿病情好转。

(四)处理

立即吸出气道分泌物,完全堵塞时要及时拔出气管插管,复苏气囊加压通气使患儿缺氧改善后,再重新进行气管插管。

二、脱管

(一)原因

气管插管的下端离声门太近,固定不牢,或患儿位置改变时滑脱。

(二)临床特点

仔细检查气管插管位置,患儿可发生缺氧、发绀、窒息等,肺部听诊未闻及机械通气的呼吸音。

(三)诊断

仔细检查气管插管位置和肺部听诊来判断。

(四)处理

立即给予复苏气囊加压呼吸,重新进行气管插管后患儿症状立即缓解。

第七节　喉、气管损伤

一、喉损伤

(一)原因

插管力量过大造成咽喉气管黏膜损伤甚至气

管穿孔,长期应用气管插管,插管时间超过 1 周,严重喉损伤的机会增多,其轻重程度与插管的质量(橡胶管刺激大)、操作者不熟练、患儿头颅部活动程度和局部循环的好坏有关。拔管后并发症喉声门水肿,严重者甚至局部糜烂,采用经鼻插管可有鼻中隔糜烂,此常因插管时间过长、插管过粗所致。

(二)临床特点

喉损伤中以喉水肿最常见,喉水肿可于拔管后数小时至 1 天左右发生,轻者临床症状不明显,严重者可有喉梗阻现象。吸气时三凹、发绀、声嘶哑,损伤可有溃疡、坏死、肉芽肿形成以及喉狭窄等。

(三)诊断

具有喉梗阻的症状体征,可用直接喉镜检查损伤情况。

(四)处理

轻度喉水肿可予静脉注射肾上腺皮质激素类药物,如地塞米松 0.5~1mg/(kg·d),2~3 天,局部喷雾 1% 麻黄碱治疗,有严重吸气困难者需作气管切开。

二、气管损伤

(一)原因

由于插管过硬,插管时间过长,压迫气管引起,气管本身黏膜水肿,气管过度充气压迫致黏膜缺血性损伤。坏死性气管炎、支气管炎,因插管后多次高压及气管内湿化不足致黏膜坏死。

(二)临床特点

轻度溃疡,出血和局部感染,严重时气管软骨环的破损、软化、穿孔或日后形成瘢痕组织,狭窄。

(三)诊断

用纤维支气管镜检查可明确诊断。

(四)处理

用无毒聚氯乙稀插管(portex polyinyl chloride tube)可以预防气管损伤。气管插管必须选择大小合适的插管,应用气囊插管时每次采用少量注气充张气囊,允许有少量漏气以避免气管黏膜损伤。一般吸引压力应不超过 8.0~13.3kPa (60~100mmHg),吸引时间不能过长,应 <10 秒。

气管温湿化应维持在 34℃左右,吸引管不能插至气管插管顶端,要往上拔出 1cm 后再吸引,这样可以减少气管及支气管坏死的发生。气管插管困难者应由技术熟练的医师在心肺监护下,插管时间应在 20 秒钟内完成,插管后听诊两侧呼吸音及观察肺扩张情况以便及时发现并发症。

(周晓玉)

第八节　支气管肺发育不良

支气管肺发育不良(bronchopulmonary dysplasia,BPD)又称新生儿慢性肺疾病(chronic lung disease,CLD),1967 年由 Northway 等首次报道并命名,是早产儿,尤其是极早早产儿或极不成熟儿呼吸系统常见疾病。BPD 由多种因素引起,具有独特的临床、影像学及组织学特征。近年来,随着我国围产医学的发展及各地新生儿重症监护病房(neonatal intensive care unit,NICU)相继建立,极低出生体重儿(very low birth weight infant,VLBWI)和超低出生体重儿(extremely low birth weight infant,ELBWI)存活率明显增加,BPD 发病率也有逐年上升的趋势。近半个世纪以来,尽管对于 BPD 的定义、发病机制和基础研究已取得很大进展,同时治疗措施和预后也得到明显改善。然而,BPD 死亡率和预后仍不容乐观。因此,BPD 一直是国内外新生儿科医师面临的最具挑战性的热门研究课题之一。

一、发病现状

有关 BPD 的发病率国外报道的资料差异很大,其原因为:①群体不同,发病率各异,如胎龄越小、出生体重越低,发病率越高。据 Vermont Oxford Network 资料显示(表 2-19-3),2003 年和 2007 年出生体重 501~1 500g 的早产儿 BPD 发病率分别为 29% 和 26%。出生体重 <1 250g 早产儿占整个 BPD 的 97%, 其中 501~750g、751~1 000g、1 001~1 250g、1 251~1 500g 分别为 54%、33%、20% 和 10%。美国儿童健康与人类发育研究院(National Institute of Child Health & Human Development,NICHD)资料显示,出生体重 501~1 500g 的早产儿 BPD 发病率

1990 年和 2000 年分别为 19% 和 22%，2003 年增至 27%〔按矫正胎龄（postmenstrual age，PMA）36 周定义〕。②定义不同：以 PMA 36 周仍需辅助用氧为定义，其发病率远较以生后 28 天为定义者低（表 2-19-3）。③治疗方式：如给氧方式是否正确、补液是否过量等。据 2007 年 4 月美国国家卫生研究院（National Institutes of Health，NIH）统计资料显示，美国每年至少新增 10 000~15 000 例 BPD 病例。目前发达国家胎龄 30 周以上的早产儿 BPD 已很罕见。

表 2-19-3　不同出生体重及诊断标准 BPD 的发病率

出生体重 /g	氧依赖	
	生后 28 天	PMA 36 周
<750	90%~100%	54%
750~999	50%~70%	33%
1 000~1 249	30%~60%	20%
1 250~1 499	6%~40%	10%

目前我国尚无确切的 BPD 发病率。2006 年 1 月—2008 年 12 月以华中科技大学附属同济医院牵头的 10 家医院进行了为期 3 年的关于 BPD 发病率及高危因素调查，该研究以生后持续用氧 ≥ 8 天为诊断标准，搜集胎龄 <37 周、存活 ≥ 28 天的住院早产儿共 12 351 例，其中符合 BPD 诊断的病例共 156 例，BPD 总发病率为 1.26%，其中胎龄 <28 周、28 周 ≤ 胎龄 <30 周、30 周 ≤ 胎龄 <32 周、32 周 ≤ 胎龄 <34 周、34 周 ≤ 胎龄 <37 周的早产儿 BPD 发病率分别为 19.3%、13.11%、5.62%、0.95% 和 0.09%。上述资料提示，我国 BPD 主要见于胎龄 <32 周，尤其是 <30 周的早产儿。

二、病因和发病机制

BPD 由多种因素引起，其本质是在遗传易感性的基础上，氧中毒、气压伤或容量伤以及感染或炎症等各种不利因素对发育不成熟的肺导致的损伤，进而出现损伤后肺组织异常修复。其中肺发育不成熟、急性肺损伤、损伤后异常修复是引起 BPD 的 3 个关键环节。

（一）肺发育不成熟

人和其他哺乳动物胎肺的形态发生包括管道的分支及管腔上皮的分化，大致经历 5 个时期，即胚胎期（孕第 4~6 周）、腺体期（第 7~16 周）、小管期（第 17~27 周）、囊泡期（第 28~35 周）和肺泡期（第 36 周 ~ 至生后 3 岁）。胎龄 <28 周的早产儿出生时肺仍处于小管期或刚进入囊泡期，肺泡需再过 4~6 周才能发育；肺泡 II 型细胞发育不成熟，肺表面活性物质水平低。因此，早产儿出生后比足月儿更多接受氧疗，暴露于机械通气、高浓度氧、炎症损伤等不利环境之中，进一步加重肺损伤。抗氧化酶系统在妊娠末期才发育，早产儿抗氧化酶、抗蛋白酶、维生素 C、维生素 E 等抗氧化剂活性和水平均低，故不能有效地控制炎症反应及损伤后正常修复过程。简言之，BPD 是不成熟的肺对各种致病因素所致急、慢性肺损伤的反应。

（二）氧中毒

高浓度氧在体内产生大量高活性的氧自由基（O^{3-}、H_2O_2、OH^- 等）毒性产物，而早产儿不能及时清除这些有害产物。氧自由基代谢产物是 BPD 发病过程中关键性的炎性介质，其干扰细胞代谢，抑制蛋白酶和 DNA 合成，造成广泛细胞和组织损伤。高浓度氧同时可引起肺水肿、促炎因子释放、纤维蛋白沉积以及肺表面活性物质活性降低等非特异性改变。早产儿体内游离 Fe^{2+} 含量高，后者是脂质过氧化代谢产物，可催化氧自由基产生。另外，早产儿对氧化应激易感，即使吸入低浓度氧也可引起严重氧化应激反应，产生肺损伤。

（三）气压伤或容量伤

机械通气时高气道压或高潮气量可引起肺泡过度扩张，毛细血管内皮、肺泡上皮细胞及基底膜破裂等机械性损伤，导致液体渗漏至肺泡腔，触发炎症反应和促炎因子释放，促炎因子和抗炎因子失衡，气道和肺泡结构破坏以及肺泡表面活性物质灭活，致使肺细支气管上皮损伤及大部分终末肺泡萎陷。并且早产儿本身肺间质和肺泡结构不成熟，肺的弹力纤维和结缔组织发育不全，肺顺应性差，吸气峰压过高易造成肺泡破裂，气体进入肺间质，导致肺间质气肿。后者使 BPD 发病率增加 6 倍。

（四）感染和炎症反应

临床和动物研究均提示，宫内感染与 BPD、早产儿脑白质损伤等许多严重疾病发生有密切关联,是导致早产儿近、远期不良结局的重要因素。产前各种感染,如巨细胞病毒、解脲支原体以及母亲有绒毛膜炎等,胎儿生后 BPD 发生率明显增加,提示宫内感染和炎症反应在 BPD 发病中起重要作用。母亲有绒毛膜炎或解脲支原体等感染时,引起促炎细胞因子释放,诱导炎性细胞在胎肺聚集,活化的中性粒细胞和巨噬细胞释放大量氧自由基,同时引起肺细胞凋亡增加和增殖降低,血管内皮生长因子(VEGF)及其他血管生长因子表达降低,最终导致肺损伤及胎肺发育受阻,并触发早产。因此,有学者提出,"新" BPD 是炎症介导的肺损伤的结果,是基因易感性婴儿处于易感窗期受到宫内或出生后感染改变肺发育的结果。

早产儿由于肺发育不成熟,出生后常暴露于机械通气、高浓度氧、气压伤或感染中,触发炎性因子瀑布反应,加重气道、肺血管及间质损伤,进一步加重肺损伤。

(五)基因易感性

研究发现,家族中有哮喘或反应性气道疾病史者 BPD 发病率增加。通过对极低出生体重儿的研究表明,双胞胎 BPD 发病的遗传风险性高达 53%~82%。目前,遗传易感性在 BPD 发病中的作用和机制已成为国内外学者研究的重点方向,并且越来越多的研究集中在与 BPD 易感性相关的候选基因筛选上。研究显示,BPD 与人类白细胞抗原 -A2(HLA-A2)基因多态性有关。其影响包括:①肺成熟度,尤其是出生时表面活性物质的功能、含量以及肺泡的数目;②炎症反应的强度和纤维化倾向;③保护肺免受自由基损伤的抗氧化酶能力;④新生肺和血管组织成熟、形成肺泡的能力等。另外,肺表面活性物质蛋白(SPs)、转化生长因子 -β1(TGF-β1)及血管内皮生长因子(VEGF)等的基因多态性与 BPD 发病也有关,且具有种族差异。

(六)其他

出生后症状性动脉导管未闭,引起肺血流和肺液增加,使肺功能减低和气体交换减少;输液不当致肺间质水肿;维生素 A、维生素 E 缺乏;败血症及胃食管反流等因素均增加 BPD 易感性。

三、病理改变

(一)"旧" BPD 病理特点

主要表现为肺实质慢性炎症、纤维化以及局限性肺气肿,如病变累及心血管系统,可见心内膜增厚、右室和肌层过度增生。根据 Northway BPD 病理分类:第 1 期(生后 1~3 天):肺泡和间质明显水肿,肺透明膜形成,肺不张,支气管黏膜坏死。第 2 期(生后 4~10 天):广泛肺不张,周围代偿性肺气肿,支气管黏膜广泛坏死和修复,气道充满细胞碎片。第 3 期(11~30 天):肺不张,代偿性肺气肿病变加重,广泛支气管和细支气管结构变形及增生,间质水肿,基底膜增厚。第 4 期(>30 天):以纤维化为主,表现为肺泡和气道破坏,局灶性肺间质增生,支气管平滑肌肥厚及气道黏膜变形,肺实质纤维化及局限性肺气肿。

(二)"新" BPD 病理特点

"旧" BPD 病理改变仅见于少数具有严重疾病需长期高浓度氧、高气道压机械通气患儿。大部分"新" BPD 病理改变以肺泡和肺微血管发育不良为主要特征,表现为肺泡数目减少、体积增大、肺泡结构简单化,而肺泡和气道损伤较轻、弹力组织较多、纤维化较轻。"新""旧" BPD 病理特征见表 2-19-4。

表 2-19-4 "新""旧" BPD 病理特征

类型	特征
"新" BPD	较少平滑肌增生
	纤维化较轻
	严重鳞状上皮化生少见
	肺泡数目减少、体积增大、结构简单化
	肺微血管发育不良
	弹力组织增加
"旧" BPD	呼吸道上皮鳞状化生
	平滑肌增生
	纤维化明显
	大血管变形

四、临床特征

(一)"旧"BPD

"旧"BPD(old BPD)是指 Northway 等报道的 BPD,由于产前未预防性应用糖皮质激素,因此,原发疾病均为严重的早产儿 RDS,出生后即出现严重低氧性呼吸衰竭,需机械通气、持续用氧时间超过 28 天,死亡率高。目前此种类型 BPD 已十分少见。

(二)"新"BPD

"新"BPD(new BPD)主要见于早产儿,尤其是胎龄 <28 周、出生体重 <1 000g 者,胎龄越小、体重越轻,发病率越高。临床症状和体征随疾病的严重性而明显不同。早期常仅有轻度或无呼吸系统疾病,仅需低浓度氧或无需用氧,而在生后数天或数周后逐渐出现进行性呼吸困难、喘憋、发绀、三凹征、肺部干/湿啰音、呼吸功能不全症状和体征,需提高氧浓度甚至辅助通气才能维持血气在正常范围,并且持续时间超过 28 天或 PMA 36 周。少数也可见于具有肺部疾病如 MAS、PPHN、先天性心肺疾病、败血症、膈疝等严重疾病,在出生数周内需正压通气、高浓度氧的足月儿。其他的高危因素有母亲绒毛膜炎、胎盘早剥、胎儿生长受限、产前未用糖皮质激素、用吲哚美辛史、男胎、低 Apgar 评分、严重 RDS、感染等。

(三)早期症状与原发疾病难以区别

通常在机械通气过程中出现呼吸机依赖或停氧困难超过 10~14 天,提示可能已发生急性肺损伤。病程与疾病严重程度有关,通常数月甚至数年之久。大部分病例经过不同时期后可逐渐撤机或停氧,病程中常因反复继发性呼吸道感染或症状性 PDA 致心力衰竭,而使病情加重甚至死亡。严重肺损伤者由于进行性呼吸衰竭、肺动脉高压而死亡。由于慢性缺氧、能量消耗增加,进食困难,患儿常有营养不良。

五、诊断与鉴别诊断

(一)关于 BPD 的诊断

多年来,关于 BPD 的诊断标准一直存在争议。争论的焦点主要集中在辅助用氧持续的时间。一种观点是:辅助用氧持续超过 28 天,同时胸片有特征性改变即可诊断 BPD。而另一派学者则认为,PMA 36 周以上仍有氧依赖,更能反映出生后肺发育异常的本质,是预示儿童期反复喘憋、肺功能受损等呼吸系统后遗症的有用指征。因此,20 世纪 80~90 年代多数学者把生后 28 天仍需持续用氧或机械通气,同时胸片异常,或 PMA36 周仍需持续辅助用氧的 BPD 统称 CLD,并用这一术语替代所有"新""旧"形式的 BPD,其中包括 Wilson-Mikity 综合征和早产儿慢性肺功能不全,BPD 仅指经典型 BPD 中的第 4 期。

但在 2000 年 6 月由美国 NICHD、国家心脏、肺和血液研究院及少见疾病委员会共同举办的 BPD 研讨会上,一致通过仍应用 BPD 这一名称替代 CLD,以在流行病学、发病机制和预后等方面与发生在婴儿期的其他慢性肺疾病区别。同时制定了 BPD 新定义和病情分度。根据最新定义,BPD 是指任何氧依赖(>21%)超过 28 天的新生儿,如胎龄 <32 周,根据矫正胎龄 36 周或出院时需 FiO_2 分为:①轻度,未用氧;②中度,$FiO_2<30\%$;③重度,$FiO_2 \geq 30\%$ 或需机械通气。如胎龄 ≥ 32 周,根据生后 56 天或出院时需 FiO_2 分为上述轻、中、重度。肺部 X 线表现不再作为疾病严重性的评估依据(表 2-19-5)。

表 2-19-5　诊断标准和分度

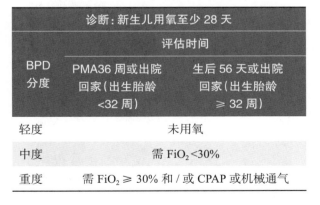

	诊断:新生儿用氧至少 28 天	
BPD 分度	评估时间	
	PMA36 周或出院回家(出生胎龄 <32 周)	生后 56 天或出院回家(出生胎龄 ≥ 32 周)
轻度	未用氧	
中度	需 $FiO_2<30\%$	
重度	需 $FiO_2 \geq 30\%$ 和/或 CPAP 或机械通气	

(二)辅助检查

1. **动脉血气分析**　低氧血症、高碳酸血症,严重者 pH 常低于正常。

2. **肺功能**　由于气道阻力增加和气流受限,引起支气管高反应性,呼吸功增加,肺顺应性减低,残气量增加,而功能残气量减少。

3. 血电解质浓度　慢性 CO_2 潴留、利尿药应用可引起低钠血症、低钙血症和低钾血症。

4. 胸部 X 线检查　经典 BPD 的 X 线主要表现为肺充气过度、肺不张、囊泡形成及间质气肿影，严重病例伴肺动脉高压患者可显示肺动脉干影。Northway 根据 BPD 的病理过程将胸部 X 线分 4 期，即 I 期（1~3 天）：双肺野呈磨玻璃状改变，与 RDS 的 X 线改变相同（图 2-19-6）；II 期（4~10 天）：双肺完全不透明（图 2-19-7）；III 期（11~30 天）：进入慢性期，双肺野密度不均，可见线条状或斑片状阴影间伴充气的透亮小囊腔（图 2-19-8）；IV 期（1 个月后）：双肺野透亮区扩大呈囊泡状，伴两肺结构紊乱、有散在条状或斑片影以及充气过度和肺不张（图 2-19-9）。

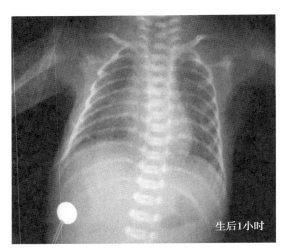

图 2-19-6　双肺呈毛玻璃状

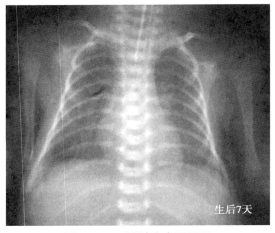

图 2-19-7　双肺完全不透明

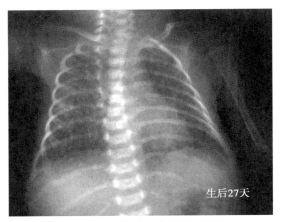

图 2-19-8　双肺斑片状影，可见蜂窝状透亮区

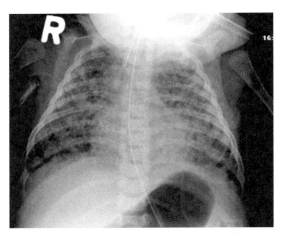

图 2-19-9　双肺野透亮区扩大呈囊泡状，伴通气过度和肺不张

"新" BPD 肺部 X 线没有上述典型改变，特征性不强。某些患儿胸片仅表现为肺过度充气和肺纹理轮廓模糊，偶见小泡状影；轻型病例 X 线常无明显改变，或仅见磨玻璃状改变。

5. 肺部 CT　分辨率高，90% 以上 BPD 患儿 CT 显示异常。扫描时采用 <3mm 薄层扫描，可提高图像分辨率，发现早期或各种间质性病变，在诊断 BPD 中具有重要价值。主要特征为：双肺野呈磨玻璃状改变、多灶充气过度，如小囊状影（薄壁）或网格状影（壁厚），纹理增粗、紊乱，条状密度增高影和胸膜增厚等。病变多发生在两下肺，常呈对称性（图 2-19-10、2-19-11、2-19-12）。

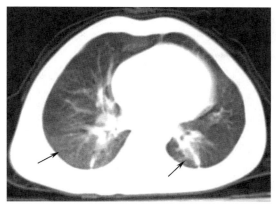

图 2-19-10　毛玻璃样阴影

两下肺见轻度密度增高影,境界不清(箭头)

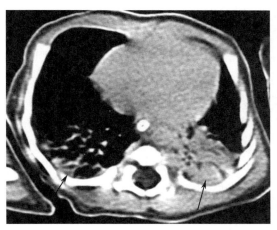

图 2-19-11　囊泡状阴影

两肺背段见多发囊泡状阴影(箭头)

囊壁较厚,呈网格状

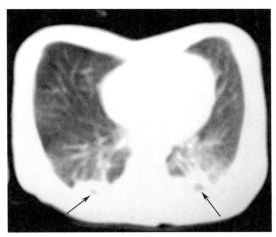

图 2-19-12　肺纤维化

两肺纹理增粗,呈间质纤维性改变,

其间夹杂局限性肺气肿(箭头)

六、治疗

(一)营养支持

1. 能量及蛋白质　由于慢性缺氧、呼吸功能增加、糖和脂质代谢紊乱所致能量消耗增多以及摄入减少,故应提供充足的能量和蛋白质,以利于增加机体抗感染、抗氧中毒能力以及促进正常肺组织生长、成熟和修复。能量为 140~160kcal/(kg·d),进食不足者加用肠道外营养。

2. 维生素 A　可调节和促进机体多种细胞的生长和分化,促进肺泡上皮细胞增殖,调节肺胶原含量,促进胎肺成熟维持呼吸道上皮的完整性,逆转高氧等病理因素对肺发育进程的干扰,并且 VLBWI 出生时血浆和组织中维生素 A 水平低,是易感 BPD 因素之一。目前证据显示,出生后给 ELBWI 维生素 A 5 000U,肌内注射,3 次/周,连续 4 周,可降低 BPD 发病风险,尽管目前尚无确切证据证明其在肺或神经发育的长期益处。维生素 E 和硒具有抗氧化作用,肌醇为 PS 合成所必需的,谷氨酰胺是肺细胞能量的主要来源,因此应注意补充。此外,还应补充维生素 C、维生素 D、钙、磷及其他微量元素。

3. BPD 患儿常合并贫血,可输血和应用重组人促红细胞生成素,以维持相对正常的血红蛋白水平。

(二)限制液体

尽管生后第 1 周限制液体并未减少 BPD 发生率,但 BPD 患儿肺液体平衡异常,对液体耐受性差,即使摄入正常量的液体也可导致肺间质和肺泡水肿,肺功能恶化,因此,应严格控制液体量和钠摄入。小早产儿常有轻度低钠血症且可耐受,不需处理,当血清钠 ≤ 125mEq/L(血清钠 1mEq/L =1mmol/L)时,除限制液体摄入外,可适当补充钠盐。出现下列情况可短期使用利尿剂:①生后 1 周出现呼吸机依赖、有早期 BPD 表现;②病程中因输入液量过多致病情突然恶化;③治疗无改善;④需增加热量、加大输液量时。首选呋塞米,可迅速控制肺水肿、改善肺顺应性、减低气道阻力,改善肺功能。剂量 0.5~1mg/kg,每天

1~2 次,直至能够停氧。用药过程中须注意该药的副作用,如电解质紊乱、骨质疏松、肾钙化等,不主张长期应用。也可双氢克尿噻和螺内酯联合应用,以减少药物副作用,剂量分别为 2~5mg/(kg·d) 和 2~4mg/(kg·d)。症状性 PDA 应给予相应治疗。

(三)氧气疗法

1. 维持合适的氧饱和度是预防和治疗 BPD 主要策略之一。然而,最佳 SpO_2 仍有争论。最近进行的关于 85%~89% 或 91%~95%,哪一种 SpO_2 更有效和安全的几个大的临床试验,结果表明,SpO_2 85%~89% 组死亡率增加,存活者 ROP 发生率降低,但 BPD 未降低。然而,把 SpO_2 91%~95% 作为早产儿出生后推荐指标仍应慎重。目前,多主张维持组织可耐受的最低 SaO_2 为 90%~93%。如有肺动脉高压和肺心病,或矫正胎龄 36 周后,SaO_2 应维持在 95%~96%。氧疗过程中应监测血气,并作适当的调整。

2. 正确的呼吸管理策略对于预防和治疗肺损伤至关重要。早产儿从刚出生开始呼吸即应采取肺保护策略。窒息复苏时应使用 T 组合装置,按设置提供呼气末正压和吸气峰压;氧浓度从 21%~30% 开始,并在脉搏测氧仪监测下,根据心率和 SpO_2 调高或降低氧浓度。由于气管插管、机械通气可作为单一的、最重要的致 BPD 危险因素,所有机械通气模式都可能造成肺损伤。因此,应尽可能采用 nCPAP 通气(压力至少 5~6cmH_2O)、nIPPV 和 HHHFNC 等无创通气,减少插管。有 RDS 风险的早产儿,出生后应即刻使用 nCPAP,或尽早采用 INSURE(INtubate-SURfactant-Extubate to nCPAP)策略,以降低机械通气的应用和 BPD 发生率。早期治疗性而非预防性肺表面活性物质(surfactant,PS)应用联合 nCPAP 是 RDS 最佳治疗方案。nCPAP 失败后,可试用 nIPPV,以降低拔管失败的风险。当其他呼吸支持模式失败后,应使用机械通气,并尽可能缩短持续时间,以减少肺损伤。也可采用目标潮气量通气模式,因其可缩短通气时间,减少 BPD 发生。在抢救性治疗中,可应用高频通气。撤机后可允许中等程度的高碳酸血症(pH>7.22),而避免低碳酸血症,因后者增加 BPD 及脑室周围白质软化(periventricular leukomalacia,PVL)风险。

(四)抗感染治疗

1. **肾上腺糖皮质激素** 由于炎性损伤是 BPD 发生的关键环节,肾上腺糖皮质激素具有抑制炎症反应,减轻支气管痉挛及肺水肿和肺纤维化,促进肺抗氧化酶及表面活性物质的生成,迅速改善肺功能,有助于撤离呼吸机,减少 BPD 发生率。因此,已广泛用于预防和治疗 BPD。但近年来大量临床观察发现,糖皮质激素增加死亡率,抑制头围生长、神经系统发育以及肺组织成熟,尤其早期(生后 96 小时内)或早中期(生后 7~14 天)应用或大剂量应用时,可引起婴儿神经系统发育迟缓和脑瘫。该药还可引起高血糖、高血压、感染、消化道溃疡、生长抑制和心肌肥大等不良影响。因此,对于极低出生体重儿生后使用地塞米松应采取谨慎态度,不应常规作为预防或治疗 BPD 药物。2002 年,美国、加拿大和欧洲儿科协会一致推荐出生后糖皮质激素应用原则:①仅作为神经系统发育随机对照研究一部分时应用。②仅在病情严重等特殊的临床情况下应用:吸入 FiO_2>0.5,平均气道压(MAP)>12~14cmH_2O;机械通气已持续超过 7 天以上;反复肺水肿、利尿剂无效;出现支气管高反应症状,如喘鸣等。③出生 1 周后应用。④应正式告知家长可能出现的近期或远期副作用。⑤用药时间尽可能短:剂量按 0.15~0.25mg/(kg·d),每 12 小时 1 次,递减,连续用 3~5 天,静脉或口服给药。然而,在美国儿科学会(American Academy of Pediatrics,AAP)策略推荐后的 10 年期间,糖皮质激素应用已明显下降,但各胎龄组 BPD 发病率和严重性均明显上升,提示糖皮质激素在 BPD 防治中有重要作用。但给药时间、剂型、剂量和副作用仍存争议。研究表明,氢化可的松和地塞米松都可以改善 BPD 患儿的氧依赖,但随访资料显示,地塞米松组中 BPD 神经系统异常及接受特殊教育者的比例与对照组比有统计学意义,而氢化可的松组与对照组比无统计学意义,提示接受地塞米松治疗可能更容易导致神经系统不良预后。

早期氢化可的松治疗可能对部分特定患儿有

益,但尚缺乏足够证据支持推荐对所有 BPD 高危儿应用氢化可的松,尤其是大剂量应用。2010 年 9 月,AAP 再次提出关于糖皮质激素防治 BPD 的推荐意见:不推荐大剂量地塞米松治疗方案[0.5mg/(kg·d)],小剂量地塞米松[<0.2mg/(kg·d)]作为推荐治疗方案的证据尚不充分。早期氢化可的松治疗可能对部分患儿有益,但不推荐对所有 BPD 患儿或高危儿使用该治疗,不推荐大剂量氢化可的松[3~6mg/(kg·d)]治疗。VLBW 儿生后使用地塞米松应采取谨慎态度,当机械通气持续 1~2 周后,可考虑短期使用渐减式、低/极低剂量的地塞米松,以利于拔管。

2. **吸入型糖皮质激素**　吸入型糖皮质激素具有局部抗炎作用而全身性反应甚微。因此,可考虑应用。常用药物有布地奈德、倍氯米松等。吸入 1~4 周,可显著改善拔管成功率,对于正准备拔管的婴儿,吸入糖皮质激素有减少机械通气时间和 PMA36 周时氧需要的趋势,然而目前尚无证据证实雾化吸入糖皮质激素在预防或治疗 BPD 中的疗效。故仍需进一步随机对照研究其是否有预防 BPD 的作用、不同给药途径、剂量、治疗方案的疗效、利/弊比及远期影响等,尤其是对神经发育的影响。最近一项前瞻性、双盲、随机对照研究(116 例 VLBWI)发现,生后 48~72 小时使用布地奈德(0.25mg/kg)联合 PS(100mg/kg)作为载体雾化吸入,8 小时 1 次,直至 FiO$_2$<0.4,结果显示:早期治疗组肺部炎症、PCO$_2$、MAP 和 FiO$_2$ 显著降低,显著降低 BPD 发生率、并发症和死亡率;显著降低 PS 的需要量;随访 2~3 年,治疗组PDI、MDI 评分高于对照组,但无统计学意义。

3. **控制感染**　由于病程中继发细菌、病毒或真菌感染是诱发病情加重而危及生命的常见原因,因此,NICU 应加强消毒隔离制度,避免医源性感染;密切观察有无合并感染,必要时行血、痰培养,机械通气患儿可行支气管肺泡灌洗液培养,以确定病原体,选择有效的抗生素治疗。呼吸道合胞病毒(respiratory syncytial virus,RSV)感染是 BPD 患儿出院后反复呼吸道感染的主要病因。一项随机对照实验的 meta 分析结果显示,注射 RSV 免疫球蛋白或 RSV 单克隆抗体可有效减少 BPD 患儿再次入院率。一项 RSV 人类单克隆抗体(帕利珠单抗)的大规模多中心研究发现,给 BPD 患儿注射帕利珠单抗 15mg/kg,持续 5 个月,患儿因 RSV 感染再次入院率降低了 4.9%。因此国外很多医院,对所有早产儿或确诊 BPD 患儿出院前或每年第 1 次 RSV 感染高峰期,常规应用帕利珠单抗。AAP 推荐:对于因肺部疾病需治疗的 2 岁以下 BPD 患儿,在预计 RSV 感染高峰前的 6 个月内应考虑给予帕利珠单抗或 RSV 免疫球蛋白预防,更严重的 BPD 患儿可能从两个 RSV 季节预防中获益。

4. **阿奇霉素**　属于大环内酯类抗生素。研究表明,阿奇霉素在多种环节抑制炎性瀑布反应,如抑制促炎细胞因子及关键的炎性转化因子,是一种自由基清除剂,可积聚在细胞内,抑制中性粒细胞迁移至炎症部位,抑制 IL-1、IL-6、TNF-α 以及 NF-κB 等各种促炎细胞因子,并且通过激活中性粒细胞抑制过氧化物产生。因此,具有潜在的抗炎作用,对慢性炎症有效。大环内酯类抗生素已成功治疗慢性炎性肺疾病。阿奇霉素和克拉霉素属于新一代的大环内酯类抗生素,其副作用小,抗感染作用更强,如对解脲支原体。由于 BPD 是一种早产儿的慢性肺病,其病理改变以炎症、肺泡发育受阻及纤维化为主。因此,大环内酯类抗生素可能对其有效。但在阿奇霉素作为常规治疗 BPD 之前尚需进一步研究。

(五)外源性 PS

自从 20 世纪 90 年代初外源性 PS 应用以来,已显著提高早产儿,尤其是 ELBWI 的存活率及减少 BPD 严重性和死亡率。但各种不同方案的 PS 补充疗法 meta 分析结果表明,PS 对降低 BPD 的发病率无统计学意义。

(六)吸入性支气管扩张剂

β 肾上腺素受体激动剂可降低气道阻力,改善通气,心动过速是其主要的副作用。首选沙丁胺醇,仅雾化吸入而不应口服给药。可用沙丁胺醇计量吸入器(MDI)或 0.5% 沙丁胺醇溶液(5mg/1ml),0.02~0.04ml/kg,雾化吸入,逐渐加量直至总量 0.1ml(2ml 生理盐水),每 6~8 小时 1 次。也可将 MDI 用一种调节装置连接在机械通气内导管的近端。

（七）人重组抗氧化酶

氧自由基在 BPD 发病中起关键作用。而早产儿内源性抗氧化酶系统缺陷，出生后较足月儿更常暴露在多种氧化应激中。因此，临床上已开展试用抗氧化剂如人重组抗氧化酶——超氧化物歧化酶（rhCuZnSOD）、维生素 A、维生素 E；自由基清除剂，如 N- 乙酰半胱氨酸、别嘌醇、黄嘌呤氧化酶的抑制剂等。研究表明，对于有可能发生 BPD 的小早产儿出生时预防性气管内滴入 rhCuZnSOD，可增加抗氧化防御能力，预防氧化应激反应导致的长期肺损伤。一项多中心 RCT 研究：每 48 小时给机械通气 ELBWI 吸入 1 次 rhCuZnSOD，持续 1 个月，结果治疗组矫正胎龄 36 周时死亡率和氧依赖与对照组无明显差异，但治疗组婴儿再住院率低，急诊次数和哮喘用药次数减少。因此，尽管早期疗效不显著，CuZnSOD 仍存在潜在的肺益处。但将该药物列为 BPD 预防用药前，尚需进一步研究。

（八）一氧化氮吸入

由于临床多中心研究，一氧化氮吸入（nitric oxide inhalation，iNO）治疗不能降低早产儿死亡率或 BPD 发生率，并且对于该药的益处、安全性及长期影响并未确定。因此，美国 NIH 不支持 iNO 作为预防或治疗 BPD 应用于临床。

（九）枸橼酸咖啡因

枸橼酸咖啡因（caffeine citrate）可防治早产儿呼吸暂停，能明显缩短机械通气时间，减少 BPD 发生率。可作为出生体重 ≤ 1 250g 的 RDS 早产儿常规治疗的一部分，尤其当出现呼吸暂停或正在进行无创通气，或 MV 准备撤机时。首次负荷量为 20mg/（kg·d），以后 5mg/（kg·d）维持，可酌情持续使用至 PMA 34 周。

七、预后

尽管近半个世纪以来，对于 BPD 的定义、发病机制等基础研究已取得很大的进展，同时治疗措施和预后也得到明显改善。然而，BPD 死亡率和预后仍不容乐观。根据国外最近资料，重度 BPD 死亡率为 25%，其中第一年占 10%。引起死亡的主要原

因为反复下呼吸道感染、持续肺动脉高压、肺心病以及猝死。幸存者第一年再住院率高达 50%，反复下呼吸道感染是再入院的主要原因。神经系统发育障碍高出正常儿的 2~3 倍，且儿童早期死亡率也高。长期并发症有高反应性气道疾病、反复下呼吸道感染、喂养困难、生长发育迟缓。50%VLBW 儿有反复喘憋发作，33% 症状持续至学龄前期。双胎、家族中有特异性反应性疾病史、暴露于烟草环境者发作危险性增加。反复下呼吸道感染是再入院的主要原因，病毒是其主要致病原。

八、预防

尽管 BPD 防治已取得较大进展，但目前尚缺乏特效的治疗药物和手段。因此，预防 BPD 的发生远比治疗更重要，应针对 BPD 发病的每个环节预防肺损伤的发生、发展。

（一）预防早产

早产是 BPD 发生的最危险因素，且胎龄越小，发病率越高。据统计，出生体重 <1 250g 早产儿占整个 BPD 的 97%。因此，预防 BPD 应从预防早产开始。由于导致早产的病因众多，尽管针对具有早产史的高危产妇的诸多预防措施已实施，然而取得的进展有限。

1. 孕酮　目前已用于有早产史的高危产妇预防。然而，尽管孕酮使早产的风险降低 50%，却对新生儿预后无明显影响，并且推荐应用孕酮的最适剂量、给药途径及给药时间仍缺少足够的证据。

2. 抗生素　据统计，超过 40% 早产的发生与宫内感染有关，且胎龄越小，宫内感染发生率越高。胎龄 <28 周的早产儿宫内感染和 / 或炎症发生率高达 90% 以上。因此，应给予早产、胎膜早破的孕妇抗生素治疗，以降低早产的风险。

3. 产前应用糖皮质激素　产前 1~7 天应用糖皮质激素可降低 RDS 的风险，然而目前尚无确切的证据提示其能降低 BPD 的发生率。甚至有研究显示多疗程糖皮质激素可显著增加 BPD 发病率。2013 年欧洲 RDS 防治指南建议：应给予所有孕 23~34 周、有早产危险的孕妇单疗程产前糖皮质激素治疗；当第 1 疗程糖皮质激素治疗已超过 2~3 周，而胎龄 <33 周且又 1 次产程启动开

始,应进行第 2 个疗程的产前糖皮质激素治疗;足月前需剖宫产的孕妇应给予糖皮质激素治疗。

（二）出生后合理用氧、预防机械通气导致的肺损伤

1. 正确的呼吸管理策略对于预防肺损伤至关重要。早产儿从刚出生呼吸开始即应采取肺保护策略,尽可能采用无创通气,减少插管;RDS 患儿应尽早采用 INSURE 策略,以降低机械通气的应用和 BPD 发生率。应严格掌握机械通气指征,并尽可能缩短持续时间,以减少肺损伤。

2. 合理用氧对于预防和治疗 BPD 均起重要作用。目前最适 SpO_2 仍存争议。早产儿用氧时,通常 SpO_2 维持在 90%~95%,并在血氧监测仪指导下,调节 FiO_2。

（三）其他

预防医源性感染,限制液体,关闭有症状性 PDA、补充维生素 A 等,对于预防 BPD 均有一定的效果。

（常立文　李文斌）

第九节　早产儿视网膜病

早产儿视网膜病（retinopathy of prematurity,ROP）原称晶体后纤维增生症（retrolental fibroplasia,RLF）,是早产儿、低出生体重儿发生的一种视网膜毛细血管发育异常化的双侧性眼病,表现为视网膜缺血、新生血管形成和增生性视网膜病变,重者可以引起视网膜脱离而导致永久性失明。该病由 Terry 于 1942 年首先报道,1984 年世界眼科学会正式定名为早产儿视网膜病。20 世纪 80 年代以来,随着新生儿重症监护治疗技术的发展,早产、低出生体重儿的成活率明显提高,ROP 的发生率也呈上升趋势。陈超等于 2011 年 6 月 1 日至 2012 年 1 月 1 日期间通过中国 16 个省、市、自治区 17 家医院的多中心研究发现,ROP 的发生率为 15.84%;且胎龄越小,ROP 发生率越高,胎龄 <34 周者的 ROP 总发生率为 19.17%。ROP 约占儿童致盲原因的 6%~18%,已成为世界范围内儿童致盲的重要原因之一,引起广大临床工作者的高度重视。

一、病因

ROP 的病因是多方面的,目前尚不能用任一单一的病因予以解释。研究表明,ROP 的发生与早产、低出生体重、吸氧、新生儿呼吸窘迫综合征、动脉导管未闭、脑膜炎、惊厥、感染、高碳酸血症、贫血、高胆红素血症、环境光照、维生素缺乏、母体产前应用某些药物等多种因素有关。而视网膜不成熟程度与视网膜组织缺氧是 ROP 发病及其严重程度的两大重要因素。

（一）早产、低出生体重与 ROP 的关系

大量研究显示,ROP 发病的根本原因是早产儿视网膜发育未成熟,与早产儿视网膜结构直接相关。因为自胚胎 4 个月起,视网膜血管自视神经乳头开始逐渐向周边生长,7 个月才达到鼻侧周边视网膜,由于颞侧视网膜距视神经乳头的距离较鼻侧远,一般要在妊娠足月时方能达到颞侧周边部。妊娠足月以前周边部视网膜无血管,存在着原始梭形细胞,它们是视网膜毛细血管的前身,在子宫低氧环境下（血氧分压为 25~35mmHg）,梭形细胞先增殖成为条索块,条索块进一步管道化而形成毛细血管。当早产儿突然暴露在高氧环境下,梭形细胞遭受损害,刺激血管增生,先是视网膜内层发生新生血管,血管逐渐从视网膜内长到视网膜表面,进而延伸入玻璃体中。新生血管都伴有纤维组织,纤维血管膜沿玻璃体前面生长,在晶状体后方形成晶状体后纤维膜,膜的收缩将周边部视网膜拉向眼球中心,严重者引起视网膜脱离。研究表明,出生体重越低,胎龄越小,ROP 的患病率越高,出生体重为 500~749g、胎龄 25~27 周的早产儿 ROP 的患病率高达 70%~80%,而出生体重为 1 250~1 499g、胎龄在 34~36 周的早产儿 ROP 的患病率仅为 20% 左右,可见预防低出生体重的早产儿出生是预防 ROP 的重要措施。

（二）ROP 与吸氧的关系

大多数学者认为 ROP 的发生与吸氧有密切关系,但也有学者发现即使从未吸氧的早产低出生体重儿也会发生 ROP。国内外众多关于与吸氧关系的报道表明,给氧浓度、给氧持续时间、相对缺氧和给氧方式等均可能是引起的原因。氧气吸入能否引起 ROP，主要取决于以下因素：

1. 吸氧浓度　早产儿由于各系统器官发育尚不完善，在宫内环境相对缺氧，生后环境中氧浓度升高，尤其是在各种严重疾病时为维持生命而采用不同方式的高浓度氧治疗，为视网膜血管的迅速异常增生创造了条件，并成为发病的基础。目前，越来越多的学者研究认为，ROP 的发生与相对缺氧有关，即高浓度给氧后，氧气迅速停止使用，从而造成组织相对缺氧。高浓度氧气使视网膜血管收缩，可引起视网膜缺氧，由于缺氧而产生血管新生因子，刺激视网膜发生新生血管，以后纤维新生血管膜的增殖与收缩，引起视网膜脱离。研究表明，吸氧浓度与 ROP 的发生呈正相关，吸氧浓度增加 20%，ROP 的发生率增加 7.8%；吸氧浓度在 60% 以上比 40% 以下发生 ROP 高 2.29 倍。

2. 吸氧时间　目前认为长时间吸氧是引起 ROP 的因素之一。意大利 ROP 多中心研究小组认为，早产儿吸氧 60 天才具有预测 ROP 发生的价值。而 Kellner 则把吸氧时间超过 30 天作为 ROP 筛查标准之一。吴玉宇等研究显示吸氧浓度 >40%、吸氧时间 ≥ 14 天患儿的 ROP 发病率高于无吸氧和吸氧时间 <7 天患儿，提示吸氧浓度、吸氧时间均与 ROP 有关。其毒理作用是在相对缺氧状态下，氧自由基团及其氧化代谢产物形成过快。而早产、低出生体重儿的抗氧化系统存在缺陷，使得组织内抗氧化防御机制无法同步，在缺氧 - 再给氧的相对缺氧状态下更易产生过多的氧自由基团。而氧自由基过多可导致反应性氧化产物的产生，造成组织过氧化损伤，最终导致 ROP 的发生和发展。研究显示，视网膜新生血管形成在 ROP 的发生机制中起主导作用，新生血管形成是一个复杂的众多血管因子之间相互作用、相互协调的结果。现已发现多种与血管生成相关的物质，其中能促进血管增生的因子有：血管内皮生长因子（VEGF）、碱性成纤维细胞生长因子（bFGF）、肝细胞生长因子（HGF）、表皮生长因子、血小板衍生的血管内皮生长因子（PDGF）、β 转化生长因子及血管促白细胞生长素等；抑制血管增

生的因子有：色素上皮衍生因子（PEDF）及一氧化氮（NO）等。当血管生成物质与抗血管生成物质达到平衡时血管生成的"开关"关闭。若这一平衡被打破，血管生成物质占优势，"开关"打开，于是血管生成。在低氧环境下，VEGF 水平上升，PEDF 水平下降，促进血管生成；高氧使 PEDF 水平升高，抑制血管生成。Brook 等在新生鼠 ROP 实验中证实 NO 合酶（NOS）抑制剂可显著减少视网膜血管收缩，若用 eNOS 基因缺乏小鼠制备 ROP 模型，视网膜血管收缩和玻璃体内新生血管均显著减少，认为这是一种保护作用，是由于 NO 介导的氧化反应减弱，以及 NO 与 VEGF 之间的负反馈调节，从而提高发育中的视网膜对氧的耐受性所致。

（三）ROP 与个体差异和基因异常

临床观察显示，有些早产儿较长时间吸氧，但不发生 ROP，而有些早产儿仅吸低浓度氧数天就发生 ROP，这可能与个体、种族、疾病状态等差异有密切关系。一项前瞻性研究调查美国阿拉斯加 NICU 的 873 例出生体重 <1 500g 的早产儿，发现阈值 ROP 的发生在阿拉斯加当地人（24.9%）和亚洲人（15.9%）患儿中比白种人（6.3%）或黑种人（4.6%）更为多见。Aralikatti 等则发现亚洲及黑种人早产儿患严重 ROP 的风险高。采用基因芯片技术研究发现，ROP 的发生与基因表达异常密切相关。Mohamed 等对 330 例 <32 周的早产儿及父母检测基因多态性与 ROP 间的关系，发现 IHH、AGTR1、TBX5、CETP、GPlBA、EPAS1 和 CFH 基因多态性与 ROP 相关。

二、临床症状

根据临床表现可分以下三期：

（一）血管闭塞期

眼底可见视网膜血管变细变窄，为早期改变。

（二）活动期

发生在停止供氧之后在视网膜颞侧无血管区和视网膜末梢部之间出现新生血管，毛细血管呈肾小球样增生和扩张，该处网膜水肿，进而可见视网膜出血、渗出、玻璃体混浊，甚至周边视网膜剥离。此期一般为 3~5 个月，逐渐消退而进入瘢

痕期。

(三)瘢痕期

活动期消退以后,紧接着出现不同程度的瘢痕增殖,早期眼底呈苍白,血管细小,周边网膜模糊,伴有不规则的色素,见有从乳头伸向周边去的网膜皱褶,后期表现为晶状体后机化组织形成,瞳孔部分或全部被覆盖,呈现白瞳现象。放瞳可见周边部锯齿状生长的睫状突,前房极浅,常有虹膜前后粘连,角膜可有混浊,眼球较正常者小,可有眼球内陷或震颤。

三、诊断

(一)ROP 的筛查

1. 2013 年美国最新修订的 ROP 防治指南规定所有出生体重 ≤ 1 500g,胎龄 ≤ 30 周的新生儿必须进行 ROP 筛查,而体重超过 1 500g、<2 000g,胎龄 >30 周接受过心肺支持等临床过程不稳定的新生儿也应进行 ROP 筛查。我国 2013 年《早产儿治疗用氧和视网膜病变防治指南(修订版)》规定:对出生胎龄 ≤ 34 周或出生体重 ≤ 2 000g 的早产儿应进行 ROP 筛查,对于患有严重疾病或有吸氧史的早产儿筛查范围可适当

扩大。

2. 筛查时间从生后 4~6 周开始;若胎龄 <28 周,则在矫正胎龄 32 周时开始。

3. 急性期至少每 1~2 周检查 1 次,终止筛查的标准定为周边视网膜血管发育至锯齿缘、轻微病变发生退行性改变。

4. 新生儿转院或出院后,需继续进行 ROP 筛查。

5. 无论是否患 ROP,所有早产儿均应在儿童期内注意视力功能检查。

6. 存在斑痕残留的 ROP 患者每年应最少随访 1 次,直至终生。

7. 检测和对比物敏感性检查可作为对 ROP 高危人群筛查的补充。

(二)按 ROP 国际会议统一的 ROP 诊断标准

按照 ICROP 分类法,本病分活动期和退行期。

1. **活动期** 按区域定位,按时钟钟点记录病变范围,按疾病轻重分 1~5 期,血管扩张和纤曲,按附加疾病作为本分类法的附加法。存在附加疾病,提示预后不良。

(1)ROP 的病变位置与范围:以视神经乳头为中心位置分 3 个区(图 2-19-13)。

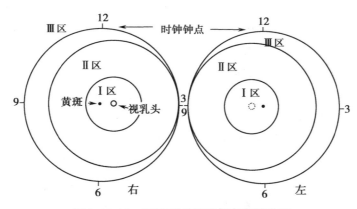

图 2-19-13 ROP 的病变位置与范围分区

Ⅰ区:即后周视网膜,以视神经乳头为中心,其病变半径大约是从视神经乳头和黄斑部之间距离的 2 倍。

Ⅱ区:位于Ⅰ区与Ⅲ区之间,但不包括Ⅰ区,以视神经乳头为中心,病变半径大约是视神经乳头到鼻侧锯状缘间的距离。

Ⅲ区:即周边视网膜,以剩余的颞侧周边部

为中心的弯月状区域。

(2)ICROP 分期:

第 1 期:存在划界线。即视网膜无血管区与进行性视网膜血管组织间存在着一条平行的分界线。

第 2 期:出现嵴状改变。划界弧线有一处隆起或嵴状隆起出现在进展中的视网膜与进展中的

前哨血管前方的无血管视网膜之间。

第 3 期：嵴状改变伴有视网膜外血管纤维化的增生性改变，此新生血管可延伸到视网膜表面，并进入玻璃体，该期还可分为轻、中、重。

第 4 期：亚全视网膜脱离，视网膜神经感觉层与视网膜色素上皮层脱离，其脱离为渗出性、牵引性或两者并存。本期又分为 4a（黄斑中心凹面外剥离）和 4b 期（包括黄斑中心凹面剥离）。

第 5 期：全视网膜脱离，该脱离是漏斗形，而且视网膜脱离本身的形状对可行视网膜玻璃体手术的成功与否有关。超声扫描漏斗往往是前后形，有的开放，有的狭窄。该期有广泛结缔组织增生和机化膜形成，其白色机化物常可充满玻璃体直达晶体后形成白瞳症。

（3）常见附加病变（依严重程度排列）：Ⅰ，后周视网膜血管扩张与扭曲；Ⅱ，虹膜血管充血；Ⅲ，瞳孔僵硬；Ⅳ，玻璃体变浊。

2. 退行期　大多数患儿随着年龄的增长疾病自然停止，进入退行期。其特征是分界线的颜色灰白色变成粉红，嵴上的血管往前继续发展为正常视网膜血管，周边视网膜逐渐透明，无后遗症。

四、鉴别诊断

根据患者有早产、低出生体重史，吸氧或缺氧史及双眼对称性改变可明确诊断。由于该病不同时期有不同临床表现，临床上应与下列疾病相鉴别：

（一）家族性渗出性视网膜病变

常染色体显性遗传，眼底改变与 ROP 相似，但病变不如 ROP 对称，且无早产史。

（二）Coats 病

多为单眼发病，年龄较大，青少年男性多见。

（三）视网膜母细胞瘤

两者晚期均出现白瞳症，但视网膜母细胞瘤患儿常无早产史，而有家族史，超声检查呈强度高的回声波，且常有钙化；早产儿视网膜病变呈现一般视网膜脱离的膜样脱离。

（四）残存性原始玻璃体增生症

为先天异常多单眼发病，足月顺产。晶状体后残存性原始玻璃体增生灰白色，常无血管等可助于鉴别。

五、治疗

（一）药物治疗

抗 VEGF 药物玻璃体内注射为 ROP 治疗提供了新的思路。同其他新生血管性眼病的发病机制一样，ROP 患儿玻璃体内的 VEGF 表达过量导致新生血管增生，通过玻璃体内注射抗 VEGF 药物降低 VEGF 水平，从而达到抑制新生血管增生的目的。有研究表明，眼内视神经、视网膜等结构的发育也依赖于正常生理水平的 VEGF。另外，研究还表明抗 VEGF 药物玻璃体内注射后可以被吸收到血液中，从而有影响患儿脑、心、肺、肝、肾等器官发育的潜在风险。所以抗 VEGF 药物治疗 ROP 只能作为光凝治疗的补充，建议应用于混合型 ROP（APROP）、光凝不能控制的 ROP 和某些 4 期 ROP，不能作为一线治疗。

雷珠单抗和贝伐单抗是目前常用的两种抗 VEGF 药物，尽管临床研究表明两者治疗 ROP 的效果相当，从安全性和合法性等方面考虑，雷珠单抗仍然是首选。

目前抗 VEGF 药物治疗的并发症较少，偶有眼内炎、创伤导致白内障、晶状体脱位和视网膜脱离等。对全身的影响暂时不确定，可能会导致死亡率增加，心、脑、肾、骨骼等组织器官发育延迟或异常。Shunji Kusaka 等提出，玻璃体腔注射抗 VEGF 药物后，可以进入体循环，并降低血清 VEGF 浓度。同时，抗 VEGF 治疗可能会导致视网膜血管发育停止。

（二）手术治疗

1. 早期 ROP（包括 1 期、2 期、3 期及 4a 期）的冷凝与激光治疗　目前治疗方针已基本确立，若发现患有累及Ⅰ或Ⅱ区的连续 5 个钟点上或连续 8 个钟点的病变范围的 3 期 ROP，且同时有附加疾病则考虑一氧化氮（NO）冷凝手术。对于纤维血管组织伴有伸展进入玻璃体内嵴前无血管视网膜，可用连续冷凝法进行治疗。冷冻部位以无血管区为佳。

冷凝治疗最关键的问题是治疗时间的选择，早期检查非常重要。通常新生儿第一次眼科检查为产后 4~6 周。1、2 期病变者经 1~2 次多点动态观察病变逐渐稳定并恢复正常，或最终病变局限，确定无碍视力不予治疗。

冷凝治疗可能引起一些相关的合并症，冷凝后视网膜的正常反应是冷凝区色素增殖，可有少量视网膜前增殖，冷凝可引起结膜、结合膜下出血，结膜撕裂，视网膜、视网膜前和玻璃体积血及黄斑色素上皮病变等。近年来，激光用于治疗早期 ROP 取得良好效果。

2. 晚期 ROP 的玻璃体切割术　手术最大可能恢复视网膜的解剖结构，对视功能提高无明显改善。然而玻璃体切割术对于残留视力的维持有一定的作用。此外，对防止眼球摘除、前房色素及继发性眼球痨有一定效果。

大多数专家提倡新生儿每 2 周随访检查一次，达到完全排除 ROP，视网膜充盈达到产后 10~12 周。ROP 患儿的随访应加强，因病情发展迅速，有可能错过早期冷凝激光治疗的最佳时期。

（周晓玉）

第十节　呼吸机所致肺损伤

机械通气是抢救各种原因所致呼吸衰竭的主要手段，但机械通气本身也可诱发或加重原有的肺损伤，导致呼吸机所致肺损伤（ventilator induced lung injury，VILI），发现不及时或处理不当可导致患儿死亡。VILI 包括气压伤、容量伤、氧毒性伤、肺不张伤和生物伤五大类，主要表现为肺泡外气体、肺泡上皮和血管内皮的广泛性破坏、肺水肿和肺不张等弥漫性肺损伤。

一、发生机制

（一）气压伤

气压伤（barotrauma）主要与机械通气时的高气道压有关，包括吸气峰压（PIP）、平台压（Pplat）、平均气道压（MAP）和呼气末正压（PEEP）。

1. 吸气峰压　主要用于克服气道的黏性阻力和胸廓与肺的弹性阻力。早期研究认为气压伤与吸气峰压直接正相关，但后期研究未能证实，现一般认为两者并非直接正相关。但当 PIP>40cmH$_2$O（3.92kPa，1kPa=10.2cmH$_2$O）或平均气道压（MAP）>15cmH$_2$O 时，肺泡外气体的发生率增加；当 PIP>9.80kPa 或 PEEP>3.92kPa 时，几乎所有的动物或患者均发生肺间质气肿或气胸等并发症。早产儿、婴幼儿因肺和胸壁结构发育不全或肺表面活性物质缺乏，更易发生气压伤。

2. 平台压　是吸气末停顿或屏气时的压力，也就是克服胸廓和肺的弹性阻力以及使气体在通气管路中压缩的压力之和。肺扩张程度取决于跨肺泡压（肺泡压与胸腔内压之差），而平台压与肺泡压相近，与气压伤密切相关。研究表明，使正常肺脏达到肺总量的跨肺泡压为 3.34~3.92kPa。当跨肺泡压为 0 时，若肺泡压 >2.94~3.34kPa，即可引起肺组织过度扩张而诱发 VALI；平台压较 PIP 更能准确反映吸气末肺容积变化，了解胸廓和肺顺应性改变，监测和限制平台压对避免气压伤具有重要意义。为此，美国胸科医师学会推荐在机械通气时应保持平台压 <3.34kPa。但实际上，胸腔内压受多种因素影响，如胸廓和肺脏顺应性降低时胸腔内压可增加（>0kPa），引起 VILI 的平台压极限值可能相应地提高。

3. 呼气末正压　实验已证明，进行机械通气时，若不设置 PEEP，可引起肺不张而加重肺损伤；但水平过高时（>1.47kPa），跨肺泡压增加，亦可引起 VILI，减少心排血量，导致氧输出量减少和组织缺氧加重。过去认为在应用 PEEP 治疗急性呼吸窘迫综合征（ARDS）时，最低的 PEEP 即为最佳 PEEP。但近来的研究结果表明传统设置 PEEP 的方法有很多不足之处。根据受者肺静态压力 - 容积（P-V）曲线（图 2-19-14），在起始段有一斜率突然增大的转折点，称低位拐点（lower inflection point，LIP），对应的压力称低位拐点压力（P$_{LIP}$），代表打开呼气末塌陷的肺泡所需的压力；曲线上方有一斜率突然降低的转折点，称高位拐点（upper inflection point，UIP），对应的压力称高位拐点压力（P$_{UIP}$），代表多数塌陷的肺泡已经打开时的压力；中间为陡直段，P 和 V 呈线性关系。近期 Muscedere 等应用肺表面活性物质缺乏性肺损伤兔子模型进行研究时发现，当 PEEP<P$_{LIP}$ 时，不张的肺泡随呼吸机周而复始地开放与关闭，4 小

时后实验兔肺损伤程度明显重于 PEEP>P_{LIP} 组，提示 PEEP 设置过低（<P_{LIP}），可致终末小气道和肺泡随机械通气周期地开放和关闭，产生很强的切变力而加重肺损伤；设定 PEEP>P_{LIP} 可使呼气末肺泡扩张，减轻上述切变力造成的肺损伤。需注意的是，PEEP 是否诱发 VILI 还与通气时的吸气末容量有关。以往用机械通气治疗 ARDS 时常采用正常水平的潮气量（V_T 10~15ml/kg），以维持正常的 $PaCO_2$，结果单位可扩张肺组织所承受的吸气末容积与给正常肺 20~30ml/kg 的 V_T 时相当，加上残存肺泡的顺应性大小不一，可致某些局部肺泡过度扩张更严重。故当 V_T 不变时，在一定范围内增加 PEEP，可使功能残气量（FRC）和吸气末容量增加，发生 VILI 的可能性也随之增加，若功能残气量足够大，即使 V_T 很小，也可以导致明显肺损伤。

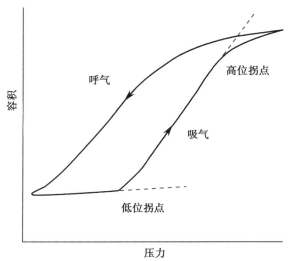

图 2-19-14　肺静态压力 - 容量环

低位拐点压力常为 12~18cmH_2O，
高位拐点压力常为 26~32cmH_2O

4. **患者因素**　肺和胸壁结构发育不全、肺表面活性物质缺乏或失活者易发生 VILI。ARDS、重度肺感染、坏死性肺炎、弥漫性肺纤维化、重度阻塞性肺疾病（慢性阻塞性肺疾病、哮喘）等均可促使 VILI 的发生。

5. **其他**　有资料表明，控制通气较辅助通气和自主通气、定容通气较定压通气、IPPV 较压力控制通气、高频通气和反比通气较常规通气，以及

机械通气过程中高平均气道压、高流速、高通气频率、高吸入氧浓度更易引起 VALI。机械通气时间延长时 ARDS 患者 VILI 发生率增加。

（二）容量性损伤

容量性损伤（volutrauma）是机械通气导致肺容量（主要是指吸气末容量）过度增加和肺组织过度扩张时引起的 VILI。高容量通气可引起肺泡破裂，诱发肺泡和微血管损伤。Polak 等对健康犬进行机械通气，发现在给予高 PIP（7.84kPa）10 秒钟后即可见广泛肺间质气肿、纵隔气肿和全身性气体栓塞，但若应用绷带绑紧胸腹部、限制肺的扩张，再给予相同 PIP 和时间的机械通气，结果未见气压伤发生。Dreyfuss 等用同样的实验方法也证实高 PIP（4.11kPa）大 V_T（25~35ml/kg）和低 PIP（负压通气）大 V_T（25~35ml/kg）均可使动物产生严重渗透性肺水肿，而高 PIP（4.11kPa）正常 V_T（10~15ml/kg）则无明显肺水肿形成。提示机械通气产生 VILI 的直接原因是高 PIP 所导致的肺容量过度增加和肺泡过度扩张，而非 PIP 本身，是容量伤，而非气压伤。Dreyfuss 等在随后的研究中还发现，若先用 α- 萘基硫脲造成动物肺损伤后再进行机械通气，即使正常 V_T 也可使相对完好的肺泡过度扩张，加重肺损伤；提示传统的机械通气和既存的肺损伤在 VILI 的形成过程中起到协同作用。此外，高 V_T 通气亦可诱导产生氧自由基，导致氧自由基损伤。除高 PIP 和大 V_T 外，机械通气时高流速、方波气流、高频率和短吸气时间使肺内气体分布不均也可使某些肺区过度扩张，通气时间过长（>1 周）、供氧浓度过高（>60%）亦易产生 VILI。

肺容量过度增加引发的肺损伤主要与以下四个方面有关：①肺泡和毛细血管通透性增加：进行高 PIP 或大 V_T 的机械通气时，只要使肺过度膨胀并超过肺总量，即可使肺泡上皮和血管内皮过度牵拉，两者连接处的间隙增大，通透性增加，进而促进肺水肿的形成与恶化。若机械通气前已有肺损伤，则更易加重肺损伤。多数情况下，如不伴肺泡壁的破坏，机械通气诱发的肺泡和毛细血管通透性增加多具有可逆性；终止机械通气后，可逐渐恢复正常。②肺剪切伤：指对损伤不均匀的

肺脏进行机械通气时,终末小呼吸道、肺泡周期性开发和关闭,在扩张肺泡和实变肺泡之间可产生很强的切变力,导致肺机械性损伤,进一步减少肺容积。在相同的通气方式下,损伤不均匀的肺脏更容易发生损伤,形成恶性循环。③肺泡毛细血管应力衰竭:指肺泡过度扩展时,因毛细血管受压,静水压升高,而肺表面活性物质异常致肺间质负压增大,使毛细血管跨壁压急骤升高,导致肺血管屏障的破坏。当肺损伤不均匀时,即使 V_T 正常,某些肺区因肺泡过度扩张,毛细血管跨壁压极度升高,也可导致其应力衰竭。④肺泡上皮细胞损伤:大 V_T 通气时,肺泡表面伸缩幅度过大,磷脂膜断裂,而肺表面活性物质中有活性的大聚体转化为无活性的小聚体,进一步破坏肺弹性。

(三)氧毒性伤

氧毒性伤(oxygen toxic effects)指吸入氧浓度过高、用氧时间过长所引起的肺损伤。已知氧化应激可通过产生多种炎症因子,如氧自由基等引起肺损伤,但氧浓度与其对原有肺损伤者的毒性作用的相互关系尚未能确定。

(四)肺不张伤

肺不张伤(atelectotrauma)主要指低容量肺损伤,对急性肺损伤动物进行机械通气时,肺单位持续发生塌陷和再开放,此时即使无过度通气,亦可造成原有肺损伤程度加重。主要见于机械通气前已有急性肺损伤,特别是伴有肺表面活性物质缺乏者,如 RDS。原因为:①急性肺损伤者在功能残气量位已有部分肺处于不张和 / 或实变状态,在低容量时,肺泡压力的升高仅使相对正常的肺泡扩张,压力 - 容量曲线低平;当压力增大至某一点(低位拐点)时,大量原先不张的肺泡开始复张,压力 - 容量曲线变陡直;随着压力继续增加,可扩张的肺泡全部开启,此时尽管压力继续上升,但容量变化非常有限(称高位拐点),结果压力 - 容量曲线又变平坦;机械通气时,若低位拐点处于设定的 V_T 之内,小气道和肺泡可随机械通气周期地开放和关闭,使终末肺单位的剪切力明显增高,导致上皮细胞损害。②肺组织病变不均一,使通气分布不均,导致正常肺组织过度通气,并对邻近肺区产生很高的牵张力,肺不张区域肺泡重开

张可能性增大,但肺不张区域与过度通气区域的分界处亦可因此而受到损伤。③由于肺萎缩和肺泡腔内液体渗出可导致肺泡内氧分压降低和细胞损伤。④肺表面活性物质被挤压排出肺泡腔。

(五)生物伤

生物伤(biotrauma)是指由机械损伤导致的以细胞因子和炎症介质参与为基础的肺损伤。机械性作用力包括呼吸时的牵张力、肺血流的作用力及胸膜间的切应力等,可使血管内皮细胞脱落,活化炎性细胞,与基底膜黏附进而进入肺内,对肺细胞的增殖、分化、凋亡、肺表面活性物质的代谢、基质合成、炎症介质生成及细胞通透性有重要的影响。有研究表明,机械通气 2 小时后即可见炎症细胞因子的升高。

1. **对肺细胞内信号转导的影响**　低 V_T 机械通气(牵张力较弱)时,细胞外基质通过细胞膜上的整联蛋白及细胞内黏着斑直接影响到细胞骨架结构,引起细胞内 Ca^{2+} 浓度升高,激活某些激酶,使离子通道开放,细胞膜通透性增高;高 V_T 机械通气(牵张力较强)时则可能导致黏着斑破坏和微丝解聚,线粒体完整性受到破坏,细胞色素 C 释入胞质,激活 Caspases,引起细胞凋亡。

2. **肺细胞内多种炎症反应蛋白基因表达发生改变**　炎症细胞因子,如肿瘤坏死因子(TNF-α)、白介素(IL-1β、IL-6、IL-10)、巨噬细胞炎性蛋白 -2、γ 干扰素、血小板活化因子等的含量随潮气量的增大而增高,前列腺素 E_2 和血栓素 A_2 等可能因环氧化酶失活而使其合成受到抑制;切应力和较强的周期性牵张可使胸膜间皮细胞分泌内皮素 -1 增加,加重肺动脉高压和哮喘。趋化因子和细胞因子可募集中性粒细胞、单核巨噬细胞和淋巴细胞,引发肺部炎症反应,而细胞因子从肺部进入体循环后,可导致多器官功能损害。若肺部既存炎症,则产生炎症细胞因子更多,更易遭到机械性损伤,与肺炎相互促进,形成恶性循环。

3. **促进细胞酶的释放**　有研究表明,对急性肺损伤患儿进行低 PEEP 和高 V_T 机械通气,1 小时后即见血液循环细胞酶水平升高;但在重新给予肺保护性机械通气后,细胞酶水平可回复正常。

一般认为,不恰当的机械通气可使肺部释放炎症介质入血,激活多形核白细胞,促进弹力酶释放,细胞膜结构破坏,引起肺损伤或使已有的肺损伤加重,严重者尚可引起体循环微血管通透性增加,导致全身炎症反应综合征及多器官功能不全综合征。

4. 对肺泡上皮细胞的影响　Ⅱ型肺泡上皮细胞较Ⅰ型肺泡上皮细胞对机械牵拉更为敏感,更易受到损伤,导致肺表面活性物质减少或功能降低。Gutierrez 等对小鼠胎肺的研究表明,机械牵拉可增加小鼠Ⅰ型肺泡上皮细胞表现型的表达,而抑制Ⅱ型肺泡上皮细胞表现型的表达。当Ⅰ型肺泡上皮细胞大量坏死、脱落后,可为蛋白质样物(透明膜)代替,影响肺泡通透性;渗入到肺泡腔中的血浆蛋白、红细胞碎片以及中性粒细胞和巨噬细胞活化后释放的磷脂酶等产物,可干扰、破坏肺表面活性物质,甚至使之失活。

二、临床和影像学表现

VILI 的概念已从单纯的气压伤转变为以容量伤为主的多种损伤,不仅仅指肺泡破裂漏气,也包括从轻微的生理及形态学改变到严重的肺水肿和弥漫性肺泡损伤形成的多种不同表现。早期以机械性损伤为主,后期伴有炎性细胞和炎性介质参与。

在接受机械通气的患者中,VILI 的总发生率为 4%~15%,其主要病理生理改变为肺毛细血管通透性增高性肺水肿,可伴有肺泡结构上的损伤、肺部炎症以及肺纤维化,可引起气胸与纵隔气肿等,导致氧合减少、心排血量减少、器官灌注减少、败血症或全身炎症反应综合征,最终导致多器官衰竭,甚至死亡。

VILI 多见于有急性(如 ARDS)或慢性(如重度肺气肿)肺疾病的患者,多发生在使用较大 V_T(>12ml/kg)或高 PIP(>4.90~5.88kPa)、高平台压(>3.43kPa)时。临床上如患者突然出现烦躁、呼吸困难、血压下降、气道压进行性升高(定容通气时)和肺顺应性进行性下降时,应考虑到发生 VILI 的可能。临床表现常为肺间质气肿、纵隔气肿、心包积气、皮下气肿、气胸、气体栓塞和弥漫性肺损伤。

(一)肺间质气肿

在肺泡外气体中,出现最早、发生率最高的肺气漏为肺间质气肿(pulmonary emphysema),处理不及时可发展为纵隔气肿(发生率可达 37%)和张力性气胸等。轻者对心肺功能无明显影响,而广泛性肺间质气肿可挤压肺间质血管,导致肺循环阻力和肺内分流增加,甚至出现肺水肿和急性右心衰竭。胸部 X 线表现为肺脏前中部、心脏周围和膈肌上方斑点状透亮影,或为朝向肺门的放射状条形透亮带、血管周围低密度晕轮等。伴有严重肺气肿或并发皮下气肿时,在普通胸片上不易发现,有时需要借助 CT 检查才能确诊。

(二)纵隔气肿、心包积气、皮下气肿

临床上常为胸骨后突然疼痛,可放射到两肩部,重者可压迫腔静脉,导致回流受阻与循环衰竭。X 线上表现为一侧(左侧多见)或两侧的纵隔胸膜被气体推移,形成线条状阴影,平行于纵隔轮廓,其内侧可见透亮的气体。纵隔气肿(mediastinal emphysema)常沿纵隔筋膜面进入颈部的皮下软组织,并可蔓延到胸部和腹部形成皮下气肿(subcutaneous emphysema)。机械通气并发心包积气较少见,除心前区疼痛,50%~80% 心包积气患者心前区可闻及与心脏搏动一致的破裂音,一般无心脏压塞征。胸片见壁层心包与心脏分开或 CT 见壁层心包与心脏间透亮气体时即可确诊。

(三)气胸

气胸(pneumothorax,PT)发生率可达 3%~5%。如患者出现不能解释的呼吸急促和呼吸困难,自主呼吸与呼吸机对抗,查体发现气胸侧呼吸音减低,叩诊鼓音,即应考虑到气胸的可能,并应立即进行床边胸片检查。常规立位摄片时胸腔内气体多集中在肺尖部,但仰卧位或半卧位片的变化较为复杂,其气体积聚的常见部位依序为胸腔前中部、下部及肺尖部,容易漏诊。张力性气胸最为凶险,可迅速引起呼吸和循环衰竭,导致患者死亡,X 线上表现为气胸侧全肺萎缩,纵隔向对侧移位,膈面低平甚至反向,并常常伴有皮下或纵隔气肿。

(四)气体栓塞

气体栓塞(gas embolism)临床表现与气体量

及所在部位有关,经食管超声心动图检查有助于诊断。轻者不易发现,重者可引起严重后果。肺静脉气体栓塞可致通气血流比例失调、肺动脉高压、血管内皮损伤和肺水肿。脑气体栓塞可致偏瘫、失语、抽搐和意识障碍。冠状动脉气体栓塞可引起心肌缺血、坏死、心律失常和心力衰竭。

(五)弥漫性肺损伤

机械通气时高肺泡压和/或高容量可导致肺组织过度牵拉,或因终末小气管和肺泡随机械通气周期性地开放与关闭,引起肺泡上皮和血管内皮机械性损伤,进而导致肺泡-毛细血管膜通透性增加,肺间质和肺泡弥散性水肿,伴肺出血、肺不张、透明膜形成和炎性细胞浸润等类似于 ARDS 的病理改变,称为弥漫性肺损伤(diffuse lung injury)。此外,机械通气还通过灭活肺表面活性物质和增加肺微血管的滤过压等途径参与上述病理改变的形成。临床上常与原有肺内基础病变相重叠,难以区分。

VILI 的修复包括肺水肿的清除以及肺泡结构的修复。肺损伤后,肺水肿的清除能力降低。在肺损伤初始阶段,主要表现为急性中性粒细胞性炎症渗出,其后形成肉芽组织;在纤维化前期,渗出物变为更厚、抗力更大的 I 型胶原蛋白;在纤维化期愈合,则预后差,临床上表现为肺顺应性差的表现。

三、预防

传统定容、正常 V_T(10~15ml/kg)的机械通气方式容易导致已有严重肺疾病患者肺组织的过度扩张,诱发 VILI。基于上述新发现,近年来多主张对既存肺损伤患儿实施压力-容量限制型通气模式,如压力控制(PCV)、压力支持(PSV)、压力调节容量控制(PRVC)、气道压力释放(APRV)、容积支持(VSV)、双相气道正压(BIPAP)、成比例辅助通气(PAV)等新模式,实施肺保护性机械通气策略(图 2-19-15)。包括:①在床边动态描记患者的 P-V 曲线,设置 PEEP(通常为 0.98~1.96kPa)于 P_{LIP} 上方 2cmH2O 处,使呼气末肺脏处于扩张状态(即肺开放策略);②限制通气压力,使平台压低于 3.43kPa,并且低于 P_{UIP},平台压与 PEEP 的差值

应 <20cmH2O,V_T<5ml/kg,整个呼吸周期中压力和容量处于曲线的陡直部分(即小潮气量通气);③允许动脉血 CO_2 有一定程度的升高(允许性高碳酸血症);④对高危儿,如肺损伤新生儿或极早产儿,在出生时立即使用肺保护性正性压力通气,或在最初 30 秒钟内使用控制性肺膨胀通气策略。此外,也可采用气道内吹气(TGI)或体外膜肺氧合(ECMO)和体外 CO_2 去除法(ECCO2R)等排除过多的 CO_2,应用肺表面活性物质补充疗法或部分液体通气改善 ARDS 患者肺脏机械力学和换气功能,以减少机械通气支持和 VILI 的发生。

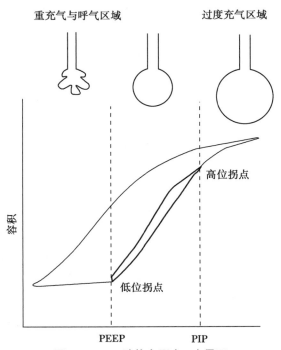

图 2-19-15 肺静态压力-容量环

PEEP,呼气末正压;PIP,气道峰压;保护性通气策略要求把 PEEP 设置于低位拐点稍上方,而 PIP 设置于高位拐点稍下方,使肺通气介于重充气/呼气区域与过度充气区域之间的安全区域,既可避免高容量伤,也可避免低容量伤

四、治疗

已经证明,在应用高压力或高容量机械通气时,增加吸气时间可引起肺损伤不同程度的加重。而大规模随机对照临床研究表明,对急性肺损伤/ARDS 患者采取肺保护性通气策略(小潮气量+高 PEEP),则可减轻肺牵拉程度,降低肺灌洗液和血清中的细胞因子含量,显著降低死亡率。近

期 Eisner 等的研究表明,对急性肺损伤和 ARDS 患者采取低 V_T 机械通气策略(6ml/kg)有明显的保护作用,死亡率较传统机械通气(12ml/kg)降低 22%。

除个别情况外,如颅内压增高,一般均应对存在有肺损伤的患者常规应用低潮气量通气。若能选择最佳 PEEP+ 小潮气量,辅以其他辅助措施,如部分液体通气、俯卧位机械通气、一氧化氮吸入、气管内吹气、血管内氧合和体外膜肺氧合、肺表面活性物质补充疗法以及高频通气等,则对肺部的损伤恢复有促进作用。其他措施,如允许性高碳酸血症策略和气道压力释放通气等亦可减轻机械性肺损伤。其中气道压力释放通气为一种相对较新的通气模式,其产生潮式通气的方法与其他通气模式不同,即利用升高的气道基础压力所释放出来的压力刺激呼气。升高气道基础压力有利于肺氧合,而定期释放的气道压力则有助于排除 CO_2。应用 APRV 时所需气道压力更低,每分钟通气量更小,对循环系统功能的影响最小,自主呼吸能力更强,可以更少应用镇静剂,并几乎可以避免神经肌肉传导阻滞。

新生儿出生后,若能立即在产房使用以下技术进行治疗,有可能进一步降低机械性肺损伤的可能:持续气道压力通气(CPAP),采用新技术进行肺表面活性物质治疗,包括:①气管插管 - 注入肺表面活性物质 - 拔管(intubation-surfactant-extubation,INSURE);②最少侵入性肺表面活性物质治疗(minimally invasive surfactant therapy,MIST),即非气管插管 CPAP 下进行肺表面活性物质治疗;③高频振荡通气开放肺策略;④气管插管 - 高频振荡通气开放肺 - 注入肺表面活性物质 - 拔管(intubation-HFOV recruitment-surfactant-extubation,IN-REC-SUR-E)。

临床上如已确诊气胸,即应立即放置胸腔引流管以排气减压,避免向张力性气胸的转化,同时实施压力 - 容量限制型通气模式,减少漏气量和支气管胸膜瘘的形成。发现其他类型的 VILI 时,也应调整通气参数,减少肺脏过度牵拉,密切随访胸片,防止发生气胸。较强的周期性牵张可抑制人气道上皮细胞的增生和铺展,抑制程度与两次牵张的间歇时间呈负相关,故机械通气时,在保证血气值安全的前提下,应尽可能降低通气频率,以利于气道损伤修复。

五、治疗前景

对 VILI 发生机制的深入研究也为人们带来了新的治疗希望。

(一)抑制肺部炎症反应

机体内的炎症和组织损伤体液介质,如 p38 分裂素激活的蛋白激酶(FR-167653)可降低与 TNF-α、结缔组织生长因子有关的肺部 mRNA 表达,进而减轻博来霉素所诱发的小鼠肺纤维化和恶病质;抗 TNF-α 抗体能显著改善急性肺损伤家兔的氧合、呼吸顺应性,减轻肺脏局部白细胞浸润和病理损伤程度;Ambroxol 具有抗氧化和抗炎症反应功能,可减轻大 V_T 诱发的 VILI。

(二)减少肺毛细血管渗出

动物实验表明,钙离子 / 钙调蛋白抑制剂(trifluoperazine)、肌浆球蛋白轻链激酶(MLCK)抑制剂以及增加胞质内 cAMP 水平的药物(异丙肾上腺素与咯利普兰联用),均可减轻机械通气性肺损伤。

(农绍汉)

第十一节　呼吸机相关性脑损伤

呼吸机相关性脑损伤(ventilator associated brain injury)属于医源性疾病的范畴,是在机械通气过程中发生的与呼吸机通气治疗相关的脑损伤。1973 年,Thomas 等报道机械通气可增加早产儿脑室内出血(intraventricular hemorrhage,IVH)发生率;1980~1990 年,在发达国家观察到经机械通气治疗的呼吸衰竭新生儿不仅发生肺损伤,而且也发生脑损伤;1997 年,Singer 等对 BPD 组(122 例)和无 BPD 组(84 例)VLBWI 进行随访研究,BPD 组 3 年内发生神经系统损伤、神经 - 运动发育障碍者显著高于无 BPD 组。2000 年以来,呼吸机相关性脑损伤逐渐成为新生儿呼吸疾病和神经疾病研究的热点。新生儿呼吸机相关性脑损伤发生的原因主要是由于新生儿肺发育不成熟,容易因机械通气造成肺组织的物理性损伤,并进而影响心脏血流动力学和血气交换导致脑损伤;其次是机械通气治疗策略应用不当,如过度通气、通气不足、过氧化、持续低氧等导致脑损伤。由于新生儿机械通气在国内外的广泛应用,呼吸机相关性脑损伤已成为新生儿期死亡和儿童期神经系统后遗症的重要原因之一。近些年来,国内外新生儿学、小儿神经病学和神经康复学界对新生儿呼吸机相关性脑损伤的防治引起了广泛的关注和重视,本节主要介绍其高危因素、发生机制、临床特点及脑保护性通气策略等。

一、高危因素

(一)呼吸机因素

机械通气是治疗呼吸衰竭的重要手段,其基本目的是促进有效的通气和气体交换,包括 CO_2 的及时排出和 O_2 的充分摄入,使动脉血血气分析结果维持在目标值范围。但呼吸机参数调节不当可产生多种病理生理改变而导致脑损伤,如未能及时纠正低氧血症可导致缺血缺氧性脑损伤;通气不足可导致高碳酸血症,使得脑血管扩张,血流灌注增加,易发生颅内出血;过度通气易引起低碳酸血症,新生儿,尤其是早产儿可出现局部脑血管痉挛,脑血流量显著减少,导致脑缺血缺氧,发生脑梗死、脑白质软化(periventricular leukomalacia,PVL)。在患儿原发疾病基础上,机械通气应用不当还可造成对心血管功能的影响,导致血流动力学异常改变,从而引起心排血量减少,甚至低血压、休克、心力衰竭等,发生脑血流灌注不良,也可导致血压波动而引起脑损伤。

(二)患儿因素

新生儿,特别是早产儿具有脑发育不成熟、脑血管脆弱等解剖生理特点,脑血管自主调节功能不完善,对缺血缺氧的耐受能力差。加之其肺发育不成熟,肺表面活性物质(pulmonary surfactant,PS)缺乏,或因肺部炎症反应而引起肺表面活性物质失活等,可因呼吸机参数过高导致呼吸机相关性肺损伤的发生。当出现肺气漏等并发症时,可使上、下腔静脉回心血量及心排血量减少,导致脑灌注压减低,脑组织血液供应减少而发生缺血

缺氧性脑损伤。机械通气在治疗肺部原发疾病过程中,肺部的炎症反应失控可导致全身炎症反应综合征(SIRS),进而影响肺外重要脏器功能,即通过肺-脑的交互影响而导致脑损伤。另有文献报道,早产儿凝血功能不全亦是容易发生脑室内出血的重要发病因素。

(三)其他因素

机械通气过程中的药物治疗可能诱发脑损伤,如进行气管内滴入 PS 治疗时,肺顺应性改善,肺泡迅速扩张,肺毛细血管亦相应舒张,可因肺血流迅速增加而导致脑血流瞬间显著下降;吲哚美辛、血管活性药物使用可引起心排血量、血流动力学变化,影响脑血流;应用激素治疗肺部炎症、慢性肺部疾病时,可引起早产儿神经发育异常。新生儿转运或治疗过程中转变体位、气管插管或负压吸引等操作可能会导致血压突然波动,成为脑损伤的诱因。

二、发生机制

(一)血流动力学机制

机体脑血管有一定的自主调节功能以维持脑血流动力学的稳定,新生儿可通过自动调节、化学调节及神经调节维持脑血流的稳定。机体在脑灌注压变化时具有维持脑血流稳定的作用,这一调节机制即脑血管血流的自身调节作用。除自身调节机制外,脑血管舒缩活动还与动脉血 $PaCO_2$、血压、窒息、药物、辅助通气、血管神经调节等有关。由于新生儿特别是早产儿自主调节能力有限,使得脑血流动力学变化和脑血管自主调节功能受损成为脑损伤发生的重要因素。动脉血 $PaCO_2$ 与脑血流量(cerebral blood flow,CBF)之间呈近似指数关系,$PaCO_2$ 每升高或降低 1kPa 可使 CBF 改变30%,即 $PaCO_2$ 的变化对 CBF 有较大影响。高碳酸血症(hypercapnia)是机械通气常见的并发症之一,通常是由于每分钟通气量不足所致。正常情况下,在一定范围内 $PaCO_2$ 升高和低氧可以通过收缩外周血管,扩张大脑血管,增加 CBF 进行代偿,而不引起颅内压发生明显的改变。当 $PaCO_2$ 超过自主调节的上限,蓄积的 CO_2 通过舒张脑血管而增加脑血容量,易导致胚胎生发基质

毛细血管破裂出血。受损的大脑组织对缺血的耐受能力差,颅内压升高可使脑血流灌注减少,进一步加重脑损伤。当采用快频率、大潮气量通气模式治疗持续低氧血症时,可致过度通气而导致低碳酸血症,使脑血流量显著减少,严重缺氧缺血易引起脑实质发生严重病变和出血。Polglase 等动物实验研究表明,与保护性通气策略相比,高潮气量通气导致更严重的脑血流动力学不稳定。神经调节对于脑血流动力学的变化有一定的影响。Gonzalez-Lopez 等提出发现快速机械通气引起的细胞凋亡与缺氧、炎症反应和氧化应激无关,而似乎与迷走神经异常触发凋亡信号并通过海马产生多巴胺 D_2 受体,释放中脑多巴胺能神经元有关。这个假说已在小鼠模型实验中得到证实。

(二)炎症反应机制

全身炎性细胞因子介导的炎症反应是脑损伤特别是早产儿脑白质损伤的主要机制。大多数的研究集中在宫内炎症或产后败血症,也有研究发现 15 分钟的高流量机械通气可以增加肺和脑中炎症生物标志物,说明炎症反应可能是由机械通气引起,而暴露于宫内炎症增加早产儿呼吸机所致脑损伤的易感性。动物实验表明,炎性细胞因子(IL-1β 和 IL-6)可通过饱和运输的方式进入血脑屏障,可破坏血脑屏障和神经血管循环的完整性,导致脑血流动力学的不良反应,并增加通气早产儿脑损伤的发生率和严重程度。Fotopoulos 等研究 57 名低出生体重早产儿发现炎性细胞因子 IL-1β 和 IL-6 是新生儿窒息后发生神经功能缺损的早期标志物。

(三)氧化应激机制

持续低氧血症患儿给予氧疗,体循环、外周组织处于缺氧或低氧状态,呼吸道和肺泡暴露在相对高氧环境,当通气 - 血液灌流失衡纠正,体循环低氧状况会逐渐缓解,甚至转入高氧状态。脑组织代谢旺盛、耗氧量大,在高氧下易产生氧自由基,脑组织含有丰富的不饱和脂肪酸,易被氧化,神经细胞含有大量的溶酶体,溶酶体被氧自由基破坏后,导致细胞死亡。因此,中枢神经系统易发生高氧损伤。少突神经胶质细胞(oligodendroglia cells,OC)是脑白质的主要组成细胞,可促进髓鞘

轴突及其前体的发育,对氧化损伤非常敏感。氧化损伤导致髓鞘形成减少是 PVL 的一个重要病理特征,有临床研究发现 PVL 患者的脂质过氧化增加。

三、临床和影像学特点

(一)呼吸机相关性脑损伤的分类

新生儿呼吸机相关性脑损伤可分为以下几种:①缺氧缺血性脑病(hypoxic ischemic encephalopathy,HIE),常见病理变化包括选择性神经元坏死、基底核、丘脑损伤及脑梗死等;②脑白质损伤,包括 PVL、脑室周围白质区出血、梗死及晚期的脑室扩张;③非脑实质区的出血,包括脑室周围 - 脑室内出血(periventricular intraventricular hemorrhage,PIVH)、蛛网膜下腔出血及脉络丛出血等;④其他部位损伤,如脑实质、小脑、脑干出血等。脑室内出血(intraventricular hemorrhage,IVH)和 PVL 是呼吸机相关性脑损伤最常见的类型。

(二)临床和影像学特点

1. 缺氧缺血性脑病　主要表现为意识障碍、兴奋或抑制、肌张力及原始反射改变、惊厥和颅内高压等神经系统表现,重者可出现中枢性呼吸衰竭。B 超具有无创、价廉的优点,对脑水肿早期诊断较为敏感。

2. 脑室内出血　临床表现取决于出血的程度,可从轻者无症状到重者临床突然恶化,表现为昏迷、瞳孔固定、惊厥、去大脑强直体位或呼吸暂停,同时可伴前囟膨隆、血细胞比容下降、高血糖、高血钾、低血压、血管升压素不适当分泌和心动过缓等。新生儿 IVH 可有三种基本类型:急剧恶化型、断续进展型和临床寂静型,以寂静型最为常见,占 IVH 病例的 50%。颅脑超声对此类出血具有特异性的诊断价值。

3. 脑白质软化　主要表现为早期颅脑脑室周围超声强回声(出生后 3~10 天),然后显示典型的无回声的囊腔形成(出生后 14~20 天),直至婴儿后期明显的神经学后遗症——痉挛性脑瘫出现之前,PVL 通常是无症状的。

4. 远期后遗症　呼吸机相关性脑损伤常见

后遗症包括运动功能障碍和神经系统障碍,如脑瘫、精神发育迟滞、皮质视觉障碍和癫痫发作等。

四、预防与治疗

(一)脑保护性通气策略

1. 规范用氧,避免低氧血症和高氧血症　氧疗和机械通气是抢救危重新生儿呼吸衰竭的必要措施,能够及时改善肺通气和换气功能,改善 V/Q 比值,从而维持动脉血气在目标值水平。使用氧疗和机械通气时要严格掌握适应证,仔细观察病情变化、监测血氧饱和度和动脉血气,避免不必要的吸氧和机械通气。氧疗、机械通气治疗的不良反应与吸入氧浓度和持续时间密切相关,要以尽可能低的吸入氧浓度维持正常血氧饱和度。新生儿血氧饱和度维持在 0.90~0.95 即可,不必超过 0.95,并需通过仔细的临床观察和必要检查,准确评估病情,及时撤离氧疗,避免长时间吸氧。

2. 合理应用通气模式　20 世纪 90 年代中期前,国外临床多推荐采用过度通气(高频、高潮气量通气),从而使新生儿从高碳酸血症迅速转为低碳酸血症状态,可致脑血流量显著减少,易引起脑实质发生缺血缺氧和出血。此外,虽然机械通气本身可刺激炎症因子水平的升高,但已有临床研究表明与小潮气量通气相比,大潮气量通气可使炎症因子释放增加。小潮气量通气可改善脑血流动力学稳定性和降低炎症反应,但单纯小潮气量通气可引起肺泡萎陷和低氧血症的发生,故临床上可采用小潮气量、最佳 PEEP、适当的通气模式,结合呼吸波形及在呼吸力学动态监护下,可在保证氧合、防止肺泡萎陷的情况下减少呼吸机相关脑损伤的发生。包括小潮气量通气在内多种通气模式,如 CPAP、HFOV 等,对于是否引起脑损伤发生率增加的争议仍较多,选择通气模式时应依患儿实际情况而定,防止患儿吸气时间和呼吸节律与呼吸机设定不一致产生人机对抗。

(二)临床监测

1. 常规监测　对呼吸机治疗的患儿应常规进行生命体征监护,以及血气、血生化、血糖、电解质等监测。

2. 脑血流监测　脑血流动力学紊乱、脑血流量减少或过度灌注是导致新生儿脑损伤的根本原因,临床常用彩色脉冲多普勒超声监测血流动力学参数。正常脑血流量为 45~60ml/(100g·min),当少于 18ml/(100g·min)时将引起缺血缺氧性脑损伤(hypoxic-ischemic brain injure,HIBI)。常用彩色脉冲多普勒超声监测收缩期峰值流速、舒张期末血流速度、时间平均流速、搏动指数和阻力指数等血流动力学参数,可为临床提供重要的参考依据。

3. 颅内压和脑灌注压监测　临床上以前囟测压法监测新生儿颅内压(ICP)为首选,亦可采用听觉或视觉诱发电位,通过建立两者与颅内压之间的直线回归方程推算出颅内压力。前囟测压法和听觉或视觉诱发电位监测颅内压属无创性颅内压监测方法,非损伤性和操作简便为其优点,其缺点是需要专门的测定仪,前囟太小时无法使用,且操作者用力程度直接影响检查结果。有创颅内压监测是将传感器或导管直接置于脑实质、侧脑室、蛛网膜下腔、硬膜外或硬膜下腔内来测定颅内压的方法,可连续而精确地监测颅内压力即时变化,是指导临床治疗和科研工作的有力手段。一般认为 ICP 监测对新生儿脑水肿、颅内高压征的诊治具有重要意义,不仅能及时发现 ICP 变化,而且,在监测 ICP 同时测定平均动脉压,可判断脑灌注压的高低,有利于监测脑血流灌注状况。脑灌注压 = 平均动脉压 – 颅内压,当颅内压超过 20mmHg 时,即需要干预,并维持脑灌注压不低于 40mmHg。

4. 颅脑影像学监测　颅脑超声检查是 NICU 最常见的一种颅脑影像学检查方法,其优势在于简便、无创、无射线损伤、可在床边实时检查、不影响抢救与治疗,尤其适合危重患儿。对颅内出血、脑水肿、脑白质损伤、脑梗死、脑囊肿、脑积水等均具有很高的敏感性,且与 MRI 吻合度较高。CT 平扫检查对新生儿来说价值不大,且患儿需接受大剂量的辐射。MRI 可清晰辨认脑结构,对脑损伤的诊断准确性较高,对判断预后和评估脑发育也有极大价值。而且安全、有效且无辐射,可用于早产儿及足月儿的颅脑检查。

5. 脑组织代谢状态监测　谷氨酸与谷氨酸

盐、7- 氨基丁酸、N- 乙酰天冬氨酰谷氨酸等是中枢神经系统最重要的神经递质,在脑损伤的发病中发挥重要作用。采用氢质子磁共振频谱技术可检测这些神经递质及其代谢产物在脑组织的变化,有助于对脑损伤的判断。常用指标包括:①肌酸和磷酸肌酸比值明显升高提示兴奋性神经递质增加;② N- 乙酰天冬氨酰谷氨酸与肌酐比值明显降低提示神经元损伤;③出现乳酸峰或乳酸与肌酐比值升高提示能量代谢障碍及细胞内酸中毒。

6. 脑组织氧合状态监测　正常脑组织氧分压约为 25mmHg,若低于 20mmHg 脑功能将受到损害,而低于 15mmHg 时可能导致线粒体能量代谢衰竭。目前可用于监测脑组织氧分压的仪器有近红外光谱分析仪(near infrared spectrum instrumen,NIRS)、Licox 脑组织氧分压检测仪和 Raumedic 颅内压 - 脑组织氧分压检测仪等,其中 NIRS 是近些年来在国内外已广泛使用,可在床边持续、无创地直接监测脑组织局部氧合情况。但脑组织氧分压受多种因素,如动脉血氧分压和二氧化碳分压、组织氧弥散量、脑血流量、颅内压、脑灌注压等的影响,在临床应用时应加以注意。

7. 脑功能监测　振幅整合脑电图(aEEG)或脑功能监护是一项新兴的床旁监测技术,aEEG 的脑电活动是常规 EEG 监测到的脑电活动经过放大、整合、压缩获得的波谱带,与常规 EEG 类似,可以分析脑电背景电活动、睡眠 - 觉醒周期和惊厥发作。aEEG 不但对脑室周围 - 脑室内出血、PVL 等的早期诊断有重要价值,而且可以预测远期神经系统不良预后。由于 aEEG 操作简便,可用于床旁操作,连续监测,不需要专业人员阅读,经过简单培训,NICU 医师和护士即可进行操作和初步分析,为危重新生儿脑功能监护的可依从性提供了保证。

(三)药物治疗

早产儿由于脑发育不成熟、自主调节功能不全是导致新生儿脑损伤的重要原因。产前糖皮质激素治疗可以促进胎肺成熟和引起短暂的脑血管收缩,降低脑损伤的发生率。此外,别嘌醇、促红细胞生成素(erythropoietin,EPO)、人羊膜上皮细胞(hAECs)和褪黑激素均在临床前研究中表明能够有效预防呼吸机相关性脑损伤的发生。

（周晓光　杨　远）

第二十章
新生儿高频通气

高频通气(high frequency ventilation,HFV)是应用小于或等于解剖无效腔的潮气量,高的通气频率(通气频率≥正常4倍以上),在较低的气道压力下进行通气的一种特殊的通气方法。美国食品药品监督管理局(Food and Drug Administration,FDA)将高频通气定义为频率>150次/min或2.5Hz(1Hz=60次/min)的辅助通气。高频通气基于呼吸机在气道内产生的高频压力/气流变化及呼气是主动还是被动等特点而分为高频喷射通气(high frequency jet ventilation,HFJV)、高频振荡通气(high frequency oscillatory ventilation,HFOV)、高频气流阻断通气(high frequency flow interruption ventilation,HFFIV)和高频正压通气(high frequency positive pressure ventilation,HFPPV)四种类型。尽管没有实验数据比较不同HFV的有效性,但HFOV作为一种肺保护通气策略,能够在不增加气压伤的前提下有效提高氧合,近年来得到重症医学界的广泛关注,已越来越多地应用于临床。

第一节 高频通气的类型

高频通气分为高频振荡通气、高频喷射通气、高频气流阻断通气及高频正压通气四种类型,除了高频正压通气可利用常频呼吸机应用外,其他三种高频通气均需要采用特殊的高频呼吸机才能应用。高频通气的分类主要基于呼吸机在气道内产生的高频压力/气流变化方式及呼气是主动还是被动等特点来划分的。

一、高频喷射通气

高频喷射通气(high frequency jet ventilation,HFJV)是用高压源驱动气体,通过高频电磁阀、气流控制阀、压力调节阀和喷嘴直接将高频率、低潮气量的快速气体通过特别的多腔气管插管喷入患儿气道和肺内。HFJV的通气频率为60~600次/min(1~10Hz),其特点是呼气过程是被动的。

二、高频气流阻断通气

高频气流阻断通气(high frequency flow interruption ventilation,HFFIV)通过间断阻断高流速过程产生一气体脉冲,兼有高频喷射通气和高频振荡通气的某些特点,它应用冲击气流与HFJV相似,不同的是只需要普通气管插管,在高频下有气流中断,或由高压源产生少量气体,喷射入管,无夹入气体,HFFI的通气频率在600~1 200次/min(10~20Hz),为被动呼气,但个别呼吸机能将产生负压气流的Venturi装置附加于呼气系统,使"呼气"成为"主动"。

三、高频振荡通气

高频振荡通气(high frequency oscillatory ventilation,HFOV)是一种以高频活塞泵或振荡隔膜片前后移动产生振荡气流,将小量气体(20%~80%解剖无效腔量)送入和抽出气道的通气。HFOV能加温湿化气体,吸气和呼气均为主动过程,潮气量很小(小于解剖无效腔量),通气频率很高,范围在600~1 800次/min(10~30Hz)。由于呼气是主动的,呼气的时间可设置较短而不至于引起气道内气体滞留。HFOV是目前高频通气应用中最有效的类型,因此被广泛地应用于临床。

四、高频正压通气

高频正压通气(high frequency positive-pressure ventilation,HFPPV)是用标准的常规呼吸机改良而成,在应用时可通过采用顺应性低的呼吸机输出管道、将呼吸频率增高(一般频率为 60~150 次/min)和相对减少吸气时间而实现。目前大多数新生儿的常规呼吸机均有此功能,但由于频率增加递送的潮气量少,以致肺泡实际通气量减少。

各种类型高频呼吸机的应用均有两种通气策略,即高肺容量策略和低肺容量策略。每种机器装置有获得每种策略的特殊方法,一些机器由于它们有特殊的力学原则似乎成功地获得一个特殊的策略。高肺容量策略即使平均气道压(MAP或 Paw)比 CMV 时略高,在肺泡关闭压之上,促进萎陷的肺泡重新张开,即肺泡复张,并保持理想肺容量,改善通气,减少肺损伤。高肺容量策略适合于呼吸窘迫综合征(RDS)或其他一些以弥漫性肺不张为主要病变的疾病。低肺容量策略即最小压力策略,先将频率置于 10Hz(600 次/min),设置 ΔP,初始为 35%~40%,根据二氧化碳分压(PCO_2)值调整 ΔP,一旦 ΔP 选定,调节 MAP,使其低于 CMV 时的 10%~20%,调整中应保证血压和中心静脉压正常,一旦 FiO_2<60%,氧合正常,PCO_2 正常,开始下调 MAP。低肺容量策略主要用于限制性肺部疾患,尤其是气漏综合征和肺发育不良等。两种策略均提倡用于阻塞性肺疾病如胎粪吸入综合征,混合型疾病如生后感染性肺炎以及新生儿持续性肺动脉高压。

第二节 高频通气与常频机械通气的比较

机械通气分为常频通气和高频通气,机械通气提供正压呼吸,其目的为改善氧合和保持通气。常频通气与高频通气之间除了在呼吸频率上有明显的区别外,还有以下一些方面的区别:

一、氧合的比较

为达到最佳的氧合效果,辅助通气应该应用

一个策略即达到最大的通气/血流比值而又不损害心排血量或造成肺的损伤。常频通气是通过吸气时应用高的吸气峰压和较大的潮气量保持气体交换,维持通气,呼气时肺部弹性回缩,肺泡萎陷,肺泡内气体交换迅速减少。高频通气应用于改善氧合的策略类似于常频通气的方法。高频通气的氧合作用是依赖获得最佳肺容量来维持功能残气量(functional residual capacity,FRC)。高频通气应用高的呼气末正压而不应用高的吸气峰压以维持通气,可以避免肺泡萎陷以及过度膨胀,因而减少了常频通气中的压力的扩张和收缩周期中的波动。

二、通气的比较

常频通气时肺泡每分钟通气量(MV)与呼吸频率(f)、潮气量(V_T)和无效腔量(V_D)之间的关系为 MV= f × (V_T–V_D)。若 $V_T \leqslant V_D$,则肺泡无通气。而动物实验证明,高频通气的 $V_T<V_D$,却可获得较好的肺泡通气,气体交换是通过分子的振荡弥散而进行的。但二氧化碳排出的确切机制尚不清楚。在高频通气期间,通气频率和呼吸阻抗增加,潮气量至肺泡的量就减少,因而与常频通气相比,气管导管大小、气道阻力和肺顺应性的改变对 PCO_2 的影响较大。

高频通气和常频通气之间另一主要区别是气体运输的分布不同。在常频通气期间气体运输的分布主要受气道阻力和肺单位的顺应性的影响,肺部存在病理改变时,每一个肺单位存在着不同的顺应性和气道阻力,结果低阻力、高顺应性的肺单位的肺泡通气高于高气道阻力、低顺应性的肺泡通气,这样一来,正常肺单位通过较大的肺容量变化周期,结果易造成肺损伤。高频通气期间的气体运输的分布似乎更均匀,肺损伤机会相应减少,很少受到潮气量、频率、呼吸系统力学和肺部疾病的均匀程度的影响。

常频通气是靠胸廓和肺的弹性回缩排气。HFJV 和 HFFIV 的呼气是被动的,这两种类型的高频通气也是依赖于胸廓和肺的弹性回缩排气。HFOV 的呼气是主动的,通过依靠活塞或振荡膈膜移动产生的振荡容量释放潮气量。

三、一些特殊病理生理问题的比较

评估不同高频通气策略的许多研究,以肺容量进行性减少为特征的 RDS 的动物模型为例。在这类肺疾病的治疗中,在补偿和稳定肺容量方面,高频通气比常频通气的损伤性小。在 RDS 动物模型上,用相对较高的平均气道压(Paw 或 MAP)是安全的,因为肺顺应性低,压力向胸膜腔的传导是有限的。对肺顺应性正常和压力传向胸膜腔不受限制的肺疾病,使用较高 Paw 可使胸内压增大,静脉回流受限,肺血管压力增加,心排血量减少,还可加重肺泡漏气和肺动脉高压。对有肺动脉高压或肺泡漏气的新生儿,高频通气可在最低峰压和 Paw 下取得较好的气体交换。和常规通气相比,高频通气的呼气时间相对较短,因而肺内气体潴留的可能性较大,尤其是在气道阻力增加和肺顺应性正常时,如支气管肺发育不良和哮喘等,高频通气效果不佳。

四、压力监测问题的比较

常频通气期间(频率 <60 次 /min),通过气管内导管传递至气管并向下传送至气道和肺泡的压力与气管导管近端测得的振幅形式的压力是类似的。高频通气期间,气管导管近端测得的呼吸机压力不能确切反映气管或肺泡的压力。在一个动物实验中健康成年兔应用 HFOV,通过一个 3mm 的气管导管传送的压力明显减弱。在频率为 15Hz 时,肺泡压力与气管导管近端测得的压力差 <10%,压力振幅减弱的程度依赖频率、呼吸系统阻力和气管导管的大小。气管导管近端测得的 Paw 比压力振荡测量值更精确,但受呼吸机参数的影响。当高频通气应用吸呼比为 1:2 时,气管导管近端测得的 Paw 略高于肺内测得的 Paw 1~3cmH$_2$O。但当应用吸呼比为 1:1 时,气管导管测得的 Paw 低于部分肺内测得的 Paw 1~2cmH$_2$O。

HFJV 期间,压力释放是在气管内监测的,这样可以避免气管导管内压力传递的减弱作用。然而,呼吸阻抗和呼吸机频率对从气管到肺泡的压力传递作用和以前讨论过的高频振荡通气是相类似的。很重要的是鉴别每个特殊高频通气装置的有限性,以及了解由呼吸机监护系统显示的压力是否确切地反映肺泡压力的变化。

五、通气策略的比较

如今,临床上常规通气需要应用呼气末压力以维持呼气末肺容量或 FRC。在 20 世纪 60 年代末 ~70 年代初的研究报道,记述了机械通气期间维持肺容量的重要性。一些研究结果表明,不能维持适当的肺容量可导致进行性的肺损伤、降低肺表面活性物质的作用和导致严重的肺不张的发生。最近的多项研究显示,应用呼气末压力可起到保护作用。应用最佳肺容量可降低由大潮气量通气、油酸或肺盐水灌洗等导致的急性肺损伤。

高频通气期间常常出现的肺不张问题和常频通气期间存在的问题一样。高频通气设计为应用很小的潮气量(潮气量 < 无效腔量),结果,高频通气期间肺扩张保持相对恒定,它的吸气和呼气的潮气周期相对常频通气的潮气周期要小得多,这对于处理俯卧位肺不张是重要的。常频通气时一次大潮气量通气期间出现的肺容量复张在高频通气期间是不常见的,如果高频通气应用一个持续的扩张压等于常频通气的平均气道压,不可能出现肺复张,可能增加肺不张,气体交换将受影响。

总之,高频通气应用时的通气策略相当重要,就如在新生儿 RDS 应用常频通气时不能应用 PEEP 为零一样,在高频通气时不应该采用低的持续扩张压。

第三节 高频通气的气体交换机制

高频振荡通气时至少有 6 种机制参与气体的交换与输送过程(图 2-20-1)。在大气道为湍流,以团块对流和泰勒式弥散为主;在小气道为层流,主要是非对称流速剖面引起的对流扩散;在肺泡,以心源性震动和分子弥散为主。

一、对流

团块运动引起的肺泡直接通气,又称团块

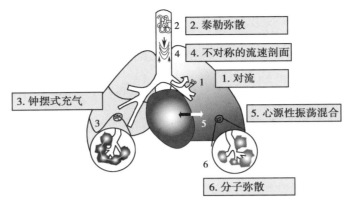

图 2-20-1　高频振荡通气的气体交换机制

气体对流（bulk convection）。由于支气管树的不对称，有些肺泡处在解剖无效腔较小的部位，因此，很小的潮气量即可使一定数量的肺泡直接通气。

二、泰勒弥散

泰勒弥散（Taylor-type dispersion）是描述影响气体交换的对流与分子扩散之间相互作用的关系。在这一过程中，气体进入肺内的流速剖面呈抛物线形状，由于分子运动，进入气道的新鲜气体与原存在于气道内的气体之间相互扩散。气体交换是通过纵向扩散实现的，分子扩散越快，在其扩散至整个气道横切面时气体纵向传播的距离就越小（图 2-20-2）。

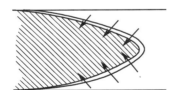

图 2-20-2　泰勒弥散示意图
吸气流前部呈抛物线形，气体的交换界面扩大，从而发生辐射状的分子扩散（如箭头所示）

三、钟摆式充气

肺内各肺泡的顺应性及阻力不同，其充气及排空并不同步。从肺表面观察肺的各部分胀缩在时相上不尽相同，似跳摇摆舞样，称为钟摆式充气（Pendelluft），又称为迪斯科肺（disco lung）。这样

先充气的肺泡回缩时其气体进入邻近的肺泡，从而产生肺内并行通气，这可加速肺内气体混合，减少肺内分流。

四、不对称的流速剖面

气体进出肺的流速剖面不同，称为不对称的流速剖面（asymmetrical velocity profiles）。由于气道壁的黏性切力影响，吸气流速剖面呈抛物线型，气道中心的分子移动要比气道周边的分子快。而呼气流速剖面呈平面形状，使得氧分子在气道中心流入，CO_2 在气道周边部排出，从而产生气体交换。气道多级分支结构更可提高这种交换机制的作用（图 2-20-3）。

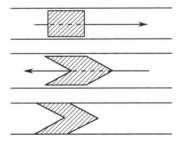

图 2-20-3　不对称的流速剖面示意图
气团从吸气开始向右移动产生不对称的流速剖面，而在呼气开始时，气体前部伸展，呼气末时已发生中央部气体右移，周边部气体左移

五、心源性振荡混合

心脏跳动时产生的震动作用可以使气道远端内的分子弥散速度增加近 5 倍，这种作用称为心源性振荡混合（cardiogenic mixing）。

六、分子弥散

HFOV 时,气体分子运动加速,进入气道的新鲜气体与原存在于气道内的气体之间相互扩散,称为分子弥散(molecular diffusion)。在肺泡毛细血管膜,分子弥散是气体交换的主要机制。

第四节　高频通气对机体生理功能的影响

一、对肺力学的影响

高频通气时所用潮气量小,气道内平均压和峰压均较常频正压通气(CMV)时低。但行 HFPPV 时,往往发生隐性 PEEP,这时所测的气道内压,并不能真正反映肺泡内压。为避免发生气体滞留的危险,对肺气漏患者行 HFPPV 时,一般应以低驱动压,吸气时间 <40%,频率 100~150 次/min 来进行。

二、对黏液纤毛运输的影响

Mc-Evoy 等发现 HFOV 时,肺内气道对放射性核素示踪胶体的清除显著降低,黏液量增加。但 Pavia 等报道 HFOV 时气管的廓清率无改变,在行高频胸壁震动时黏液纤毛的运输即增加。已有报告提示,CMV 对肺表面活性物质产生不利影响,而 HFOV 时肺表面活性物质不受影响甚至得到储存,但其临床意义尚未确定。

三、高频通气引起的呼吸暂停

实验研究证明,高频通气时引起的呼吸暂停并不是化学感受器的调节或因肺容量的改变所致,而是由于高频通气时的特殊气流,刺激气道内物理感受器和引起肺迷走神经传入纤维的激动,导致膈神经活动受抑制,从而抑制呼吸。高频通气时,如将迷走神经切断可恢复膈神经的活动和自主呼吸。

四、气压伤

文献报告 CMV 时气压伤发生率为 0.5%~20%,发生率与气道峰压高和高水平 PEEP 密切相关。而高频通气时,气道峰压较低,也可降低某些患者 CMV 时所需的 PEEP,故气压伤发生较少。

五、对血流动力学的影响

早期研究认为高频通气对血流动力学影响很小,然而,以后的大多数报告认为高频通气对心血管的抑制作用与 CMV 时相似。因为高频通气时气道峰压虽较低,但平均气道压、肺泡内压并不比 CMV 时低。

第五节　高频喷射通气

一、作用机制

HFJV 是压力限制和时间循环高频呼吸机,可以设置吸气峰压(PIP)和频率。HFJV 用高速喷射气流通过特别的多腔气管插管进入气道,频率范围为 60~600 次/min(1~10Hz),潮气量等于或略大于无效腔量,吸气为主动,呼气为被动。所用的多腔气管插管远端有测量气道压力的开口,根据气道远端测到的压力,反馈控制吸气峰压。HFJV 通过特殊气管导管接口上嵌入的喷嘴(图 2-20-4)输送高频率小潮气量气流,高速气流输入解剖无效腔进入肺部深处,气体以一种逆向螺旋流模式围绕输入的气流盘旋呼出。HFJV 时需与常频呼吸机串联使用,由后者提供呼气末正压(PEEP)和/或叹气式呼吸保持肺处于膨胀状态,少数呼吸机有 HFJV 装置(图 2-20-5),其呼气末正压是由和气管导管连接的常频呼吸机提供和调节的。其他监测的参数如 Paw、I/E 和压力幅度都不能直接调节,要通过常频呼吸机上的参数来调节。

HFJV 工作原理包括:①极短吸气时间产生的潮气量比 CMV 潮气量小 10 倍,高 PEEP 水平可以安全使用;HFJV 的吸气时间仅为 CMV 吸气时间(0.4 秒)的 1/20;HFV 的气道峰压很少被传送到肺泡。②设定具体吸气时间而不是百分比,潮气量不随频率调整而改变。③吸气时间固定,调整频率可延长呼气时间和吸呼比以治疗过度充气。④更长的呼气时间和被动式呼气能提高气道分泌物清除能力。

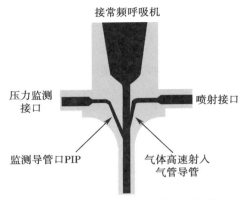

图 2-20-4　HFJV 呼吸机的气管导管接口

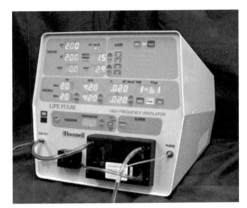

图 2-20-5　高频喷射呼吸机

二、适应证

（一）新生儿呼吸窘迫综合征

有研究报道,对新生儿 RDS 并发急性呼吸衰竭使用常频通气治疗无效或并发肺气漏,而最终达到应用体外膜肺氧合（ECMO）指征的患儿给予 HFJV 治疗,获得很好的效果,表现为这些患儿的氧合指数迅速降低,存活率达 82%,因而减少 ECMO 的应用,同时降低了由常频机械通气所引起的肺损伤。但治疗成功率以及患儿的存活率与其他类型的高频通气相似。

（二）急性肺损伤

急性肺损伤新生儿,尤其是肺间质气肿是最常见适应证,HFJV 可自动改善通气 / 灌注比值,减少肺损伤、促进修复。有文献报道,应用多中心随机临床对照研究对常频通气和 HFJV 治疗肺间质气肿的疗效进行比较,结果显示 HFJV 治疗肺间质气肿的疗效优于常频通气（61% vs. 37%,P<0.01）。另外,HFJV 应用较低的吸气峰压和较

低的 Paw 改善气体交换和更快地解决肺间质气肿。同样通过正交设计比较存活率,发现与常频通气比较,HFJV 有比较好的存活率（65% vs. 47%,P<0.05）。HFJV 已经较常用于治疗气漏综合征,因此常规应用 HFJV 的策略强调 HFJV 能在一个相对低的气道压力下提供极好的通气和获得适当的氧合。

（三）重症呼吸衰竭并发新生儿肺动脉高压

有文献报道因各种病因导致的新生儿严重呼吸衰竭常常合并肺动脉高压,临床上应用常频通气治疗后无效或疗效甚微时改用 HFJV 治疗后可获得疗效,HFJV 可维持氧合的稳定和增加 CO_2 的排出,但没有改善存活率或短期的发病率。

（四）其他

先天性膈疝也是 HFJV 在 NICU 应用的常见适应证。一些机构还在小儿心脏手术期间和术后使用 HFJV,特别是当并发呼吸衰竭时,例如 Fontan 手术。在婴幼儿气道异物术前及术中应用 HFJV 也是常见适应证。

三、通气特点

HFJV 的气流输送采用喷射式吸气方式,能使气体渗透到气管 - 支气管树的更深处,可减少无效腔通气,提高通气效率。其呼吸为被动呼吸,表现为快速吸气、缓慢呼气,高流速通气可避开阻力大的气道。因而,可用较低平均气道压有效通气,也可提高黏膜纤毛清除能力。与 HFOV 比较,HFJV 的潮气量更小,肺泡压远低于气道峰压,适用于气道分泌物多的肺部疾病如 MAS、肺炎等,另外,HFJV 治疗间质性肺气肿更为有效（表 2-20-1）。

四、临床应用

（一）操作程序及预调通气参数

1. 用特制多腔气管导管重新插管。

2. HFJV 参数预调　通气频率（f）为 7~10Hz,吸气峰压（PIP）调至较应用常频机械通气时低 2~3cmH_2O。

3. 常频机械通气参数预调　通气频率（RR）降至 5~10 次 /min,呼气末正压（PEEP）调至 3~5cmH_2O,

表 2-20-1　HFJV 的通气特点

	生理学特点	临床优势	较 HFOV 的优势
气流输送	喷射式吸气能渗透到气管 - 支气管树的更深处	减少无效腔通气,提高通气效率	潮气量更小,肺泡压远低于气道峰压
生理学	呼吸是被动的 快速吸气、缓慢呼气 高流速通气可避开阻力高的气道	可在较低平均气道压有效通气 提高黏膜纤毛清除能力 肺损伤部位得到休息和恢复	较 HFOV 更低压力即可达到充分通气和氧合 适用于气道分泌物多的肺部疾病如 MAS、肺炎等 HFJV 治疗肺间质气肿更有效
易于使用	易安装 易设置 / 运行 易摆放患儿体位	不需回路校准 与 CMV 相似 无需管理较硬的回路管道	简洁、实用 同上 同上

PIP 调至低于 HFJV 的 PIP 至少 1~3cmH$_2$O。

4. 用 CMV "叹息" 式呼吸提供最优 PEEP。调整 FiO$_2$ 和 PIP 以达到预期血氧饱和度,使患儿 CMV 频率维持 5 次 /min。然后将 CMV 转到 CPAP 模式,如果 SaO$_2$ 下降,上调 PEEP 1~2cmH$_2$O,重新给予 5 次 /min 的 CMV,呼吸稳定后重复上述程序。吸痰或重新摆放患儿体位等操作后,根据需要可将 CMV 调回到 5 次 /min 使萎陷肺复张,氧合改善时,再将 CMV 调回 CPAP 模式,这样可尽量减少 "容量伤"。

5. 测伺服压力、脉搏氧饱和度和经皮 CO$_2$ 分压。患儿病情好转后考虑降低参数。伺服压力可反映患儿肺顺应性变化,伺服压力降低提示病情加重。伺服压力报警应立即检查原因,如气管插管位置不好或堵塞。

（二）参数调节

1. CO$_2$ 的排除　高频通气对肺泡通气的影响是潮气量的作用大于频率的作用。若 PaCO$_2$ 过高,应调节平台压（PIP 减 PEEP）以排出 CO$_2$,在整个治疗过程中,一般不需改变通气频率。

2. 氧合　若氧合不足或吸入氧浓度（FiO$_2$）已用至 100%,提高平均气道压（Paw）可改善氧合。提高 Paw 的方法有:增加 HFJV 的 PIP、增高 PEEP,以及增加常频机械通气的 RR 或 PIP 等。

（三）撤离

1. PaCO$_2$ 改善时先降低 PIP,当 PaCO$_2$<35~45mmHg 时,每次降低 PIP 1~2cmH$_2$O。

2. 当 PIP 低于 20cmH$_2$O 时,可降低 HFJV 频率以减少与自主呼吸对抗。

3. 当 PIP≤16cmH$_2$O,Paw<8cmH$_2$O,FiO$_2$<30%,患儿有规律自主呼吸,可考虑撤机转换到 CPAP。短时间切换到 CMV 上带气管插管 CPAP 可了解患儿是否耐受经鼻 CPAP。

4. 撤离过程中应有临床和 X 线胸片的监护,早期发现问题,及时处理肺不张或肺过度扩张。

5. 若治疗肺气漏患儿,需持续应用 HFJV 直至肺气漏改善 24~48 小时。气漏改善的临床表现为 PIP 和 FiO$_2$ 明显下降。

6. 常规机械通气应用无效改用 HFJV 后,若应用 HFJV 6~24 小时病情无改善,应再重新回到常频机械通气治疗。

五、并发症

（一）空气陷闭

空气陷闭（air trapping）造成内源性 PEEP 是高频通气常见的并发症,它使肺过度扩张并影响静脉回流和降低心排血量。临床上需有严密的监护措施,如动态进行 X 线胸片和血气分析,及时阻断空气闭陷的原因,降低气道压力,往往可以改善症状。

（二）气道阻塞

HFJV 的特别气管插管较硬,其斜面可能紧贴气管壁而造成阻塞,临床上表现为胸壁运动减弱,并出现气道高压报警。调整插管位置,使斜面面对气管前壁可获改善。痰液或黏液栓亦可引起气道阻塞,应充分湿化并及时吸引。

(三)坏死性气管支气管炎

应用气管插管作常频通气和高频通气均可致气管损伤。早期研究指出,用 HFJV 后坏死性气管支气管炎(necrotizing tracheobronchitis,NTB)的发生率增高。但近年报道其发生与通气湿化不恰当、平均气道压过高、感染或气管黏膜缺血有关,而与机械通气类型关系不大。最近研究表明,高频通气和常频通气在此并发症发生概率上无明显差异。坏死性气管支气管炎的临床表现为:①气道分泌物增加;②气道阻塞(包括空气陷闭);③急性呼吸性酸中毒。症状、体征可突然发生,早期识别、及时吸引排除阻塞,必要时用支气管镜取出黏液栓,可挽救生命。

(四)颅内出血

应用高频通气初期可引启动脉血中 pH 和 $PaCO_2$ 的迅速改变,这些改变可影响脑血流,引起脑缺血。在与常频通气进行比较中发现,高频通气组脑室周围白质软化明显增加,平均 $PaCO_2$ 浓度低于常频通气组,而低碳酸血症可引起脑血流降低,造成脑缺氧。另有研究报道,在疾病早期应用 HFJV 并采用最佳肺容量策略可改善氧合,降低低碳酸血症的发生,因而降低了严重颅内出血或严重 PVL 的发生率。

(五)支气管肺发育不良(BPD)

有学者通过进行荟萃分析研究 RDS 早产儿应用高频通气的预后,尽管高频通气没有提高患儿的生存率,但它确实降低了矫正胎龄在 36 周以上早产儿发生慢性肺疾病的危险,可降低 BPD 的发生率。一个多中心临床研究表明,与使用常频通气相比,早期使用高频通气和肺表面活性物质的患者发生慢性肺部疾病的概率及病死率均比常频通气患儿下降近 50% 左右。

六、存在问题

HFJV 通气模式没有单独的呼吸机使用,常常和常频呼吸机连用,并且 HFJV 装置不能直接调节呼气末正压等重要参数。临床上不作为常规应用。

第六节 高频振荡通气

一、作用机制

高频振荡通气(high frequency oscillatory ventilation,HFOV)的频率为 300~3 000 次 /min(5~50Hz),吸气和呼气均为主动过程,通气潮气量大约相当于患者的无效腔量(20%~80% 解剖无效腔量),气体潴留现象少,使用普通气管插管即可,不需要和常频机械通气联合应用,是当今使用最多的类型。多种技术可以产生高频振荡通气,目前主要有以下三种类型:

(一)活塞型振荡

通过活塞泵的来回移动进行通气。而且活塞泵的位移量决定了通气量的大小,由于采用活塞泵,该通气量可以相当稳定。此外,回路中的新鲜气流由一偏置供气管提供。

(二)动圈式振荡

通过扬声器隔膜的震动,产生的通气量可以更大,应用范围更广。同样和活塞型高频呼吸机一样,回路中的新鲜气体由一偏置供气管提供。但和其他呼吸机不同的是,该类型呼吸机不能同时拥有常频通气功能。

(三)类似高频气流阻断法

呼吸机在患者回路中提供持续气流,并通过呼气阀的快速开启和关闭来产生振荡波形,或通过一组阀门来阻断吸气气流而产生高频振荡。而主动呼气则通过呼气阀中的文邱里装置来实现。

二、适应证

HFOV 的适应证主要有:①应用常频通气治疗中效果欠佳或无效的患者,或出现并发症,表现为用高浓度氧气、高通气方式治疗后仍不能维持适当的氧分压。如重症呼吸衰竭并发持续肺动脉高压,因肺血管阻力增加,导致右向左分流,临床上持续存在低氧血症。②常频通气应用中,已产生气压伤或极易产生气压伤的患者,如肺间质气肿等。肺气漏已经作为常规的高频振荡通气的应用范围之一。③一些肺顺应性严重降低的疾病患者需用机械通气,可以直接使用高频通气,如新生儿 RDS。④新生儿重症呼吸衰竭达到 ECMO 应用指征者,在应用 ECMO 之前可试用 HFOV,据报道有近 50% 的患儿最终可避免应用 ECMO 治疗。但这 50% 成功的患者中,以 RDS 为病因的患儿占 80% 左右。

三、临床应用

(一)采用肺保护性通气策略

为避免和减少肺损伤,国内外学者提出肺保护性通气策略(lung-protective ventilation strategy)。实施保护性通气策略的目的是达到和维持适当的肺气体交换,注重各重要脏器功能的保护,尽量避免呼吸机相关性肺损伤的发生,减少呼吸做功,并使患儿处于最舒适状态。

HFOV 时,当采用低肺容量策略时,主要用于限制性肺部疾患,尤其是气漏综合征和肺发育不良等,吸/呼相肺泡扩张和回缩过程中容积/压力变化减至最小,对肺泡和心功能的气压/容量伤及心功能抑制明显降低,通过肺复张,最佳肺容量策略,使潮气量和肺泡压明显低于 CMV,同时可在较低的吸入氧浓度维持与 CMV 相同的氧合水平,从而减轻了氧中毒的危险性,反射性抑制自主呼吸,减少人机对抗。而采用高肺容量策略时,适合于 RDS 或其他一些以弥漫性肺不张为主要矛盾的疾病,使 MAP 比 CMV 时略高,在肺泡关闭压之上,促进萎陷的肺泡重新张开,即肺泡复张,并保持理想肺容量,改善通气,减少肺损伤。Vento 等的一项随机对照研究显示,早期和单独使用 HFOV,结合适当的容量通气模式,在急性肺损伤期有较好的效果。

(二)应用范围

1. 气漏综合征(air leak syndrome)　无论何种气漏,用 CMV 正压通气时,都有部分潮气量通过气漏排出,因而需要用较高的呼吸机参数,以提供较大的潮气量,而高的参数又使更多的气体漏出,致使参加交换的气体减少。HFOV 可用比 CMV 低的峰压和 MAP 获得气体交换而阻断以上循环。由于气体交换在低气量和低气道压力下进行,高频率的胸廓震动和主动呼气过程亦有利

于促进胸膜腔内气体排出,故 HFOV 治疗气胸较 CMV 疗效好。这类患儿采用 HFOV 治疗时,必须接受和允许其有较低的 PaO_2 和较高的 $PaCO_2$。为利于气漏愈合,可使用相对较低的 Paw 和较高的 FiO_2,以利于肺部氧合,使 SaO_2 达到 85% 以上。当达到所需氧饱和度后,应优先降低 Paw。一旦气漏愈合,则应优先降低 FiO_2,使其 <0.6,而 SaO_2>90%,再根据患儿耐受情况降低 Paw。Paw 的设置需采用特殊 HFOV 通气方案:撤除 HFOV 而改为手控通气,如在某点压力时胸腔穿刺引流瓶内出现气泡,则此点压力称为"气漏压"。如"气漏压" $\geqslant$ 15cmH$_2$O 时,则采取"允许性高氧"策略,即 HFOV 时 Paw 设置要低于"气漏压"、提高 FiO_2 致 SaO_2 达到 85%~90%。如"气漏压" <15cmH$_2$O 则因 Paw 太低无法达到良好的氧合状态,故不宜采取"允许性高氧"方法。另外,振幅要小一些。即气漏综合征患儿行 HFOV 时,应在能耐受的情况下使用尽量低的 Paw 和△P,以利气漏愈合。Ellsbury 等对新生猪实验性气胸的研究发现,随着 Paw、△P 和吸气时间的增加,用呼吸速度计测得的通过胸腔引流管的气流也增加,而随着频率的增加气漏消失,支持采用更高的频率和更低 Paw 及△P 来减少气漏。如为张力性气胸,首先必须持续胸腔引流。

2. 新生儿持续肺动脉高压(persistent pulmonary hypertension of newborn,PPHN)　HFOV 持续应用高 Paw 可以很好地打开肺泡并降低肺血管阻力,改善通气/血流比值,减少肺内右向左分流。改善氧合,促进 CO_2 的更多清除,进而反作用于收缩的肺动脉,使之舒张而降低肺动脉高压。HFOV 治疗 PPHN 必须首先纠正低血容量和低血压。开始 HFOV 时可维持其 Paw 与先前 CMV 时相同,然后通过调节 Paw 来改善患儿的氧合和通气状况。这类患儿 HFOV 时应避免发生过度通气或肺容量降低,否则会影响肺血管阻力和肺血流,从而使心排血量降低,导致病情恶化。HFOV 联合一氧化氮(NO)吸入治疗 PPHN 可取得更好的效果。

3. 呼吸窘迫综合征(respiratory distress syndrome,RDS)　HFOV 通过其恰当的肺复张

策略使肺泡重新扩张,并通过维持相对稳定的Paw以阻止肺泡萎陷,使肺内气体分布均匀,改善通气血流比值,进而改善氧合。这类患儿开始使用HFOV时,Paw应较CMV时高1~2cmH$_2$O,即高肺容量策略。之后在经皮氧分压或SaO$_2$监护下,每10~15分钟增加Paw 0.5~1cmH$_2$O,直至氧合改善。在氧合改善后,维持Paw不变,并逐步降低FiO$_2$,直至0.6以下并维持氧合至少12小时以上,开始降低Paw。在此过程中,需有胸片和血压监护,一旦出现肺过度扩张或心排出量降低,应先调低Paw,后降FiO$_2$。而频率和振幅的调节则取决于对PaCO$_2$的要求。由于HFOV可以在较低的吸入氧浓度和气道压力的条件下进行有效的气体交换,从而避免了肺气压伤以及高浓度氧所致的后遗症如慢性肺部疾病。有研究显示,对于早产儿,尤其是极低、超低出生体重儿,采用肺保护性通气策略的HFOV可作为患儿生后首选的呼吸支持方式,与CMV相比同样安全、有效,且不会增加病死率。

4. 胎粪吸入综合征(meconium aspiration syndrome,MAS) HFOV时实施肺复张策略,保持一定的MAP,使气道保持通畅,有利于减轻气道梗阻及肺过度充气,使萎陷肺泡重新张开,并且高频率的振荡气流有利于气道内胎粪排出。开始进行HFOV时,其Paw值可与先前CMV中MAP值相当,甚至略低。振荡频率也必须较低,之后若有必要可缓慢增加Paw值以使患儿氧分压稍微增加,然后可保持Paw值不变。疾病早期,胎粪堵塞气道是主要问题,通气频率太高(如15Hz)可加重原有的气体潴留,选用低频率(10Hz)可避免出现高碳酸血症,另外低频率可以减慢胎粪颗粒进入支气管树,为胎粪从气道清除提供"较长"的时间。如原已有心功能受损或合并严重PPHN,用HFOV治疗效果差,常需要体外膜肺氧合(ECMO)治疗,有部分患儿,胸片显示病变较均匀,用HFOV效果较好。采用反比、呼气气流大于吸气气流HFOV联合表面活性物质灌洗肺泡可提高胎粪颗粒的清除率。

5. 先天性膈疝(congenital diaphragmatic hernia,CDH) CDH常常合并有肺发育不良,大部分患儿生后即需要立即气管插管呼吸支持。新近发展了术前机械通气稳定、延迟修补法,可减少对ECMO需求。采用HFOV可以提高CDH患儿的生存率并降低支气管肺发育不良(bronchopulmonary dysplasia,BPD)的发生率。Ng等通过回顾性研究比较了CMV联合血管活性药物与HFOV联合NO吸入治疗CDH的疗效:CMV联合血管活性药物组的生存率是38%,慢性肺部疾病的发生率是45%,而HFOV联合NO吸入组的生存率是73%,慢性肺部疾病的发生率是30%,均有明显改善。但Ng等的报告是回顾性的研究,总的例数是65例,还需要更大规模的随机对照研究来回答CDH时采用HFOV是否优于CMV。

6. 新生儿肺出血(neonatal pulmonary hemorrhage) 最早在1998年有学者报道应用HFOV治疗18例大量肺出血且常频通气治疗无效的新生儿,通过检测动脉-肺泡氧分压比率(a/APO$_2$)和氧合指数(OI)来评估其氧合的变化,有效率达72%(13/18),使用HFOV后氧合指标在30~60分钟后即明显改善。此后,不断有国内外学者报道当使用常规机械通气效果欠佳时,应用HFOV治疗肺出血,可收到意想不到的效果。

HFOV通过高速流动的气体增加弥散对流,振荡产生双向压力变化,吸气与呼气均为主动,促进气体交换,并用恒定的MAP充盈和支撑肺泡,产生持续压迫止血作用,同时振荡气流可减少因胸腔较大压力差对心血管功能的影响,也避免肺泡反复扩张、闭合,减少肺泡牵张。

一般情况下,在CMV治疗后,PEEP ≥ 8cmH$_2$O,a/APO$_2$<0.2,或/和有呼吸性酸中毒(PaCO$_2$ ≥ 60mmHg,pH<7.25)可考虑改用HFOV。也有报道发生肺出血时,首选使用HFOV较解救性使用HFOV(先使用CMV,治疗效果欠佳再换用HFOV)能更好地改善肺出血患儿氧合功能,降低呼吸机相关肺炎的发生率,缩短病程,提高治愈率。

7. 重症呼吸衰竭 新生儿呼吸衰竭是伴随动脉血气pH下降的CO$_2$潴留和低氧血症,它是早产儿最常见的并发症,也是新生儿需要辅助机械通气的首位原因。CMV治疗效果差或符合 ECMO 治疗标准的重症呼吸衰竭可以选择 HFOV 作为替代治疗，但治疗的效果如何与疾病种类和程度有关。重症呼吸衰竭新生儿 HFOV 治疗成功率的高低按顺序原发病为呼吸窘迫综合征、肺炎、胎粪吸入综合征、先天性膈疝/肺发育不良等。现有的循证医学证据表明，新生儿呼吸衰竭发生时选择 HFV 并不比 CMV 模式更为有效，但是 PPHN 存在时将 NO 与 HFV 联合应用更为有效。

（三）HFOV 影响氧合与通气的参数及其调节

1. 平均气道压（Paw）　主要决定肺容积，是影响 HFOV 氧合功能的主要参数。HFOV 时肺容量保持相对恒定，吸气和呼气的周期性活动明显减少，而肺容量的改变主要是通过调节 Paw 来实现。但仅凭 Paw 并不可能精确预测肺容量。一般情况下首先根据疾病性质、程度和新生儿胎龄选择合理的吸入氧浓度（FiO$_2$），根据监测的氧饱和度（SaO$_2$）从 5cmH$_2$O（0.490kPa）逐步上调 Paw，直到氧饱和度满意为止（95%~96%）；最后根据胸片肺膨胀情况和动脉氧分压（PaO$_2$，60~90mmHg 即 8.0~12.0kPa）确定 Paw 值，或者将 Paw 的初始设置较常规机械通气（CMV）时高 2~3cmH$_2$O 或与 CMV 时相等，以后每次增加 1~2cmH$_2$O，直到 FiO$_2 \leq 0.6$ 时，SaO$_2$>90%。一般 Paw 最大值为 30cmH$_2$O。增加 Paw 要谨慎，避免肺过度通气。恰当的 Paw 不仅可改善肺部氧合，而且可以减少肺损伤的发生。如 Paw 过高引起肺充气过度而导致肺泡毛细血管受压，反而降低肺部氧合。还应严密监测肺顺应性的变化，当肺顺应性改善时应降低 Paw，以防肺过度扩张。开始 HFOV 后 1~2 小时应行胸部 X 线摄片，此后至少每天复检 1 次。

2. 振荡频率（f）　在不同的高频呼吸机振荡频率的意义不同。在有些呼吸机，频率仅仅决定每分钟活塞振荡次数，而在另外一些呼吸机，频率不但决定活塞-膜的振荡速率，而且还与吸气时间百分比共同决定膜的移动距离，相应地决定振荡压力幅度及振荡潮气量的大小。频率慢，吸气时间及呼气时间长，活塞移动距离大，振荡潮气量就大，则通气增加。由于 HFOV 时主动呼气是

时间限制的，当频率增加时呼气时间减少，活塞移动距离小，呼出气量即减少。HFOV 和 CMV 不同，降低频率，可使潮气量（V$_T$）增加，从而降低 PaCO$_2$。但通常情况下 HFOV 不根据 PaCO$_2$ 调整频率。一般用 10~15Hz，体重越低选用频率越高。在 HFOV 治疗过程中，一般不需改变频率。若需调整，以 1~2Hz 幅度进行增减。

3. 吸气时间百分比　不同品牌的呼吸机吸气时间百分比不同，有的呼吸机固定 50%；有些机型提供的吸气时间比为 30%~50%，在 33% 效果最好；还有一些呼吸机的吸气时间百分比由仪器根据频率的大小控制。合理增加吸气时间可增加每次振荡所提供的气体量，可以增加 CO$_2$ 的排出，但此时呼气时间减少则增加了肺内气体滞留、肺过度充气的危险。如有严重氧合困难或顽固性的高碳酸血症可逐渐增加吸气时间百分比。

4. 振荡压力幅度（振幅，△P）　振幅是决定潮气量大小的主要因素，也是影响 CO$_2$ 排出的最重要因素之一，为吸气峰压与呼气末峰压之差值。它是靠改变功率（用于驱动活塞来回运动的能量）来变化的，其可调范围为 0~100%。临床上最初调节时以看到和触到患儿胸廓震动为度，或摄 X 线胸片示膈面位置位于第 8~9 后肋为宜，以后根据 PaCO$_2$ 监测调节，PaCO$_2$ 的目标值为 35~45mmHg，并达到理想的气道压和潮气量。振幅的选择不宜过高，一般 <40%。选择振幅还要考虑不同品牌机器的特点。△P 叠加于 MAP 之上。由于气体振荡本身的特点及气管插管、气道阻抗的影响，△P 在向肺泡传递的过程中逐级衰减，其衰减程度与气管插管的直径、气道通畅情况、振荡频率、吸气时间百分比有关。气管插管的直径越细，△P 的衰减越大。由于气管插管引起 △P 的衰减是频率依赖性的，因此降低频率时 △P 的衰减减少。改变 △P 只影响 CO$_2$ 排出，而不影响氧合。但 Morgan 等研究发现，当 FiO$_2$>0.4 时，△P 不影响 PaO$_2$，而当 FiO$_2$<0.3 时，提高 △P 可使 PaO$_2$ 增加，降低 △P 可使 PaO$_2$ 下降。增加 △P 可增加每分钟通气量，加速 CO$_2$ 排出，降低 PaCO$_2$。但是 △P 越大，引起压力损伤的可能性越大。如果选择的振幅已足够大，PaCO$_2$ 仍很高，最好的办

法是监测潮气量究竟有多大,看是否存在痰堵、呼吸机能不能有效振荡。

5. 振荡容量　振荡容量(oscillatory volume 或 stroke volume)是指每次振荡时活塞或膜运动所引起的容量变化,并不是进出肺内的气体容量。与 △P 一样,振荡容量也是影响 CO_2 排出的重要因素之一。

6. 偏置气流(bias flow)　又称持续气流(continuous flow),是呼吸机的辅助送气功能,指气路中持续存在一定量的气流,患者吸气时,气道压力下降,持续气流即进入呼吸道,可减少呼吸功。HFOV 时偏置气流提供氧气,带走二氧化碳。偏置气流的流量必须大于振荡所引起的流量。如偏置气流不足,患者的无效腔将增加,从而降低通气效果。一般设置 6L/min,患者体重越大,所需偏置气流也越大。对于一些严重气漏患者曾将偏置气流调节到最大,达 60L/min。有 CO_2 潴留时可每隔 15min 增加流量 5L/min。但当偏置气流达到一定流量后,再进一步增加流量并不能增加 CO_2 的排出。

7. 吸入氧浓度(FiO$_2$)　初始设置为 100%,之后应快速下调,维持 $SaO_2 \geq$ 90% 即可,也可维持 CMV 时的 FiO_2 不变,根据氧合情况再进行增减。当 FiO_2>60% 仍氧合不佳时则可每 30~60 分钟增加 MAP 3~5cmH$_2$O。治疗严重低氧血症(SaO_2<80%)时由于 FiO_2 已调至 100%,故只有通过增加 Paw 以改善氧合。轻至中度低氧血症时从肺保护角度出发,应遵循先上调 FiO_2 后增加 Paw 的原则。机械通气时应尽量应用较低的 FiO_2 以减少氧中毒的危险。在 HFOV 时采用高肺容量策略可以改善肺部氧合,以降低 FiO_2。

8. 与常频机械通气呼吸参数比较　见表 2-20-2。

表 2-20-2　HFOV 与 CMV 呼吸参数比较

	HFOV	CMV
频率(f)	180~900 次/min	0~60 次/min
潮气量(Vt)	0.1~5ml/kg	5~15ml/kg
每分钟通气量	$f \times Vt^2$	$f \times Vt$
肺泡腔压力	0.1~5cmH$_2$O	近端气道压
呼气末容量	趋于正常	降低

9. 参数调节　HFOV 开始 15~20 分钟后检查血气,并根据 PaO_2、$PaCO_2$ 和 pH 对振幅及频率等进行调节。若需提高 PaO_2,可上调 FiO_2 0.1~0.2,增加振幅 5~10cmH$_2$O(0.49~0.98kPa),增加吸气时间百分比 5%~10%,或增加偏置气流 1~2L/min(按先后顺序,每次调整 1~2 个参数)。若需降低 $PaCO_2$,可增加振幅 5~10cmH$_2$O,降低 Paw 2~3cmH$_2$O(0.20~0.29kPa),或降低吸气时间百分比 5%~10%。治疗持续性高碳酸血症时,可将振幅调至最高及频率调至最低。患儿生命体征稳定,面色红润,经皮血氧饱和度 >0.90,血气分析示 pH 7.35~7.45,PaO_2>60mmHg(8.0kPa),X 线胸片示肺通气状况明显改善,此条件下可逐渐下调呼吸机参数。当 FiO_2<60%~70% 时方可调低 Paw,偶尔为了避免高度充气和/或气压伤,在 FiO_2>70% 时也要调低 Paw,相对程度的低氧血症和高碳酸血症也必须接受。当 Paw ≤ 15cmH$_2$O 时,先降 FiO_2 至 60%,再降 Paw,当 Paw>15cmH$_2$O 时先降 Paw 再调 FiO_2。参数下调至 FiO_2 ≤ 40%,Paw ≤ 8~10cmH$_2$O 时可切换到 CMV 或考虑撤机。

(四)撤离

1. PaO_2 正常,肺无过度扩张,先降低 FiO_2,至 FiO_2 ≤ 40%,开始降低 Paw。

2. Paw 随病情好转逐步降低,若下降过快可引起肺广泛不张。

3. $PaCO_2$ 正常,逐步降低振幅。

4. 在撤离过程中,f 不变。但若肺过度扩张,降低 Paw 无效时,可降低 f。

5. HFOV 各项指标已降至低水平时,可改为常频通气,然后撤离,或可由 HFOV 直接拔管。

四、并发症

(一)激惹现象

常发现患儿在刚开始使用 HFOV 时易受刺激,这时建议适当应用镇静剂,如使用芬太尼镇静。随着高碳酸血症的缓解,他们会逐步适应变得安静。

(二)血流动力学

高频通气由于应用高的 PEEP 将影响心脏的回心血流,降低心排血量同时增加肺血管阻力,应用高频通气后通常可观察到患者心率的略微降低。因此在用高频通气前先纠正血容量问题和心肌功能问题，可有助于减少高频通气对有关问题的发生。

（三）颅内出血

高频通气是否会增加脑室内（IVH）出血的机会，早期争论较多。在 20 世纪 80 年代后期，一个 HIFI 组应用一个大的随机化资料首先报道与常频通气治疗相比较，应用高频通气增加了 IVH 和 PVL 的危险性。但同时也有小的资料报道应用高频通气后没有增加 IVH 的发生率。当时，由于存在着争论，故对高频通气的应用受到限制。2002 年 8 月，*The New England Journal of Medicine* 分别发表了当时全球 2 个最大样本的 HFOV 在新生儿临床应用的多中心试验报告：美国的多中心对照试验结果表明，与 CMV 比较，HFOV 在不造成更多并发症的同时疗效略显优势；英国和欧洲的多中心对照试验显示，应用 HFOV 后发生慢性肺部疾病及病死率方面与 CMV 比较差异无显著性意义，在发生气漏、脑损伤等其他并发症方面亦无显著差别。但一些非多中心的研究报道中对颅内出血及脑室周围白质软化发生的危险性问题意见仍不一致，争议尚较多，但多数报道否认 HFOV 会增加脑室出血发生率。Marlow 等的研究显示，HFOV 与 CMV 相比，并不会增加远期（2 岁时）的呼吸和精神发育的异常。Loeliger 等对早产狒狒的研究［剖腹产后 5 分钟开始给予持续 HFOV 或低潮气量正压通气（low volume positive pressure ventilation，LV-PPV）共 22~29 天］表明，与 LV-PPV 比较，早期持续 HFOV 治疗并不增加脑损伤和 / 或影响脑发育的风险。两种通气方式均与总的脑的生长减慢有关，但 HFOV 有减小这些副作用的趋势。在所有这些早产的狒狒的前脑和小脑均观察到轻微的神经病理学改变，而这些改变可能导致将来神经发育延迟或感觉和运动功能受损。

（四）肺过度膨胀

在阻塞性肺部疾病中（如胎粪吸入综合征），肺过度膨胀是高频通气的主要并发症及高频通气失败的原因。尤其当高频通气频率设置过高，吸呼比不合适时，大量的空气潴留会发生，从而导致气胸，所以有研究认为气胸是高频通气的并发症之一。但另外一些研究认为高频通气可减少气压伤和气胸的发生。

（五）支气管肺发育不良

高频通气产生支气管肺发育不良（BPD）和其他一些慢性肺部疾病并发症的相关研究表现出矛盾的研究结果。有些研究特别是动物实验表明高频通气具有预防慢性肺部疾病产生的效果，而另外一些研究则提示高频通气和常规通气相比，在治疗 RDS 患者时没有显示出有预防慢性肺部疾病的优越性。目前有许多严厉的批评针对这些研究设计上的缺陷、方法上的不连贯。最近 Provo 多医疗中心的研究表明，使用肺表面活性物质患者早期使用高频通气与对照组同类患者使用常频通气相比，前者发生慢性肺疾病的概率及病死率均比后者下降 50%。

五、存在问题

空气陷闭是应用 HFOV 后存在的潜在危险。临床上需密切观察和 X 线胸片检查，监测和判断肺的扩张程度和气体交换状况。

第七节　高频气流阻断通气

一、作用机制

HFFIV 应用冲击气流与 HFJV 相近，但只需要用普通气管插管。HFFIV 兼有 HFJV 和 HFOV 的某些特点，其频率与 HFOV 相近，但呼气是被动的。机器以每次持续时间为 18ms（固定）的冲击气流，急速喷出的气流产生回弹的负压，近似于 HFOV 的主动呼气。

二、适应证

（一）重症呼吸衰竭

重症呼吸衰竭应用常规通气后仍不能维持适当的氧合和通气时，并且常常并发一些严重的并发症。改用 HFFIV 治疗可获得一定的疗效。

（二）肺气漏

包括肺间质气肿（pulmonary interstitial emphysema，PIE）、气胸和纵隔气肿，是目前作为常规地应用高频通气的指征之一。

（三）胎粪吸入综合征合并 PPHN

有报道重症胎粪吸入综合征患儿，由于持续存在低氧血症，出现肺血管痉挛，肺血管阻力增加，由于肺动脉压力的增高，最终出现右向左分流而发生临床情况恶化。高频通气对于这些患儿的治疗亦可获得一定的疗效。

三、临床应用

（一）参数预调及调节

1. 常频通气的设置　记录常频通气时的平均气道压。常频通气的频率（RR）为 5~10 次 /min，相当于高频通气过程中间断地扩张肺，可防止肺不张。PIP 和 PEEP：按原先常频通气时的参数不变。

2. HFFIV 的设置　f：10~15Hz，治疗过程中一般不需改变。Paw：用常频通气中的参数 PEEP 调节，调节至常频通气时平均气道压水平。振幅：f 和 Paw 设置后，调节振幅，直至见到胸廓震动为度。在上述参数预调之后，立即作血气分析及胸片，根据结果，调节参数。在治疗过程中，初期需要每 6 小时拍胸片 1 次，观察肺容量的变化。

（二）参数调节

1. 氧合　若 PaO_2 低于正常，调高 Paw，方法是以 PEEP 调节 Paw，使患者达到适当的肺容量，直至氧合改善。亦可增加 RR，但对改变 PaO_2 效果不佳；一般应将 FiO_2 维持 ≤ 60% 为宜。

2. 通气　若通气不足，$PaCO_2$ 升高。$PaCO_2$ 升高伴氧合差，表示肺容量低，应查胸片，往往可见到肺不张，应提高 PEEP。$PaCO_2$ 升高伴氧合正常，加大振幅至 $PaCO_2$ 恢复正常。$PaCO_2$ 过高亦可见于有空气陷闭存在，X 线可见肺过度充气，应降低 PEEP。

（三）撤离

1. 应用 HFFIV，氧合和通气获得改善后即应开始撤离。

2. PaO_2 正常、胸片无过度扩张，逐步降低 FiO_2。若胸片示过度扩张则降低 PEEP。

3. FiO_2 降至 60%，开始将 PEEP。

4. 若 $PaCO_2$ 正常，减小振幅。

5. 当振幅降至低水平时，常频通气的 RR 可能需要增加。

6. 撤离中 f 不需改变。

四、并发症

（一）空气陷闭

同 HFOV 和 HFJV 的并发症。是高频气流阻断通气中常见的并发症之一，因此临床在应用 HFFIV 时常常通过 X 线动态观察肺扩张程度，以防止肺过度扩张的发生。但同时也要防止肺不张的发生。

（二）颅内出血

同高频振荡通气。最近的研究报道应用 HFFIV 同时采用高的肺容量策略手段，治疗显示有较明显的肺部病变的改善，并且没有增加任何颅内病变的发生率。但由于对高频通气治疗后并发颅内出血的发生率目前仍有较多的争论，因此临床上主张高频通气不作为一种常规的治疗手段。只是对常规通气治疗无效的患者采用高频通气治疗。

（三）肺过度膨胀

HFFIV 治疗过程中产生的肺过度膨胀同 HFOV 并发症，主要见于阻塞性肺疾病，如胎粪吸入性肺炎的早期，同时肺过度膨胀也是高频通气治疗失败的原因之一。因为严重肺过度扩张临床可引起肺气漏，轻度肺气漏表现为肺间质气肿，而重度肺气漏则出现气胸，危及生命。在 HFFIV 治疗过程中，应不断地进行 X 线动态随访观察，注意在 X 线胸片中保持肺部扩张在第 8~9 肋之间，及时调整 Paw 值。

（四）支气管肺发育不良

同 HFOV 并发症。最近的报道显示应用高频通气后，至矫正胎龄 36 孕周后 BPD 的发生率明显低于应用常规通气的患儿。

五、存在问题

HFFIV 通气没有单独的呼吸机应用，由于 HFFIV 的呼气是被动的，单用 HFFIV 方式容易发生肺不张。因此需和常频通气方式联合应用，常频通气的频率一般在 5~10 次 /min，应用较少的常频通气的频率可改善肺不张的发生。

第八节　高频通气治疗的应用进展

高频通气的应用极大地改善了许多常频通气应用中带来的一系列并发症,减少肺损伤的发生率。随着医学的发展,近几年来高频通气与其他一些呼吸支持方式的联合应用取得了协同的作用,进一步减少了肺损伤的发生率,从而改善临床预后,并降低了体外膜肺氧合的应用。

一、高频通气与肺表面活性物质联合应用

新生儿特别是早产儿发生 RDS 或胎粪吸入综合征时,肺微血管通透性增高导致肺泡及肺间质水肿,肺组织内中性粒细胞聚集,肺出血和微血栓形成;内源性肺表面活性物质(pulmonary surfactant,PS)产生或释放减少、活性降低,进而引起广泛的肺泡萎陷和透明膜形成。这些病理变化均可导致肺功能受损,氧合水平下降。机械通气可提高 RDS 时的氧合水平,但有研究表明机械通气产生的肺泡剪切力可激活肺泡内单核、巨噬细胞,促进炎症介质等释放,发生呼吸机相关性肺损伤(ventilator induced lung injury,VILI),导致肺损伤加重。HFOV 可以改善肺顺应性,减少肺泡内炎性细胞浸润减轻肺泡的病理改变,外源性表面活性物质可减轻肺水肿,其早期使用可减少肺泡萎陷和透明膜形成,减轻肺水肿,减少细胞凋亡。有实验表明 HFOV 联合 PS 比单用 PS 的患儿生存率明显提高,其机制可能为:HFOV 可使闭塞的小气道和肺泡开放,有利于外源性 PS 加快及均匀分布,同时 HFOV 极快的通气频率加快了外源性 PS 在小气道的分布,且其独特的气体交换方式也有利于已在肺泡壁上的外源性 PS 均匀分布。Gerstmann、Courtney 等研究发现,HFOV 期间早期肺复张(early lung recruitment,ELR)联合预防性应用 PS 可以降低病死率,改善呼吸结局(如 BPD 的发生率、氧依赖、机械通气时间等),并减少重复使用 PS 的必要。Tissieres 等研究认为,对于 RDS 的 VLBWI,HFOV 时采用早期肺复张策略,在肺复张后可根据氧合反应来决定是否选用 PS:持续扩张压(CDP)×FiO$_2$>5,则应使用 PS;CDP×FiO$_2$ ≤ 5,则不用 PS。这对于呼吸结局(总的机械通气时间、BPD 发生率、IVH、肺气漏、NEC 或败血症发生率等)和病死率无不良影响。

二、高频通气与 NO 联合应用

NO 有舒张血管平滑肌等的生理作用,早在 1992 年已有报道将 NO 用于治疗新生儿 PPHN。在 *The New England Journal of Medicine* 发表的两个大型临床对照研究证实吸入 NO 治疗可以显著降低 PPHN 患儿使用 ECMO 的需要后,美国 FDA 批准将 NO 用于治疗 PPHN。之后人们逐渐构思将 HFOV 与 NO 联合应用于临床。在 RDS 中,患者常由于通气不足、肺泡萎陷,NO 不能均匀、快速地进入肺泡毛细血管内起作用,进而影响了治疗效果,而 HFOV 的作用机制正好能弥补这些缺陷,防止肺泡萎陷,并可使萎陷了的肺泡重新扩张,肺内分流减少,同时肺内气体分布更加均匀,有利于 NO 弥散,加快了 NO 对肺动脉的作用。研究显示,严重 PPHN 或低氧性呼吸衰竭时,HFOV 与 iNO 联合治疗的患儿中氧合改善明显强于单用 HFOV 或 iNO 者,对于严重肺疾患并发 PPHN 者,HFOV 与 iNO 联合治疗优于单用 HFOV 或常规机械通气与 iNO 联合治疗。

三、高频通气与俯卧位联合应用

早在 20 多年前,就有国外研究发现俯卧位通气(prone position ventilation)较仰卧位能改善呼吸衰竭患者中的氧合,其机制可能为仰卧位时背侧区域的胸腔内压常为正值,这更加重了大量肺泡不张,使通气血流比(V/Q)恶化。俯卧位时胸腔内压减少,可使背侧区域肺泡重新开放,腹侧区域的肺泡并不发生显著的塌陷和不张,导致了气体在不同区域肺组织内更为均一的分布,从而使氧合广为应用。最近的一项动物研究中评估了 HFOV 和仰俯卧两种体位对肺气体交换和血流动力学的联合影响。在急性肺损伤的动物模型中,分别采用仰卧位 +HFOV 和俯卧位 +HFOV 治疗。结果显示,与仰卧位 HFOV 相比,俯卧位联合 HFOV 可改善氧合作用,并可使心排血量恢复

正常,且肺分流分数也显著降低。提示联合使用 HFOV 和俯卧位的疗法可能对肺具有进一步的保护作用。

四、高频通气与 CMV 模式叠加应用

HFOV 与 CMV 模式叠加可用于 CMV 通气效果不理想时,有利于获取最佳肺容量和最佳 PEEP,有利于分泌物松动、引流,避免单纯 HFOV 的风险和气道管理难度,有潜在的主动呼吸支持作用。应用关键是找到与 CMV 相匹配的 HFOV 参数。

五、高频通气与部分液体通气联合应用

部分液体通气(partial liquid ventilation,PLV)是以 30ml/kg 氟碳灌入肺内后再进行机械通气,氟碳具有氧溶解度高、表面张力低等特点,可有利于降低肺泡表面张力,改善肺顺应性和气体交换。PLV 与 HFOV 联用还有清除炎症介质和对心肺功能主动性治疗的潜在作用。动物实验显示,在急性肺损伤的动物模型中,采用 HFOV+PLV 治疗比单纯应用 HFOV 治疗可以改善气体交换并且减少肺损伤。

六、有 ECMO 指征的患儿高频通气可作为部分替代治疗

对新生儿最具损伤性,并且能够提供心肺支持的方法是体外膜肺氧合(extracorporeal membrane oxygenation,ECMO)。当新生儿重症难治性呼吸衰竭对所有其他的治疗手段无效时,ECMO 是这些有选择应用指征的患儿最终的救治途径。ECMO,作为一种心肺旁路技术,早期应用于心脏外科手术,在 1976 年首次报道被应用于新生儿呼吸衰竭。一开始 ECMO 只用于治疗快要死亡的患者,其中有一部分患者最终获得存活。随着经验不断的积累和技术的逐渐改进,患者得到较好的选择和排除指征得到改善。由于 ECMO 是一种支持技术,往往要进行疾病的选择过程。而选择的患者具有相当高的死亡危险性,新生儿选择应用 ECMO 的最常见的指征为氧合指数 ≥ 40,肺泡 - 动脉氧梯度 >600,病情的急剧恶化(pH<7.15 和 PaO_2<40mmHg)也被用于预测死亡

率和适合于应用 ECMO 治疗。当然 ECMO 禁忌证包括体重 <2kg,胎龄 <35 周,颅内出血较严重,> Ⅰ 度,生后日龄 <10 天,不可逆肺疾病,严重脑损伤或先天畸形。应用高频通气治疗有 ECMO 指征的患儿没有发现增加发病率,对有 ECMO 指征的患儿成功应用高频通气治疗后的慢性肺疾病和颅内出血的发生率低于对需要 ECMO 治疗而对高频通气治疗无反应的患儿。但是高频通气对有 ECMO 指征的患儿改善气体交换的能力与疾病有很大的关系。有作者报道对有应用 ECMO 指征的患儿在用 ECMO 之前应用高频通气治疗,在这组患者中,45 例存活(62%);与死亡患者比较,幸存患者有更好的氧合结果(氧合指数 0.42 ± 0.04 *vs.* 0.30 ± 0.03,P = 0.016)。更多的幸存患者为 RDS(62% *vs.* 21%,P<0.01)。重症呼吸衰竭新生儿用高频通气治疗成功的高低顺序按原发疾病比较:新生儿 RDS 为 84%,肺炎为 70%,远远高于新生儿胎粪吸入综合征(38%)或先天性膈疝 / 肺发育不良(33%)。同样,婴儿的氧合指数持续在 40 以上,不管应用高频通气与否,病死率在 68%;患有胎粪吸入的婴儿,其氧合指数 ≥ 40,病死率在 87%。但也有发现有 ECMO 指征患儿用高频通气治疗的幸存者慢性肺部疾患发生率较用 ECMO 组高,造成的原因可能与高频通气时持续用 100% 纯氧和高 Paw 有关,尽管通气氧合已经达到要求。

第九节　高频通气的监护和护理

一、监护

(一)临床观察

密切监测心率、呼吸运动(自主呼吸)、胸廓运动度及血压(每 1~2 小时 1 次),自主呼吸过多时必须应用镇静剂如芬太尼 2~5μg/(kg·h)维持,必要时(在保证气管插管位置正常或肺容量合适情况下)亦可用肌肉松弛剂。

(二)血气分析

高频通气经预调后 1 小时必须作血气分析,根据血气调整 HFV 参数,每次调整参数后 1~2 小

时需要重复血气直至建立稳定的肺容量,以后间隔时间可逐渐增加。有条件应做脐动脉插管取血监测。

(三)脉搏氧饱和度或经皮氧分压和二氧化碳分压

早产儿经皮氧饱和度应维持于 88%~95%,超过此值时降低 FiO_2,而不是立即调低 MAP,经皮氧分压($TcPO_2$)下降应立即观察胸壁震动情况,并立即摄胸片注意肺野是否有过度充气或低充气现象,有条件时同时做经皮二氧化碳分压($TcPCO_2$)监测。

(四)X 线胸片

预调后即摄胸片,以后做系列胸片直至肺容量稳定,然后每天 1 次或按需要拍片。观察 X 线胸片的目的是防止肺过度扩张。目前认为肺的最佳扩张状态是 X 线胸片提示肺扩张在第 8 和第 9 后肋之间。

(五)多普勒超声检查

有条件可做多普勒超声观察心功能改变,监测中心静脉压。特别是应用 Paw 值过高时(Paw>20cmH_2O),更需注意循环系统的变化。

二、护理

高频通气和常规通气护理相同,尚需注意以下问题:

(一)湿化

尽量保持良好适宜的温湿化和高频率振荡波,减少分泌物黏稠度并使其松动。

(二)吸痰

肺复张后影响肺容积维持的最主要因素为气管内负压吸引。不管是"管内"还是 HFOV 分离钳夹式吸引,负压吸引均会使肺组织显著回缩而导致吸引后低氧血症出现,且无论是增加 FiO_2 还是 MAP 都无法改善这类低氧血症。因此建议 HFOV 开始的 24~48 小时内尽量减少负压吸引,吸痰应根据患儿的自主呼吸情况(频率、强度)、心率、肤色、经皮氧饱和度及气管插管内是否有分泌物等具体情况决定。吸痰操作应迅速,吸痰后应及时连接呼吸机。病情稳定(如 SaO_2 不变)时可尽量延长吸痰间隔,病情严重时常需要更频繁地吸痰。对于特别危重的患者,应根据临床综合情况和 NICU 人员技术水平对是否需要吸痰做出判断。早产儿 RDS 和其他非感染疾病,在 HFOV 开始 24~48 小时后或气道可见分泌物时开始吸痰,吸痰后必须进行再充气过程。但应切记,吸引后重新行 HFOV 的 10 分钟内会出现相对快速的回缩前肺容积恢复,20~30 分钟仍存在,因此吸引后为迅速复张肺而增加 MAP 不仅没有必要,而且还会加重肺损伤。

(三)排出管道积水

管道积水可使阻力增加,影响通气,需及时排出。

(周 伟 荣 箫)

第二十一章

新生儿体外膜肺氧合

体外膜肺氧合（extracorporeal membrane oxygenation, ECMO）是公认的体外生命支持技术（extracorporeal life support, ECLS）之一，能对严重的心、肺功能衰竭患者进行较长时间的呼吸功能和心脏功能支持，维持机体供氧和清除二氧化碳，保证血液循环正常进行。心肺衰竭的治疗是临床危重症患儿抢救中最常面临的难题之一，是否能成功救治直接决定着患儿的生存和预后。近年来，高频通气、肺表面活性物质、一氧化氮吸入的临床推广应用成功地救治了许多新生儿危重病患儿，如新生儿呼吸窘迫综合征、持续肺动脉高压、胎粪吸入综合征、脓毒症、先天性膈疝和病毒性肺炎患儿等，但上述呼吸支持的新方法仍然对部分重症患儿疗效欠佳，而 ECMO 作为公认的心肺功能替代技术，在一定程度上成功地解决了这一难题。但是，由于 ECMO 具有需要较高的技术力量支持、可能存在并发症及昂贵的治疗费用等种种限制，目前有能力开展 ECMO 的医疗中心数量有限，且多位于医疗技术及社会经济较发达的地区。欧美等发达国家开展 ECMO 技术较早，我国内地及发展中国家则起步较晚，治疗的总例数和入选患者的构成比也与欧美国家存在着一定的差异。

第一节 ECMO 的概况、基本原理与仪器设备

一、ECMO 的概况

1953 年，第一台体外心肺机用于心脏手术；1972 年，Hill 等首次利用体外循环设备救治成人并取得成功；1976 年，Bartlett 等成功应用 ECMO 技术治疗一名新生儿；1989 年，体外生命支持组织（extra-corporeal life support organization, ELSO）成立，建立了全球 ECMO 数据库，培训和推广 ECMO 技术。ELSO 数据显示，截至 2019 年，全球开展 ECMO 技术的中心增长到 430 个，其中中国有 260 个（拥有 ECMO 设备 400 台）。自 1989 年至 2020 年 1 月，全球在 ELSO 注册的总病例数为 129 037 例，住院存活率为 55%。其中 2018 年在 ELSO 注册的全球 ECMO 病例数为 10 423 例，中国 3 923 例，占 37.6%。新生儿 ECMO 治疗开展时间较早，自 ELSO 成立以来至 2018 年，已有 29 900 新生儿 ECMO 病例在 ELSO 登记，主要为呼吸衰竭支持，其次为心脏衰竭支持，存活率为 84%；胎粪吸入综合征、持续肺动脉高压等病种的治疗成功率可以达到 80% 左右。随着 ECMO 系统材料和设备的不断改进，以及治疗经验的积累，ECMO 技术逐渐推广应用到更多的专业领域里，新的适应证不断增加，如用于急诊复苏抢救患者、器官捐赠患者以及 ECMO 转运等。

二、ECMO 的基本原理

ECMO 模式可以较长时间地替代患儿的心肺功能，维持血液气体平衡和组织灌注的需要。通过静脉插管将非氧合血液引出体外，进入体外的密闭系统。血泵提供动力，推动血液持续流动，进入氧合器中氧合和清除二氧化碳，再通过血管插管回输氧合血液至患儿。ECMO 应用时，患儿无需开胸，意识处于清醒状态，避免过高设置的呼吸机参数而导致的肺脏损害。ECMO 系统与心胸外科的心肺旁路相比，维持的时间更

长,抗凝的要求更低,有利于降低严重出血等并发症的发生。

氧气输送(DO_2)为单位时间内输送至机体的氧气的总量。氧气消耗(VO_2)是指单位时间内机体消耗氧气的总量。混合静脉血氧饱和度(SvO_2)反映机体氧气的供应和氧气的消耗水平。当血红蛋白水平不变时,氧气的输送由肺部的氧合及心排血量决定,新生儿 DO_2 约为 20ml/(kg·min),DO_2/VO_2 比值为 4~5,SvO_2 保持在 75% 左右为宜。SvO_2 值低于 70% 提示氧气供应与需求失衡,如患儿处于心肺功能衰竭等病理状态时,往往出现氧气的供应不足,或组织消耗的氧气增加。当开始 ECMO 支持时,DO_2 由体外循环供应的氧气和肺部供应的氧气两部分组成。ECMO 循环血液流量大,血液氧气含量高,成为氧气的主要来源,患儿肺部氧合供应的氧气有限。当逐渐撤离 ECMO 支持时,ECMO 循环血液流量减少,该部分供应的氧气逐渐减少,患儿的肺部氧合开始提供更多的氧气,直至完全停止 ECMO,患儿的肺脏氧合供应全部的氧气。ECMO 系统 CO_2 的清除与进入氧合器的气流量有关,调节气流速度可以维持 CO_2 在一个适当的水平,增加气流速度有助于 CO_2 的清除,减少气流速度或者使用 95% 氧气结合 5% 二氧化碳的混合气流可以避免 CO_2 水平过低。

三、仪器设备与功能

ECMO 的系统主要由氧合器、血泵、血管插管、循环管道、储血囊、循环加热系统、供气系统、电子控制系统、抗凝系统等部分组成(图 2-21-1)。氧合器、血泵相当于"人工肺"和"人工心脏"。

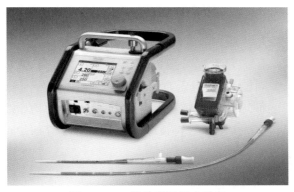

图 2-21-1　体外膜肺氧合设备

(一)氧合器

氧合器(oxygenator)是体外环路的气体交换单元,模仿肺脏的呼吸膜制成人工薄膜,在膜的一侧血液流动,另一侧气体流动,O_2 和 CO_2 穿过膜进行扩散,进行氧合和 CO_2 的清除。O_2 的交换与膜的表面积、弥散功能及两侧的氧气分压差大小有关。膜的交换面积大,弥散功能好,膜两侧的氧气分压差梯度高,有助于氧合。CO_2 的弥散系数远高于 O_2,膜的交换面积足够时,CO_2 很容易从血液中清除。制造人工薄膜的常用材料为非微孔硅橡胶膜、微孔聚丙烯中空纤维膜或非微孔聚甲基戊烯中空纤维膜。非微孔硅胶膜氧合器使用较早,使用范围较广。硅胶膜制成长方形的袋子,围绕轴螺旋缠绕成盘管式氧合器,气体从袋内通过,血液从袋外间隙流动。非微孔硅胶膜氧合器的优点是灌注时间较长,生物相容性好;缺点为体积大,血流流动阻力高,气体交换能力欠佳。微孔聚丙烯中空纤维膜氧合器膜上有微孔(0.3~0.8mm 微孔),血浆填充孔隙,可以防止气体进入血液中。可以采用纤维外走血、纤维内走气或者纤维内走血、纤维外走气的方式,前者应用较多。优点是气体交换率高,血流流动阻力低,启动容量小。微孔聚丙烯中空纤维膜氧合器应用时血浆易从微孔泄漏到气相和出气口,影响气体交换和发生凝血功能异常,影响其使用。在 20 世纪初,新材料非微孔中空纤维聚甲基戊烯(polymethylpentene,PMP)制成的氧合器开始进入临床使用,它结合了硅胶膜氧合器的耐久性和中空纤维氧合器气体交换率高、易于使用的特点。与硅胶膜氧合器相比,PMP 氧合器促进气体交换;与聚丙烯中空纤维氧合器相比,PMP 氧合器耐久性更好,可以减少血制品输注。

(二)血泵

血泵(blood pump)是 ECMO 的动力驱动单元,引出静脉血至氧合器氧合后回输至患儿。引出静脉血时使用适当的压力,避免负压过大而引起气栓、血管损伤、血栓及溶血,推动血液流动时避免正压过大而引起管道破裂。

新生儿常用的血泵有滚轴泵和离心泵,以前者较多,离心泵的使用正在逐步增加。滚轴泵通过两个相距 180° 的滚压轮挤压泵槽内的泵管,形成一定的动力,推动血液向前流动。滚轴泵需要使用高床,依赖重力引出静脉血,储存在血泵前的储血囊。滚轴泵价格便宜,没有反流发生,预冲容量小,但容易形成过高的压力,导致管道破裂,形成大量的气栓。离心泵转速可以迅速达到 3 000r/min,通过离心力推动血液。ECMO 系统血流量受离心泵的转速等多种因素影响,需配备流量监测。机体低血容量时,即使血泵转速保持恒定,由于前负荷减少,ECMO 血液流量下降。VA-ECMO 模式支持患儿时,如患儿血压增高,ECMO 系统后负荷增加,减少了 ECMO 血液回输速度。近年来,离心泵逐渐取代滚轴泵,它的优点是管路结构简单,体积小、重量轻,预冲容积小;缺点是阻力对血液流量的影响较大,容易发生溶血。此外,ECMO 系统配有手摇柄(滚轴泵)/手摇泵(离心泵),当电力中断时可以手动继续维持泵的运转。

(三) 管道

ECMO 系统的管道包括血管导管和循环管道两大部分。血管导管分静脉和动脉两种,插入患者大血管内,连接 ECMO 系统和患者,引流导管将机体血液引出,回输导管把动脉化血液回输至机体。管壁内金属丝环绕可以提高抗压性,管道不易扭折或变形。导管置入是影响治疗的关键因素之一,导管按口径及长度分为不同规格,需要选择合适的静脉导管口径,婴幼儿为 8~14F,年长儿及青春期为 16~23F。静脉导管的规格、导管的测孔大小和数量直接影响引血量。根据患儿血管尽可能选用较大口径和较短的导管,管径越粗,流量越好。动脉导管可等于或略小于静脉导管口径。导管与循环管道的连接对体外循环血流及管腔内压力也有影响。

循环管道选择时主要根据年龄和 ECMO 血流量来决定,国际上根据管道口径大小有三种标准规格,分别用于婴幼儿(1/4 英寸)(1 英寸 = 0.025 4m)、年长儿(3/8 英寸)及成人(1/2 英寸)。理想的管道可以保证体外循环的血液流量,承受一定的压力,生物相容性好,管道预充血量小。近年来,管道的材料逐步改进,肝素化管路管壁用肝素涂层处理,组织相容性更好,有效地降低炎症反应和凝血系统的激活,减少肝素使用剂量,降低血栓及严重出血等并发症的发生。

(四) 循环加热系统

血液流经体外循环管道和膜肺时,受周围环境温度的影响,血液温度逐渐降低,若直接回输至患儿,患儿会发生低体温损伤。水循环加热系统包括加热水箱和 ECMO 热交换器。将蒸馏水加入具有温控装置的恒温水箱,加热至温度 37~38℃,然后将恒温热水供应至硅胶膜氧合器后的热交换器,将膜肺氧合的动脉化血加温至 37℃。中空纤维氧合器的热交换器被整合在氧合器内,氧合器上有热交换器接口、血液循环接口、气体输入接口,水流与血流呈反方向流动,热交换将血液逐步升温。

(五) 储血囊

储血囊位于血泵之前,容量为 30~50ml。当前负荷容量充足,静脉血引流量正常时储血囊充盈良好,当前负荷容量不足(如机体低血压、心脏压塞、张力性气胸等),血管导管过细或位置不佳、循环管道扭曲打折等原因导致静脉血引流量不足时,储血囊发生塌陷,充盈不良。

四、安全监测系统

(一) 压力监测仪

ECMO 环路中至少设置 3 个压力监测点。静脉引流段监测点位于血泵前,为引血压力监测,了解管路状态以及患儿血容量情况,指导引血量的设置。负压提示引血量不足,极端负压需考虑静脉导管患儿端的管路阻塞可能,发生血管内膜或右心房的损伤、血栓、溶血的风险增加,需要及时解决。氧合器血流入口监测点位于血泵后氧合器前,氧合器血流出口监测点位于氧合器后,两者主要用于监测氧合器及泵后管路的工作状态。当两点压力差增大时提示氧合器内阻力增高,血栓形成可能,当两点压力均减低时,提示泵后氧合器前的循环管道可能发生阻塞;当两点压力均增高时,提示氧合器后的循环管道或动脉导管部位可能发生阻塞。

(二) 气泡探测仪

气泡探测仪可以检测到 0.3~1.0ml 大小的气

泡,报警有助于及时探查气栓形成原因,防止气栓进一步发生,在气栓进入患儿体内前排出。

（三）氧饱和度监测仪

氧饱和度监测仪可以连续监测血氧饱和度,了解氧气供应和机体组织耗氧情况。

（四）活化凝血时间（ACT）测定仪

ECMO 系统持续使用肝素抗凝,需要配置床旁 ACT 机和检测耗材,动态监测 ACT,保持 ACT 180~220 秒,达到最佳抗凝,防止栓塞或出血等并发症。

第二节　ECMO 的适应证和禁忌证

ECMO 可以较长时间内替代患儿的心肺功能,使患儿病变的心肺获得足够的时间休息并恢复功能,患儿心肺损伤的可修复性是适应证选择的重要因素。

一、适应证

ECMO 适应证选择为可以恢复的严重心肺衰竭或疾病,经非 ECMO 以外的常规治疗等全力抢救无效,且 ECMO 技术上可行等。

（一）呼吸支持指征

呼吸衰竭是患儿应用 ECMO 治疗的最常见指征,需要考虑患儿肺脏的氧合情况和患儿组织灌注耗氧的情况。氧合指数（oxygenation index,OI）= MAP（mmHg）× FiO$_2$（%）× 100/PaO$_2$（mmHg）、肺泡 - 动脉血氧分压差（alveolar-arterial oxygen partial pressure difference,AaDO$_2$）=（P$_B$-47）FiO$_2$-1.25PaCO$_2$-PaO$_2$,其中 P$_B$ 为大气压力 =760mmHg。动脉血氧分压（partial pressure of oxygen in arterial blood,PaO$_2$）是常用的衡量肺脏氧合功能的依据,其中氧合指数是衡量肺功能主要根据之一,作为决定 ECMO 支持的重要指标。符合以下指标中 1 项及以上可以入选:①在海平面条件下,AaDO$_2$>605~620mmHg 持续 4~12 小时;② OI>35 持续 6 小时,>40 持续 4 小时或 >60 持续 0.5 小时,需要 ECMO 治疗;③ PaO$_2$<60mmHg 持续 12 小时,或 <35mmHg 持续 2 小时;④代谢性酸中毒或休克,pH<7.25 持续 2 小时或伴有低血压;⑤迅速出现的重度低氧血症,PaO$_2$<30~40mmHg。

（二）心脏支持指征

ECMO 可以用于新生儿心脏支持,符合以下指标中 1 项及以上可以入选:①先天性心脏病术后仍无法脱离体外循环;②各种原因导致的明确低心排综合征,不能维持正常的心排血量;③心搏骤停经常规心肺复苏抢救治疗,已经应用两轮及以上复苏药物仍不能恢复自主循环。

二、禁忌证

（一）绝对禁忌证

1. 原发病为致死性疾病,如染色体病（包括 13- 三体综合征、18- 三体综合征）、畸形或先天性疾病,无法手术纠治的严重心脏畸形。

2. 重度不可逆的脑损伤。

3. Ⅲ级及以上的脑室内出血。

4. 不能控制的活动性出血或严重出血性疾病。

（二）相对禁忌证

1. 出生体重 <1.6kg;胎龄 <34 周。

2. 不可逆的器官损害（等待器官移植除外）。

3. 预计病情预后险恶。

4. 已经应用 100% 氧进行机械通气超过 10~14 天的机械通气患儿。

第三节　ECMO 的技术方法

ECMO 治疗技术较复杂,需要多学科经过相应培训的人员合作,在 ECMO 中心或重症监护室进行抢救。

一、设备连接

静脉导管（引血）→循环管道→（储血囊）→循环管道→血泵→循环管道→膜肺→循环管道→热交换器→循环管道→动脉（静脉）导管（回输血至患儿体内）。

二、桥路

置于引血循环管道和回输循环管道间的一条侧支通道,ECMO 治疗时处于关闭状态。ECMO

治疗前预转、紧急情况下和停止体外循环时,需要中断体外循环与患儿的连接,打开桥路可以保持循环管道内血液持续流动,避免凝血的发生。

三、膜肺、管道预充与预热

连接管路各部分,检查并适当固定位置。注入晶体液预冲并排气,校正 ECMO 的流量,监测循环液体压力。热交换器加温预冲液,连接气源。最后分别给予全血及白蛋白并通过桥路闭环运行测试,监测血气分析及电解质浓度,根据检验结果补充钙剂,补给碳酸氢盐等,维持预冲液电解质、酸碱平衡,然后维持低速运转。

四、血管插管

新生儿血管插管一般由外科医师完成,插管方式分为外周插管和胸内插管两种。胸外插管优先选择颈部动静脉,通常采用静脉切开方式或直视下改良型 Seldinger 穿刺置管。VA-ECMO 最常用的插管方法一般通过右侧颈内静脉置入静脉导管,插管至右心房,动脉导管通过颈总动脉插至主动脉。VV-ECMO 引流血管导管和回输血管导管均置入患儿静脉系统。可以选用单管双腔导管通过患儿颈内静脉进入右心房,选择合适置管的端口位置可以减少部分回输的动脉化血液再次被引出。血流的阻力与半径的四次方呈反比,根据血管直径选用内径粗的管道,型号选择优先考虑引流。插管型号的选择与血管的粗细相关。插管型号动脉选择 8~10F,静脉选择 10~12F。体重低于 2kg 新生儿的置管难度大,引出血流量受到限制。插管前应镇静患儿并局部麻醉,减轻插管难度。此外,可选择股静脉、动脉插管,但是儿童股动、静脉较颈部血管纤细,制约了引出血流量。心脏外科手术患儿应用 VA-ECMO 模式,可以直接经胸内插管至右心房、升主动脉近端。通过 X 线摄片或超声检查明确 ECMO 的导管尖端位置,如果位置良好,可以保证引出血流量。

五、运转通路

常见三种模式,即静脉 - 动脉体外膜肺氧合(VA-ECMO)模式、静脉 - 静脉体外膜肺氧合(VV-ECMO)模式和 CO_2 清除模式。VA-ECMO 与 VV-ECMO 两种模式均由患儿静脉系统引血,区别为动脉化血液的回输途径不同,前者血液回流进入患儿动脉系统,后者血液回流至静脉系统。VA-ECMO 模式比 VV-ECMO 模式所需体外循环血量低,提供的动脉氧分压高。CO_2 清除模式由患儿动脉系统引出血液,清除 CO_2 后,血液回输至静脉系统。新生儿常用 VA-ECMO 和 VV-ECMO 模式,以 VA-ECMO 模式应用更多。VA-ECMO 绕过肺脏和心脏,完全支持心肺功能,循环衰竭患者只能应用该模式。患儿动脉血流包括 ECMO 系统回输血流及患儿左心室射出血流,动脉血压由血管张力和总的动脉血流量决定。患儿动脉血氧饱和度(SaO_2)由 ECMO 系统回输至患儿动脉的氧合化血量及氧饱和度,以及患儿左心室射血量及氧饱和度等因素决定。当患儿左心室射血量较低时,SaO_2 接近 ECMO 系统回输至患儿动脉的氧合化血。肺功能衰竭患儿的 SaO_2 降低,降低 ECMO 动脉导管端口前部的血液 SaO_2,如果动脉导管端口位置离冠状动脉较远时,会降低冠状动脉、脑血管和上肢血管的供氧。颈动脉导管置管后结扎颈动脉血管,脑部可以经椎动脉和 Willis 动脉环交通支代偿供血。VV-ECMO 模式只需静脉置管,对心功能良好的患儿提供完全或部分的呼吸功能支持,保留颈动脉,并发症相对较轻。SaO_2 由 ECMO 系统回输至右心房的血量和氧饱和度、患儿的全身静脉回流血量和氧饱和度、ECMO 回输的血被引出再循环的程度以及肺功能等决定,主要可以通过改变体外循环血量调节 SaO_2。VV-ECMO 模式不能替代心脏功能,但是由于机械通气压力的降低,同时氧合化血液经过肺脏循环、左心系统至主动脉,可增加心肌冠状动脉供氧,一定程度上可以改善心功能。

第四节 ECMO 的管理

ECMO 的管理除了患儿的管理,还需考虑体外密闭循环环路的管理,相关人员不仅要熟悉患儿疾病的病理生理、ECMO 的原理,还要掌握 ECMO 支持时的常见问题,操作熟练,及时发现并发症并迅速解除,保证 ECMO 运行期间患儿的安全。

一、环路的管理

（一）血液流速的管理

ECMO 管路连接需遵行无菌操作原则,由医师将循环管路分别与对应的动、静脉导管连接。按照静脉、动脉顺序松开管道钳,开启血泵,流量由小变大,速度逐渐由 $50ml/(kg \cdot min)$ 增加至 $100 \sim 150ml/(kg \cdot min)$。当患儿血压减低时,可以行相关检查除外气胸及心脏压塞等异常情况,检查循环管道有无扭曲打折,管道连接是否有渗漏,扩容补充容量,加快血泵转速,增加体外循环血量回输至患儿体内。当患儿血压增高时,缓解患者焦虑心理,减少多巴胺、肾上腺素等正性肌力药物的应用,减慢体外循环流量,超滤或放液。

（二）气体交换

1. **PaO_2 的调节**　PaO_2 降低时,增加体外循环血液流速,升高气流 O_2 浓度;PaO_2 增高时,减慢体外循环血液流速,降低气流 O_2 浓度。

2. **$PaCO_2$ 的调节**　清扫气流多用 $100\%O_2$ （或 $95\%O_2$ 及 $5\%CO_2$）,VA-ECMO 预冲时为防止预冲血中 CO_2 过低,需要给予适当 CO_2 气流以维持 PCO_2 在 $40 \sim 50mmHg$。$PaCO_2$ 过低,减慢清扫气流速度或增加清扫气流中 CO_2 的比例;$PaCO_2$ 过高,加快清扫气流速度或减少清扫气流中 CO_2 的比例。

3. **混合静脉血氧分压下降**　增加体外循环血液流速,检查氧合器进气情况,提高氧浓度,呼吸机的连接是否正常,减少组织耗氧量。

二、呼吸的管理

当 ECMO 体外循环血液流速达到 $100ml/(kg \cdot min)$ 以上时,气体交换主要由氧合器完成,ECMO 暂时替代心肺功能,有利于患儿心肺功能的修复,此时可以实现肺保护通气策略,下调呼吸机参数,避免容量伤、气压伤、高浓度氧损伤。新生儿呼吸窘迫综合征、胎粪吸入综合征患儿可用外源性肺表面活性物质替代治疗。吸痰见血性物,患儿病情恶化,结合肺部听诊及影像学改变提示肺出血时,可以通过增加 PEEP、减少吸痰频率、减少肝素用量、输注血小板、新鲜冰冻血浆等措施,维持 ACT 在适当的范围。间断俯卧位利于改善肺部通气 / 血流比值,改善氧合。定期拍背、气管内吸痰,每 3 小时 1 次,动态观察呼吸运动的变化,肺部呼吸音的改变,肺部顺应性及气道阻力的变化,定期摄胸片了解肺部恢复情况。

三、患者的管理

（一）心血管功能

监测心率、血压、毛细血管再充盈时间、尿量、血乳酸水平的变化,影像学观察心影及心腔大小改变。VA-ECMO 可以暂时替代心脏功能,心功能不全时,可以维持一定的体外循环血量,减少使用增加心脏后负荷、增加心肌氧耗的正性肌力药物。

（二）神经系统

置管前 12~24 小时应彻底镇静并部分麻醉患儿,避免因患者活动而增加插管困难,避免血管导管插管处空气进入管道,使患儿舒适,降低患儿代谢率。ECMO 支持时,患儿可以保持觉醒状态,注意观察患儿的意识、肌张力、反射等变化。头颅 B 超无辐射,应用便捷,可以用于床旁动态监测,每天行头颅 B 超检查可以及时发现颅内出血等神经系统并发症,必要时可行头颅 CT 或 MRI 检查。患儿出现异常动作,床旁振幅脑电图监测有助于发现异常脑电活动,明确原因,指导临床治疗。

（三）肾功能

每天监测出入量、体重,监测血尿素氮及肌酐水平。应用 ECMO 后 1~2 天内,患儿可出现少尿、水肿、体重增加,血尿素氮及血肌酐水平一过性升高,一般数天后可逐渐缓解。患儿由于 ECMO 运转时严重的低心排量综合征或血液机械破坏等多种原因发生急性肾衰竭时,可以行利尿、碱化尿液等治疗,病情严重时可采用血液超滤技术,持续肾脏替代治疗（continuous renal replacement therapy,CRRT）或腹膜透析,暂时替代肾脏功能,维持机体内环境的稳定。

（四）液体、电解质和营养

控制液量在 $100 \sim 130ml/(kg \cdot d)$,维持液体平

衡。肠道外营养时补充电解质需要量,定期监测电解质、血糖,维持电解质和血糖的稳定。如患儿胃肠道可以耐受,早期喂养有利于肠道功能的恢复,缩短达到足量喂养的时间,有助于院内感染控制。

(五)血液

1. **全血激活凝血时间(activated blood clotting time,ACT)**　绝大多数 ECMO 中心首选 ACT 测量肝素的抗凝效果。全血中加入纤维蛋白激活物后到形成凝血块,ACT 能全面地反映从血小板黏附、聚集、释放到血液凝固全过程的时间。每 1~2 小时监测 ACT,维持 ACT 时间在 160~180 秒之间,床旁监测可以快速调整肝素的剂量。

2. **活化部分凝血酶原时间(activating partial prothrombin time,APTT)**　是最常用的内源性凝血试验。将接触因子激活剂、部分磷脂和 Ca^{2+} 加入受检血浆中,观察血浆凝固时间。患儿年龄越小,APTT 延长越明显。

3. **抗凝血酶(antithrombin,AT Ⅲ)**　如有条件,可监测 AT Ⅲ 水平,并保持在正常范围。

4. **纤维蛋白原(fibrinogen,FIB)**　ECMO 支持患儿时,纤维蛋白原消耗。每天测定纤维蛋白原水平,通过输注新鲜冷冻血浆或纤维蛋白原保持在正常范围内。

5. **血常规**　血小板黏附在非生物材料管道表面、原发性疾病、药物和其他治疗,可引起血小板减少(血小板 $<150 \times 10^9/L$)。在非生物材料表面,血小板黏附,底物释放、激活更多的血小板,这些血小板聚集体被肝脾清除。如果计数 $<20 \times 10^9/L$,有自发性出血的可能,可输注血小板,保持血小板计数 $>80 \times 10^9/L$,维持血细胞比容 35%~40%。

6. **游离血红蛋白**　ECMO 系统离心泵对红细胞有机械损伤,可能导致溶血。如有条件应监测血清中游离血红蛋白。

四、ECMO 的撤离

ECMO 有创替代性支持心肺功能,如果患儿原发疾病好转,心肺功能改善,应及早停止,治疗时间越长,发生感染及其他并发症的风险越大。ECMO 支持时患儿出现禁忌证(如严重颅内出血、不能控制的出血等),应考虑撤离 ECMO。VA-ECMO 撤离:根据患儿血氧监测情况逐步降低 ECMO 体外循环流量,患儿肺部供氧量增加,逐步上调呼吸机参数至适当范围,调整正性肌力药物的剂量。当 ECMO 体外循环流速较低时,患儿动脉血气及混合静脉血氧饱和度正常,心率、血压、中心静脉压等循环指标正常,可准备撤离ECMO。撤离前可以打开桥路,夹闭近患儿侧动静脉管路,暂时分离患儿和 ECMO 系统,进行停机试验。此时患儿承担全部的肺部气体交换及循环功能,如患儿氧合及循环功能正常,生命体征平稳,即可拔除血管导管,停止 ECMO。当发生气栓等紧急并发症时,也可以短时间内开启桥路循环,避免气体进入患儿体内,并迅速排查原因,进行排气等并发症的处理。VV-ECMO 撤离:VV-ECMO 模式仅提供呼吸支持,不能代替心脏功能,如果患儿病情好转,肺脏功能逐渐恢复,降低氧合器氧流量,减少 ECMO 支持,让患儿逐步承担气体交换功能,上调呼吸机参数至适当范围,监测血氧饱和度和二氧化碳分压,如 ECMO 支持程度较低,患儿肺功能恢复良好,动脉血气氧分压上升及二氧化碳分压下降,生命体征稳定,可考虑拔除血管导管,停止 ECMO。

五、撤离 ECMO 后患者的监测

停止 ECMO 后,监测生命体征,包括血氧饱和度、心率、血压、尿量等。定期监测血常规,出血、凝血指标,肾功能和电解质等。

第五节　ECMO 治疗过程中的并发症

ECMO 是有创的较长时间内替代心肺功能的治疗方法,最长可达数月,常见机械并发症或其他并发症。充分掌握 ECMO 工作原理及患儿的病理生理,熟悉 ECMO 撤离指征,减少 ECMO 应用时间,严密监测 ECMO 环路,定期进行操作人员培训考核,熟练处理常见并发症等,可以减少并发症的发生,提高救治成功率,改善患儿的预后。

一、机械并发症

血栓并发症是常见并发症之一，仔细检查所有体外循环通路，尤其是氧合器、桥路、管道接口、储血囊等血流迟滞的部位。凝块为管壁上固定的暗红区域，管壁血栓很小时可以继续观察，适当提高抗凝水平。当凝块扩大增多时，需要更换该部分管道或整个通路。环路气栓亦经常发生，管道设计时三通管或阀门不宜太多，血管导管的插管部位合适，连接管道时接口要紧密，合理放置体外管路并妥善固定，引流血液时负压不宜过大。可以看见或通过气泡检测器检测到环路中的空气。常见微小气泡，对患儿的影响较小，如果在环路中发现大量气体，需要及时找到原因并清除环路中的空气，同时夹闭管路，避免气体进入患儿体内。管路破裂很少见，滚轴泵管道为专业泵管，韧性好，循环管道由聚氯乙烯制成。如血管导管梗阻、循环管路扭曲、打折等原因导致体外循环阻力增高，高压报警，则停止血泵，让血液逐渐回流，逐渐降低压力，及时寻找原因并解除。氧合器故障率较高，血浆渗漏、含气面水分增多等因素导致膜肺有效交换面积减少，弥散功能障碍。短时夹闭氧合器气体流出管后松开，增高的气流压力可以将血浆、水分从氧合器出气口排出。如氧合器的血流入口或流出口压力差明显增大，提示氧合器内有血栓形成，必要时更换氧合器。新型聚甲基戊烯氧合器的故障率较聚丙烯氧合器低，使用时间延长。适当镇静并固定患儿，以防意外拔出血管导管，发生严重失血、气栓导致患儿死亡。

二、其他并发症

出血较为常见，与肝素持续抗凝、凝血因子的消耗、血小板降低、损伤等因素有关，常见部位为血管导管插管处出血、手术切口处出血、颅内出血、内脏出血，甚至全身出血。置管或手术结束后再给予肝素抗凝，减少有创操作（如动脉穿刺、深部穿刺等）可减少出血。浅表的局部出血可以局部压迫（如沙袋、绷带等）止血和输注血制品。对于活动性出血的患儿，监测凝血功能，降低肝素剂量，输注血小板、纤维蛋白原、新鲜冰冻血浆、抗纤溶药物等，必要时外科止血。大量出血时患儿心率增快、血压下降，甚至发生休克，严重时可以导致患儿死亡。ECMO支持时患儿感染的风险随着时间的延长而增加，常见肺部或血液感染。病原菌常为葡萄球菌、假单胞菌，给予抗生素治疗，定期监测血培养和感染指标。溶血多与体外循环等机械因素有关，通常发生缓慢，症状较轻。

（王崇伟）

第二十二章

液体通气

液体通气(liquid ventilation,LV)是以液体取代气体作为呼吸媒介,通过注入肺部的充氧液体来进行气体交换,为肺脏提供充足的氧气,并排出二氧化碳,具有降低肺表面张力、改善肺顺应性、促进气体交换、维持酸碱平衡及稳定心血管功能的作用。由于 LV 具有较低的肺泡通气压,因而减少了气压伤的发生。有关液体通气的研究已有80余年的历史,近些年来有了很大发展,现已进入临床试用阶段,并取得初步成功,是治疗呼吸衰竭极有应用前景的一种治疗手段。

第一节 概况

一、液体通气发展历史

早在 20 世纪 20 年代,人们已认识到充满盐水的肺能恢复其正常功能,便有人提出液体通气的概念。1962 年,Kylstra 报道肺内充满液体的小鼠浸入高压气体平衡的生理盐水中仍可进行气体交换,并存活 2 小时。4 年后他再次用狗进行实验,将充氧盐水注入其肺脏进行液体通气,进一步证实可以用液体进行呼吸的设想。但是,注入肺内的液体要达到促进通气的目的,必须具备能够溶解适量的呼吸气体、无毒性作用、极少吸收和容易排出等特点。当时选择的液体包括生理盐水、硅油等,均不具备上述特点,不能满足机体氧合和排出二氧化碳的需要。全氟化碳(perfluorocarbon,PFC)具备上述特点,并被证实是一种有效的、可呼吸的液体。1964 年,Clark和 Gollan 发现,将小鼠浸入预先充氧的 PFC 液体中,小鼠可进行有效的气体交换并长时间久存

活。现在发展起来的采用 PFC 的液体通气技术,即是他们研究工作的继续。因此,可以说 Clark和 Gollan 是现代液体通气的先驱。1970 年,Moskowitz 提出在常压下应用 PFC 进行液体通气的方法,并于 1974 年研制出按需控制的进行完全液体通气的"液体呼吸机"。此后 10 余年,人们利用早产动物、足月动物和成年动物模型对液体通气的可行性、有效性和安全性进行了大量的实验研究,证明液体通气可改善气体交换和肺功能。由于液体通气所需的技术设备十分复杂,而常规机械通气技术又发展迅速,致使液体通气的研究受到冷落,进展十分缓慢。直到 20 世纪80 年代,正压通气对肺组织的损伤作用逐渐被人们认识,液体通气才重新引起人们的重视。1989年,Greenspan 及其同事首次将液体通气试用于早产儿呼吸窘迫综合征(RDS)的治疗,虽然患儿最终死亡,但经过液体通气治疗后患儿的血气和肺顺应性明显改善。1991 年,Fuhrman 等简化了液体通气的治疗模式,将常规机械通气和 PFC 的气道内应用结合起来,由此提出了"全氟化碳介导的气体交换"(perfluorocarbon associated gas exchange,PAGE)的新概念,即后来所谓的部分液体通气(partial liquid ventilation,PLV),从而促进了液体通气技术的迅速发展。由于 PLV 在技术上简单易行,实验结果确实可靠,对血流动力学影响小,可取代完全性液体通气。1995 年,美国正式批准使用 PLV 治疗各年龄组急性呼吸衰竭患者。2005 年,上海新华医院采用 PLV 抢救 1 例重症新生儿胎粪吸入综合征获得成功,且没有发生不良反应。目前,液体通气的研究在不断深入,其临床应用范围也在不断扩大。有理由相信,液体

通气作为一种通气技术,将为人类呼吸系统疾病的治疗开辟新的途径。

二、液体通气的介质

(一)生理盐水与天然油类

生理盐水是一种符合生理需要的液体,对肺泡无刺激作用,可溶解氧气和二氧化碳,注入肺脏后也可使气-液界面变为液-液界面而降低肺表面张力。因此,从理论上来说,生理盐水也能完成气体交换。但是,生理盐水的氧气溶解度很低(3ml/100ml),仅限于高压充氧条件下才能满足机体需求,同时盐水进出肺脏可冲洗出肺表面活性物质而损伤肺功能。此外,生理盐水有较高的黏滞度,流入肺泡的速度较慢,不仅不能完成氧气的运输,而且也不能满足二氧化碳排出的需要。因而,生理盐水不能作为一种理想的呼吸介质用于液体通气。20世纪60年代,人们曾经采用硅油、多种植物油和动物油作为氧载体来进行实验,均因油类黏滞度高、不易挥发或毒性太大,以及氧溶解度有限等原因而放弃。

(二)全氟化碳

全氟化碳(perfluorocarbon,PFC)为人工合成的氟化烃类物质,通常由普通有机化合物如苯、烷或其衍生物等转化而来,这些化合物中所有与碳原子结合的氢均为氟原子取代后即得到全氟化碳。4个碳原子以下的PFC在室温下为气体,6~12个碳原子的PFC在室温下为液体。目前已有100余种PFC,但目前仅有几种可用于生物医学研究(表2-22-1)。近年来用于液体通气实验与临床研究的全氟化碳为1-溴全氟辛烷(perfluorooctyl bromide),其分子式为$C_8F_{17}Br$,系一种含8个碳原子的烃化物,除末端一个氢原子被溴原子替代外,其余氢原子均由氟原子替代。

PFC为一种无色、无味、透明的液体,化学性质稳定,是一种有效的、可呼吸的液体。PFC能够作为液体通气的呼吸媒介,是因为它具有以下特性:①对呼吸气体的溶解度高:在37℃和1个大气压时,氧气和二氧化碳在PFC液体中的溶解度分别为539ml/L和2 100ml/L,分别是水中的20倍和3倍,空气中的2.5倍和7.5倍,为理想的气体载体。②表面张力低:由于分子间的结合力很低,PFC具有极低的表面张力,其表面张力为15~18dynes/cm²(1dynes=10^{-5}N),是水的1/4;充满PFC的肺泡表面张力约为正常充气肺泡的1/2,从而可改善肺顺应性。③气体弥散系数高:呼吸气体在PFC中弥散速度快,有利于气体交换。④生物惰性:PFC是一种惰性分子,在体内吸收少,且不能代谢和转化,几乎全部通过肺部蒸发而排出,无生物毒性。⑤绝对黏度较相应的烃略高,但相对黏度(绝对黏度/分子量)却较低,故进出气道方便。⑥具有一定的挥发性,自然挥发速度约为每小时2ml/kg,既有利于在液体通气时保持有效的肺泡剂量,又能够保证液体通气结束时PFC能自行挥发。当充氧的PFC注入肺部,替代了气体的功能残气量,完全消除了肺泡膜气-液界面,可降低肺表面张力,改善肺顺应性和肺力

表2-22-1　几种全氟化碳的物理特性 *

物理特性	FC-77	RM-101	FC-75	全氟萘烷	Perflubron
沸点(℃)	97	101	102	142	143
密度(25℃,g/ml)	1.78	1.77	1.78	1.95	1.93
黏度(25℃)	0.80	0.82	0.82	2.90	1.10
蒸发压(37℃,kPa)	11.3	8.5	8.4	1.9	1.5
表面张力(25℃,dynes/cm²)	15	15	15	15	18
O_2溶解度(25℃,ml/dl)	50	52	52	49	53
CO_2溶解度(37℃,ml/dl)	198	160	160	140	210

注:* 均在1个大气压条件下

学参数,从生理上保持了肺泡的开放。由于气体在 PFC 中溶解度高、弥散系数高,充氧的 PFC 可向肺毛细血管床提供充足的氧气,能有效改善换气,增强肺的氧合功能。而且,PFC 使肺顺应性得到改善,减少肺的弹性阻力,有利于二氧化碳的排出。

第二节 液体通气的原理

全氟化碳由于具有上述物理特性,因而可作为理想的液体通气媒介。其作用原理主要有以下几个方面:

一、改善通气与换气功能

PFC 对氧气和二氧化碳具有高度的可溶性,可以溶解大量的氧气和二氧化碳,在肺内有效地发挥气体转运的作用。液体通气时,在体外充分氧合的 PFC 被注入肺脏,可向肺泡毛细血管血液输送足够的氧气,而将二氧化碳经 PFC 液体排出体外,从而提高动脉血氧分压,并使动脉血二氧化碳分压降低。

二、降低肺泡表面张力

急性呼吸衰竭时常伴有肺表面活性物质缺乏或功能减退,如新生儿呼吸窘迫综合征(NRDS)、急性呼吸窘迫综合征(ARDS)等,此时肺泡表面张力异常增高,可引起肺不张,严重影响气体交换。在常规机械通气治疗时,若要使萎陷的肺泡复张,需要使用较高的吸气峰压和呼气末正压,容易导致肺气压伤和血流动力学状态的不稳定。液体通气时,经充氧和预热的 PFC 液体注入肺脏后,能消除肺泡气 - 液界面,降低肺表面张力,此时肺表面张力约为正常充气肺泡的 1/2,能使萎缩的肺泡重新膨胀,从而改善 V/Q 比值,有利于气体交换。由于 PFC 是一种几乎不可压缩的液体,有较高的静水压,故能防止原来萎陷的肺泡复张后在呼气末再发生肺泡萎陷,有利于保持功能残气量。同时,大量的肺泡复张后,整个肺的顺应性也显著增高。可见 PFC 的作用与 PEEP 类似,因此有学者称为"液体 PEEP"。另有研究表明,液体通气有助于清除肺泡内炎性渗出物,维持肺表面活性物质的作用,并可使肺表面活性物质的磷脂合成及分泌增加,这也有利于降低肺表面张力。

三、调节肺内血流分布

在呼吸窘迫综合征患儿,肺低垂部位的病变重于肺上部区域。在液体通气时,由于 PFC 的密度比水(血液)高很多,在肺泡内 PFC 的重力作用下,PFC 流至肺通气不良的低垂部位增加了肺泡内压,肺内血管受 PFC 产生的静水压的作用,内径趋于一致,使肺低垂部位的血流相对减少,肺上部区域的血流相对增加,血流重新分配有利于改善 V/Q 比值,气体交换效率增高。

四、局部抗炎作用

研究发现,液体通气可降低肺病变部位的炎症程度,在病理学上显示局部出血、肺泡积液和炎性浸润显著减少,PFC 的这种抗炎作用可减轻肺损伤,缩短病程,有利于肺部病变的恢复。其抗炎作用的可能机制为稳定细胞膜,抑制炎性介质的释放,从而抑制肺组织的炎症反应,防止或减轻肺损伤。

五、促进分泌物排出

液体通气时,通过液体本身的机械作用可促进肺泡和气道内异物、坏死细胞碎片和分泌物的排出,减轻气道堵塞。

第三节 液体通气的方式与方法

根据注入肺部的 PFC 容量大小,液体通气可分为完全性或潮气量液体通气(total or tidal liquid ventilation,TLV)和部分液体通气(partial liquid ventilation,PLV)。

一、完全性或潮气量液体通气

在 TLV,首先经气管插管将肺内充满 PFC 液体,其功能残气量(FRC)和潮气量(V_T)均为 PFC 所代替,通过特殊的液体通气装置即液体通气机进行通气,达到促进肺部氧合和排出二氧化碳的目的。这种液体通气机与体外膜肺氧合(extracorporeal membrane oxygenation,ECMO)的装置很相似,由膜氧合器、热交换器及压力泵等组成(图 2-22-1)。吸气支与呼气支通过 Y 形管同气管插管相连,在呼气回路上安装一个气动阀门,起时间切换、容量限制作用。吸气时,呼气支的阀门关闭,同时压力泵启动,相当于潮气量的 PFC 液体从贮器注入膜氧合器,充氧后的 PFC 液体通过热交换器(37℃)进入肺脏;呼气时,压力泵停止工作,吸气回路关闭,呼气回路的阀门自动开启,PFC 液通过 -2.94~-0.98kPa(-30~-10cmH$_2$O)的虹吸压从肺灌注入贮器,完成呼吸过程。呼出的 PFC 通过泵入膜氧合器及热交换器后再循环使用。但是,这一装置仍较复杂,临床应用不便,故近年来研究更多的是 PLV。

TLV 的通气方式有定时限压和时间切换容量控制两种。呼吸机参数调节与常频机械通气大致相同,但因 PFC 黏度远大于气体,气体在 PFC 中扩散较长时间,故 TLV 频率较低,一般控制在 5~7 次 /min,吸呼比(I/E)为 1:2 或 1:3。TLV 能显著提高肺顺应性,改善 V/Q 比值,促进气体交换。可用于治疗急性肺损伤或肺不张、急性呼吸窘迫综合征、急性呼吸衰竭及胎粪吸入综合征等。但 TLV 仍存在许多不足之处:①实施 TLV 需要特殊的液体通气机,操作技术复杂,费用昂贵;② PFC 液体在气道内流动造成气道阻力明显增加;③虽然 PFC 对二氧化碳溶解度高,但它的流动受对流和弥散的限制,对二氧化碳清除能力相对较低,容易造成二氧化碳潴留;④高比重 PFC 液体压迫肺毛细血管,可使肺动脉压增高,阻碍静脉回流,使右心负荷加重,对血流动力学影响大。

二、部分性液体通气

PLV 是将液体通气与常规气体通气相结合的一种新通气模式,为目前主要的液体通气方式。它是在持续正压气体通气过程中,将相当于功能残气量(20~30ml/kg)的 PFC 液体注入肺内,并持续一个较短时间,使之进行气体交换(图 2-22-2)。这个过程类似于外源性肺表面活性物质的应用。当 PFC 液体从肺部蒸发时,可逐渐地、间断地补充液体,以保持液体量在整个治疗过程中小于或等于功能残气量。1989 年 PLV 首次应用于人类治疗新生儿呼吸窘迫综合征,1995 年美国正式批准用 PLV 治疗各年龄组急性呼吸衰竭患者,其适

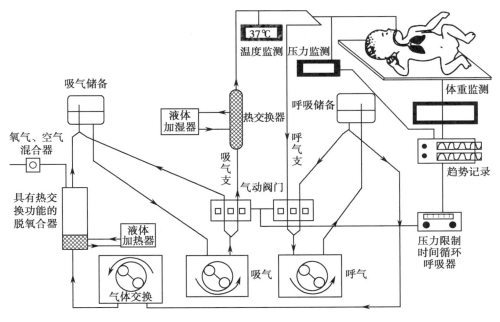

图 2-22-1　完全性液体通气模式图

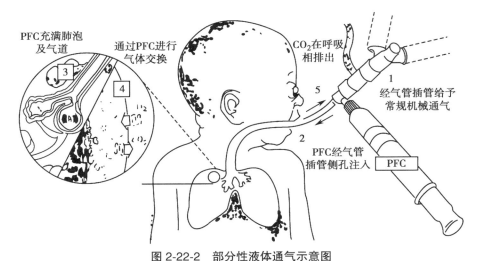

图 2-22-2　部分性液体通气示意图

1. 经气管插管给予常规机械通气;2. PFC 经气管插管侧孔注入;3. PFC 充满肺泡
及气道;4. 通过 PFC 进行气体交换;5. CO_2 在呼吸相排出

应证与 TLV 相同。

PLV 的使用方法:将经过输液加温器加热至 35℃的 PFC 液体在 5~15 分钟内按 2.5~5.0ml/kg 从气管插管内滴入肺脏,15~30 分钟后再重复滴注,直到在胸骨水平见到气管插管内出现弯月形液面,与此同时配合应用压力限制、时间切换的呼吸机通气,呼吸机参数调节为:PIP 25~35cmH$_2$O,潮 气 量 10~15ml/kg,PEEP 4~6cmH$_2$O,呼 吸 频 率 20~30 次 /min,Ti 0.5~0.6 秒,吸呼比为(1:1)~(1:3),吸入氧浓度为 100%。此时,肺内充满 PFC 液体,可在保证肺泡不萎陷的情况下进行机械通气。因此,也有人称为液体辅助通气(liquid assisted ventilation)或液气混合通气。在 PLV 时,PFC 经呼吸道不断挥发,可根据以下情况补充 PFC 液体:①侧位胸片显示的 PFC 液体减少;②呼气末压力为零时,气管插管内弯月形液面消失。一般间隔 30~60 分钟补充 1 次,剂量为 2.5~5.0ml/(kg·h)。如果出现气胸或已吸收的气胸再次复发,也不能再补充 PFC 液体。

PLV 的优点在于:该法使用方便,操作简单,不需要特殊的液体通气装置,费用较低;对血流动力学影响小;二氧化碳清除能力强;平均气道压较常规机械通气小。PLV 的合并症较少,主要为气胸。

第四节　液体通气的临床应用

一、新生儿严重呼吸衰竭

由于 LV 具有降低肺表面张力的作用,最初是作为替代或附加于气体通气的呼吸治疗方法,用于新生儿 RDS 的治疗。尽管 LV 最适于治疗新生儿 RDS,但在新生儿其他疾病治疗方面也具有很大潜力,可用于各种原因引起的呼吸衰竭,如 RDS、MAS、重症肺炎等。LV 能改善新生儿肺功能的机制在于:①以液 - 液界面替代液 - 气界面,减小了各界面的张力或表面张力;② PFC 液体替代了气体功能残气量,在整个肺内均匀地分布,稳定了肺泡结构,使原来萎陷的肺泡复张;③肺顺应性改善,使肺通气功能改善,血液在肺内重新分布,改善了 V/Q 比值,促进气体交换;④在 LV 期间,内源性肺表面活性物质合成、分泌增加;⑤ PFC 可能还有抗炎作用,使肺泡渗出液减少;⑥ LV 时,肺泡及小气道的渗出液或碎屑能集中于大气道,易于通过吸引而清除。

二、急性呼吸窘迫综合征

由严重感染、休克、烧伤等所致的急性呼吸窘迫综合征(ARDS),也可采用 LV 治疗。Hirschl 等应用 PLV 对 ARDS 患者进行治疗,患者生理性分流减少,肺顺应性改善,而未见血流动力学异常改变。

三、药物释放

肺表面积大,毛细血管丰富,药物容易吸收。而在液体通气时,PFC 可作为药物的载体,使药物在肺内均匀分布,肺组织药物浓度高,可表现出对肺部的选择性效应,而对全身的影响较少。如在液体通气同时治疗持续肺动脉高压,经肺部给予扩管药,表现出选择性的肺血管扩张,肺血管压力降低,低氧血症纠正,而无静脉用药引起的低血压反应。肺内应用抗生素也因其较高的肺组织浓度而对肺部炎症的疗效大大增强。

四、影像增强剂

由于 PFC 密度高,放射线不能透过,能清楚地显示组织病变,故可用于 X 线检查。高氟溴碳(perfluobron)已被美国食品药品监督管理局(FDA)批准用于胃肠道造影。这种 PFC 含有一个溴原子,可作为 MRI 造影剂。此外,PFC 还可用于超声显像。

五、其他

PFC 还有一些其他的用途,如移植器官的灌洗、肺部灌洗、高温或低温疗法、血液替代品及辅助肺部肿瘤的化疗和放疗等。

第五节　液体通气对机体功能的影响及安全性

一、对血流动力学的影响

在进行 TLV 时,肺内注入高比重的 PFC 液体,可使肺内静水压增高,从而压迫肺毛细血管和腔静脉,造成肺血管阻力增大和肺动脉压力增高,阻碍静脉回流,加重右心负荷,导致心排血量减少。有学者通过实验研究证实,在 TLV 时充分保证循环血量,心排血量可无明显下降,心率和体循环平均动脉压、平均左房压、右房压以及血乳

酸水平均无显著改变。Lober 等进行常规机械通气(CMV)和 PLV 的对比研究,测定两组动物在 CMV 和 PLV 时肺动脉压、左房压、气道压及肺脏重量,结果两者之间各项指标均无差异,说明 PLV 对血流动力学影响极小。随着 LV 技术的改进和完善,无论在 TLV 或 PLV 时均少见心排血量和平均动脉压下降。

二、对酸碱平衡的影响

早期动物实验曾观察到,在 TLV 过程中出现代谢性酸中毒和二氧化碳潴留,代谢性酸中毒的原因可能与 TLV 开始前即已存在代谢性酸中毒有关,血容量不足则加重酸中毒。而二氧化碳潴留与 TLV 时 PFC 对二氧化碳的清除能力较差有关。

三、液体通气的安全性

PFC 是一种惰性分子,在人体内不能代谢和转化,在停止 LV 后肺内 PFC 绝大部分在 24~48 小时内通过肺部的蒸发而排出。在 LV 期间,极少量 PFC 可被肺循环吸收,其血浆 PFC 含量在 LV 开始后 15 分钟即趋于饱和,有人研究了一种 PFC 制剂即 FX-80(全氟丁基全氟四氢呋喃)在动物体内的分布状况,其最高血浆浓度仅为 0.43g/dl,血浆 PFC 随后进入各脏器组织,其中 71% 沉积在脂肪组织和骨髓组织,25% 分布在肌肉与皮肤组织,4% 在实质器官。LV 8 小时,大部分组织中 PFC 已达饱和浓度,其组织浓度自高而低依此为脂肪、脑、肌肉、肝、卵巢、肾及血液。PFC 在体内的分布与组织的脂类组成和器官的血液灌注等有关,组织中脂肪含量越多,PFC 含量越多。PFC 最初附着在脂膜上被带到肝、脾细胞或含脂肪的细胞,各组织中的 PFC 最终仍再次进入血液循环,最后通过肺部而排出体外。PFC 经肺部清除及肺脏吞噬细胞吞饮 PFC 可能是肺脏含量明显高于其他脏器的原因。尽管 PFC 摄取、生物分布及清除的具体机制尚不清楚,但迄今为止通过对动物和人类的长期观察,尚未见与 PFC 有关的远期不良反应。

(周晓光)

第二十三章

负压通气

第一节 概况

一、负压通气的发展历史

体外负压通气（negative pressure ventilation，NPV）是周期性将负压作用于体表，主要是胸和上腹部，使肺内压降低而产生通气。体外负压通气机的最早形式是"铁肺"，最初的"铁肺"原型是由 Dalziel 于 1843 年设计。具有临床使用价值的第一台"铁肺"（Tank 型）于 1928 年由 Philip Drinker 设计。此类呼吸机在 20 世纪 40~50 年代曾被广泛应用，主要用于治疗脊髓灰质炎患者所出现的呼吸肌麻痹。随着脊髓灰质炎的消灭，铁肺逐渐被淘汰。另一负压通气的类型为盔甲式（cuirass），其结构比 Tank 轻便，也曾被广泛应用。20 世纪 50 年代发明了"夹克衫式"（jacker）负压通气机，其结构包括两部分，硬体部分是靠金属或塑料内架支撑，外套密封的"夹克衫式"外衣，在颈、臂和腰部周围捆绑以免漏气，然后将机器连接于负压泵，使夹克衫与患者胸壁之间产生负压。20 世纪 60~70 年代，许多研究资料表明，负压通气对治疗新生儿呼吸衰竭有效，并可降低支气管肺发育不良的发生率。但随着正压通气在新生儿的应用，负压通气再次受到冷落。负压通气因其无需建立人工气道，对间质性肺气肿有效，并对呼吸肌疲劳有休息和恢复的作用，应该受到关注。由于负压呼吸机的硬件研发一直未取得突破，目前尚看不到其在新生儿临床推广应用的前景，为尊重新生儿机械通气的历史，本书再版仍保留此章。

二、负压通气的种类

（一）铁肺或箱式通气机

铁肺或箱式通气机（iron lung or tank ventilator）由一端开口的横卧金属桶状箱构成，患者卧于箱内，头从一端开口处伸出，颈部以颈圈密封。除头部以外躯体置于此密闭箱内，箱底隔膜板上下移动，箱内压力呈周期性变化，作用于胸腹部而行通气。轻便型（portal lung）为铁肺的改进型，由玻璃纤维制成，体积明显小，比较轻便。铁肺的通气效率和可靠性在负压通气中效率高，但缺点为体积庞大、笨重、护理不便。

（二）胸甲型通气机

胸甲型（cuirass or chest shell）通气机的工作原理类似铁肺，以硬壳胸甲固定于前胸壁或胸腹部，用真空泵使胸甲内压力产生周期性变化，达到辅助呼吸的目的。其通气效率在负压通气机中最低，但负压同时作用于前胸及上腹部者，其效率优于单纯作用于胸部。

（三）夹克式、雨披式、包裹式、气体包绕式通气机

夹克式（jacket or Nu-Mo suit）、雨披式（poncho or rain coat）、包裹式（wrap）、气体包绕式（pneumo wrap）通气机为一半圆形硬塑料或金属格栅板置于患者胸腹前，下缘与底板连接，胸腹部与格栅板间存有空隙。套以透水而不透气的尼龙外套密封，连接真空泵，使胸腹部前部压力产生周期性变化而达到通气的目的，其效率介于前两种负压通气机之间。

第二节 负压通气的作用机制及其临床应用

一、负压通气的作用机制

(一)使呼吸肌休息

NPV 承担了患者一部分呼吸功,使过度负荷的呼吸肌得以休息,从而促进其功能恢复。一般认为呼吸肌电活动减少或消失,是呼吸肌休息的标志。研究表明,在 NPV 时,呼气肌、膈肌、辅助呼吸肌电活动明显减少。

(二)增加呼吸肌力

不少研究报告慢性阻塞性肺部疾病(COPD)患者负压通气 4~6 个月后,其最大吸气压和最大呼气压均显著性增加,甚至短期负压通气后即可见呼吸肌强度和力量的改善。呼吸肌获得休息的时间越长,其力量和强度恢复也越好,说明 NPV 改善吸气肌的储备功能。

(三)改善通气

使用 NPV 后,潮气量显著增加,并随所用负压加大而增加。NPV 使呼吸功和全身代谢水平降低,呼吸中枢对低氧和高碳酸血症的敏感性增高,提高肺泡通气量,降低无效腔/潮气量。

(四)改善动脉血气

NPV 有利于肺部血流的重新分配,使用 NPV 后,可见 PaO_2 升高,$PaCO_2$ 下降,其幅度与所用负压相关。

二、负压通气的临床应用

(一)负压通气参数的调节与监测

NPV 的压力应用不一,范围较宽,从 $-5.88\sim -0.98kPa$,平均为 $-2.94\sim -2.45kPa$,这与患者的病情状态及所用的机器类型有关,通常胸甲型通气机应用的负压稍大。通气频率可根据患者的要求而定,通常等于或略高于患者的自主呼吸频率,吸气、呼气时间相等。通气过程中应注意监测每分钟通气量及动脉血气,防止过度通气。

(二)影响负压通气疗效的因素

1. **通气前 $PaCO_2$ 水平** 通气前 $PaCO_2$ 较高的患者,临床疗效更加显著,获益更大,但亦有报道即刻病死率与入院时 $PaCO_2$ 有关。

2. **通气前膈肌电活动水平** 有人研究发现通气前膈肌电活动水平越高者,通气后膈肌电活动下降幅度越大。有学者提出在一定负压水平,产生膈肌电活动部分抑制者较不被抑制者可能会有更好的临床疗效。

3. **人机配合情况** 人机配合良好者,动脉血气的改善明显优于配合不良者。

4. **其他** 患者年龄、心肺功能状况均影响 NPV 的疗效。

(三)负压通气的利弊

负压通气的优点在于:无需气管插管,气道压变化类似正常变化,可增加肺血流量,可有效减少气压伤和肺气漏,降低 BPD 的发生率。其缺点为:可刺激膈肌引起颈部擦伤;由于负压通气时婴儿体温不易维持在正常范围,因而限制了婴儿的使用;进行护理时负压难以维持而影响通气效果;对极低出生体重儿无效;还可出现腹胀等副作用。

(四)负压通气在不同疾病中的应用

1. **在神经肌肉疾病中的应用** 慢性进行性神经肌肉疾病是 NPV 最主要的适应证,如脊髓灰质炎、多发性硬化症、皮肌炎、膈肌麻痹等所致呼吸运动障碍,多伴有高碳酸血症。应用 NPV 治疗神经肌肉疾病的指征包括肺活量小于预计值的 25%,并有下列条件之一者:① $PaCO_2>7.33kPa$;②反复发生肺炎或肺不张;③安静时出现中度呼吸困难;④心力衰竭。NPV 治疗慢性神经肌肉疾病除无需人工气道外,且可长期应用。此类疾病需辅助呼吸时 NPV 应作为首选。只有在 NPV 不能维持足够通气时,才考虑和正压通气交替使用。但急性神经肌肉疾病如吉兰-巴雷综合征和重症肌无力等引起的呼吸衰竭,病情进展较快,仍以正压通气为妥。

2. **在急性肺损伤中的应用** 动物实验发现,应用 NPV 后功能残气量增加,闭合的气道和肺泡重新开放,而肺不张区域和肺内分流减少,其氧合情况明显好转,与呼气末正压通气相比,NPV 对血流动力学的不利影响较少。持续 NPV 时心排血量较之相应在正压通气时要高。总之,应用持续 NPV 于急性肺损伤时可产生某些与 PEEP 同样的效应如功能残气量增加,氧合情况改善,而在血流动力学方面有其独特的优越性。已有应用持续 NPV 抢救新生儿肺透明膜的报道。

3. 在 COPD 中的应用　成人 COPD 的缓解期或急性发作期均可使用 NPV。20 世纪 80 年代以来,欧美国家对慢性呼吸衰竭患者广泛开展了 NPV 治疗。对新生儿慢性肺部疾病应用 NPV 也已见报道。目前有关 NPV 治疗 COPD 呼吸衰竭机制的研究主要围绕呼吸肌休息这一主题进行。普遍认为呼吸肌肌电活动和机械活动的减少或消失是呼吸肌休息的标志,许多学者的研究也已证实 NPV 时膈肌肌电活动下降或消失、跨膈压下降,说明膈肌能量消耗减少,呼吸功减少,呼吸肌得到了休息。

呼吸肌休息必然导致某些呼吸肌疲劳的病理生理状态得到纠正,由 Cropp 等进行的研究认为呼吸肌休息时肌肉能量储存增加,使肌肉的收缩特性恢复正常,一般认为肌肉收缩特性的改变可能与肌肉静息时的长度有关,但该研究发现辅助通气并没有改变肺容量,也就是说呼吸肌长度并未发生变化,而此时最大吸气压(MIP)、最大呼气压(MEP)同时增加,这一现象不能以肌肉长度的改变来解释,因为肺容量增加时,吸气肌缩短,MIP 下降,而肺容量的增加会引起呼气肌的伸长,MEP 上升。因此认为呼吸肌力量的提高是由于呼吸肌本身收缩特性的改变而引起的。说明呼吸肌的休息可以增加吸气肌的储备功能。

有关呼吸肌力量的提高与动脉血气改善之间的关系及何者为始动因素,这方面的研究目前看法不一。Montserrat 等研究显示 NPV 使呼吸肌力量和耐力均得到提高,而且呼吸肌力量的提高与 CO_2 的下降程度相关。但也有结果显示动脉血气改善者呼吸肌力量并无提高,呼吸肌力量提高者动脉血气并未改善,因此认为呼吸肌力量的提高与动脉血气改善之间无联系。新生儿慢性肺部疾病的应用经验非常有限。

4. 胸廓外持续负压(CNEP)在急性呼吸窘迫综合征(ARDS)时的应用　早在 20 世纪 70 年代就有关于负压通气治疗新生儿及儿童 ARDS 的报道,应用 CNEP 治疗 24 小时内即出现 Qs/Qt 下降,动脉血氧分压提高。近来 Borelli 等比较了 CNEP 和 PEEP 对急性肺损伤的疗效,同时监测了血流动力学的变化,结果表明 CNEP 与 PEEP 在取得相同疗效的同时,CNEP 对心功能及血流动力学无不良影响。

5. 手术期间的辅助通气　Natalini 等将 38 名接受硬质支气管镜检查的患者随机分为两组,分别接受间歇负压通气和正压通气,结果显示负压通气组患者在手术期间动脉血二氧化碳分压小于正压通气组,总评分高于正压通气组,从而提示负压通气是一种安全、无创、有效的通气支持手段。

6. 在新生儿呼吸窘迫综合征的应用　既往的一项随机化临床试验对持续性胸腔外负压和标准疗法对于呼吸窘迫综合征新生儿的疗效进行比较研究,以该项试验所纳入的儿童作为对象,调查其在儿童期晚期的临床结局,研究上述两种人工通气模式是否会引发远期后遗症。由一名儿科医师和一名心理医师,根据标准测验方法,对门诊患儿进行神经学临床结局、认知功能和残疾状况评估。两组患儿的主要临床结局基本一致。尽管一些新生儿临床不良结局存在着细微的组间差异,但是,无论配对比较还是非配对分析,均不能明确证明新生儿负压通气将导致更加严重的长期后遗症的发生。

(五)负压通气的并发症及其预防

1. 上呼吸道阻塞　这是 NPV 的主要并发症。阻塞可发生于声门上水平或声门水平,同时观察到受试者主动呼吸时均未有上气道阻塞的发生。因此认为呼吸中枢调节功能的减弱,上气道肌肉活动与膈肌活动之间关系的失调可能是发生上气道阻塞的原因。正常人主动吸气时会引起上气道扩张性肌肉的反射活动,保持上气道开放,而许多因素可抑制此反射活动,如机械通气和睡眠等。对 NPV 可能发生的上气道阻塞,可采取下列措施:①在患者清醒状态下进行 NPV;②气管切开,避开喉部阻塞部位;③改用常规正压通气;④药物治疗:可选择作用于上呼吸道肌肉的普罗替林;⑤负压通气时让患者主动吸气,但这可降低疗效。

2. 损害心血管功能 负压通气也可增加跨肺压,引起静脉回流下降而降低心排血量,通常影响较小。用漂浮导管对 COPD 患者负压通气进行监测,表明胸甲型通气机不影响血流动力学。

3. 损害睡眠质量 NPV 的主要优点之一是可以在睡眠时进行。应用 NPV 后,睡眠时呼吸暂停及呼吸浅慢次数增加,快动眼相睡眠减少,而清醒次数增多,提示睡眠紊乱频率增加和睡眠质量损害。

4. 胸、背和肩部皮肤损伤 胸甲型通气机如与患者体形不相配时,尚可引起皮肤损伤。

5. 胃内容物反流和消化性食管炎 有研究发现 NPV 时可发生胃内容物反流和消化性食管炎。Marino 测定 316 例健康受试者 NPV 前后及 NPV 期食管、胃和食管下端括约肌(Les)的压力变化,同时测定食管内 pH,结果显示 NPV 时食管下端括约肌压力明显降低,而胃内压并无增加。因此,认为胃内容物反流和消化性食管炎的发生并不是由于空气吞咽使胃内压力增加所致,而是由于 Les 功能失调引起。应用甲氧氯普胺(metoclopramide)等药物可消除此不良反应。

总之,负压通气是一个既老又新的研究领域,许多方面还有待于研究和探索,尤其在新生儿的应用。随着对其认识的深入和负压通气机的不断改进,相信这一无创性的治疗手段会迎来属于它的春天。

（吴本清）

第二十四章

氦氧混合气通气

氦气（He）是一种相对密度最小的惰性气体，具有雷诺系数偏低，增加气体层流趋势的特点。将氦气与氧气按一定比例混合后制成的一种低密度气体，称为氦氧混合气（helium oxygen mixture, Heliox），具有减低气道阻力、改善肺气体分布、促进氧合、减轻呼吸肌疲劳等优点，目前已应用于成人慢性阻塞性肺疾病（COPD）、呼吸衰竭、支气管哮喘等疾病的治疗。有研究显示，Heliox 通气对婴幼儿毛细支气管炎、间质性肺气肿、呼吸衰竭、气道梗阻等疾病具有一定疗效。近年来，由于 Heliox 通气具有减低气道阻力、促进氧合及二氧化碳排出、减少机械通气并发症，并缩短机械通气时间等优势，逐渐被应用于新生儿呼吸系统疾病，如新生儿呼吸窘迫综合征（NRDS）、重症新生儿胎粪吸入综合征（MAS）、新生儿持续性肺动脉高压（PPHN）等的治疗。但目前有关 Heliox 通气在新生儿呼吸疾病治疗中的应用多为小样本临床试验，其疗效和安全性尚需大样本随机临床对照研究的进一步证实。

第一节　氦气的理化特性及生理学作用

一、氦气的理化特性

氦气是一种无色、无毒、无味、以单原子形式存在的最轻的惰性气体，基本不参加化学反应，稳定性极高便于保存，其密度相当于氧气密度的 1/8。用氦气替代空气中的氮气形成一种特殊混合气体供临床作为新的呼吸支持方法称之为 Heliox 通气，Heliox 的密度是空气密度的 1/3，其物理特性可见表 2-24-1。氦气由于结构稳定，在体内与生物膜及其他常用呼吸气体无相互反应。故吸入 Heliox 可降低气道阻力，促进氧气弥散，改善患者氧合情况。除此之外，氦气还具有较高的热传导性，进入人体内可促进热损失，使人体的体温降低，从而降低生物新陈代谢率，减少能量消耗。

表 2-24-1　Heliox 的物理特性

气体	百分比（v/v）	密度 /（g·L⁻¹）	黏性系数（p）	运动黏性系数（P）	相对流速 /（m·s⁻¹）
氧气	100	1.429	211.4	147.9	0.96
空气	100	1.293	188.5	145.8	1.00
氦气	100	0.197	201.8	127.1	2.68
氦气 / 氧气	20/80	1.178	209.5	177.8	1.04
氦气 / 氧气	30/70	1.054	208.5	211.1	1.16
氦气 / 氧气	40/60	0.929	207.5	233.4	1.18
氦气 / 氧气	60/40	0.678	205.6	303.2	1.38
氦气 / 氧气	70/30	0.554	204.7	369.5	1.60
氦气 / 氧气	80/20	0.429	203.6	474.6	1.80

二、氦气的生理学作用

研究发现氦气具有细胞保护作用,可减轻心肌细胞和神经细胞缺血再灌注损伤。尽管氦气介导细胞保护的确切作用机制仍未阐明,但已发现部分相关的信号转导通路。除心、脑保护作用之外,氦气对人体其他器官,如肺、免疫系统及血管系统也可发挥一定的保护作用,同时并未发现血流动力学不良反应。

第二节　氦氧混合气通气的原理与方法

一、氦氧混合气通气的原理

(一) 促进氧合和 CO_2 排出

由 Graham 定律可知,气体扩散速度与其密度的平方根呈反比。因此,相对于空氧混合气,Heliox 的密度更低,弥散速度更快。吸入 Heliox 时可改善气体对流与弥散,纠正通气 / 血流比值失调,增加肺泡有效通气量,促进氧气向肺泡弥散,改善氧合,并可增大呼气流速,促进 CO_2 排出。

(二) 降低气道阻力,减少呼吸功耗

气道阻力主要受吸入气运动状态,即湍流和层流的影响,与湍流相比,层流可明显降低气道阻力。当气体呈层流状态时,其遵循哈根 - 泊肃叶(Hagen-Poiseuille)定律,即流量 Q 与通路两端的压力差(Δp)、通路的半径(r)、长度(L)以及气体黏滞系数(η)有以下关系: $Q = \pi \times r^4 \times \Delta p/(8\eta L)$。令气流阻力 $R = 8\eta L/\pi r^4$,即 $Q = \Delta p/R$。此定律表明,层流状态下,气体流速与气体黏滞系数相关,与气体密度无关。氧气、空气、氦气黏滞系数分别为 211、188、201,根据上述定律,三种气体流速相差不大。但在湍流状态下,气体流量 $Q \propto (\Delta p/\rho)^{1/2}$,由此可得出,在固定压力下,气体密度越低,流速越快。气体运动状态为层流或者湍流受气体密度及黏滞系数影响,具体关系可以用雷诺公式表示: $Re = \rho v d/\mu$,公式中的 Re 代表雷诺数,ρ 代表气体密度,v 代表气流速度。当 $Re > 4\,000$ 时,气流呈现湍流;当 $Re < 2\,100$ 时,气流呈现层流。Heliox 是一种低密度的惰性气体,根据雷诺公式,应用 Heliox 后雷诺数减小,促使气流向层流转变,减少无效腔,明显降低气道阻力,从而减少呼吸做功,进而减轻呼吸肌疲劳。

二、氦氧混合气通气的设备与方法

(一) 气体

目前常用的 Heliox 浓度有氦氧比 80:20、70:30 和 60:40,氦气所占比例越高,混合气体密度越低,改善呼吸症状的效果越好。

(二) 通气设备

最好选用具有 Heliox 入口接头的新生儿呼吸机,在患儿进行机械通气同时,可从 Heliox 入口接头直接接入氦氧比 80:20、70:30 和 60:40 的 Heliox。亦可在普通新生儿呼吸机通气基础上,将 Heliox 由呼吸机气体输入端接入。若没有已配制好的 Heliox,可将氦气和氧气用三通管连接呼吸机气体输入端,并在气体输入端安装氧浓度监测仪,通过调控氦气和氧气的流速,维持吸入氧浓度在适当范围。

第三节　氦氧混合气通气在新生儿临床的应用

一、新生儿呼吸窘迫综合征

呼吸窘迫综合征(RDS)是临床常见的早产儿特发性疾病,其发病机制是肺表面活性物质缺乏引起的肺表面张力增高,导致肺泡塌陷或肺不张,出现肺通气和换气功能障碍,从而在临床上表现为进行性加重的呼吸窘迫、呻吟、青紫及三凹征等。Heliox 具有低密度的物理特性,使其在 RDS 新患儿的狭窄呼吸道中弥散速度较空氧混合气体更快,且减少气体湍流,促进患儿氧气弥散,同时降低其气道阻力,可改善肺通气及换气功能,缓解新生儿呼吸系统症状。Heliox 吸入治疗还可增大呼气流速及每分钟通气量,从而减轻呼吸做功,改善肺顺应性等,对 RDS 的治疗具有良好的发展前景。Szczapa 等对应用呼吸机支持治疗的 RDS 早产儿给予 Heliox 吸入治疗,明显改善肺氧合,并可减低吸入氧浓度,而且安全可靠。另有研究者

对 RDS 早产儿给予吸入 Heliox（70∶30）和经鼻间歇正压通气（nIPPV）联合治疗 3 小时后，更换气源为 30% 空氧混合气直至撤除 nIPPV，研究结果显示 Heliox 吸入联合 nIPPV 可提高 RDS 早产儿的二氧化碳清除率，缩短其 nIPPV 使用时间，且安全性较好。Colnaghi 等对 28~32 周的早产儿使用 CPAP 同时吸入 Heliox 后发现，RDS 患儿机械通气的风险从 45.84% 降至 14.8%。尽管以上研究表明 Heliox 在新生儿 RDS 治疗的效果显著，但其疗效及其安全性的评价仍需大样本随机临床对照试验的进一步证实。

二、胎粪吸入综合征

胎粪吸入综合征（MAS）是新生儿常见危急重症，由于羊水污染的胎粪吸入患儿呼吸道，可引起气道机械性阻塞形成肺不张或肺气肿，还可因胎粪的化学性成分而导致肺组织化学性炎症，进而可继发细菌感染引起感染性肺炎。在 MAS 发病过程中，炎症反应及其肺通气和换气功能障碍是导致 MAS 患儿出现多器官功能损伤的重要环节。Heliox 具有低密度的物理特性使其在狭窄的呼吸道中弥散速度较空氧混合气更快，可减少气体湍流，促进肺内氧气弥散，同时降低其呼吸道阻力。因此，Heliox 吸入可明显改善 MAS 患儿肺通气及肺换气的功能，并可进一步减轻 MAS 的气道和肺泡的机械性阻塞及其炎症反应。有研究者使用 Heliox 来治疗 MAS 患儿呼吸衰竭，结果显示吸入 Heliox 可使患儿肺泡 - 动脉氧分压比值减低，减低吸入氧浓度，改善预后。国内马娟等对 33 例 MAS 患儿在 SIMV 通气下吸入 Heliox 治疗，疗效优于空氧混合气治疗，且安全性好。但迄今为止，国内外通过机械通气联合吸入 Heliox 治疗重症新生儿 MAS 的研究较少，尚有待大样本临床随机对照研究证据。

三、新生儿持续肺动脉高压

新生儿持续肺动脉高压（PPHN）多见于过期产儿或足月儿，其主要表现为肺循环阻力增高，右心室负荷增高，增加氧耗。当肺动脉压超过主动脉时，引起右向左分流，使得大量血液通过未关闭的动脉导管进入主动脉，影响全身氧供。Heliox 弥散速度快，可增大呼气流速，明显减少气体湍流，促进氧气弥散，并降低气道阻力，减轻呼吸功耗，增加每分钟通气量，从而改善肺顺应性，提高氧供。Heliox 吸入可为 PPHN 的治疗提供新的解决方案。另外，重症患儿因为长时间吸入高浓度氧及机械通气，可导致肺损伤、肺纤维化，甚至导致支气管肺发育不良的发生。Heliox 吸入可显著改善患儿的氧合状况，减轻机械通气损伤，在一定程度上降低 PPHN 及支气管肺发育不良的发病率。

第四节　氦氧混合气通气的并发症

一、低氧血症

低氧血症是使用 Heliox 进行机械通气最严重的并发症之一。不同气体在高压状态下混合后弥散速度慢，由于操作失误使得气体未混合或混合时间不够，可能导致呼吸机密闭管路中使用 Heliox 的氧浓度低于 20%，从而引发低氧血症。因此，临床上禁止在机械通气中使用 100% 的氦气，且在使用前须对 Heliox 的浓度进行检测，而使用过程中需持续对呼吸机管路中氧浓度进行监测，避免缺氧的发生。同时，为了使氦气和氧气更好地混合，实际操作中常常在混合容器内使用旋转筒辊进行搅拌，以避免气体分层。

二、过度通气

由于 Heliox 密度低、弥散速度快，机械通气时潮气量可能高于空气及氧气，易导致肺过度通气、气压伤，甚至发生气胸。应注意潮气量的监测和调整。

三、低体温

氦气具有较高的热传导性，进入人体内可促进热损失，使人体的体温降低。当混合气体温度低于 36℃且长时间使用时，可导致低体温的发生。在新生儿临床应用中，需对 Heliox 进行充分加温加湿，以避免低体温的发生。

（周晓光　许卫东）

参考文献

1. Olivier Jonque, 徐波, 刘励军. 机械通气的发展史 [J]. 中国急救医学, 2009, 29 (2): 180-181.

2. 刘又宁. 机械通气简史与机械通气相关肺炎 [J]. 中华结核和呼吸杂志, 2019, 42 (12): 881-883.

3. 郭金洋, 吴太虎, 万振. 高频通气的现状与发展 [J]. 医疗卫生装备, 2008, 29 (4): 35-37.

4. Christine Ball, Rod N Westhorpe. The early history of ventilation [J]. Anaesthesia and Intensive Care, 2012, 40 (1): 3-4.

5. The HIFI Study Group. High-frequency oscillatory ventilation compared with conventional mechanical ventilation in the treatment of respiratory failure in preterm infants [J]. N Engl J Med, 1989, 320 (2): 88-93.

6. Roberts JD, Polaner DM, Lang P, et al. Inhaled nitric oxide in persistent pulmonary hypertension of the newborn [J]. Lancet, 1992, 340: 818-819.

7. 任晓旭. 神经调节辅助通气在儿科的应用 [J]. 中国小儿急救医学, 2017, 24 (2): 92-97.

8. Goldsmith JP, Karotkin EH, Keszler M, et al. Assisted ventilation of the neonate [M]. 6th edition. Philadelphia: Elsevier, 2017: 188-194.

9. Berger TM, Fontana M, Stocker M. The journey towards lung protective respiratory support in preterm neonates [J]. Neonatology, 2013, 104: 265-274.

10. Albertine KH. Brain injure in chronically ventilated preterm neonates: collateral damage related to ventilation strategy [J]. Clin Perinatal, 2012, 39 (3): 727-740.

11. 中华医学会儿科学分会新生儿学组. 早产儿无创呼吸支持临床应用建议 [J]. 中华儿科杂志, 2018, 56 (9): 647.

12. 中国医师协会新生儿科医师分会, 中华儿科杂志编辑委员会. 早产儿经鼻间歇正压通气临床应用指南 (2019 年版)[J]. 中华儿科杂志, 2019, 57 (4): 248-251.

13. Sweet DG, Carnielli V, Greisen G, et al. Europe an consensus guidelines on the management of neonatal respiratory distress syndrome in preterm infants—2010 update [J]. Neonatology, 2010, 97 (4): 402-417.

14. Morley CJ, Davis PG, Doyle LW, et al. Nasal CPAP or intubation at birth for very preterm infants [J]. N Engl J Med, 2008, 358 (7): 700-708.

15. Pantalitschka T, Sievers J, Urschitz MS, et al. Randomised cross over trial off our nasal respiratory support systems for apnoea of prematurity in very low birthweight infants [J]. Arch Dis Child Fetal Neonatol Ed, 2009, 94.

16. Owen LS, Morley CJ, Davis PG. Neonatal nasal intermittent positive pressure ventilation: a survey of practice in England [J]. Arch Dis Child Fetal Neonatal Ed, 2008, 93 (2): F148-F150.

17. Ali N, Claure N, Aligria X, et al. Effects of non-invasive pressure support ventilation (NIPSV) on ventilation and respiratory effort in very low birth weight infants [J]. Pediatr Pulmonol, 2007, 42 (8): 704-710.

18. Lemyre B, Davis PG, de Pauli AG. Nasal intermittent positive pressure ventilation (nIPPV) versus nasal continuous positive airway pressure (nCPAP) for apnea of prematurity [J]. Cochrane Database Syst Rev, 2002: CD002272.

19. 崔蕴璞, 童笑梅, 叶鸿瑁. 早产儿呼吸窘迫综合征经鼻间歇正压通气治疗的 meta 分析 [J]. 中华儿科杂志, 2009, 47 (7): 532-536.

20. Kugelman A, Feferkorn I, Riskin A, et al. Nasal intermittent mandatory Ventilation versus nasal continuous positive airway pressure for respiratory distress syndrome: a randomized, controlled, prospective study [J]. J Pediatr, 2007, 150 (15): 521-526.

21. 史源, 唐仕芳, 沈洁. 经鼻间歇正压通气治疗新生儿呼吸衰竭的随机对照研究 [J]. 中国循证儿科杂志 2009, 4 (6): 194-198.

22. 乔彦霞, 韩丽萍, 郭秀霞, 等. 经鼻间歇正压通气辅助呼吸治疗早产儿呼吸窘迫综合征 [J]. 实用儿科临床杂志, 2012, 27 (2): 119-121.

23. Rose L, Hawkins M. Airway pressure release ventilation and biphasic positive airway pressure: a systematic review of definitional criteria [J]. Intensive Care Med, 2008, 34: 1766-1773.

24. Ancora G, Maranella E, Grandi S, et a1. Role of bilevel positive airway pressure in the management of preterm newborns who have received surfactant [J]. Acta Paediatr, 2010, 99: 1807-1811.

25. 沈金鑫,周晓玉.无创高频通气在新生儿呼吸衰竭中的应用 [J].国际儿科学杂志,2017,44 (12):835-838.

26. 汪万军,朱兴旺,史源.无创高频通气在新生儿呼吸支持中的临床应用 [J].中华实用儿科临床杂志,2019,34 (11):805-808.

27. Yoder BA, Albertine KH, Null Dm Jr. High-frequency ventilation for non-invasive respiratory support of neonates [J]. Semin Fetal Neonatal med, 2016, 21 (3): 162-173.

28. Fischer HS, Bohlin K, Buehrer CA, et al. Nasal high-frequency oscillation ventilation in neonates: a survey in five European countries [J]. Eur J Pediatr, 2015, 174 (4): 465-471.

29. mukerji A, Sarmiento K, Lee B, et al. Non-invasive high frequency ventilation versus bi-phasic continuous positive airway pressure (BP-nCPAP) following CPAP failure in infants <1 250g: a pilot randomized controlled trial [J]. J Perinatol, 2017, 37 (1): 49-53.

30. Mahmoud RA, Schmalisch G. Modern mechanical ventilation strategies in newborns: A review [J]. Technol Health Care, 2011, 19 (5): 307-318.

31. van Kaam AH, Rimensberger PC, Borensztajn D, et al. Ventilation practices in the neonatal intensive care unit: a cross-sectional study [J]. J Pediatr, 2010, 157: 767-71.

32. van Kaam A. Lung-protective ventilation in neonatology [J]. Neonatology. 2011, 99 (4): 338-341.

33. 周晓光.新生儿机械通气治疗中的矛盾与对策 [J].中华实用儿科临床杂志,2013,28 (2):81-82.

34. 陈建丽,李爽,靳蓉,等.小潮气量肺保护通气策略在急性低氧性呼吸衰竭中的应用 [J].实用儿科临床杂志,2012,27 (6):436-439.

35. 周晓光.新生儿常见疾病的机械通气策略 [J].实用儿科临床杂志,2009,24 (6):401-404.

36. Thome UH, Ambalavanan N. Permissive hypercapnia to decrease lung injury in ventilated preterm neonates [J]. Semin Fetal Neonatal Med, 2009, 14 (1): 21-27.

37. Brown MK, DiBlasi RM. Mechanical ventilation of the premature neonate [J]. Respir Care, 2011, 56 (9): 1298-1311.

38. Dumpa V, Northrup V, Bhandari V. Type and timing of ventilation in the first postnatal week is associated with bronchopulmonary dysplasia/death [J]. Am J Perinatol, 2011, 28 (4): 321-330.

39. Petrucci1 N, De Feo C. Lung protective ventilation strategy for the acute respiratory distress syndrome [J]. Cochrane Database of Systematic Reviews, 2013, 2: 1-10.

40. Dassios T, Austin T. Respiratory function parameters in ventilated newborn infants undergoing whole body hypothermia [J]. Acta Paediatr, 2014, 103 (2): 157-161.

41. Davis RP, Mychaliska GB. Neonatal pulmonary physiology [J]. Semin Pediatr Surg, 2013, 22 (4): 179-184.

42. Dellacà RL, Veneroni C, Vendettuoli V, et al. Relationship between respiratory impedance and positive end-expiratory pressure in mechanically ventilated neonates [J]. Intensive Care Med, 2013, 39 (3): 511-519.

43. Ferrando C, García M, Gutierrez A, et al. Effects of different flow patterns and end-inspiratory pause on oxygenation and ventilation in newborn piglets: an experimental study [J]. BMC Anesthesiol, 2014, 14: 96.

44. Jang YE, Lee JH, Park YH, et al. The effect of lung deflation on the position of the pleura during subclavian vein cannulation in infants receiving mechanical ventilation: an ultrasound study [J]. Anaesthesia, 2013, 68 (10): 1066-1070.

45. Lavizzari A, Veneroni C, Colnaghi M, et al. Respiratory mechanics during nCPAP and HHHFNC at equal distending pressures [J]. Arch Dis Child Fetal Neonatal Ed, 2014, 99 (4): F315-320.

46. Neumann RP, von Ungern-Sternberg BS. The neonatal lung—physiology and ventilation [J]. Paediatr Anaesth, 2014, 24 (1): 10-21.

47. Reiterer F, Sivieri E, Abbasi S. Evaluation of bedside pulmonary function in the neonate: From the past to the future [J]. Pediatr Pulmonol, 2015, 50 (10): 1039-1050.

48. Singh R, Courtney SE, Weisner MD, et al. Respiratory mechanics during high-frequency oscillatory ventilation: a physical model and preterm infant study [J]. J Appl Physiol (1985), 2012, 112 (7): 1105-1113.

49. Stankiewicz B, Darowski M, Glapiński J, et al. A new endotracheal tube for infants—laboratory and clinical assessment: a preliminary study [J]. Paediatr Anaesth, 2013, 23 (5): 440-445.

50. Tingay DG, Rajapaksa A, Zonneveld CE, et al. Spatiotemporal aeration and lung injury patterns are influenced by the first inflation strategy at birth [J]. Am J Respir Cell Mol Biol, 2016, 54 (2): 263-272.

51. Pilbean SP, Cairo JM. Mechanical ventilation: physiological and clinical applications [M]. 4th Edition. MOSBY: Elsevier, 2006: 151-230.

52. Goldsmith JP, Karotkin EH, Keszler M, et al. Assisted ventilation of the neonate [M]. 6th Edition. Philadel-

phia: Elsevier, 2017: 188-194.

53. 陆国平. 呼吸机各种波形监测对机械通气参数调节的意义 [J]. 中国小儿急救医学, 2010, 17 (3): 203-206.

54. Ambalavanan N, Carlo WA, Wrage LA, et al. PaCO$_2$ in surfactant, positive pressure, and oxygenation randomised trial (SUPPORT)[J]. Arch Dis Child Fetal Neonatal Ed, 2015, 100 (2): F14514-9.

55. Arca MJ, Uhing M, Wakeham M. Current concepts in acute respiratory support for neonates and children [J]. Semin Pediatr Surg, 2015, 24 (1): 2-7.

56. Azab SF, Sherbiny HS, Saleh SH, et al. Reducing ventilator-associated pneumonia in neonatal intensive care unit using "VAP prevention Bundle": a cohort study [J]. BMC Infect Dis, 2015, 15: 314.

57. Ivanov VA. Reduction of endotracheal tube connector dead space improves ventilation: a bench test on a model lung simulating an extremely low birth weight neonate [J]. Respir Care, 2016, 61 (2): 155-161.

58. Mukerji A, Singh B, Helou SE, et al. Use of noninvasive high-frequency ventilation in the neonatal intensive care unit: a retrospective review [J]. Am J Perinatol, 2015, 30 (2): 171-176.

59. Neumann RP, Pillow JJ, Thamrin C, et al. Influence of gestational age on dead space and alveolar ventilation in preterm infants ventilated with volume guarantee [J]. Neonatology, 2015, 107 (1): 43-49.

60. Tingay DG, Mills JF, Morley CJ, et al. Indicators of optimal lung volume during high-frequency oscillatory ventilation in infants [J]. Crit Care Med, 2013, 41 (1): 237-244.

61. Tingay DG, Rajapaksa A, Zonneveld CE, et al. Spatio-temporal aeration and lung injury patterns are influenced by the first inflation strategy at birth [J]. Am J Respir Cell Mol Biol, 2016, 54 (2): 263-272.

62. Vendettuoli V, Bellù R, Zanini R, et al. Changes in ventilator strategies and outcomes in preterm infants [J]. Arch Dis Child Fetal Neonatal Ed, 2014, 99 (4): F321-324.

63. 早产儿支气管发育不良调查协作组. 早产儿支气管肺发育不良发生率及高危因素的多中心回顾调查分析 [J]. 中华儿科杂志, 2011, 49: 655-622.

64. Merritt TA, Deming DD, Boynton BR. The "new" bronchopulmonary dysplasia: challenges and commentary [J]. Semin Fetal Neonatal Med, 2009, 14 (6): 345-357.

65. Sweet DG, Carnielli V. European consensus guidelines on the management of neonatal respiratory distress syndrome in preterm infants—2013 update [J]. Neonatology, 2013, 103 (4): 353-368.

66. Mercier JC, Hummler H, Durrmeyer X, et al. Inhaled nitric oxide for prevention of bronchopulmonary dysplasia in premature babies (EUNO): a randomised controlled trial [J]. Lancet, 2010, 376: 346-354.

67. American Academy of Pediatrics, Committee on Fetus and Newborn. Policy statement—postnatal corticosteroids to prevent or treat bronchopulmonary dysplasia [J]. Pediatrics, 2010, 126 (4): 800-808.

68. Yeh TF, Lin HC. Early intratracheal instillation of budesonide using surfactant as a vehicle to prevent chronic lung disease in preterm infants: a pilot study [J]. Pediatrics, 2008, 121: 1310-1318.

69. Rhee CJ, Fraser CD, Kibler K, et al. The ontogeny of cerebrovascular pressure autoregulation in premature infants [J]. Acta Neurochir Suppl, 2016, 122: 151-155.

70. Mrozek S, Constantin JM, Geeraerts T. Brain-lung crosstalk: implications for neurocritical care patients [J]. WJCCM, 2015, 4 (3): 163-178.

71. 孙波. 新生儿呼吸支持相关的脑损伤及脑保护策略 [J]. 实用儿科临床杂志, 2010, 25 (2): 81-85.

72. Sobotka KS, Hooper SB, Crossley KJ, et al. Single sustained inflation followed by ventilation leads to rapid cardiorespiratory recovery but causes cerebral vascular leakage in asphyxiated near-term lambs [J]. PLoS One, 2016, 11 (1): e146574.

73. Gonzalez-Lopez A, Albaiceta GM, Talbot K. Newly identified precipitating factors in mechanical ventilation-induced brain damage: implications for treating ICU delirium [J]. Expert Rev Neurother, 2014, 14 (6): 583-588.

74. Polglase GR, Miller SL, Barton SK, et al. Initiation of resuscitation with high tidal volumes causes cerebral hemodynamic disturbance, brain inflammation and injury in preterm lambs [J]. PLoS One, 2012, 7 (6): e39535.

75. Barton SK, Moss TJ, Hooper SB, et al. Protective ventilation of preterm lambs exposed to acute chorioamnionitis does not reduce ventilation-induced lung or brain injury [J]. PLoS One, 2014, 9 (11): e112402.

76. Soubasi V, Mitsakis K, Sarafidis K, et al. Early abnormal amplitude-integrated electroencephalography (aEEG) is associated with adverse short-term outcome in premature infants [J]. Eur J Paediatr Neurol, 2012, 16 (6): 625-630.

77. Vengust M. Hypercapnic respiratory acidosis: a protec-

tive or harmful strategy for critically ill newborn foals？[J]. Can J Vet Res, 2012, 76 (4): 275-280.

78. Tao T, Liu Y, Zhang J, et al. Therapeutic hypercapnia improves functional recovery and attenuates injury via antiapoptotic mechanisms in a rat focal cerebral ischemia/reperfusion model [J]. Brain Res, 2013, 1533: 52-62.

79. 常立文，李文斌 . 新生儿机械通气治疗允许性高碳酸血症 [J]. 中国实用儿科杂志 , 2016, 31 (02): 106-109.

80. Thome UH, Genzel-Boroviczeny O, Bohnhorst B, et al. Permissive hypercapnia in extremely low birthweight infants (PHELBI): a randomised controlled multicentre trial [J]. Lancet Respir Med, 2015, 3 (7): 534-543.

81. Ou X, Glasier CM, Ramakrishnaiah RH, et al. Diffusion tensor imaging in extremely low birth weight infants managed with hypercapnic *vs.* normocapnic ventilation [J]. Pediatr Radiol, 2014, 44 (8): 980-986.

82. Barton SK, Tolcos M, Miller SL, et al. Ventilation-induced brain injury in preterm neonates: a review of potential therapies [J]. Neonatology, 2016, 110 (2): 155-162.

83. Barton SK, Melville JM, Tolcos M, et al. Human amnion epithelial cells modulate ventilation-induced white matter pathology in preterm lambs [J]. Dev Neurosci, 2015, 37 (4-5): 338-348.

84. 杨远，周晓光 . 新生儿呼吸机相关性脑损伤研究进展 [J]. 中华实用儿科临床杂志 , 2019, 34 (5): 397-400.

85. 刘敬 . 极低和超低出生体重儿脑损伤的监测 [J]. 中华围产医学杂志 , 2013, 16 (1): 11-14.

86. 周文浩，程国强 . 新生儿神经重症监护单元的建立与应用 [J]. 中华实用儿科临床杂志 , 2016, 31 (2): 84-89.

87. Cools F, Henderson-Smart DJ, Offringa M, et al. Elective high frequency oscillatory ventilation versus conventional ventilation for acute pulmonary dysfunction in preterm infants [J]. Cochrane Database Syst Rev, 2009,(3): CD000104.

88. Kuluz MA, Smith PB, Mears SP, et al. Preliminary observations of the use of high-frequency jet ventilation as rescue therapy in infants with congenital diaphragmatic hernia [J]. J Pediatr Surg, 2010, 45: 698-702.

89. 张谦慎 . 高频喷射通气在新生儿科的应用 [J]. 中国新生儿科杂志 , 2012, 27 (2): 140-142.

90. van den Hout L, Sluiter I, Gischler S, et al. Can we improve outcome of congenital diaphragmatic hernia？[J]. Pediatr Surg Int, 2009, 25 (9): 733-743.

91. van den Hout L, Tibboel D, Vijfhuize S, et al. The VICI-trial: high frequency oscillation versus conventional mechanical ventilation in newborns with congenital diaphragmatic hernia: an international multicentre randomized controlled trial [J]. BMC Pediatr, 2011, 2 (11): 98.

92. Tissières P, Myers P, Beghetti M, et al. Surfactant use based on the oxygenation response to lung recruitment during HFOV in VLBW infants [J]. Intensive Care Med, 2010, 36 (7): 1164-1170.

93. Loeliger M, Inder TE, Shields A, et al. High-frequency oscillatory ventilation is not associated with increased risk of neuropathology compared with positive pressure ventilation: a preterm primate model [J]. Pediatr Res, 2009, 66,(5): 545-550.

94. Cloherty JP, Eichenwald EC, Hansen AR, et al. Manual of neonatal care [M]. 7th edition. Philadelphia: Lippincott Williams & Wilkins, 2012: 377-392.

95. Gomella TL. Neonatology: management, procedures, on-call problems, diseases, and drugs [M]. 7th edition. New York: McGraw-Hill Education LLC, 2013: 84-88.

96. Suman Sarkar, Anil Paswan, S Prakas. Liquid ventilation [J]. Anesth Essays Res, 2014, 8 (3): 277-282.

97. Yoxall CW, Subhedar NV, Shaw NJ. Liquid ventilation in the preterm neonate [J]. Thorax, 1997, 52 (Suppl 3): S3-8.

98. Galvin IM, Steel A, Pinto R, et al. Partial liquid ventilation for preventing death and morbidity in adults with acute lung injury and acute respiratory distress syndrome [J]. Cochrane Database Syst Rev, 2013, 2013 (7): CD003707.

99. 朱晓东，朱建幸，单炯，等 . 部分液体通气治疗新生儿胎粪吸入综合征疗效观察 [J]. 临床儿科杂志 , 2005, 23 (6): 345-347.

100. 朱晓东，陈菲，嵇若旭，等 . 部分液体通气对胎粪性急性肺损伤的病理学影响 [J]. 中华儿科杂志 , 2008, 46 (10): 774-778.

101. Sage M, Nadeau M, Kohlhauer M, et al. Effect of ultrafast mild hypothermia using total liquid ventilation on hemodynamics and respiratory mechanics [J]. Crybiology, 2016, 73 (1): 99-101.

102. 马娟，李雪，陈龙，等 . 同步间歇指令通气支持下吸入氦氧混合气和空氧混合气治疗胎粪吸入综合征的随机对照试验 [J]. 中国循证儿科学杂志 , 2016, 11 (2): 99-102.

103. 李雪，沈洁，赵锦林，等 . 氦氧混合气吸入联合经鼻间歇正压通气治疗新生儿呼吸窘迫综合征的随机对照研究 [J]. 中国循证儿科学杂志 , 2014, 8 (4):

252-256.

104. Szczapa T, Gadzinowski J, Moczko J, et al. Heliox for mechanically ventilated newborns with bronchopulmonary dysplasia [J]. Arch Dis Child Fetal Neonatal Ed, 2014, 99 (2): 128-133.

105. Li X, Shi Y. Heliox use in ventilation of newborns: authors reply [J]. Indian Pediatr, 2015, 52 (3): 255-256.

106. Li X, Shen J, Zhao J, et al. Nasal intermittent positive pressure ventilation with heliox in premature infants with respiratory distress syndrome: a randomized controlled trial [J]. Indian Pediatr, 2014, 51 (11): 900-902.

107. Li W, Long C, Zhang XH, et al. Nasal intermittent positive pressure ventilation versus nasal continuous positive airway pressure for preterm infants with respiratory distress syndrome: a meta-analysis and up-date [J]. Pediatric Pulmonology, 2014, 23 (2): 655-657.

108. Colnaghi M, Pierro M, Migliori C, et al. Nasal continuous positive airway pressure with heliox in preterm infants with respiratory distress syndrome [J]. Pediatrics, 2012, 129 (2): e333-338.

109. Szczapa T, Gadzinowski J. Use of heliox in the management of neonates with meconium aspiration syndrome [J]. Neonatology, 2011, 100 (3): 265-270.

110. Liu XL, Zhang Q, Ma QJ, et al. Limiting explosible concentration of hydrogen-oxygen-helium mixtures related to the practical operational case [J]. J Loss Prevent Proc, 2014,(29): 240-244.

第三篇

常见新生儿疾病的机械通气

第二十五章

新生儿呼吸暂停

早产儿呼吸中枢及呼吸系统的发育均不成熟，呼吸浅表、节律不规整，尤其是胎龄 <28 周的早产儿，出生时肺发育尚处于囊泡期，需经过 4~6 周逐渐过渡到肺泡期，因此常出现周期性呼吸（periodic breathing）或呼吸暂停（apnea）。如呼吸道气流停止仅持续 5~10 秒，随之进行 10~15 秒的快速呼吸，称周期性呼吸，是早产儿常见表现，一般视为正常现象。呼吸暂停是指呼吸停止时间 >20 秒，或伴有心动过缓（心率 <100 次 /min）或出现低氧血症（表现为青紫、血氧饱和度下降）等，属病理状态。早产儿呼吸暂停发生率与胎龄和出生体重呈反比，胎龄 34~35 周的新生儿呼吸暂停发生率为 7%，胎龄 28~34 周发生率为 25%，而胎龄 28 周以下的早产儿基本都会出现呼吸暂停。出生体重 <1 000g 的新生儿呼吸暂停发生率为 84%。持续超过 20 秒的重度呼吸暂停，会干扰大脑血流动力学，甚至影响患儿远期神经发育。反复呼吸暂停发作可致脑损伤等多种并发症，影响预后甚至导致死亡，应积极预防和及时处理。

第一节　病因

一、内因

原发性呼吸暂停（primary apnea），常指早产儿呼吸暂停（apnea of prematurity，AOP）。这类早产儿不存在任何基础疾病，其原因主要为早产儿呼吸中枢发育不成熟，脑干的组织结构和呼吸神经元间的联结发育不全，传导活动差等，故早产儿呼吸控制系统容易失调，其确切机制目前尚不清楚。

二、外因

许多基础疾病和外界因素可作用于早产儿、足月儿及过期产儿，引起呼吸暂停，故称继发性呼吸暂停（secondary apnea）或症状性呼吸暂停（symptomatic apnea）。引起呼吸暂停的因素主要有以下几方面：

（一）缺氧

包括各种引起低氧血症的疾病，如产时窒息、呼吸系统疾病（气道阻塞、呼吸窘迫综合征、吸入综合征、肺出血、肺气漏等）、心血管系统疾病（心力衰竭、动脉导管未闭、严重先天性心脏病、低血容量性休克等）、血液系统疾病（贫血、红细胞增多症）。

（二）中枢神经系统疾病

缺氧缺血性脑病、颅内出血、脑梗死、伴颅内压增高的脑积水、惊厥、脑畸形、脑肿瘤、胆红素脑病等。

（三）感染性疾病

新生儿常见的感染性疾病如败血症、脑膜炎、肺炎、坏死性小肠结肠炎，以及其他严重感染等均可引起呼吸暂停。

（四）代谢性疾病

新生儿代谢性疾病常表现为低血糖、低血钙症、低钠血症、高钠血症、高氨血症、高镁血症、高钾血症等，亦可导致呼吸暂停。

（五）药物

产妇应用麻醉剂、镇痛剂对胎儿呼吸的抑制或应用成瘾性药物所致的戒断反应，以及生后应用高浓度的苯巴比妥或其他镇静药物，如地西泮、水合氯醛等，也是导致呼吸暂停的重要原因。

（六）迷走神经反射

吸痰管、鼻胃管、气管插管等刺激咽喉部迷走神经，液体或乳汁吸入气道，胃食管反流，吸痰负压过大，均可诱发呼吸暂停及反射性心动过缓。

（七）环境温度

任何快速的体温波动都能引起呼吸暂停，尤其是高体温，也可见于低体温。

（八）气道梗阻

被动体位造成屈曲性呼吸道阻塞，仰卧位时的舌后垂、气道内胎粪或黏痰阻塞等。

第二节　发病机制

一、呼吸中枢发育不成熟

新生儿尤其早产儿，呼吸中枢的神经元无髓鞘化程度低，树突及突触连接数量少，不存在窦房结样的自律性，易导致维持呼吸中枢神经元有节律地释放冲动的功能不全，还有兴奋性神经传递介质（如儿茶酚胺、前列腺素等）不足，多种抑制性神经递质（如 γ- 氨基丁酸、腺苷、β- 内啡肽）的活性异常增强，导致早产儿呼吸暂停。有学者通过脑干听觉诱发电位证实了伴有呼吸暂停的婴儿听神经传导时间延长，随着胎龄增加，脑干听觉诱发时间缩短，呼吸暂停的频率降低。

二、周围化学感受器不成熟

胎龄越小，其呼吸中枢越不成熟，对 CO_2 升高时的通气反应低下，导致呼吸减弱。外周化学感受器主要位于颈动脉体，在机体低氧时，通过感受器所处环境氧分压（PaO_2）下降的刺激使传入冲动增加，反射性刺激增强呼吸反应以适应缺氧环境。增强和减弱外周化学感受器功能，均可能导致早产儿呼吸暂停、心动过缓和氧饱和度降低。目前，外周化学感受器发育不成熟对 AOP 产生的影响尚不清楚。无论足月与否，外周化学感受器敏感性一般在出生后 2 周完全成熟。然而，大多数早产儿严重而持久的呼吸暂停可持续数周到数月。

心动过缓是呼吸暂停的突出特点，有研究指出氧饱和度下降和心率下降有显著相关性。推测在呼吸暂停时，严重 PaO_2 降低对颈动脉体化学感受器的刺激会反射性地兴奋迷走神经，特别在肺牵张反射弱时还可抑制通气，增加对交感神经的反射性兴奋从而导致心动过缓。

三、肋间肌 - 膈神经抑制反射激活

早产儿胸壁顺应性高，如产生一定的潮气量需要做大量的功，可导致能量消耗，故可因疲劳而致膈肌功能衰竭。有证据表明膈肌激活先于上呼吸道（咽、喉）肌肉时，因呼吸肌动作不协调，可致吸气时上呼吸道关闭，造成无效通气。当上呼吸道肌肉作用力不足时，也可造成无效通气。呼吸道梗阻时，加重吸气肌负荷，而小早产儿对负荷的代偿能力差，胎龄越小，代偿能力越差。负荷代偿能力差与胸壁顺应性高及由胸廓变形激活的肋间肌 - 膈神经抑制反射所致吸气时间短有关。以上因素使早产儿易发生梗阻性呼吸暂停，特别是在被动屈颈、仰卧时舌后坠、护理过程中面罩下缘及颏下压力过大等情况时。此外，早产儿发生鼻腔阻塞后不会自动切换到口腔呼吸，鼻塞也可导致呼吸暂停。

四、快速眼球运动睡眠相的呼吸抑制作用

快速眼动睡眠（rapid eye movement sleep, REM sleep）相又称异相睡眠。早产儿 REM 占优势，且胎龄越小 REM 睡眠时间越长。快速动眼睡眠期的呼吸运动较安静睡眠不稳定，因此时的潮气量及呼吸频率均不规则，其中枢呼吸调节的抑制，肋间肌 - 膈神经抑制反射等，都最终导致呼吸暂停。新生儿及早产儿睡眠时间约占 80%，小早产儿浅睡眠时间比例超过 50%，6 个月以后才能达到足月儿水平的 20%，故呼吸暂停发生率明显高于足月儿。从快速动眼睡眠觉醒后的早产儿易发生喉部关闭而导致 AOP 发生。因此，唤醒发生 AOP 的早产儿可能会更加重呼吸暂停症状而不是终止它。

五、喉上神经反射性抑制呼吸

新生儿早期许多心肺反射较活跃。在鼻腔

壁、鼻咽部及喉部分布有大量的神经末梢感受器，对各种化学或机械的刺激反应敏感。胃内容物反流，吞咽呼吸不协调，或其他某些因素致咽部分泌物积聚等，均可通过喉上神经反射性抑制呼吸引起呼吸暂停。这种因为喉感受器激活，吞咽活动和上气道关闭导致呼吸暂停发生的强烈抑制反射被称为喉化学反射。但喉化学反射与早产儿呼吸暂停之间的关联机制不太清楚，与早产儿呼吸暂停类似，喉化学反射亦随着胎龄的增加而成熟。胃食管反流常见于早产儿，可能是导致早产儿呼吸暂停的原因之一。然而，也有学者认为尚无足够证据表明早产儿呼吸暂停和胃食管反流之间有显著性关联。

六、遗传变异

最近研究发现，同性别双胞胎早产儿呼吸暂停的遗传率达 87%，说明遗传趋向性在早产儿呼吸暂停的发生中起非常重要的作用。也有报道父母近亲结婚早产儿的 AOP 发生率较其他早产儿高。此外，先天性中枢性低通气综合征患儿发生 *PHOX2B* 基因突变，提示遗传变异对呼吸调节和呼吸暂停具有一定程度影响。

第三节　分类及临床特征

一、分类

（一）按病因分类

1. 原发性呼吸暂停　单纯由于早产儿呼吸中枢发育不成熟所致，常无其他病因。

2. 继发性呼吸暂停　亦称症状性呼吸暂停，有原发病因存在。

3. 混合性呼吸暂停　兼有以上两类因素。

国外报道以原发性呼吸暂停多见，国内报道以症状性呼吸暂停多见，在湖北省妇幼保健院一组 420 例呼吸暂停患儿中，原发性的仅占 7.1%，与国内早产儿特别是 34 周以下早产儿发生率较低有关。

（二）按病理特点分类

1. 中枢性呼吸暂停　因呼吸中枢受到抑制，其特征是呼吸动作完全停止，气道内气流停止，但无呼吸道阻塞。

2. 梗阻性呼吸暂停　系由于呼吸道梗阻所致，其特征是气道内气流停止，但仍有呼吸运动。

3. 混合性呼吸暂停　兼有以上两类因素，其特征是吸入性呼吸受阻同时伴 2 秒以上中枢性呼吸停止。

国外有人报道早产儿反复呼吸暂停发作时，10%~25% 为中枢性，12%~20% 为梗阻性，53%~71% 为混合性（表现为梗阻性继发中枢性或中枢性继发梗阻性），一个患儿以某一种类型呼吸暂停为主。中枢性呼吸暂停发作时间短，而梗阻性呼吸暂停发作时间长且很快出现心动过缓。梗阻性呼吸暂停在早产儿生后第一天特别常见。

二、临床特征

早产儿反复性呼吸暂停发作多开始于生后 2~7 天，在生后数周内可反复发作，每天发作频率和每次发作的轻重程度不等，尤其多见于快速眼动睡眠（rapid eye movement sleep，REM sleep）和过渡性睡眠时。严重者发作时尚可见青紫、苍白、肌张力低下，系呼吸暂停心动过缓时血流减慢，引起急性缺氧所致。近年 Perlman 等发现，早产儿呼吸暂停伴轻至中度心率减慢（<80~120 次 /min）时，脑血流在舒张期减慢；伴重度心率减慢（80 次 /min）时，脑血流速度在舒张期常降至基线，收缩期流速也明显减慢，主要与心动过缓时动脉血压下降有关。发作时经皮脉搏血氧饱和度和经皮血氧分压亦见下降。呼吸暂停和心动过缓时这一血流动力学的改变，有可能引起脑的缺氧缺血性损害。早期可表现为兴奋、烦躁，以后出现精神萎靡、反应差、意识障碍，甚至昏迷、惊厥等。该学者还认为呼吸暂停伴心动过缓的患儿，其大脑痉挛性瘫痪的发病率增加，系由于继发性的脑室周围白质软化所致。因此，呼吸暂停特别是伴脉搏氧饱和度下降和心率减慢时，应及时给予触觉刺激或用复苏囊进行复苏。如发现不及时，轻者可引起脑损害，重者可导致婴儿猝死综合征（sudden infant death syndrome，SIDS）。

第四节　治疗

首先应确定是原发性呼吸暂停还是继发性呼吸暂停,对于继发性呼吸暂停,应针对病因进行处理,如控制感染、纠正低氧血症、低血糖及酸中毒、纠正贫血、调节适宜温度、解除梗阻等。但有些患儿可能有多个病因,均应查明给予处理。

一、一般治疗

对所有胎龄 <35 周的早产儿至少在生后 1 周应常规使用呼吸、心率、经皮血氧饱和度监护仪进行持续监护,监护应持续到无呼吸暂停发作至少 5 天。

（一）保持呼吸道通畅

新生儿的头颈部应置于舒展位,上呼吸道有分泌物或胃内容物反流时,应轻柔地吸净。

（二）避免诱发呼吸暂停的反射

减少咽部吸引及插管,负压抽吸及放置胃管时动作要轻柔。若用经口喂养发生呼吸暂停时,应改用鼻饲,经鼻饲管喂养时宜采用缓慢滴入法,必要时可用胃肠道外营养。

（三）触觉刺激

给予触觉刺激和托背适用于每天发作 3~5 次的轻度患儿,在首次发作时或其他形式的治疗无效时亦常用,效果确切。缺点是需专人守护,由于每次操作时来不及洗手,有增加感染的可能。如刺激无效,呼吸未恢复,心率仍慢,应给予面罩复苏囊加压给氧。

（四）波动水床

波动水床治疗呼吸暂停的机制为通过前庭的位觉刺激,兴奋呼吸中枢。它可用呼吸机连接于一个橡皮袋代替。Korer 等报道,使用波动水床可分别使中枢性、梗阻性和混合性呼吸暂停发作频率分别降低 25%、35% 和 29%,而不影响睡眠醒觉周期。保持俯卧可显著缩短血氧饱和度下降所致心动过缓的发作时间。缺点是可能漏水、温度不易控制、水的污染和患儿需要一定程度的约束固定。

（五）氧疗

对刺激无反应的新生儿可采用复苏囊辅助通气或氧疗。一般吸入氧浓度低于 40% 或等于呼吸暂停之前的给氧浓度,以避免动脉血氧分压（PaO_2）显著升高。高血氧分压和高氧饱和度还有造成早产儿视网膜损害的危险。以鼻导管给氧为佳,流量 1~2L/min,保持动脉血氧分压在 8.0~10.66kPa（60~80mmHg）或脉搏血氧饱和度在 88%~93% 为宜。

二、药物治疗

（一）氨茶碱

氨茶碱（aminophylline）属甲基黄嘌呤类非选择性腺苷受体拮抗剂,是目前治疗新生儿呼吸暂停的主要药物,对三种类型的呼吸暂停均有效。早期应用可以增加呼吸中枢对 CO_2 的敏感性,兴奋吸气神经元,增加呼吸频率,增加每分钟通气量,还能增加膈肌收缩力,减轻膈肌疲劳,并改善呼吸肌收缩力,增加心脏排出及改善氧合作用,减少呼吸暂停发作的频率和严重程度。其机制是由于抑制磷酸二酯酶,增加环腺苷酸（cAMP）和儿茶酚胺的水平。也有人认为是由于改变细胞内钙离子的浓度,增加骨骼肌的收缩和神经肌肉传导,以及促进肾上腺髓质释放儿茶酚胺而起作用。氨茶碱可经静脉、口服（或经胃管）给药。剂量为负荷量 5mg/kg,口服或静脉注射（输注 15~30 分钟）,接着负荷量 12 小时后开始维持量 2mg/kg,每 12 小时 1 次,疗程 5~7 天。其消除半衰期平均 30.2 小时（19.1~33.8 小时）,在治疗量血药浓度时,约 1/3 与蛋白结合,其代谢物经消化道排泄。氨茶碱的副作用主要有心动过速、低血压、烦躁、惊厥、胃肠道出血、高血糖等。应用过程中应监测血药浓度,使控制在 5~15μg/L 为宜,发生副作用时应减量或换药。

（二）枸橼酸咖啡因

枸橼酸咖啡因（caffeine citrate）其作用机制类似茶碱,对中枢神经系统和呼吸系统作用更强且毒性较小。咖啡因的优点是不改变脑血流,较少引起心动过速,排泄较缓,故血药浓度波动较少,故优于茶碱。其治疗呼吸暂停作用机制包括:①刺激呼吸中枢;②拮抗腺苷（神经递质,可引起呼吸抑制)作用;③改善膈肌收缩力。

目前枸橼酸咖啡因推荐剂量为负荷量20mg/kg，>30 分钟静脉滴注，24 小时后再用维持量 5~8mg/(kg·d)，每天给药 1 次，静脉滴注或口服，疗程 5~7 天。如果呼吸暂停持续，给予枸橼酸咖啡因 10mg/kg 的追加剂量，并增加 20%的维持剂量。一般在患儿胎龄 34~36 周且无呼吸暂停发生 5~7 天之后停药。有效血药浓度保持在 5~20μg/L。枸橼酸咖啡因平均血清半衰期 90~100 小时，由于其半衰期长，停药 1 周后咖啡因的作用可能仍存在。因此，应在停药后持续监护至少 5 天观察有无呼吸暂停发作。

关于咖啡因治疗早产儿呼吸暂停的预后是目前研究的一个热点问题。有研究表明，咖啡因治疗极低出生体重儿的呼吸暂停可明显降低给氧和气管插管的需要，从而降低支气管肺发育不良的发生率。更令人感兴趣的是，有学者提出，相比安慰剂组，咖啡因治疗组的脑瘫和认知延迟的发生率下降，咖啡因能提高极低出生体重儿在 18~21个月的无伴随神经发育残疾的存活率。在动物模型中观察到腺苷 A_1 受体基因的损失可预防缺氧引起的脑物质损耗，咖啡因的调节肺和脑损伤的免疫机制潜在作用，均有助于进一步理解咖啡因有益于神经发育结局的作用机制。

对于咖啡因治疗早产儿呼吸暂停的远期预后问题，有一项针对早产儿呼吸暂停安慰剂 - 咖啡因随机对照试验随访 5 年的调查研究指出，尽管咖啡因组的早产儿粗大运动障碍的严重程度较低，也能有更好的动作协调性和视觉感受，咖啡因并不能显著降低早产儿远期认知障碍、行为问题、一般健康状况、耳聋和失明等不良结局的发生率，以及改善远期死亡率或伴运动功能障碍存活率。

（三）多沙普仑

多沙普仑（doxapram）系一种已证实控制顽固性呼吸暂停有效的药物。小剂量时，它兴奋外周化学感受器，而大剂量时，则直接兴奋呼吸中枢。剂量 1~2.5mg/(kg·h) 静脉滴注，如有效，可减量至 0.5~0.8mg/(kg·h)。副作用有腹胀、胃潴留、激惹、高血糖、轻度高血压及肝功能不全、惊厥等。其制剂中含有苯甲醇，可以引起代谢性酸中毒及 Q-T 间期延长。有报道多沙普仑可引起脑

室内出血和核黄疸，生后第 1 周或血清胆红素浓度增高者不宜使用。因此，在甲基黄嘌呤类药及CPAP 治疗无效的患儿才用多沙普仑。如药物治疗无效，下一步则选择机械通气。

（四）纳洛酮

纳洛酮（naloxone）仅用于因母亲在产程中应用过量的吗啡类麻醉剂、镇痛剂引起的呼吸暂停。纳洛酮属阿片受体拮抗剂，对抗 β- 内啡肽抑制呼吸中枢的作用。剂量每次用 0.1mg/kg 静脉注射或肌内注射，隔 5 分钟可重复 1 次，如给 2~3 剂未见好转，应停止使用，如有效可隔 1~2 小时再用1 次。

三、正压通气治疗

（一）适应证

为触觉刺激、药物治疗、一般氧疗失败的早产儿反复呼吸暂停或由各种基础疾病引起的顽固的症状性呼吸暂停。

（二）持续气道正压通气

1. 持续气道正压通气（continuous positive airway pressure，CPAP）治疗呼吸暂停的作用机制 CPAP 为减少呼吸暂停发作频率的有效方法之一。正规 CPAP 装置应具有流量计、空气氧混合器、加温湿化器、压力控制监测系统。亦可用常频呼吸机经气管内插管作 CPAP，但不适宜长期应用。一般采用双侧鼻塞（鼻塞要适合鼻孔的大小）或气管内插管施行，一般压力 3~5cmH$_2$O 即可。但常需用到 8~10cmH$_2$O 才能得到满意的结果，可能与这些患儿中不少存在胸廓无力和肺容量低有关。其机制可能是在整个呼吸周期提供一定量的压力，增加功能残气量和肺容积，改善氧的运输过程，从而减少低氧血症引起的呼吸暂停。还有人发现 CPAP 可选择性地使梗阻性和混合性呼吸暂停得到缓解，表明 CPAP 的作用与支撑咽腔、保持上呼吸道通畅有关。此外，CPAP 可防止吸气时胸廓变形，提高通气效率，减少肋间肌 - 膈神经抑制性反射，从而减轻呼吸做功。有研究证实 CPAP 可提高小早产儿负荷代偿能力。早期应用 CPAP 可减少需要吸入高浓度氧的时间和减少对机械通气的需要。缺点是比较麻烦，给喂奶带

来困难,造成鼻塞,甚至鼻中隔糜烂或坏死。

2. **压力和氧浓度的调节**　开始时压力依体重而异,<1.5kg 为 3~4cmH$_2$O,1.5~2kg 为 4~5cmH$_2$O,>2kg 为 5~6cmH$_2$O;FiO$_2$ 同应用 CPAP 之前的浓度。10 分钟后作血气分析,如 PaO$_2$ 仍低,可按每次 1~2cmH$_2$O 的梯度提高 CPAP,最高不超过 10cmH$_2$O,并按每次 0.05~0.1 的梯度提高氧浓度。也可将压力保持在 4~6cmH$_2$O 不变,只提高氧浓度。每次升高压力和 FiO$_2$ 后 10 分钟,均应作血气分析,据此调节压力和 FiO$_2$,直到 PaO$_2$ 保持在 8~9.33kPa(60~70mmHg)或脉搏氧饱和度 95%~97%。

3. **可能碰到的问题**

(1)使用鼻塞时,如患儿哭闹或张口,会妨碍压力输入肺内,此时应改用气管内插管。

(2)如压力过高,可妨碍静脉回流,降低心排血量,增加右向左的分流。降低压力即可改善。

(3)如 PaCO$_2$ 增高,提示压力过高,应降低压力。

(4)因吞入空气致腹胀时,必须置胃管排气减压。

4. **撤除 CPAP 的步骤**

(1)当患儿临床状态、脉搏氧饱和度或血气分析改善,为减少氧的毒性作用,应首先降低 FiO$_2$,每次降 0.05。

(2)当氧浓度降至 0.4 时,可渐减压力,每次降 2cmH$_2$O。

(3)每次降低 FiO$_2$ 和压力后 10 分钟均应密切注意脉搏氧饱和度的变化或作血气分析。如压力降至 2~3cmH$_2$O 时仍能维持 PaO$_2$、PaCO$_2$ 及 pH 在正常范围,则可撤除 CPAP。同时适当降低 FiO$_2$。

(4)当氧浓度降至 0.3 后,应非常缓慢地降低,每次降 0.02(因为肺内的感受器对此水平以下的 FiO$_2$ 十分敏感,否则可引起反跳性低氧血症),直到呼吸空气为止。如再出现频繁呼吸暂停、青紫和 / 或心动过缓者,可重新用鼻塞式 CPAP。

（三）机械通气

适用于药物治疗和鼻塞 CPAP(CPAP 6~10cmH$_2$O,FiO$_2$>0.8)的不能控制的呼吸暂停和

心动过缓。需用呼吸机和进行气管内插管,多采用低频率的机械通气,在机械呼吸的间歇期,患儿仍可自主呼吸,这种通气方式称间歇指令通气(intermittent mandatory ventilation,IMV),如用同步呼吸机,则称同步间歇指令通气(synchronized intermittent mandatory ventilation,SIMV)。在机械呼吸后 1/4 时间(同步窗)内,如有自主呼吸且达触发水平,机械呼吸即可与此次自主呼吸同步,故 SIMV 时,触发敏感度的旋钮不能调得过低。在 IMV 或 SIMV 时,可采用压力控制通气(pressure control ventilation,PCV)或容量控制通气(VCV),现代呼吸机均具有旁路气流(bias flow),可缩短呼吸机的触发送气时间,补偿漏气和稳定 CPAP 的基线压。IMV 或 SIMV 可以和 CPAP 联用,PCV 或 VCV 在 IMV 或 SIMV 的机械通气部分起作用,而 bias flow 和 CPAP 在 IMV 或 SIMV 的自主呼吸部分起作用。

1. **IMV 或 SIMV 治疗呼吸暂停的作用**　由于呼吸暂停患儿在自主呼吸时相常能维持正常通气,而在呼吸暂停时相通气不足,轻者导致 PaO$_2$ 下降,重者可伴 PaCO$_2$ 轻度升高,虽然呼吸暂停引起的是间歇性的 PaO$_2$ 下降,但如频繁发作,可产生缺氧的累积作用,对脑和全身器官造成损害。IMV 或 SIMV 可以弥补呼吸暂停患儿呼吸暂停时相通气之不足,其升高 PaO$_2$ 作用显著,且可降低 PaCO$_2$,对 CPAP 治疗失败的患儿在 CPAP 的基础上加用 IMV 或 SIMV,常可获得良好效果,对缺氧性或梗阻性呼吸暂停效果亦显著。

2. **呼吸机参数的设定和调节**　早产儿反复性呼吸暂停或无呼吸系统病变的足月儿症状性呼吸暂停,其呼吸道的机械力学(阻力、顺应性等)常无明显异常,仅为呼吸暂停引起的呼吸频率降低导致每分钟通气量不足,故吸气峰压(PIP)或潮气量(VT)无需过高,频率设定也只是弥补患儿自主呼吸频率之不足,亦无需过高。一般建议的初调设定值如下:PIP 10~18cmH$_2$O(或 V$_T$ 4~6ml/kg),PEEP/CPAP 3~4cmH$_2$O,吸气时间(Ti)0.4~0.5 秒,机械通气频率 15~20 次 /min,FiO$_2$ 用上机之前的氧浓度。上机后 10~15 分钟作血气分析,根据血气分析结果调节有关参数,维持血气在正常范围。

除非有严重的基础疾病,一般无需用辅助控制通气(A/C)模式。

3. 可能碰到的问题

(1)由于 IMV 或 SIMV 需要气管内插管,可能发生与气管插管有关的并发症。在使用呼吸机过程中如病情骤然恶化,首先应考虑气管插管阻塞或移位。这时应将呼吸机暂时取下,吸痰后用复苏囊加压给氧,并用喉镜检查气管插管的位置。如属插管阻塞或移位,应重换插管。

(2)由于呼吸暂停患儿所用 PIP 较低,极少压力损伤,但 IMV 或 SIMV 与 CPAP 联用,其升高 PaO_2 的作用较单用 CPAP 显著,如未注意监测脉搏氧饱和度和/或血气分析,有可能发生高氧血症和/或低碳酸血症,应及时降低 FiO_2 和机械通气频率。

(3)少数患儿偶可发生人机对抗,可选用肌松剂维可罗宁(vecuronium)或潘可罗宁(pancuronium),不宜使用镇静剂。

4. 呼吸机的撤除　随着脉搏氧饱和度和/或 PaO_2 的改善,可以逐渐降低 FiO_2,如病情改善和呼吸暂停减少,可逐渐降低机械通气频率,若机械通气频率降至 5 次/min 仍能维持血气正常,可考虑改用 CPAP。

第五节　预后及展望

一、预后

多数早产儿呼吸暂停一般到胎龄 37~40 周可自行消失,然而,一些更不成熟的早产儿呼吸暂停发作可超过这一时间,其心肺活动在胎龄 43~44 周恢复到正常基线水平。但矫正胎龄 43~44 周之后,早产儿心肺事件的发生率并没有显著超过足月儿。这些早产儿心肺事件的持久性可能会使其出院延迟,表现出较频繁的少于 70~80 次/min 的心动过缓和短暂的呼吸停止,其具体原因目前还不清楚,但有数据表明可能是迷走神经活动的现象且预后良好。

对于这些持续呼吸暂停的早产儿的管理尚未达成共识,但目前努力的方向是让家长在家中照顾患儿,并减少呼吸暂停发作所带来的危险。具体注意事项:①呼吸阻抗记录和心电图可用于记录 12~24 小时内发生的呼吸暂停和心动过缓,但它们不能预测婴儿猝死综合征(sudden infant death syndrome,SIDS)的风险。②当停药后再次出现呼吸暂停时继续使用咖啡因。在接近 2 个的月时间内密切监测,尝试逐渐撤药。③有些婴儿可在家中进行心肺监护,必须为家长提供有力的社会心理支持,并让他们熟练掌握心肺复苏(cardiopulmonary resuscitation,CPR)和监护仪的使用。无症状的早产儿则不需要常规家庭监护,但使用家庭心肺监测直到矫正胎龄 43~44 周,可替代住院时间的延长。

二、展望

早产儿生后会面临多种问题,许多情况可以导致神经发育不良结局,例如有过高胆红素血症病史的早产儿与持续呼吸暂停有关。现有数据表明住院期间呼吸暂停和辅助通气的天数,影响着神经发育结局。也有研究显示超过矫正胎龄 36 周的延迟性呼吸暂停和心动过缓的不良神经发育结局的发生率较高。生命早期反复发作的饱和度下降与外周和中枢呼吸控制机制对神经元可塑性产生的影响,可作为未来的一个重要研究方向。早产儿呼吸暂停发病机制复杂,呼吸中枢和肺发育不成熟是其主要原因,同时遗传特异性体质及多种神经递质在其发病中也发挥一定作用。而许多药物和物理治疗方法的疗效和长期安全性仍不清楚。因此,进一步深入研究早产儿呼吸暂停的发病机制及其对神经发育的影响将有助于对临床治疗提供新的依据。

(夏世文)

第二十六章

新生儿呼吸窘迫综合征

新生儿呼吸窘迫综合征（neonatal respiratory distress syndrome，NRDS）为肺表面活性物质（pulmonary surfactant，PS）缺乏所致，多见于早产儿和剖宫产新生儿，生后数小时出现进行性呼吸困难、青紫和呼吸衰竭。病理上可见肺泡出现肺透明膜，故又称肺透明膜病（hyaline membrane disease，HMD）。

第一节　病因

一、肺表面活性物质缺乏

1959 年，Avery 和 Mead 发现 RDS 为肺表面活性物质缺乏所致。PS 由肺泡 II 型上皮细胞合成分泌，分布于肺泡表面形成单分子层，能降低肺泡表面张力，防止肺泡萎陷和肺水肿。PS 主要成分为磷脂（phospholipids），约占 90%，其次为肺表面活性物质蛋白（surfactant protein，SP），占 5%~10%，其余为中性脂肪和糖。磷脂有 6 种，主要为双饱和二棕榈酰磷脂酰胆碱（dipalmitoyl phosphatidylcholine，DPPC），其他有磷脂酰甘油（phosphatidyl glycerol，PG）、磷脂酰乙醇胺（phosphatidyl ethanolamine，PE）、磷脂酰肌醇（phosphatidylinositol，PI）、磷脂酰丝氨酸（phosphatidylserine，PS）、鞘磷脂（sphingomyelin，SM）等。SP 有 4 种，即 SP-A、SP-B、SP-C 和 SP-D，其中 SP-B 和 SP-C 为疏水性小分子蛋白，磷脂必须与 SP-B、SP-C 相结合才能发挥最佳作用，SP-A 和 SP-D 主要参与呼吸防御功能。

二、导致肺表面活性物质缺乏的常见原因

（一）早产儿

RDS 主要发生在早产儿，这与早产儿肺未成熟合成分泌 PS 量不足直接有关。胎龄 15 周时，可在细支气管测得 SP-B 和 SP-C 的 mRNA，胎龄 24~25 周开始合成磷脂和活性 SP-B，以后 PS 合成量逐渐增多，但直到胎龄 35 周左右 PS 量才迅速增多。因此，胎龄 <35 周的早产儿易发生 RDS，并且胎龄越小 RDS 发生率越高。

（二）剖宫产新生儿

剖宫产新生儿容易发生湿肺，重症湿肺常继发肺表面活性物质缺乏，发生 RDS。择期剖宫产者在分娩未发动之前行剖宫产，因未经正常宫缩，儿茶酚胺和肾上腺皮质激素的应激反应较弱，PS 分泌减少，容易发生 RDS。

（三）糖尿病母亲新生儿

母亲患糖尿病时，胎儿血糖增高，胰岛素分泌相应增加，胰岛素可抑制糖皮质激素，而糖皮质激素能刺激 PS 的合成分泌。因此，糖尿病母亲新生儿 PS 合成分泌受影响，肺发育未成熟，即使为足月儿或巨大儿，仍可发生 RDS。

（四）围产期窒息

围产期窒息所致的缺氧、酸中毒、低灌注可抑制 PS 的合成分泌，导致 PS 缺乏，从而诱导 NRDS 的发生。

（五）SP-A 基因变异

为什么有些早产儿易发生 RDS，而有些早产儿不易发病？研究显示可能与 SP-A 等位基因变异有关，SP-A 等位基因 6A² 和 1A 是 RDS 的易感基因，等位基因 6A³ 和 1A⁵ 为保护基因，RDS 患

儿 $6A^2$ 和 $1A$ 基因过度表达,$6A^3$ 和 $1A^5$ 基因表达下调。

(六) SP-B 基因缺陷

已有许多报道因患儿 SP-B 基因缺陷,不能表达 SP-B,PS 不能发挥作用,这些患儿不管足月或早产,易发生 RDS。

(七) 重度 Rh 溶血病

重症 Rh 溶血病患儿胰岛细胞代偿性增生,胰岛素分泌过多,抑制 PS 合成分泌。

第二节 发病机制与临床表现

一、发病机制

PS 的主要功能是降低肺泡表面张力,维持肺泡稳定。PS 缺乏时肺泡壁表面张力增高,肺泡逐渐萎陷,出现进行性肺不张,发生缺氧、酸中毒,导致肺小动脉痉挛,肺动脉高压,动脉导管和卵圆孔开放,出现右向左分流。结果使缺氧加重,肺毛细血管通透性增高,血浆纤维蛋白渗出,形成肺透明膜,使缺氧酸中毒更加严重,造成恶性循环。

RDS 患儿肺呈暗红色,质韧,在水中下沉。光镜下见广泛的肺泡萎陷,肺泡壁附一层嗜伊红的透明膜,气道上皮水肿、坏死、脱落和断裂。电镜下肺Ⅱ型细胞中的板层小体成为空泡。肺及肺外脏器组织广泛微血栓形成。

二、临床表现

由于病因不同,发生 RDS 新生儿的胎龄和出生体重不同,不同类型 RDS 的临床特点有所不同,以下是常见新生儿 RDS 的临床表现。

(一) 早产儿 RDS 临床表现

RDS 的典型临床表现主要见于早产儿,生后不久(1~2 小时)出现呼吸急促,60 次 /min 以上,继而出现呼气性呻吟,吸气时三凹征,病情呈进行性加重,至生后 6 小时症状已十分明显。然后出现呼吸不规则、呼吸暂停、青紫、呼吸衰竭。体检两肺呼吸音减弱。血气分析 $PaCO_2$ 升高,PaO_2 下降,BE 负值增加,生后 24~48 小时病情最重,病死率较高,能生存 3 天以上者肺成熟度增加,可逐渐

恢复,但不少患儿并发肺部感染或 PDA,使病情再度加重。轻型病例可仅有呼吸困难、呻吟,而青紫不明显,经持续气道正压呼吸(CPAP)治疗后可恢复。近年由于肺表面活性物质的预防和早期使用,RDS 的典型临床表现已比较少见。

(二) 剖宫产新生儿 RDS 临床表现

主要见于晚期早产儿和足月儿,与剖宫产的胎龄密切相关,胎龄 37 周择期剖宫产者 RDS 发生率 3.7%,38 周为 1.9%,39 周以后明显减少,为0.9%。剖宫产新生儿 RDS 起病时间差别较大,有些患儿生后 1~2 小时即发生严重呼吸困难,而有些患儿生后呼吸困难并不严重,胸片为湿肺表现,但生后第 2、3 天呼吸困难突然加重,胸片两肺呈白肺,发生严重呼吸衰竭。常合并重症持续肺动脉高压(PPHN),表现为严重低氧性呼吸衰竭。

(三) 其他类型 RDS 临床表现

基因缺陷 RDS 主要是 SP-B 基因缺陷,临床表现为重症呼吸衰竭,给肺表面活性物质治疗后短时间内(1~2 小时)临床表现改善,但 5~6 小时后临床表现又非常严重,依赖肺表面活性物质的治疗,最终预后较差,多于数天内死亡,杂合子者临床表现较轻。

(四) RDS 合并症

1. 动脉导管未闭(patent ductus arteriosus,PDA) 早产儿动脉导管组织发育未成熟,常发生动脉导管未闭。在 RDS 早期,由于肺血管阻力较高,易出现右向左分流。在恢复期,肺血管阻力下降,出现左向右分流。RDS 患儿 PDA 发生率可达 30%~50%,常发生在恢复期。发生 PDA 时,因肺动脉血流增加致肺水肿,出现心力衰竭、呼吸困难,病情加重。在心前区胸骨左缘第 2~3 肋间可闻及收缩期杂音,很少呈连续性杂音。

2. 持续性肺动脉高压(PPHN) 由于缺氧和酸中毒,发生肺血管痉挛,RDS 患儿易合并PPHN,其中剖宫产新生儿 RDS 更易合并 PPHN,并且病情非常严重。PPHN 发生右向左分流,使病情加重,血氧饱和度下降,青紫不易改善。

3. 支气管肺发育不良(broncho-pulmonary dysplasia,BPD) 由于早产儿肺发育未成熟,并且长时间吸入高浓度氧和机械通气,造成肺损伤,

肺纤维化,导致 BPD。

4. 肺出血　严重病例常发生肺出血,主要与早产、缺氧有关。

5. 颅内出血　RDS 可发生颅内出血,主要与早产、缺氧有关,亦可能与机械通气治疗有关。

第三节　诊断与鉴别诊断

一、诊断

(一)病史

患儿多为早产儿、剖宫产新生儿、糖尿病母亲婴儿等。

(二)临床表现

患儿常在生后很快出现呻吟、呼吸增快,发生进行性呼吸困难和呼吸衰竭。

(三)肺部 X 线检查

是临床诊断 RDS 的主要手段,需多次床旁摄片观察动态变化。按病情严重程度可将胸片改变分为 4 级:Ⅰ级:两肺野普遍透亮度降低(充气减少),可见均匀散在的细小颗粒(肺泡萎陷)和网状阴影(细支气管过度充气);Ⅱ级:除Ⅰ级变化加重外,可见支气管充气征(支气管过度充气),延伸至肺野中外带;Ⅲ级:病变加重,肺野透亮度更加降低,心缘、膈缘模糊;Ⅳ级:整个肺野呈白肺,支气管充气征更加明显,似秃叶树枝。胸廓扩张良好,横膈位置正常。Ⅰ级和Ⅱ级为早期变化,Ⅲ级和Ⅳ级病情严重(图 3-26-1、3-26-2)。

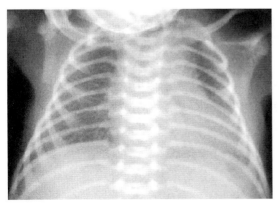

图 3-26-1　新生儿呼吸窘迫综合征(Ⅱ级)
X 线胸片示肺野呈毛玻璃样改变及支气管充气征

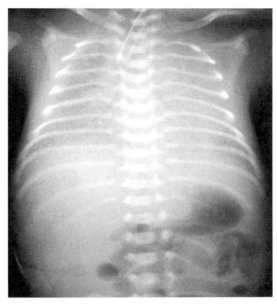

图 3-26-2　新生儿呼吸窘迫综合征(Ⅳ级)
X 线胸片示肺野呈白肺改变

(四)肺成熟度检查

产前取羊水,出生后取患儿气道吸取物或胃液,通过检查 PS 主要成分,评估肺成熟度(lung maturity),协助诊断。主要有以下 5 种方法:①卵磷脂/鞘磷脂比值(L/S):用薄层层析法,羊水 L/S<1.5 表示肺未成熟,RDS 发生率可达 58%;L/S 1.5~1.9 表示肺成熟处于过渡期,RDS 发生率约 17%;L/S 2.0~2.5,表示肺基本成熟,RDS 发生率仅 0.5%。②稳定微泡试验(stable microbubble test):取胃液或气道吸出物 0.5ml,用内径 1mm 的吸管吸取胃液至吸管 5cm 处,将吸管垂直于载玻片上,反复吸出吸入 20 次,迅速反转载玻片,与凹形载液玻片重叠 4 分钟,用显微镜观察 $1mm^2$ 中直径 <15μm 的稳定小泡数量,小泡数量 <10 个 $/mm^2$,提示肺未成熟,易发生 RDS。③泡沫试验(fluorescent test):PS 有助于泡沫的形成和稳定,而纯酒精阻止泡沫的形成。取羊水或气道吸出物 1ml,加等量 95% 酒精,用力摇荡 15 秒,静止 15 分钟后观察试管液面周围泡沫环的形成。无泡沫为(−),表示 PS 缺乏,肺未成熟,易发生 RDS;泡沫少于 1/3 试管周围为(+),泡沫多于 1/3 试管周围为(++),表示已有一定量 PS,但肺成熟度还不够;试管周围有一圈或双层泡沫为(+++),表示 PS 较多,肺已成熟。

二、鉴别诊断

（一）B 族溶血性链球菌感染

产前或分娩过程中发生的 B 族溶血性链球菌肺炎或败血症，临床表现和肺部早期 X 线表现极似 RDS，但该病常有孕妇羊膜早破史或感染表现，肺部 X 线改变有不同程度的融合趋势，病程经过与 RDS 不同，用青霉素有效。

（二）湿肺

重症湿肺两肺病变比较严重，需与 RDS，但湿肺病程相对较短，X 线表现以肺泡、间质、叶间胸膜积液为主。

（三）吸入性肺炎

生后即呼吸困难、呻吟，但不呈进行性发展，X 线表现肺气肿较明显。

第四节　预防与治疗

一、产前激素预防

（一）使用指征

RDS 的预防应从出生前开始，多中心临床对照研究显示，对可能发生早产的产妇产前使用激素可降低新生儿 RDS、脑室内出血及坏死性小肠结肠炎（necrotizing enterocolitis，NEC）的发生率，降低新生儿病死率（RR 0.55；95% 置信区间：0.43~0.72），产前预防 RDS 效果肯定。目前推荐对所有胎龄 <34 周先兆早产的产妇产前使用激素，在发达国家胎龄 <34 周先兆早产的产妇产前激素使用率达到 80%~85%，而我国使用率还比较低，一般报道为 30%~40%。近年研究显示，对胎龄 35~38 周择期剖宫产者，产前给予激素治疗可以降低新生儿重症 RDS 发生率。

（二）使用方法

以往认为产前使用激素倍他米松疗效优于地塞米松，近年研究显示倍他米松与地塞米松疗效基本相似。倍他米松：每次 12mg，间隔 24 小时，一个疗程 2 次；或地塞米松：每次 6mg，间隔 12 小时，一个疗程 4 次。使用方法为静脉或肌内注射。产前激素治疗的最佳时间是分娩前 24 小时 ~7 天

内，超过 14 天则疗效降低。

（三）疗程

一般使用 1 个疗程即可，单程产前激素治疗对产妇及胎儿短期内无明显不良反应。使用多疗程者，可能增加不良反应。第一个疗程产前倍他米松治疗结束后 1 周可对先兆早产孕妇重复单疗程治疗，这样可以降低 RDS 及其他短期内危及胎儿健康疾病的发生率，但胎儿出生体重会有所下降。多疗程激素治疗对胎儿生长存在一定影响，因此，目前对超过一个疗程的产前激素治疗仍存在许多担忧，还有待进一步的长期研究。

二、无创通气

近年提倡使用无创呼吸支持治疗新生儿 RDS，包括经鼻持续气道正压通气（nCPAP）、双水平气道正压通气（BiPAP 和 SiPAP）和经鼻间歇正压通气（nIPPV）等。CPAP 能使肺泡在呼气末保持正压，防止肺泡萎陷，并有助于萎陷的肺泡重新张开。对轻、中度 RDS，通常使用 INSURE（intubation-surfactant-extubation）技术，即气管插管 - 给 PS 治疗 - 拔管 -CPAP。主要方法是：一旦出现呻吟，给予气管插管（IN），使用 PS 治疗（SUR），然后拔管（E），使用 CPAP 维持，压力 5cmH$_2$O。及时使用无创呼吸支持可减少机械通气的使用，降低 BPD 发生率。nIPPV 的治疗效力比 CPAP 好。如使用无创呼吸支持后出现反复呼吸暂停、PaCO$_2$ 升高、PaO$_2$ 下降，应改用机械通气。

三、肺表面活性物质治疗

对诊断 RDS 者应尽快使用肺表面活性物质（PS）治疗，目前 PS 已成为 RDS 的首选常规治疗，国际上已有 7~8 种 PS 药品，国内有 2 种 PS 药品可供选用。使用 PS 治疗 RDS 需注意以下问题：

（一）药品选择

PS 药品分为天然型和合成型，天然型 PS 从牛或猪肺提取，合成型 PS 为人工合成。天然型 PS 疗效明显优于合成型 PS，合成型 PS 多用于预防或轻症病例。

（二）给药时机

PS 给药时机分为产房预防、早期治疗和抢救性治疗。

1. 产房预防　是指在产房复苏后立即给药，一般为生后 15~30 分钟，给 1 次。预防指征不同国家不一样，欧洲新生儿 RDS 防治指南建议：对胎龄 <26 周，产前未使用激素者考虑在产房使用 PS 预防，预防给药可使 RDS 发生率减少 1/3。

2. 早期治疗　是指生后 2 小时内，出现呼吸困难、呻吟，胸片显示两肺透亮度下降，颗粒网状影，立即给药。根据疗效 - 费用分析，应该提倡早期治疗。

3. 抢救性治疗　是指病情非常严重，X 线出现典型 RDS 改变才给药。

（三）给药剂量

PS 剂量范围比较宽，迄今为止国际报道最大剂量范围为每次 50~200mg/kg。但每种 PS 药品各自有推荐剂量，且各不相同，多数为每次 100~200mg/kg，也有用 50~100mg/kg。一般认为，重症病例需用较大剂量，剂量大效果好，而轻症病例和预防用药不需要大剂量，使用推荐剂量的下限即可。

（四）给药次数

对轻症病例一般给 1 次即可，对重症病例需要多次给药，现主张按需给药，如呼吸机参数吸入氧浓度（FiO_2）>0.4 或平均气道压（MAP）>8cmH_2O，应重复给药。根据国内外经验总结，严重病例需给 2~3 次，但一般最多给 4 次，间隔时间根据需要而定，一般为 6~12 小时。

（五）给药方法

PS 有 2 种剂型，须冷冻保存，干粉剂用前加生理盐水摇匀，混悬剂用前解冻摇匀，使用前将药瓶置于 37℃ 预热数分钟，使 PS 磷脂更好地分散。用 PS 前先给患儿吸痰，清理呼吸道，然后将 PS 经气管插管缓慢注入肺内，仰卧位给药，不需要多个体位。近年来，随着肺保护通气策略的提出，国外学者推荐最小损伤气管内注入 PS 的方法，包括 LISA（less invasive surfactant administration）和 MIST（minimally invasive surfactant treatment）技术，即在使用喉镜暴露声门下，将细软导管置于气管内，在 nCPAP 下维持自主呼吸，PS 在几分钟内缓慢注入，不需要球囊加压，可降低 PS 常规给药带来的潜在不良反应。

四、常频机械通气

对严重 RDS 需用机械通气，一般先使用常频机械通气，可以采用压力限制模式，也可采用容量限制模式，如常频机械通气疗效不理想，可采用高频机械通气（HFV）。

（一）应用指征

严重病例应早期应用机械通气治疗，应用指征为：①无创通气治疗无效，$PaCO_2$>60mmHg；②无创通气 FiO_2>0.4 才能维持；③反复呼吸暂停发作者。

（二）通气模式的选择

对 RDS 患儿可以选择压力限制和时间切换型通气模式，呼吸机送气时气道压力恒定，通常采用间歇正压通气（IPPV）或间歇指令通气（IMV）和呼气末正压（PEEP）。但潮气量随肺顺应性和气道阻力变化而不稳定，如果肺顺应性好、气道阻力低，则潮气量明显增加，发生肺过度膨胀，导致肺容量性损伤。也可以选择容量型通气模式，呼吸机送气时潮气量恒定，可减少肺容量损伤。通常采用压力调节的容量控制模式（PRVC）和容量保证通气模式（VG）。

（三）参数调节

初调参数：呼吸频率（RR）30~60 次 /min，吸气峰压（PIP）15~25cmH_2O，呼气末正压（PEEP）5~8cmH_2O，吸气时间（Ti）0.3~0.4 秒，吸入氧浓度（FiO_2）30%~40%，对于超低出生体重儿各项参数要低一些。

然后根据病情变化和血气分析及时调整呼吸机参数，给予机械通气 30 分钟后测血气分析。如仅经皮血氧饱和度 <90%，可先调高 FiO_2，然后调高 PIP 和 RR，如仅 $PaCO_2$>60mmHg 应先调快呼吸频率，然后调高 PIP。PEEP 的调节要根据肺部 X 线检查，如两肺广泛颗粒影，肺透亮度明显降低，可调高 PEEP；如肺透亮度增加，通气明显改善，应调低 PEEP，以免发生气漏。

（四）机械通气的撤离

在机械通气过程中要不断对病情进行评价，如患儿一般状况好转，X 线显示肺部病变明显改善，血气分析维持在目标值水平，呼吸力学指标明显好转，应逐渐降低通气参数，准备撤离机械通气。如呼吸机频率 <30 次 /min，可改为同步间歇指令通气（synchronized intermittent mandatory ventilation，SIMV），锻炼患儿的自主呼吸，随着病情的改善，可进一步调低呼吸机参数。如 SIMV 频率减到 8~10 次 /min，血气分析维持正常，肺部病变基本消失，可考虑拔除气管插管，撤离机械通气。对于机械通气时间比较长、自主呼吸较弱的患儿，在撤离机械通气后可以改用鼻塞 CPAP 维持。

五、高频机械通气

研究表明，高频振荡通气（high frequency oscillatory ventilation，HFOV）能迅速改善氧合及气体交换，使气漏发生率降低，肺水肿渗出、炎症变化及组织改变减轻。应用肺复张策略使肺容量处于最佳状态，可减少肺损伤的发生。故高频通气可用于常频通气治疗效果欠佳或无效的患儿，或出现并发症如气漏、肺动脉高压等，表现为用高浓度氧气、高通气方式治疗后仍不能维持适当血氧分压的患儿。

（一）HFOV 治疗指征

在常频通气条件下，FiO_2>0.6，MAP>12cmH_2O，PIP>22cmH_2O，PEEP>7cmH_2O，患儿 PaO_2 仍持续低于 50mmHg 达 4 小时以上。

（二）HFOV 初始参数选择

振荡频率（f）8~10Hz，平均气道压（Paw）10~15cmH_2O 或在常频通气基础上增加 2cmH_2O，振荡压力幅度（△P）通常为 Paw 的 2 倍，对 $PaCO_2$ 增高明显者可用 40cmH_2O，偏置气流（bias flow）6L/min，FiO_2 为 0.4，吸气时间（Ti）33%。

（三）HFOV 参数的调整

根据血气分析和经皮血氧饱和度监测结果调整 HFOV 参数，如需提高 PaO_2，可调节以下参数：将 FiO_2 调高 0.1~0.2；提高 △P 5~10cmH_2O；增加 Ti 5%~10%；增加偏置气流 1~2L/min。如需降低 $PaCO_2$，可调节以下参数：提高 △P 5~10cmH_2O；降低 MAP 2~3cmH_2O；降低 Ti 5%~10%。参数调整以经皮血氧饱和度维持在 0.9~0.95，X 线胸片示膈肌位于第 8~9 后肋水平为原则。

（四）高频通气的撤离

在患儿生命体征稳定，面色红润，经皮血氧饱和度 90%~95%，血气结果维持在目标值范围，X 线胸片显示肺部通气状态明显改善，可逐渐调低参数。当 FiO_2 调低至 0.3，Paw 降至 10~12cmH_2O 仍能维持血气正常，可改为常频通气，逐渐撤机。

六、体外膜肺氧合

对少数严重病例，上述治疗方法无效时，可用体外膜肺氧合（ECMO）技术治疗，发达国家一些较大的新生儿医疗中心已开展该技术，作为严重呼吸衰竭的最后治疗手段。

七、对症与支持治疗

RDS 因缺氧、高碳酸血症导致酸碱、水电解质、循环功能失衡，应予及时纠正，使患儿度过疾病极期。液体量不宜过多，以免造成肺水肿，生后第 1、2 天控制在 60~80ml/kg，第 3~5 天 80~100ml/kg；代谢性酸中毒可给 5% 碳酸氢钠，所需量（ml）=BE × 体重（kg）×0.5，先给半量，稀释 2 倍，静脉滴注；血压低可用多巴胺 3~5μg/（kg·min）。

八、合并症治疗

（一）合并 PDA 的治疗

可使用吲哚美辛，首剂 0.2mg/kg，第 2、3 剂：日龄 <7 天且出生体重 <1 250g 者 0.1mg/（kg·次），日龄 >7 天或出生体重 >1 250g 者 0.2mg/（kg·次），每剂间隔 24 小时，口服、静脉滴注或栓剂灌肠，日龄 <7 天者疗效较好。吲哚美辛副作用有肾功能损害、尿量减少、出血倾向、血钠降低、血钾升高，停药后可恢复。也可用布洛芬静脉滴注或口服治疗，首剂 10mg/kg，第 2、3 剂 5mg/kg。布洛芬治疗 PDA 的疗效与吲哚美辛相似，对肾脏的副作用较吲哚美辛少。若药物不能关闭动脉导管，并严

重影响心肺功能时,应行手术结扎。

（二）合并肺动脉高压的治疗

吸入一氧化氮(NO),先用 5ppm(1ppm=1cm³/m³),如疗效不理想,可逐渐增加 10~20ppm,然后逐渐下降,一般维持 3~5 天。如没有一氧化氮,可使用西地那非,剂量每次 1~3mg/kg,间隔每 6~8 小时,口服。

如没有上述药物,肺动脉压力仍然很高,紧急抢救时也可使用硫酸镁,首剂 200mg/kg,缓慢静脉滴注(30 分钟),然后用维持量 20~30mg/(kg·h),硫酸镁浓度 5%。硫酸镁疗效不如吸入 NO,且副作用较多,须注意心率、呼吸、血压、肌张力等。

（陈　超）

第二十七章
新生儿胎粪吸入综合征

胎粪吸入综合征(meconium aspiration syndrome,MAS)或称胎粪吸入性肺炎,是由于胎儿在宫内或产时吸入胎粪污染的羊水所致,主要以呼吸道机械性阻塞及化学性炎症为主要病理特征,以出生后出现呼吸窘迫为主要临床表现的临床综合征,多见于足月儿或过期产儿。国内报道 MAS 占新生儿呼吸衰竭的 10%,病死率为 39.3%;国外发病率为 1.0%~9.2%,病死率为 4.2%~28.0%。

第一节 病因、发病机制与病理特点

一、病因与发病机制

(一)胎粪污染羊水与胎粪吸入

随着胎儿的成熟,一方面其胃肠激素,如肠动素(motilin)水平增高,促使胎儿肠蠕动和排胎粪;另一方面,胃肠神经丛髓鞘也日渐成熟,当副交感神经兴奋时可促使胎粪排出。因而,在正常情况下,胎龄在 34 周以前的妊娠很少在羊水中出现胎粪,足月或过期胎儿在宫内可有少量胎粪排出。妊娠晚期在羊水中出现胎粪,是胎儿胃肠道成熟的反映。当胎儿出现宫内缺氧时,胃肠壁受到缺氧刺激产生胃动素增加,或缺氧刺激迷走神经使肛门括约肌松弛排出胎粪,从而造成羊水胎粪污染(meconium-stained amniotic fluid meconium contamination,MSAF)。促进宫内胎粪排出的因素还有:胎盘功能不良、孕母高血压、先兆子痫、羊水过少、孕母药物成瘾等。最近一项大样本的临床研究表明,在 132 884 例活产儿中,出现 MSAF 10 540 例,发生率为 7.93%。MSAF 的发生率随胎

龄增长而增加,胎龄在 37~38 周分娩者 MSAF 发生率为 3.52%;胎龄在 39~41 周分娩者 MSAF 发生率为 9.07%;胎龄在 42~43 周分娩者 MSAF 发生率为 14.37%。MSAF 按羊水中进入的胎粪量引起羊水性状改变的程度分为三度,一般来说,羊水 I 度甚至 II 度污染,胎心始终良好者,不一定是胎儿窘迫,临床上最担心的是 III 度污染,往往提示胎儿窘迫,应及早结束分娩。

胎儿在宫内有很浅的呼吸运动,仅有 1ml 液体在支气管树内从肺脏向羊水移动,即使偶有深呼吸运动也不会使羊水进入肺内。当胎儿宫内窘迫时,缺氧刺激不仅使肛门括约肌松弛排出胎粪到羊水中,而且会刺激呼吸中枢引起喘息。因此,在宫内可能使胎儿将胎粪吸入肺内。在出生的最初几次呼吸动作时,或胎儿发生喘息时,胸腔内产生较大负压,咽喉部和气管内胎粪可向下移动至下呼吸道,发生气道阻塞。

(二)胎粪引起的损害

1. 胎粪引起的机械性损害 胎粪吸入下呼吸道,可形成活瓣样阻塞,阻塞远端因气体潴留而使肺泡过度扩张,形成肺大疱、肺气肿。当肺泡破裂时,可导致肺间质气肿、纵隔气肿或气胸,并可发展到胸颈部皮下气肿。由于气道阻力增加、肺顺应性降低,增加了呼吸功,通气/血流(V/Q)比例减少,产生低氧血症和二氧化碳潴留。若胎粪完全阻塞气道,肺泡气体全部被吸收,阻塞远端肺泡萎缩,形成肺不张,增加了肺内分流和低氧血症。

2. 胎粪引起的化学性损害 胎粪含有大量的游离脂肪酸、胆固醇、甘油三酯等脂溶性物质、胆红素、胆汁酸和多种酶类等水溶性化学成分,

进入肺内可在细支气管和肺泡内产生严重的化学性炎症反应,形成弥散性化学性肺炎。胎粪是中性粒细胞极好的趋化因子,在吸入胎粪几个小时内,在肺泡、气管及肺间质中即可出现中性粒细胞、巨噬细胞。胎粪也可激发白介素(IL-1、IL-6、IL-8)和肿瘤坏死因子-α(TNF-α)等炎症因子,促进肺部炎症反应。肺泡内炎性渗出物以及胎粪本身均可抑制内源性肺表面活性物质(PS)的活性和减少肺表面活性蛋白 A、B(SP-A、SP-B)的产生,MAS 的肺不张和肺气肿不完全是由于胎粪阻塞引起,也与 PS 受抑制有关。在严重病例,由于肺泡的严重炎症反应,肺泡上皮细胞、肺泡毛细血管内皮细胞屏障被广泛破坏,毛细血管通透性增加,肺组织发生广泛的肺间质和肺泡水肿,大量大分子蛋白质如白蛋白、纤维蛋白原、血红蛋白等渗出,严重抑制 PS 活性,造成 PS 的继发性缺乏,先产生广泛的肺不张和肺气肿,2~5 天内水肿液凝固成肺透明膜,病变类似早产儿呼吸窘迫综合征,故称为急性呼吸窘迫综合征(ARDS)。少数病例在肺泡和肺间质水肿基础上,由于毛细血管内皮损伤可出现肺出血。MAS 患儿如有宫内慢性缺氧,可使小血管平滑肌增厚,成为肺血管阻力增高的原因。围产期窒息、酸中毒、高碳酸血症和低氧血症会使患儿肺血管压力不能适应生后的环境而下降,即适应不良(mal-adaptation),并出现肺动脉压力持续增高。若肺动脉压力高于主动脉和左房,即可产生经动脉导管和卵圆孔的右向左分流,引起肺血流减少和低氧血症,临床上出现严重青紫和呼吸困难,这种情况称为持续胎儿循环(persistent fetal circulation,PFC)或新生儿持续肺动脉高压(persistent pulmonary hypertension of newborn,PPHN)。在 MAS 患儿中约 1/3 可并发不同程度的 PPHN。

(三)继发性感染性肺炎

动物实验证明胎粪可促进肺内细菌的生长,因而,在 MAS 患儿易继发细菌性感染。由此可见,MAS 的病理生理过程极其复杂,胎粪吸入通过干扰正常的呼吸而引起低氧血症,其机制为:①气道急性阻塞;②肺表面活性物质功能不良或失活;③化学性炎症导致缩血管物质和炎症介质产生;④合并 PPHN 产生右向左分流。MAS 患儿肺功能的紊乱主要是由于低氧血症和肺顺应性的降低,通气/血流比值失调,因局部肺不张所致的肺内分流,以及由于 PPHN 所致的肺外分流。

二、病理改变特点

娩出前或分娩时由于胎粪性羊水吸入而导致迅速死亡的患儿,肺组织硬实,含气少,在固定液中下沉,支气管含带绿色的羊水或黏液,切面有同样液体流出。大体标本见肺外观水肿,部分斑点状的肺膨胀不全和肺气肿,有时可见胸腔积液,纵隔气肿或气胸,大小气管内有胎粪或黏液。镜下可见成灶性肺泡萎陷,肺泡气肿或肺不张,严重者可见肺泡破裂。肺泡腔内可见鳞状上皮细胞,胎粪及羊水沉渣或透明膜形成。肺小动脉有微血栓形成,严重 MAS 可见末梢小动脉壁肌化及肺出血。

第二节　临床表现与临床分型

一、临床表现

本病多见于足月儿或过期产儿,多有宫内窘迫史或出生窒息史,低 Apgar 评分和胎粪污染羊水史,胎儿有宫内慢性缺氧者常表现为胎儿生长受限(小于胎龄儿)。对羊水胎粪污染的婴儿出生后 24 小时内的监护十分重要,一旦出现呼吸窘迫的表现应高度怀疑发生 MAS。MAS 患儿病情轻重差异很大,可从无症状到严重的呼吸窘迫。呼吸症状可在复苏后即出现,表现为青紫、呼吸困难,严重者伴呻吟。并发肺气肿时胸廓隆起,呈桶状胸,呼吸音减弱或有啰音。并发纵隔气肿或气胸时,可突然出现青紫、呼吸困难加重。若患儿表现严重青紫,持续出现低氧血症,经吸入高浓度氧不能缓解,提示存在 PPHN。严重者还可出现心功能不良、休克、急性肺水肿、肺出血、肾衰竭、缺血缺氧性脑病、颅内出血等多器官功能损伤表现。

二、临床分型

根据患儿的临床表现及辅助检查特点,可分

为以下五种临床类型：①无症状型：呼吸道吸入胎粪较少，生后即被吸出，未出现临床症状，X线表现仅为肺纹理增粗；②普通型：呼吸道吸入胎粪较多，具有典型的 MAS 表现，如呼吸急促、发绀、胸廓隆起等，X线表现为肺不张、肺气肿或气漏等；③急性呼吸窘迫综合征（ARDS）型：在 MAS 基础上，突然出现呼吸困难、青紫加重、氧合能力差，供氧不能使症状减轻，$PaO_2/FiO_2 \leq 200mmHg$，X线表现为肺部广泛的浸润影，临床上无左心房高压表现；④持续肺动脉高压（PPHN）型：生后 24 小时内即出现明显青紫，呼吸频率增快，但呼吸窘迫与低氧血症不平行，吸入高浓度氧青紫不能改善，多普勒超声心动图检查肺动脉压力 >40mmHg；⑤肺出血型：病情突然加重，气道涌出血性分泌物，肺部出现湿性啰音，X线胸片新出现斑片状阴影。在上述五种临床类型中，无症状型和普通型预后良好，ARDS、PPHN 和肺出血等类型病例死亡率较高。

1998 年，Cleary 和 Wiswell 根据 MAS 患儿病情严重程度将其分轻度、中度和重度，其中轻度：为需要吸入 40% 以下浓度的氧气持续 48 小时以内的病例；中度：为需要吸入 40% 以上浓度的氧气持续 48 小时以上，不伴肺气漏的病例；重度：为需要辅助通气持续 48 小时以上，并常常合并持续肺动脉高压（PPHN）的病例。

根据 MAS 患儿的病情严重程度，将其分为以下三型：①轻型，即无症状或症状较轻，无并发症发生；②重型，即症状重，可并发呼吸衰竭、肺不张、肺气肿或肺气漏等；③极重型，即病情危重，合并 ARDS、PPHN、DIC、大量肺出血等。轻型预后较好，重型次之，极重型预后差。由于 MAS 临床表现轻重不一，因此，MAS 的临床分型对于指导治疗及判断预后具有重要意义。

第三节 诊断

一、诊断依据

根据羊水的胎粪污染，刚出生的婴儿的皮肤、指/趾甲被胎粪黄染，结合临床症状和肺部 X 线

改变，如符合以下标准可诊断为 MAS：①羊水被胎粪污染；②气管内吸出胎粪；③临床上出现呼吸窘迫症状；④ X 线胸片出现 MAS 的表现。

二、X 线表现

胸部 X 线检查对 MAS 的诊断具有重要意义。在羊水有胎粪污染的新生儿中，有 40% 在胸片上显示斑片状阴影，但仅有 20% 新生儿有临床症状。在 MAS 患儿的 X 线征象，可见沿着支气管树分布的粗大结节状或斑片状密度不均的阴影，以两侧下肺野较明显（似肺炎、肺出血改变），常有局灶性通气过度区（肺气肿、间质性肺气肿，甚至肺大疱），横膈顶变平（过度通气）或心脏影增大。MAS 有两种不同的 X 线表现，一种是在增加 X 线透亮度的背景上见散在性的阶段肺不张或斑片影增加。通常是由于吸入黏稠的胎粪所致，预后不良。另一种是弥漫性浸润，但无肺不张的 X 线表现。主要由于吸入稀薄的胎粪，很少需要呼吸机治疗。MAS 患儿的 X 线胸片可按轻重程度分成以下三型：①轻型，即肺纹理增粗，轻度肺气肿，膈肌轻度下降，心影正常；②中型，即肺野有密度增加的粗颗粒或片状、团块状、云雾状阴影，或有节段性肺不张伴过度透亮的泡形气肿，心影常缩小；③重型，即两肺有广泛的粗颗粒阴影或斑片状云雾状阴影，以及透亮的泡型气肿及肺气肿，有时可见肺不张和炎症融合形成的大片状阴影，常并发气漏，表现为气胸或纵隔积气等。轻型病例一般 24~72 小时内吸收，重型病例须 1~2 周才能完全吸收。

第四节 预防与治疗

一、预防

（一）产前监测

出现羊水胎粪污染，并不意味着胎儿或新生儿一定发生 MAS，只有胎粪被吸入胎儿或新生儿气管内，才会发生 MAS。MSAF 发展为 MAS 的危险因素很多，包括：胎粪黏稠、胎心率图形异常、胎儿酸中毒、声门下有胎粪颗粒、剖宫产、出生时需要气管插管、低 Apgar 评分等。因此，对高危

妊娠的胎儿做好产前监测十分重要。持续电子胎心监护(electronic fetal heart monitoring,EFM)和氧饱和度监测可提示胎儿宫内缺氧和羊水胎粪污染,可为及时终止妊娠提供依据。最近一项包括 14 个随机临床对照研究资料的荟萃分析表明,对 41 周以上妊娠实施选择性剖宫产可明显减低MAS 的发生率和围产儿死亡率。

(二)产时监测

胎儿缺氧是发生 MAS 的高危因素,在产时进行严密的 EFM、胎儿头皮 pH 监测和新型胎儿脉搏血氧饱和度监测,可及时发现胎儿宫内缺氧的早期征象。在胎儿出现酸中毒、胎心减慢时,产时监测结果有利于决定分娩时机,及时结束妊娠可降低 MSAF 和 MAS 的发生率。

(三)羊膜腔输液

产程中对于羊水胎粪污染严重或羊水过少的病例,可采用羊膜腔输注生理盐水液,使宫腔内羊水在短期内恢复到正常量,从而保证脐带在宫内处于漂浮状态而免受宫缩时的压迫,进而迅速纠正产时出现的频发可变减速。同时也可稀释羊水中的胎粪,使不可避免的胎儿喘息样吸气时尽量减少吸入胎粪,从而减少胎粪吸入引起的机械性阻塞和炎症反应,减低 MAS 发生的危险。一项荟萃分析结果表明,产时羊膜腔输液可明显降低发生 MAS,声门下出现胎粪颗粒和新生儿酸中毒的风险。但美国妇产科学会认为羊膜腔输液稀释MSAF 预防 MAS 不作为常规方法推荐。

(四)产时吸引

羊水有胎粪污染的胎儿在分娩前、分娩过程中及分娩后复苏中,可能会吸入被胎粪污染的羊水,引起严重的胎粪吸入综合征。遇羊水胎粪污染,无论胎粪是稠还是稀,仍然强调胎头未娩出前应争取尽快清吸(或抹挤)口咽部,娩出后继续吸引时不再推荐由助手箍其胸部来限其吸气,而是进行活力评估。2015 年美国儿科学会的新生儿复苏专业组发表的新生儿复苏指南不再推荐羊水胎粪污染时常规气管内吸引胎粪(无论有无活力)。根据我国国情和实践经验,《中国新生儿复苏指南(2016 年北京修订)》推荐,当羊水胎粪污染时,仍首先评估新生儿有无活力,若呼吸正常,

肌张力正常,心率 >100 次 /min,则视为有活力,可用大孔吸管(12~14F)清吸口咽、鼻腔黏液、胎粪,然后继续进行初步复苏的其他处理;若上述三项评估(包括呼吸、肌张力和心率),其中任一项异常,则视为新生儿无活力,需清吸口咽后即行气管插管吸引,在 20 秒内完成气管插管及用胎粪吸引管吸引胎粪。如果不具备气管插管条件,而新生儿无活力时,应快速清理口鼻,立即开始正压通气。

二、治疗

(一)MAS 的基础治疗

1. 吸净胎粪 当羊水混有胎粪或婴儿生后上呼吸道可见胎粪颗粒,此时应防止胎粪进入下呼吸道,预防 MAS 发生。在气道未处理前不作正压呼吸。吸出胎粪的最佳时间是头部刚娩出,尚未出现第一口呼吸时,此项工作应由产科、新生儿科或麻醉科医师共同完成。具体方法为:肩娩出前助产者用手挤出新生儿口咽及鼻腔的黏液。但应限制吸管的度和吸引时间(10 秒),吸引器的负压不应超过 100mmHg。如果羊水混有胎粪,且新生儿无活力,在婴儿呼吸前采用胎粪吸引管将胎粪吸出。如羊水清或羊水污染,但新生儿有活力,则不进行气管内吸引。当胎粪较黏稠难以吸出时,可用生理盐水稀释,然后吸引胎粪。也有人不主张用生理盐水冲洗气管,认为这样可因胎粪稀释后容易散布到下呼吸道,加重肺部病变。最近,有学者采用盐水稀释的 PS 反复气管冲洗和吸出胎粪取得良好效果,但仍处于试验阶段。亦有报告用纤维支气管镜行支气管肺泡冲洗收到好的疗效。

2. 稳定内环境 MAS 患儿常有严重宫内窘迫或产时窒息,因而常存在其他合并症如缺氧缺血性脑病、缺氧性心肌损害、酸中毒、低血糖、低血钙等,应及时给予纠正和治疗,保持充分氧供,维持正常的水、电解质、酸碱平衡等内环境稳定。

3. 防治继发感染 因 MAS 患儿易继发肺部细菌感染,故应给予抗生素预防感染。当患儿发热,周围血白细胞计数异常,呼吸功能恶化,疑有细菌性肺炎时,应拍摄胸片,做血培养和气管道分

泌物培养,并给予敏感抗生素治疗。

(二)氧疗和持续气道正压通气

1. 氧疗 MAS 患儿应保持呼吸道通畅,轻度低氧血症或呼吸困难者可采用头罩、面罩或鼻导管给氧。

2. CPAP 治疗 若 $FiO_2 > 0.4$,低氧血症仍不缓解,可用 CPAP 治疗。一般给予 CPAP $4\sim5cmH_2O$ 压力能使部分萎陷的气道和肺泡开放,通气/血流(V/Q)比值失调得到部分纠正。患儿血气应维持在目标值水平:足月儿 PaO_2 $60\sim80mmHg$,$PaCO_2$ $35\sim45mmHg$;早产儿 PaO_2 $50\sim70mmHg$,$PaCO_2$ $35\sim45mmHg$。但在某些情况下,CPAP 可引起肺内气体滞留,尤其是在临床和 X 线胸片提示肺过度充气时应特别注意,防止发生肺气漏。

(三)机械通气

若患儿缺氧不能缓解,并有二氧化碳潴留,可给予机械通气。

1. 应用机械通气治疗的指征

(1)严重呼吸困难,呼吸 >70 次/min,胸廓明显膨隆,三凹征明显,或出现反复发作的呼吸暂停。

(2)发绀经头罩吸氧仍不消失,患儿反应低下,呼吸节律不齐。

(3)经保温、吸氧和纠酸后,血气仍明显异常,$pH < 7.25$,$PaO_2 < 50mmHg$,$PaCO_2 > 60mmHg$。

2. 常频通气 MAS 患儿肺功能具有以下特点:①高气道阻力是 MAS 发生后第一个 48 小时内最显著的肺功能特征;②由于局限性肺不张、终末呼吸单位不张或过度充气,使得 MAS 患儿的肺顺应性降低;③肺容积正常或降低;④时间常数延长。以上肺功能特点是临床针对 MAS 患儿进行个体化治疗的基础。呼吸机参数最初可调 FiO_2 $0.6\sim0.8$,PIP $20\sim25cmH_2O$,PEEP $3\sim6cmH_2O$,呼吸 $20\sim30$ 次/min,Ti $0.35\sim0.5$ 秒,呼气时间 $0.5\sim0.7$ 秒。若患儿胸片改变以肺不张、肺实变为主,压力、流量可稍高,PIP $30\sim35cmH_2O$,PEEP $5\sim6cmH_2O$,流量 $10\sim12L/min$,Ti 可略长($0.5\sim0.7$ 秒)。以肺气肿为主者,压力、流量可稍低,PIP $20\sim25cmH_2O$,PEEP $0\sim2cmH_2O$,流量 $6\sim8L/min$,T_E 适当延长到 $0.7\sim1.0$ 秒。根据 $PaCO_2$ 设定 RR。若血气以 $PaCO_2$ 增高

为主,呼吸频率可增加至 60 次/min;若以 $PaCO_2$ 减低为主,呼吸 $20\sim40$ 次/min。因大多数患儿均有不同程度的肺气肿,故 PEEP 应偏低,必要时可为零。为避免形成 PPHN,生后 1 小时内应使 PaO_2 和 $PaCO_2$ 保持在目标值水平,并纠正代谢性酸中毒,使 pH 达 7.35 以上。

常频通气的撤离:随着病情好转,原发疾病得到控制,在自主呼吸稳定的情况下,应考虑撤机,缩短机械通气时间以减少并发症。撤机的指征是:$FiO_2 \leq 0.4$,PEEP $\leq 0.294kPa(3cmH_2O)$,PIP $\leq 1.47kPa(15cmH_2O)$,频率 ≤ 15 次/min,且能维持血气结果在目标值范围。撤机方法有:① CPAP 撤机,即从 SIMV 模式改为 CPAP,维持原 PEEP 值,增加 FiO_2 $0.05\sim0.1$,维持治疗 $1\sim4$ 小时,复查血气结果正常,即可撤机。② PSV 撤机:PSV 是一种特殊的正压支持呼吸,呼吸由患者触发,呼吸机提供与患者呼吸协调的通气压力支持,主要目的是适当辅助呼吸肌活动,减少呼吸做功。PSV 可以单独应用,也可以和 CPAP 或 SIMV 联合应用。维持 PSV 治疗 $4\sim12$ 小时,复查血气结果正常,即可撤机。

常频机械通气应注意的问题:因多数患儿存在不同程度肺气肿,故 PEEP 应偏低;MAS 患儿时间常数延长,应有足够的 T_E,避免内生性 PEEP;患儿自主呼吸强,可用镇静剂或肌松剂;合并 PPHN,应给予 NO 吸入,或肺血管扩张剂治疗。

3. 高频通气 对于常频机械通气应用无效,或出现肺气漏,如气胸、心包积气、纵隔气肿、间质性肺气肿者,可用高频机械通气。HFOV 时实施肺复张策略,保持一定的 MAP,使气道保持通畅,有利于减轻气道梗阻及肺过度充气,使萎陷肺泡重新张开,并且高频率的振荡气流有利于气道内胎粪排出。高频通气有两种通气策略:①高容量策略:初调参数:f $6\sim8Hz$,Paw $15\sim20cmH_2O$,或较常频通气高 $2cmH_2O$,FiO_2 $0.6\sim0.8$,Ti 33%,$\triangle P$ 初调值以看到和触到患儿胸廓震动为宜,或 X 线胸片示膈面位于第 $8\sim9$ 后肋为宜。参数调节方法:在偏置气流、Ti 保持不变情况下,需提高 PaO_2:可调高 Paw,每次 $1\sim2cmH_2O$,最大值为 $30cmH_2O$,或调高 FiO_2;需降低 $PaCO_2$:可调高

$\triangle$P，每次 2~4cmH$_2$O，最大值为 60cmH$_2$O，或调节 f，以每次 1~2Hz 的幅度增减。②最小压力策略。参数调节：将 f 置于 10Hz，$\triangle$P 35~40cmH$_2$O，根据 PaCO$_2$ 调节 $\triangle$P，一旦 $\triangle$P 确定，调节 Paw，使其低于常频通气的 10%~20%，当 FiO$_2$<0.6 时，血气维持在目标值范围，即可调低 Paw。调节原则：维持 SPO$_2$ 90%~95%，或血气在目标值范围；X 线胸片显示膈肌位于第 8~9 后肋水平；胸壁明显震动。

高频通气的撤离：当 FiO$_2$ $\leq$ 0.4，而经皮血氧饱和度 $\geq$ 0.9 时，可以 1~2cmH$_2$O 的幅度逐渐降低 Paw。当 Paw 降低至 8~9cmH$_2$O，且患儿耐受气管内吸痰，经皮血氧饱和度或血气分析结果仍保持在目标值范围，可直接撤机；也可改用常频机械通气逐渐撤机。

（四）肺表面活性物质治疗

体外实验结果证实，胎粪可通过多种途径损害 PS 的功能：①胎粪可抑制 PS 浓度依赖的表面活性作用；②胎粪对肺泡 II 型细胞具有直接毒性作用，减少内源性 PS 的合成、代谢与分泌；③从肺泡气体 - 液体界面替代 PS；④降低 SP-A、SP-B 水平。因此，应用 PS 可改善因 PS 缺乏或活性抑制所致的呼吸症状。应用 PS 治疗 MAS 的可能机制是：①增加 PS 代谢池，减少血浆蛋白渗入到肺泡间隙，拮抗胎粪抑制 PS 的合成和分泌；②减轻由于正压通气和高氧暴露导致的肺和气道损害；③下调核因子 -κB（NF-κB）的表达和调节由促炎因子（白细胞介素 1、6、8、10 和 TNF 等）诱发的炎症反应。

1. PS 稀释液支气管肺泡灌洗 应用 PS 稀释液进行支气管肺泡灌洗是 PS 给药方法学上的一次革新。从理论上来看，应用 PS 稀释液支气管肺泡灌洗治疗 MAS 是一种安全、具有潜在疗效的治疗方法，其优势在于它能清除残留在气管、支气管的胎粪，与此同时还能补充外源性 PS，改善氧合和肺功能，缩短 MAS 病程。Dargaville 等在一项对猪 MAS 模型进行的随机对照研究中发现，给予稀释 PS 支气管肺泡灌洗，能持久改善氧合，使氧合指数减低、动脉 / 肺泡氧分压比值增高，并减少肺损伤。联合应用物理疗法，包括震

动、挤压吸引等，有利于排出黏稠的胎粪，改善氧合。大量临床研究证明，稀释 PS 支气管肺泡灌洗治疗 MAS 患儿，能减少机械通气时间、用氧时间和住院时间，减少气漏等机械通气并发症的发生。在临床上应用 PS 稀释液进行支气管肺泡灌洗的方法尚不统一，但多数是将 PS 用生理盐水稀释到 5~10mg/ml，灌洗液总量 15~30ml/kg，分次进行灌洗，直至灌洗液吸出物变为清亮。灌洗同时可配合体位引流、震动等物理治疗。

2. PS 气管内滴注 气管内滴注 PS 仍然是治疗 MAS 最适当的给药方法，重症 MAS 在给予 PS 稀释液支气管肺泡灌洗后，再进行气管内滴注 PS 效果更好。PS 治疗最好在生后 6 小时内，剂量宜较大，为 200mg/kg，隔 6~8 小时可重复用药。气管内滴注时，可置患儿于仰卧位，不改变体位，一次性快速注入全量 PS，然后应用复苏囊加压给氧或机械通气。当患儿氧合指数（OI）较先前基础值增高 >2，或 OI 无改善，且从气道吸出含胎粪的液体，可重复给药，剂量为 100~200mg/kg。国内外临床研究结果均证明，PS 治疗 MAS 可明显改善患儿肺氧合功能，降低肺气漏发生率，缩短机械通气时间，减少需要 ECMO 治疗的人数。将 PS 与高频通气、NO 吸入治疗联合应用，具有协同作用，疗效甚佳。

（五）一氧化氮（NO）吸入

动物实验和临床研究结果表明，胎粪吸入可显著增加肺血管阻力，使肺动脉压力增高，氧合指数上升，是影响机械通气治疗效果的重要因素之一。NO 是"内皮源性血管舒张因子"，正常时由血管内皮细胞产生，为维持血管低阻力的主要因素。但在低氧状态下内源性 NO 产生减少，持续吸入外源性 NO 可选择性作用于肺阻力血管，使肺血管平滑肌松弛，肺血管阻力降低，肺动脉压力降低，肺血流量增多，改善肺泡通气 / 血流比值，促进肺氧合功能，对肺血管痉挛和肺动脉高压具有肯定疗效。目前国内外已公认 MAS 患儿合并 PPHN 时，应首选 NO 吸入治疗。NO 常用治疗浓度为 10~80ppm（1ppm=1cm^3/m^3），亦有认为应用 5~20ppm 即可，其确切剂量常需根据疾病的性质以及新生儿吸入后的反应而定。考虑

到 NO 及 NO_2 的潜在毒性作用,应尽可能应用较小的剂量来达到临床治疗目的。NO 吸入治疗的起始浓度一般为 20ppm,1 小时后若 SPO_2 升高达 90%~95%,或 PaO_2 升高达 60mmHg 以上,提示治疗有效,可逐渐降低 FiO_2 至 40%。若吸入 NO 治疗 1 小时后,SPO_2 或 PaO_2 无明显改善,可提高 NO 浓度。如病情稳定,FiO_2 已低于 40%,SPO_2 仍维持在 90%~95%,或 PaO_2 维持在 60~80mmHg,则可考虑逐渐降低 NO 吸入浓度和 FiO_2。当吸入 NO 浓度为 5ppm,FiO_2 降低到 30% 以下,仍可维持 SPO_2 在 90%~95%,或 PaO_2 在 60~80mmHg,并持续 12 小时以上,可停用 NO 吸入,疗程 3~5 天。NO 吸入治疗的效果有赖于适当的肺通气,任何能改善肺通气及增加 NO 在肺内分布的方法均可加强其疗效。对多数足月儿,若辅以外源性 PS 或高频振荡通气,NO 吸入效果会明显增加。若无 NO 吸入治疗条件,可给予肺血管扩张剂如硫酸镁、磷酸二酯酶(PDES)抑制剂(如西地那非)、钙通道阻滞剂(如硝苯地平、地尔硫䓬、维拉帕米)、前列环素(如依前列醇、曲罗地尔、伊洛前列素)或内皮素受体拮抗剂(如波生坦、西他生坦和安立生坦等)。

(六)液体通气

1966 年,Clark 等首次报告应用氟碳化合物(perfluorochemical,PFC)液体替代气体作为呼吸媒介,通过注入肺部的充氧液体来维持生理性的气体交换,供动物呼吸并使其长期存活,具有降低肺表面张力、改善肺顺应性、改善气体交换、维持酸碱平衡及心血管稳定的作用,且认为 PFC 本身不会对肺组织造成损伤。人们将这种完全用液体替代气体的呼吸方式称为液体通气(liquid ventilation,LV)或完全液体通气(total liquid ventilation,TLV)。1990 年,Greenspan 等首次将液体通气应用于临床治疗新生儿呼吸窘迫综合征。从 20 世纪 90 年代中期以来,人们在研究液体通气的过程中,又逐步将液体通气技术发展成为部分液体通气(partial liquid ventilation,PLV)技术,并证实其对呼吸机本身的循环通路没有影响,且可以被回收。因 PLV 的疗效与 TLV 大致相同,且操作简便易行,对血流动力学的影响较

TLV 小,CO_2 清除能力较 TLV 强,故成为主要液体通气方式。LV 能改善新生儿肺功能的机制在于:①以液 - 液界面替代液 - 气界面,减小了各界面的张力或表面张力;② PFC 液体替代了气体功能残气量,在整个肺内均匀地分布,稳定了肺泡结构,使原来萎陷的肺泡复张;③肺顺应性改善,使肺通气功能改善,血液在肺内重新分布,改善了 V/Q 比值,促进气体交换;④在 LV 期间,内源性肺表面活性物质合成、分泌增加;⑤ PFC 可能还有抗炎作用,使肺泡渗出液减少;⑥ LV 时,肺泡及小气道的渗出液或碎屑能集中于大气道,易于通过吸引而清除。国内有报道将 PLV 用于治疗新生儿胎粪吸入综合征获得成功,使用方法为:将 PFC 加温至 35℃,按 3.5ml/kg 缓慢地通过气管插管滴入气道内,并予以球囊加压 3~5 分钟,使 PFC 能均匀地弥散至整个肺,并通过 X 线胸片监测加以证实。以后 PFC 会逐渐汽化,并通过呼吸机管道挥发。PLV 时的机械通气多选择定容通气方式,以完成气体交换,其参数为:吸气时间(Ti)0.6 秒,吸气频率 30 次/min,吸气峰压(PIP)27cmH_2O,呼气末正压(PEEP)5mmH_2O。若联合使用 PS 对呼吸衰竭会有更好的疗效。

(七)体外膜肺氧合

对病情严重的患儿,经常规治疗无效时,可采用体外膜肺氧合(ECMO)治疗。在 ECMO 治疗期间,以人工呼吸机代替肺呼吸,有利于肺部病变的恢复。但是,自从应用 PS、HFOV 和 NO 吸入治疗后,ECMO 的应用在发达国家已明显减少。在应用 ECMO 的 MAS 患儿,成活率已达 90%~95%。目前,在国内已有少数单位开展此项治疗,但尚无应用 ECMO 治疗 MAS 的临床报道。

(八)糖皮质激素治疗

MAS 的发病机制非常复杂,目前认为胎粪介导的炎症反应在 MAS 的发病机制中起着重要作用,这也是使用糖皮质激素治疗 MAS 最主要的病理生理学基础。糖皮质激素具有很强的抗炎作用,能抑制多种炎症反应。在炎症初期能使血管紧张度增加,减少充血,降低毛细血管通透性,从而减轻水肿、渗出,并能抑制白细胞浸润及吞噬反应,减少各种炎症介质的释放。糖皮质激素

的作用主要通过基因效应和非基因效应两种机制来发挥作用：①基因效应：影响 NF-κB、激活蛋白 -1 的作用，抑制炎性基因的转录，减少细胞因子、促炎症反应的酶类及其他重要作用物质的表达；②非基因效应：与细胞膜、细胞质的糖皮质激素受体或者膜结合的糖皮质激素受体的生化作用介导，影响细胞内代谢以及血管调节功能。目前对于糖皮质激素在新生儿的应用应非常慎重，仅用于一些发生明显肺水肿、血管收缩和严重炎症反应的重度 MAS 病例。临床研究结果表明，应用糖皮质激素具有减轻肺部炎症、肺水肿，降低气管平滑肌及肺组织对组胺的高反应性，减少肺内右向左分流，改善氧合，抑制肺泡上皮细胞的凋亡以及预防 PPHN 的作用。目前在临床试验中应用地塞米松治疗 MAS 的条件为：胎龄 ≥ 37 周；出生体重 ≥ 2kg；羊水 Ⅲ 度粪染；气管或气管插管内吸出胎粪或者墨绿色液体；无败血症、感染性肺炎以及致命的先天性畸形；生后即出现呼吸窘迫，1 小时内需气管插管机械通气或者治疗

过程中出现呼吸衰竭需机械通气；出生 24 小时内超声心动图或临床诊断 PPHN。可在出生 5 小时内，或疾病恶化时（一般 24~96 小时）每天使用地塞米松 0.5mg/kg，静脉注射，12 小时 1 次，最长可维持 9 天，之后每 3 天减量 1/2，直至每天 0.125mg/kg。Tripathai 等报道了一项多中心随机对照双盲临床试验，在 MAS 新生儿生后 18~24 小时使用布地奈德混悬液、甲泼尼龙均能显著缩短住院时间、氧疗时间以及肺部炎症在胸片上的消退时间，且未显著增加感染（包括脑膜炎、霉菌感染、腹泻、鹅口疮及败血症）、高血压、高血糖、黄疸、抽搐的发生，以及血管升压类药物和血液制品的使用。甲泼尼龙每天 0.5mg/kg，静脉滴注，每 12 小时 1 次，可用 7 天。布地奈德：50μg 加 2.5ml 生理盐水雾化吸入，每 12 小时 1 次，连用 7 天。目前尚无确切证据支持常规使用肾上腺皮质激素治疗 MAS，激素使用剂量、疗程、给药途径、近期或远期副作用等均有待进一步研究。

（傅万海）

第二十八章

新生儿急性呼吸窘迫综合征

急性呼吸窘迫综合征(acute respiratory distress syndrome,ARDS)是指心源性以外的各种肺内外致病因素引起肺泡上皮细胞、肺毛细血管内皮细胞的炎症性损伤为主的急性呼吸衰竭,属急性肺损伤(acute lung injury,ALI)的严重阶段,常并发多脏器功能衰竭。其特点为：在临床上表现为进行性呼吸困难和低氧血症；放射学上显示双肺实质有弥漫性浸润；生理学上表现为肺顺应性降低,氧运送障碍；病理学上可见肺水肿、出血、微血栓及透明膜形成等改变。新生儿常在严重原发病基础上发病,病死率很高。本病有别于原发性肺表面活性物质缺乏所致的早产儿呼吸窘迫综合征。

第一节　病因

多种致病因素可引起急性呼吸窘迫综合征,成人和儿童最常见的病因是休克、创伤、败血症和溺水等,但新生儿最常见的病因是窒息缺氧,其次为胎粪、羊水吸入、感染、败血症、休克等。根据致病因素对肺的损伤方式不同,可分为直接肺损伤和间接肺损伤两大类。

一、直接肺损伤

(一)肺部严重感染

细菌、病毒、原虫、霉菌及结核菌感染等均可引起 ARDS。肺部细菌感染包括革兰氏阴性杆菌肺炎、肺炎链球菌肺炎等,个别报道显示有军团菌肺炎合并 ARDS。严重的腺病毒肺炎也可引起ARDS,其他如流感病毒、疱疹病毒、麻疹病毒、巨细胞病毒、呼吸道合胞病毒、副流感病毒较少引

起。卡氏肺囊虫病在新生儿常继发于免疫功能缺陷的患儿,可引起 ARDS,病死率极高。先天性细胞免疫功能缺陷患儿可患严重的霉菌性肺炎,由于吸入大量霉菌致急性肺组织胞浆菌病也可引起 ARDS。国内外均有报告粟粒性肺结核合并 ARDS 的病例,发病原因可能与结核菌引起的肺泡毛细血管内皮损伤,或由于细胞介导免疫反应,引起血管通透性增加有关。

(二)吸入有害气体

长时间吸入高浓度氧(数天或数周),可造成肺泡上皮细胞与肺毛细血管内皮细胞损伤,引起肺水肿。其他有害气体如氨气、氯气、二氧化硫、光气和烟雾等均可造成 ARDS。

(三)误吸

误吸为 ARDS 常见病因,吸入奶汁、酸性胃内容物等,可引起肺毛细血管损伤,损伤程度与胃内容物 pH 有直接关系。

(四)肺栓塞

空气、脂肪、羊水栓塞均可导致急性肺损伤。

(五)肺挫伤

严重胸部创伤中 10.7% 发生 ARDS,如广泛性肺损伤、双肺挫伤等。

二、间接肺损伤

(一)休克

包括各种原因的休克,以感染性休克多见。如脓毒败血症引起的休克、暴发性流行性脑膜炎休克、中毒性细菌性痢疾休克、腹腔感染引起的休克等。心源性休克病程中亦可发生 ARDS；失血性休克长时间血容量得不到纠正也可发生ARDS,但创伤引起的失血性休克常合并创伤及

大量输血等因素,可能为多因素引起的 ARDS。

(二)创伤

多发性创伤、骨折、大面积烧伤、头部创伤为常见病因。头部创伤及各种神经系统疾病引起 ARDS 的发病机制可能为中枢性交感神经冲动传出异常,使血液由高阻力的体循环流向低阻力的肺循环,导致肺动脉压升高、肺毛细血管损伤、通透性增加,造成神经性肺水肿。

(三)败血症

细菌感染引起的败血症是引起 ARDS 的常见原因,其中腹腔革兰氏阴性菌感染引起 ARDS 最为常见。脓毒败血症更是引起 ARDS 的重要原因。

(四)药物中毒

巴比妥类、麻醉药物、海洛因、美沙酮、水杨酸、硫酸镁等中毒可引起 ARDS,严重的酒精中毒亦可造成 ARDS。

(五)血液异常

弥散性血管内凝血(disseminate intravascular coagulation,DIC)引起弥漫性血管内皮损伤,常累及肺毛细血管而产生肺水肿。大量输液、输血、输血浆、体外循环、血液透析等,都有引起 ARDS 的报道。

(六)代谢紊乱

尿毒症、肝功能衰竭、糖尿病酮症酸中毒皆可引起 ARDS 发生。

第二节 发病机制

一、病理生理改变

多种病因使肺脏损害,首先为肺毛细血管内皮细胞和肺泡上皮细胞直接或间接受到损害,肺毛细血管通透性增加,大量含有血浆蛋白的液体漏出,造成渗透性肺水肿。含血浆蛋白的水肿液聚集于间质间隙,造成肺间质水肿。因水肿液的胶体渗透压很高,使肺水肿很难纠正。由于间质水肿的进一步发展及肺泡壁的破坏,水肿液进入肺泡,造成肺泡水肿。含蛋白的水肿液可破坏肺表面活性物质的稳定性和活性,还可直接将一部分肺表面活性物质带入气道。另外,肺泡 II 型细胞受水肿液、有害气体、微循环栓塞、卵磷脂酶等因素的影响,其功能遭到破坏,肺表面活性物质的生成亦可减少。肺表面活性物质减少越明显,肺泡与间质、肺泡与肺毛细血管间的液体平衡屏障受到的影响就越大,肺泡水肿也就越严重,造成肺表面活性物质缺乏的恶性循环。肺表面活性物质对保持肺泡稳定起重要作用,能调节肺泡表面张力,防止呼气末肺泡萎陷。肺表面活性物质缺少,肺泡表面张力增加,呼气时肺泡将由小至大渐次萎陷产生肺不张,整个肺的功能残气量减少,吸入气体不能进入不张肺泡,血液流过肺不张区域时气体未经交换又回至心脏,形成肺内分流,V/Q 比值失调,造成严重的低氧血症。同时,由于每次呼气后肺处于萎陷状态,下一次呼吸需用力吸气才可使肺张开,肺顺应性的明显降低,加重了呼吸肌的负担。

二、引起肺损害的机制

ARDS 发病机制是多种致病因素所致,虽然肺损伤的确切机制迄今尚未完全阐明,但已确认它是全身性炎症反应综合征的一部分。多种效应细胞和炎症介质均参与肺损伤的发病过程,前者包括多形核白细胞(polymorphonuclear leukocyte,PMN)、单核巨噬细胞、肺毛细血管内皮细胞、肺泡上皮细胞等,后者包括肿瘤坏死因子(TNF-α)、白细胞介素 -1(IL-1)、白细胞介素 -6(IL-6)、白细胞介素 -8(IL-8)、花生四烯酸代谢产物、氧自由基、β- 整合素、P- 选择素以及细胞黏附分子等。此外,肺表面活性物质的异常,也与 ARDS 的发生密切相关。炎症细胞在 ALI 发病中的重要作用涉及两个主要过程,即炎症细胞的迁移和聚集,炎症介质的释放。

(一)炎症细胞的迁移和聚集

几乎所有的肺内细胞都不同程度参与 ARDS 的发病过程,而作为 ARDS 急性炎症最重要的效应细胞之一的则是多形核白细胞(polymorphonuclear leukocyte,PMN)。健康人肺间质中仅有少量 PMN,约占 1.6%,在创伤、脓毒败血症、理化刺激或体外循环的情况下,由于内毒素脂多糖(LPS)、补体 C5a（complement C5a）、IL-8 等因子作用，PMNs 在肺毛细血管大量聚集，首先是附壁流动并黏附于内皮细胞，再经跨内皮移行到肺间质，然后藉肺泡上皮脱屑而移至肺泡腔，这一过程有各种黏附分子的参与和调控。PMNs 呼吸爆发和释放其产物是肺损伤的重要环节。肺泡巨噬细胞（alveolar macrophage，AM）除作为吞噬细胞和免疫反应的抗原提呈细胞外，也是炎症反应的重要细胞，参与 ARDS 的发病。经刺激而激活的 AMS 释放 IL-1、TNF-α、IL-8 等，促使 PMNs 在肺内趋化和聚集。前两者很可能是 ALI 的启动因子。近年来，研究表明肺毛细血管和肺泡上皮细胞等结构不单是靶细胞，也能参与炎症反应，在 ARDS 的次级炎症反应中可能具有特殊意义。

（二）炎症介质的释放

1. 反应性氧代谢产物　反应性氧代谢产物在 ARDS 发病中起重要作用。PMNs 和巨噬细胞被内毒素等因子激活后，细胞膜上 NADPH 氧化酶活性增强，引起呼吸爆发，释放氧自由基，包括超氧离子（O_2^-）、羟自由基（OH·）和单线氧态（$^1O_2$）等。呼吸爆发时 $80\%O_2^-$ 被歧化为 H_2O_2、O_2^- 与 H_2O_2，经 Habar-Weiss 反应形成 OH·，体内无清除 OH· 的酶，更易造成对肺损害。H_2O_2 受髓过氧化物酶的作用，转化为次氯酸等有害物质。氧自由基经反复脂质过氧化反应对机体造成一系列的损害。氧自由基能使细胞膜结构破坏，使其液体性、流动性、交联性、通透性、离子转运及屏障机制损害，溶酶体破裂，细胞自溶。氧自由基还能使蛋白质变性和酶失活，并能破坏 DNA。机体受氧自由基的损害，以血管内皮细胞首先受累。血管内皮细胞肿胀，通透性增加，液体外漏，在 ARDS 发病中起重要作用。氧自由基还可通过引发花生四烯酸的酶促反应，造成一系列的病理生理反应。

2. 脂类介质　花生四烯酸的代谢物是造成肺损害及炎症反应的主要脂质介质。花生四烯酸在脂质氧化酶的作用下，还可转化为 5- 羟二十碳四烯酸（5-HETE）和白细胞三烯（leukotriene，LT）。后者包括 LTC₄、LTD₄、LTE₄ 等。LT 能显著增加毛细血管通透性，使支气管和肺血管收缩，其中 LTD₄ 作用最强。血栓素 A₂ 有强力的血管和支气管收缩作用，引起肺小动脉高压和气道阻力增加，促进血小板凝聚，血管栓塞，释放纤维蛋白降解产物、多种蛋白酶，其中弹性蛋白酶和胶原酶可消化基底膜，损害血管壁和肺内弹力组织，增加肺毛细血管通透性。血小板活化因子（PAF）可由 PMNs、巨噬细胞、内皮细胞产生，它可活化血小板、粒细胞或通过刺激花生四烯酸释放代谢产物。

3. 肽类物质　如 PMNs/AMs 蛋白酶、补体底物、参与凝血和纤溶过程的多种成分，细胞因子、黏附分子家族的整合素等，能使中性粒细胞聚集，血管通透性增加，进一步造成肺损伤。

（三）肺表面活性物质减少

高浓度氧、光气、氮氧化合物、内毒素及游离脂肪酸等可直接损伤肺泡 II 型细胞，使其合成肺表面活性物质的前提物质和能量供应不足，合成肺表面活性物质减少。大量血浆成分渗入肺泡腔，使肺表面活性物质乳化，形成不可溶性钙皂而失去活性。多种血浆蛋白可抑制肺表面活性物质的功能，大量炎症细胞释放的糖脂也抑制肺表面活性物质的功能。弹性蛋白酶和磷脂酶 A₂ 破坏肺表面活性物质，故 ARDS 患儿肺及血管灌注液中肺表面活性物质明显减少或失活，致使肺泡陷闭，大量血浆渗入肺泡，出现肺水肿和透明膜形成。

（四）肺泡毛细血管损伤和通透性增加

维持和调节毛细血管结构完整性和通透性的成分包括细胞外基质、细胞间连接、细胞骨架及胞饮运输与细胞底物的相互作用。ARDS 直接和间接损伤对上述每个环节都可产生影响。氧自由基、蛋白酶、细胞因子、花生四烯酸代谢产物、高电荷产物等可以通过下列途径改变膜屏障的通透性：①裂解基底膜蛋白和 / 或细胞黏附分子；②改变细胞外纤维基质网结构；③影响细胞骨架的纤丝系统，导致细胞变形和连接撕裂。

第三节　临床特征

由于 ARDS 是在各种原发病发展过程中出现，所以它的临床特征大多具有上述 ARDS 基础疾病的临床症状。

一、临床表现

ARDS 多在原发病基础上出现,起病急剧而隐袭,发病日龄在生后 4 日以上,以足月、过期产儿多见,常有胎膜早破、败血症、肺炎等病史,早期症状不典型,常为原发病症状所掩盖。多数患儿可表现为进行性呼吸困难、呼吸不规则、呼气性呻吟、三凹征及发绀等,临床表现可进行性加重,缺氧症状在常规给氧下往往不能缓解。严重者可有发热或体温不升、面色苍白、反应差、拒乳、心动过速、肌张力降低,甚至昏迷等。早期肺部呼吸音减弱,随着病情发展,胸部听诊可闻及细湿啰音,并可逐渐增多。

二、胸部 X 线改变

X 线胸片对 ARDS 的诊断具有重要意义,一般分为以下四期:① 1 期,肺纹理增多、增粗,见弥漫小片状浸润影及轻度间质水肿;② 2 期,双肺野大片状、不对称、边缘模糊浸润影,以肺门最为浓密;③ 3 期,两肺透亮度明显降低,呈毛玻璃样,间质水肿明显,有支气管充气征,不伴有心脏扩大影像;④ 4 期,两肺融合性实变呈"白肺",肺容积不减少,肋间隙未变窄,右膈肋位于第 8 后肋水平及以下。

三、实验室检查及临床监测

(一)血气分析与氧合指数

血气分析是诊断 ARDS 的必要条件,早期 PaO_2 下降,$PaCO_2$ 由于通气过度亦下降,可见呼吸性碱中毒和低氧血症。以后低氧血症越来越明显,即使吸入高浓度氧也难以纠正。晚期通气、换气功能均降低,呈低氧血症、高碳酸血症、呼吸性及代谢性酸中毒。氧合指数(oxygenation index,OI)是反映肺氧合功能的一个指标,受平均气道压(mean airway pressure,MAP)、吸入氧浓度(FiO_2)和导管后动脉血氧分压(PaO_2)影响,临床上将 OI 作为评估新生儿、儿童 ARDS 严重程度的重要指标。OI 可由以下公式计算:OI = MAP(cmH_2O)/ 导管后 PaO_2(mmHg)× FiO_2 × 100。OI ≥ 4 提示氧合功能障碍,应考虑新生儿 ARDS 的诊断。

(二)动脉血氧分压 / 吸入氧浓度比值

动脉血氧分压 / 吸入氧浓度比值(PaO_2/FiO_2,P/F)即动脉血氧分压与吸入氧浓度的比值,反映肺内分流及弥散功能,常用于评估成人 ARDS 患者的氧合障碍程度。ARDS 的患者 PaO_2 并不因 FiO_2 增加而增高,故推荐用此值观察在不同 FiO_2 时的变化,作为成人 ARDS 诊断参考。正常的 PaO_2/FiO_2 比值为 53.3~66.6kPa(400~500mmHg),可疑 ARDS 患者 PaO_2/FiO_2<40kPa(300mmHg)时有助于诊断。

(三)肺泡 - 动脉氧分压差

肺泡 - 动脉氧分压差($A-aPO_2$)反映肺的氧交换率,对早期诊断有重要意义。当弥散功能降低,肺内分流增加时,$A-aPO_2$ 增大。其生理值随年龄增大而增宽(因 PaO_2 随年龄增大而降低)。正常情况下,吸入空气时 $A-aPO_2$ 在儿童为 1.33~2.66kPa(10~20mmHg),新生儿为 3.33kPa(25mmHg),ARDS 患儿由于氧通过的部分肺泡 - 毛细血管膜出现弥散障碍及肺内动 - 静脉分流,故 $A-aPO_2$ 增大。

$A-aPO_2$ 计算公式:$A-aPO_2 = PAO_2 - PaO_2$

$$PAO_2 = (P_B - P_{H_2O})FiO_2 - P_ACO_2/R$$

PAO_2 为肺泡气氧分压;PaO_2 为动脉血氧分压;P_B 为大气压;P_{H_2O} 为肺泡内水蒸气压,常用 37℃时的压力值为 6.27kPa(47mmHg);P_ACO_2 为肺泡气二氧化碳分压,可用 $PaCO_2$ 值代替。R 为呼吸商,因二氧化碳的产生比氧的消耗小,通常设定值为 0.8。

(四)肺内分流

肺内分流(pulmonary shunt)是指流经肺部的血未进行气体交换便直接与经过气体交换、动脉化的血液相混合,使血氧下降,其性质类似先天性心脏病患者的"左向右分流",但不是在心血管水平,而是在肺内,故名肺内分流。肺内分流量的大小,常以它占心排血量的百分比表示。正常为 2%~5%,患儿由于肺泡萎陷,通气 / 血流比值失调及弥散障碍,肺内分流增加。

(五)肺功能检测

1. **肺容量测定**　ARDS 患儿肺容量、肺活量、功能残气量均减少,特别是功能残气量降低。一般认为正常新生儿的功能残气量为 $20\sim30ml/kg$($1.72ml/cm$),ARDS 患儿的功能残气量明显降低,呼吸无效腔增加。生理无效腔占潮气量百分比(V_D/V_T)是表示呼吸效率的重要指标。V_D 是每次呼吸时在气管和支气管内不进行气体交换的通气量,包括解剖无效腔和肺泡无效腔。V_D 增大意味着肺泡无效腔量增大,无效通气量增大。V_D/V_T 可按下列公式计算:$V_D/V_T = PaCO_2-PaCO_2/PaCO_2$,$PaCO_2$ 代表动脉血 PCO_2,$PaCO_2$ 代表混合呼出气 PCO_2,正常 V_D/V_T 在 30% 以下,成人和小儿相同。新生儿出生时,由于部分肺不张的影响,V_D/V_T 偏高,但 24 小时后即接近于成人值。早产儿 V_D/V_T 可达 40% 以上。ARDS 时,V_D/V_T 可增加到 60%~70%,$V_D/V_T>60\%$ 常常提示需要机械通气。

2. 肺顺应性测定 顺应性分为总顺应性和肺顺应性。总顺应性测定所需的压力,在应用呼吸机的患儿可采取吸气末气流停止时的静态气道压,这是临床上常用的方法。近年来,呼吸机上配有的呼吸力学监测装置都是测量总顺应性。应用呼吸机的患儿计算公式如下:

动态总顺应性(Cdyn)= 潮气量 / 吸气时压力
峰值(Pawman) – 呼气末正压(PEEP)

肺顺应性测定方法为有创伤性检查,临床不常用。新生儿特别是早产儿胸廓极易变形(1/ 胸廓顺应性 = 0),故可认为新生儿的总顺应性与肺顺应性几乎相等。研究表明新生儿的动态顺应性为 $1\sim2ml/(cmH_2O\cdot kg)$,而肺的阻力为 $2.5\sim4.9kPa/(L\cdot s)[19\sim37mmHg/(L\cdot s)]$,而通气 / 血流比值在刚出生时约为 1,后为 0.7~0.8,与成人的比值几乎相等。

顺应性的检测不仅有利于对疾病的诊断和判断疗效,而且对监测有无气胸或肺不张等合并症均有实用价值。ARDS 时顺应性明显降低,而肺阻力明显增大。

(六)肺水肿液蛋白质测定

ARDS 患儿,肺毛细血管通透性增加,水分和大分子蛋白质进入间质或肺泡,使水肿液蛋白质含量与血浆蛋白质含量增加。因此测定气道液总蛋白与血浆蛋白之比,有助于区别流体静水压增加与渗透性增加的肺水肿,由于流体静水压增加引起的渗出液中蛋白浓度低,正常时气道蛋白 / 血浆蛋白 <0.5,而 ARDS 因微血管损害蛋白渗出增加,其比值 >0.7。

(七)肺泡 - 毛细血管膜通透性(ACMP)的测定

应用双核素体内标记技术,以 ^{113} 铟(^{113}In)自体标记转铁蛋白,用以测定肺的蛋白积聚量,同时以 ^{99m} 锝(^{99m}Tc)自体标记红细胞,校正胸内血液分布的影响,分别算出 ^{113} 铟、^{99m} 锝的肺 / 心放射计算比值,观察 2 小时的变化,得出血浆蛋白积聚指数。健康人的参考值为 $0.138\sim10^{-3}/min$,ARDS 患者增至 $1.8\times10^{-3}/min$。

(八)血流动力学监测

ARDS 患儿血流动力学监测的项目包括右房压、肺动脉压、肺动脉楔压、心排血量、肺血管阻力、左右室每博做功指数、平均动脉血压和中心静脉压等。ARDS 患儿,平均肺动脉压 $>2.67kPa$($28cmH_2O$,$20mmHg$),肺动脉压与肺动脉楔压差(PAP-PAWP)$>0.67kPa$($7cmH_2O$,$5mmHg$),肺动脉楔压(PAWP)$<1.18kPa$($12cmH_2O$,$9mmHg$),若 $>1.57kPa$($16cmH_2O$,$12mmHg$)则考虑为急性左心衰竭,排除 ARDS。

(九)其他

纤维连接蛋白(Fn)明显减低。补体 C5a、肿瘤坏死因子、超氧化物歧化酶的测定均有助于 ARDS 的诊断和判断疾病的预后。

四、临床严重程度分度

(一)轻度

患儿除原发病表现外,呼吸增快或轻度呼吸困难,肺部无明显体征,大多数患儿胸部 X 线正常,个别患儿有轻度肺间质水肿,血气分析早期 $PaCO_2$ 稍低或正常,PaO_2 轻度降低,A-aPO_2 增大,OI 为 $4.0\sim7.94$($4\leqslant OI<8$)。

(二)中度

临床上呼吸困难明显,呼吸急促,发绀明显,肺部体征较少,与肺部病变不相符,吸氧后改善不明显;胸部 X 线表现为两肺毛玻璃样,间质水肿为主,可有片状肺泡性实变阴影;血气检查中

PaO_2 明显下降，氧疗后无明显升高；$PaCO_2$ 明显下降，$A-aPO_2$ 显著增大，OI 为 8.0~15.9（8 ≤ OI<16）。

（三）重度

患儿出现严重的呼吸困难，呼吸增快，危重者呼吸、心率减慢，肺部可有实变体征及啰音，严重的发绀吸氧后无改善。胸部 X 线表现为两肺广泛性融合性病变；血气分析 PaO_2 继续下降，$PaCO_2$ 上升，BE 下降，pH 也下降，出现呼吸性和代谢性酸中毒，OI 为 16.0 以上（OI ≥ 16）。

第四节　诊断与鉴别诊断

一、诊断

2017 年，在欧洲儿童与新生儿重症监护协会（European Association for Child and Neonatal Intensive Care）和欧洲儿童研究协会（European Association for Child Studies）的共同支持下，国际性多中心多学科协助组在回顾儿童与成人 ARDS 诊断标准的基础上，比较了新生儿与其他年龄段 ARDS 在生物学、病理生理学及组织学上的特征，在国际上首次提出新生儿 ARDS 诊断标准，即蒙特勒诊断标准（Montreux diagnostic criteria），见表 3-28-1。这一诊断标准受到新生儿学界的广泛重视，将对新生儿 ARDS 的早期诊断、治疗和科研起着积极的作用。

二、鉴别诊断

（一）与心源性肺水肿鉴别

1. 心源性肺水肿肺动脉楔压增高，而 ARDS 肺动脉楔压正常或降低。

2. 临床上 ARDS 缺氧更难纠正，病程比左心衰竭持久。

3. 胸部 X 线检查　心源性肺水肿心脏往往扩大，而 ARDS 心脏不扩大。心源性肺水肿的肺部阴影常随心功能改善而很快消退吸收，ARDS 肺部阴影消退很慢。肺部阴影的分布也有不完全相同之处，心源性肺水肿以两肺中心部阴影较多，而 ARDS 的肺部阴影往往以周围较多。

4. 病因分析可能有助于鉴别诊断。

5. 对不同的治疗反应不同。

（二）单纯肺部严重感染与肺部感染合并 ARDS 的鉴别

1. 单纯肺部感染时缺氧表现与肺部体征一致，而合并 ARDS 时缺氧表现与肺部体征不平行，缺氧程度更严重。

2. 单纯肺部感染通过提高吸氧浓度和改善通气有可能减轻低氧血症，而肺部感染合并 ARDS 时，在保证通气的情况下，除非给予 PEEP/CPAP，低氧血症很难纠正。

3. 肺部感染在改善通气的前提下，FiO_2>0.6 时，PaO_2<6.7kPa（50mmHg），或 PaO_2/FiO_2 ≤ 20kPa

表 3-28-1　新生儿 ARDS 诊断标准（蒙特勒标准）

项目	内容
起病时间	起病情况明确或可疑临床损伤后出现的急性发作（1 周内）
排除标准	RDS、TTN 或先天性畸形引起的呼吸困难
肺部影像学	双侧弥散性不规则的透光度下降，渗出或白肺。这些改变不能为其他原因所解释，如局部积液、肺不张、RDS、TTN 或先天性畸形
肺水肿原因	先天性心脏病无法解释的肺水肿（在无急性肺出血的情况下，则包括动脉导管未闭伴高肺血流），心脏超声可用于证实肺水肿原因
氧合障碍	轻度 ARDS：4 ≤ OI<8 中度 ARDS：8 ≤ OI<16 重度 ARDS：OI ≥ 16

（150mmHg）时，可诊断合并 ARDS。

4. 胸部 X 线检查　当合并 ARDS 时，在原发性肺部感染的肺部阴影外，还可出现 ARDS 的胸部 X 线表现，如波及两肺的弥漫性阴影，甚至白肺。

（三）ARDS 与引起新生儿呼吸困难的常见疾病鉴别（表 3-28-2）

表 3-28-2　ARDS 与引起新生儿呼吸困难的常见疾病临床特征的鉴别

疾病	临床表现	病史	胸片
新生儿 ARDS	发病＞4 天，有严重感染、败血症、休克	羊水早破，输液过多，创伤	早期颗粒状，中期毛玻璃样支气管充气征，晚期"白肺"
早产儿 RDS	呼吸困难发生在生后 24 小时内或＜3 天	早产、窒息，L/S＜2:1	网状颗粒，支气管充气征，"白肺"
胎粪吸入综合征	胸廓膨胀，皮肤、脐残端、指甲胎粪污染	羊水粪染，出生窒息，复苏时气管内吸出胎粪污染物	肺不张，过度肺膨胀，肺间质气肿、气胸
宫内窒息，吸入羊水、血液	常有呼吸困难与神经系统异常同时存在	异常分娩史，产时窒息，需 IPPV，吸入性肺炎	轻度肺纹理增加
新生儿湿肺	呼吸急促，轻微呻吟	出生时窒息，剖宫产	叶间积液，肺纹理增强
肺出血	气管及口鼻腔有血液或血性分泌物	出生严重窒息，早产低体温严重感染	不透明白色云絮斑影
宫内感染肺炎	出生窒息，生后即出现呼吸增快，体温升高	母有产科感染，胎膜早破	不对称小斑片影，代偿性肺气肿
气漏	呼吸困难，患侧胸廓隆起呼吸音减弱，心脏移位	呼吸机治疗过程中	
膈疝	胸部隆起，肺部听不到呼吸音，偶及肠鸣音，舟状腹	羊水过多	肠管疝入胸腔
食管闭锁及食管气管瘘	口鼻大量泡沫及黏液溢出，插管不能进入胃内	羊水量异常	碘油造影示其盲端
先天性心脏病	心率增快，杂音，持续青紫，心、肝增大	孕早期有病毒感染史	心影增大，肺血减少或增加
持续肺动脉高压	持续严重的青紫，无先心病征象	足月儿，重度窒息	常正常，或有胎粪吸入

第五节　治疗

一、机械通气的原则

机械通气是治疗 ARDS 的重要手段，对 ARDS 患儿进行机械通气治疗的原则是针对其病理生理改变特点，应用氧疗和各种辅助通气方法，改善患儿气体交换和氧供，纠正呼吸衰竭，提高生存率。一个理想的 ARDS 呼吸治疗模式应符合下面几个条件：①结合压力控制的、吸/呼比延长的通气方法；②允许 $PaCO_2$ 在一定范围内增高；③平均肺泡压（mean alveolar pressure，mPalv）或平均气道压（mean airway pressure，MAP）限制在合适范围内；④调节呼气相时间和增加吸气末暂停，改善氧合。

ARDS 呼吸治疗时，mPalv 不宜过高而导致肺组织损伤（气压伤）或延迟愈合，也不能过低以保持肺泡正常通气。增加 mPalv 可有多种方法，包括增加每分钟通气量、呼吸频率、呼气末气道正压（PEEP）、吸气时间或改变吸气流量曲线等，但各有利弊。事实证明，在恒定的流量中增加一个吸气末暂停或延长吸气相时间,能使患者既保持 PaO_2 在合适范围内,又能减少 15%~20% 的每分钟通气量。目前,临床上大部分呼吸机都能测定和显示 MAP,MAP 与 mPalv 有直接联系,如公式 $mPalv = MAP + V_E/60(R_E-R_I)$,其中 V_E 为每分钟通气量,R_E、R_I 为吸气和呼气的气道阻力 $[cmH_2O/(L\cdot S)]$。在 ARDS 中,MAP 和 mPalv 差别很小。

二、机械通气指征

一旦诊断为 ARDS 应及时给予机械通气治疗。 如 $FiO_2>0.6$ 时,$PaO_2<6.67kPa(50mmHg)$ 或 $A-aDO_2>26.7kPa(200mmHg)$,即应给予鼻塞或气管插管 CPAP,压力 0.52~0.79kPa(4~6mmHg);FiO_2 为 0.5~0.6,当 CPAP 应用 1~2 小时后,PaO_2 仍 <6.67kPa(50mmHg),即应改用其他机械通气模式。

三、通气模式的选择

(一)持续气道正压呼吸(CPAP)

应用 CPAP 是治疗 ARDS 的一种有效手段,其本质也是提供呼气末正压,是在患儿自主呼吸的前提下利用呼吸道的持续正压,起到呼气末正压作用。CPAP 可以防止呼气末肺泡萎陷,增加功能残气量,减少肺内分流,改善肺顺应性,纠正严重的低氧血症。此外还能促使肺泡和间质水肿消退。CPAP 是新生儿最常采用的无创性呼吸治疗方法,ARDS 患儿临床应用时,CPAP 压力一般以 0.41~0.79kPa(3~6mmHg)开始,很少超过 1.33kPa(10mmHg),以血气分析、胸部 X 线片等评估 CPAP 压力的最佳水平,当肺容量减少或肺水肿时应增加压力,而当肺过度充气或有气体滞留时应降低压力。

气道压力释放通气(airway pressure release ventilation,APRV)属于 CPAP 模式,通过间断释放由呼吸机产生的持续正压而增加通气,APRV 的特点是可保持肺泡在扩张状态,有利于萎陷肺泡的恢复,改善氧合,减少无效腔,增加肺泡通气量。这种方法由于潮气量较小,肺部气压伤也少,适用于 ARDS 患儿。此外,双向气道正压通气是 APRV 的改进,保留了自主呼吸,可调节呼吸时间比和压力值,达到低潮气量通气从而减轻 ARDS。但通常情况下,ARDS 的新生儿大多数选择有创机械通气治疗。

(二)间歇指令通气

间歇指令通气(intermittent mandatory ventilation,IMV)为近年来常用的通气模式。IMV 能更好地改善氧合,减少呼吸做功,缓解呼吸困难症状。在 CPAP 使用过程中,$FiO_2>0.6$,压力达 1.06kPa(8cmH_2O),而 PaO_2 仍在 6.67kPa(50mmHg)以下者,可选用 IMV。同步间歇指令通气(synchronized intermittent mandatory ventilation,SIMV)是由患者自主呼吸启动的 IMV,更符合患者生理需要,SIMV 能减少患儿发生人机对抗和气漏,降低镇静剂的使用。SIMV 常常与压力支持联合使用治疗 ARDS。

(三)压力支持(PSV)

PSV 模式是压力限制、流量切换、患儿自主呼吸触发的通气模式。其目的是在患儿自主呼吸时给予吸气压力辅助,当吸气流量降低到一定范围时,吸气终止,转为呼气。多数情况下,PSV 与 SIMV 联合使用,即对在 SIMV 间隙的自主呼吸给予支持,压力支持的水平可以选择部分支持或完全支持,主要功能是辅助呼吸肌的活动,降低呼吸肌做功。

(四)容量保证(VG)

VG 模式可以自动代偿顺应性、阻力和患儿自主呼吸的变化,当患儿肺的顺应性发生变化时,因呼吸机测出的潮气量改变了,此时,呼吸机可以经过 6~8 次呼吸周期逐渐将压力做出相应的改变,直到呼出气潮气量与目标值相同。VG 对临床上肺表面活性物质应用后肺顺应性有急剧变化的患儿尤为适应,VG 与 PSV 或 SIMV 联合应用可以减少气漏的发生。压力调节的容量控制模式(PRVC)类似 VG,有研究显示 PRVC 较 SIMV 更能降低新生儿气漏的发生率。

(五)比例通气(PAV)

在 PAV 通气模式中,呼吸机递送的压力在整个自主呼吸周期中都得到了伺服控制,可以随着患儿吸气气流的增加,呼吸机递送的压力也增加,从而使患儿完全控制呼吸机的频率、肺充气的时间和幅度。PAV 可以减少患儿呼吸做功,提高呼吸舒适度。

(六)允许性高碳酸血症

应用允许性高碳酸血症通气策略,选择呼吸机参数的要点为:吸气峰压一般不超过 3.43kPa (35cmH$_2$O),避免肺泡过度膨涨。潮气量 4~7ml/kg,避免肺泡伸展范围过大。PEEP 足够大,避免呼气末肺泡萎陷,减少切变力。由于机体对逐渐产生的中等程度的高碳酸血症会出现代偿作用,保持动脉血,PaCO$_2$ 在 45~50cmH$_2$O,对机体无严重不良影响。相反,体内二氧化碳潴留,可兴奋交感神经,增加心排血量,减少动 - 静脉氧含量差,减少乳酸的产生。在 ARDS 患儿应用允许性高碳酸血症通气策略,可较快撤离呼吸机,减少肺气压伤,增加存活率。

(七)高频振荡通气

近年来,国内外均有报道高频振荡通气(HFOV)治疗 ARDS 的成功经验,HFOV 的优点为小潮气量,低通气压,不易产生气压伤,对血流动力学的影响较小。HFOV 对一些 ARDS 患儿有一定的疗效,但对大多数 ARDS 患儿来说,尚不能普遍代替常频通气的治疗作用,在常频通气(加 PVS)不能改善氧合者可选用。近年有用 HFOV 和常频通气(加 PSV)重叠通气来治疗 ARDS 成功的病例报道。此种混合通气可提供振荡型呼吸末正压通气,但是否有其特殊优越性,还需做更多的临床研究。

四、通气参数的选择

(一)PEEP/CPAP

ARDS 患儿应用机械通气时,PEEP/CPAP 的压力值可从 0.41~0.79kPa(3~6cmH$_2$O)开始,如效果不佳逐步增加压力,可采取每 3 分钟增加 0.1kPa(1cmH$_2$O)的方法,应用可达到治疗效果的最低压力。ARDS 在不同病程阶段所需的最佳 PEEP 值并不一致,因此,根据患儿的病情变化确定最佳 PEEP 值具有重要的临床意义。一般认为可利用肺的压力 - 容量环来选择 PEEP 值,压力 - 容量环升支的下位拐点(LIP)提示开放压(可理解为肺内压超过开放压,呼气末萎陷的肺泡

复张),开始机械通气时 PEEP 值应大于开放压,然后将 PEEP 值降至肺的压力 - 容量环降支的下位拐点,以保持肺泡不萎陷。也有人根据肺和胸廓的总静态顺应性确定最佳 PEEP 值,方法较为简便,临床易于应用,但结果不甚可靠。还有人认为能达到最大肺顺应性的压力为最适宜的 PEEP 值,现代呼吸机可监测肺顺应性的变化值。C= $\triangle$V/$\triangle$P,C 为肺总顺应性,$\triangle$V(容量改变)= 潮气量,$\triangle$P(压力改变)= 吸气平台压力,即平均气道压减 PEEP 值,由此可监测 PEEP 值是否合理。临床上选择最佳 PEEP,可使严重缺氧得到纠正,达到保持动脉血气 PaO$_2$ 为 60~80mmHg 或血氧饱和度(动脉或经皮监测)达 90% 以上的目的。由于 PEEP/CPAP 应用中扩张的肺使胸内压增加,静脉回流受阻,心排血量降低并导致气压伤,一般 PEEP/CPAP 值最大不超过 10cmH$_2$O。

(二)吸 / 呼比值

在 ARDS 的治疗中,可将吸 / 呼比值由 1:2 或 1:1.5 调为接近 1:1,甚至倒置。病情好转后再将吸呼比值改回 1:1.5 或 1:2。

(三)吸气峰压

肺顺应性越差,吸气峰压要相应增加,一般控制在 2.5~2.8kPa(25~30cmH$_2$O)以下,病情好转后逐渐减低。

(四)氧浓度

ARDS 患儿机械通气时,氧浓度的初调值为 0.8,调节 PEEP/CPAP 到理想状态后,通过血氧饱和度或动脉血气的监测,在血氧不下降的前提下将吸入氧浓度尽量降低。

五、机械通气的撤离

在 ARDS 的治疗中,患儿病情稳定,引起 ARDS 的原发病得到控制或原发病诱因基本消除,FiO$_2$>0.4,PaO$_2$>8.0kPa(60mmHg)或血氧饱和度监测能稳定大于 90% 或更高,可逐渐减低呼气末压力。每减少 0.1~0.2kPa(1~2cmH$_2$O)就应观察血氧饱和度的变化,大约 5~10 分钟内就能反映出变化后的情况。如血氧饱和度有所下降,就应再回到原来水平,经过一段时间稳定后再减压。如果血氧饱和度没有下降,过一段时间还可以再

次减压。但应注意呼气末正压不要下降太快,否则液体又重新向肺泡渗漏,又出现肺水肿症状。

六、其他治疗

(一)液体入量和营养支持

对 ARDS 患儿给予液体治疗的目的,是使组织灌注达到最佳状态却不加重肺水肿和肺内分流,考虑液体入量时当然还应结合原发病的因素。首先应限制液体入量,防止液体过多,可应用利尿剂,如呋塞米等。但另一方面要注意保证心排血量,保证足够的液体来维持正常循环和代谢的需要。

ARDS 患儿经口或胃管供给营养素既可减少静脉营养的并发症,又可减少细菌移位的发生,应尽可能地采用。不能进食者选用静脉营养,能量需要量按 251~353kJ(60~80kcal)/kg 计算。葡萄糖作为主要热能来源,中长链脂肪乳剂供能氧化彻底,可快速利用,蛋白质供给的最佳制品是平衡氨基酸溶液。

(二)肾上腺皮质激素和非甾体类消炎药物

动物实验研究证实,肾上腺皮质激素在 ARDS 中可发挥的作用为:①抑制和逆转中性粒细胞的聚集,阻止与补体的结合;②减少花生四烯酸的合成并阻止其环氧化酶代谢产物前列腺素类物质及血栓素的产生;③抑制血小板聚集及微血栓形成;④稳定溶酶体膜;⑤减轻肺毛细血管通透性;⑥刺激肺泡Ⅱ型细胞的功能;⑦防止肺纤维化。但在临床上激素是否能有明显的疗效尚无足够的证据,只在早期或作为预防性措施。所以应用原则是早期、足量、短疗程。

非甾体类消炎药物如前列腺素 E_1(PGE$_1$)、布洛芬等,能舒张血管平滑肌,降低肺动脉压,抑制白细胞的趋化性和溶酶体的释放,阻止补体与中性粒细胞结合,防止其在肺内聚集,还可抑制血小板黏附,但临床应用方面尚缺乏资料。

(三)肺表面活性物质治疗

近些年的研究表明,肺表面活性物质(pulmonary surfactant,PS)继发性缺乏或功能异常是导致 ARDS 患儿肺功能障碍的重要原因之一。PS 功能异常主要是由于:①肺部严重病变直接损伤肺泡Ⅱ型细胞,使 PS 合成量减少;炎症反应过程中产生的 TNF-α 和过氧化氢均可抑制 PS 中磷脂的合成,从而导致内源性 PS 总量减少。② ARDS 患者肺灌洗液生化分析结果表明,卵磷脂和磷脂酰甘油占总磷脂比例减少,而磷脂酰肌醇、鞘磷脂的比例增加,SP-A 含量减少。PS 成分的改变可能是导致 PS 功能异常的原因之一。③ PS 在肺泡内多以不同密度、成分及功能的聚合体形式存在,较大的聚合体可有效地降低肺泡气 - 液表面张力,而小的聚合体功能很差。在 ARDS 患者肺灌洗液中,小聚合体与大聚合体的比例明显高于正常人。这样,即使总磷脂含量不少,因大小聚合体比例失调也可导致肺功能障碍。④炎性渗出或浆液渗出物中的蛋白成分对 PS 活性具有抑制作用,这种抑制作用是可逆的,存在竞争机制。当 PS 浓度高时,蛋白抑制作用小;PS 浓度低时,蛋白抑制作用增强。以上证据为 PS 替代治疗 ARDS 提供了理论依据。一些学者对 PS 治疗 ARDS 进行了尝试,取得了较好的效果。应用 PS 治疗 ARDS 建议采用足量、重复使用,推荐 PS 剂量每次 200mg/kg,重复 1~2 次。

(四)一氧化氮吸入

一氧化氮(NO)具有快速选择性扩张肺血管的作用,降低肺血管阻力和肺动脉压,增加肺血流量,提高血氧水平和心肺功能。近年来,国内外学者对 NO 吸入已开展了大量的实验和临床工作。在重症 ARDS 患儿中,吸入 NO 可降低肺动脉压,提高血氧,改善通气 / 血流比值,而对动脉血压无明显影响。临床应用方法是在呼吸机辅助通气下,初始 NO 吸入浓度为 10~20ppm 应用 1~4 小时,维持浓度为 5~10ppm 持续 6~72 小时,逐渐降低 NO 吸入浓度至撤离。

(五)体外膜肺氧合治疗

体外膜肺氧合(ECMO)的本质是一种改良的人工心肺机,通过膜氧合器能有效改善氧合和排出二氧化碳,血泵运送血液可代替心脏的输血功能。近 30 年来,全世界已有 15 000 例新生儿呼吸衰竭接受 ECMO 治疗,存活率达 80%,已成为严重新生儿呼吸衰竭治疗的重要手段。但在治疗新生儿 ARDS 中的有效性及其安全性等尚待进一步评价。

（六）原发病的治疗

积极治疗原发病,尽快消除引起 ARDS 的病因,对控制病情具有重要意义。常见的原发病为感染性休克、败血症、脓毒血症、重症肺炎、脑膜炎以及严重创伤、大手术后、窒息、溺水等。对感染性疾病应针对可能的病原体、细菌培养及药物敏感试验结果,选用 1~2 种有效抗生素治疗,控制感染。对非感染性疾病应进行对症治疗,如及时纠正休克、积极修复创伤等。

（刘晓红）

第二十九章

新生儿肺出血

新生儿肺出血（neonatal pulmonary hemorrhage）是指肺的大量出血，至少影响两个肺叶，可以是肺泡出血、间质出血或两者同时存在，但不包括肺部散在的局灶性小量出血。新生儿肺出血是新生儿期许多疾病发展的危重征象，常常是疾病的临终表现。近年来，随着新生儿重症监护救治技术的发展，肺出血发生率已下降至 0.2%~3.8%，但肺出血病因和发病机制比较复杂，早期诊断和治疗比较困难，肺出血的病死率仍高达 25%~50%。

第一节　病因

肺出血是许多新生儿危重疾病晚期的表现，所以任何疾病当其发展到严重阶段时，均可能发生。肺出血在新生儿期有两个发生高峰，第 1 个高峰为生后第 1 天，其原发疾病多为窒息、呼吸窘迫综合征、胎粪吸入综合征等；第 2 个高峰在生后 6~7 天，其原发疾病主要以败血症、重症肺炎等感染性疾病多见。

一、引起组织缺氧、缺血的疾病

主要为新生儿窒息、重症缺氧缺血性脑病、新生儿呼吸窘迫综合征、胎粪吸入综合征、持续肺动脉高压、肺发育不良、孕母患妊娠期高血压疾病等。

二、感染性疾病

主要为新生儿败血症、新生儿肺炎、坏死性小肠结肠炎、化脓性脑膜炎等疾病。

三、寒冷损伤

主要发生在寒冷损伤综合征或新生儿硬肿症以及各种严重疾病时的低体温，在这些疾病的复温过程中易发生肺出血。

四、早产

早产儿由于肺血管内皮细胞发育不完善、肝功能不全及凝血功能低下，在发生缺氧、感染、低体温时易发生肺出血。

五、严重心力衰竭

当左心功能衰竭时，肺毛细血管压力不断升高，液体不断滤过，待滤液积聚到一定压力时，可使肺上皮细胞崩溃，滤液进入肺泡腔，导致出血性肺水肿。常见的疾病有肺炎合并充血性心力衰竭、严重扩张性心肌病，以及多种先天性心脏病（如完全性大血管转位、完全性肺静脉异位引流、动脉导管未闭等）。此外，高黏滞综合征、凝血功能障碍、弥散性血管内出血、机械通气压力过高、氧中毒、输液过快过量等也可引起肺出血，但这些病因一般都与缺氧、感染等病因同时存在。

第二节　发病机制与病理改变

肺出血发病机制尚未完全明了，可以在许多病理情况下发生，一般认为是多因素作用的结果。

一、早产儿及新生儿解剖生理特点

新生儿，尤其是早产儿肺毛细血管发育不成熟，血管脆性增高，受到损害时易致破裂出血。有文献报道新生儿肺毛细血管通透性较成人高 3 倍，早产儿较成人高 6 倍。新生儿气道相对狭长，发生病变时易致阻塞，当远端肺泡中氧气被吸收后,肺泡内压力降低,易发生肺泡毛细血管破裂。新生儿维生素 K 依赖的凝血因子含量低、肝功能发育不健全、凝血酶原低下,也易导致肺出血。早产儿肺表面活性物质不足,肺毛细血管中的液体易外渗到肺间质及肺泡中,更易发生肺水肿及肺出血。

二、发病机制

(一)疾病因素影响是肺出血的促发因素

有学者认为,肺出血为肺水肿的极期,凡是能导致肺毛细血管压力增加、静脉内膨胀压下降、肺淋巴液排出减少、肺毛细血管通透性增加这四种病理状况的因素均可能发展成肺出血。多认为与下列因素有关:

1. **导致机体缺氧缺血的疾病**　机体缺氧缺血可以直接引起肺毛细血管损伤,血管通透性增加,红细胞渗出。导致机体缺氧缺血的疾病也可引起肺动脉高压,使动脉导管重新开放,肺血增多,血流动力学出现右向左分流,加重缺氧,也可导致肺毛细血管破裂。当机体缺氧时,红细胞内 2,3- 二磷酸甘油酸功能下降,血红蛋白对氧的亲和力升高,可加重组织缺氧。缺氧缺血再灌注、再供氧时机体可产生大量氧自由基,后者可介导肺组织损伤,导致肺出血。孕母患妊娠期高血压疾病时,孕妇血内皮素 -1 异常增高、一氧化氮生成减少,导致胎盘血管持续痉挛,造成不可逆子宫 -胎盘、胎盘 - 胎儿血流受阻,引起胎儿慢性缺氧缺血与宫内窘迫;胎儿肺血管内皮细胞亦异常释放内皮素 -1 及减少一氧化氮生成,使胎肺血管异常收缩,胎儿缺氧,从而导致胎儿 / 早期新生儿肺出血。

2. **寒冷损伤**　新生儿体温中枢发育未成熟、体表面积相对大,散热快,易出现低体温。低体温时,耗氧量增加,组织器官相对缺氧并易致酸中毒,寒冷刺激可引起肺血管痉挛、肺组织缺血缺氧,少量氧自由基(oxygen free radical,OFR)生成,对肺血管内皮细胞(pulmonary vascular endothelial cell,PVEC)产生损害,一旦复温供氧,肺组织出现缺血再灌注,OFR 大量生成,OFR 可损伤 PVEC,导致肺血管通透性增加、血管内红细胞外渗,甚至毛细血管破裂而发生肺出血;寒冷时血流减慢,血液黏滞度升高,易发生血管内凝血及微血栓形成而导致肺出血;寒冷刺激皮肤血管收缩,皮下脂肪凝固硬化,使皮肤血液灌流减少,而低压低阻的肺循环出现淤血,严重者导致肺出血。

3. **感染性疾病**　许多感染性疾病如新生儿感染性肺炎、败血症、坏死性小肠结肠炎等,在临终前常出现肺出血。机体发生感染时,细菌毒素可直接导致肺毛细血管的损伤,内毒素刺激机体产生大量的炎症介质可介导肺组织损伤,严重感染可使血小板减少,加重出血倾向。有学者通过电镜观察到部分肺出血病例,其肺毛细血管基底膜上有抗原抗体复合物沉着,因而认为部分肺出血与免疫损伤有关,可能为细菌抗原与患儿体内来自母亲的特异性抗体结合形成免疫复合物。

(二)各种致病因素导致肺损伤的可能机制

缺氧缺血和细菌毒素除可以直接损伤肺血管内皮细胞外,还可通过下列途径引起肺组织损伤:

1. **体液因子介导肺损伤**　严重感染或组织创伤时机体可释放大量炎性介质。当细菌毒素进入机体后,TNF-α、IL-1、IL-8 等炎性因子过度释放,由 NF-κB 介导的 TNF-α 仅在肺组织迅速达高峰并诱导 PVEC 活化,白细胞迁移,从而导致弹性蛋白酶、胶原酶、OFR 等释放和毛细血管渗漏,肺组织结构破坏和红细胞渗出,进而发生肺出血。血清内皮素(endothelin,ET)水平、肺组织中 ET 及降钙素基因相关肽(calcitonin gene-related peptide,CGRP)的表达,与肺出血的严重程度密切相关。体液介质除直接损伤肺血管内皮细胞,还可通过影响微血管舒缩功能、促进血小板聚集和微血栓形成而使肺组织(包括肺毛细血管内皮细胞)受到损伤。

2. **氧自由基介导肺损伤**　新生儿缺氧时,肺组织中新生儿特有的肺神经上皮小体可感受缺氧并释放 5- 羟色胺(5-HT),导致肺细胞还原型辅酶Ⅱ(NADPH)氧化酶受抑制,缺氧诱导因子 -1(HIF-1)活性增强,诱导其具有强烈缩血管作用的下游基因内皮素-1（ET-1）持续分泌、具有强烈扩血管作用的降钙素基因相关肽（calcitonin-generelated peptide，CGRP）和一氧化氮（NO）生成减少，一方面导致肺动脉高压，肺血管跨壁压升高，另一方面导致 OFR 生成增加，尤其在复温供高浓度氧、发生缺血再灌注时，大量生成的 OFR 可损伤 PVEC 而发生肺出血。当低温与缺氧两因素联合作用，尤其当复温供氧后，肺出血发生率更高且更严重。机体在寒冷损伤状态下，细菌内毒素等可引起中性粒细胞的呼吸爆发，多形核细胞（polymorphonuclear cells，PMN）受到趋化因子、吞噬刺激物激活后，NADPH 氧化酶活性增强，耗氧量骤增，磷酸戊糖旁路代谢增强，经呼吸爆发作用产生大量氧自由基。动物实验证明氧自由基可引起肺水肿，而氧自由基清除剂 SOD、CAT、DDMSO（二甲亚砜）则可减轻和预防肺水肿的发生。近年来研究发现，组织缺氧缺血后再灌注和再供氧时损伤较无氧时更严重。这是由于肺组织在缺氧缺血损伤时供氧不足，能量代谢发生障碍，不能维持细胞膜内外钙离子浓度梯度，大量钙离子内流，使依赖钙离子的蛋白激酶被激活，催化黄嘌呤脱氧酶 D 型转变为黄嘌呤氧化酶 O 型，导致大量次黄嘌呤（HX）堆积。当组织恢复供血和供氧时，HX 在黄嘌呤氧化酶作用下形成尿酸的过程中产生大量的氧自由基（$O_2 \cdot$、H_2O_2、OH）。氧自由基除对肺组织直接产生损害外，主要通过脂质过氧化反应产生损害作用，脂质过氧化反应生成的 LPO 能导致细胞膜蛋白交联聚集，抑制氨基、巯基等必需基团而抑制酶的活性，降低膜的流动性，增强通透性，抑制核酸。蛋白质的氧化交联，阻碍了 DNA 的合成，使 DNA 断裂。随着生物膜功能的破坏，线粒体、微粒体、溶酶体功能丧失。氧自由基通过上述机制损伤肺泡毛细血管膜，使其通透性增加，或引起凝血功能紊乱，导致肺出血。高浓度氧亦可能导致 OFR 生成增加，损伤 PVEC、促进多种炎性细胞因子表达；OFR 亦可与肺组织中 NO 结合，生成高活力的有害物质如 NO_2、NO_3 等，加重 PVEC 损害而发生肺出血。

3. 细胞凋亡　细胞凋亡（apoptosis）又称程序性细胞死亡，它是主动耗能的过程。引起肺出血的原发病如缺氧或/和缺氧缺血再灌注、严重感染性疾病（刺激机体产生的体液介质如 TNF、TNF-α、IL-8、血栓素等）均可诱导细胞产生核酸内切酶，将 DNA 在核小体间切割成 180~220bp 大小片段，而细胞器未受到破坏，形态学上可见染色体固缩、聚集、细胞质收缩。有动物实验研究表明，当给予小鼠注射内毒素制备肺损伤模型时，其肺组织匀浆提取 DNA 后做琼脂糖凝胶电泳可见到 180~220bp 的凋亡片段，采用末端脱氧核苷酸转移酶介导的 dUTP 缺口末端标记（TUNEL）法在肺组织中可检测到凋亡小体，通过分子生物学检测技术可发现调控肺组织细胞凋亡相关基因 *Fas mRNA*、*FasL mRNA* 的表达明显增强。

（三）基因表达调控与新生儿肺出血的关系

有研究提示，一种新的转录因子 Forkhead Box f1（*Foxf1*）的表达参与新生大鼠肺出血的发病机制。Fox 蛋白是最新发现的一个转录因子家族，在细胞增殖和分化以及器官塑性中具有重要作用。目前认为，在肺发育的功能形成中具有关键作用的可能是 *Foxf1*。2001 年，Kalinichenko 等发现，在 55% 的 *Foxf1*$^{+/-}$ 新生小鼠，由于肺 *Foxf1* 表达降低将出现致死性肺出血，其严重程度与 *Foxf1* mRNA 水平显著相关，且肺出血的发生与肺泡和支气管区域的间叶上皮细胞的破坏密切相关，伴有 VEGF 的表达异常。与之相对应的是，存活的 *Foxf1*$^{+/-}$ 新生小鼠通过表达野生型 *Foxf1*，弥补了其肺中原有的 *Foxf1* 表达缺陷，野生型 *Foxf1* 基因表达对于新生小鼠肺损伤的修复具有举足轻重的作用。有研究表明，*Foxf1* 可能通过 Notch 信号系统在肺发育和功能形成中发挥作用，*Foxf1* 表达缺陷将导致 Notch 信号系统异常，并导致致死性肺出血。

三、病理改变

主要病变位于肺部，可合并全身多器官出血性改变，以颅内出血为多见。肉眼见肺体积增大，质地坚硬，可见大片红色出血区域，两叶以上肺叶受累，切开暗红色出血区可见大量血性液体流出。镜下可见到肺泡和肺间质出血，以肺泡出血多见（约占 70%）；肺泡和间质混合性出血次之（约占

25%);单纯间质性肺出血较少(约占 5%)。部分病例免疫荧光检测可见肺组织有 IgG、C_3 沉着。电子显微镜下见肺毛细血管内皮细胞水肿、脱落、基底膜裸露,部分病例可见基底膜上有电子致密颗粒,有学者认为可能为抗原抗体复合物。经检验分析证实,在部分病例中,从气道流出的血性液的血细胞比容和静脉血血细胞比容相近,病理上存在肺血管的直接损伤,说明部分病例的肺出血是由于血管受到致病因子的直接损伤所致。但大多数肺出血病例,其气道流出的血性液体的血细胞比容较静脉血细胞比容明显降低,因而认为此类肺出血继发于肺水肿,是由于肺毛细血管内压力急剧增高,引发出血性肺水肿所致。

第三节 临床特征

一、临床表现

肺出血主要表现为失血性低容量性休克及由血液积聚于肺泡引起的气体交换障碍。当出现肺出血之前,其临床表现随不同原发病而异,大多数肺出血发生于生后 2 周内,60%~70% 发生于生后 1 周内,而发生于 2 天内的肺出血,其原发病以围产期窒息、早产、新生儿呼吸窘迫综合征等为多。除原发病症状与体征外,肺出血可有下列表现:

(一)全身症状

发生肺出血时,患儿病情突然恶化,表现为烦躁不安,低体温、皮肤发绀、苍白、出现花纹,反应差,血氧饱和度不升,心率减慢,常伴有低血压,呈休克状态。或可见皮肤出血斑,穿刺部位不易止血。

(二)呼吸障碍

出现呼吸困难,呼吸不规则,呼吸暂停,吸气性凹陷,呻吟,发绀,呼吸增快或在原发病基础上临床表现突然加重。

(三)出血

表现为鼻腔、口腔流出或喷出血性液体,或于气管插管后流出或吸出泡沫样血性液体。但约 50% 的病例可能始终无血性液体从口、鼻腔流出。

(四)肺部听诊

肺部听诊可闻呼吸音减低或在短期内出现大量湿啰音。此时作气管内吸引可吸出大量血性液体。

二、胸部 X 线表现

典型肺出血胸部 X 线表现:①广泛的斑片状阴影,大小不一,密度均匀,有时可有支气管充气征。②肺血管淤血影:两肺门血管影增多,两肺或呈较粗网状影。③心影轻至中度增大,以左室增大较为明显,严重者心胸比 >0.6。④大量出血时两肺透亮度明显降低或呈"白肺"征。⑤或可见到原发性肺部病变。⑥与呼吸窘迫综合征及肺炎鉴别:呼吸窘迫综合征患者可见肺透亮度减低,毛玻璃样改变,心影模糊,肋间隙变窄,而肺出血则心影增大、肋间隙增宽;肺炎患者可见肺纹理增多,以中下肺野为主,心影常不大,而肺出血则见大片或斑片状影,密度较炎症高且涉及两肺各叶。鉴别困难时最好结合临床并作 X 线动态观察。

三、实验室检查

(一)外周血象

白细胞可正常,感染者白细胞可明显增高或降低,血红蛋白、血细胞比容进行性下降,部分病例血小板下降。

(二)血气分析

血气分析可见 PaO_2 下降,$PaCO_2$ 增高。血 pH 下降,表现为酸中毒,多为代谢性酸中毒,少数为呼吸性酸中毒或混合性酸中毒。

(三)凝血功能障碍

部分患儿可出现凝血功能障碍,表现为凝血酶原时间(PT)延长,部分凝血激酶时间(APTT)延长,凝血酶时间(TT)延长。

第四节 诊断

一、病理诊断

(一)病理诊断标准

目前仍按 Esterly 于 1963 年提出的病理诊断

标准:肉眼见肺出血面积累及 2 个或 2 个以上肺叶,镜下见到大片出血。

（二）病理分型

病理上可以分为肺泡出血(约占 70%)、肺泡和间质混合性出血(约占 25%)、单纯间质性肺出血(约占 5%)。

二、临床诊断

（一）早期肺出血诊断

1. 具有肺出血原发病和高危因素窒息缺氧、早产、低体温或 / 和寒冷损伤、严重新生儿肺炎、败血症、坏死性小肠结肠炎等原发疾病。

2. 症状和体征 除原发疾病症状与体征外,可出现下列表现:①全身症状加重,如皮肤发绀、苍白或见出血斑,低体温,穿刺部位难止血等;②呼吸障碍,如出现呼吸急促、呼吸困难或呼吸暂停,吸气性三凹征,呻吟,发绀,呼吸增快或在原发病症状基础上临床表现突然加重等;③出血,即通过气管内吸引法在气道内吸出血性液体;④肺部听诊,短期内出现大量湿啰音。

3. 实验室检查 包括:①血红蛋白进行性下降;②外周血红细胞数减少,出现红细胞变形、破裂、皱缩等;③血小板进行性下降;④凝血酶原时间(PT)延长;⑤部分凝血激酶时间(APTT)延长;⑥凝血酶时间(TT)延长。

4. 胸部 X 线表现 当发生肺出血时,胸部 X 线片可出现:①广泛的斑片状阴影,大小不一,密度均匀,有时可见支气管充气征;②肺血管淤血:两肺门血管影增多,两肺野呈粗网状影;③心影轻至中度增大,以左室增大为明显,严重者心胸比例 >0.6。

（二）晚期肺出血诊断

1. 外现性口、鼻出血 口、鼻腔流出或喷出血性液体,但待口、鼻出血才诊断为肺出血,往往失去了抢救机会,病死率甚高。因而有学者提出当怀疑肺出血时,可尽早作气管内吸引。如果能在直接喉镜下观察到有血性液从声门涌出,则更有诊断意义。

2. 反应低下、四肢冰冷、皮肤出现花纹等休克(失血性)表现。

3. 胸部 X 线表现大量肺出血时可表现为两肺透亮度明显降低,甚至呈"白肺"征。

第五节 预防

一、减少生理性高危因素

（一）减少早产的发生

由于早产儿肺毛细血管发育不成熟、毛细血管通透性高,肝功能不成熟,凝血因子相对缺乏,在病理因素作用下易发生肺出血,因此要做好围产期保健,预防早产的发生,可减少肺出血。

（二）促进胎肺成熟

对于无法避免早产发生时,应在产前积极促进胎肺成熟,因为肺表面活性物质在维持肺生理中具有重要作用,所以在产前使用激素促进肺成熟,增加内源性肺表面活性物质的合成,对于预防肺出血具有重要意义。

二、防治病理性危险因素

（一）加强高危分娩的管理

对高危妊娠应加强产前检查,密切新生儿科与产科的合作,如遇高危分娩时,应鼓励新生儿科医师进产房,参与新生儿抢救,并推广新法复苏,减少新生儿窒息缺氧、颅内出血的发生。

（二）控制感染

应特别注意败血症和肺部感染的防治,尽快明确病原菌,有针对性地使用有效抗菌药物。

（三）应用肺表面活性物质

对于新生儿呼吸窘迫综合征患儿,应早期积极使用外源性肺表面活性物质替代治疗。

（四）预防出血

对于有出血倾向的患儿,在治疗原发病的基础上,应密切监测 PT、APTT、TT,当出现 DIC 高凝期时应予肝素治疗。当出现低凝期或纤溶亢进期时,应及时输新鲜血或血浆,补充凝血因子。

（五）注意保暖

对于低体温者,应做好复温措施,勿复温过快,争取在 12~24 小时内恢复至正常体温。

三、避免医源性因素

（一）合理使用机械通气

对于危重新生儿应正确掌握机械通气指征，合理使用呼吸机，根据患儿病变特点和病情轻重及时调节呼吸机参数。

（二）控制输液量和速度

严格开展输液量和速度，在缺氧缺血性脑病、颅内出血、重症肺炎等疾病情况下，控制输液量80ml/（kg·d），输液速度3~4ml/（kg·h）。

第六节　治疗

一、原发病治疗

针对引起肺出血的原发病积极治疗，如有严重感染，给予敏感抗生素治疗。

二、一般治疗

注意保温、给氧，加强支持治疗，纠正酸中毒及水电解质平衡紊乱。限制液体入量为60~80ml/（kg·d），输液速度为3~4ml/（kg·h）。严密监测呼吸、心率、血压、血氧饱和度以及血红蛋白、血细胞比容等。予多巴胺5~10μg/（kg·min）和/或多巴酚丁胺5~10μg/（kg·min）持续静脉滴注以维持血压稳定，有早期休克表现时可予生理盐水扩容。发生心功能衰竭者可给予快速洋地黄类药物。

三、补充血容量

对于由于出血导致贫血的患儿可立即输新鲜血，每次10ml/kg，保持血细胞比容在0.45以上。

四、止血及纠正凝血机制障碍

于气道吸引分泌物后，滴入血凝酶0.2U加生理盐水1ml，注入后用复苏囊加压供氧30秒，促使药物在肺泡内弥散，以促使出血部位血小板凝集。同时用血凝酶0.5U加生理盐水2ml静脉注射，用药后10分钟气管内血性液体即有不同程度的减少，20分钟后以同样方法和剂量再注入，共用药2~3次。也有报道用1:10 000肾上腺素0.1~0.3ml/kg气管内滴入，可间隔4~6小时重复2~3次，此法尚有争议。

除直接从气管插管滴入止血药物外，还需注意纠正凝血机制障碍。根据凝血机制检查结果，如仅为血小板少于$80×10^9$/L，为预防弥散性血管内凝血发生，可用超微量肝素1U/（kg·h）或6U/kg静脉注射，每6小时1次，以防止微血栓形成，如已发生弥散性血管内凝血，高凝期给予肝素31.2~62.5U（0.25~0.5mg/kg）静脉滴注，每4~6小时1次或予输血浆、浓缩血小板等处理。还可以输注新鲜血浆10ml/kg；静脉输注冷沉淀1U；应用酚磺乙胺、维生素K_1等止血药物。

五、去除导致肺出血的有害因素

（一）外源性NO及NO供体

NO是有强烈扩血管作用的气体信使分子，可通过旁分泌途径导致肺血管平滑肌松弛，肺血管扩张；拮抗ET-1所致的肺动脉高压，并可反馈抑制ET-1的合成与分泌。肺出血时NO分泌亦减少，由此推测，给予外源性NO亦可拮抗ET-1的致肺出血作用。外源性NO半衰期为3~6秒，采用外源性NO吸入仅作用于肺血管平滑肌，产生局部血管舒张，而全身血压不受影响。当肺出血患儿合并肺动脉高压时，可予吸入NO，浓度为6~20ppm。有研究报道NO除具有调节血管张力、降低肺动脉压力外，还能维持微血管通透性及抑制细胞凋亡，从而减轻肺损伤及肺出血的程度。NO供体是指不需要NO合成酶参与，仅通过自身或其他酶催化后，在靶器官局部释放NO而起舒血管作用的物质，如硝酸甘油2~5μg/（kg·min）或硝普钠0.5~5μg/（kg·min）等。

（二）磷酸二酯酶（PDE）-5抑制剂

研究表明，磷酸二酯酶（PDE）-5可破坏细胞内cGMP，导致GMP生成减少，肺血管收缩。PDE-5强效抑制剂西地那非（sildenafil）可选择性抑制肺血管细胞中PDE-5对cGMP的破坏作用，从而增加GMP浓度，诱导肺血管扩张，降低肺动脉高压。西地那非剂量开始为0.5mg/kg，每6小时1次口服，如果无反应，最大量可用至2mg/kg。

（三）降钙素基因相关肽

降钙素基因相关肽（calcitonin-generelated peptide，CGRP）是由肺神经内分泌细胞分泌的扩血管活性肽，肺出血时 CGRP 分泌减少。若于新生大鼠气管内先滴入外源性 ET-1 后再滴入外源性 CGRP，以及先滴入外源性 CGRP 后再滴入外源性 ET-1，结果发现两组外源性 ET-1 所致的肺出血率分别从 80% 及 90% 减少至 20% 及 12.5%，且均无死亡病例，表明给予外源性 CGRP 可有效拮抗 ET-1 而降低肺出血发生率及严重度。国外已有外源性 CGRP 成功治疗成人肺出血的报道，相信将来外源性 CGRP 可成为干扰 ET-1 信号转导途径的药物，起治疗和预防肺出血的作用。

（四）ET-1 受体拮抗剂

波生坦是双重 ET-1 受体拮抗剂，同时拮抗 ETA 和 ETB 受体，是目前美国 FDA 批准的用于肺动脉高压治疗的唯一口服制剂。动物实验显示在进行低温缺氧/复温复氧实验前给予波生坦口服，病死率明显下降，肺出血的发生率呈下降趋势，提示波生坦在预防低温缺氧/复温复氧所致的新生鼠肺出血的发生有一定的作用。提示应用 ET-1 受体拮抗剂可望成为防治肺出血的措施之一。

（五）缺氧诱导因子 -α（HIF-α）抑制剂

缺氧时 HIF-α 显著增加，诱导 ET-1 大量合成，提示可应用 HIF-α 抑制剂治疗新生儿肺出血。还原型辅酶Ⅱ（NADPH）氧化酶在常氧下可抑制 HIF-α 生成。缺氧时 NADPH 氧化酶受抑制，HIF-α 大量生成。提示可应用 NADPH 氧化酶促进剂治疗新生儿肺出血。

（六）氧自由基拮抗剂

氧自由基拮抗剂包括酶类拮抗剂和非酶类拮抗剂，酶类拮抗剂如超氧化物歧化酶、过氧化氢酶、过氧化物酶等；非酶类拮抗剂如维生素 C、维生素 E、β- 胡萝卜素、别嘌醇、N- 乙酰半胱氨酸及褪黑素等。氧自由基拮抗剂虽能中和组织中已生成的 OFR，但不能修复已受 OFR 损害的肺血管内皮细胞，对肺出血仅能起到辅助治疗作用。

六、肺血管内皮细胞的修复

呼吸机适当的机械刺激，能激活肺细胞内多个信号转导通路，最终产生下列良好的生物效应：①促进肺血管内皮细胞、肺Ⅰ型和Ⅱ型细胞中血管活性物质基因、生长因子基因的表达；②促进肺细胞外基质蛋白的合成与分泌；③促进肺细胞增殖与分泌；④介导肺细胞生长。从而对受损的肺细胞有一定修复作用。另外，当肺血管痉挛发生肺动脉高压时，基质金属蛋白酶（matrix metalloproteinases，MMPs）激活，导致基底膜弹力纤维网断裂而促进肺出血的发生。应用 MMPs 抑制剂可能有助于基底膜的修复，以辅助治疗肺出血。

七、外源性肺表面活性物质

肺出血时，肺泡Ⅱ型细胞中可分泌内源性肺表面活性物质（PS）的板层小体受损，导致 PS 合成与分泌减少，渗出至肺泡腔的血浆蛋白亦可抑制 PS 活性，均使肺泡表面张力升高而致肺泡萎陷，加重缺氧并促进肺出血发生。国外对肺出血患儿采用机械通气的同时气管内滴入外源性 PS 取得良效，认为外源性 PS 可降低肺泡表面张力，防止肺泡萎陷，改善通气/灌流比例，增加组织供氧，抑制局部炎症介质而可以治疗肺出血。

八、保持呼吸道通畅

当诊断为肺出血时应尽早做气管插管，负压吸引，但负压应控制在 0.02MPa 以内，以清除气道内血性分泌物，保持呼吸道通畅。但在血性液吸之不尽时，不必强调一定要完全吸清。在清除血性液后，再从气道内滴入止血药。

九、机械通气

（一）持续气道正压通气

持续气道正压通气（CPPV）能以一定的压力（PIP 和 PEEP）将肺泡中的血液集中推向于肺泡某一侧，以减少血性液体对 AT-Ⅰ 及 AT-Ⅱ 的覆盖与浸润，防止因 PS 合成与分泌减少而导致肺泡萎陷，从而扩大血气交换面积。CPPV 在肺泡维持一定正压,平衡肺动脉高压与肺泡低压间的肺血管跨壁压差距,减少或避免血液经受损的毛细血管由高压的肺血管流向低压的肺泡。CPPV可对已破损的肺毛细血管加以压迫,导致反应性血管收缩,血管内皮粘连,血管堵塞而起"压迫止血"作用。对肺出血高危儿,在肺出血前即使用CPPV,可参考表3-29-1评分标准。

表 3-29-1 使用 CPPV 的评分标准

评分	体重 /g	肛温 /℃	血 pH	呼吸衰竭类型
0	>2 499	>36	>7.25	无
1	1 499~2 499	30~36	7.15~7.25	I 型
2	0~<1 499	0~<30	0~<7.15	II 型

分值 ≤ 3 分者可观察;4~6 分者,已有肺出血征兆,此时多为较早期出血,应即使用CPPV,存活率可达80%以上;≥ 7 分者,常有鼻、口腔或气管内大量出血,多为晚期出血,此时尽管使用常频机械通气(CMV),效果可能也不理想。

(二)常频机械通气

发生肺出血时,病情已相当危重,往往出现呼吸不规则或频发性呼吸暂停。肺出血时大量血性液体充盈在肺泡及细小支气管内,既影响了气体进入有效的交换区,又影响了气体的弥散过程,使PaO_2降低、$PaCO_2$升高,因而需要通过辅助通气来改善机体缺氧的状况,以防止低氧血症和酸中毒对肺组织的进一步损害。机械通气是治疗新生儿肺出血的重要手段,同时也能达到"压迫性"止血的目的。目前最常用的通气模式为用间歇正压通气(IPPV)+ 呼气末正压(PEEP)。

1. 初始参数调节 氧流量(FR)8~10L/min;吸入氧浓度(FiO_2)0.6;呼吸频率(RR)35~45 次 /min;吸气峰压(PIP)25~30cmH_2O;呼气末正压(PEEP)6~8cmH_2O;吸气时间(Ti)0.5 秒;吸呼比(I:E)1:(1~1.5)。

2. 机械通气早期,应 30~60 分钟检测血气 1次,依据血气调整呼吸机参数。在治疗期间,如PIP<20cmH_2O,平均气道压(MAP)<7cmH_2O,仍能维持正常血气,表示肺顺应性趋于正常,肺出血

基本停止。若 PIP>40cmH_2O,仍有发绀,则说明肺出血严重,患儿常常死亡。

有研究表明,对于肺出血患儿仅给予 CPAP通气,效果不佳,病死率极高。因此一旦诊断为肺出血就应尽早气管插管使用 IPPV+PEEP 通气模式,而不必过于强调 CPAP → IMV → IPPV+PEEP的顺序过渡。

肺出血时,PIP 和 PEEP 参数可较一般肺炎等疾病时高 2~3cmH_2O,适当增加 PIP 能有效改善通气,而提高 PEEP 则不仅能促进氧合,由于增加了肺泡内压,可起到止血的作用。待肺出血好转后依次逐渐下调 FiO_2、PIP、RR,最后才降低 PEEP。

由于肺出血的主要病理变化是肺血管内皮细胞、基底膜及肺泡 II 型细胞受损,CMV 应用不当,除可致肺气漏等外,更可致机械力学及肺生物学改变而引起上述肺细胞损害,故在制定机械通气策略时,应采取保护性通气策略。选择等于或略大于生理潮气量、避免吸气末肺容积过高,选择适当的 PIP 及较高的 PEEP,防止肺泡萎陷及减少肺泡周期性开关引起的剪切力,以利于受损肺细胞修复。

(三)高频振荡通气(HFOV)

最早在 1998 年有学者报道应用 HFOV 治疗18 例大量肺出血且常频通气治疗无效的新生儿,通过检测动脉 - 肺泡氧分压比率(a/APO_2)和氧合指数(OI)来评估其氧合的变化,有效率达 72%(13/18),使用 HFOV 后氧合指标在 30~60 分钟后即明显改善。此后,不断有国内外学者报道当使用常规机械通气效果欠佳时,应用 HFOV 治疗肺出血,可收到意想不到的效果。

HFOV 通过高速流动的气体增加弥散对流,振荡产生双向压力变化,吸气与呼气均为主动,促进气体交换,并用恒定的 MAP 充盈和支持肺泡,产生持续压迫止血作用,同时振荡气流可减少因胸腔较大压力差对心血管功能的影响,也避免肺泡反复扩张、闭合,减少肺泡牵张。

一般情况下,在 CMV 治疗后,PEEP ≥ 8cmH_2O,a/APO_2< 0.2, 或 / 和有呼吸性酸中毒($PaCO_2$ ≥60mmHg,pH<7.25)可考虑改用 HFOV。也有报道发生肺出血时,首选使用 HFOV 较解救性使

用 HFOV(先使用 CMV,治疗效果欠佳再换用 HFOV)能更好地改善肺出血患儿氧合功能,降低呼吸机相关肺炎的发生率,缩短病程,提高治愈率。

高频振荡呼吸机初始参数设定:①平均气道压(MAP)在常频呼吸机通气时的平均气道压基础上提高 2cmH$_2$O 左右,一般根据病情调节在 9~18cmH$_2$O 为宜;②振幅(ΔP)一般调节在 20~30cmH$_2$O,观察胸部震动的幅度,在最初上机 24 小时内每 4 小时摄胸片 1 次,结合胸片及血气情况调整;③偏置气流(bias flow)为 6~8L/min;④频率(f)为 10~15Hz;⑤吸气时间百分比(%)为 33%;⑥吸入氧浓度(FiO$_2$)视病情而定,由于 HFOV 常应用于常频通气治疗效果欠佳的各种危重患者,所以吸入氧浓度往往需 >0.6。

当 MAP ≤ 10~12cmH$_2$O,FiO$_2$<60%,动脉血气仍维持在可接受的范围,即 pH 7.25~7.45,PaCO$_2$ 35~45mmHg,PaO$_2$ 50~80mmHg 可考虑撤离 HFOV,一般改为常频机械通气,并最终撤机,也可改为无创辅助通气,再撤机。

(周 伟　荣 箫)

第三十章

新生儿休克

新生儿休克（neonatal shock）是各种强烈的致病因子作用于机体引起的急性循环衰竭，其特点是微循环障碍、重要脏器的灌流障碍和细胞与器官功能代谢障碍，是各种疾病发展过程中极其危重的病理过程。休克是继急性呼吸衰竭导致新生儿死亡的第二种常见原因，其病死率仍高达 50%~60%。由于机体发育不成熟，代偿及对抗致病因子的能力有限，新生儿休克往往进展迅速，早期症状不明显，特别是脓毒症性休克（septic shock），血压明显降低常常是休克晚期失代偿性的表现，病情常不可逆，治疗过程中常因并发肺出血和肾衰竭而死亡。近年来，由于对休克病理生理及其发病机制的研究不断深入，在治疗过程中注意脏器功能的监测及保护，特别是呼吸支持治疗，提高了休克的抢救成功率。目前尚无新生儿休克发生率的精确统计数字。

第一节　病因与分类

休克是一种危重的病理生理过程，其发生的关键是器官及组织灌注不足，因此凡是能够导致器官及组织灌注不足的原因均为其病因。新生儿休克的病因最常见的为心源性休克，其次为感染性休克及低血容量性休克。

一、心源性休克

心源性休克（cardiac shock）是由于各种原因引起心脏泵功能衰竭，不能维持足够的心排血量来满足器官组织的代谢需要所致。常见原因有：①围产期窒息致急性缺氧缺血性心肌损伤，致心肌收缩力下降，心排血量减少。当然，窒息亦可导致其他器官功能障碍，如无氧代谢致酸性产物堆积，使血管通透性增强；神经系统损伤，丧失对血管舒缩功能的调节，也与休克发生有关。②宫内和出生后病毒感染所致的心肌炎、心肌病，特别是肠道病毒感染，如柯萨奇病毒 B3、4，肠道病毒 71。③各种类型的严重心律失常（如阵发性室上性心动过速、室性心动过速、严重的心脏传导阻滞）。④先天性心脏畸形，如动脉导管未闭、室间隔缺损、流入道及流出道发育畸形。⑤新生儿严重的低体温、硬肿症（实际上硬肿症时除心肌受损外，血管内皮通透性增高，液体分布异常亦是导致有效循环血量减少的重要原因）。⑥低血糖，尤其是糖尿病母亲婴儿（常有心脏肥厚）、低钾血症或高钾血症。⑦新生儿持续性胎儿循环。⑧气漏（机械通气时）导致心排血量减少。

二、感染性休克

严重感染，特别是革兰氏阴性细菌、革兰氏阳性细菌、病毒、霉菌及立克次体感染，均可引起感染性休克（infectious shock）。感染（各种病因）通过全身性炎症反应综合征（systemic inflammatory response syndrome，SIRS）导致全身血管舒缩功能异常，心肌受到抑制，毛细血管内皮损伤，进而导致组织灌注不良细胞功能紊乱。在我国，感染性休克的常见细菌感染为革兰氏阴性细菌感染，特别是大肠埃希菌、肺炎克雷伯菌；肠道病毒，特别是柯萨奇病毒感染的病毒血症型。近年来，随着 NICU 的不断建立，超广谱抗生素的应用，使得真菌感染明显增加，特别是在极低出生体重儿中，已成为死亡的重要原因之一。感染性休克在临床上以低体温、呼吸暂停、微循环障碍、持续性酸中毒、高血糖、高乳酸血症为早期常见表现,晚期可见中心静脉压增高、每搏输出量减少和低血压等心功能不良症状。很少见有高排低阻型感染性休克。

三、低血容量性休克

低血容量性休克(hypovolemic shock)由急性或亚急性失血或血容量减少引起,新生儿期常见病因为:①产时失血可见于胎盘破裂、前置胎盘、双胎之间输血、胎母输血、脐带撕裂、肝脾破裂及肾上腺出血等。②新生儿期失血可见于颅内出血、帽状腱膜下出血、胃肠道出血、肺出血、医源性失血(反复抽血或抽血量过多)等。③细胞外液丢失,如腹泻、呕吐引起的脱水、腹膜炎和坏死性小肠炎等,大量液体潴留于腹腔或肠腔,光疗下不显性失水过多和不适当应用利尿剂等。

第二节　发病机制

尽管导致休克的原因很多,这些病因作为休克的始动因素,在临床表现上可能千差万别。但休克发生过程中均有共同的特征和机制:器官组织的低灌注,细胞功能紊乱(坏死与凋亡),多器官功能障碍。保证器官有效灌注的基础是:①需要足够的血容量;②需要正常血管的舒缩功能;③需要正常的心脏泵功能。对休克时微循环障碍的深入研究表明,休克是一个以急性微循环障碍为主的综合征。交感肾上腺系统不是衰竭,而始终是兴奋的,血管的外周阻力不是降低而是增加。对新生儿休克的研究亦是如此,各种类型的新生儿

休克均有大量儿茶酚胺的释放,其他的体液因子也有相应的变化(表3-30-1)。

一、微循环改变

(一)缺血性缺氧期(休克代偿期)

始动因素使交感肾上腺系统兴奋,出现微循环血管持续的痉挛,口径明显变小,开放的毛细血管减少,致使组织灌流减少,出现"少灌少流""灌少于流"的状态。其实,其他体液因子,如血管紧张素Ⅱ、血栓素、内皮素、心肌抑制因子和白三烯类物质也明显增加,因而加重血管收缩作用。由于交感肾上腺系统的兴奋,也增加了心肌收缩力,加之外周血管阻力增加,缓解了血压降低的程度,甚至可使血压维持在正常范围。由于不同器官血管对儿茶酚胺反应性不同,如内脏、皮肤、肾脏的血管α受体密度较高,对儿茶酚胺的敏感性高,收缩明显,而脑动脉和冠状动脉血管则无明显改变。平均动脉压可维持在一定水平,心脏重要器官的血液供应得到保证。此时临床表现主要为面色苍白,四肢冰凉,毛细血管再充盈时间延长,心率增快,脉压减小,尿量减少,烦躁不安。

(二)淤血性缺氧期(休克期)

此期为失代偿期。由于长期交感肾上腺系统过度兴奋,组织缺血缺氧,乳酸堆积而发生酸中毒,导致平滑肌对儿茶酚胺的反应性降低,微动脉痉挛减轻,微静脉往往扩张,但毛细血管后阻力大于前阻力,进而出现"灌大于流",使组织低灌注状态进一步加剧。此外,导致微循环血液淤滞的因素尚有:①缺血和缺氧造成组织局部代谢产物

表3-30-1　新生儿休克血中体液因子变化

体液因子	n	单位	休克组	正常组	t	P	增加倍数
去甲肾上腺素	36	nmol/L	15.96 ± 2.96	2.89 ± 1.09	8.33	<0.001	5.5
肾上腺素	30	nmol/L	3.67 ± 3.44	0.80 ± 0.09	5.85	<0.001	4.6
血管紧张素-Ⅱ	30	ng/L	706.3 ± 1.25	99.46 ± 1.19	4.88	<0.001	7.1
血栓素 B_2	30	ng/L	760.4 ± 2.87	457.5 ± 1.61	2.31	<0.05	1.7
6-K-前列环素	30	ng/L	53.8 ± 3.23	23.8 ± 1.76	3.29	<0.01	2.3
β-内啡肽	30	ng/L	109.5 ± 3.54	26.8 ± 1.55	5.72	<0.001	4.1
内皮素	30	ng/L	47.3 ± 2.12	27.1 ± 2.66	2.39	<0.02	1.7

增多,组织渗透压增高,组胺释放,腺苷和细胞分解时释出的 K^+ 增多,激肽类物质生成增多。K^+ 通道开放,造成钙内流减少,引起血管反应性与收缩性降低。②内毒素作用:除病原微生物感染引起的败血症外,休克后期常有肠源性细菌转位(translocation)和脂多糖(lipopolysaccharide,LPS)入血。LPS 和其他毒素可以通过激活巨噬细胞产生细胞因子(如 TNF、IL-1、NO)引起血管扩张和持续性低血压。③内皮细胞在 TNF、IL-1、LPS 及氧自由基刺激下,产生细胞间黏附分子 -1(ICAM-1)和内皮细胞 - 白细胞黏附分子(ECAM),起着 CD11/CD18 的黏附受体的作用,使白细胞紧密黏附在内皮细胞上,激活的白细胞释放氧自由基和溶酶体酶导致内皮细胞和其他组织细胞损伤,进一步引起微循环障碍及组织损伤。

由于微循环血管床大量开放,血液被分隔并淤滞在内脏器官如肠、肝和肺内,造成有效循环血量的锐减,静脉充盈不良,回心血量减少,心排血量及血压进行性下降,心脏血管失去自身调节,冠状动脉和脑血管灌流不足,出现心脑功能障碍,甚至衰竭。患者可表现为皮肤发绀、花纹,少尿或无尿,神志淡漠、昏迷等。

(三)微循环衰竭期(难治性休克期)

该期主要表现为微血管平滑肌麻痹,对任何血管活性药物均失去反应,所以称为微循环衰竭期。由于缺氧缺血,组织细胞损害加重,常发生弥散性血管内凝血(DIC)或 / 和重要器官功能衰竭。休克一旦并发了 DIC,将使病情恶化,并对微循环和各器官功能产生严重影响:① DIC 时微血栓阻塞了微循环通道,使回心血量锐减,低血压难以被纠正;②凝血与纤溶过程中的产物,纤维蛋白肽和纤维蛋白降解产物(fibrin degradation product,FDP)和某些补体成分,增加血管通透性,加重微血管舒缩功能紊乱;③ DIC 时出血,导致血容量进一步减少;④器官栓塞梗死,加重了器官急性功能衰竭。需要说明的是,并非所有休克都一定发生 DIC,DIC 也并非均发生在休克的难治期。在新生儿期由于出凝血机制的不完善,凝血因子水平低,新生儿休克极易并发 DIC,同时合并有脏器的出血,特别是肺出血发生率极高,构成

了新生儿休克死亡的重要原因之一。

多系统器官功能障碍(multiple system organ dysfunction)甚至衰竭是难治休克期的重要表现。目前认为休克的难治期与肠道严重缺血缺氧、屏障和免疫功能降低,内毒素入血及肠道细菌转位入血,作用于 $CD14^+$ 细胞(单核巨噬细胞和中性粒细胞)引起全身炎症反应综合征(systemic inflammatory response syndrome,SIRS),活化的炎症细胞过度表达炎症介质(如 TNF、IL-1、IL-6 等)并泛滥入血,引起炎症反应失控。此外,过度表达炎症抗炎介质(如 IL-4、IL-10、IL-13 等)可引起代偿性抗炎反应综合征(compensatory anti-inflammatory response syndrome,CARS)。促炎介质与抗炎介质稳态失衡以及氧自由基和溶酶体酶的损伤作用,导致内皮细胞和实质脏器细胞的损伤和多器官功能障碍。

二、细胞代谢改变与多器官功能障碍综合征

休克是疾病发生、发展过程中器官及组织灌注不良甚至衰竭的表现,并不是疾病整个过程的全部。致病因子的强烈作用导致休克发生的同时,之前也可作用于组织细胞,使其发生功能改变,甚至损伤、死亡。进一步说,休克的始动因素可能是由于细胞的功能障碍致使机体调节紊乱而发生。休克加重了器官组织、细胞的损伤,最终导致器官衰竭。确切地说,细胞损伤可以继发于微循环障碍,也可以是原发的。

(一)细胞代谢障碍

休克时组织缺血缺氧,细胞内最早发生的代谢变化是优先利用脂肪酸供能转向优先利用葡萄糖供能。由于缺氧,导致有氧氧化受阻,无氧酵解增加,故 ATP 生成减少乳酸增加,组织中乳酸堆积,由于灌流障碍,CO_2 不能及时清除,也可加重局部的酸中毒。由于能量及底物供给不足,ATP 生成减少,细胞膜上 Na^+-K^+-ATP 酶泵运转障碍,致使细胞内 Na^+ 潴留,而细胞外 K^+ 增多,导致细胞水肿及高钾血症。

(二)细胞损伤与凋亡

1. 组织缺氧缺血导致细胞代谢障碍或衰竭。细胞膜是休克时最早发生损伤的部位。缺氧、

ATP 减少、高钾、酸中毒、溶酶体酶的释放、自由基引起膜的脂质过氧化、LPS 的直接损伤作用，以及其他炎症介质和细胞因子等都会造成细胞膜损伤，出现离子泵功能障碍，膜电位下降，细胞水肿。

2. 线粒体膜也可同样遭到破坏，发生肿胀，致密结构和嵴消失，钙盐沉集等。其损伤后造成呼吸链障碍，氧化磷酸化障碍，能量物质减少，线粒体 DNA 损伤，诱发细胞凋亡。

3. 溶酶体释放溶酶体酶，溶酶体肿胀空泡形成。血浆中溶酶体酶主要来自缺血的肠、肝、胰等器官。释放的酸性蛋白酶（组织蛋白酶）、中性蛋白酶（胶原酶和弹性蛋白酶）和 β- 葡糖醛酸酶，其主要危害是引起细胞自溶，消化基底膜，激活激肽系统，形成心肌抑制因子等毒性多肽，导致心肌收缩力下降。其他非酶成分可以引起肥大细胞脱颗粒，释放组胺，增加毛细血管通透性和吸引白细胞（多形核细胞），加重休克的病理过程。

4. 各种休克的动因包括感染与非感染因子，引起休克损害和损伤反应，主要是炎症反应。缺氧缺血、内毒素等均可激活核酸内切酶引起炎症细胞的活化。活化后的细胞不断产生细胞因子，分泌炎症介质，释放氧自由基，攻击内皮细胞、中性粒细胞、单核巨噬细胞、淋巴细胞和各脏器实质细胞，除了可发生变性坏死外，还均可发生凋亡。休克时细胞凋亡也是重要器官功能衰竭的基础。

（三）多器官功能障碍与衰竭

休克时，由于细胞受损可以出现主要器官功能障碍和衰竭。在新生儿时期导致多器官功能障碍综合征（MODS）的原因，主要是严重的窒息、低体温、感染，特别是革兰氏阴性杆菌感染，这时几乎均有休克的发生。MODS 可以发生在疾病进展期，也可以发生在较稳定的缓解期，其进一步发展成多器官功能衰竭（MOF），必将导致生命终结。常见的器官功能障碍简述如下（这里主要阐述肺损伤功能障碍）：

1. **肺功能障碍（pulmonary dysfunction）** 肺是 MODS 中最常累及的器官，据统计其发生率高达 83%~100%。多数学者研究认为，肺功能障碍仅仅是全身炎症反应综合征（SIRS）的肺损害表现。休克导致的肺功能障碍的病理基础是弥漫性肺泡损伤（diffusion alveolar damage，DAD）。依肺损害的轻重不同分别称为急性肺损伤（acute lung injury，ALI）和急性呼吸窘迫综合征（acute respiratory distress syndrome，ARDS）。但是目前临床上不再划分 ALI 和 ARDS，而是统称为 ARDS。革兰氏阳性细菌败血症患者中 25% 有发生 ARDS 危险，而革兰氏阴性菌败血症休克患者中 ARDS 高达 90%。

（1）发生机制：①肺是全身静脉血液的滤器，从全身各器官组织来源的代谢产物、活性物质、血中的异物和活化的炎症细胞都要经过肺，有的被扣留在肺，有的被肺吞噬、灭活和转化，尤其是活化黏附的粒细胞和肺泡巨噬细胞释放活性氧和溶酶体酶及其他炎症介质，导致急性肺间质损伤（血管内皮细胞及上皮细胞）；②巨噬细胞在促炎介质、内毒素作用下释放大量细胞因子（TNF、IL-1等）引起级联放大（inflammatory cascade）。

（2）DAD 主要病理变化：发生 ARDS 时，DAD 是其主要病理改变。而肺部主要病理改变可分三期：急性渗出期、增生期和慢性纤维化期。休克时主要表现为急性渗出期的变化，即肺部的炎症导致呼吸膜损伤（气血屏障破坏）。突出表现为小血管内 PMN 聚积、黏附，内皮细胞基底膜断裂、受损，肺毛细血管内可形成微血栓，活化 PMN 释放氧自由基，弹力蛋白酶和胶原酶进一步损伤内皮细胞。对新生鼠内毒素诱导肺损伤研究表明，5mg/kg 的 LPS 腹腔注射，1 小时即可致明显肺损伤，内皮细胞基膜断裂，肺组织中 TNF-α、IL-1、ICAM-1 大量表达，并可致明显的肺出血。其损伤程度远远超过成熟鼠，可见新生鼠肺更易受损。内皮损伤致使毛细血管通透性增加，出现间质性肺水肿，刺激毛细血管旁 J 感受器反射性引起呼吸增快。甚至表现为呼吸窘迫，早期可表现为呼吸性碱中毒，这是 ALI 的特征性变化。损伤进一步发展累及肺泡上皮时，肺泡上皮屏障功能降低，肺顺应性降低，引起肺泡型肺水肿，同时大量上皮 II 细胞坏死，板层小体数目减少，致使肺泡表面活性物质合成降低，表面张力增加而发生肺泡萎陷，血浆蛋白透过毛细血管沉积在肺泡腔。甚至在肺泡囊和呼吸性细支气管中，沉积的血浆蛋白加上坏死上皮,可形成透明膜。肺水肿、肺泡内毛细血管内血栓形成(DIC)、肺泡萎陷、透明膜形成是 ARDS 四种主要病理特征。其结果是 V/Q 比值严重失调,气体弥散障碍,肺泡通气障碍,引起急进性缺氧性呼吸衰竭,早期有低碳酸血症,随进展而发生严重的呼吸性酸中毒。因此,休克时并发 ARDS 过程中,呼吸衰竭首先表现为 I 型,进一步发展为 II 型呼吸衰竭。肺功能衰竭将进一步加重组织缺氧及损伤,因此休克时肺功能保护和支持是非常重要的。若肺功能衰竭,即表现明显 ARDS 特征必将增高病死率,因此早期治疗与呼吸支持是非常必要的。

2. **心功能障碍**　与成人不同,MODS 时新生儿发生心功能障碍的比率较高,这是新生儿心脏代偿(贮备)功能差。除心源性休克外,其他类型的休克早期心功能一般正常,但是败血症休克有时心肌受累可较明显。发生机制可能与下列因素有关:①心肌高代谢率、高耗氧率在冠脉供血不足时会出现供求的矛盾;②酸中毒离子紊乱(高钾血症)的作用;③ LPS、TNF-α 及 IL-1 作用。在新生鼠 LPS 致休克的研究中发现,心肌损害与 LPS 有剂量依赖关系,心肌可出现大片坏死,伴有 IL-1、TNF-α 表达增强,说明炎症介质可以参与心肌的损害,而应用地塞米松后,可抑制 TNF-α 表达,使心肌得到保护。

3. **肾功能障碍**　其发生率相当高,无论何种类型肾衰竭(特别是心源性休克和败血症休克),是导致新生儿因休克死亡最主要死因之一。而且其发生改变远较年长儿及成人早,休克中难以纠正的代谢性酸中毒出现,往往提示肾功能已有明显损害。尿量减少,少尿和无尿过程可能非常短暂,往往是"持续性无尿"最终宣判休克救治的失败。

4. **胃肠功能障碍**　胃肠功能障碍导致弥漫胃黏膜损伤,肠缺氧缺血性损伤,甚至并发 NEC,这是休克时主要死因之一,特别是早产儿发生的休克。

5. **中枢神经系统功能障碍、凝血功能障碍**　也是非常常见的。休克时脑缺氧缺血,加之原发致休克因素(窒息、败血症失血),使脑极易损伤,特别是早产儿,有发生颅内出血(特别是 IVH)及脑

室周围白质软化的危险(特别易发生于早产儿败血症性休克)。休克时常见 DIC 出现,血小板可进行性下降,当低于 150×10^9/L 时就应特别注意对其监测,血小板数量变化在一定程度上可以反映休克的危重程度。

第三节　临床特征

一、临床表现

休克是一种临床综合征,并非一种独立疾病。它可发生于一些严重疾病的发展过程中,因此,其临床表现在休克早期常难见特异症状和体征。休克发生时临床表现主要与组织器官的缺血缺氧有关。由于灌注水平不同,依次有程度不同的临床表现(表 3-30-2)。临床表现按出现早晚列举如下:①皮肤毛细血管再充盈时间延长,前臂内侧部皮肤 >3 秒。②肢端发凉,上肢可达肘部,下肢达膝部。③皮肤颜色苍白或青灰,发绀,甚至花纹、花斑,重者出现出血点、瘀斑。④心率增快,超过 160 次/min,常为持续性,心音低钝;严重的心源性休克可见心率慢,心音低钝,股动脉搏动减弱。⑤呼吸增快,安静时超过 40 次/min,甚至可超过 60 次/min,早期增快。若肺脏无原发性损害(如肺炎等),呼吸增快往往表现为浅快与组织缺氧有关,逐渐可出现三凹征,常提示肺顺应性降低,在肺底、背底可闻及细湿啰音。此时,常伴有进行性低氧血症,提示已发生 ARDS,再进一步发展可出现肺出血、反复呼吸暂停。⑥反应低下,嗜睡或昏睡,重者昏迷,肌张力减低。⑦脉压减小,血压降低,足月儿收缩压 <6.67kPa(50mmHg),早产儿一般 <5.33kPa(40mmHg)。⑧尿量减少,<2ml/(kg·h),持续 6~8 小时以上,可有严重肾衰竭和电解质紊乱。

新生儿休克进展迅速,若不及时救治,很快由代偿期转至不可逆期,此时主要表现为多脏器功能障碍综合征。其中肺损害最多见,大多患者死于肺出血。持续少尿到持续 6~8 小时以上,常可导致肾衰竭,由少尿转为无尿,最终可导致死亡。脑损害表现为颅内出血,在早产儿较多见。休克

表 3-30-2 血流灌注变化与临床表现

器官与系统	轻度减低	中度减低	重度减低
皮肤	毛细血管再充盈时间延长	四肢凉、苍白	四肢冷、花纹、青紫
心血管	心率增快	心率增快,心音低	心率增快,血压下降
呼吸	无变化或增快	明显增快	明显增快或吸暂停
中枢	无变化	烦躁、反应低下	昏睡,甚至昏迷
胃肠道	无变化	蠕动减弱	麻痹,肠梗阻
肾脏	尿量减少,比重增加	少尿	少尿或无尿
代谢	无变化	有代偿、代谢酸中毒	失代偿、代谢酸中毒

死因以呼吸衰竭、肺出血、肾衰竭、循环衰竭最为多见。

二、辅助检查

(一)血气分析

休克时,血气分析最先、最敏感的改变是代谢性酸中毒,并且与休克程度呈高度正相关。此外,在革兰氏阴性细菌感染的败血症休克早期常表现有呼吸性碱中毒,可能与 LPS 所致高代谢状态有关。临床上可根据血 pH,来判断休克严重程度和评估预后。若无呼吸性酸中毒,pH<7.00 为危重休克,pH<6.80 则很难抢救存活。持续性代谢酸中毒很难用碳酸氢钠纠正说明休克危重。在肺脏无原发病的情况下,休克早期 $PaCO_2$ 常正常,若休克合并肺功能障碍,早期主要表现为过度通气所致呼吸性碱中毒,此为肺损伤的一个早期指征,可在呼吸困难和胸部 X 线摄片改变之前出现。早期 PaO_2 正常,若有进行性缺氧表现,PaO_2/FiO_2 进行性降低,$PaCO_2$ 逐渐升高,已提示有 ALI 或 ARDS 存在。

(二)血乳酸监测

乳酸可以反映组织急性缺血缺氧性变化,重症感染、窒息均有明显的乳酸升高。在休克时,动态监测乳酸的变化可以指导预后的判断,乳酸浓度持续增高预示休克危重;相反,乳酸浓度逐渐降低,并恢复正常,通常预后较好。一般组织灌注恢复(增加)60 分钟内,乳酸水平有显著下降。

(三)X 线胸片

对有呼吸困难的休克患儿,X 线胸片是必不可少的。此外,对心功能不全或心力衰竭的患者也应摄 X 线胸片。其意义主要是:①明确有无肺部原发病,判断心脏大小;②描述肺淤血及水肿情况,对于 ARDS 诊断更是必不可少。

(四)心脏超声学

可以描述心脏的收缩状态、血管阻力,特别是肺循环阻力,以指导休克的治疗。

(五)中心静脉压(CVP)

休克危重患儿均应做 CVP 监测,指导休克时的输液扩容。一般 CVP 应稳定在 5~8mmHg,此时心排血量可以得到明显改善。但是 CVP 对肺动脉高压患儿的容量判定是不准确的。低 CVP 提示血容量不足,但是,正常或高 CVP 并不能除外低血容量。

(六)DIC 筛查

对疑有休克的患儿,特别是血小板 <100×10^9/L 应常规做 DIC 筛查。

(七)其他辅助检查

休克患者应常规监测心电图、血电解质浓度、肾功能及血浆渗透压等,感染患儿应做病原学检查。

第四节 诊断

一、早期诊断

新生儿休克进展迅速,早期诊断及治疗对休克的救治尤为重要。早期诊断新生儿休克必须熟悉休克的早期临床表现,不能把血压降低作为休克诊断的唯一指标。实际上早期诊断主要靠循环功能监测。研究表明,皮肤颜色苍白、肢端发凉至膝肘以下,以及前臂内侧毛细血管再充盈时间 ≥ 3 秒,是新生儿休克早期诊断指标。循环功能的评价可参见表 3-30-3。

表 3-30-3　新生儿循环功能不全评分表

评分	四肢温度	皮肤颜色	皮肤循环	股动脉搏动	血压/mmHg
0	正常	正常	正常	正常	>60(8.0kPa)
1	较凉	苍白	较慢	弱	45~60
2	甚凉	花纹	甚慢	触不到	<45(6.0kPa)

注:①3 分为轻度休克,4~7 分为中度休克,8~10 分为重度休克。②肢端凉至膝肘及以下为较凉,至膝肘以上为甚凉。③指压前臂内侧皮肤,放手后 <3 秒转红为正常,3~4 秒为较慢,>4 秒为慢

二、各种不同类型休克的特点

(一)心源性休克

有窒息史和心脏原发病,出现心功能不全表现,如心率增快或慢,心音低钝,气促,心脏增大,肝大,心电图改变(心律失常,心肌缺血)。CVP 常常升高,易出现肺水肿表现。

(二)感染性休克

可有严重感染或较隐匿。血 C 反应蛋白(CRP)增高,血小板减少,白细胞计数明显增高或明显减少,出现高乳酸血症或应激性高血糖表现,易发生 ALI 及 ARDS。

(三)低血容量休克

循环衰竭变化较明显,扩容后较易纠正。CVP下降,失血引起者有贫血、血细胞比容下降,如急性失血量为全身血量的 10%~15%,血压轻度下降,失血量达 20%~25% 时,休克症状明显。

三、多系统器官功能障碍综合征的诊断

新生儿休克常合并急性肺损伤和神经源性肺水肿,故主要叙述急性肺损伤和神经源性肺水肿的诊断。

(一)急性肺损伤

休克时急性肺损伤(acute lung injury,ALI)主要表现为 ARDS,严重时可以发生肺出血,当然肺出血也可以发生在充血性心力衰竭基础之上。2017年国际上首次发布了新生儿 ARDS 诊断标准,即蒙特勒诊断标准(Montreux diagnostic criteria),主要诊断依据如下:①起病时间——起病情况明确或可疑临床损伤后出现的急性发作(1 周内)。②排除标准——RDS、TTN 或先天性畸形引起的呼吸困难。③肺部影像学——双侧弥散性不规则的透光度下降,渗出或白肺。这些改变不能为其他原因所解释,如局部积液、肺不张、RDS、TTN或先天性畸形。④肺水肿原因——先天性心脏病无法解释的肺水肿(在无急性肺出血的情况下,则包括动脉导管未闭伴高肺血流),心脏超声可用于证实肺水肿原因。⑤氧合障碍程度分为轻度ARDS 为 $4 \leqslant OI<8$;中度 ARDS 为 $8 \leqslant OI<16$;重度 ARDS 为 $OI \geqslant 16$。

(二)神经源性肺水肿

严重的窒息是导致心源性休克的常见原因,重度窒息患儿常有严重的肺损伤甚至肺出血。肺损伤时表现的肺水肿,其原因一部分与 ARDS 有关,另一部分可能是因为窒息时大量儿茶酚胺释放,血管强烈收缩,使体循环的血液大量积存在肺循环,使肺毛细血管的静水压增高而发生神经源性肺水肿(neurogenic pulmonary edema)。这时可以没有明显的心力衰竭表现,神经源性肺水肿常见于颅脑外伤及重症脑炎的患者。

第五节　治疗

一、病因治疗

(一)心源性休克

1. 病因治疗　心肌病引起者,积极控制炎症、保护心肌;先天性心脏病引起者,必要时手术治疗;对出现心律失常患儿,应及时控制心律失常。

2. 改善心肌负荷状态,限制液体入量。

3. 应用血管活性物质,增强心肌收缩力。

(二)感染性休克

1. 应用有效抗生素控制感染。

2. 液体复苏,迅速恢复有效循环血量,使血压在短时间内恢复正常水平。

3. 应用糖皮质激素,对抗内毒素,稳定血压,可以降低病死率。

4. 适当选用血管活性物质,血压不稳定,严重低血压应用去甲肾上腺素,必要时加用血管升压素。

(三)低血容量休克

需迅速扩容,失血者应及时输血;失液者,迅速补充合适种类液体。在窒息时常合并低血容量,在纠正时注意呼吸、循环功能支持。

二、循环支持

(一)液体复苏

液体复苏(liquid resuscitation)是休克治疗的关键,目前液体复苏首选生理盐水每次 10ml/kg,对低血容量休克、创伤和术后休克扩容量可适当增加。初始复苏 1/2 小时内,扩容量 20ml/kg,若临床表现未改善,CVP<5mmHg,可继续扩容直至 CVP>5mmHg,但总量不超过 40~60ml/kg;一般不选用血浆或白蛋白作为复苏首选液体。超

剂量碱性物质仍不能纠正酸中毒,原因在于组织灌注衰竭、肾衰竭,这时不能盲目应用碳酸氢钠。应合理选择血管活性药物,纠正组织器官的缺血缺氧。

(二)合理选择血管活性药物

目前认为多巴胺在抗休克的治疗中作用有限,不能起到很好的升压作用,故已不再作为低血压治疗的首选血管活性药物(vasoactive agent)。持续的血压降低时在液体复苏基础上合理选择去甲肾上腺素和肾上腺素(表 3-30-4)。

(三)激素治疗

血压持续不稳定和偏低时,可以应用糖皮质激素静脉滴注,常用氢化可的松。

(四)血管升压素

对于难治性低血压可用血管升压素治疗。

三、呼吸支持

(一)机械通气的原则

无论何种休克均有不同程度的肺功能改变,

表 3-30-4　血管活性药物的选择

药物	作用	剂量	副作用
多巴胺	①增加肾肠血流(低和中等剂量) ②血管收缩	低剂量 1~5μg/(kg·min) 中等量 5~15μg/(kg·min) 高剂量 15~25μg/(kg·min)	随浓度增加有心律失常危险
肾上腺素	①增加心肌收缩 ②血管收缩、心率增加	0.05~3.0μg/(kg·min)	减少肾血流 氧耗增加 心律失常
多巴酚丁胺	①增加心肌收缩力 ②轻度增加心律 ③可使毛细血管扩张	1~20μg/(kg·min)	血管收缩作用弱 心律失常(大量)
异丙基肾上腺素	①很强增加心率作用 ②支气管扩张 ③无增强心肌收缩力作用	0.05~2.0μg/(kg·min)	氧耗增加 心律失常
去甲肾上腺素	①较强血管收缩作用 ②为增强心肌收缩力作用	0.05~1.5μg/(kg·min)	增加耗氧呈心律失常 短暂血压升高
硝普钠	血管扩张作用(动脉)	0.5~1.0μg/(kg·min)	起效快,超过 48 小时有氰化物中毒危险
硝酸甘油	血管扩张(主要静脉)	1.0~20μg/(kg·min)	起效快,血压升高
酚妥拉明	血管扩张(动脉、静脉改善循环及腹胀)	0.1~0.2μg/(kg·min)	心率增快 低血压
山莨菪碱 654-2	改善循环	0.3~0.5μg/kg	可使耗氧增加

甚至严重的肺损伤。肺气体交换功能的破坏将直接导致生命终结。在休克时呼吸肌做功占整个身体氧耗约 15%~30%，因此减少呼吸肌做功有助于心搏血流供应给生命重要器官。在休克时 ARDS 的发生是肺功能损害的主要表现，肺水肿、肺泡的萎陷将导致严重低氧血症及高碳酸血症，这势必需要机械通气。重度窒息常导致心源性、神经源性肺水肿，甚至肺出血，应用机械通气（这时特别需应用 PEEP）能够建立从肺泡到间质的压力梯度，使水分由肺泡向间质扩散。由于间质部分不影响氧的弥散，故水的重新分布对改善氧合是有价值的。此外，应用 PEEP 适当可以降低肺血管阻力（pulmonary vascular resistance，PVR），由于心脏跨壁压的降低可以降低左室的后负荷，使右室每搏输出量减少，这样有助于肺水肿和心功能的改善。因此，心功能不全并不是机械通气的禁忌证。基于上述对机械通气的认识，休克时的呼吸支持目的就显而易见：①预防性机械通气，防止短时间内呼吸衰竭的发生；②治疗休克时的肺损伤；③治疗肺水肿、肺出血；④改善心功能。

（二）机械通气的指征

1. 呼吸增快，胸廓凹陷，肺内出现湿性啰音，有逐渐增多趋势。

2. 呼吸浅慢，节律不齐或呼吸暂停，特别是在早产儿，宜尽早呼吸支持。

3. $FiO_2 \geqslant 40\%$，$PaO_2 \leqslant 50mmHg$ 或 / 和 $PaCO_2 \geqslant 60mmHg$。

4. 考虑将发生 ARDS 特别是在脓毒症性休克时，应尽早呼吸支持。

5. 有左心功能不全表现，可以早期应用。

6. 肺水肿、肺出血。

注意，与既往通气指征不同，休克时的通气标准不应以 $PaCO_2$ 水平而定，主要依据：①肺脏液体分布（有无逐渐增多趋势至发生肺水肿、肺出血）；②低氧血症程度；③肺顺应性改变及心功能的状态。扩容后势必增加心脏负荷，加之心功能不全，使得肺液增加，若并发肾衰竭，肺水肿、肺出血很难避免。因此，此时呼吸支持就显得特别重要。此外，虽然低血压、心功不全不是机械通气的绝对禁忌证，但是机械通气时应注意纠正低血容量，否则易导致循环功能的恶化。

（三）通气方式与通气参数的选择

通气方式与参数的选择主要依据肺呼吸动力学改变情况。若改变以肺损伤为主，即为 ARDS，因肺顺应性明显降低，功能残气量减少，这时可参照 RDS 机械通气方式；若是扩容后的肺保护，无高碳酸血症及严重的低氧血症，可以选用较低通气频率及吸入氧浓度，较低 PEEP（3~4cmH$_2$O）；若肺水肿、肺出血可以适当增加 PEEP 及吸气时间（PEEP 一般在 5~6cmH$_2$O，大量肺出血可以更高 8cmH$_2$O）；改善心功能，纠正心源性肺水肿，可以应用较低的频率，PEEP 宜在 4~5cmH$_2$O。

实际上，休克时的机械通气要兼顾呼吸与循环两大功能平衡，对两者有重要影响的参数是 PEEP。适当的 PEEP 既能改善肺的气体交换，又能改善心功能。其原理可能是：①随 PEEP 升高，促进肺内液体由肺泡向肺间质区分布。②扩张陷闭的肺泡，消除分流，进而增加功能残气量与肺顺应性。③使肺泡内压和肺间质静水压增高，有利于肺泡和间质液回流入血管，压力越高，作用越强，改善肺水肿。④ PEEP 使胸腔压力增加（其程度与肺顺应性密切相关），左室跨壁压降低，即后负荷下降；PEEP 可改善肺顺应性，增加其本身压力和吸气压向胸膜腔的传导，降低跨壁压的作用进一步加强。这是 PEEP 改善心功能不全的主要作用机制。⑤ PEEP 也可使左室前负荷降低，右室射血减少，但是与其对心脏后负荷作用比较，相对要小，因此左心射血通常不减少，甚至有所增加，这种作用较应用血管扩张剂好。

PEEP 改善换气功能和改善左心功能的作用随压力的增加而增强，但 PEEP 过大也可能会显著减少回心血流量，降低前负荷，使心排血量降低，对休克的救治是不利的。如何确定具体压力值尚缺乏经验，一般情况 5cmH$_2$O 对回心血流量无明显影响。在增加 PEEP 时，注意监测血压、心率及氧合指数的变化。理想的 PEEP 应是氧合指数改善的同时，心率减慢，心排血量增加，血压可无明显变化或趋向稳定。注意：低血容量者、严重低血压者应用较高 PEEP 是危险的。

（四）机械通气的撤离

新生儿休克未合并严重肺部疾患的机械通气，通常只需较短时间呼吸支持，多数情况下存活者只需 48~72 小时。撤离呼吸器时需考虑下述情况：

1. 肺脏有无原发病或肺损伤恢复情况。

2. 心功能是否改善并且维持稳定，血压稳定。

3. 其他脏器功能是否得到改善，特别是肾功能。

4. 逐渐降低通气条件 $FiO_2 \leq 0.30$，通气频率 ≤ 10 次 /min，PEEP 3~4cmH_2O 时，血气是否达到可接受范围：pH 7.30~7.45，PaO_2 50~80mmHg，$PaCO_2 \leq 50$mmHg。

5. 极低出生体重儿应注意营养支持情况，在很低的供能条件下撤机是很危险的。

四、呼吸循环支持

重症休克可并发严重的呼吸循环衰竭，这时常规的机械通气不能纠正顽固性低氧血症，常常伴有循环功能进行性恶化。这时我们可以考虑应用体外膜肺氧合（ECMO）的方法纠正心肺衰竭。

（毛　健）

第三十一章

缺氧缺血性脑病

由于围产期窒息引起脑缺氧缺血,进而导致胎儿和新生儿的脑损伤,称之为缺氧缺血性脑病(hypoxic-ischemic encephalopathy,HIE)是临床上表现有意识障碍、肌张力改变和原始反射异常的神经系统综合征,常合并有窒息所致的其他脏器功能障碍。HIE 是新生儿期最常见的脑损伤疾病之一,严重者可能遗有严重的神经发育障碍如脑瘫、认知障碍、感知异常和癫痫等。我国制定的 HIE 的诊断标准主要针对足月新生儿,这并不是因为其主要发生在足月儿,也可见于早产儿。所以,还有个更广义的名词表述:窒息所致脑损伤,即缺氧缺血性脑损伤(hypoxic-ischemic brain damage,HIBD)。尽管我们对 HIE 的临床表现、病理类型和主要不良预后有了较清楚的认识,但是,迄今为止尚缺乏有效的治疗。因此,防止围产期窒息的发生是预防 HIE 的关键。

第一节　病因及发病机制

一、病因

发达国家的 HIE 在活产新生儿中的发生率为 2~3/1 000。围产期任何导致胎儿及新生儿窒息的因素,均是本病病因。此外,围产期的感染,特别是宫内感染可能还是导致早产儿脑损伤的重要原因。产前窒息所致脑损伤约占 20%,产时窒息约占 35%,产前和产时窒息约占 35%,而生后窒息仅占 10%。从窒息的环节分析,新生儿脑损伤多半在产前就发生了,因此出生时是否有严重的窒息表现并不能作为 HIE 诊断必备条件。

二、发病机制

脑损伤的始动因素是窒息,由于窒息导致器官的缺氧缺血,更确切地说,窒息产生的严重的缺氧使得脑灌注降低和脑血流调节异常是脑损伤发生的关键环节,单纯的低氧血症或单纯的脑缺血均不是 HIE 的发生条件,窒息致脑缺血可能是不完全性的,亦可能是完全性的(严重窒息致低张性缺氧,脑供血暂时终断)。缺氧缺血的直接结果是血氧分压、血氧含量降低,组织代谢底物缺乏(葡萄糖)及代谢终产物的堆积,脑灌注降低和血流调节异常。

(一)脑灌注变化

在正常情况下,脑血流、脑功能和脑代谢三者相互依赖。脑血流自身调节(self-regulation of cerebral blood flow)是一种适应功能,广义地说是指脑组织按基本功能和代谢需要来调节脑血液供应的内在能力;狭义地说,仅指脑灌注压在一定范围内变化时保持恒定的脑血流供应(Bayliss 效应)。脑血流量(cerebral blood flow,CBF)与脑灌注压(cerebral perfusion pressure,CPP)呈正比,而与脑血管阻力(cerebrovascular resistance,CVR)呈反比;脑灌注压为平均动脉压(mean arterial blood pressure,MABP)与平均静脉压(mean venous blood pressure,MVBP)的差。即:CBF = CPP/CVR = MABP–MVBP/CVR。若 CPP 在一定范围内变化,CBF 仍能维持恒定,其主要是通过改变脑血管阻力来实现的。CPP 一定的变化范围称为脑血流自调平台。那么维持 CBF 恒定,最高 MABP 即为自身调节的上限,最低 MABP 为下限。动物研究表明,新生动物脑血流自调平台范围较窄,如新生犬为 30~75mmHg,胎羊为 45~80mmHg,新生猪为 50~90mmHg。随着发育的成熟,自调范围增大,自调上限增高;高血压使自调限值可能再调而发生自调平台右移。可以推测,从胎儿到新生儿的成熟过程中,自调平台逐渐右移。目前,我们仍不十分清楚新生儿脑血流的自调范围。但我们可以判定,当 MABP 超过自调上限时将发生过度灌注,而低于下限时将发生低灌注,由此预测出血或缺血性脑损伤发生的风险。脑血流自身调节破坏常常是由于脑血管阻力变化所致:异常阻力增高导致低灌注,反之导致血管麻痹(cerebrovascular paralysis),CBF 将随 MABP 变化而变化,即"压力被动依赖性"脑血流(pressure passive dependent CBF)。此外,脑血流调节破坏时还常表现为对 CO_2 反应性的丧失,即呼吸性酸中毒时没有使脑血流增加,呼吸性碱中毒时也未能使脑血流减少。

一般窒息缺氧为不完全性时,体内器官间血液再分布,这时脑血流不减少。当缺氧持续存在,这种代偿机制失败,主要原因为:严重缺氧酸中毒致心肌损害发生泵功能衰竭,脑血流自身调节破坏,必然导致脑灌注会明显减少,特别是皮层下及白质区的血流减少更明显。实验研究表明,即使血流灌注恢复后,在早产儿白质血流也很难恢复到原来水平。可见这时的易损区是在白质区、矢状旁区,如脑室周围深部的白质区动脉供应的边界或终末区,缺血时发生边界性或终末性损伤(boundary/end zone injury)。大脑前、中后动脉的交界区也是缺血的易损区,缺血时易发生分水岭样的梗死(watershed infarction)。当急性完全性窒息、缺氧或反复窒息、缺氧(不完全性),基底核、丘脑、脑干血流将减少,将会导致更严重的损伤。严重的缺氧缺血性损害可导致脑血流自调功能丧失(impaired autoregulation of cerebral blood flow),表现为脑灌注依赖血压变化而变化,和血中二氧化碳反应性丧失。

(二)脑组织生化学及细胞学变化

目前认为,一般情况下葡萄糖是中枢神经细胞代谢的唯一底物。窒息时,葡萄糖转运障碍,使得神经细胞可利用的葡萄糖明显减少。由于缺氧,这时产生能量主要靠无氧酵解,这势必导致大量乳酸堆积,ATP 产生减少,细胞内 pH 降低,进而细胞膜的泵功能不足,大量的钠、钙离子流入细胞内,造成细胞源性水肿。应用 MRS(磁共振波谱)动物实验研究表明,窒息的急性期 ATP 可在 30 分钟内迅速下降,脑内乳酸水平急剧升高,细胞内 pH 降低。复苏后 2~3 小时 ATP 可恢复至原有水平,乳酸水平下降,但并没有完全恢复。随后的 24 小时 ATP 再次下降,约 36~48 小时 ATP 将有更严重的降低,而这时细胞内 pH 可正常,但乳酸增加,这种现象称之为"二次能量衰竭"(secondary energy failure)。对 2 例窒息新生儿 ^{31}P MRS 研究表明,1 例患儿生后 8 小时,PCr/Pi、ATP/total P 和 pH$_i$ 分别为 0.99、0.09 和 7.06(36 小时 pH$_i$ 为 7.28),但 55 小时上述指标分别为 0.32、0.04 和 6.99,60 小时患儿死亡;另一例 4 小时 PCr/Pi、ATP/total P 和 pH$_i$ 分别为 0.97、0.65 和 7.08(26 小时为 7.23),50 小时 PCr/Pi 为 0.65,146 小时升至正常水平(0.93),ATP/total P 再未低于正常,此例患儿 27 天时因脑萎缩死亡。PCr/Pi、ATP/total P 的升高表明能量代谢的恢复,严重窒息之缺氧缺血性脑病发生"二次能量衰竭"时间为 48~72 小时,这时临床表现也最重。"二次能量衰竭"的病理基础是严重的线粒体功能障碍,线粒体崩解和减少,同时脑组织严重肿胀伴有大量的神经元坏死。

钙离子的大量内流,不但使细胞的氧化磷酸化发生障碍,致细胞发生不可逆的损害,还可激活脂酶、蛋白质酶等,破坏膜磷脂,产生大量不饱和脂肪酸、血栓素、白三烯、PAF(血小板活化因子),使细胞膜的通透性增强,发生微循环障碍(可有微血栓形成)。ATP 降解,产生大量的腺苷,其转化为次黄嘌呤,再灌注时,次黄嘌呤在黄嘌呤氧化酶的作用下可产生大量氧自由基,钙内流激活一氧化氮合成酶,结果产生大量 NO 和过氧亚硝酸盐,这不可避免地使组织损害进一步加重。此外,缺氧缺血时突出前膜去极化,大量谷氨酸盐以出胞的形式释放至突触间隙,激活 NMDA(N-甲基天门冬氨酸),α-氨基羟甲基噁唑丙酸(alpha-amino-3-hydroxy-5-methyl-4-isoxazolepropionic acid,AMPA)、海人草酸(kainic acid,KA)受体使突触后膜对钙离子通透性增强,还有谷氨酸盐作用于增强代谢作用的受体——使君子酸(quisqualic acid,QA)受体,水解磷酸醇肌醇,进而使胞质内的游离钙进一步增加、激活脂酶、蛋白酶和核酸内切酶,启动细胞的死亡过程。近年来研究还证明,缺血再灌注后可诱发明显的炎症反应,损伤的神经组织区域有大量的细胞因子表达(IL-16、IL-6、TNF-α、ICAM-1 等),应用 IL-1 抗体可以明显减轻缺血性脑损伤。目前认为细胞因子介导的炎症反应在宫内感染时是导致脑损伤的主要病理过程。

目前认为细胞的死亡过程可能存在两种形式:一种是坏死,另一种是凋亡(apoptosis)。神经细胞究竟以哪种死亡形式为主尚不清楚。不过细胞凋亡有共同特征的病理改变:细胞皱缩,胞膜完整、染色质浓聚和 DNA 合段,电泳后可见典型 DNA 梯。实际上细胞的凋亡是由基因调控的一种程序性死亡(programmed cell death),上述的发病机制均可在细胞凋亡过程中起重要作用。

(三)神经病理

缺氧缺血性脑损伤的神经病理类型主要取决于窒息的严重程度、作用时间及脑发育的成熟度。主要类型见表 3-31-1。脑发育细胞代谢最旺盛区、血供最薄弱区是最易罹患的区域。一般成熟的脑易损性特点如下:神经元≥少突胶质细胞 > 星形胶质细胞 > 小胶质细胞。

表 3-31-1　缺氧缺血性脑病的主要神经病理类型

神经损伤	解剖定位	病理改变
选择性神经元坏死 (主见足月儿)	大脑皮质、基底核、丘脑、海马、脑干、脑桥、小脑、脊髓前角	神经元坏死、小胶质细胞浸润,星形细胞肥大;大理石状态(主见足月儿,早产儿亦可见到):神经元缺失、胶质细胞增生、过度髓鞘化
矢状窦旁损伤 (主见足月儿)	大脑皮质及皮层下 (主要大脑动脉交汇区)	神经元坏死为主,而少突胶质细胞、星形胶质细胞、小胶细胞很少受损
脑室周围白质软化脑室内、生发基质及脑室周围出血 (主见早产儿)	生发基质、侧脑室背侧三角区、前角,马氏孔水平白质及半卵圆中心	少突胶质细胞减少,轴突肿胀,星形胶质细胞、小胶质细胞增生、髓鞘消失,脑室扩张
局灶性/多灶性缺血性脑损害 (足月、早产儿均可见)	大脑皮质及皮层下白质	受累的细胞广泛:神经元、少突胶质细胞、星形胶质细胞和内皮细胞

第二节　临床特征

一、临床表现

缺氧缺血性脑病的临床表现一般有明显的阶段性,包括起病(出生~12 小时)、典型表现期(12~24 小时)、高峰期(24~72 小时)及恢复期(72 小时后)。因此,对于窒息所致脑损伤的表现需要密切观察演变经过,切不可根据一时的早期表现过早下结论。描述其临床表现一般从以下几个方面:意识状态、肌肉张力、原始反射、惊厥及脑干症状。

起病期(出生~12 小时)一般表现有兴奋、激惹或意识状态正常,肌肉张力增高或正常,原始反射正常。但严重窒息时,可表现有明显的意识障碍,反应迟钝甚至昏迷,呼吸节律改变,甚至呼吸暂停、惊厥。瞳孔反射可能正常。

典型表现期(12~24 小时),兴奋激惹、肢体活动较多,肌张力开始减低,原始反射正常或减弱。若此时肌肉张力、原始反射正常、意识状态正常或激惹兴奋不明显,多数患儿为轻度的 HIE。对于中重度 HIE 此期即可表现肌张力减低,原始反射减弱,对于足月儿上肢张力减低较明显,而早产儿与之相反。此外,尚可观察到,患儿常有尿潴留表现,而且可持续到恢复期后。

高峰期(24~72 小时),主要表现为嗜睡,反应迟钝,重者昏迷,原始反射减弱或消失,肌肉松软,有时可见僵直,甚至有角弓反张,有脑干症状(瞳孔扩大或缩小,呼吸节律不齐,血压不稳,心率明显减慢,眼球震颤),前囟张力明显增高,可有频繁惊厥,重者死亡多数在此期。若无昏迷,原始反射消失、脑干症状、频繁惊厥,可诊断为中度HIE,否则为重度HIE。

恢复期(72小时后),中重度HIE意识状态、肌肉张力、原始反射等临床表现开始逐渐恢复,惊厥已明显减少,但仍可有尿潴留,所有症状体征不可能立即恢复正常,亦不可能持续加重,一般7~10天可大致恢复正常。除上述的神经系统临床表现之外,尚伴有其他系统功能障碍表现,危重者常死于心源性休克和急性肾衰竭。

二、辅助检查

(一)血液及体液的生化分析

窒息新生儿血清中CPK、LDH、CPK-MB显著增高,与脑损伤程度平行。脑脊液中CPK-BB、NSE(神经特异性烯醇化酶)明显增高对预后判定有一定价值。有报道,尿中乳酸和肌酐(^{1}H-MRS方法)比值可以判定窒息及脑损伤的严重程度,可以准确判定预后,病情越重,乳酸与肌酐的比例越高,预后越差。

(二)头部超声检查

对脑室内和生发基质出血及脑室周围白质软化敏感度及特异度较好。脑室周围白质软化早期主要表现为局灶性或弥漫性高回声,一般1~3周可见低回声的囊腔,随后消失,逐渐表现为脑室的扩张。基底核和丘脑损伤时显示为对称性强回声;脑梗死早期表现为相应动脉供血区呈强回声,数周后梗死部位可出现脑萎缩及低回声囊腔。多普勒超声可以分析颅内动脉的血流速度,测定的平均血流速度与脑血流量高度正相关。此外,可以分析血流频谱形态,测定搏动指数和阻力指数(PI和RI)。血流频谱早期为低矮的"单峰"型,极期为"宽大"高舒张期血流型频谱。若RI值<0.55常提示预后不良。

(三)CT与MRI检查

由于新生儿特别是早产儿脑组织含水量高,对于脑缺血性改变及脑室周围白质软化,在早期两者敏感度、特异度较低。但对颅内出血敏感、特异度高。此外,若建立正常的判定标准,CT值的显著降低(特别是生后2周后),与预后有一定的关系。丘脑及基底核的损伤,在CT上可以表现为"信号反转"现象,即早期表现明显的低密度,10~14天可见明显的密度增高。MRI检查多在出生2~7天,其不但可以判定损伤的严重程度,还可鉴别是否存在脑发育畸形、先天性遗传代谢病所致脑损伤,以及判断髓鞘及皮层的发育。足月新生儿HIE在MRI主要表现为:①轻度、中度HIE:皮层及皮层下、脑室周围白质、半卵圆中心(白质)在T_1WI限局性高信号影,而T_2WI表现为低信号或等信号影,增强后发现该处常有增效应,提示可能与血脑屏障破坏有关,可能是渗出或淤血的改变,扩散加权成像(diffusion-weighted imaging,DWI)为高信号,提示有局部的细胞毒性水肿表现。但在2周左右的MRI检查发现,T_1WI/T_2WI异常信号转为正常,说明病理改变不一定为出血性损伤,也可能为胶质细胞增生的一种表现。②中度、重度HIE:皮层脑沟处,顶枕部T_1WI可见弯曲的线条状或点片状高信号影,严重者整个皮层呈一致性"雪花"状高信号影,晚期可能发生囊性脑软化。③深部核团受累主要是基底核、丘脑、丘脑腹外侧核,于T_1WI点片状高信号影,内囊后肢呈一致性低信号,多见于重度HIE。④脑梗死:急性缺血期的数小时内DWI即可作出诊断,表现为缺血区的一致性高信号,而常规MRI T_1WI/T_2WI常在24小时后改变方明显,1周后常规MRI改变明显,而DWI可能有假性正常现象,2周左右表现为一致性低信号,提示液化坏死。

(四)磁共振频谱

磁共振频谱(magnetic resonance spectroscopy,MRS)可以在体反映脑代谢的情况,临床上以氢质子磁共振频谱(proton magnetic resonance spectroscopy,^{1}H-MRS)和^{31}磷磁共振频谱(^{31}Phosphate magnetic resonance spectrum,^{31}P-MRS)在新生儿脑损伤研究中应用最多。^{1}H-MRS主要是通过对脑组织中的天门冬氨酸盐(aspartate,NAA)、胆碱(choline)、乳酸盐(lactate)、肌酐(creatinine,Cr)、三

磷酸腺苷（adenosine triphosphate，ATP）、磷酸肌酐（creatine phosphoric acid，PCr）、无机磷（inorganic phosphorus，Pi）分析获得。当然，还可以分析其他物质的含量，如谷氨酸盐（glutamine，G）、肌醇（inositol）等。^{31}P-MRS 研究证明，HIE 患儿生后 2~4 天，PCr/Pi、ATP 降至最低点，其降低程度与窒息严重程度、脑损伤的严重程度、预后密切相关。^{1}H-MRS 分析 NAA/Cho、Lactate/Cr、Lactate/NAA 都能反映脑损伤的严重程度及预后。主要表现为，乳酸峰值明显增高，甚至可以持续几个月，生后 18 小时内 Lactate/Cr 即显著增高，此改变与 ^{31}P-MRS 分析 PCr/Pi 变化较一致，可以用于判定神经发育的预后，而 Lactate/NAA 是反映亚急性期、慢性期非常好的指标，重度 HIE 患者明显高于轻度者和正常儿。

（五）磁共振弥散加权成像和弥散张量成像

弥散张量成像（diffusion tensor imaging，DTI）主要是描述组织中水分子的弥散程度，可用表观弥散系数（apparent diffusion coefficient，ADC）定量评价；而磁共振弥散加权成像（diffusion-weighted imaging，DWI）是描述水分子运动的方向性程度，即各向异性（anisotropy），特别适合神经纤维束的损伤和发育评价。缺氧缺血性脑损伤时神经细胞水肿以细胞毒性水肿为主要病理改变，细胞内水分子移出受限，ADC 值降低，DWI 表现为高信号影，在损伤后的 2~4 天最明显，这可能与"二次能量衰竭"的发生有关；当水肿减轻后，或者细胞内水分子移出增加，DWI 的信号减弱或恢复正常，ADC 值升高，一般需 7~10 天（可能为假性正常）；若组织发生坏死，细胞内水分子大量移动到细胞外，ADC 值异常增高，DWI 表现为低信号。重度 HIE 时应用 DWI 在 24~48 小时丘脑、基底核即表现为对称性高信号影，而常规 MRI 4~7 天最明显。

（六）脑电图

脑电图改变主要是低电压、暴发抑制、等电位及局灶性周期性单侧癫痫样放电（periodic lateralized epileptiform discharges，PLEDs）。暴发抑制和等电位常见于弥漫性的皮层神经之坏死，PLEDs 主要于局灶性脑缺血梗死，对预后判定有很大价值。早产儿脑室周围白质软化（periventricular leukomalacia，PVL）或出血性脑梗死，常在新生儿早期（最早生后第 4 天）可以记录到罗兰多区正相尖波（positive Rolandic sharp wave，PRSW），是 PVL 较特异的依据。应用振幅整合脑电图（amplitude-integrated electroencephalogram，aEEG）连续监测早期脑电活动对 HIE 预后判定有一定意义。

（七）正电子发射计算机断层扫描

正电子发射计算机断层扫描（positron emission computed tomography，PET）目前尚未常规用于 HIE 的临床评价。PET 既可以分析局部脑血流变化，也可以准确地测定不同区域脑组织的代谢情况。PET 研究证明，高代谢区往往是易损区，矢状窦旁损伤患者常有脑血流降低，脑组织葡萄糖的代谢率与 HIE 严重程度负相关，对预后判定有重要价值。

第三节　诊断与鉴别诊断

新生儿 HIE 在我国主要指足月新生儿，对其诊断的关键点如下：

一、确定围产期窒息病史

有明确的可导致胎儿窘迫的异常产科病史，以及严重的胎儿宫内窘迫的表现：胎心 <100 次 /min，持续 5 分钟以上；和 / 或羊水Ⅲ度污染；或者在分娩过程有明显窒息史。出生时有重度窒息表现：Apgar 评分 1 分钟 ≤ 3 分，并延续至 5 分钟时仍 ≤ 5 分，和 / 或出生时脐动脉血气 pH ≤ 7.0。

二、临床有脑病的表现

出生后不久出现神经系统症状并持续至 24 小时以上。HIE 患儿一般表现为：兴奋 / 激惹→抑制 / 昏迷（原始反射消失）→逐渐恢复正常，疾病高峰多在 24~96 小时阶段。当然，窒息重者高峰前移，多在 72 小时内死亡。临床分度标准可参见我国制定标准（表 3-31-2）。值得说明的是临床分度不可能根据窒息程度来确定。

表 3-31-2　HIE 临床分度

| 分度 | 意识 | 肌张力 | 原始反射 | | 惊厥 | 中枢性呼吸衰竭 | 瞳孔改变 | EEG | 病程及预后 |
			拥抱反射	吸吮反射					
轻度	兴奋抑制交替	正常或稍高	活跃	正常	可有肌阵挛	无	正常或扩大	正常	症状在 72h 内消失,预后好
中度	嗜睡	减低	减弱	减弱	常有	有	常缩小	低电压,可有痫样放电	症状在 14d 内消失,可能有后遗症
重度	昏迷	松软,或间歇性伸肌张力增高	消失	消失	有,可呈持续状态	明显	不对称或扩大,对光反射迟钝	暴发抑制或等电位	症状可持续数周。病死率高。存活者多有后遗症

三、除外其他原因所致脑损伤疾病

(一)遗传代谢性疾病

往往窒息史不明显,出生时正常,多数症状出现在出生 72 小时以后,且随进奶增加,症状逐渐加重。若临床表现为进行性加重,常伴有严重代谢紊乱难以纠正、反复低血糖、高氨血症,应考虑有遗传代谢疾病的可能,并进一步做尿、血的有机酸、氨基酸分析。

(二)宫内感染

宫内感染所致脑损伤,特别是病毒感染,如 CMV、单纯疱疹病毒等所致中枢神经系统损伤,应注意询问母亲感染史及性接触史。

(三)先天性脑发育畸形

疑为先天性脑发育畸形时应做相应的影像学检查鉴别。

(四)非窒息性围产期动脉缺血性脑损伤

非窒息性围产期动脉缺血性脑损伤(perinatal arterial ischemic stroke,PAIS)为除围产期窒息以外的其他原因引起的动脉缺血所致的脑损伤。

(五)低血糖脑病

常多发生在巨大儿、小于胎龄儿、糖尿病母亲分娩婴儿或有其他高危因素、开奶延迟婴儿。表现为低血糖,血糖纠正后仍可有惊厥等神经系统损伤,MRI 有时表现为顶枕部皮层或皮层下白质坏死软化。

第四节　治疗及预后

HIE 是围产期窒息所致损伤在中枢神经系统的体现,常与其他脏器功能改变或损伤并存。因此,HIE 的治疗应是整体的治疗,由于发病机制复杂,尚未完全清楚,神经系统损伤的有限的可塑性及持续性决定了治疗应是综合的、多方面的、长期的多阶段治疗。以下仅是新生儿期的基础治疗原则。

一、基础治疗

(一)维持良好的通气、换气功能

维持良好的通气、换气功能,使血气和 pH 迅速恢复到正常范围。切忌在高碳酸血症时给予碱性药物。

1. **指征**　包括:①经清理呼吸道、吸氧后,仍有低氧血症和高碳酸血症,$PaO_2<6.67kPa$(50mmHg),$PaCO_2>6.67kPa$(50mmHg);②出现中枢性呼吸衰竭,呼吸节律不齐,呼吸频率 <30 次 /min,甚至出现呼吸暂停;③合并心源性休克或心力衰竭,在治疗过程中 $PaCO_2$ 升高,>9.33kPa(60mmHg)或明显发绀。

2. **通气模式的选择**　压力限定、时间切换、持续气流型的呼吸机为目前常用于新生儿、早产儿的呼吸机。机械通气常用的模式包括同步间歇指令性通气(SIMV)和辅助 / 控制通气(A/C),可以克服一定的气道阻力和低顺应性,既能保证一

定量的通气量,又能避免过高吸气峰压对肺的损伤,以及避免当不同步呼吸时加重脑损伤的风险。在人机对抗致压力大幅度波动时,影响脑血流及血压,尤其在有脑部病变时,自我调控功能失调,使脑灌注不良,应注意避免进一步加重脑损伤。

3. 通气参数的调节

(1)通气要求:通过呼吸机辅助呼吸,使患儿呼吸困难得到改善,无呼吸节律异常,前囟平软,皮肤青紫消失。要求动脉血气维持在正常范围,即 PaO_2 6.67~10.64kPa(50~80mmHg),$PaCO_2$ 4.67~5.99kPa(35~45mmHg),pH 7.45~7.55。在机械通气治疗时,应注意正压通气可使颅内压增高,有加重颅内出血的可能,而过度通气使 $PaCO_2$ 降低至 4.67kPa(35mmHg)以下时,可使脑血流明显减少,不利于神经细胞能量代谢障碍的恢复。因此,在机械通气过程中,应避免使用过高吸气峰压,注意监测血气变化,根据血气值及临床表现,及时调节呼吸机参数,及早撤离呼吸机,达到既能改善机体通气和换气功能,又避免神经细胞进一步损伤的目的。

(2)通气参数的调节:根据患儿疾病特点及对呼吸支持的要求,调节呼吸机参数:①尚无肺部病变,仅为中枢性呼吸衰竭表现者,呼吸机参数可调节——PIP 为 1.47~1.96kPa(15~20cmH_2O),PEEP 为 0.196~0.392kPa(2~4cmH_2O),I:E 为 1:1.5~1:2,FiO_2<0.6,RR 为 30~50 次/min。②合并肺部疾病时,根据肺部病变特点调节呼吸机参数:当合并肺气肿时,PIP 可调为 1.96~2.94kPa(20~25cmH_2O),PEEP 为 0.196~0.294kPa(2~3cmH_2O),I:E 为(1:1.5)~(1:2),FiO_2<0.6,RR 为 35~40 次/min;当合并肺不张时,可将 PEEP 调为 0.4~0.665kPa(4~6cmH_2O),I:E 为 1:(1.2~1.5),FiO_2<0.6,RR 为 40~50 次/min。

(3)其他特殊通气主要有:

1)过度通气:有学者认为通过过度通气,使 $PaCO_2$ 维持在 3.33~3.99kPa(25~30mmHg),可达到降低颅内压的作用。但现在也有人不主张用此法降颅内压,认为其可进一步使脑组织低灌注和低血压,造成神经元损害加重。临床上常出现呼吸性碱中毒,欲纠正可调节为 SIMV 模式,下

调 RR 和 PIP 或上调 PEEP、I:E 或 FiO_2 中的一项等。

2)允许性高碳酸血症:是近年来被认可的一种保护性通气策略,使 $PaCO_2$ 逐渐产生及保持在 6.67~7.98kPa(50~60mmHg),pH>7.2,可避免大潮气量、过度通气引起的肺损伤,对肺有保护性作用。但高碳酸血症的出现,可降低心肌收缩力,扩张脑血管,降低抽搐阈值,产生高钾血症,尤其是对颅内高压或肺动脉高压的患儿应慎重,纠正方法与上述过度通气的纠正方法相反。

4. 呼吸机的撤离 当患儿病情改善,呼吸功能逐渐恢复,中枢神经系统功能稳定,以及血气分析维持或接近正常时,所需机械通气的基础疾病得到明显改善,可考虑逐步下调呼吸机参数,呼吸机模式可调至 SIMV,当参数达到撤机参考值时,可尝试断开呼吸机,戴气管插管头罩吸氧片刻,观察病情是否稳定。若呼吸机参数调低,当 PIP<1.47kPa(15cmH_2O),FiO_2<0.4,RR 10~15 次/min 时,病情稳定,血气分析仍保持正常,可予拔管。

(二)维持重要脏器血液灌注

维持周身和各脏器足够的血液灌注,使心率和血压保持在正常范围。尽早判定有无循环功能衰竭(心源休克、心肌损伤)表现,若肤色苍白、肢端发凉、前臂内侧毛细血管再充盈时间≥3秒,心音低钝、心率减慢,持续的低血压,可应用多巴酚丁胺 2.5~8μg/(kg·min)或多巴胺 2.5~10μg/(kg·min),可酌情应用果糖或磷酸肌酸改善心肌的代谢。

(三)维持血糖在合适范围

迅速纠正低血糖,也要避免过高血糖,使血糖水平维持在合适范围:4.2~5.6mmol/L(75~100mg/dl)。

(四)维持适宜的血液黏滞度

维持适当的血液黏滞度,使血细胞比容(Hct)维持在 0.45~0.55,减少其对脑血流的影响。

(五)维持内环境稳定

监测血液电解质水平,及时纠正电解质紊乱,特别是低钠血症、低钙血症等。

二、对症治疗

(一)控制惊厥

首先用苯巴比妥,负荷量为 20mg/kg,静脉缓

慢注射,负荷量最大量可达 30mg/kg(若无效可监测血药浓度),12 小时后给维持量 5mg/(kg·d),静脉缓慢注射。若无效可应用短效止惊药物劳拉西泮(lorazepam)0.05~0.10mg/kg 静脉注射,苯妥英钠 20mg/kg 静脉注射。地西泮常易引起呼吸抑制,若应用应注意静脉注射速度,用量 0.3~0.5mg/kg;水合氯醛常是有效的止惊药物,用量为 50mg/kg,从肛门注入,但对严重心功能不全患儿注意其可能有引起心律失常的危险。

(二)降低颅内压

由于新生儿颅缝和囟门未闭合,脑水肿所致颅内高压的表现很难早期发现。故在治疗上早期即应限制液体入量 60~80ml/(kg·d),及时纠正低钠血症;若前囟张力增加,可静脉注射呋塞米 0.5~1.0mg/kg;6 小时后仍紧张或膨隆,提示存在颅内压明显升高,可用甘露醇 0.25~0.5g/kg 静脉注射,4~6 小时后可重复应用,对有肾衰竭者甘露醇应慎用。

三、可能有意义的治疗

目前,临床上治疗 HIE 的方法很多,但其疗效和安全性尚不肯定,有待大样本多中心随机临床对照研究证实。主要表现在以下几方面:①头部亚低温治疗可显著减少中、重度 HIE 严重伤残的发生,目前无论是全身性亚低温还是头部亚低温治疗都被证明是有意义的;②改善神经细胞代谢可用胞二磷胆碱、脑活素、果糖静脉滴注,但缺少循证医学的研究证据;③改善脑组织局部的缺血,可用复方丹参注射液、纳洛酮[对中枢抑制明显者常选用 30~50μg/(kg·h)静脉滴注,4~6 小时内完成,连用 3~5 天],或应用高压氧舱,目前缺少循证医学研究证据;④促进神经细胞的修复,可选用碱性成纤维细胞生长因子(basic fibroblast growth factor,BFGF)。研究表明,此类药物可选择性地渗透至中枢神经系统,对神经细胞发育、轴突的生长有一定作用(目前处于 III 期临床研究阶段);⑤神经干细胞与脐血干细胞治疗正在临床研究中,尚无肯定的临床结论。

四、预后

HIE 的预后准确判定是相当复杂的,单一因素往往只能反映某一阶段的问题。重度 HIE 后遗症发生率较高,经过治疗者后遗症发生率多在 25%~50%。中度 HIE 患儿是治疗的重点,若能给予及时、有效的治疗,预后可明显改善,而无后遗症;若治疗不及时,可遗留不同程度的后遗症。轻度 HIE 患儿一般预后较好。

预后不良常常包括下面的一些因素:①重度窒息,经抢救 20 分钟以上才出现自主呼吸;②临床分型为重度;③频发惊厥发作,不易控制者;④出现脑干受累表现;⑤ 1 周后神经系统症状仍未消失;⑥经治疗后 2 周脑电图改变为等电位、暴发抑制;⑦生后 3~4 周头颅 CT 扫描仍有大片低密度影或脑室扩大、沟回变深;⑧生后 12~14 天新生儿行为神经评分法(neonatal behavioral neurological assessment,NBNA)评分 <35 分;⑨ MRI 表现为深部核团受累(基底核、丘脑)。

(毛 健 宋燕燕)

第三十二章

新生儿持续肺动脉高压

新生儿持续肺动脉高压（persistent pulmonary hypertension of newborn, PPHN）是指生后肺血管阻力持续性增高，肺动脉压超过体循环动脉压，使由胎儿型循环过渡到正常"成人"型循环发生障碍，而引启动脉导管及卵圆孔水平血液的右向左分流，临床上出现严重低氧血症等症状。本病于 1969 年由 Gersony 等首先报道，因其血流动力学改变类似于胎儿循环，故称为持续胎儿循环（persistent fetal circulation, PFC），但由于其主要原因是生后肺动脉压的持续增高，故现在多称其为 PPNH。PPHN 患儿约占活产新生儿的 0.2%，但在所有呼吸衰竭新生儿中伴有不同程度的肺动脉高压的比例可高达 10%，并有相对较高的死亡率。经典的 PPHN 多见于足月儿或过期产儿，但近年来由于极低或超低出生体重儿存活率增加，支气管肺发育不良（BPD）并发的肺动脉高压开始受到重视。这种慢性肺动脉高压可出现在新生儿后期，甚至在新生儿重症监护病房（NICU）出院后在儿科病房才被诊断。2013 年在法国尼斯召开了第五届世界肺高血压论坛，在这次大会上在对新生儿肺动脉高压分类中强调新生儿期不同肺疾病在肺动脉高压发生、发展中的作用，分为：①根据新生儿期特殊解剖和生理特性所形成的肺动脉高压，患儿在生后肺血管阻力不能有效地下降，即新生儿 PPHN；②肺动脉高压基于肺部疾病和 / 或低氧，属于发育性肺疾病范畴，如产前、产后影响肺发育的肺泡、肺血管和结缔组织损伤，常见有 BPD 并发的肺动脉高压。

第一节　病因

PPHN 不是一种单一的疾病，而是由多种因素所致的临床综合征，其病因目前仍未完全清楚，研究结果表明与母亲及新生儿的一些高危因素有关。

一、母亲因素

（一）母亲孕期疾病

如妊娠期胎盘功能不全导致慢性宫内缺氧，过期产，羊水过少，母亲患高血压、糖尿病、发热、贫血、肺部病变及泌尿系统感染。

（二）药物

孕期服用阿司匹林、吲哚美辛等。

二、新生儿因素

（一）围产期窒息

宫内慢性缺氧或围产期窒息是最常见的影响因素，胎儿长期宫内窘迫可导致肺小动脉变形和肌化，随后在出生时窒息可诱发持续肺动脉痉挛。慢性低氧血症可致胎儿生长受限和更复杂的新生儿病理生理改变。

（二）肺实质性病变

肺炎、新生儿呼吸窘迫综合征和胎粪吸入综合征等，由于缺氧、酸中毒使肺血管痉挛或伴有特征性的肺血管重塑。神经性和体液性的血管活性物质也参与这个病理过程。

（三）肺部发育异常

原发性肺小动脉肌层增生（为原发性 PPHN 的原因）、先天性膈疝、肺发育不良等，由于原发性肺小动脉肌层过度发育及失松弛,或由于缺氧、酸中毒,可致肺小动脉痉挛,造成生后肺动脉高压和肺血管高阻力持续存在。

(四)心肌收缩功能不良

围产期窒息、先天性心脏病、心肌炎、代谢异常(如低血钙、低血糖)和红细胞增多症,均可导致心肌收缩功能不良,继而引起肺血管痉挛。

(五)感染

肺炎、脓毒症时由于细菌或病毒感染,可由病原体直接侵犯心肌,或是内毒素抑制心肌,肺微血管栓塞,或血小板活化因子和白介素增高,导致肺血管痉挛。

第二节 发病机制

一、肺血流速度增加

伴有肺内或心内分流的新生儿,随着肺血管阻力降低,肺血流速度常增加,使肺血管床扩张,同时由于左心容量负荷增加,使肺动脉楔压和毛细血管静水压增高,肺血流速度持续增高,导致肺动脉内皮细胞和平滑肌细胞结构改变,使肺血管阻力增加,发生肺动脉高压。

二、肺血管阻力增加

急性肺血管收缩、肺形态学、代谢及生理学的慢性改变,均可使肺血管阻力增加。在各种可致急性肺血管收缩的原因中,低氧血症最为常见。研究证明,低氧引起肺动脉平滑肌细胞收缩,其可能机制是:低氧抑制电压依赖性钾通道活性,K^+外流减少,使钙通道开放,Ca^{2+}自细胞外和肌纤维膜内流,血管平滑肌细胞收缩。

三、肺血管形态学改变

研究证明低氧破坏肺血管内皮细胞,使其功能降低,肺血管阻力调节因素失衡,如血管扩张剂内皮源性一氧化氮(endothelial nitric oxide,EDNO)、硫化氢和前列环素等产生减少,而血管收缩剂内皮素(endothelin,ET)增加。有人提出慢性肺动脉高压可使肺循环结构改变,即肺血管重建。发生肺血管重建的机制是由切应力、慢性缺氧、炎症反应等引起肺血管内皮细胞和平滑肌细胞表现型改变,即高血压细胞表型,表现为细胞增生,基质蛋白分泌增加,内皮细胞形成促凝表面。切应力参与肺血管重建有关的生长因子的基因编码排序;慢性低氧改变了内皮细胞特殊基因的表达;炎症细胞产物如细胞因子(IL-1、TNF-α 和干扰素)可以修饰血管内皮细胞生长因子的表达。

(一)肺血管内皮细胞功能改变

血管内皮细胞是包围血液循环的连续单层细胞,内皮细胞通过释放多种物质如 ADP-ATP、血小板因子 -4、血栓素 A_2、前列环素 PGI_2、血管紧张素 Ⅱ、内皮素 -1、一氧化氮、一氧化碳、硫化氢等调节血管的张力。内皮细胞增生是新生儿持续肺动脉高压的主要特点,细胞因子和脂质介导剂参与肺动脉高压的血管重建,并影响内皮细胞生长、基质蛋白的合成及凝血 / 抗凝血系统的平衡。Tello 等提出内皮细胞破坏、功能降低,通过释放各种血管活性物质等参与肺动脉高压的形成。在实验性肺动脉高压中,经过苷氨酸环化酶途经产生内皮依赖性及非依赖性血管扩张反应,新生儿期该反应减弱,当外界造成内皮细胞形态及功能改变时,易发生 PPHN。

(二)血管活性调节剂的变化及作用

血管活性调节剂很多,此处只阐述一氧化氮、硫化氢、内皮素、血管紧张素转换酶的变化及作用。

1. 一氧化氮 一氧化氮(nitric oxide,NO)是左旋精氨酸在 NO 合酶(nitric oxide synthase,NOS)、Ca^{2+} 及钙调素作用下生成,能扩张血管,从而产生强大的降压作用。其扩张血管机制为:NO 与细胞内可溶性鸟苷酸环化酶的亚铁原卟啉上的铁离子结合后促进 cGMP 合成增加,从而防止 Ca^{2+} 从肌质网释放。细胞内 Ca^{2+} 减少,阻碍了钙调蛋白 - 钙复合物的形成,抑制了肌原蛋白轻链的磷酸化,从而扩张血管平滑肌。

出生时,随着肺节律性扩张,氧合增加,切应力改变,使肺血管阻力降低。其中内源性 NO 的释放增加,有助于血液循环由胎儿至新生儿的平稳过渡,已由多数实验得到证实。多数研究表明肺动脉高压肺动脉内皮细胞 NOS 表达减少甚至消失,其分布与肺组织病变程度及肺血管阻力呈负相关。这些均提示 NO 及 NOS 减少与 PPHN 的发生有重要作用。

2. 硫化氢　血管组织中 5'- 磷酸吡哆醛依赖酶包括胱硫醚 β- 合成酶和胱硫醚 γ- 裂解酶可以催化半胱氨酸分解产生内源性硫化氢（sulfureted hydrogen），硫化氢能够舒张血管和抑制血管平滑肌细胞的增殖。研究发现低氧性肺动脉高压大鼠内源性硫化氢体系下调,外源性硫化氢可缓解低氧性肺动脉高压的形成,胱硫醚 γ- 裂解酶抑制剂可使低氧性肺动脉高压进一步加重。硫化氢、一氧化氮和一氧化碳之间具有复杂的调节网络,可能共同参与肺动脉高压的形成。

3. 内皮素 -1　内皮素 -1（endothelin 1, ET-1）是 1988 年发现的强有力的缩血管肽,主要由内皮细胞产生,其 mRNA 只存在于内皮细胞。ET-1 使肺血管收缩的机制为：ET-1 与肺血管平滑肌细胞 ETA 结合后激活磷脂酶 C,产生三磷酸肌醇,细胞内钙释放,导致肺血管收缩。ET 还是一种平滑肌细胞增殖剂,导致肺血管结构改变。血管内皮细胞持续释放 ET-1 会使 NO 储存耗竭,ET 产生和释放增加,可引起慢性肺动脉高压,伴有血管重建,导致临床出现新生儿持续肺动脉高压。肺动脉高压患者肺动脉内皮细胞 ET-1 活性及 ET-1 mRNA 均增加,说明 ET-1 在胎儿至新生儿循环过渡及 PPHN 的发生中起重要作用。

4. 血管紧张素转换酶　血管紧张素转换酶（angiotensin-converting, ACE）位于内皮细胞吞饮泡内,在内皮细胞中由单一基因表达。ACE 能使血管紧张素 I 转变生成血管紧张素 II,血管紧张素 II 促进前内皮素原 mRNA 表达。ACE 也灭活非肽血管扩张剂缓激肽,缓激肽直接扩张肺循环,ACE 活性降低可使肺血管扩张。

第三节　病理类型

PPHN 至少有以下三种病理类型：

一、肺血管发育不全

肺血管发育不全（underdevelopment）指气道、肺泡及相关的动脉数减少,血管面积减小,使肺血管阻力增加。可见于先天性膈疝、肺发育不良等,也称特发性新生儿持续肺动脉高压。其治疗效果最差。

二、肺血管发育不良

肺血管发育不良（maldevelopment）指在宫内表现为平滑肌从肺泡前（pre-acinar）生长至正常无平滑肌的肺泡内（intra-acinar）动脉,而肺小动脉的数量正常。由于血管平滑肌肥厚、管腔变小,使血流受阻。慢性宫内缺氧可引起肺血管再塑（remodeling）和中层肌肥厚;宫内胎儿动脉导管早期关闭（如母亲应用阿司匹林、吲哚美辛等）可继发肺血管增生。对于这些患儿,治疗效果较差。

三、肺血管适应不良

肺血管适应不良（maladaptation）指肺血管阻力在生后不能迅速下降,而其肺小动脉数量及肌层的解剖结构正常。是最常见的病理类型。常因围产期应激反应,如酸中毒、低温、低氧、胎粪吸入、高碳酸血症等引起。此类患者占 PPHN 的大多数,其肺血管阻力增高是可逆性的,对药物治疗常有反应。

第四节　临床特征及其诊断

一、临床表现

多见于足月儿或过期产儿,常有围产期窒息、胎粪吸入综合征或肺炎的病史,生后短期内除有呼吸困难外,常表现正常。然后,在 12 小时内出现青紫、气急,而常无呼吸暂停、三凹征或呻吟。其缺氧程度与肺部实质性病变不成比例,外界刺激可使病程加重。听诊双肺呼吸音为清音,两侧对称。心率正常或轻微增快,第一心音正常,可听到单声或短窄分裂的响亮的第二心音（由于肺动脉压增高所致）,右胸骨旁可听到柔和的收缩期杂音,此时提示有三尖瓣关闭不全,偶尔有二尖瓣关闭不全。心力衰竭不常见,可有低血压。如没有败血症或新生儿窒息,腹部、泌尿生殖系统和神经系统检查一般正常。吸纯氧 5~10 分钟,青紫改善不明显,而且呼吸系统症状不严重。如果发生于早产儿,常伴有肺透明膜病;如果发生于链球菌感染的败血症、重度窒息和先天性膈疝的危重患儿,新生儿持续肺动脉高压一般发生于生后 6 小时内。

二、辅助检查

(一)超声心动图检查

在 PPHN 诊断中,评估肺动脉压(pulmonary artery pressure,PAP)十分重要。超声多普勒方法几乎成为确诊肺动脉高压、监测不同干预方法治疗效果的"金标准"。超声检查可排除发绀型先天性心脏病并可以评估心脏功能。多种超声心动图指标可直接或间接评估 PAP,而对于肺血管阻力(PVR),尚无可靠的无创评估方法。推荐新生儿有持续低氧血症时,请有经验的儿科超声医师评估 PAP。

1. **三尖瓣反流(TR)** 这是评估 PAP 最准确的方法,通过超声多普勒探及经过 TR 血流的峰值流速,该血流速度与右心室压直接相关,而右心室收缩压与肺动脉收缩压(sPAP)相等;反流血流的速度与右室-右房压力差的关系可通过流体力学公式(简化 Bemoulli 方程)计算:右心室收缩压 = 右心房压(常假定为 5mmHg)+(4×TR 速度^2)。超声诊断新生儿肺动脉高压的标准可根据:① sPAP>35mmHg 或 >2/3 体循环收缩压;②存在心房或动脉导管水平的右向左分流。

2. **动脉导管血流速度和方向** 通过动脉导管水平的血流方向和血流速度可对 PAP 进行判断,单纯的右向左血流提示在整个心动周期 PAP 超过体循环压;双向的血流提示 PAP 与体循环压大致相等,仅在收缩期出现右向左分流而舒张期出现左向右分流(在健康新生儿生后 12 小时内,双向分流较为常见,但当主动脉压力超过 PAP 后成为单纯的左向右分流)。

3. **心房水平的分流** PPHN 患儿可在卵圆孔水平出现不同程度的右向左分流,而完全的右向左分流比较少见,如出现完全右向左分流应与完全性肺静脉异位引流(total anomalous pulmonary venous drainage,TAPVD)鉴别。

4. **心脏功能和心排血量** PAP 增加常伴有肺血流量降低和肺血管阻力增加,肺动脉高压时右心房、右心室、肺动脉扩大并不少见。因右心室压力增高而出现室间隔比较平坦或突向左心室,提示右心室压超过左心室压。PPHN 时左心排血量常降低,严重时心排血量可由正常的 150~300ml/(kg·min) 降为 <100ml(kg·min)。正确的心排血量评估对临床是否需要应用正性肌力药物、吸入一氧化氮(iNO)和其他对心排血量有影响的药物有较大的指导价值。当左房、左室充盈不足时,应注意是否有 TAPVD。当有心房水平的左向右分流时,基本可排除 TAPVD。监测左心功能可指导肺血管扩张药物的应用和选择;当存在左心功能不全时,出现肺静脉高压,后者在肺血管扩张药应用后氧合可进一步恶化。

(二)胸部 X 线检查

如为原发性新生儿持续肺动脉高压及窒息所致者,胸片基本正常。如继发于肺炎、胎粪吸入综合征、新生儿呼吸窘迫综合征、肺发育不良和先天性膈疝等,X 线胸片会有相应的改变。

(三)实验室检查

脑钠肽或氨基末端脑钠肽前体(NT-proBNP)由心室分泌,在心室充盈压力增高时分泌增加。PPHN 急性期血浆脑钠肽水平显著增高,而非 PPHN 的呼吸系统疾病或正常新生儿脑钠肽一般不增高,但属于非特异性检测。脑钠肽一般 <100ng/L,但肺动脉高压时可以上升至数百甚至 >1 000ng/L,且与氧合指数(oxygenation index,OI)有较好的相关性,可作为 PPHN 的鉴别诊断、判断是否需要 iNO 治疗以及疗效评价的快速监测指标。

三、诊断

当新生儿出现明显而持续的青紫,其青紫与呼吸困难程度不相称,并除外气胸及发绀型先天性心脏病者应高度怀疑本病。通过病史和体检,同时结合动脉导管开口前(右上肢)与动脉导管开口后(下肢)动脉血氧分压差 10~20mmHg,或常用经皮血氧饱和度(SaO$_2$)差 5% 或以上(下肢测定值低于右上肢),提示 PPHN 存在动脉导管水平的右向左分流。当患儿仅有心房卵圆孔水平右向左分流时,不出现上述氧分压或 SaO_2 差,此时也不能排除 PPHN。传统的高氧(100%)和高通气试验,因有高氧肺损伤和过度通气影响脑血流等不良作用,同时由于常规超声检查评估肺动脉压力技术基本普及,近年来已较少应用。对于有明显低氧血症且与 X 线片所示的肺部疾病程度不成比例时,应考虑存在 PPHN,但应该与发绀型先天性心脏病鉴别。结合心脏超声、胸部 X 线及实验室检查结果,对 PPHN 可作出诊断。

第五节　治疗

PPHN 治疗的目的是降低肺血管阻力、维持体循环血压、纠正右向左分流和改善氧合。其治疗方法包括机械通气、纠正酸中毒、维持正常心功能、肺血管扩张剂的应用及体外膜肺氧合(ECMO)等。

一、机械通气

(一)机械通气的原则

目前,机械通气仍然是治疗 PPHN 降低肺动脉压力的主要手段之一,应用温和通气保持最佳肺容量。机械通气的目标血气值为:pH 7.35~7.45,将 PaO_2 提高至 9.4~13.3kPa(70~100mmHg),维持 $PaCO_2$ 在 4.7~6.0kPa(35~45mmHg)水平。当患儿经 12~48 小时趋于稳定后,可将血氧饱和度维持在 >90%,为尽量减少肺气压伤,此时可允许 $PaCO_2$ 稍升高。

(二)机械通气方法

1. 常频机械通气

(1)通气模式的选择:一般选用 IPPV、IMV/SIMV 或 A/C 模式。

(2)通气参数的调节:如患儿无明显肺实质性疾病,呼吸机参数初调为呼吸频率(RR)为 50~70 次/min,吸气峰压(PIP)为 20~30cmH_2O,呼气末正压(PEEP)为 3~4cmH_2O,吸气时间为 0.3~0.4 秒,气流量为 15~20L/min。当患儿有肺实质性疾病,应根据肺部原发疾病特点作相应的调整。

(3)呼吸机的撤离:机械通气一般维持 2~3 天,必须待氧合稳定 12 小时后才能逐渐降低呼吸机参数,每次调低 1 项参数,需观察 30 分钟,参数降低太快,可引起肺血管再次痉挛,给撤机带来困难,通常应用呼吸机时间为 3~6 天。

2. 高频通气

经常规机械通气治疗后,若氧合改善不理想,可采用高频通气治疗。

(1)高频喷射通气(HFJV):对常规机械通气治疗失败的患儿改用 HFJV 治疗后,可获得较好疗效。HFJV 可维持稳定的氧合,增加 CO_2 的排出。此时,将常规呼吸机通气频率(RR)降至 5~10 次/min,呼气末正压(PEEP)调在 3~5cmH_2O,PIP 调至低于 HFJV 的 PIP。HFJV 参数的预调:通气频率(f)为 7~10Hz,吸气峰压(PIP)调至较应用常规呼吸机通气时低 2~3cmH_2O。若患儿 $PaCO_2$ 过高,可调节平台压(PIP 减 PEEP)以排出 CO_2,在整个治疗过程中,一般不需改变 f。若氧合不足或吸入氧分压(FiO_2)已用至 100%,提高 Paw 可改善氧合。Paw 的增高可通过增加 HFJV 的 PIP、提高 PEEP,以及增加常规呼吸机的 RR 或 PIP 等方法来实现。在患儿病情稳定后,可逐渐降低 HFJV 参数。

(2)高频振荡通气(HFOV):HFOV 持续应用高 Paw 可以很好地打开肺泡并降低肺血管阻力,改善通气/血流比值,减少肺内右向左分流。因此,HFOV 是目前治疗 PPHN 有效的辅助方法之一。其通气方法及参数调节为:首先脱离常规呼吸机,HFOV 的 f 范围调节在 5~10Hz,Paw 较原有的常规机械通气平均气道压高 2~5cmH_2O,但在调节时不要立刻调节到预定值,因为快速的调节 Paw 可影响心血管功能,造成心排血量突然降低。故应逐步调高 Paw 至预定值,同时观察患儿的血压变化。若在用 HFOV 之前就已发生肺扩张或气漏,需用较低的 Paw。振幅以驱动力调节,调至可见到胸廓震动为度。在上述参数情况下,如 PaO_2 低于正常,可增加 Paw。若 $PaCO_2$ 增高并伴有氧合差,Paw 可能过高或过低,引起肺过度扩张或肺萎陷,可用 X 线胸片鉴别,做出相应的处理。若 $PaCO_2$ 增高而氧合正常,可增加驱动力。当患儿病情好转,PaO_2 维持正常,肺无过度扩张,先降低 FiO_2,至 $FiO_2 \leq 0.4$,开始降低 Paw。Paw 应随病情好转逐步降低,若下降过快可引起广泛性肺不张。当 $PaCO_2$ 正常,可逐步降低振幅。在撤离过程中,f 不变。但若肺过度扩张,降低 Paw 无效时,可降低 f。在 HFOV 各项指标已降至低水平时,可改为常规通气,然后撤离呼吸机,或可由 HFOV 直接拔管撤机。

二、纠正严重酸中毒

PPHN 患儿常合并严重酸中毒,应及时应用碳酸氢钠给予纠正,使 PPHN 急性期动脉血 pH>7.25,维持在 7.30~7.40 最佳,但应避免过度碱化血液。

三、维持正常心功能和体循环血压

维持正常心功能是有效治疗 PPHN 的重要基础,提高体循环血压可减少 PPHN 时的右向左分流,推荐体循环血压维持在:收缩压 50~70mmHg,平均压 45~55mmHg 水平。将血压提升至超过正常值范围以对抗动脉导管水平的右向左分流虽可短期改善氧合,但并不能降低肺血管阻力(PVR),故应避免使用。当有血容量丢失或因血管扩张剂应用后血压降低时,可用白蛋白、血浆、输血、生理盐水等补充容量。使用正性肌力药物以纠正左心和右心功能的降低,增加氧的递送。常用的正性肌力药物有:①多巴胺(dopamine)与多巴酚丁胺(dobutamine):可用多巴胺 2~10μg/(kg·min)和/或多巴酚丁胺 2~10μg/(kg·min),该剂量能使外周血管收缩提升血压,并增加心搏出量。药物剂量不宜过大,当超过 10μg/(kg·min),不利于降低肺动脉压力。②肾上腺素(adrenalin):剂量在 0.03~0.12μg/(kg·min) 时起 α 和 β 肾上腺素能效应。早期使用通过收缩外周血管和增加心搏出量,提高体循环血压。但刺激 α 受体也能收缩肺血管,增加肺血管阻力,同时减少肾及肠系膜的血流,应引起注意。

四、应用肺血管扩张剂

在采取充分的肺泡募集和复张措施,包括常频、高频辅助通气,表面活性物质应用后,要依据氧合状态、体循环血压、超声测定的心脏功能等,选择进一步的扩血管治疗方案。下列扩血管药物可以单用或联合应用,但应注意在左心功能不全时,多数降低 PVR 的药物会增加肺血流,导致肺静脉和左心房压力增高,使病情恶化。在多数情况下,OI>25 是血管扩张剂的适应证。

(一)一氧化氮吸入治疗

一氧化氮吸入治疗(nitric oxide inhalation therapy,iNO)能选择性降低肺动脉压力,尤其是缺氧引起的肺动脉高压,对体循环血压无明显影响。1992 年,美国 Robert 等和 Kinsella 等首先报道用 iNO 治疗 PPHN 获得成功,研究证明 iNO 治疗足月儿和近足月儿(胎龄 >34 周)PPHN 效果良好,可明显降低病死率和减少体外膜肺氧合的使用。但对病情危重、需机械通气的胎龄 <35 周早产儿疗效不佳,而且增加严重脑室内出血的风险。iNO 已成为治疗 PPHN 的重要方法之一。有关 iNO 的详细介绍可参考第四十八章一氧化氮吸入疗法。

(二)西地那非

西地那非(sildenafil)是一种磷酸二酯酶 -5(phosphodiesterase-5,PDE-5)抑制剂,通过抑制 PDE-5 的降解,增加血管平滑肌 cGMP,使 NO 通路的血管扩张效果持续。常用口服 0.5~1.0mg/ 次,每 6 小时 1 次,可显著降低 PAP。静脉制剂对重症、口服有困难者或肠道生物利用度不确定者更有优势,但国内尚无相关的静脉制剂。西地那非急性期主要不良反应是体循环低血压。

(三)波生坦

内皮素(endothelin,ET)为强力的血管收缩多肽,PPHN 患儿存在血浆内皮素水平增高,通过抑制内皮素受体可扩张肺血管。常用内皮素受体拮抗剂为波生坦(bosentan),口服应用剂量为每次 1~2mg/kg,每天 2 次。但尚无足够的证据支持内皮素拮抗剂单独或辅助 NO 吸入治疗 PPHN。内皮素受体拮抗剂的急性期主要不良反应是肝功能损害。

(四)前列环素吸入

静脉应用前列腺素类药物因其选择性扩张肺血管效果差,影响 V/Q 比值而限制其临床应用价值。吸入前列环素(prostacyclin)治疗有其一定的肺血管选择性。常用伊诺前列素（enoch precursor）雾化吸入，1~2μg/kg，每2~4小时1次，吸入时间10~15分钟，儿童期吸入偶有支气管痉挛风险。

（五）米力农

米力农（milrinone）为磷酸二酯酶-3（phos-phodiesterase-3，PDE-3）抑制剂，通过抑制PDE-3活性，增加平滑肌cAMP，使前列腺素途径的血管扩张作用持续，同时有正性肌力作用。对于PPHN伴左心功能不全时，表现为左房压力增高，心房水平的左向右分流而在动脉导管水平的右向左分流，此时吸入NO治疗可以加重肺水肿使呼吸和氧合状态恶化，属于禁忌证，可选用米力农，使用剂量为：负荷量50~75μg/kg静脉滴注30~60分钟，随即给予0.50~0.75μg/(kg·min)维持，有体循环低血压时不用负荷量。对于<30周的早产儿，负荷量135μg/kg静脉滴注3小时，以0.2μg/(kg·min)维持。因是非选择性血管扩张剂，有体循环低血压可能，在负荷量前给予生理盐水10ml/kg可减少低血压不良反应。

五、原发病治疗

继发性新生儿持续肺动脉高压者均有原发病，如新生儿呼吸窘迫综合征、胎粪吸入综合征、肺炎等，对于原发病均需同时积极治疗，纠正水、电解质及酸碱失衡，保持营养供给，使用抗生素预防与治疗感染等。

六、体外膜肺氧合

体外膜肺氧合（extracorporeal membrane oxygenation，ECMO）用于最大限度呼吸机支持加药物治疗无效者。用传统治疗方法预期存活率仅20%的PPHN，应用ECMO治疗后存活率可提高至83%~87%。随着NO吸入治疗和高频通气的广泛使用，需要接受ECMO仅作为呼吸支持的病例相对减少。对严重PPHN，如：PaO_2<50mmHg，FiO_2=1.0，PIP>35cmH$_2$O，常频机械通气OI>30，高频通气OI>40，高频通气后2~12小时病情仍不改善，可提前告知有转移至有ECMO条件的单位接受治疗的可能性。

ECMO应用指征：①在常频机械通气时OI≥40，在高频通气时OI≥50。②在最大的呼吸支持下，氧合和通气仍不改善：PaO_2<40mmHg超过2小时；在常频机械通气PIP>28cmH$_2$O，或在高频通气下MAP>15cmH$_2$O，但动脉导管前SaO$_2$<0.85。③代谢性酸中毒，pH<7.15，血乳酸增高≥5mmol/L，液体复苏或正性肌力药物应用仍不能纠正的低血压或循环衰竭，尿量<0.5ml/(kg·h)持续12~24小时。④其他：出生胎龄>34周，出生体重>2kg。⑤酸中毒和休克。

ECMO的禁忌证：①绝对禁忌证：Ⅲ~Ⅳ度脑室内出血；严重、不可逆的脑损伤；致死性的先天性畸形；明显的、不可治疗的先天性心脏病；严重的、不可逆的肺、肝或肾脏疾病。②相对禁忌证：出生胎龄<34周；出生体重<2kg；机械通气时间>14天；Ⅰ~Ⅱ度脑室内出血；疾病状态提示有非常大的预后不良可能性；先天性膈疝伴肺发育不良，且动脉导管开口前的PaO_2始终没有超过70mmHg或$PaCO_2$始终没有<80mmHg。

ECMO使用状态的呼吸机调整：常用呼吸机参数为$FiO_2$0.21~0.30，PIP15~22cmH$_2$O，呼吸频率（RR）12~20次/min，PEEP5~8cmH$_2$O，吸气时间（Ti）0.5秒。

（肖钢明）

第三十三章

多器官功能障碍综合征

多器官功能障碍综合征(multiple organ dysfunction syndrome,MODS)是严重感染、窒息、休克及创伤等急性病理损害,导致多个(2 个或 2 个以上)器官同时或序贯性发生功能障碍或衰竭,不能维持其自身生理功能,从而影响全身内环境稳定的临床综合征。受损器官包括肺、肾、肝、胃肠、心、脑、凝血及代谢功能等。具有高发病率、高病死率的特点,是当今重症患者中后期死亡的主要原因。近 20 年来的研究显示,MODS 的病死率仍高达 70% 左右,而其病情进一步发展为多器官功能衰竭(multiple organ failure,MOF)后,病死率可达 90% 以上。MODS 和 MOF 是当前重症医学所面临的最大挑战。

第一节　概念及流行病学

一、MODS 的概念

MODS 定义的变化反映了对其认识的逐步深入。人体在遭受损伤后某个功能最为脆弱的系统(最薄弱环节)往往最早发生衰竭,采取措施加固该环节,甚至临时性替代治疗争取逆转。但在这个系统功能有所好转后,如果疾病因素仍然存在,另一个隐匿性的潜在薄弱系统还可发生衰竭,这是对序贯性系统功能衰竭的形象化比喻。

在 MOF 概念提出之前,临床医学面临的主要难题是单一器官衰竭。20 世纪 30 年代至第二次世界大战初期,机体链中最薄弱环节是循环,休克是最突出问题。对休克研究取得突破后,20 世纪 50 年代发现薄弱环节在肾脏,急性肾衰竭是威胁患者生命的难题。20 世纪 60 年代薄弱环节

转至肺部,急性呼吸衰竭是死亡的主要原因,直到 20 世纪 70 年代提出多器官功能衰竭。可见 20 世纪 70 年代以前重症患者发生器官功能衰竭的显著特点几乎均为单一器官衰竭,也就是说,由于缺乏有力的治疗手段,一旦发生某一器官衰竭,患者病情往往难以逆转。因此,20 世纪 70 年代以前实际上是"单器官衰竭时代"或"前 MOF 时代"。

1973 年,Titilney 描述了一组腹主动脉瘤破裂患者在手术后并发肺及肾衰竭,并首先提出"序贯性系统功能衰竭"这一名词。1975 年,Fulton 和 Jones 将它称为多系统器官功能衰竭(multiple system organ failure,MSOF),或称多器官衰竭(multiple organ failure,MOF)。1977 年,Eisema 等首先使用 MOF 这一名称,初步提出 MOF 的概念和诊断标准。1985 年,Goris 指出 MODS 并非细菌/毒素或组织损伤直接作用的后果,可能是机体炎症反应紊乱的结果。

1991 年,美国危重病医学会(Society of Critical Care Medicine,SCCM)和胸科医师协会(The American College of Chest Physicians,ACCP)在芝加哥召开联席会议,在综合大量研究结果的基础上将 MOF 改为 MODS,其主要理由是"衰竭"是一种静止的提法,强调的是疾病的终末阶段,忽视了临床功能动态变化的全过程,并有不可逆的含义。除此之外,会议还提出全身炎症反应综合征(systemic inflammatory response syndrome,SIRS)的概念,认为无论感染或非感染因素均可诱发 SIRS,最终导致 MODS。SIRS 是 MODS 的必经之路,而 MODS 是 SIRS 的发展结果,这是对 MODS 认识上的重大飞跃。

由于 MOF 过分强调严格的器官衰竭诊断标准,不利于衰竭前的早期治疗,做出诊断往往为时已晚,所以病死率高,另外,过于强调器官衰竭这一终点,不能反映疾病的发生、发展过程。而 MODS 则能表示由轻到重,从代偿到失代偿的发展过程,以便能重视器官衰竭前的警告信号并及早治疗。因此,1995 年国内全国危重病急救医学学术会议上也正式决定用 MODS 代替 MOF,以便与国际一致,并重新修订多器官功能衰竭病情的分期诊断和严重程度评分标准,指出病情的严重程度可按评分计算。1996 年召开的第二届世界儿科危重医学大会对儿童 SIRS 诊断标准进行修订并提出新生儿 SIRS 的临床诊断标准,这是对小儿以及新生儿 MODS 认识上的重大飞跃。2001 年 12 月,SCCM、欧洲危重病医学 会(European Society of Intensive Care Medicine,ESICM)、ACCP、美国胸科学会(American Thoracic Society,ATS)及外科感染学会(Surgical Infection Society,SIS)在美国华盛顿召开联席会议,来自北美和欧洲的 29 位专家共同讨论并重新评价 1991 年 ACCP/SCCM 提出的脓毒症、MODS 以及相关术语的定义和诊断标准等问题。

由于国内应用的绝大多数 MODS 病情严重度评分系统都是基于发达国家医疗资源和人群条件建立的,并没有符合我国诊断及治疗水平的 MODS 病情严重度评分系统,所以我国于 2004 年建立了多器官功能障碍综合征(MODS)病情严重度评分系统(草案),并于 2007 年进行重新修订。

二、流行病学

在最近一项成人 ICU 患者的研究中发现,在 ICU 停留期间 47% 患者存在多器官功能衰竭(定义为 2 个或更多器官系统中序贯器官衰竭评分 3 分)。另一项 ICU 患者的长期观察发现大约 54% 患者发展到某种程度的 MODS。最常见的导致 MODS 的危险因素是无低血压的低灌注、无休克的脓毒症和无病因的休克。MODS 是公认的 ICU 最常见的死亡原因,MODS 的严重度直接与死亡率和住院时间相关。

关于 SIRS/MODS 在患病新生儿中的发病率,目前国内外尚无 SIRS 新标准的大样本统计资料。有研究指出,按照 SIRS 的诊断标准,危重新生儿 SIRS 的发生率为 57%,与危重儿童 SIRS 发生率 82.9% 相比明显偏低,可能与新生儿应激反应或免疫反应功能低下有关。危重新生儿 SIRS 进展为 MODS 的发生率为 95%,远高于危重儿童的 25.8%,可能的原因为新生儿各系统器官功能发育不成熟,更易受各种炎症介质的刺激,而产生一系列连锁反应,引起多器官受累。

第二节　病因与发病机制

一、病因

(一)感染因素

各种病原微生物的感染,包括细菌、病毒、支原体等,其中病原微生物侵入羊膜腔导致宫内感染及绒毛膜羊膜炎是胎儿 SIRS/MODS 的重要病因。

(二)非感染因素

非感染因素如严重的创伤、大面积烧伤、大手术、药物中毒、大量输血、自身免疫性疾病、心肺复苏术后等,可引起 MODS。窒息、早产、低出生体重、大量羊水或胎粪吸入、异常分娩等围产期因素,以及寒冷损伤、捂热综合征等是新生儿 SIRS/MODS 发生的重要病因。

无论感染还是非感染因素均可诱发全身炎症反应,导致炎性细胞大量激活和炎症介质异常过量释放,并涌入循环产生持续性全身性炎症瀑布反应,最终导致 MODS。

二、发病机制

MODS 通常是继发于感染和休克等危重病患者的独特现象,MODS 和被称为其前驱表现的全身炎症反应综合征(SIRS)或脓毒症(sepsis)也已成为当前重症医学所面临的最大挑战。目前有多种病理生理学学说对其机制进行解释,如缺血-再灌注损伤学说、细菌毒素学说、胃肠道学说、炎症失控学说、两次打击和双相预激学说、基因诱导学说等。

（一）炎症反应失控与 MODS

炎症反应本来是机体对抗外来致病因素侵袭的保护性反应，但若过分强烈，机体炎症反应失去控制，必将引起内环境稳定失衡、细胞凋亡、免疫抑制、脓毒症休克、器官功能障碍。多年来的临床研究已揭示，MODS 的发病机制和临床特点与其他器官衰竭不同，虽已提出多种学说来解释其发病，但迄今为止尚未完全阐明。目前较为一致的意见可归纳为炎症反应学说、缺血再灌注、自由基损伤和肠道细菌/毒素移位学说。

1. 炎症反应学说 研究表明有多种可诱发 MODS 的致病因素。一般情况下，各种致病因素首先可产生局部炎症反应，对促进组织修复和细菌清除都是必要和有利的。当炎症反应过度放大和失控时，机体的免疫炎症反应变得紊乱，其对机体的保护作用便转变为损伤作用，可见任何能够导致机体免疫反应紊乱而引起炎症反应失控的病因均可导致 MODS。该学说认为，上述各种病因并不是导致器官功能衰竭的直接原因，而其诱发的全身炎症反应才是导致器官功能衰竭的根本原因，从本质上看 MODS 是机体炎症反应失控的结果。

2. 缺血再灌注、自由基损伤 缺血再灌注、自由基损伤也是导致 MODS 的重要机制之一，主要通过以下机制导致 MODS：①缺血缺氧致氧输送不足导致组织细胞受损和氧利用障碍；②缺血再灌注促发自由基大量释放；③血管内皮细胞与中性粒细胞互相作用，促进免疫炎症反应。

3. 肠道细菌/毒素移位学说 该学说的概念最早由 Meakins 和 Marshall 提出。正常情况下，生理功能完整的肠黏膜对肠道中的细菌和内毒素起屏障作用，使其不能进入人体内。在创伤或感染应激情况下，肠道的屏障功能削弱或损害，从而使大量细菌和内毒素经门静脉和肠系膜淋巴系统侵入体循环，造成肠源性内毒素血症和细菌移位。此外，肠道不仅仅是一个消化器官，由于肠道黏膜内大量散在分布的淋巴细胞、肠系膜中广泛分布的淋巴结以及肝脏内大量的库普弗细胞，肠道实际上也是一个免疫器官，在感染、创伤或休

克时，即使没有移位，肠道内毒素的移位也将激活肠道及其相关的免疫炎性细胞，导致大量炎症介质的释放，参与 MODS 的发病。因此，肠道是炎性细胞激活、炎症介质释放的重要场地之一，也是炎症反应失控的策源地之一。

炎症反应学说提示，炎症细胞激活和炎症介质的过度释放是引起 MODS 的根本原因；缺血再灌注、自由基损伤提示组织缺血再灌注以及再灌注介导的内皮细胞激活是炎症反应失控和 MODS 的共同途径；肠道细菌/毒素移位学说则提示肠道是炎症反应失控的重要策源地。上述机制之间相互作用促进 MODS 的病情进展，构成 MODS 炎症反应失控的相互重叠的发病机制学说。

（二）机体的免疫防御反应过度与 MODS

传统观点认为 MODS 是严重感染或创伤的直接后果，但随后研究发现临床上有约 1/3 的 MODS 病例尸检中未发现明确的感染灶。同时对于 MODS 的治疗，积极使用抗生素，并致力于寻找隐匿性的感染灶，以达到控制感染防治 MODS 的目的，但积极的治疗并未获得预期疗效。大量的研究发现，严重感染或创伤患者病程中可以检测到大量的促炎介质（TNF-α、IL-1 等）。给动物注射炎症介质，不但可以引起严重的炎症反应，而且可进一步诱发 MODS。上述研究提示 MODS 并非严重感染或创伤的直接后果，其实质是感染和创伤等所诱发的全身过度的炎症反应及其所引起的组织器官功能受损。然而，机体对创伤、感染等外来打击的炎症反应原本是有益的防御机制，至于为何会变成有害的自身损伤和内稳态失衡，有以下相关机制：

1. 促炎/抗炎平衡失调学说 1991 年 ACCP/SCCM 会议提出将感染或非感染因素引起的炎症反应失控的临床表现命名为全身炎症反应综合征（SIRS）。基于 SIRS 是导致 MODS 的本质性原因的认识，抑制或中和关键性炎症介质，阻断炎症反应来防止 MODS 一度成为研究热点。然而，临床试验并未获得满意的结果。在随后的研究中发现，机体受细菌毒素、损伤打击后，出现一过性免疫功能降低，使机体对感染易感；其次是机体受细菌毒素、损伤刺激后，不仅释放炎症介质引

起 SIRS,同时释放大量的内源性抗炎介质,而后者可能是导致机体免疫功能损害的主要原因。鉴于上述认识,1996 年 Bone 提出代偿性抗炎反应综合征(compensatory anti-inflammatory response syndrome,CARS)的概念和学说,CARS 作为 SIRS 的对立面,正常时两者处于平衡状态,一旦失衡,任何一方占优势均可以导致机体免疫炎症反应紊乱,将引起内稳态失衡,导致组织器官损伤发生 MODS。

SIRS/CARS 失衡导致 MODS 的发展过程分为三个阶段:①局限性炎症反应阶段:局部损伤或感染导致炎症介质局部释放,诱导炎性细胞向局部聚集,促进病原微生物清除和组织修复,对机体发挥保护作用。②有限全身炎症反应阶段:炎症介质进入循环诱发 SIRS,同时抗炎反应也被同时启动,内源性抗炎介质释放增加导致 CARS,但机体的神经内分泌系统强大的免疫调节作用,使 SIRS 和 CARS 处于平衡状态,炎症反应仍属生理性,目的在于增强局部防御作用。③失控性全身炎症反应阶段(SIRS/CARS 失衡阶段)表现为两个极端:一是大量炎症介质释放入循环刺激更多的炎症介质瀑布样释放,而内源性抗炎介质又不足以抵消其作用,结果导致 SIRS;二是内源性抗炎介质释放多于促炎介质释放,结果导致 CARS。SIRS/CARS 失衡的后果是炎症反应的失控,使其保护性作用转变为自身破坏性作用,不但损伤局部组织,同时打击其他器官,导致 MODS。

2. 二次打击学说 MODS 往往是多元性和序贯性损伤的结果,而不是单一打击的结果。1982 年,Dietch 提出 MODS 的二次打击学说,将创伤、感染等早期直接损伤作为第一次打击,第一次打击所造成的组织器官损伤是轻微的,虽不足以引起明显的临床症状,但最重要的是早期损伤激活了机体免疫系统,使炎性细胞处于预激活状态。此后,如病情稳定,则炎症反应逐渐缓解,损伤组织得以修复。当病情进展恶化或继发感染、休克等情况,则构成第二次或第三次打击。第二次打击使已处于预激活状态的机体免疫系统暴发性激活,大量炎性细胞活化,炎症介质释放,结果炎症反应失控,导致组织器官的致命性损害。二

次打击学说虽能较为合理地解释 MODS 大部分临床现象,且根据这一学说也能复制出 MODS 动物模型,但临床上也有部分 MODS 患者并无明显的第一次打击,对这部分患儿的炎症反应失控的机制有待进一步研究。

(三)微循环和线粒体窘迫综合征与 MODS

自 20 世纪 80 年代以来,明确提出了休克的本质是组织细胞缺氧,并确立以纠正细胞缺氧为目标的复苏治疗方案,使血流动力学治疗由单纯循环系统延伸至细胞代谢,而组织缺氧是 MODS 的最主要原因。但在临床工作中,我们经常会面临一些困惑,如一些感染性休克患者,虽然已经采用早期目标指导性治疗方案(early goal directed therapy,EGDT),甚至放置肺动脉导管或脉搏指示连续心排血量(pulse indicator continuous cardiac output,PiCCO)监测,进行充分的血流动力学导向的治疗,使中心静脉压(CVP)、心排血量(CO)、平均动脉压(MAP),甚至氧输送(DO_2)、上腔静脉氧饱和度($ScvO_2$)等治疗目标均已达到预设范围,甚至更进一步监测局部器官血流量、局部组织氧分压可能均已达到正常,为什么患者的代谢性酸中毒、高乳酸血症持续恶化、MODS 仍持续进展?此时,临床医师往往感觉监测手段匮乏不足、治疗手段难以为继,而掩盖在全身性血流动力学指标"正常化"之下的组织和细胞到底发生什么改变呢?Trzeciak 和 Rivers 把在感染性休克时 MODS 的上述改变归纳为:①全身性组织缺氧;②广泛内皮细胞损伤;③凝血系统活化;④微循环和线粒体窘迫综合征(microcirculation and mitochondria distress syndrome,MMDS)。其中最受关注的:一是联系大循环和组织细胞之间的纽带——微循环功能障碍;二是以线粒体功能异常为核心的组织细胞氧利用障碍。

1. MODS 时的微循环障碍 MODS 时往往有多种机制参与微循环功能障碍。广受关注的主要包括组织氧代谢障碍、微循环自调节功能障碍、自由基损伤、白细胞与内皮细胞相互作用和凝血功能紊乱几个方面。近年来的研究进一步阐述了其他机制对微循环功能障碍的促发作用,如阻力血管舒缩调节功能受损;内皮细胞功能障碍/凋

亡；中性粒细胞活化增加，黏附、聚集、释放促炎介质，激活凝血系统微血栓形成；毛细血管开放数量减少、密度减低，开放的毛细血管流速增加，通透性增加，血管至细胞器距离增加，使氧弥散障碍；红细胞变形能力下降等引起的血液流变学异常等。上述这些因素阻碍了从大循环到微循环的氧输送，使得尽管全身性氧输送数值达到或超过正常，但微循环内和组织细胞仍不能得到充足的氧供给能量代谢。

2. MODS 时的线粒体损伤 线粒体是细胞中重要的细胞器，通过氧化磷酸化反应为机体提供 ATP，调控细胞信号转导、细胞凋亡和基因表达等，对机体生长、代谢、疾病的发生、发展等多方面都有重要意义。近年来，大量研究表明线粒体是 MODS 时损伤的主要靶细胞器，线粒体损伤可导致机体利用氧的能力下降，ATP 生成减少，细胞供能不足，终致各脏器功能衰竭，其损伤和衰竭程度与 MODS 的预后密切相关。其主要发生机制有以下几个方面：①氧化应激：MODS 时由于微循环障碍和脏器内微血栓形成，机体组织细胞呈持续缺氧缺血状态，呼吸链发生不可逆改变。Navarro 和 Boveris 对离体线粒体的研究表明，当呼吸链活性降低、机体应激反应或疾病状态下线粒体呼吸链损伤时，呼吸链复合体 I 或 III 过程中的"电子漏"使氧与单电子直接结合生成 O_2^- 和 H_2O_2，导致活性氧自由基（ROS）生成量增加，引起细胞氧化损伤。此时线粒体内一氧化氮（NO）产生增多，细胞色素氧化酶 C 和辅酶 Q 的活性直接受抑制，影响线粒体氧化磷酸化过程，单胺氧化酶活性受抑，降低线粒体膜的流动性。②炎症应答：毒素可激活大量炎性介质，如中性粒细胞、淋巴细胞和单核细胞系统产生呼吸爆发，释放更多炎性介质；激活钙依赖蛋白性蛋白激酶，形成黄嘌呤氧化酶；促进诱导性 NO 合酶的合成，使机体产生大量 ROS，抑制线粒体膜蛋白及酶的功能，破坏线粒体膜的完整性；对线粒体 DNA（mtDNA）等造成氧化损伤。以上均使线粒体呼吸氧耗增加，阻断电子转移链中的电子传递作用。炎性介质如 TNF-α 和 IL-1β 可促进线粒体通透性转化，增加细胞凋亡。而线粒体通透性转化可促

进线粒体自噬作用，改变线粒体膜两侧质子电化学梯度，从而损伤线粒体功能并产生氧自由基。③钙超载：MODS 时自由基增多、ATP 合成减少、钙超载等都可直接或间接损伤 mtDNA，影响呼吸链复合体活性，使线粒体呼吸功能障碍，细胞中 mtDNA 的耗竭与脓毒症严重程度呈正相关。内毒素也可通过 TNF 受体、转化生长因子受体等通路启动凋亡信号，使线粒体通透性转换孔呈高通透状态，线粒体肿胀而发生凋亡。

（四）基因多态性与 MODS

在对 MODS 发病机制进行基础研究的同时，临床医师也注意到在遭受相同程度的打击后，有的患者易发生 MODS，有的则不易发生，有的经治疗后器官功能不全较快逆转，有的则持续恶化最终死亡。除了与感染菌株的毒力等外界因素有关外，随着分子生物学技术的发展和应用，人们发现机体的遗传易感基因等遗传因素也在 MODS 的发病中起到了重要作用。

基因多态性也称遗传多态性，是指在同一群体中，染色体同一基因位点上有 2 种或 2 种以上的基因型。在临床上，基因多态性是决定人体对疾病易感性、临床表现多样性以及药物治疗反应差异性的重要原因。单核苷酸多态性（single nucleotide polymorphism，SNP）即 DNA 序列中单个核苷酸发生的变异，是人类基因多态性最常见的形式。常见的与 MODS 发生及转归有关的基因多态性如下：

1. **炎症介质** MODS 有关的炎症介质包括促炎介质和抗炎介质，常见的促炎介质有肿瘤坏死因子 -α（TNF-α）、白细胞介素（IL-1β、IL-6、IL-8）等；常见的抗炎介质有 IL-10、转化生长因子 -β（TGF-β）等。当炎症介质 / 抗炎介质比例失衡，则易发生 MODS。以下重点介绍 TNF-α 和 IL-10。

（1）TNF-α：主要由单核 / 巨噬细胞分泌，是脓毒症休克中的主要细胞因子，它能够调节其他细胞因子的分泌，导致顽固性低血压的发生，增加毛细血管通透性，减少肠道血流等。TNF-α 的基因多态性主要出现在其启动子区域上游的位点：如 –238、–244、–308 等。人类基因组 TNF-α 的 –308 位点为 G 时称 TNF1，A 时称 TNF2，因此

该等位基因有 AA、AG、GG 3 种基因型。研究表明，当患者基因型含有 A 时，具有较高的 TNF-α 启动子活性和 TNF-α 产量，而 A 等位基因在 MODS 患者组出现频率高于对照组。–308A 等位基因增加 MODS 的严重性和病死率。在新生儿中，–308A 等位基因和新生儿急性肾损害有关，还增加早产儿机械通气的时间。

（2）IL-10：是最主要的抗炎细胞因子之一，能够减少促炎因子如 TNF-α 等的产生，抑制抗原特异性细胞毒性 T 细胞的功能，通过调节促炎 / 抗炎因子的平衡，对脓毒症和 MODS 的发生具有重要保护意义。IL-10 基因启动子区存在 3 个 SNP，分别是 –1082A/G、–819T/C、–592A/C。中国汉族人中 –1082A、–592A 等位基因与低水平 IL-10 有关。–1082A 的创伤患者有较高的脓毒症和 MODS 发生率。

2. Toll 样受体（TLR）　Toll 样受体（TLR）是一类跨膜的模式识别受体，可识别表达在病原微生物上的病原体相关分子模式，通过后续复杂的信号转导通路，诱导多种细胞因子和黏附分子的表达，与 MODS 的发生、发展密切相关。有研究报道，在中国汉族人群中，TLR4 启动子上游 –2242T/C 多态性是一个有功能的 SNP。–2242C 创伤患者 TLR4 的表达和入院血浆 TNF-α、IL-6 水平均明显增加，更易发生脓毒症和 MODS。TLR411367C → G 创伤患者发生脓毒症和多器官功能衰竭的可能性增大。

3. 其他　氧化应激相关基因、髓样分化蛋白 2（MD2）、白细胞分化抗原 14（CD14）、血浆蛋白 C（PC）、纤溶酶原激活物抑制剂 -1（PAI-1）、人 β- 防御素 1（human β defensin 1，HBD-1）、C 反应蛋白（CRP）、线粒体 DNA（mtDNA）等基因多态性与脓毒症、MODS 发生密切相关。

目前的研究都是采用候选基因的方法，即根据对 MODS 发病机制的认识，确定可能与其发生有关的基因，采用病例对照的方法，研究这些基因在正常群体和患病群体之间的等位基因和基因型频率的差异。候选基因的优点是针对性强、方法简单；缺点是可重复性差，易遗漏某些易感基因。全基因组关联研究（genome wide association study，GWAS）是一种在全基因组范围内对常见的 SNPs 或拷贝数异常进行全面扫描，筛选出那些与疾病相关的易感区域和易感基因。至今尚未见到与 MODS 有关的 GWAS 文献。未来，可以利用 GWAS 方法筛选出新的、相关性更好的 SNPs，从而更好地理解 MODS 的发病机制。还可以根据患者的基因型，对患者发生 MODS 的风险进行分层，对高危患者进行早期干预，设计疗效更好、副作用更小的个体化治疗方案，以提高 MODS 患者的生存率。

（五）胎儿、新生儿 SIRS 与 MODS

妊娠期间，母体的细胞免疫功能出现了生理性改变，降低了孕妇对胎儿抗原的排斥反应，以维持母 - 胎免疫的平衡。而胎儿在子宫内为了维持其自身耐受，会通过一些机制使免疫反应有所增强，以抵御外来的侵害。当机体受到不良侵害时，首先出现局部炎症反应，当炎症反应和抗炎症反应程度相当时，仅表现为局部反应。当炎症反应大于抗炎症反应并且程度逐渐加重时即形成全身性炎症反应。大量的炎症细胞活化后释放炎症介质，主要促炎症介质包括细胞因子、花生四烯酸代谢产物、血小板激活因子，同时出现氧自由基和脂质代谢产物增多，各种物质之间相互作用导致细胞因子等促炎症介质的数量不断增加，形成"瀑布效应"样连锁反应，使炎症反应不断扩大，当出现过度的炎症反应时，就引起广泛性组织细胞损伤，形成失控的全身性炎症反应。胎儿及新生儿期的一个显著特点就是胎儿免疫系统过度激活，导致炎症介质、细胞因子的失控性释放，多种炎症介质、细胞因子直接或间接激活凝血系统及干扰机体的抗凝系统，致凝血机制失常，多个系统参与的炎症反应贯穿整个过程。对羊水、胎儿血液中炎症标志物及胎儿炎症体征的研究证实，炎症初期炎症介质升高，而并未出现早期炎症体征，甚至传统的组织病理学尚不能作出诊断，经过一段时间才出现临床表现：这清楚地解释了为什么胎儿炎症反应通常无典型的临床症状，而以亚临床状态出现，很多病例到足月后才可能表现出症状，有些病例甚至无症状出现。

危重新生儿不良的围产期因素，导致低氧血

症及组织器官发生缺氧缺血及灌注损伤,内皮细胞受损并释放出多种炎症介质,进一步引起组织器官损害而导致 SIRS 甚至 MODS。需要机械通气的新生儿 MODS 发生率高,可能与多种因素有关:①患儿本身的基础疾病和严重的耐药菌感染都有助于 MODS 的发生;②机械通气引起的肺损伤以及感染的加重和扩散进一步损害了多器官功能。机械通气可引起呼吸机相关性肺损伤,肺部产生炎性介质,不仅加重肺损伤,而且这些炎性介质外溢至循环系统,造成全身性炎症反应综合征,损害其他器官功能,进而造成 MODS。此外,机械通气还可以通过使细菌及其产物易位进入循环系统而引起全身的炎症反应。总的来说,新生儿 MODS 的发病机制亦是遵循了成人和儿童从病因至 SIRS,再发展至 MODS 的过程,上述提到的理论同样适用。但从病因至发生 SIRS 的过程,可能由于新生儿的反应性,特别是免疫反应性较差的原因,进展相对缓慢,故危重新生儿 SIRS 发生率较低。但另一方面,由于新生儿各个器官功能发育不成熟,基础储备能力差,更易受炎症介质的刺激,遭受打击后恢复困难,故新生儿由 SIRS 发展至 MODS 的比例及 MODS 的病死率均显著高于儿童或成人。

第三节 临床表现、诊断标准和评分系统

一、临床表现

MODS 的临床症状主要是原发病和各系统器官功能损伤的表现。其早期器官功能损伤常被原发病症状所掩盖,MODS 表现又随之病程而异,表现出序贯性和进行性的特点。一般情况下,MODS 病程大约为 14~21 天,并经历四个阶段,包括休克、复苏、高分解代谢状态和器官衰竭阶段(表 3-33-1)。

每个阶段都有其典型的临床特征,且发展速度快,患者可能死于 MODS 的任一阶段。胎儿/新生儿 MODS 某些器官功能障碍的表现有其特殊之处。比如呼吸系统方面,短期内有促肺成熟,减轻新生儿呼吸窘迫的程度,但是有可能会进一步发展为慢性肺疾病;胃肠道表现为新生儿坏死性小肠结肠炎,严重威胁患儿生命;中枢神经系统方面,表现为脑白质软化以及随之而来的脑瘫,除此之外,SIRS 以及 MODS 出现在新生儿期增加未来孤独症、精神分裂症等的发生。

表 3-33-1 多器官功能障碍综合征的临床分期和特征

	第 1 阶段	第 2 阶段	第 3 阶段	第 4 阶段
一般情况 循环系统	正常和轻度烦躁 容量需要增加	急性面容,烦躁高动力 状态,容量依赖	一般情况差 休克,心排血量下降, 水肿	濒死感 血管活性药物维持血压, SvO_2 下降
呼吸系统	轻度呼碱	呼吸急促,呼碱,低氧 血症	严重低氧血症,ARDS	高碳酸血症、气压伤
肾脏	少尿,利尿剂反应差	肌酐清除率下降,轻度 氮质血症	氮质血症,有血液透析 指征	少尿,血透时循环不稳定
胃肠道	胃肠胀气	不能耐受食物	肠梗阻,应激性溃疡	腹泻,缺血性肠炎
肝脏	正常或轻度胆汁淤积	高胆红素血症,PT 延长	临床黄疸	转氨酶升高,严重黄疸
代谢	高血糖,胰岛素需要量 增加	高分解代谢	代酸,高血糖	骨骼肌萎缩,乳酸酸中毒
神经系统	意识模糊	嗜睡	昏迷	昏迷
血液系统	正常或轻度异常	血小板降低,白细胞增 多或减少	凝血功能异常	不能纠正的凝血障碍

二、MODS 的诊断标准和评分系统

目前,有多个诊断 MODS 的评分标准及评分系统,如欧洲危重病医学会(European Society of Intensive Care Medicine,ESICM)制定的序贯器官衰竭评估(sequential organ failure assessment,SOFA)、加拿大学者 Marshall 制定的 MODS 评分、1995 年在中国庐山召开的全国危重病急救医学学术会议上制定的"MODS 病情分期诊断及严重程度评分标准"等。

(一)MODS 评估系统

MODS 评估系统(MODS assessment system)是 Marshall 等人在 1995 年建立的,共纳入 6 个器官系统,每个脏器系统的功能状况各以一个指标判定,根据脏器功能损伤程度将 6 个指标分别赋予不同的分值,以便评价脏器损伤严重程度。其中 0 分代表脏器功能基本正常,而 1~4 分代表器官功能障碍到衰竭,总分共 24 分,6 个入选器官系统、相应的指标及不同损伤程度对应不同的分值(表 3-33-2)。该系统操作简单、实用、可操作性强,易于每天对患者进行评估,是目前国内外应用最广泛的评分系统之一。但由于压力调整后心率(pressure adjusted heart rate,PAR)这项指标需要通过 Swan-Ganz 导管技术测量中心静脉压(CVP),而 Swan-Ganz 导管的临床应用受到技术水平的限制妨碍 PAR 测定,因此,Marshall MODS 标准的推广也在一定程度上受到限制。

(二)MODS 诊断标准、病情严重程度评分

北京市科学技术委员会重大项目"MODS 中西医结合诊治,降低病死率的研究"课题组遵循循证医学理论,通过多中心、前瞻性、大样本的临床研究,总结出 MODS 诊断标准,此诊断标准除包含心血管、呼吸、中枢神经、凝血、肝脏、肾脏系统,还纳入了对转归及 MODS 发展中有重要意义的胃肠系统。此外,与之前诊断标准相比,MODS 诊断标准中各器官和系统都有 1~3 个诊断指标,且各诊断指标在临床上较易获得、易操作,并与 MODS 的预后转归密切相关(表 3-33-3)。

考虑到目前国内应用的绝大多数 MODS 病情严重度评分系统都是基于发达国家医疗资源和人群条件建立的,并没有符合我国诊断及治疗水平下的 MODS 病情严重度评分系统。因此,我国于 2004 年发布《多器官功能障碍综合征诊断标准与病情严重度评分系统的多中心临床研究》,并于 2007 年进行重新修订。MODS 病情严重度评分由心血管、肺、脑、凝血、肝脏、肾脏、胃肠 7 个器官和系统组成,与 Marschall-MODS 系统相同的是,此评分系统中每个器官系统也都由一个指标进行评定,分别是收缩压、氧合指数、意识状态、外周血小板计数、血总胆红素浓度、血肌酐浓度及肠鸣音、消化道出血情况。各指标因病情严重程度不同而被制定为 0~4 分等级分值,0 分代表器官功能正常,1~4 分代表器官功能障碍且逐渐加重。各脏器指标分值之和为 MODS 得分,最高分值为 24。与 Marshall-MODS 评分系统的区别在于中枢神经选择意识障碍作为判别指标,因为相比于 GCS,意识状态的判定更易为临床医师把握与操作,心血管系统选择收缩压作为判别指标,省去

表 3-33-2　MODS 多器官功能障碍评分

指标	0 分	1 分	2 分	3 分	4 分
呼吸(PaO_2/FiO_2)	>300	226~300	151~225	76~150	≤ 75
心血管(PAR,mmHg)	≤ 10	10.1~15	15.1~20	20.1~30	>30
凝血(血小板计数 ×10^9/L)	>120	81~120	51~80	21~50	≤ 20
肝(血清胆红素,μmol/L)	≤ 20	21~60	61~120	121~240	>240
格拉斯哥评分	15	13~14	10~12	7~9	≤ 6
肾(肌酐,μmol/L)	≤ 100	101~200	201~350	351~500	>500

注:压力调整后心率(PAR)=心率 × 右心房压(或中心静脉压)/平均动脉压

了计算血压校正心率的步骤,同时胃肠功能的判断选用肠鸣音及有无便潜血、黑便、呕血等指标(表 3-33-4)。

(三)序贯器官衰竭评估系统

序贯器官衰竭评估(sequential organ failure assessment,SOFA)系统是 1994 年由欧洲危重病协会急诊年会(European Society of Intensive Care Medicine,ESICM)的学者们在巴黎提出(表 3-33-5)。其创建的目的是为寻找一个客观而简单的方法,能连续描述单个器官的功能障碍或衰竭,同时能评价从轻微的功能障碍到重度衰竭的程度。单个器官系统的分值可反映出危重患者器官损害的程度,对脏器重点治疗的方向有非常重要的指导意义。SOFA 系统也纳入临床上较易发生功能障碍的 6 个器官系统,每个器官系统由一个指标判定,各指标的不同界值被赋予不同分值,分别为 0~4 分,共 24 分,记录方法为每天记录一次最差值。每个系统相应的观察指标为 PaO_2/FiO_2、

表 3-33-3　MODS 的诊断标准

项目	条件	诊断条件
心血管功能障碍诊断标准	a. 收缩压 <90mmHg b. 平均动脉压 <70mmHg c. 发生休克、室性心动过速或室颤等严重心律失常、心肌梗死	具备 a、b、c 三项之一即可诊断
呼吸功能障碍诊断标准	氧合指数(PaO_2/FiO_2)<300mmHg	具备即可诊断
中枢神经功能障碍诊断标准	a. 意识出现淡漠或躁动、嗜睡、浅昏迷、深昏迷; b.Glasgow 昏迷评分≤ 14	具备 a、b 两项之一即可诊断
凝血系统功能障碍诊断标准	a. 血小板计数(PLT)<100 × 10⁹/L; b. 血凝血时间(CT)、凝血酶时间(PT)、部分凝血酶源时间(APTT)延长或缩短;3P 试验阳性	具备 a、b 两项之一即可诊断
肝脏系统功能障碍诊断标准	a. 血总胆红素(TBIL)>20.5mmol/L b. 血白蛋白(ALB)<28g/L	具备 a、b 两项之一即可诊断
肾脏系统功能障碍诊断标准	a. 血肌酐(Cr)>123.8mmol/L b. 尿量 <500ml/24h	具备 a、b 两项之一即可诊断
胃肠系统功能障碍诊断标准	a. 肠鸣音减弱或消失 b. 胃引流液、便潜血阳性或出现黑便、呕血 c. 腹内压(膀胱内压)≥ 11cmH₂O	具备 a、b、c 三项之一即可诊断

表 3-33-4　MODS 病情严重程度评分系统

器官系统	指标	0分	1分	2分	3分	4分
心血管	收缩压(mmHg)	≥ 90	75~90	65~74	≤ 64	
肺	PaO_2/FiO_2	≥ 300	260~300	190~259	90~189	≤ 89
脑	意识状态	清楚	躁动 / 淡漠	嗜睡 / 浅昏迷	深昏迷	
凝血	PLT(× 10⁹/L)	≥ 100	80~99	60~79	≤ 60	
肝脏	TBil(μmol/L)	≤ 22.2	22.3~34.1	34.2~102.5	102.6~203.4	≥ 203.5
肾脏	多巴酚丁胺	≤ 124	125~177	178~265	266~486	≥ 487
胃肠	症状 / 体征	肠鸣音正常,便潜血试验阴性,无黑便或呕血	肠鸣音减弱或消失,或便潜血试验阳性	肠鸣音减弱或消失,便潜血试验阳性	肠鸣音减弱或消失,有黑便或呕血	

表 3-33-5　序贯器官衰竭评分

变量	1分	2分	3分	4分
呼吸系统 （PaO_2/FiO_2）	<400	<300	<200,呼吸支持	<100,呼吸支持
血液系统 （$PLT \times 10^9/L$）	<150	<100	<50	<20
肝脏 （TBil,μmol/L）	20~32	33~101	102~204	>204
心血管系统 （低血压）	平均动脉压 <70mmHg	多巴胺≤5或多巴酚丁胺（任何剂量）	多巴胺>5或肾上腺素或去甲肾上腺素≤0.1	多巴胺>15或肾上腺素或去甲肾上腺素>0.1
中枢神经系统 （Glasgow 昏迷评分）	13~14	10~12	6~9	<6
肾脏 （SCr μmol/L 或尿量）	110~170	171~299	300~440 或 <500ml/d	>440 或 <200ml/d

血压和扩血管药物的需求、血肌酐、血清胆红素、Glasgow 昏迷评分、血小板计数。其中心血管指标除采用平均动脉压外,也将治疗相关因素加入评分中,所以比起其他评分系统,SOFA 评分更能客观反映心血管疾病患者的实际状况。SOFA评分中纳入的各项指标均可每天用常规方法进行检测,同时各指标对所评价的器官功能有特异性,能区分单个器官功能障碍或衰竭的程度。与临床上常用的急性生理与慢性健康状况评分Ⅱ（acute physiology and chronic health evaluation Ⅱ,APACHE-Ⅱ）评分系统相比较,SOFA 评分系统观察指标较少,评分方法简单,更易于临床操作,且每天运用 SOFA 系统评定脏器功能程度有利于动态观察疾病演变并及时进行关键的治疗指导。

（四）Logistic 器官功能障碍评分系统（LODS）

Logistic 器官功能障碍评分系统（logistic organ dysfunction scoring system,LODS）包括 6 个器官系统,分别是神经系统、心血管系统、肾脏、肺脏、凝血系统及肝脏。其主要是应用逻辑回归分析方法将各系统指标权重进行组合,LODS 评分共有1~5分,5 个程度,总分为 0~22 分,6 个器官系统。LODS 在考虑整体器官功能障碍程度的同时也考虑到了每一个器官或系统的受损程度,这一点是此系统不同于其他评分系统的主要所在。但目前LODS 应用频率非常低,远远不如 SOFA、MODS,

其主要原因可能是 LODS 的组成较复杂以及其独有的复杂的逻辑回归分析方法大大限制了其应用,而 SOFA 及 MODS 评分只要将各指标相应的得分相加即可得到总分,远远要比 LODS 操作方便简捷。

多器官功能障碍综合征诊断标准及评分系统现状与 APACHE Ⅱ评分系统相比,脏器功能障碍评分缺少年龄和慢性健康状况评分,有研究也曾提出这两个因素对患者的治疗及预后有一定的影响,我们希望在今后脏器功能评分系统的发展中能考虑到这两种因素,以便更好地评估病情及预后。

（五）胎儿、新生儿 SIRS/MODS 的诊断标准

1996 年制定的新生儿 SIRS 标准在使用过程中发现假阴性率较高而导致敏感性降低。于是2005 年的国际儿科脓毒症定义会议对 1996 年标准进行了修改,制定出了一套新的标准（表 3-33-6）。与 1996 年标准相比,新标准取消了"杆状核细胞"一项,可减少假阴性的发生,同时又强调仅呼吸频率及心率的改变不足以诊断 SIRS,如此也可减少假阳性的发生。临床上对于胎儿 SIRS 的诊断主要依赖于羊水中炎症介质（如 IL-6、IL-1、TNF-α 等）的检测以及病理学的诊断（包括胎盘绒毛血管炎、脐带血管炎）。目前对新生儿 MODS的诊断标准尚无统一的认识。

表 3-33-6　新生儿 SIRS 的诊断标准

日龄 /d	体温 /℃	心率 /(次·min⁻¹)	呼吸频率 /(次·min⁻¹)	白细胞计数（×10⁹)/(L⁻¹)
<7	>38.5 或 <36	>180 或 <100	>50	>34.0
≥ 7	>38.5 或 <36	>180 或 <100	>40	>19.5 或 <5.0

注：具备上述 4 项中的 2 项即可诊断，但其中 1 项必须为体温或白细胞计数的改变

第四节　治疗

所有 MODS 患儿均应进入 NICU，但 MODS 患儿的监测和治疗应由专科医师和 NICU 专职医师共同完成。目前主要救治措施是，针对 MODS 的不同发病机制，包括炎症反应失控、凝血与抗凝失衡、微循环障碍、组织氧供不足和脏器细胞受损等方面，采取综合救治措施来降低 MODS 患者病死率。

一、脓毒症集束化治疗

脓毒症集束化治疗策略（treatment of sepsis cluster）包括脓毒症复苏集束化策略和脓毒症治疗集束化策略，前者要求在诊断严重脓毒症后的 6 小时内完成血乳酸测定、血培养、早期广谱抗菌药物应用和早期目标指导治疗（early goal-directed therapy，EGDT）等 6 项治疗策略。后者要求在 24 小时内完成由小剂量激素、活化蛋白 C（APC）、强化血糖控制（TGC）和肺保护性通气构成的 4 项治疗策略。MODS 是脓毒症的终末结果已达成共识，以往认为，革兰氏阴性杆菌所产生的内毒素（脂多糖）是引发机体炎症反应的主要元凶，近几年发现，革兰氏阳性菌、真菌性脓毒症引起脏器受损程度更加严重，更加棘手。因此，在原发病救治的基础上，及时、准确、有效的抗感染治疗十分重要，特别是加强革兰氏阳性菌和真菌性脓毒症的及时诊断和有效治疗。基本流程是早期采集血液和有关标本做培养和药物敏感试验，开始经验性抗菌治疗，待取得细菌学证据后进行有针对性的抗生素治疗。感染病灶外科干预非常重要，充分有效的引流可有效防止 MODS 的发生。早期的休克复苏要在确诊后 6 小时内进行，复苏目标不但要使心率、血压、尿量满意，而且要求混合静脉血氧饱和度 >70%。在保证容量负荷的前提下，对血压仍低者可使用血管加压剂，首选去甲肾上腺素和多巴胺。由于晶体复苏会出现更严重的水肿，建议尽可能使用胶体，如血浆、白蛋白、人工代血浆等。严格控制血糖水平，据研究，血糖每升高 5mmol/L 可增加 75% 病死率。血糖控制研究项目"Glucontrol Study"的研究结果建议：控制脓毒症血糖目标以 4.4~6.1mmol/L 最为理想；有的学者的经验是维持血糖在 8.33mmol/L 以下，但要加强监测，防止低血糖发生，尤其是肝脏功能低下患者。小剂量糖皮质激素在感染性休克的复苏中作用明显，但应避免氢化可的松超过 300mg/d，气道内给药也是很好的选择。免疫调节治疗有利于脓毒症的病情控制，代表药物包括乌司他丁（ulinastatin），是一种广谱水解酶抑制剂及天然免疫反应调节药，可有效抑制炎症因子释放，降低超氧化物，保护血管内皮，改善组织灌流，阻断 SIRS 和 MODS 发生、发展。另一种为胸腺肽，通过刺激外周淋巴组织丝裂原，促进 T 淋巴细胞成熟和干扰素的产生，增强自然杀伤细胞杀伤力，提高机体细胞免疫应答。

二、维持凝血与抗凝血平衡

MODS 易于合并凝血功能的紊乱，尤其是对于严重全身性感染及由此导致的 MODS 患者。病程早期阶段的炎症反应表现为促凝作用，伴随高凝的发生、发展，血小板、各种凝血因子和抗凝物质均被严重消耗。凝血功能紊乱又进一步推动 MODS 病情的进一步进展和恶化。因此维持凝血与抗凝平衡十分必要。针对凝血功能亢进而无抗凝治疗禁忌证的患者，提倡早期积极的抗凝治疗。使用普通肝素或低分子量肝素预防静脉血栓形成，重组人活化蛋白 C 在国外已广泛使用，但易引起出血且价格昂贵，因此仅推荐用于

343

APACHE Ⅱ>25 分、MODS、感染性休克和急性呼吸窘迫综合征（ARDS）者在无出血倾向和无绝对禁忌证时使用。在纤溶亢进期需要补充凝血因子和纤维蛋白原，常使用新鲜冰冻血浆和血小板悬液。有明显出血倾向者，在上述治疗基础上，加用抗纤溶药如 6- 氨基己酸等。血必净注射液是在中药古方基础上提炼的中药制剂，具有活血化瘀、疏通脉络、溃散毒邪的作用，通过拮抗内毒素、拮抗炎症因子、保护血管内皮细胞、调节凝血功能、改善免疫失衡等机制治疗脓毒症，具有一定的临床应用前景。

三、呼吸功能支持

氧代谢障碍是 MODS 的特征之一，纠正组织缺氧是 MODS 重要的治疗目标。呼吸支持是主要手段之一。氧疗、呼吸机辅助通气、控制通气是呼吸功能支持的常用手段。不同类型的患者有不同的要求。对于非急性呼吸窘迫综合征或非急性呼吸衰竭患者，呼吸支持的目标是将动脉血氧分压维持在 80mmHg 以上或动脉血氧饱和度维持在 94% 以上。但对于急性呼吸窘迫综合征、急性呼吸衰竭患者，达到上述目标常常是困难的，往往需要提高呼吸机参数、增加呼气末正压或提高吸氧浓度，有可能导致气压伤或引起循环干扰。因此，对于这类患者，支持目标是将动脉血氧分压维持在 55~60mmHg 以上或动脉血氧饱和度高于 90% 以上。

大量肺泡塌陷是急性呼吸窘迫综合征患者的病理生理特征，机械通气是促进和维持塌陷肺泡复张的重要手段，为防止呼吸机相关肺损伤，机械通气时主张采用肺保护性通气策略（小潮气量、低气道压力、允许性高碳酸血症和适度的呼吸末正压通气）。肺复张措施是在机械通气过程中，间断地给予高于常规平均气道压的压力并维持一定的时间，一方面可使更多的萎陷肺泡复张，改善氧合和肺顺应性；另一方面还可以防止小潮气量通气所带来的继发性肺不张和肺损伤。有研究表明，使萎陷肺泡重新开放所需的压力较通常使用的驱动压要高出许多。应用较多的方法是采用持续肺充气（sustained inflation，SI），在使用常规机械通气时，应转换到 CPAP 模式，通过间断调高 CPAP 压力达到肺复张措施所需的压力水平。

四、微循环的监测和干预

微循环的变化是严重脓毒症致 MODS 的重要机制之一，特征性变化表现为单位组织内功能微血管数量下降，微血管血流量下降，区域性微血管血流异质性增加。而且微循环相对独立于大循环，变化先于大循环，而在大循环稳定恢复后，微循环仍可能没有恢复，从而成为继发性 MODS 的发病因素。

要真正了解 MODS 时微循环内发生了什么改变，就要对监测技术和方法提出更高的要求。临床已有一些微循环监测的新技术，如基础技术舌下 CO_2 张力计、经皮 PO_2 和 PCO_2 监测仪、组织氧电极、近红外光谱仪（near-infrared spectrometer，NIRS）、正交偏振光谱成像（orthogonal polarization spectroscopy，OPS）、旁流暗场成像（sidestream dark field，SDF）等，但还在继续探索当中。

前列腺素 E 是一种花生四烯酸类的衍生物，可抑制血小板聚集，改善微循环。以往认为，山莨菪碱具有很好的改善微血管功能、疏通微循环的作用，还有抗氧化作用，可直接清除自由基，阻断内皮细胞凋亡，减轻微循环的破坏。但在临床实际应用中，往往因其致肠道蠕动减弱而致病情恶化。迄今为止，仍无被普遍接受的药物和被广泛采用的方法。

五、胃肠功能障碍的治疗

胃肠道是致伤因素导致 MODS 最早受累的靶器官，胃肠功能障碍所致的肠源性脓毒症是诱发全身炎症反应失控，最后进展为 MODS 的首要启动器官。保护肠道屏障，阻止肠道细菌和内毒素易位可以阻断 MODS 病理过程，防止 MODS 的发生与发展。H_2 受体拮抗剂和质子泵抑制剂可降低胃液的酸度，防止应激性胃肠黏膜病变，在临床上起到了很好的效果。但胃酸降低显著削弱了其杀菌能力，促进胃内菌丛生长和细菌易位，也增加了医院内感染的风险。大黄能改善胃肠道血流灌注，对急性应激性胃肠黏膜病变有较好的疗效,且能有效缓解中毒性肠麻痹,提高胃肠道对胃肠营养的耐受性。大黄能降低危重病患者血浆内 TNF-α 和 IL-6 的浓度,降低重症患者肠道内球杆比紊乱程度,在改进胃肠功能方面疗效显著。

六、血液净化治疗

血液净化可以清除内源和/或外源性毒素,调节内环境稳态、弱化炎性反应、调节免疫状态、改善血管内皮功能、增强氧合作用、支持脏器功能,从而达到维持生命的目的。血液净化是近年来在治疗 MODS 领域中逐渐发展起来的,从理论到实践都具有重要意义的新技术。其包括血液透析、血液滤过、血液灌流、血浆置换和免疫吸附等。血液透析对面积大、弥散性强的小分子物质清除能力最强,而分子量在 15 000~20 000Da 的大分子物质则血液滤过最好。内毒素及与白蛋白结合的物质只有血浆置换才能清除,而免疫吸附对特异性抗原抗体的吸附清除作用效果非常显著。由于不同的血液净化技术均有独特的溶质清除特点,而病情不同的患者治疗目的和要求也不同,故将能有效清除大分子炎性介质和内毒素的吸附疗法,与能有效清除小分子物质、调节内环境的经典连续性血液净化技术联合应用(如血液灌流树脂吸附串联连续性静脉 - 静脉血液滤过技术),将是 MODS 治疗的新趋势。

七、肝脏支持

肝脏是重要的解毒器官之一,肝功能损伤时,与白蛋白结合的疏水性物质在血液中大量蓄积,传统的血液透析或血液滤过很难有效清除这些物质。目前存在多种肝脏支持治疗技术,最简单的方法是使用特异性的吸附剂,直接吸附血液中的毒素;另一种方法是将血浆通过血浆分离器分离出来,与吸附剂直接接触,可有效清除与蛋白结合的毒素,包括非结合胆红素、部分芳香族氨基酸、血氨、部分细胞因子等。肝脏除具有解毒功能外,还同时具有合成功能,因此目前的治疗还不能完全替代肝脏功能,但可有效地维持患者的生命,等待接受肝移植手术。

八、营养支持治疗

MODS 时神经内分泌系统发生一系列反应,促进代谢、氧耗增多、肌肉等周围组织由合成代谢进入分解代谢,氨基酸动员进入肝脏参与糖异生。多种急性相蛋白合成增加,球蛋白合成随之减少。在低血流灌注的情况下,肝细胞首先出现能量代谢降低、代谢底物供给减少、酮体生成和脂肪利用下降、蛋白质代谢水平低下。应激情况下肠源性感染与创伤性休克密切相关,是引起 MODS 的主要原因之一。谷氨酰胺与肠黏膜的屏障功能关系密切,早期鼻饲有利于维护其屏障功能。营养支持原则是强调脂肪和碳水化合物混合提供能量,两者的能量比为 4:6;减少葡萄糖负荷,每天提供非蛋白能量不超过 29.9~100kcal/kg,每分钟输入葡萄糖不超过 35kcal/kg(1kcal=4.186 8 × 10³J);将非蛋白能量与氮的比例降至 100kcal:1g 氮以下,蛋白质量增至 2g/(kg·d)。

目前肠外营养的最佳方案为脂肪乳剂、葡萄糖、氨基酸联合应用,但这三大营养成分的代谢均需要各种辅酶参与,而维生素在体内的活性结构即是辅酶,直接提供具有活性的辅酶,促进氨基酸代谢和脂肪代谢,明显增强各营养素的临床效果。

含生长激素的营养液可促进氨保留和蛋白质合成。此外,人工合成甾体(癸酸诺龙)也提高营养液对营养不良患者的效果,缓激肽可抑制外科患者的糖生成,具有节氮作用。生长激素可促进蛋白质合成,纠正负氮平衡,改善机体免疫功能,增强呼吸肌功能,缩短机械通气时间,降低并发症的发生率。

九、基因调控治疗

细胞因子的基因型不同,免疫炎症性反应不同。特别值得注意的是,基因表达的多态性对介质表达、感染易感性和重症患者预后具有明显不同的影响。目前炎症相关基因多态性的研究日益受到重视,通过对 MODS 动物和患者炎症相关基因多态性的分析,试图寻找与感染及 MODS 的相关基因,弄清细胞因子基因多态性对炎症反应程度和患者预后的影响,并为进一步的基因调控治疗和个体化的免疫调控治疗奠定基础。

十、胎儿、新生儿 MODS 的防治

首先对于胎儿,应考虑终止妊娠。对于未足月的胎儿,分娩可能会发生早产儿的各种相关并发症,因此,对于孕周过小者要权衡早产及宫内感染的利弊,决定终止妊娠的时间。对于由细菌感染引起的 SIRS 或 MODS,应给予抗生素治疗,这样不但可以延长孕周,还可以改善新生儿的不良结局。拮抗炎症细胞因子,如磷酸二酯酶抑制剂、一氧化氮清除剂、白细胞活化抑制剂、自由基清除剂和抗氧化剂等的应用,可阻断细胞因子的瀑布反应,下调过激的炎症反应,避免早产,阻止新生儿的损伤及远期并发症的发生。

由于新生儿 MODS 与重度窒息密切相关,新生儿窒息并发多脏器损害的防治关键在预防,特别是对重度窒息者,降低新生儿窒息的发生率的关键是对胎儿宫内缺氧作出早期诊断及处理。这就要求我们提高医护队伍素质,加强产、儿科合作,普及复苏技术,加强科学规范化管理,降低新生儿窒息的发生率和病死率。新生儿机械通气致肺损伤的防护要注意新生儿的生理特点、疾病的病理生理变化、肺的成熟度及机械通气可能带来的负面影响,合理应用机械通气,采用保护性肺通气策略。

(高喜容)

第三十四章

新生儿转运中的机械通气

新生儿转运（neonatal transport）在 20 世纪 60 年代即在西方发达国家开始开展,其根本目的是将在基层和不具备重症新生儿抢救条件的医疗单位的新生儿患者安全转运到上级医院、区域性的新生儿抢救中心或 NICU 接受进一步的治疗。近 10 年来,危重新生儿的转运工作在我国经济发达的地区也在积极开展,有条件的医院以本院的 NICU 为救治中心,配备专用的救护车和急救设备建立了辐射周边基层医院的新生儿转运系统。呼吸管理是新生儿危重症中一项极其重要的内容,是直接导致危重新生儿死亡的常见原因。因此,转运过程中的机械通气是保证新生儿转运安全的一项重要措施。正确合理地进行机械通气可以为患儿赢得转运和接受进一步救治的机会。

第一节　适应证

新生儿的转运工作通常由一个转运小组执行,需要配备经验丰富的新生儿专业医师和护士。由于转运过程中治疗和监护条件的改变,尤其是在一些交通不发达的地区,转运时间的判断和途中噪声干扰对监护的影响等使危重患儿和有潜在危险患儿发生意外的危险性显著增加。呼吸困难和呼吸衰竭是危及新生儿生命的首要风险因素,已经出现呼吸衰竭和具有潜在呼吸衰竭可能均是转运过程中进行机械通气的适应证。

一、通气指征

（一）患儿出现明显的呼吸困难

如呼吸频率快,RR>60 次 /min,或呼吸减慢,RR<10 次 /min;呈点头呼吸、张口呼吸或呻吟、出现明显的三凹征。

（二）全身皮肤发绀

全身发绀是机械通气的绝对指征,但是由于转运途中监护条件有限或路途遥远,即使是轻度皮肤发绀的患儿也应该放宽机械通气的指征,以免途中发生意外或者需要中途抢救。

（三）血气指标

$PaCO_2$ 升高、PaO_2 下降、pH<7.2、BE<–3 等说明患儿存在机体氧合功能障碍,这也是转运中进行机械通气的指征之一。

二、疾病的种类

（一）新生儿肺部疾病

1. **新生儿呼吸窘迫综合征（NRDS）**　NRDS 的病理特点表现为进行性的呼吸困难,缺氧、酸中毒形成了恶性循环,正压通气是改善机体氧合、改善缺氧的手段之一,该类患儿应及早进行机械通气。

2. **新生儿肺出血**　新生儿肺出血既是一种疾病,也可以是很多危重症的终末表现。目前的理论研究认为,新生儿肺出血并非凝血功能障碍导致,而是与肺部疾病特别是肺血管压力增高导致的肺血管通透性增加有关,正压通气是降低该类患儿死亡率的有效治疗方法。

3. **新生儿肺炎**　由于呼吸、循环系统代偿能力的不足,新生儿肺炎患儿极易出现呼吸或心力衰竭。机械通气是肺炎合并呼吸衰竭患儿的一种重要治疗方法。

4. **先天性膈疝**　膈疝的病理基础是肺部受压不能张开,在转运过程中或者手术之前给予正压通气可以保证患儿正常的氧合需要,也可以防止肺脏进一步的压缩。

5. 重度窒息　重度窒息的患儿通常会合并酸中毒和二氧化碳潴留,尽管部分患儿在复苏后出现自主呼吸,但多数比较微弱或不能满足机体需要。机械通气有助于改善内环境,避免机体重要脏器功能进一步受损导致的多器官功能障碍综合征(MODS)。

6. 反复呼吸暂停　早产儿容易出现呼吸暂停,它也可能是全身疾病如败血症、低血糖、低血钙、高胆红素血症等的反映。多数呼吸暂停的患儿可以通过保守治疗治愈,但部分患儿仍然需要机械通气,他们需要转运到有条件的医院救治。

(二)其他疾病

1. 新生儿休克患者　解决生命体征不平稳的患儿的通气问题有助于应用其他治疗方法和改善治疗效果。

2. 早产、超低出生体重儿　该类患儿尤其是体重在 1 000g 以下的患儿呼吸极不稳定,对转运前呼吸不规则或发绀、呼吸困难的患儿应该在转运过程中给予机械通气支持。

3. 新生儿心力衰竭的患儿　新生儿心力衰竭大部分表现为充血性心力衰竭,正压通气有利于改善肺部的血流动力学,改善通气以保证心肌能量的供给。

第二节　新生儿转运中机械通气的实施

一、转运小组

一般而言,新生儿转运应该由上级医院或者新生儿抢救中心派出医疗小组进行转运。在基层医院,特别是在我国一些经济相对不发达地区,基层医务人员缺乏危重新生儿抢救的正规训练,也缺乏新生儿抢救和转运所需要的特殊设备。

转运小组一般由 1 名新生儿科专业医师和 1~2 名护士组成。小组人员必须熟练掌握新生儿抢救技术和必要操作。

(一)新生儿复苏技术

这是抢救的关键所在,转运小组的医师和护士必须熟练掌握复苏技术,考试合格方可上岗。

(二)熟练的气管插管技术

熟练的气管插管技术是新生儿呼吸机辅助通气的重要环节,在紧急情况下或转运过程中,气管插管熟练与否会直接影响到患儿的生命安全。

(三)徒手气囊辅助通气

转运过程中出现呼吸机故障或者在其他紧急情况下不能使用机械通气时,必须立即进行徒手气囊辅助通气。徒手气囊辅助通气的参数难以把握,通气不足或过度通气均会对患者造成损害。因此,转运小组成员必须熟练掌握徒手气囊通气的技巧。

(四)熟练的静脉穿刺技术

内科抢救离不开静脉输液,转运过程中需要建立新的静脉通道,对护士的穿刺技术有更进一步的要求。

(五)熟练使用新生儿呼吸机

呼吸机的使用是通气成功与否的决定环节,呼吸机使用不当可能会加重患儿的病情。转运小组的医护人员应该熟练地根据患者的临床症状或者血气分析结果调节呼吸机参数。

(六)监护患儿生命体征

专用的新生儿转运车应配备新生儿监护设备,最基本的要求是要监护呼吸和心率,转运小组成员应该能够正确评估监测数据,从而采取必要的处理措施。

(七)气胸处理技术

在机械通气和人工气囊通气的过程中容易出现气压伤而产生气胸,转运小组成员应该掌握胸腔穿刺引流技术。

(八)熟悉抢救药物的使用方法

转运小组医护人员应掌握常用抢救药物的使用指征、方法和剂量,了解药物的作用与不良反应,正确使用抢救药物。

二、新生儿转运中机械通气的设备条件

(一)专用的转运车辆

配备新生儿转运救护车,车辆上应该配备专用设备的电源插头,设计好放置转运暖箱的空间。

(二)转运用婴儿暖箱

由于转运的新生儿中有很大一部分是早产

儿,途中的保暖十分重要,特别是在我国北方地区,保暖直接关系到患儿寒冷损伤的程度,影响新生儿的存活率。

(三)简易新生儿呼吸机

相对于新生儿救治过程来说,转运是其中很短的一个过程,不必要求使用功能复杂的呼吸机,只需能满足临时通气需要、潮气量适合新生儿即可。

(四)呼吸、心电监护仪

由于交通工具产生的噪声很大,难以通过听诊监护新生儿的生命体征,因此转运过程中最好配备基本的监护设备。

(五)氧气和压缩空气瓶

氧气和压缩空气瓶是使用呼吸机的基本配置。

(六)新生儿复苏所需的抢救箱

应包括复苏气囊、喉镜、各种规格的气管插管、吸痰装置、各种抢救药物、注射器和输液泵等。

根据新生儿转运的需求,国外许多医疗设备厂家将转运温箱、简易呼吸机、生理监护仪、电动吸痰器和压缩气体等设计成一体化的专业新生儿转运装置,国内不少大医院和区域性的 NICU 购置了这种设备,大大方便危重新生儿的转运。此外,国外一些有条件的医院和转运小组配备了更复杂高端的医疗设备,比如高频喷射呼吸机、NO 吸入装置、移动 ECMO、经皮 $PaCO_2$ 监测仪和远红外 CO_2 检测仪等。

三、新生儿转运中机械通气的具体方法

(一)待命

1. 转运小组和转运车应该随时处于待命状态,每次转运结束后应补充消耗物品并及时消毒呼吸机管道。每天上班先检查呼吸机的状况是否良好和呼吸机所用气体是否齐备。

2. 转运车司机要检查车载电源的状态,医师要检查转运呼吸机的蓄电池是否充满、急救箱器材是否齐备和急救药品使用后是否补充。

3. 保持良好的通信联系。

(二)转运患儿通气

1. 接到转运患儿的指令,大概了解患儿的情况后立即出动,转运小组简单讨论将要实施的通气方式。

2. 到达转运患儿所在的医院后,与当地医师简要交换意见,查阅已有的病史,对患儿进行详细体检,结合当地的化验结果对患儿的病情作出初步判断。如果病情需要,先在当地对患儿进行必要的处理以使病情相对稳定,以免在转运途中需要急救处理。

3. 有机械通气指征的患儿,立即予气管插管后连接转运呼吸机。

(1)选择呼吸模式:在大多数的转运系统中,新生儿转运用的呼吸机功能比较简单,有些只有 CPAP 和 IMV 的基本功能,部分具有 A/C 和 SIMV 模式可供选择。考虑到新生儿转运中的机械通气是一个暂时过程,转运呼吸机的功能不需要太复杂,因此转运呼吸机可供选择的模式也通常不多。但是,根据转运患儿的特点可以将一些特殊的设备临时装备到转运车上以备不时之需。

1)早产儿、低出生体重儿呼吸困难的主要原因是呼吸窘迫以及早产儿呼吸肌肉的力量薄弱。新生儿呼吸窘迫综合征的患儿可以选用 IMV、SIMV、A/C 等模式,但必须保持一定的 PEEP 值(一般为 6~8cmH_2O)。对于新生儿呼吸窘迫综合征的患儿,有条件时应该使用肺表面活性物质治疗,且最好在出生时就使用,如果依赖转运小组携带的药物,则在使用肺表面活性物质后再进行转运。单纯呼吸肌肉力量薄弱的患儿则选用 SIMV 或 A/C 模式,具体的通气模式应该根据患儿呼吸强弱而定。

2)新生儿肺出血的患儿在转运途中会出现持续出血,该类患儿必须进行正压通气且选择较高的峰压和 PEEP,同时可给予一定的镇静剂或者肌松剂避免呼吸机与自主呼吸的对抗。对肺出血患儿进行机械通气治疗的矛盾在于活动性出血时如何保持呼吸道通畅和足够的通气,不能苛求呼吸道的血性分泌物完全清理干净才给予通气。正确的方法应该是在短时间内清理大部分的血性分泌物后立即进行机械通气。如果患儿的氧合或者皮肤颜色保持正常,则可以允许气管插管内有一定

的血性分泌物,坚持正压通气。根据目前的理论,正压通气是止血的重要治疗手段之一。

3)先天性膈疝的患儿需要有一定的压力对抗腹压才能保证肺的膨胀,因此可以适当增加PEEP,通气模式则要求不严格。宫内即诊断了先天性膈疝的患儿可能肺发育欠佳,肺膨胀较困难,可以给予较大的通气峰压,而出生后腹压力增大导致膈疝的患儿肺的宫内发育相对正常,通气的要求则没有那么严格。

4)新生儿窒息患儿一般在复苏后进行转运,复苏后的患儿呼吸表现各异,根据病情选用 A/C 或者 SIMV 模式。由于窒息患儿一般伴有呼吸性和代谢性酸中毒,在转运过程中可以适当地给予较高的通气参数。

5)先天性心脏病的患儿,可以先进行简单的评估,如果心功能正常,生后数天内生命体征没有明显的波动,这类患儿需要转运到上级医院进行进一步的救治,对转运过程中通气的要求可能不是非常严格。但先天性青紫型心脏病的患儿在刚出生时病情就不稳定,血流动力学改变大,转运过程中的风险也较大,该类患儿可以预防性地进行气管插管,以免在转运途中需要急救处理,该类患儿可以选用 CPAP、A/C 和 SIMV 等模式。

6)持续肺动脉高压的患儿转运过程中应给予高浓度氧气吸入。但常规通气对于该类患儿效果欠佳。国外的转运小组有将高频喷射通气(HFJV)、高频振荡通气(HFOV)、NO 吸入等通气方式应用于该类患儿的转运并取得一定效果的报道,但国内由于设备条件有限,目前这些方法在新生儿转运过程中尚难以开展。

(2)参数的初调:由于转运患儿时决策的时间较短,呼吸机参数的调节不可能开始就十分满意和合理,需要在运转的过程中进行调节。

1)峰压(PIP):一般新生儿使用呼吸机进行机械通气时,峰压控制在 10~25cmH$_2$O 的水平比较安全。但肺透明膜病、肺出血、新生儿吸入性肺炎等患儿的肺顺应性差,为了保证一定的潮气量,需要适当地增加 PIP,可达到 30~35cmH$_2$O。需要注意的是,峰压过高可以导致潜在的肺压力损伤甚至产生气胸。除了压力之外,气胸的产生还和潮

气量过大有关。因此在进行较高 PIP 的机械通气时,必须严密监测肺顺应性的变化,顺应性改善时应相应地降低 PIP。

2)潮气量(V_T):不同的教科书关于潮气量的标准有所不同,总体的水平为 8~15ml/kg。目前,推荐低容量通气,即采用 5~8ml/kg 潮气量进行通气。在实际应用中,影响潮气量的因素很多,比如呼吸机管道因素、气道环路的密闭性、肺的顺应性和呼吸机阀门的控制精度等。在转运过程中需要根据患儿的临床表现来判断潮气量的水平,这些症状和体征包括胸廓起伏程度、肤色的变化和听诊时吸气时间长短。

3)呼吸频率(RR)、吸气时间(Ti)、吸呼比例(I:E):这几个参数是相互联系、相互影响的,调节其中的任何一个都可能影响其他参数。一般而言新生儿的呼吸频率在 20~40 次/min 之间,吸呼比例在(1:1)~(1:2)之间。

4)呼气末正压(PEEP):多数新生儿肺部疾病在进行机械通气时都有存在肺泡不张的可能,PEEP 有助于防止肺泡萎陷,一般使用 3~5cmH$_2$O,如上文所述,若患儿肺部顺应性欠佳,则可以使用较高的 PEEP(6~10cmH$_2$O)。使用 CPAP 模式进行辅助呼吸时,PEEP 一般在 6~8cmH$_2$O 才能保证新生儿有效通气。

(3)监测和评估:

1)呼吸、心率的监护:这是最基本的生命体征监护,可以了解机械通气的基本效果。转运车上的便携式生理监护仪可以方便地进行检测和监护,并能按设定的上下限报警。如果患儿心率下降,除外其他因素后应该考虑通气不足,可以通过调整潮气量、氧气浓度、呼吸频率甚至气道压力进行调节。

2)PaCO$_2$ 监测:可使用经皮 PaCO$_2$ 监护仪了解患儿体内 CO$_2$ 水平。国外 O'Connor 总结报道在新生儿长途转运中进行机械通气时使用 PaCO$_2$ 监测有助于及时调整呼吸机参数,提高危重新生儿的转运存活率。

3)血压监测:休克的患儿在转运过程中应定时测定血压,急性重症缺氧的患儿如果缺氧不能纠正,其血压也难以升高。

第三节　新生儿转运中机械通气的相关问题

一、转运工具的专业化问题

目前国内缺乏专业的新生儿转运设备。部分大医院或区域性的 NICU 装备了专用的转运暖箱以及一体化的转运呼吸机和生理监护仪,但往往和救护车不配套,如供电、气体、固定装置和空间等不能匹配。转运呼吸机多数是为应急设计,功能相对比较简单,可供选择的呼吸模式也不多。

二、道路设施的水平

我国相当一部分地区的交通欠发达,转运半径大大受到限制。路况差的地区行车颠簸,严重影响转运设备的运作。如果路途所费时间过长,使用压缩空气作为驱动力的转运呼吸机持续工作的时间不能满足路途需要,从而影响转运的效果。

三、转运队伍的技术与经验

新法复苏技术是转运小组成员必须掌握的技术,但是很多医务工作人员对该项技术的掌握还有待提高,呼吸机使用技术和技巧的普及程度就更不能满足需要。在转运途中出现问题的处理,更需要转运小组的医务人员具有丰富的临床经验和危重症紧急处理的技术。新生儿转运过程中进行机械通气时常出现的情形包括:气管插管脱出、气管插管堵塞、气管插管过深导致双肺通气不均或通气不足、气胸、气体供应故障和呼吸机故障等,这些情况需要立即进行处理,要求医务人员具有一定的判断能力和应急处理能力。但在许多单位,转运小组医务人员往往是比较年轻的低年资医师。

四、转运前基层医院的处理

转运中的机械通气固然是危重儿维持生命体征和赢得救治机会的重要方法,但转运前的处理对危重儿的救治和转运同样十分重要。在实施转运机械通气前,基层医院应及时与抢救转运小组沟通,避免出现一些影响患儿预后的情况,如转运小组到达前的不恰当通气甚至没有辅助通气;内环境紊乱和出生时不正确的复苏等。

（封志纯）

参考文献

1. Sweet D, Carnielli V, Greisen G, et al. European consensus guidelines on the management of NRDS in preterm infants—2013 update [J]. Neonatology, 2013, 103 (5): 353-368.

2. 王敏婕, 袁琳, 陈超. 欧洲早产儿呼吸窘迫综合征防治指南 2013 版 [J]. 中华儿科杂志, 2014, 52 (10): 749-755.

3. Tita ATN, Landon MB, Spong CY, et al. Timing of electitive repeat cesarean delivery at term and neonatal outcomes [J]. N Engl J Med, 2009, 360, 2: 111-120.

4. 陈超, 沙小丹. 择期剖宫产与新生儿呼吸窘迫综合征 [J]. 中华围产医学杂志, 2011, 14 (1): 8-11.

5. American Academy of Pediatrics Committee on Fetus and Newborn. Policy statement: respiratory support in preterm infants at birth [J]. Pediatrics, 2014, 133 (1): 171-174.

6. 陈超, 袁琳. 早产儿出生时和生后早期呼吸支持指南解读 [J]. 中国实用儿科杂志, 2015, 30 (2): 108-111.

7. 傅万海, 赵有为, 覃晓菲, 等. 不同机械通气方式对急性肺损伤新生猪肺泡 II 型上皮细胞的影响 [J]. 中华实用儿科临床杂志, 2013, 28 (14): 1069-1072.

8. 林新祝, 赖基栋, 兰朝阳, 等. 猪肺表面活性物质气管内灌洗治疗重症新生儿胎粪吸入综合征的临床研究 [J]. 发育医学电子杂志, 2014, 2 (1): 16-19.

9. Swarnam K, Soraisham AS, Sivanandan S. Advances in the management of meconium aspiration syndrome [J]. Int J Pediatr, 2012, 2012: 359571.

10. Dargaville PA, Copnell B. Australian and New Zealand Neonatal Network. The epidemiology of meconium aspiration syndrome: incidence, risk factors, therapies, and outcome [J]. Pediatrics, 2006, 117: 1712-1721.

11. Fischer C, Rybakowski C, Ferdynus C. A population-based study of meconium aspiration syndrome in neonates born between 37 and 43 weeks of gestation [J]. Int J Pediatr, 2012, 2012: 321545.

12. Velaphi S, Vidyasagar D. Intrapartum and post delivery management of infants born to mothers with meconium stained amniotic fluid: evidence-based recommendations [J]. Clinics in Perinatology, 2006, 33 (1): 29-42.

13. 邵肖梅, 叶鸿瑁, 丘小汕. 实用新生儿学 [M]. 5 版, 北京: 人民卫生出版社, 2018: 578-582.

14. 周宇, 周晓光. 新生儿胎粪吸入综合征的临床分型与特点的初步探讨 [J]. 中国当代儿科杂志, 2000, 2 (5): 311-314.

15. Hussain AA, Yakoob MY, Imdad A, et al. Elective induction for pregnancies at or beyond 41 weeks of gestation and its impact on stillbirths: a systematic review with meta-analysis [J]. BMC Public Health, 2011, 11 (suppl 3): S5.

16. Vain NE, Szyld EG, Prudent LM, et al. Oropharyngeal and nasopharyngeal suctioning of meconium-stained neonates before delivery of their shoulders: multi-centre, randomised controlled trial [J]. Lancet, 2004, 364 (9434): 597-602.

17. Perlman JM, Wyllie J, Kattwinkel J, et al. Part 11: neonatal resuscitation: 2010 international consensus on cardiopulmonary resuscitation and emergency cardiovascular care science with treatment recommendations [J]. Circulation, 2010, 122 (16supplement 2): S516-S538.

18. Chinese collaborative Study Group for Neonatal Respiratory Diseases. Treatment of severe meconium aspiration syndrome with porcine surfaclant: a multi-centre, randomized, controlled trial [J]. Acta Pediatr, 2005, 94 (7): 896-902.

19. Hilgendorff A, Rawer D, Doemer M, et al. Synthetic and natural surfactant differentially modulate inflammation after meconium aspiration [J]. Intensive Care Med, 2003, 29 (12): 2247-2254.

20. Dargaville PA, Mills IF, Headley BM, et al. Therapeutic lung lavage in the piglet model of meconium aspiration syndrome [J]. Am J Respir Crit Care Med, 2003, 168 (4): 456-463.

21. Wiswell TE, Kniight GR, Finer NN, et al. A multi-center randomized, controlled Trial comparing Surfaxin (Lucinactant) lavage with standard care for treatment of meconium aspiration syndrome [J]. Pediatrics, 2002, 109: 1081-1087.

22. Lo CW, Jeng MJ, Oang FY. Therapeutic lung lavage with diluted surfactant in neonates with severe meconium aspiration syndrome [J]. J Chin Med Assoc, 2008, 71 (2): 103-109.

23. 新生儿呼吸疾病研究协作组.猪肺表面活性物质治疗胎粪吸入综合征的多中心随机对照研究 [J]. 中华儿科杂志, 2005, 43 (5): 254-259.

24. 杜立中.新生儿持续肺动脉高压治疗进展 [J]. 小儿急救医学, 2003, 4: 7-9.

25. 刘翠青,马莉,唐龙妹,等.一氧化氮吸入治疗新生儿胎粪吸入综合征的随机对照研究 [J]. 中华儿科杂志, 2008, 46 (3): 224-228.

26. 朱晓东,朱建幸,单炯,等.部分液体通气治疗新生儿胎粪吸入综合征疗效观察 [J]. 临床儿科杂志, 2005, 23 (6): 234-237.

27. Tripathi S, Saili A. The effect of steroids on the clinical course and outcome of neonates with miconium aspiration syndrome [J]. J Trop Pediatr, 2007, 53 (1): 8-12.

28. Ranieri VM, Rubenfeld GD, Thompson BT, et al. Acute respiratory distress syndrome (ARDS): the Berlin definition [J]. JAMA, 2012, 307: 2526-2533.

29. Raghavendran K, Napolitano LK. Definition of AII/ARDS [J]. Crit Care Clin, 2011, 27: 429-437.

30. 韩玉昆,蔡栩栩.足月新生儿急性呼吸窘迫综合征的病因和临床诊断 [J]. 小儿急救医学, 2004, 11 (1): 78-81.

31. 陈朝红,韩玉昆,卢光进,等.新生儿继发性呼吸窘迫综合征的治疗与通气策略 [J]. 实用儿科临床杂志, 2006, 21 (6): 378-81.

32. 董慧芳,吉玲,白琼丹,等.足月新生儿呼吸窘迫综合征危险因素及肺表面活性物质疗效评估 [J]. 中国循证儿科杂志, 2012, 7: 393-396.

33. 陈克正,张喆.新生儿肺出血的病因分析.中国新生儿科杂志, 2008, 23 (1): 3-7.

34. Kalinichenko VV, Lim L, Stolz DB, et al. Defects in pulmonary vasculature and perinatal lung hemorrhage in mice heterozygous null for the Forkhead Box f1 transcription factor [J]. Dev Biol, 2001, 235 (2): 489-506.

35. Kalinichenko VV, Zhou Y, Shin B, et al. Wild-type levels of the mouse Forkhead Box f1 gene are essential for lung repair [J]. Am J Physiol Lung Cell Mol Physiol, 2002, 282 (6): L1253-1265.

36. Kalinichenko VV, Gusarova GA, Kim IM, et al. Foxf1 haploinsufficiency reduces notch-2 signaling during mouse lung development [J]. Am J Physiol Lung Cell Mol Physiol, 2004, 286 (3): L521-530.

37. 中华医学会儿科学分会新生儿学组,中华儿科杂志编辑委员会.新生儿肺出血的诊断与治疗方案 [J]. 中华儿科杂志, 2001, 39 (4): 248.

38. 陈丹,黄西林,李小萍,等.高频振荡通气治疗新生儿肺出血的临床研究 [J]. 临床儿科杂志, 2011, 29 (3): 212-215.

39. 陈克正.新生儿肺出血常用疗法评价与新疗法展望 [J]. 临床儿科杂志, 2004, 22 (11): 707-709.

40. 王瑞泉,何颖,陈冬梅,等.肺表面活性物质治疗早产儿肺出血的临床观察 [J]. 中国小儿急救医学, 2012, 19 (5): 515-517.

41. 陈克正,高晓燕.内皮素致肺出血及降钙素基因相关肽拮抗内皮素的作用研究 [J]. 中华儿科杂志, 2004, 42 (6): 446-449.

42. 陈玉君,刘唐威,陈克正,等.内皮素 -1 受体拮抗剂在预防新生鼠肺出血中的作用 [J]. 临床儿科杂志, 2010, 28 (11): 1073-1076.

43. Cloherty JP, Eichenwald EC, Hansen AR, et al, Ed. Manual of neonatal care [M]. 7th edition. Philadelphia: Lippincott Williams & Wilkins, 2012: 443-445.

44. Gomella TL. Neonatology: management, procedures, on-call problems, diseases, and drugs [M]. McGraw-Hill Education LLC: New York, 7th edition, 2013: 501-506.

45. 王华,杜立中,唐军,等.首选使用高频振荡通气治疗新生儿肺出血的临床效果分析 [J]. 中国当代儿科杂志, 2015, 17 (3): 213-216.

46. The ARDS Definition Task Force. Acute respiratory distress syndrome [J]. JAMA, 2012, 307 (23): 2526-2533.

47. Andrew Rhodes, Laura E Evans, Waleed Alhazzani, et al. Surviving sepsis campaign: international guidelines for management of sepsis and septic shock: 2016. Critical Care Medicine. 2017, 45 (3): 1.

48. 中华医学会儿科分会新生儿学组.新生儿缺氧缺血性脑病诊断标准 [J]. 中国当代儿科杂志, 2005, 7 (2): 97-98.

49. 李书娟,毛健.缺氧缺血性脑损伤时新生大鼠脑皮质神经细胞能量代谢的改变 [J]. 中国当代儿科杂志, 2004, 6 (2): 101-104.

50. Barkovich AJ, Miller SP, Bartha A, et al. MR imaging, MR spectroscopy, and diffusion tensor imaging of sequential studies in neonates with encephalopathy. AJNR Am J Neuroradiol, 2006, 27 (3): 533-547.

51. 选择性头部亚低温治疗新生儿 HIE 多种心协作组.亚低温治疗新生儿缺氧缺血性脑病临床多中心研究阶段性疗效分析 [J]. 中国循证儿科杂志, 2006, 2 (1): 99-105.

52. 张淑文,王超,阴赪宏,等.多器官功能障碍综合征诊断标准与病情严重度评分系统的多中心临床研究.中国危重病急救医学, 2004, 16 (6): 328-332.

53. 邱海波.多器官功能障碍综合征 // 刘大为.实用重症

医学 . 北京 : 人民卫生出版社 , 2010: 387-399.

54. 祝益民 . 多器官功能障碍综合征 // 封志纯 , 祝益民 , 肖昕 . 实用儿童重症医学 . 北京 : 人民卫生出版社 , 2012: 681-691.

55. 王超 , 苏强 , 张淑文 , 等 . 多器官功能障碍综合征诊断标准的多中心临床研究 [J]. 中华外科杂志 , 2009, 47 (1): 40-43.

56. 王小亭 , 刘大为 . 多器官功能障碍综合征与微循环障碍 [J]. 中华医学杂志 , 2012, 92 (11): 791-792.

57. 车頔 , 宋远斌 , 王阳 , 等 . microRNA 在脓毒症患儿线粒体功能障碍的研究进展 [J]. 中华实用儿科临床杂志 , 2013, 28 (6): 459-461.

58. Teboul JL, Duranteau J. Alteration of microcirculation in sepsis: a reality but how to go further [J]. Crit Care Med, 2012, 40 (5): 1653-1654.

59. Garmbou G, Moren C, Lopez S, et a1. The effects of sepsis on mitochondria [J]. J Infect Dis, 2012, 205 (3): 392-400.

60. Wong R, Steenbergen C, Murphy E. Mitochondrial permeability transition pore and calcium handling [J]. Methods Mol Biol, 2012, 810: 235-242.

61. 刘瑜 , 赵玉生 . 多器官功能障碍综合征与基因多态性 [J]. 中国危重病急救医学 , 2011, 23 (11): 699-702.

62. 李文放 , 杨兴易 . 多器官功能障碍综合征的救治 [J]. 中华急诊医学杂志 , 2011, 20 (6): 669-670.

63. 周伟 , 黄龙光 . 新生儿全身炎症反应综合征研究进展 [J]. 中华围产医学杂志 , 2010,, 1 (5): 425-428.

64. 花少栋 , 封志纯 . 胎儿炎症反应综合征 [J]. 中国小儿急救医学 , 2013, 20 (3): 329-332.

65. 中华医学会儿科学分会新生儿学组 ,《中华儿科杂志》编辑委员会 . 新生儿肺动脉高压诊治专家共识 [J]. 中华儿科杂志 , 2017, 55 (3): 163-168.

66. Steinhorn RH. Neonatal pulmonary hypertension [J]. Pediatr crit Care Med, 2010, 11 (2 Suppl): S79-84.

67. Hilgendorff A, Apitz C, Bonnet D, et al. Pulmonary hypertension associated with acute or chronic lung diseases in the preterm and term neonate and infant. The European Paediatric Pulmonary Vascular Disease Network, endorsed by ISHLT and DGPK [J]. Heart, 2016, 102 (Suppl 2): ii49-56,

68. Chambers CD, Hemandez-Diaz S, van Marter LJ, et a1. Selective Serotonin-reuptake inhibitors and risk of persistent pulmonary hypertension of the newborn [J]. N End J Med, 2006, 354 (6): 579-587.

69. Shah N, Natarajan G, Aggarwal S. B-type natriuretic peptide: biomarker of persistent pulmonary hypertension of the newborn？[J]. Am J Perinatol, 2015, 32 (11): 1045-1049.

70. Milza H, Ziegler J, Ford s, et a1. Pulmonary hypertension in preterm infants: prevalence and association with bronchopulmonary dysplasia [J]. J Pediatr, 2014, 165 (5): 909-914.

第四篇

新生儿机械通气相关的
临床治疗

第三十五章

新生儿窒息与复苏

新生儿窒息（neonatal asphyxia）目前仍是导致新生儿死亡和智力残疾（mental handicapped）的主要原因之一。据世界卫生组织（WHO）的资料报道：2017 年全球约有 250 万新生儿死亡，占 5 岁以下儿童死亡的 47%，其中 100 万新生儿死于生后 24 小时内，早产、产时相关并发症（如窒息或出生时无呼吸）、感染和出生缺陷是导致新生儿死亡的主要原因。2017 年我国新生儿死亡率为 4.5‰，按当年出生人口 1 723 万计算，死亡新生儿 77 535 人；其中农村新生儿死亡率为 5.3‰，城市为 2.6‰，农村是城市的 2 倍。我国新生儿死亡前三位死因分别是窒息、早产儿和出生缺陷。另据 2005 年全国妇幼卫生监测数据，5 岁以下儿童死亡中窒息亦为第 2 位，其比例达 20.5%。更为严重的是，虽未致死，但因窒息复苏不当和不力造成的新生儿脑损伤和缺氧缺血性脑病（hypoxic-ischaemic encephalopathy，HIE）将会影响一生。据中国残疾人联合会等 2003 年调查报告，0~6 岁残疾儿童中智力残疾达 54.2%，智残原因依次为：产时窒息、早产、宫内窘迫等，可见新生儿窒息无论是致死还是致残目前都是其主要原因。但从另一角度讲，在所有致死或致残原因中窒息又是最能被防治和避免不良后果的一种原因。尽管当今围产期监测、孕期和新生儿监护等方面的医疗技术取得长足发展，但新生儿窒息和新生儿 HIE 总体发生率的降低却并不十分明显。近年我国 HIE 发生率结构上有了一些变化，在城市由于围产期保健和新生儿复苏工作做得比较好，HIE 发生率呈下降趋势，而在不少农村、基层医院 HIE 发生率仍然比较高，并且多由出生窒息所致，值得关注。因此，除了提高分娩监护技术、严密观察产程、及早发现胎儿窘迫、适时终止妊娠外，推广应用并娴熟掌握正确有效的新生儿复苏技术是预防生后 HIE 同时减少死亡的关键和最后防线。

第一节　新生儿窒息

一、定义

由于产前、产时或产后的各种原因引起新生儿出生时不能建立正常呼吸或出现呼吸抑制，引起缺氧、酸中毒并导致全身多脏器损害，称为新生儿窒息。一般也认为新生儿出生后未曾正常出现第一口呼吸的病理状态称新生儿窒息，但这种意义下的窒息只相当于缺氧（hypoxia），而不是严格意义下的窒息。国外专著近年也将其定义为无论何种原因，凡导致出生儿同时存在低氧血症、高碳酸血症和代谢性酸中毒者即为新生儿窒息。

二、病因

无论窒息定义如何，其病因往往与产前和/或产时的各种高危因素有关。但有高危因素存在时并不一定都发生窒息，只是发生窒息的概率远较无高危因素者高。以下是常见的三大类高危因素：

（一）母体因素

1. 高龄或低龄初产（>35 或 <18 岁）。

2. 妊娠期高血压疾病（包括子痫）。

3. 产前出血。

4. 妊娠合并心脏病、肾脏病、肺部疾病、高血压等内科疾病。

5. 妊娠糖尿病。

6. 妊娠肝内胆汁淤积症（intrahepatic cholestasis of pregnancy，ICP）。

7. 羊膜早破 >72 小时。

8. 绒膜羊膜炎。

9. 流产、早产或新生儿早期死亡史。

10. 珍贵儿（如试管婴儿等）。

11. 骨盆狭小或畸形。

12. 子宫破裂。

（二）胎儿 - 胎盘因素

1. 胎儿宫内窘迫。

2. 羊水胎粪污染。

3. 羊水过多或过少（>2 000ml 或 <300ml）。

4. 早产、过期产、多胎产。

5. 胎儿生长受限（fetal growth restriction，FGR）。

6. 胎盘早剥、前置胎盘、帆状胎盘、周边胎盘等。

7. 母胎输血，胎胎输血。

（三）分娩因素

1. 异常生产　急产、滞产。

2. 异常先露　臀位、横位、枕后位、复合位等。

3. 脐带问题　脱垂、绕颈、打结、过短、过长、撕裂等。

4. 手术产　剖宫产、胎吸、产钳、臀牵引。

5. 头盆不称（cephalopelvic disproportion，CPD）。

6. 产前用了麻醉剂和镇静剂。

三、发生机制

以上各种高危因素导致新生儿窒息的机制各有不同，但至少涉及以下 6 种机制之一或更多：

（一）胎盘气体交换障碍

胎盘早剥、前置胎盘、胎盘功能不全、血管异常等可引起胎盘气体交换障碍，导致胎儿窒息缺氧。

（二）胎盘的母体侧血流灌注不足

母亲严重低血压、产前大出血、子痫、高血压、宫缩异常、使用催产素等可引起胎盘母体侧血流灌注不足，导致胎儿循环功能不良而发生窒息缺氧。

（三）母体血液充氧不足

如母体罹患心肺疾病、支气管哮喘、严重贫血等可引起母体血液充氧不足，可导致胎儿缺血缺氧。

（四）胎儿携氧能力不足

如胎儿贫血、溶血、失血、水肿、严重心动过缓等引起胎儿携氧能力不足，而导致胎儿缺氧性损伤。

（五）脐带血流受阻

如脐带脱垂、绕颈、扭结、过长、过短、受压等。

（六）出生时由胎儿呼吸循环转变为新生儿呼吸循环受阻

多为前几种原因引起，少数可能因呼吸道梗阻（如吸入羊水、胎粪）所致。

值得提出的是，前述各种高危因素几乎都可通过病史、体检、实验室检查、B 超检查、胎心监护等发现，少数可通过羊膜镜检和胎儿先露部血气监测等而被察觉。因此，认真细心地做好产前检查和产程监护，就有助于及时预见高危因素并预警发生胎儿窘迫的可能性，指导即时采取有关措施（包括适时宫内转诊），可防止窒息的发生和加重。

四、病理生理

（一）呼吸的改变

动物实验告诉我们，把新生猴置于急性完全缺氧情况下，其呼吸变化的程序如下：喘气相 1 →原发性呼吸停止→喘气相 2 →终末性呼吸停止。喘气相 1 较短促，系因延髓表面的化学感受器对 pH 降低和高碳酸血症的反应，继之出现原发性呼吸停止（primary apnea），持续 1~2 分钟，由于颈动脉窦和主动脉体的化学感受器在严重缺氧时仍能向呼吸中枢发放冲动，故出现喘气相 2，持续约数分钟，终因缺氧过重呼吸中枢陷于麻痹，出现继发性呼吸暂停（secondary apnea）即终末性呼吸暂停（terminal apnea）。在原发性呼吸停止阶段，有恢复呼吸的可能，采用触觉刺激和给氧，可诱发出自主呼吸。在终末性呼吸停止阶段，则只能用正压通气的方法来引出自主呼吸，而且必须秒秒必争，因为在喘气相 2 后，复苏时间越耽搁，恢复自主呼吸所需时间就越长。从最后 1 次喘气后开始，每耽搁 1 分钟，从复苏到恢复呼吸的时间将是其 2 倍,而至恢复节律呼吸的时间将是其 4 倍。

(二)循环的改变

在缺氧初期,因应激出现潜水反射(dive reflex),血中儿茶酚胺增高,血管紧张素释放,出现血流再分配,非生命器官(如皮肤、肝、胃、脾、肠、肾等)的血管收缩而血供减少,生命器官(脑、心、肾上腺)的血流和氧供代偿和增加。此外,缺氧和二氧化碳增高使脑部血管扩张也是脑血流增加的原因之一。在胎儿,除非是脐带闭压,其胎盘的血供也基本保持正常。胎肺血流量本身就低,缺氧时因肺血管的逆理加压反应,血流更见减少,但对胎儿并无不利,但在新生儿,却可以引起持续肺动脉高压(PPHN),出现持续性胎儿循环(persistent fetal circulation,PFC),进一步加重缺氧。缺氧早期,心率短暂增快,并有血压增高,此乃血流再分配的反射所引起,标志着机体尚处在代偿阶段。若到中晚期缺氧加重,心肌氧供不足,转为糖无氧酵解供能,加速糖原耗竭,并同时遭受严重缺氧和酸中毒的损害,导致心肌功能减退,心率渐渐减慢,有效循环量不断减少,可致心源性休克。此时其他生命器官亦灌注不足,脑组织将受到损伤。

(三)生化的改变

通过对 HIE 发生的神经生化过程研究,有学者提出"继发性能量衰竭"的概念。在严重的缺氧缺血发生后,部分严重受损的神经细胞发生死亡,但大部分进入"原发性能量衰竭阶段",氧和葡萄糖的供应中断,细胞内 ATP 迅速耗竭,细胞膜的钠 - 钾泵和钙 - 镁泵受损,钙离子通道开放,发生细胞内钾和氨基酸的外流和氢、钠、氯、钙等离子以及二氧化碳和水分子的内流,引起细胞内水肿和一系列酶活动的紊乱,各种代谢产物堆积,兴奋性氨基酸释放,此时如经过有效复苏恢复灌注、重新提供氧和能量供应,则进入"潜伏期",受损细胞内 ATP 及磷酸肌酸等得到短暂、迅速地部分或完全恢复,但经过 6~48 小时后,这部分细胞再次出现细胞能量代谢衰竭,进入"继发能量衰竭阶段",出现线粒体功能障碍,线粒体的电子传递系统失灵,溶酶体破裂,引起一系列复杂的生化

级联反应,加上缺氧缺血启动死亡程序,终致细胞坏死或凋亡。一旦进入"继发能量衰竭阶段",往往造成不可逆的细胞损害,构成脑、心、肺、肾等器官损伤的病理基础。"缺氧→机体反应→产生后果"是一进行性的过程,其速度和程度可有很大差异:急性的完全缺氧可以在 10 分钟内致死;亚急性的非完全缺氧可以逐渐恶化,经历 30 分钟以上;也可以是反复的、短暂的缺氧,总共历时数小时以上,其间每次短暂缺氧引起的病理生理变化虽可自发恢复,但产生的损伤会有积累作用。在早期如能去除病因,其病理生理过程可以逆转,但当发展到严重阶段,由于循环衰竭和神经系统受损,自发的逆转遂不可能。复苏的生理学本质上就是窒息的病理生理学的逆转,如果在早期能做到正确而迅速的复苏,患儿可以完全康复;如发展至晚期,各脏器已受到严重的器质性损伤,即使当时复苏成功,患儿也多有并发症,其中甚至后期死亡或留下中枢神经系统后遗症。但不同个体对缺氧的耐受性和对复苏的反应性均不尽相同,所谓早期、晚期只是相对概念并无绝对界定。故对每一个体临症时,无论早晚都应积极复苏施救,尽快使其脱离缺氧状态,可争取到最好结果。

五、诊断

新生儿窒息诊断一直是围产新生儿医学中的难题之一,迄今既无一种既敏感又特异的诊断方法,也无一个普遍接受的、统一的诊断标准,目前提出的诊断依据亦存在很多问题。国外近年由于复苏做得很规范,窒息死亡率已非常低,故已将传统的窒息含义逐渐变为等同 HIE,其诊断当然也变得非常慎重和严格。与我国目前诊断标准有很大差别。在我国现在窒息发生率和死亡率还较高的情况下(如同美国 20~30 年前状况),其诊断还不宜完全仿效,以免弄巧成拙。根据国内情况,其综合判断比任一单一指标更全面、重要和具有意义。

(一)产前高危因素

有高危因素者窒息的发生率虽较高,但本身仅是少数发生窒息,故并非窒息的指征。目前评估胎儿窘迫的一些指标如胎动减少、胎心减慢、羊

水胎粪污染、非负荷试验、宫缩负荷试验、声振刺激试验、胎儿心电图分析、生物物理指标评分等，均不能单一视为预示胎儿窒息的依据。

(二)产时电子胎心监护

20世纪70~80年代文献报道，产程中平安的产时电子胎心监护(electronic fetal heart monitoring,EFM)图形准确性接近100%，非平安的EFM的图形(如晚减速、严重多变减速、基线变化性消失等)准确性为20%~60%，如联用胎儿头皮血气监测可显著提高预测的准确性。但后来Shy等大样本前瞻性研究显示:EFM"高危组"与"低危组"的围产期患病率、病死率、Apgar评分、脐血血气和远期预后并无差异。美国妇产科学会(American Gynecological and Obstetrical Society,ACOG)现在也认为EFM并不一定优于特定时段的间隔性胎心听诊和超声。原因是EFM对发现早期缺氧十分敏感，但很难确定缺氧是否真正引起酸中毒和胎儿窘迫。

(三)产后Apgar评分

自美国医师Virginia Apgar于1953年倡议用此法以来，现仍是国际上公认的在产房评价刚出生的新生儿最简捷、实用的常规方法。尽管近年对Apgar评分(Apgar score)能否充分诊断窒息有许多争议，但必须承认至今仍无其他方法可替代它做到在几秒之内即可判断刚出生的新生儿有无抑制或轻重，而且各级大小医院都适用，至今国外仍常规进行Apgar评分并作出生记录。国内长期以来的标准是，生后1分钟评分0~3分为重度窒息，4~7分(国外有定4~6分)为轻度窒息，8~10分为无窒息(复评降至7分及以下亦属窒息，5分钟评分≤5分则为重度窒息)。5分钟评分主要是判断恢复的情况和复苏的效果，如仍未恢复正常，应每隔5分钟再评1次，有助于决定是否要继续复苏，并对估计预后有帮助。另外，国外早有规定应由非接生者，最好由新生儿科医师或麻醉师进行评定，避免主观偏离。

更重要的是，须知评分中的五项指标，受缺氧的影响并非同等或随机，而是有早有晚，亦有前后顺序。Apgar评分指标恶化的顺序一般为肤色→呼吸→肌张力→反射→心率。随缺氧加重，分值

更低，以上扣分顺序将再轮回一次，直至心率为零分。由此可见如评7分往往是肤色、呼吸、肌张力各扣1分(属轻度窒息开始)，评5分则是每项指标各扣1分(此时心率已在100次/min以下)，评3分只剩肌张力、反射、心率各得1分(此时呼吸全无，属重度窒息)，而1分者仅剩微弱心跳，其他皆无。因此，抓住肌张力、无呼吸这两个界点，有助于迅速判断窒息的轻重，也容易取得一致。若复苏成功，依次得分恢复的顺序并非以上失分顺序的逆转，而是按以下新的顺序各项指标一次性恢复到满分(2分):心率→肤色→呼吸→反应→肌张力，其中肌张力恢复最慢，故一旦四肢肌张力恢复自主活动，则表示窒息儿安全脱险。这一规律可帮助我们评分快捷而准确，如此反复揣摩和实践，评分既可娴熟，克服主观随意，又能迅速评出。

应当指出，Apgar评分只能判断婴儿有无抑制及其轻重，并不能区别其病因(尚无任何诊断标准同时又可区别病因)。例如正常的早产儿由于肌张力和对刺激的反应较差，其Apgar评分可能低于正常;一些先天畸形和神经肌肉疾病、宫内感染、产伤等病症，以及产母使用过麻醉、镇痛、镇静剂等，均可影响Apgar评分。因此，有时低Apgar评分并非窒息的同义语。故近年国际上也强调对生后有抑制的婴儿立即检测脐动脉血气以增加诊断依据。不过在现场实际操作中，若遇低Apgar评分，无论属何种情况，临床上均需给予积极处理和复苏，切不可耽搁。尽管Apgar评分还不能充分地用来诊断新生儿窒息，但在出生时用来判断新生儿情况是否正常并需进一步处理，仍不失为国内外产房最常用的方法，故近年Casey收集分析了11年间151 891份Apgar评分病例，认为Apgar评分对新生儿预示价值仍像50年前它被提出时一样好，优于测脐动脉血气。为此，中山大学附属第三医院李小毛教授曾设计了每6秒一大格的时钟，便于数6秒心率，结果乘以10便是1分钟心率，比通常看钟表更准、更快，十分有利于Apgar评分。因而该项目也获得国家专利。实际情况是，我国目前各大小医院统计新生儿窒息仍统一按1分钟Apgar评分进行，有利于纵横

分析比较自 20 世纪 80 年代以来各窒息指标的增减优劣,得出符合国情的真实结论。当然,随着国内各地复苏水平和生存率的不断提高乃至达到同国外接轨,我们的窒息诊断标准也必将更加完善。

(四)血气指标

胎儿头皮血或出生后的脐血 pH 和碱剩余(base excess,BE),可以揭示窒息时体内酸中毒的程度,比 Apgar 评分特异性强,但敏感性较低。国外大样本研究表明,正常新生儿脐动脉血平均 pH 为 7.25 ± 0.08,下限为 7.10。然而又发现绝大部分单纯 pH 为 7.00~7.10 的新生儿并无病症,仅伴有 Apgar 评分 $\leqslant 3$ 分者才出现异常。国外报道 73 例脐动脉血 pH<7.00 者中,35 例伴有严重碱缺失和 Apgar 评分低者才出现多器官病症。故有人认为胎儿 BE 受母体酸碱状况的影响较小,较 pH 更有意义。生后脐动脉血 BE 的正常平均值为 $-6mmol/L$,其下限为 $-12\sim-10mmol/L$。Low 等报道当患儿 BE 低于 $-16\sim-12mmol/L$ 时可出现病症,且 BE 越低病症越重,也有发现单纯脐血 BE 为 $-15\sim-10mmol/L$ 的新生儿并无任何病症。新近 Kruger 等发现胎儿血乳酸水平与 pH、BE、非平安的 EFM 图形均显著相关,认为更能反映体内遭受缺氧程度的状况。

(五)高新技术诊断手段的研究

近年采用胎儿脉搏氧饱和度监测(fetal pulse oxygen saturation monitoring)、胎心率神经网络电脑分析(computer analysis of fetal heart rate neural network)、磁共振光谱仪(magnetic resonance spectroscopy,MRS)、近红外光谱仪(near infrared spectroscope)、正电子发射断层显影术(positron emission tomography imaging,PET)、单光子发射电脑断层显影术(single photon emission computed tomography,SPECT)和脑电图(electroencephalogram,EEG)、诱发电位(evoked potential)等对围产期窒息时脑的代谢、血流和功能的动态变化进行研究,探索早期诊断窒息敏感而特异的指标,尚未达到临床广泛实用的阶段。

从当前实际出发,国际上普遍强调综合判断的重要性。陈自励教授认为 Apgar 评分敏感性高而特异性低,血气指标特异性高而敏感性低,两者

结合可增加判断的准确性;对出生时有抑制表现的婴儿,可在剪脐带时取微量脐动脉血,并在获得血气报告之前及时进行复苏。若能排除其他可出现低 Apgar 评分的情况和疾病,诊断可成立,产前高危因素和非平安的 EFM 图形有助分析窒息的原因,如复苏后出现多器官系统的症状,更有助诊断。

2002 年 ACOG 和 AAP 正式发布新的窒息(asphyxia)诊断标准:①脐动脉血气显示严重的代谢性或混合性酸中毒(pH<7.00);② Apgar 评分为 0~3 分,持续 5 分钟以上;③生后短期内出现中枢神经系统症状,包括惊厥、昏迷、肌张力低下;④生后短期内出现多系统功能障碍(心血管、胃肠、肺、血液或肾脏)。四条缺一不可,实际上就是将窒息等同于 HIE。但 Adock 等的研究证明 13 例能满足上述标准的患儿,均经影像学或尸检证实为缺氧缺血性脑病(hypoxic-ischaemic encephalopathy,HIE),特异性达 100%,而另 3 例证实为重度 HIE 的患儿未能完全满足上述标准,其敏感性为 81%。故上述诊断标准有待进一步研究和完善。

六、新生儿窒息诊断的争议

(一)国外新生儿窒息诊断及变迁

必须注意到,一直延续到 20 世纪 90 年代,国际上(包括我国)均采用国际疾病分类 -9/-10 之命名来诊断重度或轻度新生儿窒息(ICD-9 code 768.5/ICD-10 code P21.0,ICD-9 code 768.6/ICD-10 code P21.1),即重度窒息为 1 分钟 Apgar 评分为 0~3 分(出生后心率持续 <100 次 /min 或进行性下降,无呼吸或不规则喘息,全身苍白,无肌张力);轻度窒息为 1 分钟 Apgar 评分为 4~7 分(1 分钟内未正常建立呼吸但心率 $\geqslant$ 100 次 /min,刺激反应和肌张力弱)。但 20 世纪 90 年代中期,特别是 1997 年后,欧美发达国家不再采用或记录 ICD-9/ICD-10 编码标准,即不仅仅根据 Apgar 评分(或再加上脐动脉血气)来诊断新生儿窒息,而是以美国儿科学会(The American Academy of Pediatrics,AAP)建议为例换用十分苛刻的窒息诊断标准:①生后超过 5 分钟 Apgar 评分仍为 0~3

分；②严重的代谢性或混合性酸中毒,脐动脉血pH<7.00；③早期出现神经系统症状如惊厥、昏迷、肌张力低下等；④出现多脏器功能障碍,包括心血管、消化、血液、呼吸或肾脏等,以上4项必须同时具备。显而易见,该标准较过去严格许多,且不分轻度、重度,凡符合诊断病例之缺氧程度均十分严重,而且只能在出生(复苏)后相当时间才能明确诊断,且一经诊断成立,实际上多已涵盖了中重度HIE的病例。故欧美一些大医院在现行诊断运用中已尽量避免使用"asphyxia"这一术语,如加拿大一家三级医院在补充了如下条件后宁可诊断HIE(而不诊断新生儿窒息),而开始亚低温治疗:①有明确产前或产时胎儿窘迫病史;②脐带或生后1小时内动脉血pH<7.00,或碱剩余(BE)<-16；③生后即需辅助(包括插管)通气至少10分钟。其原因之一是出生窒息这一诊断不仅是医师,连患者和律师也很关注,它往往会涉及诉讼问题并产生无谓的纠纷,甚至将与出生窒息本不相干的一些疾病如脑瘫也无端归于新生儿窒息,引起难断的诉讼(litigation)。因此,1997年后发达国家尤其是美国新生儿窒息诊断大大减少,如加利福尼亚州新生儿窒息诊断率由1991年的14.8‰降至2000年的1.3‰；全美国新生儿窒息率由1989~1990年的12.2‰降到1999~2000年度的1.1‰,这种10多倍的窒息率大幅度降低当然反映了产科技术的改善和进步,但不是真正的降低,而是源于显见的人为因素,一是前后窒息诊断标准的完全不同;二是其诊断已改在窒息复苏完毕之后(多数缺氧新生儿在快速复苏后已趋稳定,达不到上述4条标准者均不再诊断新生儿窒息)。故国际上对出生婴儿"凡需复苏者必先有窒息"的观念已经成为过去,现在的新观念是新生儿"复苏后有脑病者才能诊断窒息"。

(二)国际上对Apgar评分的评价

自1953年开始Apgar评分作为新生儿窒息诊断和分度的唯一标准已被各国使用60余年。尽管目前在发达国家Apgar评分已不再作为新生儿窒息唯一的诊断指标,但仍为各国初评新生儿的常规方法并记录在案。近20年来对其应用价值虽不断有些争议,但尚无其他可替代方法。

Casey等回顾分析10年145 627例大样本活产儿Apgar评分以及脐动脉血气对预测新生儿生存的可能性,结果前者优于后者8倍,认为在这方面Apgar评分仍如50年前一样有价值。

1. Apgar评分的局限 Apgar评分虽可识别新生儿有无抑制,但不能区别抑制的病因(尚无任何方法同时又可区别病因),因除窒息外还有许多其他情况和疾病也可出现低Apgar评分,例如中枢神经系统疾病,母亲分娩前使用麻醉、镇静剂,呼吸及循环系统先天畸形等均可影响Apgar评分,正常早产儿由于肌张力弱和对刺激的反应差,其评分可能低于正常。正因为如此,AAP和ACOG曾明确指出:低Apgar评分并不等同于窒息,如将Apgar评分作为诊断窒息的唯一标准,则是对Apgar评分的误解和滥用。研究认为1分钟低Apgar评分与患儿远期预后无明显相关性,5分钟低Apgar评分是预测新生儿病死率的有效指标,但不适用于预测患儿远期预后。

2. Apgar评分与复苏 毋庸违言,早年确实依据Apgar评分来启动和指导复苏,那是要先诊断,再治疗。但随着时代和复苏技术的不断进步,新生儿窒息发生已经不断减少及其死因顺位已经退至很后,国际上意识到此时Apgar评分不再能监控和评估窒息的真正危害及其程度。近年AAP亦明确指出,Apgar评分不能用来指导复苏,因为它不能决定何时应开始复苏,也不能对复苏过程提供决策。因为评分是出生1分钟进行评,但刚出生的新生儿不能等1分钟后再复苏[至1分钟时复苏通常已完成了A(建立通畅呼吸道)、B(正压通气)两大步]。且复苏对象广义讲并非都是窒息儿,而是所有生后需要呼吸帮助或抢救的新生儿。例如国际上统称为新生儿复苏(neonatal resuscitation),而从不称为新生儿窒息复苏(neonatal asphyxia resuscitation),故所谓新生儿复苏指南(neonatal resuscitation guidelines)、新生儿复苏教程(neonatal resuscitation program,NRP)及新生儿复苏指导委员会(Neonatal Resuscitation Steering Committee)等,均取意"复苏"并非只针对(狭义的)新生儿窒息,而是指将救护那些出生后即刻需要(呼吸循环)帮助的新生儿过渡到正常呼吸状态,其中多数以后并不发展成为窒息,这样就不奇怪复苏做得好的地方窒息发生率也低,出现了刚出生的新生儿中需正压通气者占8.3%,最后窒息率仅为1.45%的现象。其中情况又各有不同,如先天膈疝、感染、休克、先天性心脏病、早产儿等都需要复苏。只有极少数胎龄<23周、出生体重<400g或复杂先天畸形者基于伦理考虑才不予复苏。另外,尽管单用Apgar评分来诊断窒息在国内曾颇有争议,但这一争议实际上对复苏帮助并不大,因目前复苏已完全不依据它或不依据任何窒息诊断,所以复苏人员绝不能拘泥于Apgar评分和窒息诊断而延误新生儿复苏。

(三)我国国情下的新生儿窒息诊断

当谈到窒息这一诊断术语时,目前我国显然与国外存在巨大差异,须知此窒息决非彼窒息。例如在中国,根据国家妇幼卫生监测报告:2005年新生儿病死率为19.0‰,前3位死因为早产和低体重、窒息、肺炎,窒息占第二位,且5岁以下儿童因窒息死亡的比例占20.5%,亦为第二位。这些窒息数据和率仍均是按ICD-9/ICD-10的命名即Apgar评分来诊断的,而且不得不按其来诊断,再如国内大量有关窒息的研究文献,至今均毫无例外地按Apgar评分来分重度、轻度、非窒息组等,不然这些研究就做不下去。尽管国内也曾动议新生儿窒息诊断要仿效美国,但很难执行或无法执行。缘何如此?不是彼新生儿窒息诊断不对,而是我国新生儿窒息发生率和死亡率的基础数据还很高,仍是主要死因,与国外还存在巨大差距,必须像国外30多年前那样认真对待。例如我国新生儿窒息发生率在5%~8%,甚至更高,美国即使按20年前Apgar评分来统计新生儿窒息发生率也仅为1.2%,差距在5倍以上;而新生儿窒息死亡率目前在我国约为2‰~3‰,美国却一直稳定在0.1‰,差距竟有20多倍!均说明国外已将新生儿窒息的预防和治疗这一基础问题很好地解决,剩下极少数未幸免者才诊断为新生儿窒息或HIE(1.1‰~1.8‰)。究竟采用哪种诊断标准,显然要看新生儿窒息的基础数据水平。在基础水平还很低时,采用高水平的诊断标准,未免脱离实际而出现假阴性,掩盖更多的新生儿窒息

发生和死亡。反过来在基础水平已很高时,仍沿用过去低水平的诊断标准,就会出现假阳性,增加许多无谓甚至发生诉讼的病例。随着医学和社会的发展,我国的新生儿窒息基础水平必将不断提高直至接近国外,到那时采用高水平的新生儿窒息诊断标准则水到渠成。目前,Apgar评分仍宜作为我国诊断新生儿窒息的常规方法和主要依据(高水平医院也许会增加一条血气指标),那么它的执行优劣将影响到新生儿窒息的诊断结果。

第二节 新生儿复苏

新生儿复苏并非等同于儿童或成人复苏,因其有着独特的(unique)生理特点:由宫内变为宫外,胎盘血流中断,肺呼吸开始,充液肺变为充气肺,功能残气量建立,肺血流迅速增加,心内分流(卵圆孔)和心外分流(动脉导管)逆转直至终止,这一切都对新生儿复苏提出了不同要求。如面对充液肺,最初几次通气的压力就要高些而不是低些。肺血管阻力不能降为正常则出现持续性的右向左分流(PPHN),同样,肺泡腔不能充分扩张则出现肺内分流而导致低氧血症,胎儿胎盘循环的失常也会使刚出生的新生儿处在急性失血的危险之中。这些特有因素均是新生儿复苏面临且必须考虑的。

国际上通称新生儿复苏(neonatal resuscitation)而不称新生儿窒息复苏(neonatal asphyxia resuscitation),说明复苏并非只针对(狭义的)新生儿窒息,而是为了救护那些出生后即刻需要(呼吸循环)帮助的新生儿过渡到正常呼吸状态,其中多数以后并不发展成为窒息。何时开始和如何进行复苏也不是像以前那样依据Apgar评分来指导,而是按照生后快速评估及此后反复评估来步步决定,称为E→D→A循环:E(evaluation)即评估,D(decision)即决策,A(action)即措施。在1分钟Apgar评分之前,复苏就必须开始了,Apgar评分只是有助于反映新生儿总体情况和复苏效果,当然也是每个新生儿的常规出生记载。

尽管自20世纪80年代起已先后发布了多版

新生儿复苏指南和流程,但迄今无论哪一版其复苏基本原理都没变,有效地建立通气(ventilation)均是其关键措施,也常常通称为 ABCDE 复苏方案(国内常称新法复苏),其操作顺序和字母顺序恰好相同,它的理念是以器械和手法复苏为主,药物复苏为辅(有别于旧法复苏的药物和强刺激复苏为主)。不断再版所改变的仅是流程图的表述和个中技术细节及要求,使之更加符合循证医学的观念。由于国内幅员辽阔,各地基础水平差异甚大,但只要是 ABCDE 方案而不是旧法复苏,可以说无论采取哪一版指南都能明显取得良效、减少新生儿死亡。所谓 ABCDE 方案(ABCDE programme)的含义是:

A(airway):建立通畅气道,包括摆好体位,吸净口咽部及气管内黏液、羊水或胎粪,使气道充分开放。

B(breathing):建立呼吸,包括面罩或气管插管复苏囊加(正)压给氧予以有效通气。

C(circulation):促进循环,特指胸外心脏按压,但必须在正压通气的基础上进行。

D(drug):用药,很少用,种类也不多,但一旦需要则刻不容缓。

E(evaluation,environment):评价,环境温度。

以上有时也简称 ABC 方案或 ABCD 方案。

一、新生儿复苏的准备

(一) 复苏的物品、药品

工欲善其事,必先利其器。手术室、产房新生儿复苏一应器物、药品均应专用,勿与产妇抢救物品药品混放,并常规备齐,且做到集中摆放,就近取拿(一般以抢救台为中心,不超过 1~2 臂距离),指定专人定时检查补充。具体如下:

1. 新生儿辐射抢救台(复苏台)　要求台背靠墙,前、左、右三面清空(而不是置于墙角两面靠墙仅两面清空),有利于需人手多时抢救。

2. 负压吸引器(电动、脚踏或手动)。

3. 不间断氧源(目前有条件单位可推荐氧气源、压缩空气源、空氧混合仪和氧饱和度监测仪)。

4. 听诊器。

5. 新生儿自动充气式复苏囊(附氧气连接管)。

6. 带盖复苏消毒盘,内置:

(1)大、小号两种面罩(圆形或解剖形均可)。

(2)新生儿喉镜(大、小镜片,含电池、灯泡等备件)。

(3)新生儿气管导管(4.0、3.5、3.0、2.5 号四种,分别用于体重 4 000、3 000、2 000、1 000g 左右的新生儿)。推荐使用不带肩(粗细一致)、不带管周气囊的气管导管。

(4)金属管芯,钝头(可购买,自做的最好用电线的铝芯做,不用易生锈的铁丝和铜丝做)。

(5)6F、8F、10F、12F、14F 吸痰管。

(6)胎粪吸引管。

(7)胃管。

(8)玻璃接头(备用作吸引接头)。

7. 有条件单位可备 T 组合复苏器(适用早产儿复苏),脉搏氧饱和度监测仪,喉罩(适用气管插管困难复苏,或插管不熟练者),脐静脉置管(国外脐静脉给药用),保温薄膜(适用早产儿复苏时保暖)。

8. 不同规格注射器,4.5 或 5 号头皮针(脐静脉穿刺用)。

9. 无菌手套,无菌棉签,吸球,洁净杯,预热毛巾等。

10. 药品盒　常备肾上腺素、生理盐水、注射用水,特备 5% 碳酸氢钠溶液、纳洛酮、10% 葡萄糖酸钙溶液针剂,上述药品勿与产妇抢救药品放在一起,需单独集中存放。

(二) 注意事项

1. **分娩前准备**　按国际惯例,(新生)儿科医师应是复苏的主体,需坚持产儿科合作,主动深入手术室、产房开展新生儿复苏。所有复苏器物、药品,在胎儿娩出前均应处在打开和备用状态,一旦需要,均能在 1~2 秒能准确拿到或准确送到手使用。

2. **新生儿医师提前到场**　若遇高危妊娠和剖宫产,应常规呼叫复苏医师提前 10 分钟到场,了解胎龄和羊水情况,同时做好上述复苏前相关准备。如遇下列情况,估计会发生重度窒息者,

363

则需通知资深医师或二线医师到场,如孕 32 周以下早产、胎儿严重宫内窘迫、胎盘早剥、前置胎盘、帆状胎盘、羊水异常(Ⅲ度污染、血性)、脐带异常(脱垂、真结、断裂)、子痫或重度子痫前期、孕母甲状腺危象、妊娠糖尿病、多胎妊娠、先天性膈疝并肺发育不良、瘢痕子宫、术中娩头困难、麻醉时间过长、胎心变异性消失等,以上要形成惯性运行机制。

3. 插管前准备　有经验的医师会事先选好合适的气管导管并插入管芯,保持管身弧度朝上,右手持管,管端斜面朝左侧而不是朝上下(便于可视插进八字形声门),且复苏囊接上氧气,喉镜扣上镜片,最好握持在手(左),站在复苏台中间位置,等待快速气管插管。接产人员要迅速将娩出

儿抱向辐射台并将小儿头朝复苏者,切勿慌乱中摆错位置又来调换,耽误时间。

二、新生儿复苏步骤

最新第 6 版新生儿复苏流程图,见图 4-35-1。

(一)快速评估

新生儿一旦娩出断脐,即置辐射保暖抢救台或保暖处(不可留置产妇脚下),出生后立即用几秒的时间快速评估 4 项指标:

1. 足月吗?
2. 羊水清吗?
3. 有哭声或呼吸吗?
4. 肌张力好吗?

前 2 项一般在胎儿娩出前就应了解清楚,从

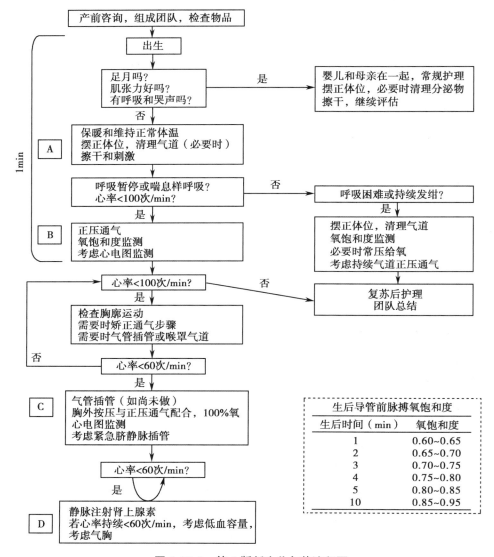

图 4-35-1　第 6 版新生儿复苏流程图

而赢得时间。若4项回答均是：是，即转向常规护理措施（保暖、吸净、擦干、观察肤色）；如以上4项中有任1项为"否"，则进行以下初步复苏。

（二）初步复苏

初步复苏程序（为流程图中A框）：持续保暖，摆好体位，吸净黏液，揩干全身，并给予轻度触觉刺激，此五步一气呵成，连同快速评估不超过30秒，然后评价心率、呼吸、肤色，决定下一步复苏。具体步骤如下：

1. **保暖** 应将刚出生的新生儿置于事先已升温的辐射暖台上（台面温度32℃以上），亦方便复苏小组接近。新生儿不用盖毛巾或毯子，让其身体暴露，以便断脐、观察和热源直接辐射。切不可自觉产房手术室室温尚可（常常26℃以下），图方便就顺手在产床下段或未开启电源的辐射暖台上复苏，往往造成复苏时或结束后新生儿四肢甚至全身冰凉，不利于复苏更遗留危害。有条件的医疗单位对体重<1 500g的极低出生体重儿（very low birth weight infant, VLBWI）可将其头部以下躯体和四肢放在清洁的塑料袋内，或盖以塑料薄膜置于辐射保暖台上，可防止水分散失带走大量热量（此时不必事先擦干全身），摆好体位后继续初步复苏的其他步骤。另外，要注意保暖温度不能过高，以防引发呼吸抑制。

2. **体位** 一旦娩出接到刚出生的新生儿后，则迅速抱向辐射暖台平卧，身体需与暖台平行，不要横放，注意每次头必朝外而不是朝内，养成习惯，以备万一需气管插管。然后取"鼻吸气"位（"sniffing" position），即手托肩颈部将其轻轻抬起，使原屈曲的颈部呈仰伸位，保持鼻端位置最高，此时咽后壁、喉和气管即成一直线，起到充分开放，可以让空气自由出入，这也是面罩加压给氧和气管插管的最佳体位。无仰伸或仰伸过度均不正确，有时复苏效果不好新生儿肤色迟迟不能转红常常与体位不正确有关（图4-35-2）。为使新生儿保持体位正确，可在其肩下垫一折叠毛巾或棉垫。这一鼻吸气位应保持复苏始终，一旦改变需要再调整摆正。实际中常犯的错误是头部仰伸体位不足。

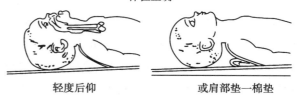

体位正确

轻度后仰　　　　　或肩部垫一棉垫

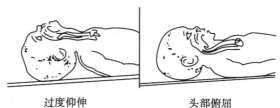

体位不正确

过度仰伸　　　　　头部俯屈

图4-35-2 复苏时正确或/和不正确的体位

3. **吸净黏液** 提倡新生儿一娩出助产士就顺手有一、二次熟练的抹脸、挤口动作，可挤出不少口鼻黏液羊水。然后视口咽部黏液多寡用吸球或12~14F吸痰管（较粗，接吸引器）行口咽部吸引，吸引器负压一般100mmHg左右，吸引动作需轻巧麻利，间或吸痰管可点吸小杯内无菌生理盐水数次，清除附壁黏液，再吸则更通畅。吸痰管可轻轻上下探动和左右捻动，动作要轻柔，时间要短，务求清吸彻底，但过度用力吸引可能导致喉痉挛和迷走神经性的心动过缓并使自主呼吸出现延迟。应限制每次吸引深度和吸引时间（10秒），吸引器的负压一般不超过100mmHg（13.3kPa）。也赞成吸痰管顺势插入胃内，往往吸出多量胃内容物（甚至含胎粪和血液），免去以后反流误吸之虞。然后再快速吸净两鼻腔，记住吸引必须先口后鼻（先M后N，即mouth and nose），建立规则呼吸前吸净口腔和鼻腔就消除了黏液可能随呼吸被吸入气管和肺内的可能，否则后果会相当严重。另外，吸引动作本身还提供一定程度触觉刺激，多足以诱发呼吸动作并可观察新生儿的反应。吸引时需避免过强过深，偶因刺激了咽后壁迷走神经会出现心动过缓和呼吸暂停，应停止吸引，以解除迷走反射，重新评估心率。

4. **擦干全身** 新生儿周身湿漉漉，如不擦干，每克水分（羊水）将蒸发带走539cal热量，使其体温骤降。作为复苏的准备工作之一，应事先准备 2 条预热、吸水性好的毛巾,接产后即将新生儿放在一条这种毛巾上,待吸净口鼻黏液后,就可用来擦干全身大部分羊水(未吸净前不要擦以免刺激吸入),然后拿开湿毛巾,再用第二条毛巾继续擦干。如两人在场,当一人摆正体位清理气道时,另一人可以接着擦干其身体并重新摆正新生儿处于鼻吸气位,使得呼吸道保持最通畅。擦干本身亦是一种刺激,可以观察新生儿的反应。

5. 触觉刺激 其实,上述吸黏液和擦干都可对新生儿造成刺激,对多数新生儿这些动作足以诱发呼吸,无须再另行刺激。如新生儿呼吸仍不足,可予以额外轻度触觉刺激,如轻轻拍或弹足底1、2 次,或摩擦新生儿背部(抬起下肢或侧身)、躯干和四肢 2 次就可以了。如新生儿处于继发性呼吸暂停阶段,再多刺激都无用。过度用力刺激如抽打屁股、挤压胸廓、掐人中等不但毫无帮助,而且浪费宝贵时间,甚至可造成严重伤害。复苏现场大量病例告诉我们,对无或较轻窒息儿是可以通过刺激来诱发其足够呼吸运动的,而对较重窒息儿(更不用说极重窒息了)切勿浪费时间再去刺激(此前吸黏液时也算刺激了),而是应立即进行正压通气,否则窒息程度会越来越重而酿成不良后果。

6. 胎粪吸引技术 胎粪吸引技术加上前述初步复苏技术也可统称建立通气道技术(属图4-35-1 中 A 框,下面提到处简称"A 框")。不过新的复苏指南非常重视羊水胎粪污染的处理,为此特别单列了一个小流程图(图4-35-3),目的是防止胎粪吸入或滞留气道,否则遗患无穷。遇羊水胎粪污染,无论胎粪是稠还是稀,仍然强调头未娩出前应争取尽快清吸(或抹挤)口咽部,娩出后继续吸引时不再推荐由助手箍其胸部来限其吸气,而是进行活力评估。若呼吸正常,肌张力正常,心率>100 次 /min,则视为有活力,可用大孔吸管(12~14F)继续清吸口咽、鼻腔黏液胎粪,然后进入 A 框继续进行初步复苏的其他部分,但若三项评估,其中任一项异常,则视为新生儿无力,需清吸口咽后即行气管插管吸引。采用胎粪吸引管(上有侧孔可控制负压)连接吸引器直接吸引,称拖吸法,具体操作如下:

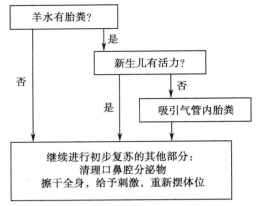

图 4-35-3 羊水胎粪污染时的处理

(1)插管、连通和拖吸:当完成气管插管后(为吸引胎粪可稍插深至气管分叉处),左手仍持喉镜保持不动(以备重复插管之需),右手持气管导管,助手退出管芯,将胎粪吸引管(一端已事先接上负压吸引器)的另一端接上气管导管接口处,再交给操作者右手接住,此时操作者右拇指按住胎粪吸引管的侧孔,遂形成管道内负压,压力调节至 100mmHg(有时压力需要大点),开始边吸引边退出气管导管,直至整个导管完全拖出,时间约在3~5 秒,可见导管内充满羊水胎粪,甚至管端也黏附有条状胎粪被一并拖出(图4-35-4)。必要时可换新管重复吸引,直到胎粪吸引干净。

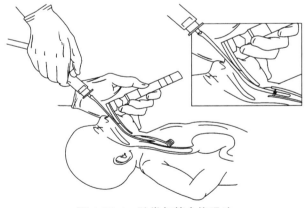

图 4-35-4 胎粪气管内拖吸法

(2)优点和要点:该法优点是一次吸出物量多,黏稠物也能很快吸出或拖出,实践证明比以往冲洗法好,又快又彻底,不仅节省了时间,提高了效率,改善了缺氧,也避免了如冲洗过度可能耗损肺表面活性物质,损害肺功能的危险。操作中需注意以下几个要点:①吸引操作时左侧卧位较好(避免羊水黏液进入粗短平直的右侧支气管),不便时当然右侧卧位亦可,比仰卧位吸引时容易刺激咽后迷走神经要安全,同时可抬高下肢以利于引流。②遇大量胎粪羊水一次难以吸净时,可换新管再次插管拖吸数次,每次拖吸前需评估心率,最后确保清吸干净,气道才能充分开放。③在操作过程中有时需要常压给氧,如两次抽吸之间有心率减慢,则需要暂停操作而给予加压给氧直至心率恢复正常,必要时吸引和给氧可交替进行。④如一时无胎粪吸引管,紧急时可用下法替代:取下气管导管尾端的(复苏囊)接头,用玻璃接头直接插入导管内,其尾部再接负压吸引器,压力调节同前,即可同样直接拖吸。但此法只能紧急时替代,不作为常规推荐。⑤遇羊水极少而胎粪极度干稠时,吸出困难,此时可采用气管内胎粪稀释:经气管导管滴入无菌生理盐水 0.5~1ml,接上复苏囊轻轻挤压数次,让黏稠胎粪稀释混匀,再按以上拖吸法常可吸出,为色深的混合物,有粪渣。亦可重复操作。⑥有一点需提出讨论,目前国外指南似乎不在意胎粪黏稠与否,处理上也不加区别(第 3 版及以前是在意的),但大量临床实例告诉我们,羊水Ⅲ度粪染(黏稠,有固形物)比Ⅰ、Ⅱ度污染(稀薄,无固形物)更易导致严重胎粪吸入综合征(meconium aspiration syndrome,MAS),且一旦发生,25%~60% 患儿需要用机械通气,5%~12% 患儿治疗无效而死亡,故处理上应该有别。这类Ⅲ度粪染儿多在污染的羊水中浸泡了 4~6 小时(指/趾甲可染呈黄绿色)或 10~12 小时以上(脐带、胎脂、胎盘羊膜均可染呈胎粪色),加上羊水本身一直和胎儿肺是交通的,难免气管内会吸入胎粪羊水,或胎粪羊水虽尚在胎儿口腔,但娩出时呼吸动作会将其吸入气管内甚至肺内,不插管就无法知道究竟气管内有无胎粪,故对Ⅲ度粪染儿一娩出要视同气管异物一样紧急处理,迅速插管试图吸出,确保气道畅通。而且Ⅲ度粪染儿多数并不伴有出生窒息(在一份报道中Ⅲ度粪染儿 237 例,其中窒息仅 40 例),切不可因其看起来正常而盲目乐观不做深层处理,结果有的时隔不久就发展成 MAS,带来恶果,这种情况是完全能够避免的。目前中国香港、中国台湾省专家仍主张像以前一样对胎粪黏稠儿常规插管清吸,值得我们注意。

7. 有关用氧的推荐　建议县以上医疗单位创造条件在产房添置空气-氧气混合仪以及脉搏氧饱和度仪。无论足月儿还是早产儿,正压通气均要在氧饱和度仪的监测指导下进行。轻度窒息足月儿可以用空气进行复苏,早产儿开始给 30%~40% 的氧,用空气-氧气混合仪根据氧饱和度调整给氧浓度,使氧饱和度达到目标值(见图 4-35-1)。如暂时无空气-氧气混合仪可用接上氧源的自动充气式气囊去除储氧袋(氧浓度为 40%)进行正压通气。如果有效通气 90 秒心率不增加或氧饱和度增加不满意,应当考虑将氧浓度提高到 100%。对重度窒息儿一开始即可用 100% 浓度氧复苏。

脉搏氧饱和度仪的传感器应放在导管前位置(即右上肢,通常是手腕或手掌的中间表面)。在传感器与仪器连接前,先将传感器与婴儿连接,有助于最迅速地获得信号。

(三)正压通气

新生儿复苏成功的关键是建立充分的正压通气。

1. 指征　正压通气的指征为:①初步复苏后存在呼吸暂停或喘息样呼吸;②心率 <100 次/min。

2. 正压给氧的作用机制　复苏囊正压给氧,无论是面罩、喉罩还是气管插管,尽管程度不同,都是在帮助建立有效通气,是为复苏的关键步骤,即复苏的第二步"B"。它之所以能产生最佳的复苏效果,使得其他任何复苏方法都不能比拟,其作用机制是多方面的,主要有:

(1)减轻持续胎儿循环:严重窒息造成的缺氧,靠单纯给氧并不能纠正,乃因存在着一种病理状态——持续胎儿循环(persistent fetal circulation,PFC),即缺氧时肺血管强烈收缩造成阻力增高,而动脉导管却因缺氧相反舒张,使得一部分右心血液由动脉导管和卵圆孔直接进入主动脉而不经由肺部进行气体交换,形成右向左的分流,如同胎儿循环一般,故窒息时单纯给氧往往只是无效给氧。但正压给氧却不同,不仅通气量明显增加,同时还可扩张整个呼吸道,膨胀肺部,在一定程度上也使肺间质血管随之扩张,阻力稍减低,PFC得以一定减轻,在这一双重作用下缺氧可部分改善,使之原收缩的肺血管获氧后开始舒张,动脉导管开始回缩,右向左分流减少,PFC进一步减轻,肺血流朝良性循环发展,加上正压给氧后又得到通气的保证,最终多能较快解除缺氧状态。

(2)引出Head逆理反射(Head's reflexes):成人和儿童肺部扩张后又反射性回缩,形成呼吸交替运动,称为肺牵张反射(lung stretch reflex),即Hering-Breuer反射。但刚出生的新生儿不同,在一定程度上肺部扩张后反进一步深吸气扩张,以增加肺部功能残气量,称为Head逆理反射,正压给氧能引出新生儿这一反射,以促进和加深其呼吸。

(3)成倍地增加通气量:新生儿气道有5处生理性狭窄,即鼻孔小、舌大、会厌高、声门斜、环状软骨窄,给正常通气带来一定限制和困难。但气管插管绕过了这所有的5处狭窄,使通气较为顺利(成人每分钟通气量为60ml/kg,新生儿为120ml/kg)。更重要的是,物理学上泊肃叶定律(Poiseuille's law)为:气流量与半径的4次方呈正比,即半径扩张1倍,气流量可增加2^4倍,即16倍。因此,如欲增加1倍的通气量,气道仅需扩张0.2倍(如从5mm变成6mm);反之亦然,如气道变窄,纵使从4mm变成3mm,只收缩了1/4,气流量却减低了近3/4。所以说正压给氧对气道的轻微扩张,能带来通气的成倍增加,促进气体交换,迅速改善窒息的缺氧状态,作用不可低估。

(4)克服早产儿肺泡萎陷:早产儿由于缺乏肺表面活性物质,肺泡表面张力增加,容易肺泡萎陷形成肺不张。换句话说,早产儿如欲肺泡膨胀则需要较高的压力才能达到同样的肺泡容积,这一额外的压力靠其本身很难提供(尤其在窒息时),而正压给氧能达到这一目的。

(5)促进肺液排出:新生儿娩出前肺泡含固有肺液30ml/kg,足月儿总量为80~100ml,娩出后经产道可挤出20~40ml,剩下需经循环吸收转运。但窒息儿吸收转运功能差,肺液潴留,妨碍气体交换。正压给氧过程中常见不断有残存肺液被气体逆行挤出呼吸道,需再吸出,可大大改善肺泡充气。

3. 气囊面罩正压通气　因建立通气(ventil-ation)是新生儿复苏的关键措施,故施行面罩加压给氧也是最常用的复苏关键技术,约8%~10%的刚出生的新生儿需要接受这种复苏帮助(为图4-35-1中B框,下面提到处简称"B框")。尽管有一些证据表明应用空气复苏同样有效,但主要是对较轻的窒息儿,而对较重的窒息儿目前新的复苏指南仍推荐应用氧气进行正压人工通气。有三种装置可以提供加压给氧:自动充气式气囊,气流充气式气囊,T组合复苏器。当然临床最常用的是自动充气式气囊,亦称复苏囊,下面着重介绍复苏囊加面罩通气原理和操作。

(1)原理:空气-氧气混合气体经流量表(约5L/min)、氧管送入复苏囊,再进入尾部的氧袋,并随着每次挤压前流至"中心出口"面罩处送入呼吸道,浓度可达21%~100%,给氧压力可达20~30cmH$_2$O;松压时呼出的二氧化碳从"外周出口"逸走,不会混入囊内。若用力过度,压力释放阀会自动打开,防止压力过高损伤肺部。

(2)面罩和放置:面罩有圆形和解剖形两种外形,均可选用,又均分大号(用于足月儿)和小号(用于早产儿)两种规格。使用前选好适中面罩接入复苏囊气流出口。体位同前,放置时应先扣住下颏,以此为支点再紧贴鼻梁处(不要先扣鼻梁避免骨折可能),使口鼻和下颏均被面罩贴紧覆盖并相对密封,同时保持口微张开。注意面罩过大或过小均不适宜,要避免眶部和颈部受压。

(3)操作:手握接好氧气的复苏囊,有节律地挤压复苏囊,频率为40~60次/min(但若同时施行下述胸外按压时则通气频率降为30次/min),压力适中,最初几次略高,为30~40cmH$_2$O,有利于胎肺膨胀,以后则降低至20~25cmH$_2$O即可(有的复苏囊带压力表),放松时间应是挤压时间的2倍,犹如三步舞曲的节奏:1—2—3,1是挤压,2、3是放松。复苏囊质量要好,没有漏气,出口活瓣和囊体弹性好,复原快。如捏起来手感强,有阻力,并见患儿足够的胸廓同步起伏则往往有效,见肤色渐转红,反之有捏空感且胸阔起伏弱或无,则为无效,要迅速查找原因并加以纠正(即矫正通气步骤,如面罩未贴紧、体位欠佳、痰未吸净、口未张开、压力不足等,同时注意氧流量是否不够或脱管等)。通气时如使用储氧袋,则要保持充盈,并随挤压节拍一张一缩,如保持瘪陷则可能氧流量不够或复苏不力。通气时还予刺激(包括弹足、弹手)是错误的,会影响通气体位和顺畅。

(4)效果:肤色转红、呼吸增强、心率回升表明面罩加压给氧有效,可以继续通气直至各项生命指征稳定。若能确保上述操作无误,胸廓也有足够起伏,但捏10~20次(30秒)后仍无肤色改善转红亦视为无效,应速改气管插管,其通气效果最充分也最有效。

(5)禁忌:疑诊为先天性膈疝时禁忌用面罩加压给氧,需气管插管或置喉罩加压给氧。

4. T组合复苏器　T组合复苏器(T-pieces resuscitator)是一种由气流控制和压力限制的机械装置。《中国新生儿复苏指南(2016年北京修订)》推荐县以上医疗单位尤其是三级医院需要使用或创造条件使用T组合复苏器,尤其对早产儿的复苏更能提高效率和安全性。

(1)指征:用于足月儿和早产儿正压通气。

(2)用法:需接上压缩气源,氧气由T组合复苏器的新生儿气体出口经一个管道输送到新生儿端,与面罩相连,使口鼻密封,或与气管导管相连。预先设定吸气峰压(PIP)20~25cmH$_2$O、呼气末正压(PEEP)5cmH$_2$O、最大气道压(安全压)30~40cmH$_2$O。操作者用拇指或示指关闭或打开T形管的开口,控制呼吸频率及吸气时间。使氧气直接流入新生儿气道。由于提供恒定一致的PEEP及PIP,维持功能残气量,更适合早产儿复苏时正压通气的需要。本装置容易操作、使用灵活、压力输出安全、正确,而且操作者不易疲劳。

(四)气管插管

回顾窒息死亡,大多是应插管而未插管或插管太晚,枉做了太多其他事情而导致的,故新生儿气管插管术是ABCD复苏指南中最重要的一项急救技术,对危重儿来说无异于救命之举,可视为最强而可靠的建立通气道措施,技术难度也相对较大。约有1.7%的刚出生的新生儿接受气管插管后吸引胎粪和/或通气。一般要求从喉镜灯亮至少20秒内插进,最快5秒即可。其熟练程度如何,可决定抢救的成败和预后。久插不进,反不如

旧法复苏,故国外有文献戏称:一个新生儿很罕见死于不会插管,却会死于不停地插管!所以不仅要求新生儿专业医师掌握,更要求所有在场医护人员(产科、麻醉科)都要能真正掌握气管插管术。延误插管或插管太慢都将浪费宝贵时间而致不良后果,复苏效果不佳时要注意这一原因。

1. 插管指征　①需要气管内吸引清除胎粪时;②气囊面罩正压通气无效或要延长时;③胸外按压时;④经气管注入药物时;⑤特殊复苏情况,如先天性膈疝或超低出生体重儿决定立即用肺表面活性物质;⑥插管时机也可由现场复苏者的技术和经验来决定。

2. 准备　戴无菌手套。估计刚出生的新生儿体重,选好相应规格气管导管,插好管芯(芯头勿露出),弯曲呈弧形,管端斜面朝左面。新生儿体位同前。站患儿头侧。推上喉镜镜片,灯亮。

3. 操作　一般采用喉镜直视下经口插管法,右手托住新生儿的头(可拇指固定额部,示指置下颌并往下打开,余指托颈后),左手持喉镜,镜片从右口角插入,可稍旋转把舌压向左边以方便进入,达舌根时镜片摆正压住舌体并深入会厌谷,直至充分暴露声门,此时右手再持气管导管(弧形朝上)看准左右两个声带之间的声门插入约2cm,使导管前端的声门标志线平声门水平,并以手指按在上颚或固定在口角处(短期插管无须胶布缠绕固定),即可接上胎粪吸引管吸引或接上复苏囊进行气管内正压通气。从口唇插入总长度(cm)的计算公式为:5.5或6+体重(kg),即一般足月儿8.5~9cm,早产儿7~8.5cm,不可过深,避免进入一侧(如右侧)支气管。

4. 技巧　做到气管插管又快又准的技巧有如下4点:

(1)持镜手法:持镜的部位是在镜柄的中下部,以左手手指持镜而不是手掌握镜,掌心要保持中空(犹如掌心还可容一个小鸡蛋),这样手指和手腕才能灵活掌控镜片的角度、力度和深度等。

(2)会用小指:左手持喉镜只用前四指,小指一定要游离出来,它能起到4个作用:一是镜片入口时推开下颌;二是紧接着靠在新生儿下颌提供稳定性;三是镜片到位上提时小指需下按喉结(环

状软骨处),才能充分暴露声门(不然要请助手按);四是插管后于胸骨上切迹摸到管端说明位置和深度正确。其中第三个作用最重要,成败有时在此一举,如不按则往往见到的是食管口容易误插,按轻了则只能见声门的下半部,重了又只见其上半部(临床上按轻比按重多见),此时按压适中且手、眼、指的瞬间协调恰到好处才能做到数秒内插进。

(3)暴露深门:镜片插入咽喉最初可略深,看见咽后壁和食管口,再慢慢滑退,一旦见到会厌即滑入前方的会厌谷而不是像以前那样从后面压住会厌(熟练者镜片可一次到位直入会厌谷),此时镜片顺着镜柄方向往上提,小指则往下压,称"一提一压",这是关键技巧(图4-35-5),会厌即能顺势翘起而声门完全显露,使插管切实可行。切忌未暴露声门就急欲插进,往往失败又失时。有时咽喉部较多羊水黏液遮挡了声门,可用12~14F大孔吸管快速吸去,少量的黏液如来不及吸亦可用棉签蘸一下卷出更方便。

(4)掌握深度:插管过深远多于插管过浅,是最常见的错误,会导致通气不对称而效果不佳,肤色不红。正确的深度是管端声门线平声门水平(相当于足月儿插入2cm),X线下管端不超过第二胸椎。但若为胎粪吸引目的则插管可深入至支气管分叉处(气管隆凸处)。

(5)证实:在紧急情况下,有时气管插管可能没插入气道,甚至进入了食管而不知晓,所以必须证实它的位置,确认在气道内而且深度正确的方法有:①接上复苏囊进行正压通气,可见明显胸廓抬举;②同时听诊两侧肺部,呼吸音清楚,两侧对称(一侧过强说明插管过深,应退出一点再听);③胃部听诊无气流声或很小;④如摄胸片管端深度应平第二胸椎,在气管隆凸以上,否则加以调整;⑤国外有一小型二氧化碳检测器,可接入复苏囊和气管导管之间,通气时如有二氧化碳呼出,则比色片由紫色变为黄色,或二氧化碳读数>2%,均说明插管在气道内。

以上证实插管成功无误并用手指固定后,导入6~8F气管内吸痰管先快速吸引一遍,再接上复苏囊进行气管内加压给氧(方法同前,切记先吸后给氧)。

(6)拔管:如上正确复苏后心率很快增快,肤色转红,呼吸渐强,但尚不是拔管指征,因最后恢复的是肌张力,故须待肌张力恢复、四肢开始有自主活动后(此时往往呼吸已有力)方可考虑拔管,一般需10~20分钟,笔者医院最长为50分钟(存活)。多数拔管后拍打一下足底,新生儿可"哇"地一声哭出来。极严重者复苏后虽心率恢复,肤色红润但四肢松软、呼吸弱或迟迟无改善则需带气管插管转病房继续救治。

（五）胸外按压

胸外按压即属图4-35-1中C框,下面提到处简称"C框",意即促进循环,但如流程图所示,必是在气管插管通气下的胸外按压。胸外按压虽不是常用措施,报道仅占0.5%以下,要记住重度窒息患儿多需胸外按压,目的是促进心搏和循环才能改善周身氧供,从而得以复苏。

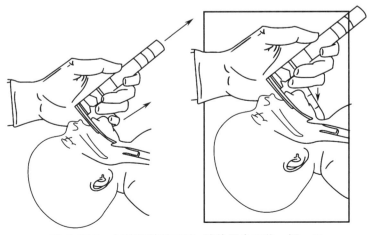

图4-35-5　气管插管的手法:镜片置会厌谷一提一压

1. **指征**　心率接近零,或经有效的正压通气30秒后心率 <60 次 /min。在正压通气的同时须进行胸外按压。

2. **部位**　按压部位在胸骨下 1/3 处或乳头连线下方,注意不要离剑突太近。

3. **手法**　有双手法(又称拇指法)和单手法(又称双指法)两种,单手法时需注意避免不正确手法(见图 4-35-6)。用力方向是垂直压向脊柱,深度为前后胸径的 1/3,足月儿约 2cm。因新生儿易骨折,切勿用猛力。按压频率为 90 次 /min,与通气节拍为 3:1(与年长儿 15:2 的比例不同),即通气频率由原来的 40~60 次 /min 降为 30 次 /min。一个按压周期有 4 个动作,3 次按压,1 次加压给氧,称为前 3 后 1,共耗时 2 秒,故 30 秒可完成 15 个按压周期。故复苏者之间必须默契而协调,一般按压时不加氧,加氧时不按压。

如此心排血量提高,组织(脑)灌注改善,配合有效通气各器官(心脏、中枢)缺氧渐解除,可见面色转红,心搏增强,渐出现自主呼吸。此步骤很重要,但情急中常常被忽略而未胸外按压却先给肾上腺素,效果就不好,务必加以注意。当心率 >60 次 /min 可停止,但仍需继续加压给氧直至各项生命体征改善且稳定。

4. **胸外按压时要注意五点**

(1)一定要配合有效通气,不要气管内加氧还没开始就慌忙先胸外按压(这是常犯的错误),这点与年长儿和成人复苏也是不同的,需知对新生儿没有正压通气的胸外按压是毫无意义的。

(2)按压者一般为助手而非主复苏者,主复苏者应始终坚持掌控气管插管正压通气,故按压助手要注意保持与主复苏者的动作协调有序,且按压深度为前后胸径 1/3(足月儿约 2cm),一定要足够有力(无力则深度常常不够),深度足够才能奏效,否则效果差,但用力又不能太猛,以防骨折,需要平时多加练习体会。

(3)注意前 3 后 1 的节奏,即按压 3 次,再通气 1 次,两人协调默契。

(4)一般不宜面罩配合胸外按压,最好先气管插管,前述气管插管第 3 条指征为胸外按压,即说明了这一道理。若不会插管只好退而求其次以面罩通气来配合胸外按压了,效果往往差。

(5)遇病重患儿估计按压时间长或需要用药常选单手法,按压易持久不易疲劳,且占空间位置少,可方便他人配合递送。但施行单手法时容易不经意随着胸廓起伏而弹跳,时间稍长会(严重)损伤表皮,故无论起伏双指都应紧紧贴在皮肤上,切忌弹跳按压。同时单手法施行时视情况可另一手放在患儿背后作为按压时的相对支撑。

正压通气配合胸外按压 30 秒后重新评估心率,如心率仍 <60 次 /min,除继续胸外按压外,考虑使用肾上腺素。

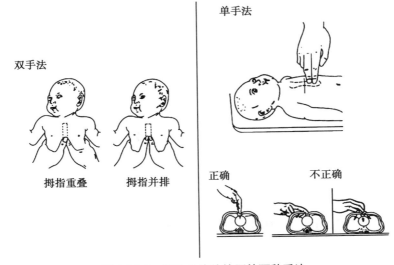

图 4-35-6　新生儿胸外按压的两种手法

（六）药物

用药是复苏最后一步，并非主要手段。国外报道新生儿复苏需用药（属图 4-35-1 中 D 框，下面提到处简称"D 框"）者仅占 30 839 例活产儿的 0.12%（37 例），国内报道为 0.23（16/6 885），均极少，故要避免滥用但并非不用。尽管一般 ABC 三步或 AB 二步即可挽救绝大多数窒息儿，然而遇极重窒息儿一定要在正压通气和胸外按压不停的基础上当机立断用药。因复苏现场临时配药肯定耗时造成等待，复苏者应能据病情及早发出清楚口令，护士或助手迅速配药，最好气管插管一完成药也能送到，绝不可复苏已开始口令还没下达或药品迟迟配不来，如此必然延误复苏时机。

1. 指征　心率为零，或上述 AB 二步并加 C 步 15~30 秒，心率仍在 60 次 /min 以下。

2. 药物　一般准备仅以下几种，常用前 2、3 种。注射用水，5% 葡萄糖溶液作为稀释剂亦通常备用。

（1）1 : 10 000 肾上腺素：气管内给药剂量略大，为每次 0.5~1ml/kg，或脐静脉快速给药，为每次 0.1~0.3ml/kg。必要时可重复。国内规格常为 1 : 1 000，故用前需稀释 10 倍。

（2）扩容剂：失血休克者用，首选生理盐水，其他如乳酸林格液、全血（现场少用）等，剂量为每次 10ml/kg，5~10 分钟注入。必要时可重复。

（3）5% 碳酸氢钠溶液：一般不推荐，但严重代谢性酸中毒且通气良好者需用，剂量为 2mmol/kg（相当于 3.3ml/kg），一般等量稀释后经脐静脉注入，速度不超过 1mmol/(kg·min)，即全量长于 2 分钟注入。

（4）纳洛酮：0.1mg/kg，仅限于用在产妇在 4 小时内用过吗啡类麻醉剂且患儿呼吸抑制者，不可滥用，静脉注射、肌内注射或气管内均可快速给药。

（5）另 10% 葡萄糖酸钙溶液、阿托品等用于特殊情况。

3. 用药技能

（1）肾上腺素：是 β 受体兴奋剂，可激动心肌，增快心率，从而增加心排血量。经脐静脉或气管给药均可，但推荐经脐静脉给药为首选，不推荐外周静脉给药。气管内给药起效较快效果也不错，建议抽药后勿拔针头可直接插入气管导管内快速注入（没有针头药液会残留在宽大的接口部而影响剂量，也难以快速注入），但需小心针头勿划伤他人，也有推荐通过 6~8F 导管将药液注入气管深部，然后接上复苏囊正压通气，可使药液迅速肺内分布而吸收，用药后往往见心率明显增快，迅速取得效果。经脐静脉给药有脐静脉插管和脐静脉穿刺（国内多用）两种方法，剂量偏小，均是常规操作这里不再赘述，可酌情选用。

（2）碳酸氢钠：尽管前 4 版新生儿复苏指南都主张用碳酸氢钠，但第 5 版后现不常规推荐，只作为特殊情况下使用，主要争议是担心 CO_2 潴留。但极重窒息常有乳酸堆积和严重代谢性酸中毒，造成心肌收缩力减弱和肺血管痉挛，肺血流减少氧合不足则后果比 CO_2 潴留更严重，不少案例血气也显示碱（BE）缺失多在 –20~–15mmol/L，此种极度酸中毒使心肌收缩力减弱而且对肾上腺素反应变差，心率难以恢复，故需碳酸氢钠纠正之，关键是临床上如何恰到好处地把握而不仅仅是用或不用那么简单。中国香港霍泰辉教授近年也特别提到这点，认为在极重窒息儿复苏时利大于弊。临床也见单用肾上腺素后心搏尚无反应，再用碳酸氢钠后心率即增强，肤色随之转红。国内碳酸氢钠的浓度为 5%，低于国外 8.4%，均是对倍稀释后使用，显然国内制剂其渗透压更安全，在插管充分通气后也不必担心 CO_2 潴留，但须经脐静脉注射，故助产士切记别忙着习惯扎脐，务必保留脐带 5~10cm 备用。

（3）生理盐水：并不是最好的但却是最方便的扩容剂。如遇胎盘早剥、血性羊水、胎盘血管撕裂、双胎肤色红白不一（胎胎输血）等前驱因素，伴娩出儿周身苍白并对上述规范复苏反应差，心率虽有增快但心音非常遥远低钝，苍白不能转红，应想到血容量不足或失血休克首选生理盐水扩容，以 10ml/kg 脐静脉 5~10 分钟缓慢注入，可重复，往往有效。但又需谨防随意扩容，勿将生理盐水作为最后的复苏法宝！若无失血或血容量正常，随意扩容将徒增循环负荷和肺水肿反使复苏受挫，已见不少失败教训。而且根据我们许多成功的复苏案例生理盐水也远比碳酸氢钠用得少，故生理盐水也不得滥用。

（4）纳洛酮：产前 4 小时产妇用了吗啡类麻醉剂和镇静剂（如芬太尼、哌替啶等，国外较多用）而不是其他任何麻醉剂（如普鲁卡因、利多卡因等），娩出儿松软无呼吸，经正压通气和促进循环各种措施后，患儿心率增快、肤色转红，但仅呼吸仍然受抑，才是纳洛酮唯一的使用指征。纳洛酮切勿滥用（国内曾一度有滥用倾向），吸毒母亲娩出儿更应禁用，故第 5 版以后的指南未将其放入药物篇而是放入特殊情况。

（5）其他：另国内产科遇子痫常使用足量硫酸镁，偶会对娩出儿造成严重抑制，此时心音弱、肌张力差复苏不理想，可考虑用镁拮抗剂，10% 葡萄糖酸钙溶液 2ml/kg，稀释一倍后从脐静脉注入。

以上复苏用药技术不乏有成功复苏案例，如失治也有失败教训，均值得记取。

三、复苏后的监护

复苏后的新生儿可能有多器官损害的危险，应继续监护，包括：①体温管理；②生命体征监测；③早期发现并发症。继续监测与维持内环境稳定，包括：氧饱和度、心率、血压、血细胞比容、血糖、血气分析及血电解质等。复苏后立即进行血气分析有助于估计窒息的程度。及时对脑、心、肺、肾及胃肠等器官功能进行监测，早期发现异常并适当干预，以减少窒息的死亡和伤残。一旦完成复苏，为避免血糖异常，应定期监测血糖，低血糖者静脉给予葡萄糖。如合并中、重度缺氧缺血性脑病，有条件的单位可给予亚低温治疗。

四、团队合作

一个训练有素配合默契的复苏团队（resuscitation team），将大大提升新生儿复苏水平。复苏成功绝非新生儿科或儿科医师一人所能，产儿两科合作及现场人员（包括助手、助产士、护士等）的团队作用更重要。同时，新生儿复苏要在短短数分钟内连贯、正确地采取许多措施，其判断和指令不容出错，特别是在实施重度窒息新生儿复苏现

场尤为重要。故一个好的团队必须有一人而且只能有一人在施救时不断发出正确指令，如没有指令或多人各自指令效果就差，预计重大复苏时指令者须是资深医师，且要分娩前 10 分钟到场，尤在高危和紧急情况下需做到以下八点：

（一）产儿合作，团结协作

产科预先呼叫，儿科提前到场（stand by），互相尊重，早做准备。

（二）见机行事，主动递物

复苏助手可能不会插管，却能见机主动将镜片装好、灯已打开的喉镜迅速递到复苏者手中，紧接着又递上了合适的气管导管、已接好氧管的复苏囊、合适的吸痰管等，这样处处赢得了时间。

（三）辅助吸引，进出自如

助手需握持吸管后面长长的负压管跟随吸引，使复苏者吸引时进出自如，操作便利，尤在拖吸胎粪时更是如此，吸毕退管后能立即递上第 2 根气管导管再插。

（四）适时按压，监报心率

助手实施胸外按压不早不晚，有力有效，并不时监听心率大声报告。当然目前许多医院复苏新生儿一出生就用上了脉氧仪，即时心率和经皮血氧饱和度一目了然，方便报告。

（五）观察肤色，调节氧量

观察肤色变化能够判断复苏效果，据病情能主动检查输氧管并调大氧流量。

（六）配药迅速，重复口令

配药迅速准确，且施药前大声重复药名和剂量，使人放心。

（七）保留脐带，以备急需

见重度窒息儿娩出则立即发出指令助产士保留脐带。

（八）变换角色，配合默契

一个好的复苏团队，紧张有序，环环相扣，不仅使主复苏者操作轻松快捷许多，更将赢得时间，提高复苏抢救成功率。

五、新版新生儿复苏流程图特点

全图设计科学、简练、明了、层次感强，易学易记，值得深入学习和掌握，具有以下四大特点：

（一）重视评估

新生儿复苏流程图（flow chart of neonatal resuscitation）始终将评估放在最前面，乃因复苏措施的对误取决于评估的对误。最早新生儿复苏教程虽也载明先评估后复苏，但评估是完全依照 Apgar 评分。至 20 世纪 90 年代初美国《新生儿复苏教程（第 3 版）》改为先复苏后评估，因到 1 分钟行 Apgar 评分再复苏会耽误时间，至 2000 年第 4 版又改回先评估后复苏，不过不再是依照 Apgar 评分，而是仅花数秒评估 5 项指标：胎粪？呼吸？肌张力？肤色？足月？（其实中间 3 项还是 Apgar 评分的内容），第 5、6 版仍是先评估后复苏，不过减去肤色一项放到后面，保留 4 项：足月？胎粪？呼吸？肌张力？足月提上前是因为娩出前就先知道。这一孰先孰后的变迁反映了新生儿复苏理念和技术从初级到高级水准的不断升华。

复苏流程图是针对所有的刚出生的新生儿，并非只对窒息儿，经过所有出生评估和再评估，要求很快找出那部分需要呼吸帮助（约占 10%）和各种复苏措施（约占 1%）的问题儿，给予不同的正确处理。故复苏者的评估和识别能力极其重要，这一步做不好，则导致复苏不足或复苏过度，均不利于新生儿。但相对来说，评估往往会被忽视或缺乏训练，新流程图却特别把这一步增摆在了复苏首位，希望引起重视。需知整个流程图中在不同阶段存在着四套评估，其中指标既有相同又有差异：

1. 第一套评估　即出生快速评估的 4 项指标：足月、羊水、呼吸、肌张力，要求几秒内完成。实际上足月和羊水情况在胎儿娩出前常常就能知道，故娩出后仅需评估呼吸和肌张力 2 项（暂不评心率，除非遇 Apgar 评分为 0~1 分的婴儿；也不评肤色，除非严重青紫或苍白），能够很快瞥一眼即知。如这 4 项都好，说明刚出生的新生儿多正常，就沿横箭头走向常规护理措施（保暖、吸净、擦干、观察肤色），但若其中任 1 项不好而绝不是等到 4 项都不好，就应沿竖箭头即刻走向 A 步建立通畅道初步复苏（包括保暖、体位、吸净黏液、擦干、轻刺激、重摆体位等）。若问呼吸和肌张力哪个更重要，许多人回答常常是呼吸，其实肌张力

才更重要，因为哪怕正常胎儿娩出后由宫内无呼吸过渡到宫外开始规律呼吸，也需要一段时间，初看其呼吸弱不规则并不一定代表有问题，多数数秒至 1 分钟就转为正常。但肌张力则不然，正常胎儿在宫内就四肢屈曲，具有较好张力，娩出后亦然，若初看肌张力差、四肢微曲、松弛，甚至肌张力消失，则肯定代表娩出前有缺氧损害，要按窒息处理，若肌张力消失则往往提示严重缺氧窒息，需紧急处理，而且肌张力好坏能够一望而知，比数呼吸心率快，甚至有经验的医师仅在胎头刚娩出时看一下面部表情（是否松弛）就能知道肌张力情况，正常儿表情是很丰富的，极重窒息儿表情则丧失（脸部就如死去一般），见状此时离娩出还有几秒，即可赶紧持械开灯，早做准备，赢得主动。在第 4 版流程中最初曾有肤色的评估，但第 5 版已取消，而是放在以下第三套评估中，理由是刚出生的新生儿一开始有些青紫也不见得意味着缺氧，因正常胎儿均是全身青紫的，娩出后一般需数分钟后血氧饱和度才逐渐 >95% 而肤色转红，故生后 1 分钟内肌张力好，仅有轻微或肢端青紫、呼吸弱别太在意（Apgar 评分一般在 8 或 9 分），多能很快或稍予帮助即可转正常，无须过度复苏，但若是青紫伴肌张力差就不同了，需要立即处理。处理后再评估就要先看肤色而不再是看肌张力了（肌张力恢复远比肤色慢），5~10 秒内很快转红说明复苏有效，应该继续，否则要找原因或切换措施。

2. 第二套评估　羊水有胎粪污染时新生儿活力评估的 3 项指标：呼吸、肌张力、心率。此时是在最初快速评估 4 项指标的基础上保留呼吸、肌张力 2 项，再加心率 1 项（可以两指触摸脐带根部动脉搏动或听诊器听心率，数 6 秒跳动乘以 10），若呼吸有力、肌张力好、心率 >100 次/min 则为有活力（vigorous），但其中任 1 项不好即为无活力（而不是 3 项均不好）。此套评估是用于羊水胎粪污染时的处理选择，新指南附有一小流程图加以具体说明（见图 4-35-3）：如果羊水有胎粪伴新生儿无活力即应先作口腔和气管插管吸引，再进入复苏大流程的 A 框初步措施，如果有活力则可直接进入 A 框措施，如吸引口腔鼻腔分泌物等。

此步关键是把握何为无活力,注意不要把活力与否同窒息与否混同起来,需知有窒息肯定无活力,但无活力不一定有窒息,如刚出生的新生儿呼吸弱、不规则较多见,按标准已属无活力,但肌张力好,心率好则不属窒息(Apgar 评分也往往在 8、9 分),但只要羊水中有胎粪(尤其是Ⅲ度污染),即应气管插管试图清吸气管内胎粪,不要耽搁;若同时又有肌张力和 / 或心率差,就更要迅速做气管插管吸引了。

3. **第三套评估**　即 A 框初步复苏措施 30 秒完成后进行效果评估的 2 项指标:①呼吸暂停或喘息样呼吸;②心率 <100 次 /min。评估后如 2 项均好,就沿横箭头走向常规护理,新生儿一般无恙。如虽 2 项均好但存在呼吸困难或持续发绀,则进行再清理气道、予氧饱和度监测,考虑常压给氧或 CPAP 给氧;但若 2 项中任 1 项不好,则应尽快沿竖箭头走向 B 步予以复苏囊正压通气并进行氧饱和度监测。

4. **第四套评估**　即 B 框正压通气 30 秒完成后进行的再次效果评估,仅心率 1 项指标,若心率 <100 次 /min,则进行矫正通气步骤;以矫正通气步骤 30 秒,若心率 <60 次 /min,则尽快同时予以胸外按压;或在 C 框正压通气加胸外按压 30 秒后,若再次评估心率仍 <60 次 /min,则立即给予药物如肾上腺素等。若处理后心率 >60 次 /min,可停止胸外按压,继续坚持有效正压通气,一旦心率 >100 次 /min 且肤色红,即可沿横向箭头走向复苏后护理,或转新生儿室做进一步处理。在本套评估中,心率则是切换各种复苏措施的重要客观指征。

(二) 强调"快"和"序"

1. **何谓"快"**　新流程图中 ABC 前三步(前 3 个动作框),每步都清楚标明了只花 30 秒时间,然后都要进行再评估以决定是否要切换至下一步,即三步做完为 3 个 30 秒(包括评估时间在内),不能拖延。需要注意,虽有 ABCD 4 个动作框,但只有 3 个 30 秒,没有 4 个 30 秒,其中 D 用药框是没有 30 秒的,而且 3 个 30 秒要理解为是最多而不是最少所需要的时间(只有上限,没有下限),即 ABC 三步全部完成最多不能超过 90 秒。

在紧急情况下,每 1 秒都十分宝贵,有经验的医师凡遇重度窒息复苏往往会不到 30 秒就切换至下一步,甚至在有序的前提下 ABCD 四大步几乎同时并举尽快进行,才能拯救濒死的窒息儿。不过大多数复苏儿只需做到 A、B 两步即耗时 60 秒即可建立正常呼吸,需要做到 C 或 D 的不到分娩儿的 1%,所以有人形象地称其为"1 分钟救命技术"或"黄金 1 分钟",均是取其意为"快",若是出生第 1 分钟复苏过程出现评估不准、准备不足、措施不当或不力、拖延不决,进而丧失最佳时机,以后即使全套都用上去效果也不会理想,死亡率和致残率就会增加。故评估快、动作快、切换快,乃至插管快等,必是制胜关键所在。这就是"快"。

2. **何谓"序"**　流程图箭头清楚地表达了复苏动作的顺序,即先 A(airway——建立通畅气道,包括有指征需气管插管),后 B(breathing——建立呼吸,指复苏囊 + 面罩或 + 气管插管正压通气),再 C(circulation——促进循环,指胸外按压,常需配合气管插管通气),最后 D(drug——用药),但也需注意,复苏再快也要按流程图中 ABCD 的箭头顺序来,前一步没做后一步就不能贸然先做(在人多时易出现),常犯的错误是一见婴儿不好就有人慌忙上去做胸外按压(先 C 后 AB),甚至先投药(先 D 后 BC),因为容易做或习惯做,但这样顺序颠倒是有害的,必须避免。需知复苏时没有通气的胸外按压是毫无意义的,相反限制了胸廓通气,而复苏一开始就首先用肾上腺素等药物则犹如鞭打疲马,使以后复苏更为困难和受阻。所以国外有两句话:如果不用做气管插管通气,就不必做胸外按压;如果不需做胸外按压,就别给药;反过来也一样,欲做胸外按压,之前一定先有了通气;如需给药,则必先有胸外按压,更不用说早有通气。这就是"序"。

(三) 突出了气管插管的位置和指征

以往的流程图上都看不到在何处进行气管插管,只是在 ABCD 4 个动作框内都标明一个小"*"号,图下再注明小"*"号即意味着此处可考虑气管插管。但第 6 版流程图则取消了 4 个小"*"号,而是在 C 框里第一行就文字写明了气管插管,第二行才是胸外按压。于是突出了气管插管的位置和作用,清楚地表明了一般气管插管都应在胸外按压之前,且指南正文中更是详述了气管插管的5、6条指征,第6条指征没编号而是文字叙述的:(有时候无须死背以上5条)现场复苏者的技术和经验(skill and experience)即可决定要不要气管插管。仔细学习这些气管插管的指征和叙述,则明显告诉我们气管插管其实是处于复苏ABCD的每一阶段(每一条指征均与其一一契合),故虽然新流程图取消了4个小"*"号,但实际上在复苏全过程中仍然强化而不是弱化了气管插管,故无论在何阶段,一旦有了指征就应进行气管插管,万勿耽搁,因它毕竟是复苏救命的最高手段。在新教程中陈述的气管插管指征有编号的是5条,但前4条更重要:

1. 需要气管内吸引清除胎粪(a)。

2. 面罩正压通气效果不佳(b)。

3. 需要胸外按压时(c)。

4. 需经气管注入肾上腺素(d)。

5. 特殊情况　膈疝,极未成熟儿预防用肺表面活性物质等(后者国内可参考)。

为帮助记忆,前4条又可以简称为abcd,整个复苏流程是个大的ABCD,而主要的气管插管指征是个小的abcd(意即气道、通气、按压、用药),这就是所谓每一条指征均与复苏流程ABCD四大步骤一一契合。需要指出的是,其中第3条需要胸外按压,是新版教程新增的,意即凡需胸外按压者即达到了气管插管指征,宜先行气管插管。第3版之前是没有这条的,为什么要增加这条呢?因这条的确很重要,试想但凡需要胸外按压(有效的正压通气30秒后心率<60次/min)的复苏儿均是很重的窒息,此时若未气管插管而是仍以面罩通气来与胸外按压相配合,效果是相当差的,况且临床上需要气管插管的复苏儿比需要胸外按压的复苏儿数量多,根据复苏步骤的倒金字塔规律,做得多的在前,做得少的在后,故胸外按压前需先行气管插管,也就增加了这条指征。在第5版教程中特别以一个六行倒金字塔(原是五行)说明了这点,一般先用面罩通气,再行气管插管(这两步原来是在同一行里表达),然后行胸外按压,清楚地说明了胸外按压最宜与气管插管

而不是与面罩通气相配合。有的教科书有面罩与胸外按压相配合的示意图,若讲模拟复苏两者如何节律配合示意尚可,若讲复苏现场运用则是不妥当的,违背了当前气管插管的指征,多将导致复苏失败(除非现场无人会插管,只好退而求其次,以面罩来与胸外按压勉强相配合)。多次大复苏的经历告诉我们,遇极重窒息儿(胎心消失,Apgar评分为0~1分),一旦娩出,置保暖台摆好体位后第一件事就是争分夺秒紧急插管通气(越快越好,千万别浪费时间用面罩),同时胸外按压和给药紧紧跟上方能起死回生,此时揩干、刺激等都要放后,所以准确地讲,复苏步骤既有序也有别,需灵活掌握。

(四)其他特点

新流程图还有以下一些特点:

1. 倒金字塔规律　流程图从上到下每一步需要的频次并非相等而是依次递减,如倒金字塔样,顶部一行评估和初步复苏措施都需做(100%),往下则渐减少,中部需要正压通气的约10%,底部(胸外按压和用药)是很少需要(但并非不需要)的。例如笔者1998年曾报道一组8 101例活产儿中,正压通气963例(11.9%,包括面罩或气管插管),胸外按压59例(0.7%),给肾上腺素等14例(0.17%),发生窒息501例(6.2%),死亡2例(0.2‰)2006年又报道一组6 885例,正压通气571例(8.3%),胸外按压28例(0.4%),用药16例(0.23%),发生窒息100例(1.45%),死亡1例(0.15‰),两组各比例很接近,复苏效果良好,符合国外报道30 839例中仅0.12%使用了胸外按压和肾上腺素。应知复苏关键措施是"通气"(ventilation),如果胸外按压和/或用药过多,就应检讨复苏人员的评估能力,但如果极重窒息儿评估不足致措施不力则往往后果严重,也是不可取的,两种倾向均应避免。

2. 回撤箭头　如复苏迅速有效,新流程图中标有回撤箭头,如从D框回到C框,亦从C框回到B框,清楚表明了根据指征,复苏措施既应升级,也应降级,后者包括停止用药、停止胸外按压等,避免过度复苏,符合真实情况,这是以往流程图所没有的。

3. 三级护理 主体流程图外标明了不同程度的复苏（轻、中、重）有不同的去向和护理等级，分别体现了常规护理和复苏后监护等三级护理的区别，这点在最早的流程图中是没能体现的。

六、新生儿复苏十字诀

新生儿复苏全程关键要点可归纳为复苏技术十字诀：序、快、通、插、忌；位、吸、按、配、脐。希望能帮助记忆和掌握。

（一）序

新生儿复苏是一套序列动作，但并非需全部做完，按 A（建立通畅气道）→ B（建立呼吸，即通气给氧）→ C（促进循环，即胸外按压）→ D（用药）顺序，做到何步有显效就终止在何步，勿任意切换至下一步致复苏过度，亦勿当切换时却迟疑不决致复苏不足，更忌随意动作顺序颠倒，需在实践中反复体会。

（二）快

所有动作均强调娴熟而快捷，如 A → B → C 每步仅 ≤ 30 秒，三步做完 ≤ 90 秒，不能等 1 分钟 Apgar 评分后才开始，如技术到位绝大多数窒息儿能迅速好转，关键在于把握动作切换指征和时机。

（三）通

需强调建立通畅气道技术，包括"鼻吸气"体位、吸净口鼻咽黏液和胎粪（先吸后擦干），吸痰管要用 12~14F 大孔吸管，羊水粪染儿无活力更需气管插管吸引，提倡用胎粪吸痰管（国内已有生产）直接拖吸。

（四）插

插管前无须用肌松剂浪费时间，从喉镜灯亮到导管进入声门要求 20 秒内完成（快者仅用 5~10 秒，越快复苏效果越佳），如果到 20 秒仍未进，需停止插管改用面罩加压给氧一段（不超过 30 秒），见略稳定后再试插或换人插，不可久插不决。

（五）忌

忌强刺激患儿，其实吸痰、擦干即是一种适度刺激，可评价其反应，常常无须另施刺激，在复苏结束后，抓住双脚拍打几下脚心，常可诱发啼哭，

杜绝初始窒息儿不哭，用力拍打、针刺或猛擦酒精来迫使其哭的错误做法。

（六）位

插管时喉镜镜片应置入会厌谷处而不是压住会厌，轻轻用力向上提拉，同时小指下压喉结处，这一提一压动作缺一不可（需反复揣摩体会），即可牵起会厌暴露声门。

（七）吸

掌握"先出后进"原则，插管成功后首先导入气管内吸痰管（6~8F），轻快吸出管腔黏液，再接正压通气，不要未吸痰就慌忙接复苏囊正压给氧。

（八）按

需做胸外按压，最好先行气管插管，只有气管内正压通气与胸外按压配合效果最佳，若限于技术尚不能立即插管，则只好退而求其次，予面罩通气与胸外按压配合，但逢极重窒息儿往往不能奏效。

（九）配

胸外按压一定要配合有效通气，否则毫无抢救意义，若两人做则要配合默契，节律为 3∶1，不能各自施行，可以口喊 1、2、3、4。1、2、3 为按压，4 为通气（按压停），避免两者重叠或对抗。

（十）脐

逢重度窒息或苍白儿一定不要习惯过早结扎脐带（尤请助产士注意），保留一段时间，以备给药和扩容途径，否则会丧失复苏机会。

七、新生儿复苏新指南的改进

经长期实践总结和循证医学推动，美国《新生儿复苏指南（第 6 版）》较前几版指南有许多改进和更新。迄今我国 20 多年来历次发布的新生儿复苏方案和指南亦均源于国际标准，第 5 版和第 6 版指南的技术更新将分述如下，将有助于完整正确地理解新生儿复苏指南的科学内涵和变迁。

（一）先评价

在初步复苏前应首先快速评估，即花几秒回答这 4 个问题：足月吗？羊水清吗？有呼吸或哭声吗？肌张力好吗？不似第 3 版先初步复苏再开始评估，体现了先评估、后复苏的 E → D → A

［E,evaluation（评估）→ D,decision（决策）→ A,action（行动）］循环原则。

（二）清除胎粪

高度重视羊水中是否有胎粪污染,并将羊水是否清摆在了一开始的快速评估里面,而且还专门添加了一个胎粪处理的小流程图(见图 4-35-3),这是以往没有的。

（三）气管内吸引胎粪

若遇羊水粪染,主要应根据新生儿有无活力(vigorous)来决定要不要插管吸引,无活力者才需要插管,有活力者还可以观察,不再强调由助手紧箍其胸部限制其啼哭吸净后再松手,而前版是根据胎粪稀薄或黏稠程度来决定的,黏稠的(相当于Ⅲ度粪染)需要插管吸引(这点实际应用时目前国内尚不能忽视,包括中国台湾省和中国香港学者仍非常重视胎粪黏稠与否)。吸引时不再主张经气管导管导入更细的吸痰管来冲吸,而是推荐采用胎粪吸引管来直接拖吸。

（四）胎粪吸引管

一种新器具专用于吸引胎粪,该管是一次性的。管两端分别连接已插进气道的气管导管和负压吸引管,打开负压在 100mmHg 或略高,按住侧孔可控制压力,边吸边退插管,直至全部退出(见图 4-35-4),管内往往吸满胎粪,管端也能拖住粪条,清除胎粪快而量多,需要时可换管重插再如上拖吸,直至彻底。

（五）大孔吸管

强调吸引口咽部羊水和胎粪时用 12~14F 大孔吸管,而不是前版所载的 10F 吸管,这样吸引起来快而充分,争取了时间,也很安全,我们已有应用多年的体验。

（六）体位

不再像以往那样强调头低足高位,而是平卧位但头略后仰(即背部垫高 1~2cm),称"鼻吸气位"(因鼻吸气闻香时都会自然而然地头略后仰),最利于复苏儿气道的充分开放和自由呼吸,头部俯屈或仰伸过度都是不对的,均会折曲气道,有碍于复苏的顺利进行。

（七）先吸后擦干

初步处理中改前版"先擦干后吸"为"先吸后擦干",因未吸净口鼻咽前去擦干身体会造成一种刺激,可能引发新生儿喘气而将口腔黏液误吸入呼吸道。

（八）导管前血氧饱和度的监测

新生儿皮肤颜色由发绀转红,可迅速直接地反映新生儿氧合情况。皮肤发绀可分为中心性发绀和外周性发绀,中心性发绀提示有低氧血症,需要干预。应该用导管前氧饱和度仪进行监测确认有无发绀,健康足月儿出生后的几分钟内可以有轻微的发绀,血氧饱和度从出生时的约 60% 逐渐上升,在生后 5 分钟才达到 80%~85%,10 分钟达到 85%~95%。如饱和度低且不增加时,应当给氧。

1. 复苏用氧　足月儿建议先用空气复苏,早产儿建议先用 30%~40% 的氧气进行复苏。新生儿复苏的用氧浓度一直有争议,新版新生儿复苏指南推荐在复苏足月儿时,开始用空气;在复苏早产儿时推荐开始用 30%~40% 的混合氧气,然后根据氧饱和度仪指导用氧浓度,达到正常新生儿的氧饱和度,10 分钟达到血氧饱和度值在 90% 以上。

2. 胸外按压　"chest compression"统一称胸外按压,曾有"chest massage"胸外按摩的提法是不确的,新版中已弃用。胸外按压指征现简化为 1 条:当 HR<60 次 /min 时就开始胸外按压。

3. 胸外按压停止指征　前版是 HR>80 次 /min,现改为 HR>60 次 /min 停止按压,这样只需记住 60 次 /min,就可同时掌握这两个指征,既便于教学,又不违背现场复苏的有效性。

4. 胸外按压深度　前版表述为按下 1~2cm,实际上因无参照物而无法准确测量,现改为前后胸径(约 5~6cm)的 1/3,更具直观性和可操作性。

5. 胸外按压部位　前版表述为胸骨中下 1/3 交界处,乳头线下方 2cm,似过于精确而使复苏者却步,现只表述为胸骨下 1/3 处,乳头线下方,虽然粗略但易于接受和掌握,相反有利于复苏操作。

6. 胸外按压频率　前版是 120 次 /min,现改为 90 次 /min,因胸外按压必然配合正压通气,规定 3 次按压后进行 1 次通气,如此周而复始,但频率过快会使通气不足,现赞成采用较慢的频率,往往需要两人操作,配合默契,按压时停止通气,通气时停止按压,不可各做各的(情况极特殊仅一人在场时可用两手操作)。

7. 正压通气频率 有胸外按压时改为 30 次 /min(前版是 40 次 /min),胸外按压与正压通气频率仍是 3∶1,但需记住,若无胸外按压仅正压通气时频率仍为 40~60 次 /min 不变,比较符合生理情况。

8. 气管插管指征 以前有 5 条:①胎粪存在,且婴儿无活力;②需要长时间正压通气;③气囊面罩通气效果不佳;④需要用肾上腺素;⑤特殊指征:早产儿注入表面活性物质,膈疝。现新版取消一条,即第②条需要长时间正压通气(因多回病房上机),却增加一条,即需要胸外按压者,并摆在第③,总共仍为 5 条指征。为什么要加这条呢?有两个理由,一是胸外按压时对胸廓是一种向内的挤压,会限制通气,此时若不气管插管而只是面罩加压给氧,向外的肺膨胀往往就不如挤压力度大,则通气不够复苏效果就差,只有插管后加压产生的反作用才能克服挤压的作用而达到充分通气效果;二是凡需要胸外按压者往往是窒息中极重者,通常占不到窒息者的 1%,更需要尽早气管插管来迅速纠正缺氧,实际上临床所见气管插管比胸外按压做得要多,有一前一后的关系,故若需胸外按压,就应先做气管插管,因此增添了这条。

9. 复苏用药 新生儿需复苏用药者一般为活产儿的 0.1%~0.5%,即很少用药,但不是不用,指征是 ABC 三大步完成 90 秒后心率仍 <60 次 /min,应即刻用药(遇近死产有经验者会秒秒必争,三步所需时间明显缩短甚至同步即给药)。现列入的新生儿复苏用药仅 2~3 种,即肾上腺素、扩容剂、碳酸氢钠,在前 5 种的基础上又去掉了 2 种,即多巴胺和纳洛酮,多巴胺一般在复苏后回病房才用,纳洛酮有其特殊应用指征(在足够通气下心率好,达 100 次 /min 以上,肤色红润,但呼吸迟迟没有或弱,并且母亲产前 4 小时内用过吗啡类镇痛镇静剂),不宜广泛使用。提到在极特殊情况

下也可使用葡萄糖酸钙、阿托品等。

10. 气管导管内肾上腺素用量改变 新版新生儿复苏指南推荐 1∶10 000 肾上腺素脐静脉给药时仍用 0.1~0.3ml/kg,但气管内滴入时剂量增加至 0.5~1ml/kg(以前是 0.3~1ml/kg),不推荐外周静脉给药。

11. 扩容剂首选 若遇窒息儿有失血、苍白、心音弱等休克现象,现扩容剂首选不再是前版的全血、血浆、白蛋白等,而是生理盐水、乳酸林格液等,道理很简单,一旦发生失血休克,理论上输血最好,但需要定血型做交叉配合再拿到血,对窒息儿复苏来说根本来不及,再者失血者最终往往不是死于严重贫血,而是死于有效血容量不足致组织灌注低下,此时快速输注可迅速拿到的生理盐水(或 2∶1 液)等 10ml/kg 能增加有效血容量和组织灌注,从而赢得了生存的机会,复苏实践上才最行得通。

12. 重申 Apgar 评分不作为指导复苏的依据,不用于决定是否开始复苏和如何采取复苏,而是只用于判断婴儿总体情况和复苏效果。所以不要等 1 分钟 Apgar 评分后才开始复苏,而是在 1 分钟评分前复苏就开始了。这点也体现了一个"快"字。

第三节 Apgar 评分为 0~1 分的新生儿的复苏

濒死儿是指出生时处于死亡边缘即"正在死亡"("be dying")的新生儿,国际上也称"Apar 0 分儿"或"近死产儿(near stillborn infant)",新生婴儿出生时表现为肤色苍白灰暗,无反应、无肌张力和自主呼吸,无心跳或仅剩几次心跳,由于出生听诊心率按 6 秒听诊法,此时 6 秒内仅 0~1 次心跳。因此,出生时心率常常 <10 次 /min,1 分钟内 Apgar 评分为 0~1 分,故亦称 Apgar 评分为 0~1 分的新生儿(简称 0~1 分新生儿)。其发生率国外报道为 0.75‰~1.3‰,国内报道为 1.3‰~2.5‰。

0~1 分极重窒息儿多数还没有死亡,只是"正在死亡"。迅速正确的复苏能够挽救他们的生命。美国《新生儿复苏教程(第 4 版)》中称:研究表明

近死产的足月儿有 2/3 以上对复苏有反应且可存活下来，这些存活者 2/3 以上以后的发育是正常的。国内石树中也曾报道：0~1 分新生儿的复苏，是儿科高级生命支持的集中体现，也是新生儿复苏技能的最高展示，更是复苏追求的最佳境界，要求复苏现场和人员一丝不乱、秒秒必争，具有炉火纯青的施救技艺和能力。单纯将这些新生儿当成死产儿，只是做姑息的复苏抢救，或因担心后遗症而随意放弃，其观念和行为均是不可取的。本节将探讨这一问题。

一、概况

0~1 分极重窒息儿究竟有多少？死亡构成比如何？从相距 15 年的笔者的两篇文献数据对比来看（表 4-35-1），无论是总的窒息率、轻度窒息、重度窒息发生率都显著下降（$P<0.01$），但 0~1 分发生率下降不明显（$P>0.05$），其发生率在 2005 年为 1.3‰，1988 年前为 2.5‰，许多医院可能会更高。表 4-35-1 中可见 0~1 分极重窒息儿在整个窒息或重度窒息中的构成比，2005 年比 1988 年前均显著上升（$P<0.05$ 或 0.01），它的死亡占重度窒息死亡的 44.4%（16/36）和 100%（1/1）。结论是：15 年来 0~1 分极重窒息发生率并未随整个窒息发生率下降而下降，相反构成比却在上升，其死亡接近重度窒息死亡的 1/2 或全部，具有发生率不低、死亡率很高的特点，故不容忽视。而且，随着医学的发展和技术的提高，新生儿窒息的发生率和死亡率不断下降，0~1 分极重窒息儿的复苏极可能成为复苏的重点和难点，需引起我们高度关注。

二、复苏程序与时间要求

新版新生儿复苏流程图表达简洁、流畅，特别突出了"评估""迅速""顺序"三个要求：①每步均是先评估、再复苏；② ABC 三步为 3 个 30 秒；③各步骤须依次序贯进行。但若逢 0~1 分新生儿这种极端情况，具体施救复苏步骤时需灵活变通，既有序也有别。

首先要强调的是时间，患儿一娩出，此时 ABCD 几个步骤应在顺序不变的基础上几乎同时并举，一气呵成，一般不应超过 30 秒就全部施行到位。复苏一旦发动，一般 30 秒~1 分钟内就应有自主心搏并逐渐增强增快（表明复苏生效），1~2 分钟躯干肤色渐转红（表明复苏将成功），在生死分界的这 30 秒到 1、2 分钟，需要完成的复苏动作几乎是全套的，包括：保暖，选取体位，取喉镜，亮灯，打开口腔，暴露声门，气管插管，拔管芯，视情况在气管内吸一口痰，接复苏囊接氧，加压给氧，胸外按压（助手 1），抽取稀释的肾上腺素脐静脉或气管内注入（助手 2），抽取稀释的碳酸氢钠脐静脉注入（助手 2），若有羊水粪染还需间歇气管内快速抽吸，继续加压给氧 + 胸外按压，必要时重复给药等，一共十几个（协同）动作，并且要求极其娴熟、准确和配合默契，几乎每 2~3 秒完成（或指挥完成）1 个动作，这也是对 0~1 分新生儿复苏时间的基本要求，如果平时勤学苦练、细心揣摩，在上级指导下多次实践且勤于总结，是完全可以做到的。

表 4-35-1　两时段 0~1 分新生儿的发生、构成和死亡比较（n）

年份	活产儿	窒息	4~7 分	0~3 分	0~1 分	窒息儿中 0~1 分占比	重度窒息儿中 0~1 分占比	窒息死亡	重度窒息死亡	0~1 分死亡	重度窒息死亡中 0~1 分占比
1988 年以前	18 149	1 159 (6.4%)	885 (4.9%)	274 (1.5%)	45 (0.25‰)	3.9%	16.4%	60 (3.3‰)	36 (2.0‰)	16 (8.8‰)	44.4%
2005 年	6 885	100 (1.45%)	84 (1.2%)	16 (0.23%)	9 (0.13‰)	9.0%	56.3%	1 (0.14‰)	1 (1.5‰)	1 (1.5‰)	100.0%
χ^2	254.4	179.3	71.1	3.2	5.87	15.8	20.5	11.4	3.99	1.21	
P	<0.01	<0.01	<0.01	>0.05	<0.05	<0.01	<0.01	<0.01	<0.05	>0.05	

三、提高预见,加强准备

通常并非所有具有产科高危因素的新生儿一定发生窒息,也并非所有窒息的新生儿一定具有高危因素,但0~1分儿是一定有一种以上高危因素的。经笔者医院统计分析19例0~1分新生儿的高危因素主要有:极低出生体重儿、胎儿宫内窘迫、胎盘早剥、羊水异常(Ⅲ度污染、血性)、脐带异常(脱垂、真结、断裂)、孕妇子痫或重度子痫前期(用了大量镇静剂)、胎膜早破等,另有帆状胎盘、母甲状腺危象、妊娠糖尿病、多胎妊娠、先天性膈疝并肺发育不良、瘢痕子宫、术中娩头困难、麻醉时间过长等。而且15例为剖宫产(79%),其中14例为男婴。其中又分3种情况:①产前能够明确的高危因素,如宫内窘迫、早产、极低出生体重儿、胎盘早剥、粪染或血性羊水、产前子痫、母体有疾病、母亲使用大量镇静剂等,此时复苏人员需早做准备;②事先难以预料而产程中突发的高危因素如脐带脱垂、娩头困难、双胎后难产,这不仅需要快速正确的产科处理,更需要火速通知(资深)复苏人员赶赴现场;③产后才能查明的异常因素如脐带真结、帆状胎盘、先天性膈疝等,往往也合并产前异常如宫内窘迫、血性羊水、早产等,均不可大意。无论何种产科高危因素或复杂情况,分娩时均要有一位复苏娴熟的人员在场(其他为助手),有助于0~1分新生儿的成功复苏,而一般复苏人员难以胜任。

四、复苏方法和技巧

对0~1分新生儿的复苏方法,既要原则上遵循指南,也需采取一些技巧,才能取得复苏成功。

(一)插管技巧

对0~1分新生儿一经娩出即应放置于辐射暖台上保暖,当务之急就是气管插管通气复苏(胸外按压和给药紧随其后),此时吸痰、揩干、刺激都要放后,勿用面罩通气来浪费时间,插管越快,存活率越高,通常要求的20秒插进显然太慢,技术娴熟者完全可以5秒内完成气管插管,而且应准确到位,不应因为插管技术不熟练而浪费时间。

(二)吸引技巧

对0~1分极重窒息儿的复苏可先不急于吸引口咽,婴儿出生摆好体位即刻行气管插管更重要,但插管中气道有较多分泌物或胎粪遮挡视线时,可立即行抽吸一次,而且负压吸引的压力可略高,达100~200mmHg,应以最短时间(1~2s)吸净,当遮挡物量较少时可用棉签旋蘸一下快速清除。插管成功后,有经验的复苏者会极快地导入一根气管内吸痰管快速吸引,然后再接复苏囊给氧。当然,若估计分泌物不多或动作较慢时,不必等气管内吸痰,即刻正压给氧更重要,故现场反应要快,判断要准确。若同时遇羊水Ⅲ度粪染,气管内吸引胎粪和正压给氧要交叉兼顾,两者不能偏废,未及时清吸气管内胎粪而一味加压给氧往往会堵塞更深层气道而致复苏失败,但若只顾吸引而不立即正压通气给氧则会延误复苏而促使患儿最后走向死亡,这一两难问题,需要经验丰富的人准确判断,并根据现场情况来决定,不可所有患儿千篇一律规定先吸引还是先行正压通气。一般原则是:胎头娩出后勿急于娩肩,助产人员用较粗的吸痰管迅速吸一下口咽部胎粪,待婴儿全身娩出时再吸引口咽一次(吸痰管要粗,负压要偏大,时间要快,可吸出大部分胎粪),旋即行气管插管,之后是先吸引胎粪还是先正压通气给氧则要视不同情况而定:若见导管内已有胎粪涌出,或感觉胎粪特别黏稠,应立即接胎粪吸引管加大吸引负压,连吸带拖,最后边吸引边退出导管,同时助手递上新的气管导管重插,并立即正压给氧;若口咽部清吸比较彻底,估计气管内残存胎粪不多,应立即接复苏囊正压给氧(视情况胸外按压和给药迅速跟上)。随着复苏囊正压通气的过程,有时可见导管内有胎粪流出,如量少可继续复苏,直至心搏出现;如量多则接胎粪吸引管快速抽吸一次,即换管继续通气复苏。此间复苏者的指挥口令和助手的配合极为重要,做到口令果断清楚、配合默契可节省时间而提高成功率。如此直至肤色转红、心搏有力,待生命体征稳定后还应气管内再清吸一次,确保气道通畅无阻。上述复苏过程比较复杂,原则上有八个字:谁重谁先,交叉兼顾。最后在胃部也应顺势插入胃管,将吞入的胎粪、羊水抽吸一次,以避免反流误吸。

(三)通气技巧

正压通气(ventilation)是新生儿复苏中最关键的环节,但通常 30~40 次 /min 的频率对 0~1 分儿常常效果不好。多次成功病例说明,较高频率的通气是唯一有效的给氧方法,频率常可达到 60~80 次 /min 以上,通气时吸气峰压也应高于通常的 25cmH$_2$O,为此复苏囊质量一定要好,无漏气,弹性好,复原快,捏起来手感强,力度大,而且储氧袋要始终充盈,才能保证达到适当的压力和吸氧浓度,有效的复苏应见到患儿胸廓抬举、肤色逐渐转红。在较高频率通气情况下气体消耗较多,因此,0~1 分极重度窒息儿复苏时氧流量需求较大,氧流量也需预调至 10L/min 以上,氧流量是否足够可依据储氧袋是否充盈来判断,氧流量不足则储氧袋瘪陷,呈捏空感,难以获得应有的效果。较高频率快速捏复苏囊时手指易疲劳,可换手,但勿换人,待患儿心率恢复、肤色转红则可逐渐放慢频率、降低压力,直至常规频率和压力。通气时勿予任何刺激(包括弹足底和摩擦腹、背部等),以免影响体位和通气顺畅。

(四)胸外按压

对于 0~1 分极重度窒息儿的复苏绝大多数需要施行胸外按压,目的是帮助几乎已停止搏动的心脏重新跳动,恢复每搏输出量和循环。此时要注意四点:一是要尽快进行,一旦气管内正压给氧应立即施行胸外按压,无须等待 30 秒再开始,但也不要快到气管插管或正压给氧还没开始就慌忙先行胸外按压(这是最容易犯的错误),一定要在正压通气的基础上进行胸外按压;二是按压的深度一定要足够(常常不够),相当于前后胸径的 1/3(足月儿约 2cm);三是最初频率也比通常 90 次 /min 要快,但也无须快到通气频率的 3 倍,因此,对 0~1 分极重度窒息儿,复苏时无法按 3∶1 的胸外按压 / 通气比进行(如通气是 80 次 /min,按压则不可能为 240 次 /min),我们体会在 120~140 次 /min 即可。由于此时胸外按压和正压通气均较快,两者很难按新生儿复苏指南中所述的按 3∶1 的胸外按压 / 通气比有节奏进行,但胸外按压和正压通气的力度和频率要足够,二

人无须过多相互兼顾;四是宜采用单手法。待心率恢复到 40~60 次 /min 以上时,可减少按压力度和频率,但此时胸外按压频率仍不能 <90 次 /min;待患儿心率恢复至 >60~80 次 /min 可停止胸外按压,心音弱时可适当延长胸外按压时间。

(五)用药技巧

新生儿复苏过程中用药机会较少,仅占 0.12%~0.23%,但 0~1 分儿一定会用药,而且还要尽快使用,特别是肾上腺素,用得越早复苏效果越好(当然也要在通气和按压的基础上快用),目的是激动心肌,配合胸外按压能促进循环和氧合。因配药要花费时间,复苏者应及早发出口令,如:吸取 1∶10 000 肾上腺素多少 ml(原液稀释 10 倍后按 0.3~1ml/kg 先取低值,使用 1ml 注射器),或吸取 5% 碳酸氢钠溶液多少 ml(原液按 3.3ml/kg,使用 20ml 注射器)+ 等量注射用水或 5% 葡萄糖溶液稀释,在场护士和助产士即刻熟练执行,要求在气管插管正压给氧即将开始时,将所需药物配好待用。

尽管目前对碳酸氢钠的使用存在争议,只主张在特殊情况下使用,但此类 0~1 分新生儿即属特殊情况,往往存在严重代谢性酸中毒,常常需要使用,不可犹豫不决。在采取气管插管较高频率通气的情况下,不必担心血中二氧化碳潴留问题。给药途径不能经气管插管内给药,必须经脐静脉给药,既快又方便,剂量为 2mmol/kg,不快于 1mmol/(kg·min)(稀释后 2.5% 的碳酸氢钠溶液 3.3ml 相当于 1mmol,3kg 的患儿 1 分钟最多可注 9.9ml),换算后不低于 2 分钟注完,一般 2~3 分钟即可,也不必太慢。

复苏时扩容一定要有指征,随意或过度的扩容将适得其反。如遇胎盘血管撕裂、血性羊水、胎盘早剥伴娩出胎儿苍白、休克、对复苏反应差、考虑失血是主要病因时应即刻扩容。用生理盐水 10ml/(kg·次)脐静脉注入(使用 30ml 或 50ml 注射器),5~10 分钟慢注,必要时可重复 1 次,往往收效。

(六)评估技巧

掌握评估技巧也有助于复苏时赢得时间和主动。但在紧张的复苏过程中,对评估的要求是在

准确的基础上越简单、越快越好,原则上不能耗时过多,特别是在需要评心率的 3 处(见图 4-35-1)。一般教科书要求听 6 秒心率乘以 10 代表 1 分钟心率,若数秒钟听不到一声心音儿乎就是 0~1 分新生儿了,接下去就应争取时间复苏救人,而非为了确定心率数值延误复苏,同时使用三导联心电图及脉氧监护仪有助于观察心率情况。

(七)团队技巧

0~1 分极重度窒息儿的成功复苏绝非一人所能为,核心成员水平、其他人员的配合技能和团队的整体作用缺一不可,一支训练有素的团队(包括助手、助产士、护士等)能明显加速复苏效果。复苏现场遇 0~1 分新生儿的复苏,团队中每个人都要保持沉着镇静、充满自信,才能取胜。

五、复苏后监护

0~1 分新生儿复苏后的监护尤显重要,即使足够的通气、循环都已建立,患儿仍处在危险之中。由于严重窒息缺氧常使消化道受累,可能需要禁食予以静脉营养。也要尽早同父母取得联系,及时告之婴儿的情况。

复苏成功后应同时给予密切监护,包括体温、体重、尿量、经皮氧饱和度、呼吸、心率、血压、血糖、血气、血电解质、心肌酶谱、肝肾功能、凝血功能、头颅 B 超、脑部 CT 或 MRI、心电图、胸片等,其中前 4 项比较简单却极其重要,却常常被忽视,结果是患儿成功复苏后,由于监护不到位而不能及时发现病情的状态,而未能达到预期的结果,所以必须予以特别强调。

(一)体温监测

首都医科大学附属北京妇产医院经过调查认为,新生儿的保暖情况在许多大城市医院也做得不理想,建议将新生儿的正常体温值升为36.5~37.5℃,这的确很有道理。其实 WHO 也已将新生儿正常体温提高到了 37.5℃(不能视同发热),且分娩室温度不能低于 26℃。查看不少医院 NICU,发现对保暖存在两个误区,特别是对早产儿:一是以为只要置开放暖床或暖箱就算保暖了,但 24 小时的外界温差其实很大,将直接影响到暖床(箱)的作用温度,尤其是在下半夜;二是

以为测颈下和腋下体温正常就算保暖了,其实不然,如果触摸患儿手脚是凉凉的,精神也差,此时可将床温略提高(1~2℃),加强保暖。应知早产儿体温调节欠佳,若床温调节不当或一成不变,也会致寒,有时摸摸手脚比单看体温记录更说明问题。故在外界温度变化不定时,宁可偏暖,不宜偏寒,不然低体温可加重缺氧损伤甚至发生肺出血。目前复苏早产儿时主张用塑料薄膜包裹周身以加强保暖。

(二)体重监测

成功复苏的新生儿最初几天为求稳定,体重最好不要有增长,应保持平衡或略有下降。部分 NICU 患儿一周称一次体重,甚至仅入院时有一次体重记录,这是非常危险的。需知正常足月儿每天体重增长一般也不超过 30g(体重的 1%),早产儿依次为 20g、10g 不等,住院患儿增长就更慢,如连续几天增长过多,患儿循环负荷和病情就会恶化,出现反复呼吸暂停和发绀,往往又被误以为是肺部感染或加重(此时抗感染治疗是无效的),进而使成功的复苏功亏一篑,曾屡见不鲜。但这种体重日渐增长过度,靠肉眼很难看出,所以必须要求每天称体重,及时发现体重的变化情况,使用带有电子体重计的暖床或暖箱,有助于更好地管理危重患儿的体重。

(三)尿量监测

与成人相比,新生儿尿量相对较多,早产儿尿量常达 100ml/d、足月儿 200~300ml/d,但极重度窒息儿复苏后最初几天尿量可能会明显减少,出现程度不同的肾功能不全,此时除可给予多巴胺、利尿剂、肾区热敷外,还应密切监测每次尿量并做好记录,根据尿量的增减决定当日输液量和输液速度,做到量出为入。大量病例告诉我们一般前日尿量的 1.3 倍即为当日理想的预计输液量,再根据当日尿量的多少加以调整,若尿量过少且利尿效果不好,需严格限液,可输可不输的液体一定不输,最初几天保证体重不增或略减,稳定后每天体重的增加平均不超过患儿体重的 1% 较为安全。

(四)经皮血氧饱和度监测

需要 24 小时持续监护,确保严重窒息儿不

能再有缺氧或低氧发生,通过正确的通气方式和氧疗希望血氧饱和度能维持在 95% 左右,早产儿不要低于 93%,若持续在 90% 以下不利于患儿的恢复。

早期基础处理还包括改善循环、预防感染、纠正酸中毒、维持血糖、镇静(必要时止惊)、降低颅内压、应用维生素 K_1、补钙、输注血浆、进行静脉营养等不一而足,还有 HIE 系列治疗等,这些不在本节范围。

第四节　新生儿复苏中的误区

一、认识上的误区

长期阻碍我国新生儿复苏整体水平走向国际化水准的原因不仅仅是存在技术和管理上的一些问题,还存在认识上的一些误区,列举如下:

(一)看不见旧法复苏的危害

产房分娩的新生儿绝大多数都是正常儿,即使发生一些窒息,过去采用呼吸兴奋剂和强刺激等旧方法(现在一些边远地区仍存在),也使不少新生儿复苏,与绝大多数出生存活的新生儿相比,一家医院可能每年仅有几例新生儿因窒息死亡。因此,旧法复苏往往不被注意。例如一个年分娩数 1 000 左右的医院,发生窒息 60 例(发生率 6%),死亡 6 例(病死率 0.6%,即 60/ 万),平均 2 个月死亡 1 例,因此,对推行规范复苏缺乏驱动力。但是,殊不知如果能做好规范复苏,其中至少有 5 例新生儿不会因窒息而死亡。例如美国采用的复苏方案与我们完全一样,1997 年分娩数近 400 万,全国采用 NRP,窒息死亡仅有 456 例,死亡率约 1/ 万,是上述病死率的 1/60!其实国内不少医院也已接近这个水平,如 2003 年在吉林省妇幼保健院的 1 644 例活产儿中无 1 例窒息死亡,在珠海市妇幼保健院 2 415 例活产儿中仅 2 例窒息死亡,在湖北省妇幼保健院 2 534 例活产儿中仅 3 例因放弃治疗死亡;2005 年在深圳市妇幼保健院 6 885 例活产儿中,因窒息而死亡者仅 1 例。因此,就复苏技术而言可以达到与美国复苏指南技术同步,纯属适宜技术,完全可以深入推广到更

多乃至所有分娩医院,使国内各家有产妇分娩的医院缩小与国外复苏技术和水平的差距。

(二)不重视极重度窒息儿的抢救

一些医师对 Apgar 评分为 0~1 分的极重度窒息儿的复苏缺乏信心。因复苏不力而死亡的病例,常常计入死产或放弃(包括部分出生时根据 Apgar 评分评为 2~3 分的重度窒息)。极重度窒息的发生率在我国为 1‰~2‰,实际上并不少,20 世纪 60 年代上海市第一妇婴保健院石树中教授就成功复苏了 3 例 0 分儿,为最早的成功范例;至 20 世纪 90 年代笔者报道 45 例存活率达 64.4%;2000 年国外有报道在足月儿中存活率是 62%。复苏的结局最能反映整体的技术和水平,大部分 Apgar 评分为 0~1 分的极重度窒息儿可以存活且无后遗症。不作为或放弃的观念应该转变。

(三)以为气管插管就等于新法复苏

"以为气管插管就等于新法复苏"——这显然是个误区,回顾一些窒息儿复苏记录,虽也做了气管插管,但还使用了呼吸兴奋剂和地塞米松,最后复苏效果和预后并不理想。分析原因可能一开始没插管或在场无人会插管,慌忙通气或先用药等不符合复苏原则和程序,这不能算新法复苏。而且对重度窒息儿仅仅做气管插管,然而插管的速度,气道充分开放程度,通气流量和压力大小,胸外按压配合程度,用药是否果断、是否迅速等都存在问题,复苏的效果肯定也不会很好。综观我国目前复苏技术队伍,大体分三级:A 级人员(主要是基层助产人员)——会做接生、评分、擦干保暖、清吸(口咽部)黏液、轻拍刺激等简单初步复苏,有些接受过训练,会用复苏囊和面罩,但不熟悉复苏程序,遇到稍复杂的情况缺乏处理能力,部分人甚至仍使用旧法复苏,包括进行强刺激和使用呼吸兴奋剂;B 级人员(多数产科医师、麻醉师和不常进产房的儿科医师)——知道复苏程序,有过做胸外按压和气管插管的经历,但实践不多,技术不牢靠,不能快速反应,若遇严重的病例往往靠运气,效果难保证;C 级人员(受过专业训练并经常进产房的儿科医师和少数产科医师)——熟知复苏全程及其每一个步骤、指征和细节,复苏时沉着且稳重,插管

干脆、利落，指挥准确无误，遇事胸有成竹，成功救治过许多垂危窒息儿。NRP 要求在每一次分娩过程中至少有一人能熟练掌握复苏技能，其唯一责任就是照料新生儿。此人无疑应具备 C 级水准或向 C 级看齐，A 或 B 级人员可以应对一般性复苏，一旦遇险情就无法担当此重任，这也是当前培训中的重点，按国际惯例，复苏人员主要应（或过渡到）由新生儿医师承担。

只有克服了上述认识上的误区，才能推动全国培训，将我国新生儿复苏技术与国际接轨。

二、操作上的误区

传统的新生儿复苏方法多以药物复苏为主，早已淘汰弃用。还有一些不规范的复苏方法，在一些地区有所应用，需引起高度关注。这些方法在操作上可能存在以下误区：

（一）用洛贝林、烟酸二乙胺等呼吸中枢兴奋剂

使用呼吸中枢兴奋剂是错误的，有 4 点理由：①使用呼吸中枢兴奋剂并不能去除缺氧这一根本环节，而且类似于鞭打疲马，会产生不良后果；②使用呼吸中枢兴奋剂可增加包括呼吸中枢的氧耗，加速能量耗竭；③使用呼吸中枢兴奋剂有引起惊厥及深度呼吸抑制的可能；④使用呼吸中枢兴奋剂可抑制循环中枢，引起血压下降。此外，也不应将纳洛酮当作新型呼吸兴奋剂使用。

（二）用高渗葡萄糖

窒息时新生儿的身体已处在应激状态，本身血糖已明显增高，若再用高渗葡萄糖，不仅没有必要，而且会因渗透压增高而诱发颅内出血。如果担心窒息后发生低血糖，可监测血糖并酌情处理。

（三）用维生素 C

维生素 C 本身是还原剂，而且偏酸性，不利于患儿的氧供和酸碱平衡。

（四）用地塞米松

窒息时机体处于应激状态，体内皮质激素会分泌增加和亢进，一般不需再用。

（五）用口对口呼吸

口吹出气中二氧化碳浓度高，氧的浓度低（低于大气），效果差，且在情急中压力易失控，容易造成气压伤。非不得已不可使用。

（六）用碳酸氢钠

碳酸氢钠需慎用。在呼吸道未建立良好通气前应禁用，不然会引起高碳酸血症，进一步抑制呼吸。还有可能引起高渗透压致早产儿颅内出血。仅在少数存在严重代谢性酸中毒的病例可以使用。

（七）其他

过去，在新生儿复苏时还可见随意用药和不当处理的情况，如在新生儿复苏中使用甘露醇、呋塞米、地高辛、青霉素、阿托品、氨茶碱、654-2、能量合剂、异丙肾上腺素等药物，以及采用按人中、扎针灸、抽打屁股等方法。目前这些不规范的做法均应取消。

第五节　特殊状态下的新生儿复苏

在临床上还有一些特殊状态下的新生儿需要有针对性进行复苏处理，现分述如下：

一、小早产儿

目前国外推荐对 30 周以下的小早产儿复苏时可使用 INSURE（intubate-surfactant-extubate）技术，能有效防治早产儿呼吸窘迫综合征。越小的早产儿大脑发育越不成熟，其生发层越丰富，复苏剧烈容易诱发颅内出血，需特别注意。

二、先天性上气道梗阻

哭时不缺氧，安静时发绀，要考虑鼻后孔闭锁或其他的上呼吸道梗阻（Robin 综合征），放置经口气道（oral airway）可以改善这种梗阻，正压通气时使用喉罩气道（laryngeal mask airway）是个很好的选择。通常在俯卧位或咽后壁放置一根口咽管，可以改善小婴儿的气道能力，但需加强观察。复杂颅面畸形的婴儿需要气管插管。

三、先天性膈疝

如果面罩加压给氧而患儿发绀更加严重，或伴舟状腹，此时要考虑先天性膈疝（congenital diaphragmatic hernia，CDH），如果产前已经诊断清楚或者出生后拟诊断此病，则均应立即插管，忌用面罩复苏。插管后双侧呼吸音可以不对称，放置

大号鼻胃管并定时吸引有助于肠腔减压而缓解对肺的压迫。

四、气胸

如果单侧呼吸音减低，胸廓高低不对称，心尖搏动移位并持续发绀且面罩复苏效果不好，此时要考虑气胸（自发性或加压给氧所致），应即刻行胸腔穿刺，既可诊断又能治疗。

五、食管闭锁和食管气管瘘

大量的口腔分泌物和阵发性发绀或伴心率减慢是该病的表现。胃管插不进可进一步证实诊断，食管盲端可以放置引流管以减少误吸，抬高头部可以减少胃内容物的误吸，如并发肺部感染和呼吸衰竭时需要呼吸支持。新生儿期应手术治疗。

六、胸腔积液或腹水（如胎儿水肿时）

新生儿有胸腔积液或腹水时，会妨碍新生儿最初的肺膨胀而影响复苏，必要时行胸膜腔穿刺或腹腔穿刺，可以改善通气和氧合。

七、先天性肺炎或败血症

先天性肺炎患者的肺顺应性很差，多需要高频率和高通气压，毛细血管渗漏可以导致休克状态，复苏时有指征者可早期扩容。不过多数患儿出生时并无窒息或窒息不重，一般 1~2 小时内发病且进行性加重。

八、多胞胎

多胞胎常见异常先露、脐血流障碍、分娩障碍、早产、次胎难产等，所以更需要准备好复苏，人手亦要足够。单卵双胎还因胎盘血管交通导致双胎输血综合征，出现两胎血容量不平衡。

九、母胎出血

胎盘早剥和前置胎盘造成的产前出血，多源于母亲，但也会源于胎儿，哪怕出血量看起来很少，因胎儿本身血容量就不多，也会造成低血容量休克，复苏时需扩容（首选生理盐水，或乳酸林格液）后才能使复苏奏效。

十、母用镇痛剂

产前 4 小时内母亲注射吗啡类镇痛剂、麻醉剂（国内少见），且正压通气后患儿心率、肤色均正常但仍无自主呼吸，考虑药物抑制，方可用纳洛酮拮抗，剂量为 0.1mg/kg，经气管、静脉、肌内或皮下给药，必要时可重复，但对普通麻醉剂和硫酸镁造成的抑制则无效。疑似母亲吸毒不可给新生儿用纳洛酮，易致惊厥。

十一、先天性心脏病

多数先天性心脏病（congenital heart disease，CHD）患儿出生时并无窒息或严重窒息（除非极重发绀型不能缓解者），待胎儿循环完全过渡到新生儿循环后才逐渐表现出病症，如气促、发绀、烦躁、三凹征、心率增快、出现杂音等。故不要习惯性地将复苏效果不好的患儿都归于 CHD，其实多数是因为复苏技能不足，或发生了新生儿持续肺动脉高压（此时 B 超常提示有动脉导管或房间隔水平右向左分流，若处理得好完全可以逆转，并不代表为 CHD）。偶遇巨大的动脉导管未闭（PDA 在 8mm 以上），复苏的确十分困难。大多数 CHD 均能顺利复苏并相对稳定，可根据情况在新生儿期或择期进行手术。

十二、极不成熟儿或严重的先天性畸形患儿的复苏

对极不成熟儿或严重的先天性畸形患儿，不复苏或终止复苏在伦理上是对等的，但后者有时间获取更完整的临床资料以向双亲提供咨询，所以建议进行复苏。对于无脑儿和胎龄 <23 周的极不成熟儿，因为他们基本不可能存活，所以不推荐复苏。如足月儿已经无心跳、无呼吸达 15 分钟以上，早产儿达 10 分钟以上，可考虑终止复苏。各医院可按当地资源等实际情况制定相关的处理建议。

（朱小瑜　杨传忠）

第三十六章

气管插管术

气管插管术（endotracheal intubation）是新生儿复苏、危重症抢救和呼吸管理中必不可少的一项急救技术。对这项技术掌握的熟练程度，直接关系到患儿的生命安危，影响其预后。因此，每一个参与新生儿急救的医务人员都必须熟练掌握。

第一节　新生儿气管插管应用解剖特点

由于新生儿上呼吸道及气管的解剖特点，新生儿气管插管操作较成人困难。熟悉新生儿气管插管应用解剖特点，对熟练掌握新生儿气管插管技术具有重要意义。

一、喉头的位置

小儿喉头（throat）的位置较成人高，新生儿喉头平颈 2~3 椎体，之后随年龄增长逐渐下降，6 岁时降至颈 5 椎体水平，13 岁达成人位颈 6 椎体水平。

二、会厌及口舌

新生儿舌体胖大，舌骨紧贴甲状软骨，会厌（epiglottis）常被舌根组织压向咽腔，使会厌与声门（glottis）呈 45° 角向前下倾斜。新生儿会厌较宽大，僵硬且呈 U 字形或 V 字形，而成人的会厌扁而有弹性（图 4-36-1）。因此，用喉镜显露新生儿的声门较成人困难。

三、环状软骨

新生儿及小儿的环状软骨（anonymous cartilage）窄细，呈前高后倾斜位，是上呼吸道的最狭窄处，即环状软骨的内径小于声门裂，使喉腔呈漏斗状（图 4-36-2）。因此气管导管能顺利通过声门，但可能在环状软骨处受阻。而成人上呼吸道最窄处位于声门。

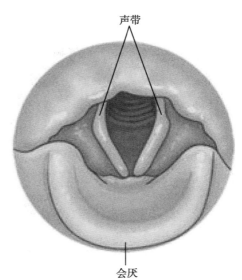

图 4-36-1　新生儿会厌

四、黏膜

新生儿、小儿声门下黏膜与基底组织呈疏松连接，血管和皮下组织丰富。因此新生儿、小儿气管插管易致声门及声门下水肿。

第二节　适应证与禁忌证

一、适应证

（一）在产房或手术室行气管插管的指征

1. 重度窒息需较长时间加压给氧人工呼吸者。

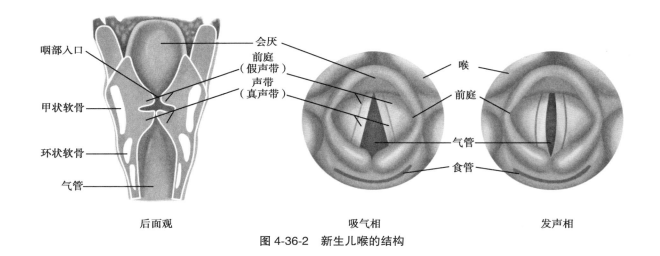

图 4-36-2 新生儿喉的结构

咽部入口　　会厌
前庭（假声带）
声带（真声带）
甲状软骨
环状软骨
气管

喉
前庭
气管
食管

后面观　　吸气相　　发声相

2. 有胎粪污染的羊水吸入需要吸净或气管内冲洗者。

3. 应用复苏囊面罩加压给氧胸廓不扩张、效果不好或仍然青紫者。

4. 需要气管内给药者。

5. 拟诊膈疝时。

（二）在急救室或新生儿重症监护室（NICU）行气管插管的指征

1. 心跳、呼吸骤停行心肺复苏时。

2. 多种原因所致的呼吸衰竭需要机械通气者。

3. 需要气管内给药者，如肺表面活性物质替代治疗等。

4. 上呼吸道梗死包括胎粪、痰液、喉痉挛或奶汁吸入的紧急抢救。

5. 气管内吸引分泌物作微生物监测。

6. 新生儿外科手术期间及手术后辅助或控制呼吸。

二、禁忌证

（一）绝对禁忌证

急性喉炎、喉水肿为绝对禁忌证。经鼻插管时的禁忌证有鼻咽部纤维血管瘤、鼻息肉及反复鼻出血的患儿。

（二）相对禁忌证

相对禁忌证有咽后壁脓肿、扁桃体周围脓肿及喉头黏膜下血肿等。

第三节　气管插管器械物品的准备

一、新生儿喉镜

喉镜（laryngendoscope）由喉镜柄及镜片两部分组成，镜片有大小不同的型号，其中 0 号供早产儿用，1 号供足月儿用；镜片还有直镜片与弯镜片之分，新生儿常用直镜片。

二、气管内导管

气管内导管（endotracheal catheter）为人工气道的主体，需在气管内保留一段时间，故应符合以下要求，即不透 X 线，无毒，对呼吸道黏膜刺激性小，遇体温有一定可塑性，对咽后壁压力小，腔大壁薄，内径均匀一致且表面光滑摩擦力小，痰液不易附着在管壁，导管外壁应有内径及长度标志。

气管内导管主要有 Murphy 导管（Murphy catheter）和 Cole 导管（Cole catheter）两种（图 4-36-3），前者又分为有套囊和无套囊导管两种，有套囊的导管多用于成人或儿童，无套囊的导管主要用于新生儿和婴儿。Cole 导管远端较细，近端粗，优点是无插入过深误入一侧支气管的危险，但缺点是导管固定不牢下滑，较粗的近端可致喉损伤。此外，术中容易脱出。国产新生儿气管内导管多为 Cole 导管，因其优点不多，临床已

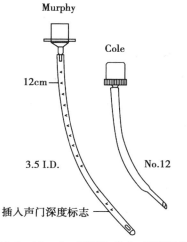

图 4-36-3 Murphy 导管与 Cole 导管示意图

不推荐应用。气管内导管多以聚氯乙烯制造而成,也有红橡胶或热橡胶导管。红橡胶导管是多年来一直被临床应用的一种导管,其优点是能耐受多次加热消毒而不变形,其缺点是和新型导管相比管壁较厚,使用过久老化发黏变形或变硬。目前应用最多的是聚氯乙烯和聚乙烯塑料导管,该类导管的优点是管壁透明,刺激性小,在体温温度时能保持柔软,能与呼吸道轮廓保持一致,故减小对上呼吸道的刺激和创伤。在行鼻腔插管前,对导管进行适当加热,导管变得很柔软,但不会发生扭曲,减少了对鼻腔的创伤。气管内导管有不同大小型号(内径为 2.0mm、2.5mm、3.0mm、3.5mm 及 4.0mm),可根据患儿体重选择。

近些年国外推荐的 LISA 技术(less invasive surfactant administration technique)或 MIST 技术(minimally invasive surfactant therapy technique),实际上是采用微小软管在实施 nCPAP 等无创呼吸支持下同时进行的最小损伤性微管肺表面活性物质气管内用药。LISA 进行气管内插管应用的是 4~6F 胃管或专门设计的 LISA 管(LISAcath),MIST 应用 16G 静脉血管导管。

三、其他

除需要准备新生儿喉镜、气管内导管以外,还应准备复苏囊、面罩、氧气源、气管内吸痰管、负压吸引器、气管插管钳(供经鼻插管用)、听诊器、剪刀、胶布及皮肤保护剂复方安息香酊等。

第四节 操作技术

一、经口气管插管法

经口气管插管法(transoral tracheal intubation)的优点是操作简单、迅速,常用于急救复苏和不适于经鼻插管或经鼻插管失败的患儿。缺点是导管活动度大,不易固定,对喉、气管的压迫和摩擦较大,口腔分泌物多,影响口腔护理等。其具体操作步骤如下:

(一)清理气道分泌物

用负压吸引器清理口、鼻及咽部分泌物,保持气道通畅。

(二)摆好患儿体位

置患儿于平板床上,取仰卧位,头呈正中位置,颈呈轻微伸展状态。肩下或颈后部可用棉布卷垫高 2~3cm,以保持气道平直。

(三)检查喉镜及气管内导管

检查喉镜性能是否完好,选择适当型号的导管。

(四)暴露声门

术者立于患儿头侧,左手拇指、中指及示指持喉镜柄,将镜片从口腔右侧插入,通过舌及硬腭间沿中线向前插入,使镜片尖置于会厌谷处,然后左手轻轻上提喉镜使会厌贴于镜片下面,声门即暴露。如声门暴露不完全,可用左手小指或请助手按压环状软骨,有助于暴露声门。

(五)插入导管

右手持气管内导管从喉镜右侧经声门插入气管,导管尖端插入声门的深度为 2cm(导管前端约 2cm 处有一黑线标志),此位置为导管尖端在声带与气管分叉之间。导管尖端到嘴唇的长度可按体重推算,即体重 1、2、3、4kg 患儿分别为 7、8、9、10cm。

(六)判断导管位置

抽出喉镜,用手固定导管,接复苏囊加压通气,若皮肤颜色转红,两侧胸廓起伏一致,听诊时两侧呼吸音对称,心率回升,说明气管插管位置正确。

（七）固定导管

将一条约 1.5cm 宽的胶布从中剪开（末端 2cm 不剪开），未剪开这一端贴在患儿面颊部，剪开的两条胶布分别绕导管 1 周后贴于鼻、唇间和下颌皮肤即可。最好在贴胶布的皮肤上涂上一层复方安息香酊，再贴上弹性胶布，然后将普通胶布贴在弹性胶布上，以防止皮肤损伤。

（八）确定导管前端位置

拍 X 线胸片确定导管前端位置，以导管前端位于气管隆突上 1~2cm 处或第三胸椎水平为佳。

（九）记录导管内径及插入长度

最后，记录导管内径及插入长度。为减少无效腔，口腔外导管保留长度一般以 <4cm 为宜。

二、经鼻气管插管法

经鼻气管插管法（transnasal tracheal intubation）的优点是导管弯度较大，活动度小，容易固定，不易扭曲，对喉、气管的压迫和摩擦小，不影响吞咽和口腔护理。缺点为操作相对较复杂，技术要求高，操作时间长，如操作不当易致鼻及咽后壁损伤。其具体操作步骤如下：

（一）清理气道分泌物

用负压吸引器清理口、鼻及咽部分泌物，保持气道通畅。

（二）摆好患儿体位

置患儿于平板床上，取仰卧位，头呈正中位置，颈呈轻微伸展状态。肩下或颈后部可用棉布卷垫高 2~3cm，以保持气道平直。

（三）检查喉镜及气管内导管

检查喉镜性能是否完好，选择适当型号气管内导管，将导管从一侧鼻孔插入咽喉部。

（四）暴露声门，插入导管

插入喉镜暴露声门，在喉镜直视下用气管插管钳夹住导管前端，将其送入声门。导管插入声门的深度亦为 2cm。导管尖端到鼻端的长度可由 7/8/9/10+ 出生体重推算。

（五）固定导管

抽出喉镜，用手固定导管，接复苏囊加压通气，若皮肤颜色转红，两侧胸廓起伏一致，听诊时两侧呼吸音对称，心率回升，说明气管插管位置正确。

（六）保护皮肤

在上唇皮肤上涂以复方安息香酊，再贴上弹性胶布，以保护皮肤。另用一条普通胶布绕导管一周后分别贴于上唇两边的弹性胶布上固定导管。

（七）确定导管前端位置

拍 X 线胸片确定导管前端位置，以导管前端位于气管隆突上 1~2cm 处或第三胸椎水平为佳。

（八）记录导管内径及插入长度

插管完成后，记录导管内径及插入长度。为减少无效腔，鼻腔外导管保留长度一般以 2~3cm 为宜。

三、LISA 与 MIST 技术

（一）经细管肺表面活性物质注入技术（LISA）

经细管肺表面活性物质注入（less invasive surfactant administration，LISA）技术是 1992 年德国 Verder 等首次提出的一种经微管气管内注入 PS 治疗 RDS 的方法，其基本原理是在无创呼吸支持自主呼吸时，将 PS 经微管缓慢地滴入气管，避免常规气管插管，以减低新生儿气管插管损伤及其并发症的发生。相比传统的气管插管给药，LISA 技术创伤小、操作简单。其具体操作方法如下：

1. 准备一条 4~6F 的胃管，在其下端 1.5cm 处做好标记，上端连接已吸入符合患儿用量的肺表面活性物质（PS）的注射器；或准备一条 LISA 管，上端连接已预备好 PS 的注射器。

2. 摆好患儿体位，吸净气道分泌物。

3. 用直接喉镜暴露声门，应用导管钳将胃管经口腔或鼻腔插入气管，插入深度依据患儿体重操作（体重低于 1kg 插入 1.5cm，体重 1~1.5kg 插入 2cm，体重 1.5~2.5kg 插入 2.5cm），固定胃管，拔出喉镜，闭合口腔，以维持 nCPAP 压力在 5~6cmH$_2$O，同时将 PS 在 120 秒内缓慢注入气管内；发生窒息和心动过缓的情况，给予正压通气直至缓解。

（二）微创注入肺表面活性物质治疗技术（MIST）

微创注入肺表面活性物质治疗技术（minimally invasive surfactant therapy technique，MIST）是一种在进行 nCPAP 等无创呼吸支持的患者，实施微创插管气管内滴注肺泡表面活性物质的治疗技术。这种治疗方式减少了气管插管相关的损伤，并可在 nCPAP 等无创呼吸治疗下给予气管内滴注肺泡表面活性物质治疗。具体操作如下：

1. 准备一个 16G 静脉血管导管，上端连接已预备好 PS 的注射器。

2. 摆好患儿体位，吸净气道分泌物。

3. 用直接喉镜暴露声门，在直视下将血管导管插入气管，插入深度依据患儿体重操作（体重低于 1kg 插入 1.5cm，体重 1~1.5kg 插入 2cm，体重 1.5~2.5kg 插入 2.5cm），固定血管导管，拔出喉镜，闭合口腔，将 PS 在 120 秒内缓慢注入气管内；发生窒息和心动过缓的情况，给予正压通气直至缓解。

四、注意事项

（一）选择适宜的插管途径

根据患儿病情以及操作者的习惯选择插管途径。经口插管操作简单，迅速安全，常用于新生儿急救和不适于经鼻插管的新生儿（如小鼻、鼻腔内畸形等）。不足之处为不易固定。经鼻插管易于固定，便于清洁口腔，适用于需长期插管或口腔、颜面有创伤的患儿。其缺点为操作复杂，所需时间较长，易造成鼻中隔损伤。

（二）选择合适的气管内导管及气管内吸痰管

根据患儿体重选择合适的气管内导管及气管内吸痰管（表 4-36-1）。

（三）尽量缩短插管时间

尽量缩短气管插管时间，要求在 10 秒内完成操作。若在 20 秒内还未完成插管，或患儿出现青紫、心率减慢及血氧饱和度下降，应停止插管。采用复苏囊面罩加压通气使患儿缺氧状态改善后，再重新插管。

表 4-36-1　不同体重新生儿常用的气管内导管内径及吸痰管规格

新生儿体重 /g	导管内径 /mm	吸痰管规格 /F
<750	2.0	4
1 000	2.5	5
2 000	3.0	6
3 000	3.5	7
4 000	4.0	8

（四）及时纠正插管失败

若插管失败，包括导管插入食管或插管过深等，应根据患儿症状及时给予纠正，具体纠正措施见表 4-36-2。

表 4-36-2　气管插管失败的表现及纠正措施

导管位置异常	症状	纠正措施
食管内	双肺无呼吸音；胃区听诊闻气体进入胃内；胃区膨胀	拔出导管，用复苏囊面罩加压通气后再重新插管
主支气管内	一侧呼吸音减弱或消失	拔出导管 1cm 后再听呼吸音

（五）应预防患儿呕吐及误吸

若患儿情况允许，插管前应吸净胃内容物，以避免插管过程的刺激引起患儿呕吐，误吸入气管。

第五节　气管插管的并发症及其处理

一、组织损伤

因操作喉镜或导管不当，或操作粗暴，可导致口唇、牙龈、口腔黏膜及气管等损伤。经鼻插管可导致鼻腔黏膜、下鼻甲损伤。在插管时应动作轻柔、熟练、仔细，方能减少组织损伤。

二、喉痉挛

插管时镜片或导管对声门区及其周围反复刺激，激起咽喉反射所致。此时患儿青紫及呼吸困难加重，可闻喉鸣音。避免上述诱因可预防喉痉挛发生。解除咽喉部刺激，给予复苏囊及面罩正压通气常可缓解喉痉挛。

三、心血管反应

插管刺激迷走神经、插管时间过长导致缺氧，可出现心动过缓，呼吸暂停。因此，插管时应动作轻柔，尽量缩短插管时间(不超过 20 秒)，减少对咽喉部刺激，避免缺氧。

四、感染

常因气管导管及吸痰管消毒不严，插管或吸痰操作污染气管所致。为减少感染，应对气管导管、吸痰管及插管用具严格消毒灭菌，插管及吸痰严格无菌操作，并给予抗生素治疗。

五、气胸

由于气管导管插入过深进入一侧主支气管，导致该侧肺过度通气，进而引起气胸。患儿可出现患侧胸腔膨隆，呼吸音减低或消失，呼吸困难突然加重，X 线检查有助诊断。保证正确的导管插入深度对预防气管插管所致气胸非常重要。少量积气无须特殊处理；大量积气时应立即排气减压，张力性气胸作闭式引流，可缓解呼吸困难。

（朱新运）

第三十七章

复苏囊正压通气

第一节　应用指征

主要适用于新生儿出生时经初步复苏后无自主呼吸,或有呼吸暂停或喘息样呼吸,或虽有自主呼吸而心率 <100 次 /min 的新生儿窒息复苏,也是危重新生儿急救、转运以及使用呼吸器时的过渡性急救器械。常用于以下情况:

一、新生儿窒息与复苏

新生儿窒息系指出生时无呼吸或呼吸抑制的病理生理状态,凡影响母体和胎儿间血液循环和气体交换的原因,都会造成胎儿缺氧及生后窒息。新生儿窒息仍是围产儿死亡的主要原因,随着产科宫内监护的进展和新生儿复苏技术的改进,近年来窒息的发生率和病死率逐年降低。

二、呼吸心搏骤停复苏

患儿突然呼吸抑制或停止时,可应用复苏囊做辅助呼吸进行抢救,恢复其有效的气体交换(氧供给和二氧化碳排出),以维持机体重要器官的功能,进而使患儿渐渐恢复自主呼吸。这种由辅助患儿呼吸过渡到自主呼吸恢复的过程称为呼吸复苏。患儿心脏功能突然衰竭或停搏,心脏排出血量不能保证机体脏器尤其是脑的存活,采用人工方法压迫心脏使之被动排血,以维持有效的血液循环则为心脏复苏。呼吸与心搏骤停互为因果,急救时应两者兼顾,同时进行。

三、严重的呼吸衰竭

呼吸衰竭是由于各种原因影响呼吸中枢和 /

或呼吸器官,导致肺部气体交换障碍,造成机体缺氧和二氧化碳潴留的呼吸功能障碍。当呼吸衰竭达到一定程度,鼻导管或面罩吸氧不能改善缺氧的症状时,应改用复苏囊正压通气。

四、新生儿频发性呼吸暂停

呼吸停止在 20 秒以上,伴心率减慢 <100 次 /min,并出现青紫,称为呼吸暂停。当患儿呼吸暂停频繁出现,应用复苏囊正压通气。

五、新生儿肺炎分泌物阻塞气道

新生儿肺炎时,气道内分泌物增多,就应湿化痰液,加强拍背吸痰后,用复苏囊正压通气。

六、新生儿呛奶误吸

当新生儿误吸呛奶后,应先拍背吸痰,清理呼吸道后再用复苏囊正压通气,必要时气管内插管。

七、新生儿上呼吸机的过程中

新生儿在气管插管后使用呼吸机前、撤机之前、气管内用药、气管内吸痰、脱管等,均需使用复苏囊正压通气。

第二节　复苏囊及面罩的结构与工作原理

复苏囊(resuscitation bag)是一种便携式的简易手控呼吸器,是新生儿临床必备的急救器械。根据其结构及充气方式可分为两类,即麻醉气囊(anaesthesia airbag)和复苏气囊(resuscitation airbag)。两者均可连接面罩或气管插管使用。

一、麻醉气囊（也称气流充气气囊）

（一）结构及各个部件的作用

1. 结构　麻醉气囊的结构包括：①气囊（新生儿用的气囊容量不可 >750ml）；②气体入口；③气体出口；④患者接口；⑤气流控制阀；⑥气压表接口（图 4-37-1）。

2. 各部件的作用与要求　包括：①气体入口：是压缩气体进入气囊的部位。这一入口是个小突起，是用来与氧气管连接的。②气囊：气囊平时为萎缩状（瘪的），似泄气的皮球，只有将氧气或压缩气体吹入囊里才膨胀。③患者接口：是气体从气囊出来并吹向患者的部位，是面罩或气管插管与气囊连接的部位。④气体出口：患者呼气时的出口。⑤气流控制阀：在麻醉气囊上有一个开口，是气囊中压缩气体的另一出口并由气流控制阀控制，气囊中过多的气体可以由此释放，不至于导致患儿肺气压伤。这一出口大小可由气流控制阀来调节。⑥气压表接口：通常靠近患者接口端，接压力表，通常帮助操作者掌握通气的量。

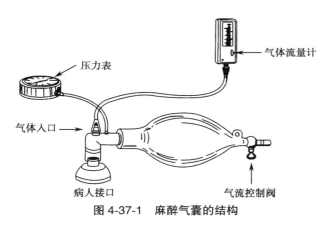

图 4-37-1　麻醉气囊的结构

（二）工作原理

麻醉气囊平时为萎陷状，似泄气的皮球，当氧气充入气囊后才膨胀。使用时先将气体入口与氧气源连接，调节氧流量（约 5~6L/min）使气囊在两次挤压之间呈半充满状态。每次挤压气囊同时以手指按住气体出口，使气体压入患者气道，然后放松气囊和放开气体出口，以排放呼出气体。为控制吸入氧浓度，氧气源最好为 100% 氧气与压缩空气的混合气。

二、复苏气囊

复苏气囊在挤压后能够借助本身的弹性回缩而自动充气，无压缩气源时仍能进行正压通气，又称自动充气气囊，适用于新生儿复苏。

（一）结构及各个部件的作用

1. 结构　复苏气囊的结构包括：①气囊。②头端：有患者接口，呼出气口，安全阀，压力表接口，阀门系统。③尾端：空气入口，氧气入口，在两入口与气囊间有向气囊方面的单向进气瓣。④储氧袋（图 4-37-2）。

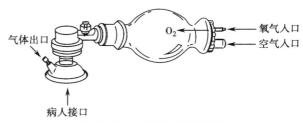

图 4-37-2　复苏气囊的结构

2. 各部件的作用及要求　包括：①气囊：新生儿及婴儿用的容量为 240ml，要求气囊弹性好，不漏气。②空气入口：压缩气囊适当放松让气囊再膨胀时，空气便从入口进入气囊，这入口是一个单向阀门。③氧气入口：位于空气入口附近，常是一个小型的接口，在需要吸氧时与氧气管连接。对于自动充气气囊，氧气不是气囊工作的必需条件，但是在复苏时，如需较高氧浓度时，应连接氧气管。④患者接口：是气体从气囊流出并进入患儿呼吸道的通道，也是接面罩或气管插管的接口。⑤呼出气口：患者呼气的出口，位于患者接口附近。⑥阀门系统（图 4-37-3）：在通气的时候，如果挤压气囊，阀门便开放，让气囊内的空气或氧气流向患者；若放松气囊而让气囊再充气（此时新生儿处于呼吸周期的呼气相），阀门便关闭了，新生儿呼出的气体由呼出气口逸出，这就防止了患者呼出的气体进入气囊而再次被吸入，以保持新生儿复苏囊正压通气时的高浓度氧。由于阀门系统的存在，新生儿复苏囊的正压通气并不能形成氧气的持续气流。⑦安全阀：是复苏气囊一个保护性附件，一般新生儿的安全阀设定排气的阀值为 2.942~3.432kPa (30~35cmH$_2$O)，又称限压阀或减压阀，当送气压力 > 阀值时，阀门自动开放气体外通而减压，从而避免产生高于阀值的送气压力。⑧压力表接口：在安全阀稍后设有压力表接口，帮助操作者掌握通气量。⑨储氧袋：是否与空气入口连接，可以调节复苏囊正压通气时氧浓度（图 4-37-4）。

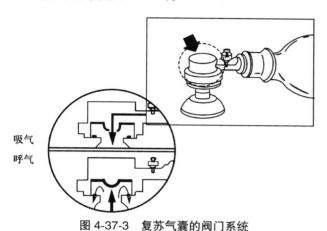

图 4-37-3　复苏气囊的阀门系统

新生儿复苏囊是专门为新生儿设计的，其气囊体积不应 >240ml，因为新生儿的潮气量为 6~8ml/kg，足月儿每次呼气或吸气量仅为 20~30ml，早产儿更少，若气囊太大，提供如此少量的气体，难以正确掌握，可导致新生儿肺气压伤。

（二）工作原理

当挤压气囊时，气体从患者接口压入气道，气囊尾端进气瓣关闭，氧气从氧气入口经过进气瓣与氧气入口之间由空气入口进入储氧袋，使之充满并储存。放松气囊时，氧气从氧气入口及空气入口（储氧袋的氧气）同时被吸入气囊，气囊内气体氧浓度可达 85%~100%，适合复苏需要。

不连接储氧袋：将氧气入口与 100% 氧气源连接，每次挤压气囊时，气囊尾端进气瓣关闭，头端阀门系统开放送气；呼出气口关闭，将气体经患者接口压入新生儿气道。放松气囊时，气囊自动回位，囊内压力降低，阀门系统送气瓣关闭，呼出气口开放，以排出呼出气，空气和氧气分别经各自入口进入气囊，以备下次送气之用。由于氧气被空气稀释，混合气的氧浓度仅约 40%（氧流量大时稍高，反之稍低）。

连接储氧袋：将储氧袋接口与气囊的空气入口连接。当挤压气囊时，气体从患者接口压入气道（同上）。气囊尾端进气瓣关闭，氧气进入储氧袋，使之充满并储存。此时储氧袋通路上的空气入口瓣关闭，使空气不能入内，过多的氧气从泄氧瓣逸出。放松气囊时，氧气从气囊的氧气入口及空气入口（储氧袋内氧气）同时被吸入气囊。同时储氧袋通路的泄氧瓣关闭，空气入口瓣开放，有少量空气随氧气进入气囊，气囊内气体（输送给患儿的）氧浓度可达 90%~100%，更适合新生儿复苏抢救的需要。

三、面罩

面罩（mask）为连接复苏囊的患者接口及患者面部（口鼻）的气体进出通道。要求适合面部形状并易于达到密封（图 4-37-5）。

（一）面罩的边缘

复苏面罩的边缘有硬和软两种。

1. 硬边　边缘通常较硬而锐，不容易和新生儿的脸形相吻合，容易漏气。若按压力量过大或放置不当，易导致脸部和眼睛损伤，应避免使用。

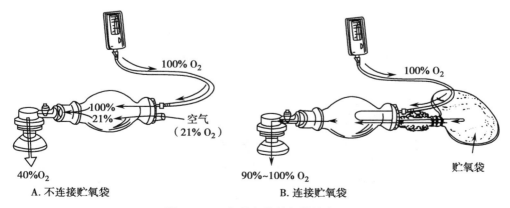

A. 不连接贮氧袋　　　　　　　B. 连接贮氧袋

图 4-37-4　复苏气囊储氧袋的应用

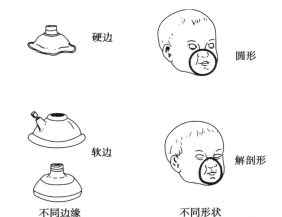

图 4-37-5　不同类型的复苏面罩

硬边

圆形

软边

解剖形

不同边缘

不同形状

2. 软边　这种面罩边缘是一个较软的垫,是用某种软而富有弹性的材料做成的,例如海绵橡胶,比较容易与新生儿脸形相吻合,用较轻压力即可使之密闭,不漏气。即使放置位置不适合,也不太容易损伤新生儿的眼睛和脸,更适合于新生儿使用。

(二)面罩的大小

面罩按大小有不同型号,以适用于足月儿及早产儿,包括出生体重从 1 000g 到 4 000g 的新生儿,大小适合的面罩应能覆盖颏、口和鼻(图 4-37-6A);若面罩太大,可能损伤眼睛(图 4-37-6B);若面罩太小,不能覆盖口和鼻,而且可能阻塞鼻孔,妨碍通气(图 4-37-6C)。

(三)面罩的形状

面罩有两种形状,即圆形及解剖形,两种类型的面罩若大小选择合适,效果均佳。后者更适合面形,更容易密封,且不容易造成眼睛损伤,因为它的形状使面罩刚好位于眼与鼻之间。

(四)面罩禁忌证

新生儿怀疑膈疝时禁忌用面罩,应选用气管内插管。因为膈疝时,腹腔脏器(如胃、肠)进入胸腔,挤压心脏和肺脏,如面罩复苏正压通气,使胃肠胀气,加重膈疝,进一步影响肺通气。

第三节　操作方法

一、复苏囊的准备

将复苏囊各个部件连接起来,并接上氧气管,复苏囊的患者接口可接面罩或气管插管。

二、患者准备

1. 将需抢救的患儿立即放置于远红外线辐射抢救台上。

2. 患儿取仰卧位,肩下垫折叠毛巾抬高 2~3cm,颈部稍仰伸,以利于呼吸道开放。

3. 清理呼吸道分泌物,可用吸球或吸痰管吸净口及鼻腔内分泌物,对于重度窒息或胎粪吸入的患儿应立即气管内插管,进行气管内吸引。然后将面罩或气管导管连接复苏囊进行正压通气。

4. 其他急救措施(如保暖、心脏按压、静脉通道的开辟等)。

三、操作步骤

(一)操作者位置

立于新生儿头侧或右侧(左手持面罩、右手握气囊),便于操作和观察胸廓运动,也不影响其他人员听心率、心脏按压或给药等。

(二)面罩的放置

选择适当大小的面罩,先把下颏尖扣上,然后罩上口鼻,用拇指及示指和/或中指持面罩稍向下按压,以无名指将面罩下缘固定于下颏,按压面罩的力量以形成密封为度。

(三)氧气浓度

一般应用 90%~100% 的高浓度氧。如用自动充气气囊,需连接储氧袋。

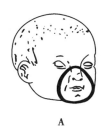
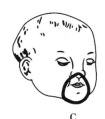

A　　　　　　　　B　　　　　　　　C

图 4-37-6　复苏面罩的大小

（四）送气压力

新生儿肺容量很小（潮气量 6~8ml/kg，约 20~30ml），仅占气囊容量很少一部分，只用指尖握持和挤压气囊即可达到有效通气。所需送气压力随新生儿大小、肺部情况以及是否呼吸而不同，生后头几次呼吸需要压力较大，约 2.94~3.92kPa（30~40cmH$_2$O），当肺部充分扩张后需要压力较小，约 1.47~1.96kPa（15~20cmH$_2$O）。若肺部有病变、肺顺应性降低，一般送气压力为 1.96~3.92kPa（20~40cmH$_2$O）。在进行气囊通气时，应观察患儿胸廓运动、听呼吸音，以判断面罩是否密封、通气是否适当，并调定适当送气压力。

（五）通气试验

根据新生儿情况以适当送气压力通气 2~3 次进行观察，以检验面罩密封、肺通气和异常情况。若胸廓运动适当（似安静呼吸），呼吸音清晰，肺充气适当，可继续进行通气；若胸廓运动过大（似深呼吸），呼吸音过强，肺充气过度，应适当减少送气压力；若胸廓运动太小（呼吸微弱），呼吸音过低，肺充气不足，应适当增加送气压力。

（六）通气频率

一般 40 次 /min。挤压气囊 0.5 秒（送气），然后放松气囊 1.0 秒（呼气），反复进行。

（七）口胃管放置

凡应用复苏囊和面罩正压通气时间超过 2 分钟者，均需插口胃管并留置，以避免肠胀气阻碍呼吸和胃内容物反流误吸。

第四节 通气效果评价及注意事项

一、通气效果评价

新生儿复苏囊正压通气是否有效，应在通气 15~30 秒后，根据机体的客观指标来监测评价。给予复苏囊正压通气后，若患儿肤色好转呈粉红色，心率增加，并稳定在 100 次 /min 以上，出现自主呼吸，呼吸频率和深度达到正常，则说明通气有效。

二、注意事项

（一）选择适当大小的面罩

应选择适当大小的面罩，放置时面罩与患儿面部必须密封，但勿过分用力，以免导致面部青肿或头颅变形，面罩边缘亦不可压迫眼部及颈部。

（二）控制通气压力

送气时应观察胸廓运动及压力表，控制适当的通气压力，避免压力过大导致肺气压伤。

（三）复苏囊的保养

复苏囊使用后应拆开清洗、消毒，然后安装好备用。

（四）复苏囊的更新

复苏囊出现裂隙、活瓣失灵、瓣膜粘连或闭合不全，面罩变形或漏气等，不能再用，应予以更新。

（欧阳小琳）

第三十八章
心脏按压术

在心肺脑复苏的全过程中，循环的恢复是前提，呼吸的恢复是必要条件，有此基础上才有脑复苏的希望和可能。心脏按压术分两种，包括胸外心脏按压术（external chest compression，ECC）和开胸心脏按压术（open chest cardiac compression，OCC）。本章节重点介绍胸外心脏按压术。

第一节　胸外心脏按压术

一、指征

胸外心脏按压术自 1960 年 Kouwenhoven 提倡用于临床以来，已被证明是维持重要器官生存所必需的循环支持。当各种原因引起的新生儿低氧血症，早期心率代偿增快，心排血量相应增加，组织供氧也增加，此时缺氧对心脏只是功能性影响。心脏对缺氧最为敏感，当窒息缺氧继续加重，心率下降，心肌收缩力低下，心泵血能力降低，与缺氧形成恶性循环，导致全身供血不足，继而出现多脏器功能损害，尤其是脑、心、肾上腺等重要脏器的功能损害。当重度窒息缺氧伴有心率低下或停搏，心脏不能维持生命所需的最低循环血量，应立即行胸外心脏按压术。其指征为：①各种原因引起的心跳、呼吸骤停。②新生儿窒息复苏过程中，心率在 60~80 次 /min 之间；或应用纯氧进行正压呼吸 15~30 秒，心率仍低于 60 次 /min。③持续惊厥、误吸等意外事件中，新生儿心率低于 80 次 /min。④各种疾病濒临死亡前，新生儿心率低于 80 次 /min。

二、作用机制

胸外心脏按压术可以产生两种作用：一是压迫心脏；二是使胸腔内压增高。传统概念认为：在胸外心脏按压术的按压期中，胸骨受压内陷，心脏的左右心室被挤在胸骨与脊柱之间，心室内压增高，左、右心室的血液分别被泵入主动脉和肺动脉，并驱动原在其中的血量，犹如正常心脏的收缩期，形成体循环和肺循环；胸骨按压一旦放松，肋骨反弹，胸廓恢复原形，静脉血由上、下腔静脉重新充盈，相当于正常心搏的舒张期。在这过程中，心脏犹如由人工操作的血泵，即所谓的"心泵机制"。在 20 世纪 70 年代末~80 年代初，人们对胸外心脏按压术的机制重新研究中发现：①在按压胸骨时，各心腔主动脉及腔静脉内压普遍升高，几乎不存在压力差；②凡能提高胸内压的措施（如正压通气等）都能使上述各处的压力增高和血流增多；③腔静脉在胸腔入口处有静脉瓣阻挡血液的反流和增高的压力传到外周静脉；④在胸外心脏按压术周期中，二尖瓣并不关闭，左心室仅是血从肺中挤出进入主动脉的"过道"。故当胸外心脏按压时，可使胸腔压力均匀性间断升高，而形成体循环和肺循环的动力，各心腔和血管普遍受压而使血压随之增高，与胸外动、静脉之间的压差增大，形成体循环收缩压和血流。同时肺循环血液被挤出，经左心系统流向体循环；胸骨内受压停止时，胸廓回弹，胸内压降低，受压缩小的心腔和血管重新充盈，腔静脉血液回右心，并流向肺循环，此即所谓"胸泵机制"（图 4-38-1）。折中的观点认为两种机制都起作用，以何者为主则因人而异。新生儿胸外心脏按压时，人工循环的动力有 20% 来自胸骨及脊柱挤压心室形成的心泵机制；80% 来自挤压时胸腔压力及胸内血管压力变化的胸泵机制。

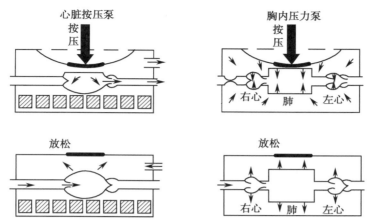

图 4-38-1　胸外心脏按压效果的两个机制

由此可见,有效的心脏按压可使心脏搏出量和每分钟心排血量增加;维持一定水平的血压和血管搏动;维持全身各器官血液灌注,以及保证氧气、营养物质的输送;维持机体内环境的稳定,使生命得以继续维持下去。

三、操作方法

(一)操作者

进行胸外心脏按压术时,患儿应处平卧位,开放气道同步用 100% 纯氧给患儿进行正压通气。正压通气和胸外心脏按压分别由两人协同进行,操作者各自的位置应能有效地进行工作,又不会互相干扰,正压通气与胸外心脏按压的比例为 1:3。应急状态下也可以独自一人操作。

(二)患者体位与按压部位

将患儿放置于平台上,去枕平卧。进行胸外心脏按压的位置为胸骨的下 1/3 处,注意避免压迫剑突。可假设沿双侧乳头画一水平线与胸骨交点的下方。

(三)按压方法

新生儿在胸外心脏按压的方法有双指按压法、环抱法和单掌环抱法。

1. 双指按压法　双指按压法(double finger press)应用一手的中指和示指两个指尖按压胸骨。其他各指不可同时按压胸部,否则不仅使正压呼吸时胸部的扩张运动受到限制,而且使胸部易受损伤,发生气胸或肋骨骨折。指压过程中,

如缺乏硬板床的支持,操作者可将另一手伸至患儿背部,以支撑婴儿脊柱,使处于胸骨和脊柱间的心脏能更有效地受到按压(图 4-38-2)。

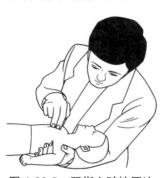

图 4-38-2　双指心脏按压法

2. 双手环抱法　双手环抱法(hands around)是用双手环抱新生儿的胸部,双拇指按压胸骨,其他手指放在身下,双拇指并排或两拇指重叠放置。用此法进行心脏按压时,双拇指起按压作用,可保证充分的压力,而其他手指在新生儿背部环抱,也自然起到支撑作用,双手环抱时应适度,不要紧抱全胸,以免限制正压呼吸的胸部扩张运动,而且挤压肋骨过度,易出现肋骨骨折或气胸。本法的优点是操作者不易疲劳(图 4-38-3)。

3. 单掌环抱法　单掌环抱法(single-palm ring)是将拇指向后背四指方向挤压,用此法进行心脏按压时,拇指起按压作用,而其他手指在新生儿背部环抱,也自然起到支撑作用。本法操作者的位置可给脐插管者以方便。其缺点为操作者易疲劳(图 4-38-4)。

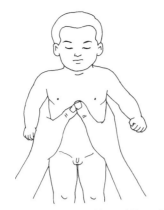

图 4-38-3　双手环抱心脏按压法

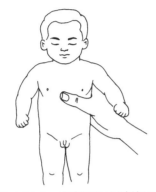

图 4-38-4　单掌环抱心脏按压法

（四）压力

正确掌握对胸骨的压力，对于心脏按压至关重要，操作者必须将手指放置正确的按压位置，向下按压胸骨的距离为 1.5~2.0cm。然后放松，使心脏重新充盈。每次胸部按压包括加压和放松。

（五）频率

由于心脏按压是通过按压代替心脏泵血功能，因此，按压频率应接近正常新生儿心率，即 120 次 /min。

值得注意的是，操作者在进行胸外心脏按压术时，要保持恒定的按压深度和频率，无论是加压或放松时相，术者进行按压时的手指均不能离开胸骨按压处，注意固定正确的按压部位；如果操作者在每次按压过程中，手指离开原位（胸壁），再继续按压时还得重新固定按压位置，消耗时间，容易失去对按压胸壁深度的控制，或易按压错误的位置，引起胸内器官的损伤。

多年的临床经验说明，胸外心脏按压术是建立人工循环最简便易行的措施，只要方法正确，有效的胸外心脏按压可使心排血量达到正常值的

30%~40%，而脑组织只需正常供血时的 15%，即能避免永久性损害。但需注意，胸外心脏按压不可中断，若因气管插管、吸痰、转运患儿等必须暂停时，也不得超过 15 秒。

四、并发症

由于胸外心脏按压是通过挤压胸廓而使位于胸骨和脊柱间的心脏受压，在急救时容易出现如下并发症：

（一）皮肤及软组织损伤

由于按压时用力过大，可导致患儿局部皮肤淤血或附近软组织的挤压伤。

（二）肋骨骨折

新生儿的肋骨很脆弱，胸外心脏按压时若用力过猛，易引起肋骨骨折。

（三）肺部和胸腔损伤

肋骨折断后的断端，可刺伤下面的器官而引起出血或血气胸；若刺伤肺泡，则可导致肺泡破裂，导致气胸。

（四）肝撕裂

胸骨下端为剑突，位于肝脏前方，如胸外心脏按压时按压剑突可引起肝脏撕裂伤。

五、临床监护与效果评价

危重新生儿在胸外心脏按压的过程中，必须进行严密的临床观察，加强监测，便于及早发现病情变化和及时拟定下一步的抢救计划。

（一）临床监护

1. 心脏监护　在胸外心脏按压开始时，可按压 30 秒后检测 1 次心率，若新生儿对心脏按压反应良好应每隔 30 秒检测 1 次心率，直至心率 ≥ 80 次 /min 时，停止按压。如病情需要长时间按压，心率的监测时间可以适当延长。胸部按压期间，可用 ≤ 10 秒时间听心率，再乘以时间倍数，得出每分钟心率；听心率时可暂停正压通气，以免呼吸音影响心率的听诊。必要时可以做心电图进行判断。有条件时，可持续进行心电监护，主要监测患儿的心电活动，观察心率、节律和波形改变，如心率增快、减慢，各种心律失常和电解质紊乱的特征表现等。

2. **血压监护**　一般选用无创性测压法,定时监测血压,了解收缩压、舒张压和平均动脉压的情况。

3. **体温监护**　抢救过程中,应注意危重新生儿的保暖,监测患儿体温变化,为患儿提供最佳环境温度(中性温度),以保证患儿体温维持在正常范围。

4. **血氧监测**　应注意肤色、唇色、甲床的颜色变化,便于掌握机体末梢循环的恢复情况,判断心脏按压是否有效。有条件时,可使用血氧饱和度监护仪,它能无创性持续性监测经皮血氧饱和度,使操作者间接掌握患儿血氧分压的变化。

5. **呼吸监护**　密切观察患儿呼吸,并进行呼吸监护,常用阻抗法监测呼吸波形和频率改变,发生呼吸暂停及时发出警报。

6. **其他**　还应该注意患儿的反应和神志恢复情况,观察瞳孔的大小及对光反射是否存在等。

(二)效果评价

进行胸外心脏按压术后,应及时评估治疗效果。当心率 <60 次 /min 时,说明患儿的病情仍危重,其心脏泵血不能为全身器官提供必需的循环血量,需继续进行正压通气和心脏按压,并给予肾上腺素等药物治疗。至于心脏按压术应持续多久,目前仍有争议,应以机体重要脏器的功能状态来决定。

当心率 ≥ 60 次 /min 时,是停止胸外心脏按压的指征,但正压通气仍需继续进行,直到心率 ≥ 100 次 /min,患儿恢复自主呼吸为止。

六、胸外心脏按压术后的监护与处理

(一)监护

胸外心脏按压术后继续监护心率和呼吸频率以及血氧饱和度。病情稍稳定,立即采取血样检测动脉血气,检查有无高碳酸血症和代谢性酸中毒,及时进行处理。注意观察意识状态,昏迷持续多长时间,瞳孔大小和对光反射的变化,有无眼球震颤,前囟张力是否增高,有无脑水肿等。除呼吸监护外,应注意有无呼吸节律不齐及呼吸暂停,胸廓是否有吸气性凹陷,肺部听诊是否能听到啰音,啰音存在的部位及量的多少,咽喉部有无痰鸣音,

有无血性分泌物流出。应注意心脏按压尤其较长时间按压后,可引起急性肺损伤,导致肺出血。在心血管监护方面,应注意监护心电图波形,观察有无异常波形和心律失常。还应观察皮肤颜色有无花纹出现,肢端是否发凉,发凉的部位及范围,前臂内侧皮肤毛细血管再充盈时间是否延长至 3 秒以上,心音是否低钝,有无杂音出现,必须警惕心脏复苏后出现心功能不全和早期休克症状。另外,应计算出入液量,留尿作尿常规检查,尽早发现肾功能损害。

(二)处理

心脏复苏后给予氧气吸入至少 6 小时。心率 <120 次 /min,或心音低钝患儿,应静脉滴注多巴胺或多巴酚丁胺。如血气 $PaCO_2$>70mmHg,pH<7.10,可考虑用呼吸机进行机械通气治疗。如血气 BE>-12mmol/L,或出现休克早期症状,如肤色苍白、肢端发凉、皮肤毛细血管再充盈时间延长等,可给 5% 碳酸氢钠溶液静脉滴注,以纠正代谢性酸中毒、扩容,所用药量应为计算量的 1/2,速度不宜太快。有呼吸频率变慢,呼吸节律不齐,或呼吸暂停表现时,可静脉滴注纳洛酮,剂量为 0.03~0.05mg/(kg·h),维持 4~6 小时。出现昏迷、前囟张力增高,疑有脑水肿时可用脱水剂治疗。若呼吸增快,吸气时胸廓凹陷,肺部听到啰音,口咽部有血性液体流出,提示有肺出血,立即进行持续气道正压通气治疗。心脏按压后尿量偏少,除计算出入液量,减慢输入液体速度外,可静脉注射呋塞米 1mg/kg,同时密切注意有无心功能不全症状,必要时可用毛花苷丙静脉注射,剂量为 1/3~1/2 饱和量。

第二节　开胸心脏按压术

开胸心脏按压术在新生儿科极少采用,故简要介绍如下:

一、指征与操作要点

(一)指征

1. 凡胸外心脏按压术效果不佳(表现为摸不到大动脉搏动),持续 10 分钟以上。

2. 新生儿胸骨、脊柱畸形和 / 或伴有心脏移位者。

3. 有心脏压塞症状者。

4. 在手术中发现心跳停止，尤其是已经开胸者。

（二）操作要点

1. 在胸外心脏按压支持下，尽快行皮肤消毒（为争取时间可不必过分拘泥于严格无菌操作）。

2. 立即行气管内插管，于患儿第 4 或第 5 肋间自胸骨左缘至腋中线作横切口。

3. 操作者右手示指、中指以及拇指插入新生

儿心脏的后方及前方，同时按压心脏的左右心室，然后放松，反复进行，直至心脏恢复心跳。注意在胸内按压时不得压迫心房或使心室扭转移位妨碍静脉回流。

二、开胸心脏按压有效的表现

开胸心脏按压有效的表现为：按压时可触及患儿颈动脉、股动脉搏动；扩大的瞳孔缩小，对光反射恢复；口唇、甲床颜色好转；肌张力增强或有不自主运动；出现自主呼吸。

（欧阳小琳）

第三十九章

新生儿喉罩

第一节 概述

一、快速开放气道的需求

新生儿窒息目前在我国仍是导致新生儿死亡和智力伤残的主要原因。对严重窒息的新生儿，出生后迅速建立人工气道、保持气道畅通、恢复通气是复苏成功的必要措施。然而，由于气管插管时需要借助喉镜来完成，必须有熟练的插管基本功，部分医护人员不能很好掌握气管内插管技术，特别是对娩出濒死儿（Apgar 评分为 0~1 分）需要快速插管并胸外按压，其难度更大，导致延误插管时间，不能迅速建立人工气道，使患儿丧失宝贵的抢救时机。快速开放气道建立有效通气，是新生儿复苏关键所在。目前主要的正压通气手段包括经典气囊＋面罩通气和气管插管通气。面罩通气时易出现密闭性不严、压力不足和上呼吸道阻塞等问题，对较轻窒息儿复苏效果尚可，对较重窒息儿复苏效果欠佳，需立即改气管插管（而死亡的往往都是重度窒息儿），气管插管通气的确是复苏的最佳手段，但技术难度大，能熟练操作掌握的人员不是很多，一般医护人员和现场接生人员因惧怕气管插管，结果操作起来费时费事、贻误宝贵抢救时机而致复苏失败。对大多数基层医护人员来说，熟练掌握气管插管技术并非易事，由于缺乏规范培训，部分医务人员甚至觉得高不可攀。即使经过培训和强化，若一段时间不用技能会退化。因此，一旦在复苏现场情况紧急时，更是难以很好发挥，于是干脆放弃插管，转而应用其他各种有害方法和手段，如用力拍打后背、臀部，进行热敷、冷

敷、热浴、冷浴等，导致瘀伤、骨折、器官撕裂或内部损伤、脑损伤或其他后果。由于新生儿重度窒息时已进入继发性呼吸暂停阶段，任何强烈的刺激将不起作用，最终导致患儿死亡。这种情况一年又一年地延续下去却难以根本改善。

因此，寻求一种新的操作简便、在一定程度上能代替气管插管进行正压通气装置和方法，降低复苏技术的难度，切实提高各级医院尤其是基层新生儿复苏实效性，减少新生儿窒息及后遗症发生率，降低新生儿死亡率，是我国围产医学界以及新生儿学界共同面临的亟待解决的问题，也是联合国千年发展纲要提出的任务。喉罩气道（laryngeal mask airway，LMA），简称喉罩（laryngeal mask），它的诞生填补了这项空白，它在临床的应用为解决这一难题提供了一种新的手段。喉罩气道插入时，只需将头轻度后仰，操作者左手牵引患者下颌以展宽口腔间隙，右手持喉罩，罩口朝向下颌，沿舌正中线咽喉壁向下置入，直至不能再推进为止。它使用方法简单，医务人员经简单的培训即可掌握喉罩气道的插入方法，在成人急诊抢救中有报道作为首选的气道开放方法，可为增加抢救成功率、时效性提供保证。

二、喉罩气道的发明和应用

（一）喉罩的发明和意义

20 世纪 80 年代，英国麻醉医师 Archie Brain 博士依据人体咽喉部解剖特征设计发明了一种声门以上气道开放装置（supraglottic airway device），它在通气导管的前端衔接一个硅橡胶制成的扁长凹形套囊，其大小恰好能盖住喉头，在紧急情况下不需肌松剂，不用喉镜就可在数秒内迅速建立起喉

室与外界的人工通路从而获得有效通气,故被称为喉罩。它是一种临床常用的介于面罩和气管插管之间的新型通气工具,因其具有操作简便、易于掌握、损伤小、患者耐受好等优点,在其被发明不久,即于1988年在英国开始商业化生产,1991年获得美国食品药品监督管理局批准用于临床并受到欢迎。自此,喉罩作为介于面罩和气管插管之间的一种通气装置,其临床应用从早期的不需肌肉松弛的体表、四肢手术和急救复苏时的气道管理,逐渐应用于现今各类深度镇静或全身麻醉手术以及成人急诊心肺复苏等诸多方面。一项成人多中心随机对照研究显示喉罩可有效替代气管插管进行通气。国内也已首次报道成人肺癌大手术时用喉罩全程代替气管插管并获得良好效果。美国麻醉医师协会已将其列为"无法通气、无法插管"时建立通气的首选急救方法。Archie Brain医师等认为,急救时人工气道的建立应满足以下基本要求:①它应该迅速而容易地克服气道阻塞;②它应该是无创性而且即使不熟练者也能使用。显然,无论是气管插管还是面罩,都不具备这些简单而重要的需求因素。Archie Brain医师也曾说:研发喉罩的目的,是寻求一个能便利地与患者气管直接对接,并能提供比面罩通气更好更有效从而更安全的救护方法。美国现已将喉罩大量应用于地面急救医疗甚至航空急救,日本将喉罩作为急救现场开放气道的方法,已得到法律上的许可。喉罩的问世无疑是气道管理中一项创新性的研究成果,它的广泛应用已成为气道管理的一项越来越重要的支柱。

(二)喉罩在新生儿中的应用

新生儿复苏中,通气永远是至关重要救助生命的第一手段,犹如麻醉时通气一样重要。然而有效的通气有赖于气道的建立和充分开放,于是人们采用面罩、气管插管甚至气管切开等手段来实现,但有时因解剖变异、技术难度或疾病本身的原因,要做到气道开放满足充分通气并非每次都那么容易,其结果便是救治失败。喉罩气道最初的开发研究是用于麻醉时气道管理,获得成功后遂得以在成人麻醉手术时广为推展。1994年,Paterson等首先报道将喉罩成功用于21例正常体质量的新生儿复苏中并取得了良好效果,开创

了新生儿喉罩复苏的新视野。从此喉罩在新生儿复苏中的作用及应用得到了越来越多的关注。由于它的复苏效果突出以及操作简单易行,近些年来已成为麻醉科和新生儿科医师研究的热点。国际新生儿复苏界集中分析了各地的应用报道和文献,亦越来越肯定其作用和地位。美国心脏协会和美国儿科学会在2000年、2005年及2010年连续三版《新生儿复苏指南》中均多次推荐对面罩通气失败而又难以气管插管的新生儿使用喉罩进行复苏,2006年出版的《新生儿复苏教程》(第5版)详细地介绍了新生儿喉罩的使用原理、操作方法及适应证等,甚至提高到喉罩可成为气管插管的替代方法来认识。亦有越来越多的文献报道,提示喉罩在国外新生儿复苏应用已逐渐增多,且取得良好疗效同时无不良反应。2010年国际新生儿复苏专家共识亦明确推荐:在新生儿复苏过程中,若面罩通气无效或气管插管失败或不可行时,须考虑使用喉罩,对于孕周>34周或出生体质量>2kg的新生儿,复苏时喉罩可作为气管插管的备选气道。欧洲复苏委员会、澳洲复苏委员会也推荐使用经典型1号喉罩来复苏近足月新生儿。综上所述,喉罩气道在国际上已越来越普遍地应用于新生儿复苏,相信也必将在国内得到更为广泛的应用,特别是在基层医疗机构中得到推广应用。

第二节 喉罩的构造和置入方法

一、喉罩的构造

发展至今喉罩分类大致可分为第一代经典型、第二代插管型、第三代双管型、第四代加强型,后三种是在经典型基础上改进而成。插管型主要用于辅助盲视下气管插管,可使插管成功率达90%以上;双管型增加了食管通道,可进行吸引或放置胃管;加强型管内壁附有金属丝,适用于需俯卧位的颌面部手术。在新生儿复苏中使用较多的为经典型(图4-39-1)。经典型喉罩由近似椭圆形的通气罩体、充气囊、气道导管(通气管)和充气管四部分组成。气道管与通气罩相连,并开口于罩体的孔栅处,另一端可与复苏囊等通

气装置相接,罩体的四周外缘是充气囊并带有充
气管,充气后在下咽部形成低压充盈的气囊将喉
罩覆盖在喉头上方,并密切贴紧喉室的四周,形
成相对密封的人工气道与患者气管对接,其气道
管的开口恰好正对声门,如此便于进行有效通气
(图 4-39-2)。喉罩一般有 1、2、2.5、3、4 号五种规
格。在新生儿复苏中多选用 1 号喉罩,适用于体
重 2 000~5 000g 的新生儿。亦有 1 号喉罩在体重
为 1 300~2 300g 的低出生体重儿中成功使用的报
道。近年国外已开发出 0.5 号喉罩,专用于小早
产儿复苏,尚在试用阶段。

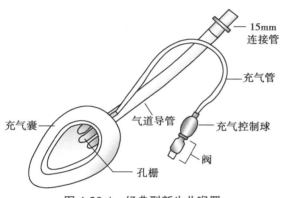

右侧标注:
- 15mm 连接管
- 充气管
- 充气控制球
- 阀

左侧标注:
- 充气囊
- 气道导管
- 孔栅

图 4-39-1 经典型新生儿喉罩

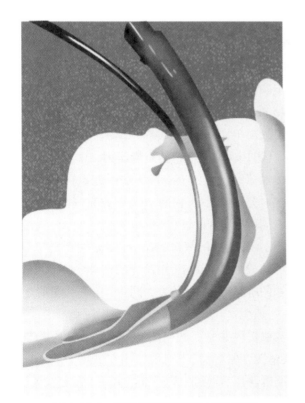

图 4-39-2 喉罩气道管开口对着声门口

二、喉罩的分类

目前主要有 10 种喉罩和 2 种喉罩导管,分
可多次使用(黄色)和一次性使用(白色)等各种
规格。

(1)多次使用的喉罩:①经典型喉罩;②插管
型喉罩;③喉罩导管;④双管型喉罩;⑤折曲型喉
罩;⑥加强型喉罩;⑦可视喉罩套装。

(2)一次性使用的喉罩:①一次性喉罩;②超
级喉罩;③插管型喉罩;④喉罩导管;⑤折曲型
喉罩。

其中特别介绍一下双管型喉罩,其主要特点
是:①有通气和引流管的双管设计,通气同时可插
入胃管,引流胃液,防止胃胀气和反流、误吸;②通
气罩与咽喉部解剖更匹配,密封性更好;③插入胃
管后,喉罩远端位于食管开口,固定好,不易移位。
1 号经典型喉罩早已应用于新生儿。目前双管型 1
号亦可用于新生儿,其余类型喉罩尚未开发适合新
生儿的型号。部分喉罩见图 4-39-3。

另外,除了经典型喉罩,也不断有新型喉罩用
于临床,创新性提供比面罩、鼻咽导管、口咽导管
和喉罩更简便的气道管理。

三、新生儿喉罩置入方法

(一)插入前准备

置入前检查喉罩:外观有无异常;通气管内有
无异物,弯曲度如何;用注射器将通气罩内充入超
过其最大通气量约 50% 的气体,检查其是否漏气、
对称、偏斜,罩囊是否为椭圆形等。对于重复使用
的喉罩应在每次应用后清洗消毒时进行常规检查。

喉罩的置入是盲插,无须喉镜等其他器械辅
助。插入前常规检查气囊有无漏气;罩体背侧可
涂抹少许润滑油(在新生儿可不涂抹),但不可涂
于气囊正面,以免影响喉罩定位。对于喉罩放置
前充气囊状态有不同的观点,有报道喉罩插入前
应将气囊内的气体完全抽净,但也有观点认为喉
罩放置过程中应保持气囊部分充气,可使放置成
功率增加,放置时间缩短。在新生儿复苏中应用
时,笔者的经验是不充气可能更好,操作易成功,
并赢得了紧急时充气花费的时间。

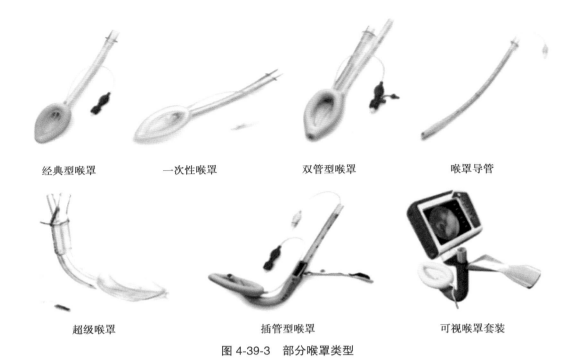

经典型喉罩　　　　一次性喉罩　　　　双管型喉罩　　　　喉罩导管

超级喉罩　　　　插管型喉罩　　　　可视喉罩套装

图 4-39-3　部分喉罩类型

（二）置入方法

喉罩的置入方法包括经典法、侧入法、翻转法、喉镜辅助法。与成人相似，经典的盲探法是新生儿临床上最常用的喉罩置入方法，具体操作如下：患儿处于仰卧位，头部轻度后仰；以注射器抽空喉罩充气囊，其内基本无气体［图 4-39-4（1）（2）］；操作者右手或左手可托住患儿头枕部，拇指牵引患儿下颌以扩展其口腔，另一手以持笔姿势握住喉罩，可用拇指、示指夹住罩体和气道管的连接处，从口正中或一侧放入喉罩［图 4-39-4（3）（4）］；罩口方向朝向下颌，在示指的指引下将喉罩沿舌正中线紧贴硬腭、软腭、咽后壁向下置入，直至不能再推进为止，放置到位后另一手固定，避免随示指撤出，［图 4-39-4（5）（6）］。经典型的 1 号喉罩充气量为 2~4ml，应用 3ml 往往就可以，然后快速卸下注射器。需要特别注意插入喉罩时应沿咽后曲线顺势滑入，而非垂直于口腔插入（图 4-39-5）。

（三）判断位置

喉罩置入后应判断其位置是否正确。最佳位置是喉罩罩体进入咽腔，喉罩下端进入食管上口，上端紧贴会厌腹面的底部，孔栅正对声门，喉罩气囊充气后在喉室部形成封闭圈保证通气效果。提示喉罩位置是否正确的指征：喉罩置入时在咽喉部末端有明显抵触感；置入后气道管后面的黑线在中间，气道管露出口外的距离适当；通气罩体在口腔中不可见；若位置正确，当以注射器对气囊充气时，可感觉到充气管会稍微浮出口外一段距离。

小儿喉罩置入后通气状况的检查：置入喉罩后接上复苏囊给予通气，观察胸廓起伏，听诊两肺呼吸音是否对称，腹部及颈前区有无漏气音以进一步确认其位置正确与否。同时监测脉搏氧饱和度和 $PaCO_2$。其中看胸廓的起伏和听诊双肺呼吸音是最简单实用的方法。

（四）喉罩置入后的充囊压力

喉罩充气后的充囊压力应引起重视。理论上充气时是用最小体积的空气充盈充气囊，从而对喉室周围（包括食管口）形成有效的封闭，就是所谓"恰好封闭"的气体容量，过度充气和充气不足均可能导致一些临床并发症的产生。不同品牌、型号的喉罩及置入方法不同，可能需不同的充囊压，一般生产厂家常有推荐的充囊压（套囊压），能给喉罩提供非常好的密闭性。但由于新生儿复苏时，情况常常紧急，不可能使用充囊压力测压计进行准确测压，需要临床医师在实践中反复摸索，掌握实际应用的经验。

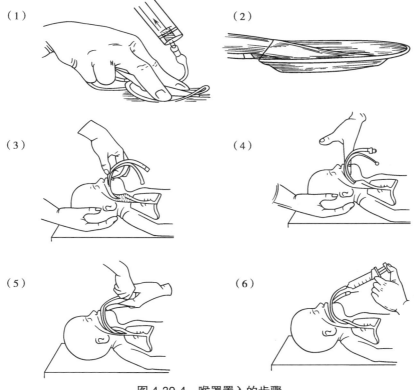

图 4-39-4　喉罩置入的步骤

图中序号步骤解释详见正文

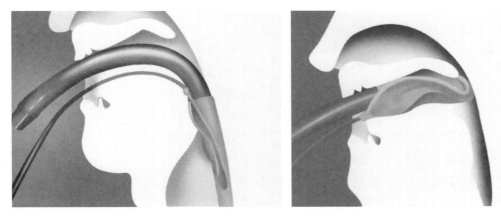

图 4-39-5　喉罩置入的方向和路径（左对，右错）

经典型的 1 号喉罩充气量为 2~4ml，操作者可以感觉到喉罩轻微地向前移动，如用充囊压力测压计，充囊压力为 50~60cmH$_2$O，此时喉罩的密闭性及气囊在咽部的塑型较好，这样可能使其解剖位置更紧密，能够在较好的密闭性下进行通气。一般较小号的喉罩容易出现过度充气，过度充气同样可使喉罩不能很好塑型，造成与口咽部的解剖位置不能密闭，使在进行通气时出现压力泄漏，达不到良好的通气效果，并且过度充气也可能造成对咽喉部结构持续施加压力，造成咽喉部的损伤。

（五）喉罩气道的优点

喉罩气道具有许多优点：①使用简便，可迅速建立人工气道；②放置成功率高，未经训练医师放置成功率可达 87%，总成功率为 99.81%；③通气可靠；④避免了咽喉及气管黏膜损伤；⑤刺激小、心血管反应小；⑥可用于急救。特别是它对患儿呼吸、循环系统的影响较小，对危重症患儿、老年人和新生儿有着特别重要的意义。气管插管由于喉镜置入和插入气管导管的刺激，往往使患者出现心率增快、血压升高或心律失常、心肌耗氧量增加等心血管不良反应，甚至出现气管、支气管痉挛等现象，LMA 通气对喉头及气管不产生机械损伤，对循环功能影响轻微，所以使用喉罩气道血流动力学较平稳。

（六）喉罩置入时注意事项

虽然喉罩放置成功率较高，但各种提高置入成功率的方法也有报道，如侧入法、反转法、气囊部分充气法等，相应手法的改进，如提下颌、推下颚、伸展头部、屈颈或使用喉镜提升舌部等均可用来提高经典喉罩的成功率。Tsujimura 等发现应用气囊部分充气的方法并不影响置入成功率，也不会导致会厌折叠，可作为经典法的替代方法，但在新生儿喉罩放置时应用较少。虽然喉罩操作简便易学，但在紧急复苏现场中使用喉罩需注意以下操作要点，以减少不良反应及提高放置成功率：

1. 清理气道　喉罩放置前要用大号（12~14号）吸痰管快速吸清口咽部羊水，包括上呼吸道及胃内黏液，避免黏液反流引起误吸。

2. 喉罩放置方法　喉罩放置时在示指的指引下将喉罩沿咽后曲线紧贴硬腭、软腭、咽后壁顺势向下滑入，而非垂直于口腔进入。在刚开始插入及滑至舌后根时应尽量将通气管与抢救台保持平行而非垂直，避免喉罩前端折叠或受阻。

3. 确定喉罩正确位置　喉罩放置到位，示指退出前应用另一手固定喉罩位置，避免喉罩随示指撤出。同时充气后注射器需从充气阀上卸下，不卸下易发生少量气体回流而影响充气囊饱满贴封，甚至位置滑动。

（七）喉罩气道应用的局限性

虽然喉罩有诸多优势，但亦有缺点及局限性，特别是使用不当时易发生，主要有以下几个方面：

1. 对咽喉组织结构施加较高的侧压力　由于小儿口咽部相对容积较小，且组织脆嫩，置入不当或充气过度可能对咽喉组织结构施加较高的侧压力，进而导致损伤、水肿等不良反应，重者可导致呼吸道梗阻等危险。

2. 气道密封性弱　由于喉罩不是直接插入气管内，施行复苏囊正压通气时仍会有一定泄漏，导致吸气峰压较低，限制了喉罩在肺顺应性差的患儿中使用。Paterson 及 Gandini 等分别报道喉罩通气时只能达到的气道压力平均约 22~23cmH$_2$O，不过大多数肺顺应性正常的窒息患儿只需 20cmH$_2$O 即可，对肺顺应性差者复苏时通过手控复苏囊加大气道压力一般也可满足需要。

3. 胃内容物的反流和误吸　由于喉罩分离气管与食管不够充分，当发生胃内容物反流或气体进入胃诱发呕吐时，胃液进入喉罩内可引起误吸。极少量的液体流入罩内时颈部可听到明显杂音，因此在通气时需行颈部听诊，一旦发生反流和误吸应立即拔除喉罩，改气管插管通气并清理呼吸道。在麻醉研究中有报道其发生率为 0.04%~5%。但 Ozlu 等的研究数据表明胃食管反流的发生在使用喉罩通气时与气管插管、面罩通气时没有显著差别。而在新生儿复苏中其不良反应罕见报道，可能与目前的研究样本例数较少有关，或与喉罩复苏时无须使用肌松药或麻醉药有关。

4. 气道梗阻　可以发生在 3 个位置，包括通气管、充气囊开口和声门之间、声门入口。增加其发生的因素有喉罩位置不佳、头屈曲或颈过伸。放置喉罩时应注意置入后体位的摆放。如果经过处理后气道梗阻不能缓解，应改为气管插管。喉罩位置欠佳会导致气道部分梗阻或者密闭不充分，置入不成功的延时及多次置入可导致不良呼吸道事件如喉痉挛和低氧血症发生；多次试插可导致咽部黏膜损伤，进一步加重这种不良事件。

第三节　喉罩在新生儿复苏中的应用

新生儿复苏面罩通气在全球早已成为常规，虽然简便易行，但易出现密闭性不足和舌后坠等上呼吸道阻塞致复苏效果不充分，遇较重窒息时则难以奏效；气管插管复苏则通气充足、效果肯定，但技术难度大、经验要求高，一般操作者常常不易掌握而致失败；喉罩复苏却同时具备上述两者的优点，避免了两者的缺点，既简单易行，通气效果又好,国外的众多研究均一致地说明了这一点。

一、与面罩通气比较

由于新生儿咽喉部组织柔软易变形,面罩通气时易出现舌后坠造成上呼吸道梗阻影响通气效果,而且面罩气道密封性不足,重度窒息儿复苏效果往往不好需改气管插管。而喉罩直接覆盖在喉头上方,充气囊密封声门四周,通气口正对声门,消除了上呼吸道阻塞可能,在通气效率明显改善的同时避免对面部组织压迫,因此复苏效果优于面罩。Trevisanuto 等回顾性比较了 148 例胎龄和分娩方式相匹配的新生儿应用喉罩(74 例)和面罩(74 例)复苏的效果,喉罩复苏成功率(99%)高于面罩(95%),且气管插管率从 67% 降至 34%,4 例面罩通气无效的新生儿使用喉罩迅速建立有效通气,避免气管插管。Paterson 等报道在新生儿中喉罩复苏成功率高达 95%,且无不良反应,优于面罩复苏。

南方医科大学附属深圳妇幼保健院对 369 例胎龄 ≥ 34 周或出生体重 ≥ 2 000g 需正压通气的刚出生的新生儿(出生后经第一个 30 秒初步复苏处理后有呼吸暂停、心率 <100 次 /min、常压给氧后仍持续发绀者),进行了喉罩与面罩通气在新生儿复苏中疗效比较的前瞻性、半随机临床对照研究,结果显示:喉罩应用于新生儿复苏是安全、有效的;最大的优点是经培训后技术难度远远低于气管插管,操作简便易行,且一次放置成功率高,不良反应轻微。喉罩通气复苏效果远优于面罩,复苏成功率达 99.02%(面罩为 84.15%),在多数情况下大抵与气管插管相当。特别在中重度窒息儿(生后 1 分钟 Apgar 评分为 2~5 分)中使用喉罩复苏疗效胜于面罩,可在一定程度上替代气管插管进行复苏,特别适合对气管插管尚不熟练的医务人员使用。

所以,喉罩应用于新生儿复苏的许多文献表明,如掌握得当,喉罩可有效替代面罩进行正压通气,一次操作成功率可达 97%(无论医师、护士还是助产士),明显降低气管插管率近 1/2,且无明显副作用发生等,可见喉罩的通气效果在急救复苏中比面罩更为优越。

二、与气管插管通气比较

气管插管要求操作者技术娴熟、插管迅速(20 秒内必须完成)、位置准确,否则反而延误复苏,加重新生儿缺氧,故常常需要资深医师完成。气管插管时还需使用喉镜和气管导管,可能造成新生儿局部损伤与感染,对咽部及气管壁的机械刺激还可引起心血管反应和眼压的改变,亦有可能导致声带水肿出血,颅内出血,偶危及生命。喉罩则很好地解决了这些问题。喉罩最大特点是使用方便、迅速,无须喉镜可直接盲插,与气管插管比较,初学人员放置喉罩难度小,一次放置成功率高,在紧急时任何一位在场人员都可以完成而不一定需要(等待)资深医师,赢得了宝贵时间。由于喉罩操作简单,易于掌握,未经正规训练的非麻醉科医师第一次试插成功率可达 80% 以上,经培训后一次放置成功率更高,因此值得推广。即使位置不太理想,也多能维持气道通畅,避免了气管内黏膜损伤,而且复苏效果不逊于气管插管。Paterson 等的研究中 21 例孕周不小于 35 周需正压通气的正常体重儿喉罩均一次放置成功,平均 8.6 秒可开放气道,其中 20 例成功复苏,1 例需气管插管给予气管内肾上腺素治疗。澳洲 Gandini 等报道了 5 年间喉罩用于 104 例正常体重及低出生体重儿窒息复苏的效果,喉罩放置均一次成功,复苏成功率达 99%,均无不良反应。意大利 Zanardo 等对喉罩(43 例)和气管插管(18 例)复苏疗效进行回顾性分析,结果显示喉罩复苏成功率达 97%,无不良反应发生,喉罩组 5 分钟 Apgar 评分 <5 分病例数、NICU 入住率、呼吸衰竭发生率等均明显低于气管插管组。埃及 Esmail 等对喉罩(20 例)和气管插管(20 例)的复苏疗效进行随机对照研究,结果喉罩与气管插管复苏成功率、复苏时间及一次放置成功率均相近,喉罩放置耗时较气管插管长 2.5 秒,但未报道其所用的随机方法及时间。由于喉罩不需进入气管,对气管和喉头无机械性刺激作用,故因局部刺激或反射引起的血流动力学紊乱和肺不张、肺炎等并发症均明显低于气管插管。

南方医科大学附属深圳妇幼保健院对 68 例

胎龄≥34周或出生体重>2 000g的新生儿,出生经首30秒初步复苏后窒息状态仍较重有正压通气指征且心率<60次/min的新生儿进行喉罩与气管插管的随机对照研究显示:喉罩组36例一次置入成功率为94.4%,气管插管组一次插入成功率为90.6%,两组比较无显著差异。结果也显示对较重窒息儿(1分钟Apgar评分为1~4分)喉罩复苏效果不亚于气管插管,无论起效时间、通气时间、复苏成功率、复苏前后血气、血糖等生化值,还是1分钟和5分钟Apgar评分构成等,其差异均无显著性意义。且喉罩放置时间、一次放置成功率与气管插管比较差异均无统计学意义。说明对于较重窒息儿喉罩与气管插管复苏效果接近,相当程度上可代替气管插管实施复苏抢救,且操作难度小,便于掌握,更能赢得抢救时间和成功机会。

因此,对于广大基层医院,特别是县、乡、镇医院和卫生院,分布较为分散,学习、培训和巩固气管插管技术难度大,遇到较重窒息儿时往往因气管插管技术掌握不熟练而耽误新生儿复苏抢救,导致大量新生儿因窒息而死亡和致残的发生。喉罩气道的广泛推广和应用,必将大大提高各级医院尤其是基层医院新生儿复苏的及时性、快捷性和成功率。

三、用于困难气道的复苏

新生儿因解剖异常形成的困难气道,气管插管往往不易,对这类上呼吸道畸形的新生儿喉罩复苏却有着独特的作用。上呼吸道畸形的新生儿常常容易出现舌后坠、喉痉挛等情况特别容易导致缺氧窒息,此时给这些困难气道新生儿进行复苏,气管插管通常非常困难。由于喉罩无须暴露声门,成为这类困难气道管理的首选通气策略。Baraka报道喉罩用于抢救1例Pierre-Robin综合征的新生儿,在急性缺氧发作面罩通气无效、气管插管不成功时,紧急放置喉罩后成功缓解症状。中国台湾省成功大学Chih-Ta Yao报道较长期置入喉罩成功抢救1例Pierre-Robin综合征新生儿,该新生儿生后出现严重气道梗阻并呼吸衰竭,多次插管失败,尽管最后能插管成功并用呼吸机辅助通气,但是最后可能因多次插管及长时间不适当的面罩通气引起双侧气胸和皮下气肿,生后第5天,需要再次插管时改用1号经典喉罩置入并维持6天,期间间断拔出喉罩以解除咽喉部黏膜受压,并评估呼吸情况,最后拔除喉罩,患儿病愈,避免了气管切开的外科手段。Bucx报道1例Treacher Collins综合征的新生儿使用喉罩复苏成功。美国科罗拉多州Leal-Pavey YR报道使用LMA成功复苏1例重度窒息的Smith-Lemli-Opitz综合征,该患儿为36周早产儿,出生时Apgar评分1分钟为0分、5分钟为2分,面罩通气未能改善缺氧状态,气管插管困难,最后改用LMA复苏而获救。可见喉罩在困难气道管理和紧急复苏中作用十分优越和突出。

目前国内尚缺乏大样本多中心随机对照临床研究的新生儿喉罩复苏的报道。仅有个别的报道:徐义琴报道用喉罩抢救12例重度窒息新生儿(1分钟Apgar评分为2分)均成功,3分钟肤色转红、自主呼吸建立,10分钟Apgar评分为10分,其中有3例为气管插管失败后改用喉罩复苏成功。蔡伟红报道喉罩在90例足月剖宫产重度窒息儿复苏中的应用,体重2 450~3 850g,分为喉罩组、气管插管组、面罩组各30例,结果5分钟Apgar评分、复苏后血气分析等指标喉罩组与气管插管组无显著差异,在建立通气时间和置入(插管)所耗时间、插管成功率等方面喉罩组优于气管插管组,强调在处理困难气道方面喉罩优于面罩和气管插管,更是气管插管失败后首选补救措施。赵凡报道35例剖宫产窒息新生儿,Apgar评分为0~4分,应用喉罩复苏,喉罩置入一次成功者33例(94.3%),另有2例重新置入成功,均经喉罩通气后5分钟Apgar评分>7分,2例新生儿病情不稳定,转入儿科治疗,预后良好,其余33例随访无异常,但未做随机分组对照。周为民报道23例剖宫产新生儿1分钟Apgar评分在4~5分以下喉罩复苏均成功,一次性置入成功率达91.3%,认为喉罩通气安全快捷值得推广。王金凤报道58例窒息新生儿,1分钟Apgar评分为0~7分,分为喉罩组27例,插管组31例进行复苏,结果喉罩组无死亡,插管组死亡1例,表明喉罩复苏不亚于气管插管。李兵等在 254 例重度窒息新生儿中比较喉罩和气管插管复苏效果,结果显示喉罩一次放置成功率及放置时间均明显优于气管插管组,患儿氧饱和度上升时间明显短于气管插管组,两组复苏成功率相近。可见喉罩操作简便,易于掌握,置入成功率高,置入时间短,能有效改善新生儿缺氧状态。苏晋琼、朱小瑜报道喉罩气道成功抢救 2 例重度窒息新生儿,随访 2 年发育正常。笔者亦于近年在国内首次发表述评《新生儿复苏新视野——喉罩通气及应用》,希望能引起业内同道的特别关注。

第四节　喉罩在新生儿复苏中的应用前景

在喉罩开始进入新生儿复苏临床应用时,一般都认为它尚难以用于吸引、配合胸外按压、气管内给药等,也不能用于早产儿和极低出生体重儿,故其用途较为局限。但随着喉罩类型和规格的不断推出以及应用技能的日臻完善,上述问题也正在不断解决,喉罩的功能和临床用途也越加丰富。

一、用于吸引

随着喉罩新产品的推出,目前已有双管型喉罩。双管型喉罩另有一条胃食管引流管,功能上可将呼吸道和消化道分开,故既能防止胃食管充气,又能使反流液通过引流管吸出或排出体外避免误吸,同时气道密封性更好可增加气道内压力。Micaglio 等用新生儿模型进行经典型喉罩与双管型喉罩进行比较,结果表明双管型喉罩在清洁吸引的同时,气道压力也明显高于经典型。目前此类喉罩在新生儿临床使用经验尚待积累。

二、气管内用药

喉罩相对于气管插管的一点不足是复苏时药物使用受到限制,而气管内用药是静脉通路未建立前的必然选择途径,而通过喉罩使用药物未有可行性报告。中国台湾省台南的 Kuo-Tai Chen 等报道在猪的模型中通过喉罩使用肾上腺素的可行性研究。该研究中将麻醉猪分成 4 个组:静脉组、气管插管组、喉罩组、喉罩置入管组(特别设置了一条管道通过喉罩置入气管,药物通过该管送至气管),在使用肾上腺素前各组测定每只猪的儿茶酚胺基础水平,使用药物后监测猪的心率、血压,并测定血浆肾上腺素的水平,研究结果显示喉罩组的血浆肾上腺素的水平峰值(PPE)最低,而静脉组 PPE 最高,气管插管组与喉罩置管组没明显区别。提示在通过气管使用药物时,通过喉罩置管用药不是绝对不可行的,加大剂量可使该途径获得与气管插管途径相同的效果。在临床应用方面,澳洲 Brimacombe 已经率先报道经喉罩注入肾上腺素成功复苏 1 例 800g 窒息早产儿。

此外,肺表面活性物质治疗新生儿呼吸窘迫综合征是必须经由气管内给药的,通常是通过气管插管而实现的。那么复苏时不插管而是经喉罩是否可以作为肺表面活性物质进入气管的途径呢? 意大利 Trevisanuto 等研究应用喉罩作为肺表面活性物质输送途径治疗早产儿急性呼吸窘迫综合征,研究者将生后 72 小时内 nCPAP 治疗中的早产儿,其动脉肺泡氧分压比值(arterial-to-alveolar oxygen tension ratio, a/APO$_2$)<0.2 持续 >1 小时、孕周 <35 周、体重 >800g 的患儿入选研究,研究结果为 8 个早产儿(平均孕周 31 周,平均体重 1 700g)在使用肺表面活性物质后 3 小时后,其 a/APO$_2$ 明显上升,没有并发症。提示喉罩可能是一个使用肺表面活性物质有用且无侵入性伤害的渠道,而大样本的临床随机对照试验有待进一步研究。Brimacombe 也有类似经喉罩应用肺表面活性物质的 2 例报道均取得成功。

三、转运过程使用喉罩

Fraser 等报道使用喉罩院间安全转运 1 例喉气管食管裂Ⅲ型的患儿。Brimacombe 等使用直升机转运 1 例危重新生儿时,在飞行中紧急使用喉罩通气,成功转运该新生儿。建议在航空医学装备中配置喉罩,以便于在紧急情况下,在不能通过面罩或气管插管来维持气道通气时可使用喉罩进行急救通气。插管型喉罩已被美国宇航局选用,为对执行任务的飞行员进行急救时建立气道的必备装备。

四、极低出生体重儿使用 LMA

Brimacombe 于 1999 年报道使用喉罩抢救一个 25 岁孕妇在农村医院急诊科分娩的一个 800g 的早产儿,该患儿心率下降至 50 次 /min,氧饱和度测不出,面罩通气失败,气管插管又来不及,马上心脏按压,并置入 1 号经典喉罩,罩体密闭很好,无须充气,以 1:10 000 的肾上腺素 1ml 注入喉罩通气后心率很快上升到 120 次 /min,血氧饱和度为 80%~90%,静脉通道建立,复苏成功并维持强心治疗,但 5 小时后死于败血症。该病例说明采用喉罩复苏极低体质量早产儿的可行性和有效作用,可作为极为便利的通气气道和紧急药物输送渠道,表明喉罩作为建立复苏通气气道的前景,以及熟练掌握其使用技巧的重要性,在条件较差的环境下复苏早产儿和极低出生体重儿确有用处。前述多篇文献同时也展示在体重 800g 以上早产儿和极低出生体重儿应用喉罩复苏成功的诸多范例。表明新生儿喉罩复苏的应用范围越来越广泛。

五、气管插管型喉罩的应用

气管插管型喉罩(intubating laryngeal mask, ILMA)是 Archie Brain 博士等 1997 年在标准型 LMA 的基础上设计和发明的一种新型喉罩,专门为无须喉镜引导气管插管而设计的改良型喉罩气道,不仅保留标准型 LMA 易于维持通气的优点,而且配有引导手柄的硬质气道导管,与咽喉部解剖曲线一致的弯曲角度有利于其顺利进入咽腔。该套装置同时配有特制尖端较圆钝的硅胶导管以减少气管盲插引起的咽喉部创伤,另配备一个气管导管填塞器,有助于插管成功后拔除 ILMA。ILMA 已经广泛用于成人手术麻醉气道管理,有文献报道,通过 ILMA 气管插管成功率达 76%,而在纤维光导支气管镜引导下通过 ILMA 插管,这使插管成功率增加至 95%。ILMA 目前尚未有用于新生儿插管的研究报道。但 ILMA 无疑是降低气管插管难度、提高气管插管成功率尤其是克服困难气道气管插管的一个良好途径。Ellis 等

报道一个生后 20 天的新生儿,因多发先天性畸形导致肾衰竭,出现全身水肿合并喉头水肿,发生低氧血症需气管插管呼吸支持,多个儿科医师和麻醉科医师均插管失败,后来试用 1 号经典喉罩置入气道,然后用儿童纤维支气管镜套 2.5 号气管导管经喉罩引导插入气管,因纤维支气管镜足够长,起到固定和引导气管导管作用,喉罩可以顺利退出,然后再退出纤维支气管镜,通过肺部听诊及二氧化碳试纸等常规方法确定了导管位置,插管成功。患儿无气漏、损伤,最后效果良好。设想如 ILMA 增加适合新生儿的型号,通过喉罩插管也是紧急抢救时提高小新生儿气管插管成功率的有效方法。

六、特殊情况下应用

1995 年,Lonnqvist 等报道 7 例支气管肺发育不良患儿应用喉罩通气进行视网膜病冷冻术,6 例患儿术后呼吸支持水平与术前相同,没有需氧程度的增加,1 例患儿术后拔除喉罩出现反流而行气管插管,当天拔管后呼吸即恢复术前水平。Gulati 报道喉罩在小儿眼科手术中的应用,喉罩插入时眼压无改变而气管导管插入则使眼压升高。

喉罩在紧急情况下不需肌松剂,不用喉镜就可在数秒内迅速建立气道而获得有效通气,已被广泛应用于成人麻醉及心肺复苏领域。Pennant 等对 40 个没有复苏经验的辅助医疗人员进行喉罩放置和气管插管的比较,结果显示 94% 的人员第一次即成功为患者放置了喉罩,而第一次气管插管的成功率只有 69%,三次气管插管均不成功的 5 位人员进行喉罩放置均一次成功,喉罩平均放置时间明显短于气管插管。在非洲进行新生儿复苏培训时,侧重培训医师和助产士掌握面罩和喉罩等简单通气设备的使用,调查结果表明喉罩通气效果明显优于面罩,较气管插管又容易掌握,认为在欠发达地区完全可作为一个有力的复苏装备,提供实用、有效又易普及的通气方式。笔者医院的体会是喉罩复苏不久就受到了助产士的广泛欢迎,因为她们能很快掌握喉罩使用方法,并在患儿娩出后第一时间就单独发挥作用。国内外使用

经验均表明喉罩通气在发展中国家和我国广大基层地区有着广阔的应用前景。

总之,我国新生儿窒息死亡率现仍远远高于发达国家,加上全国医院多,分布广,星罗棋布而技术参差不齐,在 46 000 多家医院中县镇级医院占绝大多数(96%),承担每年近 1 700 万新生儿中大多数分娩复苏之任务。这些县镇级医院处于我国的欠发达地区,不言而喻,新生儿窒息的主要问题就常常出现在这些鞭长莫及的县镇级医院。因此,就像在 20 世纪我们成功地大声呼吁、大力推行新生儿新法复苏而摈弃旧法复苏一样,21 世纪在新法复苏的基础上,进一步大声呼吁、大力实践、研究和推广已被国内外证明易学易行、效果同样良好的喉罩复苏通气方法,必将切实地大大提高各级医院尤其是县镇级基层医院新生儿复苏的水平。总的效果是长远地根本改善和降低我国新生儿乃至婴儿、5 岁以下儿童死亡率。

（杨传忠　朱小瑜　林冰纯　林伟斌）

第四十章

氧气疗法

氧气疗法（oxygen therapy）是临床上治疗低氧血症和组织缺氧最常用的方法。其目的是通过增加吸入氧浓度，改善肺泡气体交换和氧运过程，从而提高血氧分压，纠正低氧血症和缺氧，并防止缺氧对机体组织、器官的不良影响和损害。既称为疗法，就应该把氧气视为一种"药物"，使用时要掌握应用指征、方法、剂量及疗程，并监测其疗效。若应用不当亦会给患儿带来危害。因此，掌握正确的氧疗方法十分重要。

第一节　氧气疗法的作用与适应证

一、生理学

当动脉血氧分压（PaO_2）为 6kPa（45mmHg）时，约相当于胎儿血红蛋白（HbF）氧饱和度（SaO_2）90%，维持 $PaO_2>6.67kPa$（50mmHg）可以满足组织对氧的需求。线粒体氧分压约 0.27kPa（2mmHg）。然而，并无可行的方法测定组织 PO_2，PaO_2 值仍是最佳的近似值。PaO_2 的高低，主要反映肺摄取氧的能力，是决定是否给氧、以何种方式给氧的重要依据。同时应结合临床情况，特别是呼吸和循环情况全面考虑。

新生儿正常 PaO_2 为 10.66~13.33kPa（80~100mmHg），$PaO_2<10.66kPa$（80mmHg）称为低氧血症，8.0~10.53kPa（60~79mmHg）属轻度，5.33~7.86kPa（40~59mmHg）属中度，<5.33kPa（40mmHg）属重度。在 PaO_2 下降不低于 6.67kPa（50mmHg）的情况下，机体尚能适应和代偿，一旦 PaO_2 降至此临界值以下，将不能维持细胞的正常代谢对氧的需求，易发生组织细胞坏死，引起器官功能衰竭

而导致死亡。

每 1g HbF 结合 1.39dl 的氧。足月新生儿血红蛋白 170g/L 时，每 100ml 血液可结合输送 23.6dl 氧，<2% 的氧通过溶于血浆中进行输送。如果氧耗及心排血量正常，正常组织的氧耗吸取氧约 4% 容积（4ml/100ml）。HbF 与氧的亲和力较成人血红蛋白（HbA）强。血红蛋白氧饱和曲线并不呈线性。血红蛋白氧饱和度为 50% 时的 PaO_2 即 P_{50} 随胎龄而增大。P_{50} 越高，氧离解压越大。氧的摄取依赖于适当的肺泡通气（VA）、适当的肺内通气 / 血流灌注比例（V/Q）及无右向左分流。一些因素包括心排血量下降、心排血量分布异常、动脉收缩及离解曲线移动等均可影响氧的输送。出生后随着 HbA 增加，氧离解曲线渐右移。酸中毒、体温升高、红细胞 2,3- 二磷酸甘油含量上升、高碳酸血症、高代谢及输入成人红细胞时使氧离解曲线右移（即 Hb 与氧的亲和力下降），组织内氧离解增加；在碱中毒、体温降低、红细胞 2,3- 二磷酸甘油含量下降及 HbF 增加时，使氧摄取或 Hb 对氧的亲和力增加，即氧离曲线左移。

目前认为新生儿 PaO_2 低于 50~60mmHg 时，约相当于氧饱和度（SaO_2）85%~90%，即为氧疗的绝对指征。临床上出现发绀时的 SaO_2 临界值为 85%，在成人约相当于 PaO_2 6.67kPa（50mmHg），新生儿由于氧离解曲线位置较成人居左，约相当于 5.33kPa（40mmHg），故新生儿出现发绀时，缺氧已较严重，给氧已经过晚（图 4-40-1）。

因此，临床上一旦发现血气 PaO_2 降至上述临界值，即应给予氧疗。新生儿体内氧储备数分钟即可耗竭，完全缺氧数分钟可使脑组织发生不可逆的损害，完全缺氧 10 分钟可致死亡，故应特别

强调及时给予氧疗。

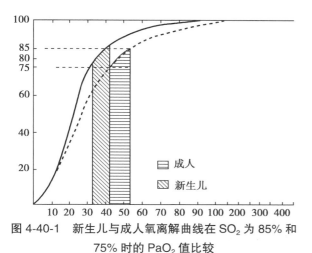

图 4-40-1　新生儿与成人氧离解曲线在 SO_2 为 85% 和 75% 时的 PaO_2 值比较

二、氧气疗法的作用

氧气疗法的具体作用可概括如下：①氧疗的直接作用是提高 PaO_2，改善组织缺氧，减少对高通气的需要，从而减少呼吸功，减轻呼吸窘迫。②减少缺氧所致心脏负荷（心排血量）增加，减少心肌做功及能量损耗。还可逆转肺血管对缺氧、酸中毒的逆理加压反应，缓解新生儿持续性肺动脉高压（PPHN），并有利于动脉导管关闭，减轻持续胎儿循环（PFC）所致的右向左分流。③纠正缺氧所致细胞能量代谢障碍，使细胞线粒体的能量代谢从无氧酵解恢复到有氧代谢，增加能量（ATP）的产生，维持脑、心、肾等重要器官和全身各系统的正常生理功能。④纠正无氧代谢所致的乳酸、丙酮酸、脂酸的堆积，逆转代谢性酸中毒。⑤减少缺氧对细胞膜的损伤，恢复细胞膜上离子泵的正常运转功能；减少细胞内外的酸碱失衡和电解质紊乱以及细胞内水肿；防止缺氧、酸中毒对溶酶体膜的损伤和溶酶体释放所致之细胞自溶和坏死，以及基因控制的细胞凋亡；减少对各组织、器官的缺氧缺血性损害。

三、氧气疗法的适应证

下列各种病因均可引起缺氧，一旦达到前述给氧指征，即应给予氧疗。

（一）各种原因所致的呼吸功能不全

包括呼吸系统疾患及其他系统疾患，引起肺泡换气或通气障碍，换气障碍可致 PaO_2 及 SO_2 下降，给氧治疗效果良好；通气障碍除 PaO_2 及 SO_2 降低外，常伴有 $PaCO_2$ 升高，在进行给氧治疗的同时，必须改善通气。

（二）各种原因所致的循环功能不全

包括各种原因所致的心力衰竭及休克。因心排血量降低或外周循环衰竭使血液供氧能力降低，不能满足组织需要引起缺氧。给氧的同时应重点纠正心力衰竭和休克。

（三）血液学异常

如严重贫血时，血红蛋白减少导致携氧能力下降，或血红蛋白变性导致血氧亲和力障碍。前者需输血或治疗贫血方能改善组织缺氧；后者见于一氧化碳中毒及变性血红蛋白血症，高压氧可作为治疗措施之一。

（四）频繁的反复呼吸暂停

因可造成间歇缺氧对机体组织、器官引起累积性损害，在综合治疗中应给氧。

（五）氧消耗量增加

在重度感染、败血症等情况下，氧消耗量增加。如出现缺氧，在控制感染的同时，应及时给氧。

第二节　氧气疗法的具体方法

临床上有各种给氧装置可供选择和应用，这些装置在效果、送氧的精确性和操作的复杂性方面均存在差异。

一、一般给氧

（一）鼻导管法

鼻导管给氧是临床上最常用的方法。它具有简单、价廉、方便、舒适等特点。以橡胶或乳胶导管置鼻前庭。氧流量一般 0.3~0.6L/min。适用于轻、中度低氧血症。其 FiO_2 因通气量不同而变化很大，如患儿每分钟通气量增大，吸入空气较多，FiO_2 将降低，反之，通气量降低，FiO_2 将增高。

应用鼻导管给氧的缺点是：①吸入气的氧浓度不恒定，受患儿呼吸的影响；②易于堵塞，需经常检查；③对局部有刺激性。氧流量大时，干燥的氧气可引起鼻黏膜干燥，痰液黏稠；④高氧流量患儿大多不能耐受；⑤如鼻导管滑入食管，可造成上消化道胀气。

（二）面罩法

有简易开式面罩、部分重吸收面罩、非重吸收面罩及文邱里（Venturi）面罩四种：①简易开式面罩：置于口鼻前，略加固定，周围并不密闭，可以通气。氧气由下端输入，呼出气体从面罩周围排出。氧流量一般需 6~8L/min，以冲刷出呼出的 CO_2，防止 CO_2 潴积和重吸入。FiO_2 依患儿通气量不同可达 40%~60%。口鼻均可吸入氧气，比较舒适，适用于较重的低氧血症患儿。②部分重吸收面罩：连有储氧袋，氧流量需 6~12L/min，充满储氧袋，FiO_2 依通气量不同可达 35%~65%。③非重吸收面罩：在面罩底部与氧气管连接处有储氧囊，面罩双侧具有单向开放活瓣，以避免呼出气体重吸收。氧流量约需 10~12L/min 以充盈储氧囊，FiO_2 依通气量不同可达 60%~95%。④文丘里面罩：为高流量吸氧，通过氧射流产生的负压吸入空气以控制氧浓度，不受通气量变化的影响，不同的空气、氧气比例混合时，可获不同的 FiO_2，分 24%、28%、35%、40% 及 50% 五种。由于流量高，不会引起 CO_2 滞留。

（三）头罩法

系采用高透明度有机玻璃制造，将患儿头部置于罩内，提供一密闭空间以保证空氧混合器效应，可通过调节氧流量控制罩内氧浓度，吸入氧浓度比较稳定，较面罩舒适。能在输氧的同时进行喂奶、吸痰、输液和清洁面部。顶板上有空气调节板，通过改变板上露孔的数目和氧流量，可以较准确地调节头罩内氧浓度（表 4-40-1）。缺点是耗氧量较大，在夏季密闭的头罩内温度、湿度都会较室内略高。

（四）双侧鼻塞吸氧

将鼻塞与总管侧道连接，总管一端与加温湿化器连接，由空气与氧混合器控制流量和 FiO_2，混合气体的持续气流经加温湿化后输入，总管另一端开放，排出呼出的气体，防止 CO_2 重新吸入，该法的优点是能精确调节 FiO_2。如无空气、氧气混合器，可用自制简易装置代替：用空气压缩机及氧气筒各一，分别装上流量表，以管道连接，根据所需总流量以不同的比例将氧和空气混合，即可获得所需的 FiO_2（表 4-40-2）。

二、特殊方法给氧

（一）持续气道正压通气（CPAP）

适用于单纯的氧疗效果不佳，自主呼吸存在，但 $PaCO_2$ 正常或接近正常（<50mmHg）的患儿。在同样 FiO_2 情况下，提高 PaO_2 的作用较单纯给氧显著。此外，还有防治肺泡萎陷和肺不张的作用。一般用具有氧气、空气混合器和加温湿化瓶的 CPAP 机进行，应用 CPAP 时需使用面罩、鼻塞或气管插管，鼻塞 CPAP 是最常用的 CPAP 通气方法。

（二）机械通气

对无自主呼吸、呼吸微弱、频繁的反复呼吸暂停，通气型呼吸衰竭以及氧疗和 CPAP 治疗失败的换气型呼吸衰竭，均可使用机械通气。

（三）高压氧舱

是在超过 1 个大气压的条件下吸入纯氧或高浓度氧，系一种特殊的供氧手段，不仅可显著提高吸入氧的氧分压，还可显著增加血中物理溶解的氧量。可用于治疗全身和局部缺氧性疾病，如缺

表 4-40-1 头罩法给氧氧浓度的调节

| 型号 | 露孔数 | 氧流量 /(L·min⁻¹) | | | | | |
| | | 0.5 | 2 | 4 | 6 | 8 | 10 |
		氧浓度 /%					
新生儿用头罩	0	29.0~31.0	55.5~58.5	71.5~74.5	77.5~81.5	78.0~83.0	78.0~84.0
	1	28.0~30.0	53.0~55.0	68.0~71.0	74.0~78.0	75.5~80.5	76.0~82.0
	2	27.0~29.0	49.5~51.5	64.5~67.5	71.0~75.0	70.5~78.5	74.0~80.0
	3	26.0~28.0	46.0~48.0	62.0~64.0	68.0~72.0	70.5~75.5	72.0~78.0

表 4-40-2　不同氧和空气流量比时的 FiO_2

FiO_2	总流量 /(L·min⁻¹)									
	1	2	3	4	5	6	7	8	9	10
	氧流量（L/min）：空气流量（L/min）									
0.21	0：1	0：2	0：3	0：4	0：5	0：6	0：7	0：8	0：9	0：10
0.25	0.05：0.95	0.1：1.9	0.15：2.85	0.21：3.79	0.26：4.74	0.31：5.69	0.36：6.64	0.41：7.59	0.45：8.54	0.51：9.49
0.30	0.12：0.88	0.24：1.76	0.35：2.65	0.47：3.53	0.59：4.41	0.71：5.29	0.82：6.18	0.74：7.06	1.06：7.94	1.18：8.82
0.35	0.18：0.82	0.36：1.64	0.54：2.46	0.71：3.29	0.89：4.11	1.07：4.93	1.25：5.75	1.43：6.57	1.61：7.39	1.78：8.22
0.40	0.24：0.76	0.48：1.52	0.71：2.29	0.95：3.05	1.19：3.81	1.43：4.51	1.67：5.33	1.90：6.10	2.14：6.86	2.38：7.62
0.50	0.37：0.63	0.74：1.26	1.11：1.89	1.48：2.52	1.85：3.15	2.22：3.78	2.59：4.41	2.96：5.04	3.33：5.67	3.70：6.30
0.60	0.5：0.5	1.0：1.0	1.5：1.5	2.0：2.0	2.5：2.5	3.0：3.0	3.5：3.5	4.0：4.0	4.5：4.5	5.0：5.0
0.70	0.63：0.37	1.25：0.75	1.88：1.12	2.5：1.5	3.13：1.87	3.75：2.25	4.38：2.62	5.0：3.0	5.63：3.37	6.25：3.75
0.80	0.74：0.26	1.48：0.52	2.22：0.78	2.96：1.04	3.70：1.30	4.44：1.56	5.19：1.81	5.93：2.07	6.67：2.33	7.41：1.59
0.90	0.88：0.12	1.75：0.25	2.63：0.37	3.51：0.49	4.39：0.61	5.26：0.74	6.14：0.86	7.02：0.98	7.89：1.11	8.77：1.23
1.00	1：0	2：0	3：0	4：0	5：0	6：0	7：0	8：0	9：0	10：0

氧缺血性脑病、一氧化碳中毒、获得性变性血红蛋白血症等。

（四）体外膜肺氧合（ECMO）

是一种设备较复杂、技术要求高、并发症较多的有创伤性氧疗技术。近年来应用于救治呼吸机治疗无效的新生儿顽固性呼吸衰竭，对某些可逆转的严重肺疾病，如新生儿持续肺动脉高压、肺透明膜病等引起的严重呼吸衰竭，可作为机械通气治疗失败的最后治疗手段。

三、加用机械通气和血管扩张剂的指征

（一）加用机械通气的指征

氧疗虽能提高 PaO_2，但不能降低 $PaCO_2$，且只能在有自主呼吸的情况下进行。故通气性呼吸衰竭（低氧血症伴高碳酸血症），无自主呼吸或频发严重呼吸暂停，是加用机械通气的指征。低氧血症如为严重的肺部通气血流比例失调引起，单纯给氧亦难奏效。临床上遇到较重的低氧血症，确定是否需要机械通气，可按图 4-40-2 所示步骤进行。

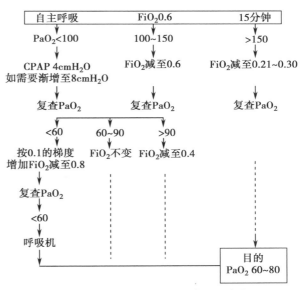

图 4-40-2　重度低氧血症的处理步骤

（二）加用血管扩张剂的指征

肺部有效的气体交换需要足够的通气量（V）和血液灌注量（Q），且通气 / 灌流比值（V/Q）保持正常。理想的 V/Q 值为 1，正常足月新生儿为 0.6，早产儿略低。心肺疾患时，由于肺灌流不足（高 V/Q），或肺通气不足（低 V/Q），或两者均不足

（正常 V/Q），而影响有效的气体交换。从病理生理角度可分为以下两类情况：

1. 分流样效应（shunt effect）　系由于肺病变局部通气不足或换气障碍引起，而血液灌注量并不减少。其特点是 V/Q 降低，血液在肺部病变局部的肺泡 - 毛细血管单位得不到充分的气体交换，在血液离开该处时氧含量仍低于正常，当与流经正常肺泡得到充分氧合的血液混合后，相当于一部分静脉血混合入氧合血中，此种情况单纯给氧效果良好。

2. 真正分流（true shunt）　是指存在真正解剖上的分流或血液流经完全未通气的肺泡。肺部疾患时，由于肺血管对缺氧、酸中毒的逆理加压反应，以及病变局部对肺血管的压迫，常存在不同程度的肺动脉高压和持续胎儿循环，其解剖分流可发生在以下 3 个水平：卵圆孔、动脉导管、肺循环和支气管循环的吻合支。其特点是一部分血未流经肺泡即回到体循环，肺泡灌流不足，V/Q 增高。血液流经未通气的肺泡在病理解剖上虽有别于解剖分流，但所产生的病理生理效应和解剖分流无异，实质上可视为功能分流。实验和临床实践证明，低氧血症伴较小的分流量，可通过提高 FiO_2 得到纠正。但是，当分流量达 30% 以上时，即使给予高 FiO_2，PaO_2 上升仍不明显（图 4-40-3）。甚至使用呼吸机，效果亦不满意。这种情况，就是使用血管扩张剂的指征。可选用：①妥拉苏林（tolazoline），突击量 1mg/kg 静脉注射，维持量 0.2~0.3mg/（kg·h）；②酚妥拉明（phentolamine），突击量 0.3~0.5mg/kg 静脉注射，维持量 0.25~0.5mg/（kg·h），用输注泵控制速度，监测心率、血压，视情况调节速度；③一氧化氮吸入，详见有关章节。

四、停止氧气疗法的指征和步骤

为避免因用氧浓度过高和时间过长出现的氧毒性，一旦病情好转，呼吸窘迫症状改善，足月儿血气分析示 PaO_2>10.66kPa（80mmHg）和 / 或脉搏血氧饱和度 >97%，早产儿血气分析示 PaO_2>9.33kPa（70mmHg）和 / 或脉搏血氧饱和度 >95%，应及时降低 FiO_2。当 FiO_2>60%，可按 10% 梯度递降；当 FiO_2 ≤ 60%，可按 5% 梯度递降；

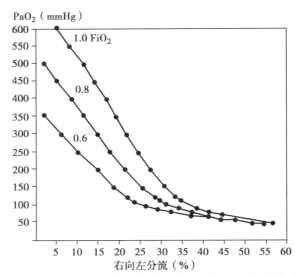

图 4-40-3　不同程度右向左分流对 FiO_2 提高 PaO_2 的影响

当 FiO_2 降至 30% 时，应按 1%~2% 梯度递降，以防因降幅过大引起反跳性低氧血症。每次调低氧浓度后，均应密切观察患儿反应，并作血气分析或根据脉搏血氧饱和度判断降幅是否适当，如 PaO_2 或 SaO_2 仍超过氧疗目标值的上限，可继续降低 FiO_2；如稳定在氧疗目标值范围内，可暂缓降；如低于氧疗目标值的下限，则应恢复到该次降幅前的 FiO_2。根据 PaO_2 确定是否降低 FiO_2 以及降幅，可以减少高氧血症和低氧血症的危险。自无创性脉搏血氧饱和度监护仪问世后，一般多习惯根据 SaO_2 值来确定是否降低 FiO_2，应当指出，脉搏血氧饱和度监测不及血气分析准确，因此，应在持续脉搏血氧饱和度监测的基础上，定时加作血气分析，在脉搏血氧饱和度监测值与临床观察不符时，亦应加做血气分析。

总之，停止氧疗应逐步降低 FiO_2，不能骤停。从给氧到停氧，这一过程的长短依病情而异，短的仅数十分钟，如湿肺症，长者可达数月之久，如支气管肺发育不良。

第三节　氧气疗法的原则、监测及其护理

一、氧气疗法的原则

在给予氧气疗法时应掌握以下原则：①正确掌握氧疗指征及时机。②根据疾病考虑给氧

的方法和浓度,如胸外疾病一般用鼻导管、鼻塞或面罩给予低浓度氧,FiO_2 25%~40%;肺部疾病伴有严重低氧而无 CO_2 潴留,用面罩或头罩给予高浓度氧,FiO_2 >40%;呼吸衰竭或反复呼吸暂停,用 CPAP 机或呼吸机进行正压通气给氧。③给氧与用药一样应注意剂量,包括 FiO_2 和流量。④在血气监测下,以最低的 FiO_2 维持 PaO_2 在 8.0~10.66kPa(60~80mmHg)之间。⑤任何方式给氧除急症外,均须加温湿化,以利于分泌物排出,吸入气温应达 32~34℃。⑥病情好转后,应逐步降低 FiO_2,而不能立即停氧。⑦为保证氧疗取得应有的效果,应同时注意保持气道通畅,保持一定的血红蛋白值、心搏出量、肺灌流量,维持水、电解质、酸碱平衡,并及时处理低氧血症的病因。

二、氧气疗法的监测

(一)临床观察

1. 呼吸系统　包括监测潮气量、呼吸频率、呼吸节律、呼吸功(观察呼吸运动和呼吸辅助肌活动)。有呼吸系统问题的婴儿临床表现可有很大的差别,主要与早产的程度、肺和胸壁的发育及呼吸控制的成熟度有关。足月儿有可能增加呼吸功以实现适当的气体交换,而不一定需要给氧。极低出生体重儿呼吸冲动较弱、肌肉发育差,对肺病变的代偿能力低。呼吸窘迫的典型临床表现对评估足月儿和较大早产儿有帮助。常表现为鼻翼扇动、呼气呻吟及气促,随着肺疾病的发展及肺顺应性的下降,胸壁凹陷变得更明显。随着呼吸功的增加,凹陷从胸骨上发展到肋下、肋间,以后出现胸腹壁反向运动。足月儿呼吸频率增快可 >100 次/min,呼吸浅表,这是以最小的呼吸功提高气体交换最有效的方法。呼气呻吟表明试图延迟或中断呼气气流以增加呼气末压力和维持肺泡开放。由于低心排血量、低血压或低血容量所致外周血流灌注不足可引起误导,故以肤色改变作为氧合的指标并不安全。同样,反复呼吸暂停的婴儿可出现间断气体交换不足。听诊有助于定性地判断进入肺各部位的气体及气道分泌物或梗阻的存在。持续反复监护临床体征对实验室评估气体交换很重要。

2. 循环系统　注意心肌做功状况,观察项目包括心音、心率、心律、血压以及组织灌注状况(肤色、毛细血管再充盈时间)。肤色粉红、温暖表示末梢灌流和氧合状况良好,发绀、灰暗、发凉表示末梢血氧供应不足。还应注意尿量,借以了解内脏灌注情况。

3. 神经系统　注意患儿神志及精神状态,如正常,表示脑灌注和氧供良好。若出现萎靡、烦躁、嗜睡、昏迷,多为脑供氧不足。

(二)实验室监测

1. 血气监测　血气及 pH 测定是评价氧疗效果和调节 FiO_2 的客观依据,以便使 PaO_2 保持在 8.0~10.66kPa(60~80mmHg),SaO_2 保持在 94%~98%,有助于减少低氧、高氧、低碳酸血症、高碳酸血症及代谢性酸中毒的危险。血气监测可经外周动脉穿刺、外周静脉导管或脐动、静脉导管抽取血样或经毛细血管穿刺获得。静脉血和/或毛细血管血气可提供动脉 PCO_2 及 pH 的近似值,但不能反映动脉血氧合情况。与动脉血相比,静脉血 PCO_2 约高 0.8kPa(6mmHg),pH 低 0.03。外周动脉血常用 23 或 25 号针头,从桡动脉或胫后动脉取样〔注意:在动脉导管右向左的分流达 30% 以上时,左桡动脉的氧分压可较右桡动脉低 1.33kPa(10mmHg)〕。预计取样次数少或插动脉留置导管失败时采取外周穿刺。操作引起的疼痛可致呼吸改变、检测结果不准。应避免股动脉穿刺,因为可引起梗阻性血肿致使穿刺侧下肢远端循环严重不足,还可引起髋关节感染。在足跟部两侧取动脉化毛细血管血简便,与动脉血气有一定相关性,但不及动脉血气准确,当动脉取血有困难时可作为替代方法。

通过监测 FiO_2 和血气分析,还有助于判断肺泡 - 动脉氧分压差($AaDO_2$),即 PAO_2 与 PaO_2 之差,并借以估计肺部疾病和右向左分流的情况。计算方法是先将 FiO_2 转换成吸入氧分压(PiO_2),因为吸入气体的压力减去水蒸气压约为 93.3kPa(700mmHg),故 PiO_2(mmHg)= FiO_2×7,例如 FiO_2 为 60%,PiO_2=420mmHg。简化的计算 PAO_2 的公式为 PAO_2=PiO_2−$PACO_2$,因为动脉 - 肺泡二氧化碳分压差($aADCO_2$)通常很小,故可将 $PaCO_2$ 代

替上式中的 $PACO_2$，由此便可计算出 $AaDO_2$。例如 FiO_2 为 60%，血气分析的 PaO_2 是 60mmHg，$PaCO_2$ 是 45mmHg，根据上式，其 PAO_2=420-45=375mmHg，而 $AaDO_2$=375-60=315mmHg。在没有肺部疾病和显著右向左分流的情况下呼吸空气，$AaDO_2$ 不应超过 25mmHg，而患严重肺部疾病（如肺透明膜病）和/或多量右向左分流时，即使 FiO_2 为 100%，其 $AaDO_2$ 可达 500mmHg 以上。$AaDO_2$ >600mmHg 持续 6 小时以上若不予有效治疗和改善通气，患儿死亡率达 80% 以上。

2. 经皮血气监测　为一非侵入性无创伤性监测技术，可同时监测经皮血氧分压（$TCPO_2$）和经皮二氧化碳分压（$TCPCO_2$），与动脉血气相关良好，且能提供连续的动态资料。$TCPO_2$ 监测可选择性与脉搏血氧饱和度监测联合应用。多数仪器包括 O_2 及 CO_2 电极，在某些情况下，$TCPO_2$ 测定特别是在同时获得 $TCPCO_2$ 时很有用。$TCPO_2$ 监测可减少采血样的次数，特别是在迅速改变给氧方案或机械通气调节期。持续监测数小时可对体位、操作、吸痰及喂养引起的变化做出评估，并可与 SaO_2 监测互相比较。因休克、酸中毒、低氧、低体温、水肿或贫血而致的皮肤灌注不良可妨碍监测的准确性。经皮血气监测需要每天重新校准，由于黏着物粘贴和热损伤，对新生儿尤其是早产儿的皮肤会产生刺激和损害，因此每 4~6 小时需更换检测部位。

3. 脉搏血氧饱和度监测　亦具经皮血气监测的优点。目前，新生儿监护室普遍应用的脉搏血氧饱和度监测仪可安全、准确、无创、评估组织氧合。它应用红外光谱测定氧饱和度，包括 2 个电极和 1 个能缠在手、脚或脚趾上的小袖带，无须加热或校准。反应时间极快。一个电极上含有两个二极管，发射两种波长的光：660nm 的红光及 940nm 的红外线；另一电极感应发自这 2 支二极管未被血液或组织吸收的光。因为不同形式的血红蛋白吸收光的特性明显不同，氧合血红蛋白（HbO_2）与脱氧血红蛋白的相对浓度决定着透射过的光量，通过各波长光的吸收量的比值来计算 SaO_2 值。仪器的脉冲成分使仪器可把增加的动脉血氧合和吸收与组织区分开来，减去由非搏

动性静脉及动脉血流得来的值，在 PO_2>5.33kPa（40mmHg）时，饱和度能准确反映经动脉留置导管取样或经皮测得的 PO_2。当 PaO_2 为 6.67~12kPa（60~90mmHg）时，SaO_2 为 94%~98%，在氧离解曲线上端低平段，PaO_2 改变 1%~2% 常反映 PaO_2 改变 0.8~1.6kPa（6~12mmHg）。氧离解曲线变陡的转折点差异很大，与 HbA 和 HbF 的比例、PaO_2、pH 及体温有关。通常，这些变数对分析 SaO_2 的影响不及对 PaO_2 重要。PaO_2<5.33kPa（40mmHg）时，SaO_2<90%，虽然这种低限可能需要调整，一般常将报警值定为 89%。例如婴儿有肺动脉高压时，PaO_2<6.67kPa（50mmHg），可增加肺血管阻力，血氧饱和度最好维持在 94% 以上。如婴儿急性发病、不稳定，有必要测定相关的 PaO_2，最好经留置导管取血样。当 SaO_2>98% 时，与 PaO_2 的相关性差，在这种情况下，PaO_2 可能显著超过 13.33kPa（100mmHg）。Hay 等的资料表明，除非有特殊的临床指征，适当的目标是维持 SaO_2 于 92%~98%。需长期给氧的极低出生体重儿有形成早产儿视网膜病的危险，SaO_2 的上限应降至 95%。监测值不准确可能表明电极放置不当、婴儿活动或外周缺血。被动运动也使测量无效。

4. 潮气末 CO_2 监测　每次呼吸末，口或鼻中 CO_2 浓度上升至一个平台。在正常状况下，这一平台值反映了肺泡 CO_2 浓度，但通气-血流比例失调或肺病变不一致时可不准确。最新改进的潮气末 CO_2 测定仪可在管道内或在气管插管近端采用红外线监测"主气流"，连续显示 PCO_2 波形。仪器的无效腔极小，并提高取样的精确度以补偿小早产儿呼气流量低的特点，但对极低出生体重儿可靠性较差。二氧化碳测定仪与毛细血管 PCO_2 一样准确，但不及经皮监测准确。它有助于早期发现低碳酸血症，这种情况在给予肺表面活性物质后可出现，也有助于避免呼吸衰竭恶化时的高碳酸血症，但其准确性随肺功能下降而降低，当潮气末 CO_2 监测值 <3.73kPa（28mmHg）或 >6.0kPa（45mmHg）时，应作动脉血气分析。减少低碳酸血症的暴露时间可能对预防脑室周围白质囊性软化，减少支气管肺发育不良（BPD）的发病风险有重要意义。"允许性高碳酸血症"已引

起人们的兴趣，即 PCO_2 轻度升高至 7.33~8.0kPa（55~60mmHg）是可以接受的。理由是避免机械通气时高吸气峰压、平均气道压，或延迟避免使用机械通气。持续潮气末 CO_2 的监测可快速检测气体交换的变化，便于降低呼吸机参数。

5. 近红外光谱仪监测　应用近红外光谱仪评价组织氧合更为精密、准确。仪器在头颅一侧发出的近红外光穿透皮肤、骨骼及各种组织，能被置于婴儿头颅另一侧的电极所检测，可对脑组织氧及脑血容量的改变做出评估。血红蛋白及细胞色素（cytochrome，cyt）的吸光特征随氧合程度而异。氧合 Hb、脱氧 Hb、总 Hb 及还原型、氧合型 cyt a、cyt a_3 的吸收峰波长不同，通过计算可确定氧合的程度。测定还原型 cyt a、cyt a_3 量，可早期提示线粒体氧不足。

体重 <1 500g 的婴儿头颅小，很适合用经颅光谱仪检测。可持续评价脑氧合及血量的动态趋势。这一重要的评估脑氧合的新方法，可提供由于注入药物（如血管加压剂、吲哚美辛）、体位改变、护理操作、麻痹、呼吸暂停及心动过缓、休克、血压下降、动脉导管未闭以及由于机械通气引起的胸内压变化等所致的脑血流及氧合变化的新信息，在新生儿监护室有很好的应用前景。

三、氧气疗法的护理

在氧气疗法的护理上应注意以下几点：①严重呼吸窘迫患儿，应暂停喂奶，以防呛入气道。可采用全静脉营养。②应监测 FiO_2，氧分析仪用前应在大气及纯氧环境下进行低、高点校正。③给氧注意加温湿化。应准确控制吸入氧的浓度、流量、湿度及温度。氧气 - 空气混合后应加温到与保暖箱内气体相同的温度，即应在中性温度范围内。通过超声雾化器作氧疗时，湿化效果较好，但须注意呼吸道内过多液体潴留，造成肺水肿。④面罩、头罩、CPAP 给氧，要有足够的流量，以防 CO_2 潴留和重复吸入。⑤注意翻身、吸痰，保持呼吸道通畅。应用 CPAP 或呼吸机时，尤其应当注意保持呼吸道通畅。⑥给氧面罩、管道、湿化瓶等每 24 小时更换 1 次，以减少感染机会。⑦注意防火和安全，氧能助燃，严禁将火源带入氧疗病区。

氧气钢瓶内系高压，放置要妥当，以防倾倒。

第四节　氧气疗法的并发症及其防治

一、氧气疗法的并发症

过度氧疗对机体的有害作用包括对肺组织和对其他组织的损害两方面。用普通方法给氧，不易达到很高的吸入氧浓度。由于呼吸机的广泛应用，使患儿长时间吸入高浓度氧成为可能，故氧中毒问题引起人们的高度重视。

（一）呼吸抑制

呼吸抑制（respiratory inhibition）见于 II 型呼吸衰竭的患儿，$PaCO_2$ 轻度增高可刺激呼吸中枢，重度增高则反而抑制。此时呼吸中枢失去了对二氧化碳的敏感性，主要依赖低氧对外周化学感受器的刺激。吸入高浓度氧，PaO_2 迅速增高，解除了缺氧对呼吸的刺激作用，故可发生呼吸抑制，使通气量减少、CO_2 潴留更甚，加重对呼吸中枢的抑制，甚至导致呼吸停止。因此，对这类患儿的缺氧不能单靠无限制地提高 FiO_2，而应采用呼吸机治疗，通过调节其他参数来解决。

（二）支气管肺发育不良

新生儿，尤其早产儿肺发育未臻成熟，肺泡细胞易受高氧和呼吸机压力的损伤。支气管肺发育不良（bronchopulmonary dysplasia，BPD）的发生率与胎龄呈反比，与 FiO_2、呼吸机压力及其使用时间呈正比。高浓度氧在体内产生大量高活性的超氧、过氧化氢、自由基等毒性产物，干扰细胞代谢，抑制蛋白酶和 DNA 合成，造成广泛细胞和组织损伤，可引起肺水肿、炎症、纤维蛋白沉积以及 PS 活性降低等非特异改变。而机械通气时高气压或高潮气量可引起肺泡过度扩张，毛细血管内皮、肺泡上皮细胞及基底膜破裂等机械性损伤并促发炎症反应，致使肺细支气管上皮细胞损伤及大部分终末肺泡危险。临床表现长期（28 天以上）对氧和 / 或呼吸机的依赖，一旦发生，病程迁延，死亡率高，至今仍为极低出生体重儿使用氧疗和呼吸机较常见的并发症。

（三）脱氮性肺不张

氮为一种惰性气体，在体内不参与化学反应，自由分布在所有体液中。在稳定状态下,肺泡气、血液及细胞内液的氮分压(PN_2)几乎相等,故肺泡内的氮很少吸收,它对维持肺泡容积起一定作用。吸入高浓度氧后,肺泡内氮被驱出,这种脱氮过程可使通气不足的肺泡容积逐渐变小而萎陷,产生脱氮性肺不张(denitrogenation absorption atelectasis,DAA)。

(四)早产儿视网膜病

早产儿视网膜病(retinopathy of prematurity,ROP)亦称为晶体后纤维增生症(retrolental fibroplasia,RLF),是一种增殖性视网膜病变,主要见于早产儿。吸氧是否导致 ROP 取决于多个因素:吸氧浓度、吸氧时间、吸氧方式、动脉氧分压的波动以及早产儿对氧的敏感性等。早产儿视网膜血管不成熟,对氧极为敏感,吸入高浓度氧气初期可导致血管收缩、扭曲、血浆外渗,后期为视网膜新生血管形成纤维增生、剥离、瘢痕形成,严重者可致部分或完全失明。吸氧时间越长,ROP 的发生率越高。有研究证实,使用 CPAP 或机械通气者比常规给氧者 ROP 发生率更高,程度更重。动脉氧分压波动越大(尤其生后 2 周内),ROP 发生率更高,程度更重。

二、氧中毒的防治

氧中毒至今尚无特殊治疗,故防重于治。虽有应用大剂量抗氧化剂(维生素 E、维生素 C、还原型谷胱甘肽等)防治氧中毒的报道,近年来还发现直接清除自由基的药物(β- 胡萝卜素、N- 乙酰半胱氨酸等)可减轻因自由基产生过多而对机体组织细胞产生的损伤,但效果均不肯定。为了预防氧的副作用及并发症,临床上应正确掌握氧疗的指征,监测 FiO_2,在血气监测下以最低的 FiO_2 使 PaO_2 维持在 8.0~10.66kPa(60~80mmHg),早产儿宜维持在 6.67~9.33kPa(50~70mmHg)。一旦病情好转,应及时逐步降低 FiO_2,直到停用。

(夏世文)

第四十一章

密闭式吸痰术

密闭式吸痰(closed suction,CS)是应用于气管插管后新生儿气道管理中的一项重要技术,其方法是将密闭式吸痰管头端 T 形套口分别接气管插管(或气切导管)及呼吸机管路,类似三通,尾端接负压吸引器,将吸痰管伸至所需深度时,按下负压控制阀而形成负压抽吸系统,从而进行呼吸道分泌物的清理。对于使用气管插管进行机械通气的患者实施 CS,在吸痰中不中断通气和氧疗,避免了开放式吸痰操作的污染,可减少呼吸道感染的发生率,而且整个操作过程在完全密闭的吸痰系统内完成,减少了不必要的医院内感染,对新生儿呼吸系统疾病患者具有重要临床意义。

第一节　适应证与禁忌证

一、适应证

气管插管(或气管切开导管)新生儿出现以下情况时,需要密闭式吸痰:①压力 - 容量环有锯齿状改变和 / 或气道内有明显的大水泡音;②容量控制模式时气道峰压增加或压力控制模式时潮气量减少;③血氧饱和度和 / 或动脉血气值降低;④气道可见明显的分泌物;⑤患儿没有有效的自主咳嗽能力;⑥出现急性呼吸窘迫症状;⑦怀疑胃内容物或上气道分泌物误吸。

二、禁忌证

密闭式吸痰没有绝对禁忌证,但需要注意以下原则:

1. 吸痰前评估　吸痰前应观察气道分泌物多少、是否需要吸痰,按需吸痰,而不是定时吸痰。如

新生儿呼吸窘迫综合征患儿,除非存在呼吸道感染,气道分泌物通常是不多的,应该减少吸痰次数。

2. 暂时避免吸痰　肺泡表面活性物质使用后 6 小时内应避免吸痰,以免影响 PS 的疗效,除非临床上有气道阻塞的症状表明必须吸痰。

此外,警惕气管插管内吸痰可能导致的危险,除一般原则以外,还应警惕气管插管内吸痰可能导致的危险:①动态肺顺应性和功能残气量下降;②肺不张;③低氧血症;④气管和 / 或支气管黏膜损伤;⑤支气管收缩 / 痉挛;⑥增加下呼吸道细菌定植;⑦脑血流量和颅内压增高;⑧高血压;⑨低血压;⑩心律失常。

需要指出的是,当出现气管插管内吸痰的指征时,不能为了避免可能由操作带来的风险而不去吸痰。

第二节　吸痰前物品的准备

一、密闭式吸痰管

密闭式吸痰管(closed suction tube)由保护套、高质量硅胶管(标有刻度)、吸痰管侧端注水孔、尾端控制阀组成,由图 4-41-1 可见:

①端:可连接负压吸引器。

②负压控制阀:为防漏气内芯。

③薄膜保护套:高度密闭,以保证无菌。

④标有刻度的吸痰管。

⑤正头端:连接气管导管。

⑥侧头端:连接呼吸机管路。

⑦黑头侧端:为注水孔,吸痰后由此处注入生理盐水用以冲洗管路。

⑧绿头侧端：为注水孔，吸痰时由此处注入生理盐水用以湿化气道，装在气管导管和正头端中间。

⑨使用日期：贴在负压控制阀侧面。

密闭式吸痰术为无菌操作，可能接触到气道黏膜，故应符合以下要求：无毒；导管口圆滑，对黏膜刺激性小；薄膜保护套高度密闭，防漏气内芯结构严密，能有效防止血液、分泌物渗出；配有注水孔，可注入生理盐水。密闭式吸痰管有不同大小型号（6F、8F、10F、12F 及 14F），可根据患儿胎龄、体重选择，吸痰管外径小于气管导管内径的70% 为宜。早产儿可选 6F（2.00mm × 310mm），足月儿可选 8F（2.67mm × 510mm）。

二、其他

除需要准备密闭式吸痰管以外，还应准备复苏囊、面罩、氧气源、一次性注射器（2ml 或 5ml）、生理盐水、负压吸引器、听诊器等。

第三节　操作技术

一、操作步骤

（一）连接密闭式吸痰管

选择适当型号的密闭式吸痰管，将其正头端与气管导管连接，侧头端与呼吸机管路连接，尾端与负压吸引器连接，在负压按钮侧面贴使用日期。

（二）调节呼吸机参数

吸痰前采用高于基线值氧浓度 10%~15% 的氧气吸入 30~60 秒，防止吸痰造成低氧血症。

（三）调节吸引负压

足月儿不超过 100mmHg（1mmHg=0.133kPa），早产儿不超过 80mmHg。

（四）湿化

根据痰液黏稠度选择是否需要湿化。如需湿化，注入生理盐水湿化液 0.5~1ml。

（五）正确叩拍胸背

患儿取侧卧位，保持呼吸道通畅，操作者用叩拍器（可使用大小适当的面罩替代，叩拍时手指堵住面罩上端的连接孔），自外周向肺门有节律地反复叩拍，每次叩拍抬高手 2.5~5.0cm，使胸部产生适当震动为度。叩拍避开双肾部位，频率100~120 次 /min，每次 1~2 分钟。早产儿除肺不张等特殊需要，不建议常规叩背。

（六）吸痰

一手握 T 形接管，另一手送管至相应深度，按下负压控制阀后将吸痰管缓慢拉出，并观察痰液的色、质、量及吸痰是否耐受，必要时上调 PEEP 1cmH₂O。必要时重复上述吸痰步骤。

（七）吸痰后关闭吸引器

冲洗并分离吸引管道，关闭吸引器，调整呼吸机管道位置，患儿达到吸痰前各项参数水平后下调呼吸机氧浓度、PEEP，洗手，做好记录。

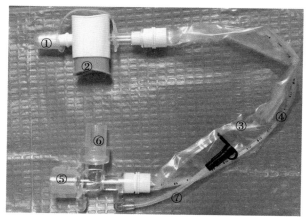
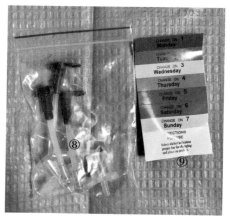

图 4-41-1　密闭式吸痰管

①尾端（连接负压吸引器）；②负压控制阀（防漏气内芯）；③薄膜保护套（高度密闭）；④标有刻度的吸痰管；⑤正头端（连接气管导管）；⑥侧头端（连接呼吸机管路）；⑦黑头侧端注水孔（吸痰后由此处注入生理盐水用以冲洗管路）；⑧绿头侧端注水孔（吸痰时由此处注入生理盐水用以湿化气道，装在气管导管和正头端中间）；⑨使用日期（贴在负压控制阀侧面）

（八）效果评价

1. 呼吸机波形恢复正常，两肺呼吸音清晰、湿啰音消失。

2. 吸气峰压随着吸气平台压的缩窄而降低，气道阻力降低或动态肺顺应性改善，压力限制通气期间潮气量增加。

3. 血氧饱和度和 / 或动脉血气值改善。

4. 肺部分泌物清除。

二、注意事项

（一）吸痰管插入深度

分为浅度吸痰和深度吸痰。浅度吸痰时吸痰管插入预先设定的深度，一般为人工气道长度加上连接管的长度，临床上常用吸痰管和气管导管上相同数字的刻度重合为准，此时吸痰管的尖端与气管导管的末端平齐。深度吸痰是待吸痰管插入遇到阻力后再回抽 1cm，再使用负压吸引。浅度吸痰法可在有效清除呼吸道分泌物的同时，减少对患儿的刺激及气道损伤的发生，具有良好的有效性和安全性，且在密闭式吸痰中使用浅度吸痰便于观察插入长度的控制，在临床上易于操作。故建议新生儿使用浅度吸痰。

（二）吸引时间

每次吸引时间不超过 15 秒，这包括从开始送管到抽出吸痰管的整个过程。两次吸引之间应评估患儿是否需要休息。

（三）密闭式吸痰管更换频率

每 24 小时更换密闭式吸痰管并不降低呼吸机相关性肺炎（ventilator-associated pneumonia）的发生率、机械通气的时间和病死率等，并且会增加经济成本。但是每 72 小时更换时，密闭式吸痰管尖端菌群定植率高于每 24 小时更换。因此，建议至少每 72 小时更换 1 次，以减少定植菌带来的感染风险。

（四）生理盐水滴注湿化

指在吸痰前，将适量无菌生理盐水通过气管导管直接滴注到气管内，用以湿化气道，使分泌物松散，有助于去除顽固的分泌物。但也有可能会造成患儿过度咳嗽、氧饱和度降低、支气管痉挛等不良反应。因此，气管插管患儿应在开始通气时即应用湿化器持续加温加湿吸入气体，以避免在进行气管内吸痰前额外进行生理盐水滴注湿化。

第四节　密闭式吸痰和开放式吸痰应用效果比较

气管插管内吸痰是清除气管及各级支气管内的分泌物，保持呼吸道畅通、保证理想的氧合、避免气道堵塞导致呼吸做功增加、防止肺不张以及肺部感染的重要护理措施，是影响机械通气效果的一个重要环节。目前临床上对于新生儿气管插管内吸痰可以采用密闭式吸痰或开放式吸痰（open suction，OS）两种方法，以下将这两种方法的应用效果对比介绍如下：

一、生命体征的影响

新生儿采用 CS 和 OS 都会导致生命体征如心率（HR）以及血氧饱和度（SpO_2）的波动，甚至引起心率减慢以及低氧血症的发生。但是，CS 相对 OS 可更有效地维持肺泡的氧合，HR 以及 SpO_2 的波动程度更小，恢复至吸痰前水平的时间更短。

二、院内感染的影响

CS 相对 OS 来说，对于 VAP 的预防效果仍未明确，但 CS 能明显减少环境污染的机会，同时降低呼吸道内细菌定植的发生率。

（沈　飞）

第四十二章
湿化疗法

吸入水蒸气或水雾称为湿化疗法（humidifying therapy）。吸入气的充分湿化，对于维持呼吸系统的正常生理功能极为重要。水蒸气由肉眼不可见的分子态水组成，而雾由 0.05~50μm 大小不等的小水滴悬浮在气体中组成，肉眼可见。湿化治疗是通过湿化装置将水蒸气分子加入到吸入气中，提高吸入气的湿度，保持气道的湿化。而雾化治疗是把液体（包括生理盐水、蒸馏水或药物溶液）通过雾化装置变成微细的颗粒或雾滴悬浮于吸入气中，以进行气道湿化或药物的吸入。

第一节 "湿度"的物理学概念

一、湿度的概念

湿度（humidity）是表示空气的干湿程度的一个物理量，反映空气中所含水分的多少或潮湿程度。湿度主要有以下两种表示方式：

（一）绝对湿度

绝对湿度（absolute humidity）指空气中所含水蒸气的密度，即单位容积气体内所含水分的重量；通常以每升空气中所含水蒸气的毫克数（mg/L）来表示。绝对湿度不易直接测得。

（二）相对湿度

空气中实际所含水蒸气密度与同温度下饱和水蒸气密度的百分比值，称为相对湿度（relative humidity）。即在一定的温度下，气体实际含水量与该温度下饱和湿度含水量的百分比。

物质由液态转变为气态的过程有蒸发与沸腾两种形式，蒸发发生在液体表面，从微观上看就是液体分子从液体表面跑出的过程，并可在任何温度下进行，温度越高、暴露面越大、液面附近该物质的蒸汽密度越小，则蒸发越快；沸腾则发生在整个液体中，并仅在沸点时发生。

在一定温度下，单位容积气体内，当水由液态转变为气态和由气态转变为液态的过程达到动态平衡时，此时称水蒸气饱和，该湿度称饱和湿度（saturated humidity），即相对湿度达到 100%。

二、湿度的测量

由于绝对湿度不容易直接测量，所以，环境的湿度常以相对湿度来表示；环境的湿度可用湿度计测量而得。湿度计目前已有多种类型，常用于测量相对湿度的湿度计有电阻式、干湿球式和机械式，冷镜式、薄膜电容式湿度计则不仅可测量相对湿度，也可测量绝对湿度。人在相对湿度为 65%~75% 的环境中较为舒适。

三、温度与湿度的关系

不同温度下，水蒸气饱和时的绝对湿度见图 4-42-1。若相对湿度不变，温度升高时，气体含水量增加，但两者之间并不呈直线关系。

如果吸入干燥气体（如氧气），则为了达到 37℃时的水蒸气饱和状态，每升气体必须加入 44mg 水。当使用呼吸机时，如果每分钟气体流量为 8L，则每 24 小时需加水约 500ml。如果同为相对湿度为 100% 的空气，当气温由 15℃加温至 37℃时，则需加入约 31mg 水。

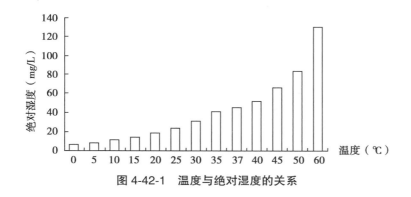

图 4-42-1　温度与绝对湿度的关系

第二节　湿化疗法的生理和病理基础

一、呼吸道的湿化

（一）呼吸道正常解剖生理特点

正常呼吸道黏膜柔嫩、富于血管和淋巴管，呼吸道有大量的黏液腺、浆液腺及杯状细胞，其分泌物含有足够的水分。正常成人的肺泡表面面积约为 70m²，新生儿的肺泡表面面积约为成人的 3%，即约 2.1m²。新生儿呼吸潮气量在足月儿为 6~8ml/kg，早产儿可达 8~10ml/kg，每分钟通气量为 200~300ml/kg，每天要吸入空气约 280~430L/kg，气体交换大。

（二）呼吸道内气体的湿化过程

上呼吸道对吸入气体有加温、加湿作用。正常情况下，吸入气的湿化主要靠上呼吸道来完成，主要依靠鼻腔、口腔、咽喉、气管和支气管黏膜的水分蒸发而得到湿化。在成人，上呼吸道每天蒸发的水量可达 500ml，吸入气经上呼吸道到达肺泡时，已达到水蒸气饱和状态。鼻腔是呼吸系统的第一道防线，也是人体的"空气调节器"，鼻黏膜面积较大（约 160cm²），血管丰富；鼻腔横径窄而横截面积较大，有鼻甲构成多个皱褶，故气流直线速度低，即使在平静呼吸时也有一定的涡流，使吸入气体能和鼻黏膜有较充分的接触，因而对吸入气体的温度、湿度可进行有效的调节（图 4-42-2）。据报道，7℃和 39℃的空气经过鼻腔到达鼻咽部时，其温度可分别达到 32.7℃和 33.1℃，并使其相对湿度接近 100%。吸入气越过气管隆突后迅速达到体温及饱和湿度状态。

呼出气含有饱和水蒸气，常使呼吸道丢失一部分水分。但呼出气通过鼻腔时温度下降，部分水蒸气凝结在鼻黏膜上，可保留其中 20%~25% 的热量和水分。这样，在紧接的下一次吸气时，这部分水分再蒸发参加吸入气的湿化，从而减少了人体水分的消耗。环境温度越低，保留的水分相应增加。在北方寒冷的冬天，我们常见到人们鼻孔周围的胡须上结了许多小水珠，就是这个原理。

在一般情况下，呼吸道水分蒸发量为 8~12ml/（m²·h）。按此计算，成人和体重 3kg 的新生儿每天呼吸道水分蒸发量分别为 300~500ml 与 35~60ml。从呼吸道丢失的水分每天分别为 250~350ml 和 35~45ml。环境气温及湿度的下降，人体从呼吸道蒸发及丢失的水分也增加。

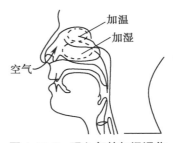

图 4-42-2　吸入气的加温湿化

（三）呼吸道气体湿化的意义

干燥气体，尤其是氧气会对呼吸道产生刺激作用。正常呼吸道对气体的加温加湿，使吸入的气体充分湿化，对于维持呼吸系统的正常生理功能有着极为重要的意义。湿化有助于保护气管、支气管黏膜，使之不至于因干燥而损伤；湿化有助于防止分泌物黏稠、干润结痂，而影响呼吸道黏膜纤毛的运动，湿化使气道分泌物稀薄，增强纤毛的活动能力，提高黏液纤毛清除系统清除异物和分泌物的效能,对于预防和治疗肺部感染、肺不张等并发症有重要的作用。

空气中存在着大量的悬浮颗粒,如尘土、细菌、孢子、花粉、烟尘等,有的悬浮颗粒具有较高的亲水性,当遇到湿度较高的气体时则颗粒因吸收水分而胀大并易于沉积到气管壁,随纤毛运动而排出。

婴幼儿,尤其是新生儿和早产儿,虽然气管黏膜下有丰富的毛细血管,但呼吸频率快、气道短、气管口径细,气体在气道内流速快,当外部环境的变化容易造成吸入气体在气道内湿化不足,使分泌物稠厚,引起呼吸道阻塞。所以充分的湿化尤为重要。当气体充分湿化时,不仅对气管支气管黏膜有保护作用,减轻黏膜充血,并可扩张支气管,降低分泌物的黏稠性,有利于呼吸道的通畅。

（四）呼吸道湿化过程的影响因素

临床上,有许多病理情况可引起呼吸道湿化不足,或需湿化量的增加。影响呼吸道湿化的因素主要有:

1. **外界环境**　环境温度和相对湿度较低(气候寒冷干燥)时,湿化吸入气所需的水分较多。

2. **发热或脱水**　发热时因呼出气温度升高,呼吸道失水量增加;脱水时呼吸道水分供应不足,从而增加了气道湿化的需要量。

3. **婴幼儿**　婴幼儿尤其是新生儿,气道短、呼吸频率快、气体在呼吸道内气流速度快,使相对通气量增加,可使呼吸道失水量增加。

4. **呼吸道疾病**　萎缩性鼻炎或鼻黏膜血管因低温、运动而显著收缩时,鼻腔的加温湿化功能减低。某些呼吸道疾病如支气管炎、支气管哮喘等,呼吸增快,黏膜炎症使温度升高,可增加水分丢失。分泌物化学成分的改变,使黏稠度明显高于正常,其结痂复盖在黏膜上,又可减少水分蒸发,妨碍吸入气湿化。当纤毛上皮因慢性炎症或有害物质损伤而发生不可逆病变时,黏液纤毛功能降低,使气道阻塞。

5. **其他疾病**　如昏迷、手术等疾病时,咳嗽反射消失或减弱;摄水不足,利尿剂的使用等均可造成体内水的负平衡,使呼吸道分泌物减少,对正常湿化过程不利。

6. **旁路呼吸**　如经口呼吸、人工气道等。经口呼吸时,口腔湿化比鼻腔差;人工气道时气流绕过大部分上呼吸道,直接进入气管,上呼吸道的湿化功能完全丧失(表4-42-1)。

表 4-42-1　不同呼吸途径吸入气的含水量 /(mg·L^{-1})

部位	经鼻	经口	经气管插管
口咽	27~34	11	
气管上部	32~34	26~28	22
气管下部	37.5		
肺泡	44	44	44

（五）吸入气湿度对呼吸系统的影响

1. **吸入气湿化不足的影响**

（1）对呼吸道黏膜的黏液纤毛清除系统的影响:黏液纤毛清除系统是呼吸道的主要防御机制之一。正常纤毛摆动频率为 1 000~1 500 次/min,黏液纤毛运输速度在末梢支气管为 1mm/min,在气管约为 20mm/min。呼吸道的分泌物随着纤毛的摆动,不断向上推移,到达喉部而后排出。正常情况下,可在 20~30 分钟内将气管隆突部位的分泌物送到声门部。

如干燥或相对湿度低的气体直接进入气管,可引起纤毛摆动频率下降、停止,分泌物黏稠、干涸结痂,黏液纤毛清除系统清除异物的能力大大减低,并可引起黏膜上皮细胞损害。当气管内相对湿度仅有 70% 时,即可使纤毛运动受损。干燥的气体可使纤毛输送分泌物的时间延长至 3~5 小时。

（2）肺功能下降:未经湿化的气体直接进入气管,可引起功能残气量减少,肺的顺应性亦有进行性下降。同时,肺泡表面活性物质减少,肺灌洗液表面张力值明显升高。由此引起的肺小叶或肺泡不张可能是肺功能下降的重要原因。当吸入温度为 20℃、相对湿度达 100% 的气体(相当于体温饱和水蒸气的 18%)时,仅 1.5 小时内即可见肺顺应性进行性下降。

（3）引起呼吸道炎症:干燥气体直接进入气管,气道内黏液干燥,分泌物黏稠,仅数小时,黏膜就可出现急性炎症改变,可有糜烂、溃疡形成及炎性细胞浸润。若时间更久,能造成继发细菌感染,甚至引起坏死性气管支气管炎,引起严重呼吸困难或窒息。

2. 吸入气湿度过高的不利影响

(1)黏液纤毛清除系统损伤:吸入气湿度过高可引起纤毛结构明显改变,排列紊乱,黏液滴层失去正常的物理形态。黏膜上皮细胞水肿,气道变窄,诱发支气管痉挛,影响通气功能。

(2)肺功能下降:可有动脉氧分压下降,肺泡-动脉血氧分压差增大,功能残气量减少,肺顺应性下降。肺灌洗液表面张力值也有显著升高,引起肺泡萎陷,严重时可引起肺水肿,继发细菌感染,呼吸衰竭。

(3)水中毒:长时间吸入湿度过高的气体,特别是进行长时间雾化治疗时,可增加全身水负荷,甚至引起水中毒,特别是新生儿、婴幼儿或有肾功能不全者。

3. 吸入气合适的温度与湿度

湿化液量取决于室温、体温、空气湿度、通气量大小、患者出入量多少、痰液的量和性质等因素。合适的吸入气湿度,不同学者意见不一。大多数学者认为,为了安全,吸入气的湿度应尽量接近生理状况。在气管切开或插管时,吸入 30~35℃、相对湿度 100% 的气体比较合适。也有学者通过研究认为,低于体表温度 2℃、相对湿度 100% 为使用呼吸机湿化气体的最佳温度与湿度。临床上应根据病情适当调整,以气道痰液的黏稠度和吸引是否通畅作为衡量湿化程度的可靠标准。如果肺部听诊发现干、湿性啰音,虽然吸出的分泌物不多,还是考虑气道内有分泌物且较黏稠,应加强湿化。如果分泌物稀薄,能顺利通过吸引管,没有结痂和黏液块,说明湿化满意。如果痰液过分稀薄,且咳嗽频繁,肺部听诊有较多的痰鸣音,需经常吸痰,则提示湿化过度,应当减少湿化。当患者经鼻或经口呼吸时,若吸入气湿度过低,特别是干燥的氧气对呼吸道有较强的刺激作用,气体流量也较正常呼吸时大,故应对吸入气进行人工湿化。

二、呼吸道的雾化

雾化吸入(aerosol inhalation)是湿化治疗的重要组成部分。它是利用气体射流原理,将水滴撞击为微小雾滴悬浮于气体中,形成气雾剂而输入呼吸道,以进行呼吸道湿化或药物吸入的治疗方法。它与湿化治疗不同之处在于它输入的不是水蒸气而是雾滴,因此,它的湿化量较大,且可经雾化输入各种非挥发性药物。雾粒在呼吸道的沉积与分布,都是按照各自的物理学特征沉降在呼吸道各个部位。雾粒吸入气道不像气流一样沿着气道顺利前进,而是根据雾粒大小和重量,沉积在呼吸道各个部分。其沉降形式主要有惯性沉积、重力沉积和弥散沉积三种。重力沉积和惯性沉积主要影响直径较大的雾粒。随着雾粒直径的增加,惯性沉积和重力沉降的倾向都增加,但气流速度对两者的影响不同,气流快,惯性沉积机会多,气流慢,重力沉降机会多。雾粒大小与雾粒在呼吸道沉积的部位有密切的关系(表 4-42-2)。一般认为,1~10μm 的雾粒比较适合于雾化治疗,因为这样大小的雾粒易于产生,比较稳定,且能将足够质量的药物带入下呼吸道。

除雾粒的大小、密度与雾粒的沉积有关外,雾粒的沉积与呼吸类型也有密切的关系,雾粒的沉降随呼吸频率的增加而降低,深而慢的呼吸可以大大增加雾粒在肺内的沉积量。故临床上应用雾化治疗时应采用增加潮气量、减慢吸气流速的呼吸方式来增加雾粒在下呼吸道和肺泡中的沉积。经口呼吸时,口腔对雾粒的拦截作用比鼻腔小,故经口呼吸可以使较多的雾粒沉积在下呼吸道内。所以在雾化治疗时,最好采用口含管吸雾。另外,在有呼吸道疾病的患者,雾粒很少沉积在有严重病变的部位,这对雾化治疗肺部病变有不利影响。

表 4-42-2 雾粒大小和呼吸道内径与沉积部位的关系

雾粒大小 /μm	沉积部位
100	鼻腔
60	上呼吸道至气管
20~60	2~4 级支气管
6~20	细支气管
3~6	肺泡管
0.5~3	肺泡
<0.5	可进入肺泡囊,极易呼出

第三节　湿化疗法的适应证

湿化和雾化治疗是一种简便有效的治疗方法,在新生儿呼吸道疾患的治疗中已普遍应用。但湿化治疗往往仅作为一种辅助治疗手段,许多医务人员仅按经验和习惯使用湿化治疗。近年来,随着呼吸治疗科学研究的逐步深入,对湿化治疗的适应证和疗效也有了一些新的认识。

一、吸入气体过于干燥

新生儿患者使用鼻导管、简易 CPAP、面罩或头罩吸氧时,从高压氧气瓶中放出的氧气十分干燥,几乎不含水分。这样的气体有较强的刺激作用,可引起早产儿呼吸暂停,甚至引起支气管痉挛,造成缺氧窒息;也可引起呼吸道分泌物干涸、结痂,局部呼吸道黏膜出血、溃疡,甚至黏膜坏死。对于重危新生儿,干燥气体的刺激将更难耐受,可引起烦躁、耗氧耗热增加,甚至会因湿化不足而加重病情。因此,不论是鼻导管,还是面罩吸氧均应常规进行湿化处理。

二、各种原因所致的呼吸急促或过度通气

如高热、脱水、酸中毒,各种原因引起的气管炎、肺炎,中枢神经系统感染、出血、败血症等,均可引起呼吸急促,每分钟通气量增加,特别是新生儿、婴幼儿,上呼吸道加温加湿储备功能差,且疾病常常导致缺水、体温不升等,当通气量增加时,吸入气道的气体不能得到充分的温化湿化,导致病情加重。所以对这类患者要特别注意吸入气体的湿化。

三、呼吸道疾病

对于上呼吸道疾病,蒸汽或雾化吸入加局部用药对上呼吸道炎症,如咽炎、喉炎等常有一定的疗效,但对下呼吸道疾病其疗效评价不一。过去认为雾化治疗适于下呼吸道疾病的理由之一是:雾化吸入后水雾沉积在下呼吸道可以稀释痰液,降低痰的黏度。但现在有不同看法,国外有一些学者的研究结果表明,超声雾化治疗 1 小时

仅有 0.7~1ml 的水分进入下呼吸道,仅占进入呼吸道总雾量的 6%~10%。国内也有学者利用豚鼠进行经口雾化吸入,发现在肺内沉积的雾量还不到进入呼吸道总雾量的 3%。说明经雾化吸入沉积在下呼吸道的水量不多,不能达到稀释痰液的目的。

对于慢性阻塞性肺疾病,主要病变在大小气道,表现为支气管黏膜炎症、水肿、增殖,腺体分泌亢进,气道阻塞加重导致肺功能进行性下降,肺和各级支气管的纤维化病变导致血管床减少,痰液黏稠不易排出,或咳嗽无力、排痰困难,通过超声雾化吸入,药物直接在局部起到稀释分泌物、抗感染和解痉作用,减轻炎症的发展。配合间歇正压通气、胸部物理治疗等,可以促使患者排出大量痰液,对保持呼吸道通畅具有重要作用。

四、气管旁路

如气管插管或气管切开的患者,气流绕过大部分上呼吸道直接进入气管,再加上这类患者常需使用呼吸机治疗,比正常呼吸需要更大的通气量,且多半吸氧,湿度很低,若不对吸入气体进行湿化和温化,必然造成下呼吸道失水,气道分泌物干燥、浓缩、结痂,纤毛活动减弱或消失、排痰不畅,甚至形成痰栓造成气道阻塞,造成肺不张和继发感染等并发症。因此,旁路气道,特别是机械通气时,吸入气的温化和湿化是绝对必要的。

五、神经肌肉疾病

昏迷、衰弱、手术或神经肌肉疾病可造成咳嗽反射减弱或消失,常需要加强湿化使痰液稀释以便于排出。

六、其他

高热、脱水等可以使呼吸道失水增加或伴有水分供应不足,从而增加了气道湿化的需要量。新生儿寒冷损伤综合征由于体核温度降低,且此类患者常常有循环障碍,进入呼吸道的气体常不能得到充分的温化和湿化,如吸入气体不进行充分的温化湿化,可以加重病情。

第四节 湿化装置和湿化方法

完成湿化功能的装置叫湿化器(moisturizer)。湿化器是呼吸机必需的辅助装置,随着呼吸治疗的进展,湿化设备亦有很大发展。就其本质而言,湿化设备可分为两大类:一是真正的湿化器,它仅增加水蒸气到气体中;二是雾化器(nebulizer),它既提供水蒸气又提供雾粒。其湿化方式主要有冷水湿化、加热湿化、超声雾化湿化和热湿交换湿化等,一般而言,普通常压吸氧时常采用冷水湿化,呼吸机给氧时常采用加热湿化,而超声雾化常用于药物的雾化吸入。

一、湿化装置

(一)湿化器

1. 鼓泡式湿化器

(1)原理:使气体通过水而产生气泡,增加气体与水的接触面使水蒸气进入气体,提高气体含水量,达到湿化的目的。

(2)性能:鼓泡式湿化器(bubble humidifier)利用水下导管将气流散成小气泡,大大增加了气水接触面积,以提高气体的相对湿度。但水分蒸发需吸收热量,使水温下降。气流越大,水温下降越多,从而影响气体的充分湿化。在较低的温度下,即使能提供较高的相对湿度,其绝对湿度亦偏低。在室温条件下,其湿化程度极少超过40%。并随气流量增大,湿化性能下降(图4-42-3)。

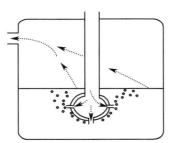

图 4-42-3　鼓泡式湿化器

2. 加温湿化器　加温湿化器(warming humidifier)是呼吸机中气道湿化最常用的湿化装置,根据其结构分为两类:一类是加热装置和湿化罐合为一体的;另一类是分开的。

(1)原理:通过电热装置增加水温以增加水分的蒸发,再由流经水面的气流将水蒸气带给患者(图4-42-4)。这样就可以达到加温、加湿的双重目的。

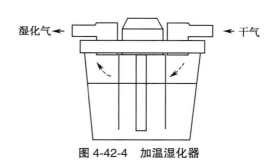

图 4-42-4　加温湿化器

(2)性能:水温越高,水蒸发量越大。现代呼吸机上一般都装有恒温湿化器,其湿化效率受吸入气的量、气水接触面积和接触时间、水温等因素的影响。吸入气流量越大,相应所要求的水温越高,蒸发表面积也越大。当室温低时,由于受湿化器与连接患者之间管道的影响,部分蒸汽会凝集在通气管道,使湿化效能减低。此时为达到同样的湿化效果,则应提高湿化器的温度、缩短通气管道、提高室内温度或在吸气管道中置入加热导丝以保持吸入气温度。

加热装置和湿化罐合为一体的湿化器,其加热部分采用在水容器中直接放置加热盘或加热杆的方式加热。其通过的气流要潜入水下,然后带走水蒸气和热量,其优点是使用简单、故障率低;缺点是其罐的顺应性大且随液面变化而变化,清洁消毒也不方便。

加热装置和湿化罐分开的湿化器是通过在其湿化罐内垂直放置一个多圈卷曲的铝筒且壁内贴放一层吸水滤纸,罐内加水最多至1/3处,这样在气体入出口间形成一个温湿走廊,当气体经过时带走水蒸气和热量,而且不会产生跨水压,罐除了可以根据需要更换外,也可做成一次性的消耗品,如下边的加热部分出了故障,更换、维修十分方便。

目前常用的加温湿化器,在出口和患者口边各放置一个温度传感器,在吸气回路中放置一条约1m多长的加热丝,通过湿化罐的加热装置和管路中的加热丝两个加热元件形成双伺服加热,解决了环境温度低的时候单用湿化罐加热时易在管道内结水的问题,而且可以通过调节两个加热元件的加热程度来改变相对湿度。输出管道内的电加热装置,使输出气温度相对恒定,保证了湿化性能的稳定性。

有关呼吸机湿化器的国际标准,建议吸入气体的绝对湿度应≥30mg/L。通常到达患者口边的气体温度应设置在32~36℃,相对湿度保持在95%以上,其绝对湿度可超过30mg/L以上。一般认为如果湿化罐的出口温度低于31℃,气体携带水蒸气的能力就达不到30mg/L的标准。

(二)雾化器

医用雾化器一般可分为喷射雾化器和超声雾化器两类,还有一种气雾器,利用气雾携带一些药物,仅用于局部治疗。

1. 喷射雾化器

(1)喷射雾化器:其原理是利用高压、高速气流通过细孔喷嘴时,在其周围产生负压,将储罐水经毛细管吸引上来,水冲入高速气流被粉碎成大小不等的雾滴。雾化量因气流流速而异,其雾滴直径为0.5~15μm。喷射雾化器输出气含水量为30~40mg/L。

(2)加温喷射雾化器:由于喷射雾化器以压缩空气为动力,喷出的气体由于减压和蒸发效应,其温度明显降低,起不到吸入气的加温作用。在普通喷射雾化器内附加电加热器,能提高雾化液温度,可在提供雾粒的同时,增加水蒸气含量。一般加温喷射雾化器输出气含水量可达到50~60mg/L,远较非加温型高。

就气道湿化而言,雾化器的湿化效果不如加温湿化器。可用于气管切开或气管插管及一般氧疗时的吸入气湿化,但主要用于间断药物雾化治疗。应该注意的是,有的呼吸机的雾化气流来源于所谓潮气量以外的部分,在雾化时实际供给患者的潮气量大于患者需要的潮气量,长时间应用可造成过度通气。

2. 超声雾化器

当超声波发生器输出高频电能,使水槽底部晶体换能器发生超声波声能,声能震动了雾化罐底部的透声膜,作用于雾化罐内的液体,破坏了药液的表面张力和惯性,产生大量雾粒,使药液成为微细的雾滴,通过导管随患者吸气而进入呼吸道。其特点是雾化量大(1~6ml/min),且雾粒细而均匀,有效颗粒密度高(其90%颗粒在0.5~3μm)。可根据需要选用空气或氧气,并可进行药物吸入。

由于超声雾化器是独立的设备,不宜直接接于呼吸机管道中,故一般不作为使用呼吸机时的气道湿化。但可用于停用呼吸机治疗时的药物雾化治疗,辅以翻身、拍背等措施,有促进排痰的作用,适用于有痰液阻塞的多种慢性呼吸道疾病。

(三)湿热交换器

湿热交换器(wet and heat exchanger)也称人工鼻(artificial nose),为一次性消耗品,是用仿生骆驼的鼻子制作而成。核心结构是包含有化学吸附剂的由数层不同材料组成的细孔纱网,呼气时,它能吸附呼出气中的部分热量和水分;吸气时,它又能将所吸附的热和水用于加温湿化吸入气。热湿交换器集中了各种湿化器的优点,能保持体温,顺应性小,使用方便、简单,且为一次性使用。最佳状态时,它可以保留80%的呼出气水分,故可有效地防止干燥气体的危害。

(四)气管内直接滴注

气管滴入(trachea drip)是一种传统的气道湿化方法,通过气管套管侧管,每隔20~60分钟滴入湿化液,湿化液多用生理盐水,亦可加入抗生素或黏液溶解剂。成人每次约2ml,儿童每次0.3~1ml。但频繁的气管内滴入,会增加呼吸道感染的机会。如患儿存在咳嗽反射,则当滴入湿化液时会引起刺激性咳嗽,气道内的痰液会随咳嗽进一步向纵深转移进入肺内,使肺内感染的机会进一步增加。也有报道采用吊瓶或微量泵用头皮针头刺入气管导管内,间歇注入或连续滴入湿化液。但为安全起见,最好不要连续滴注湿化液。目前,这种方法基本已经弃用。

二、湿化方法的选择

(一)鼓泡式湿化器

此方法结构简单,为临床上最常用的湿化方法。鼻导管吸氧或面罩、头罩吸氧时均需配合使用。适用于长时间、低流量吸氧时的湿化。缺点是湿化效能低,并且没有加温作用;随气流量的增加,吸入气温度下降、湿化效能更进一步降低。现已生产带有加温装置的新型鼓泡式湿化器,克服了以上缺点,应用前景广阔。

(二)加温湿化器

湿化效能较高,不仅可以湿化,而且可以对吸入气体加温。加温湿化器提供温暖的水蒸气,刺激性小,与正常的呼吸道湿化温化过程相似,比较符合生理要求。但提供的水蒸气雾粒大,不易进入深部肺泡组织。主要用于气管切开、气管插管应用呼吸机时的湿化或早产儿常用的高流量吸氧,也可用于一般常压给氧,是应用呼吸机最常用的湿化装置。

(三)雾化器

1. 喷射雾化器 按其结构可分为主流式和侧流式两种,并按其湿化液容器的大小,分为大、中、小三型。大型者主要用于气道的湿化;中、小型喷射雾化器常与加温湿化器配合应用于现代呼吸机中,使用这种雾化器的目的主要是用于间断的药物雾化治疗,以弥补一般加温湿化器不能局部给药的不足。可将抗生素、支气管扩张剂、痰液溶解剂加入到雾化器中,行气道局部治疗。

2. 超声雾化器 由于其产生的雾粒能深入小气道和肺泡,且可经雾化输入各种非挥发性的药物,故主要用于气道的局部药物治疗。一般不作为使用呼吸机时的气道湿化。

(四)湿热交换器

适用于麻醉或作为某些短期使用呼吸机患者的湿化器。

(五)气管内直接滴注

是一种传统的气道湿化方法。本法仅适于短期,或者呼吸机不带湿化器或雾化器时应用,较其他方法有较多的副作用,不宜长期广泛使用。

第五节 常用湿化剂及其选择

一、湿化剂

湿化治疗的目的主要是使吸入气体充分湿化,保护呼吸道黏膜,使之不至于因干燥而受到损害,故湿化主要是提供水蒸气饱和的气体。湿化的方式主要靠不同温度下水的蒸发而达到。非挥发性的溶质不能随水蒸气蒸发而沉积在容器内。所以,湿化剂(moisturizer)只能用蒸馏水,或适当加入如安息香酊、酒精等具有挥发性的溶质。

也有作者通过实验将组合药液——100ml 生理盐水加入 0.25g 红霉素等作为湿化剂,通过鼓泡式湿化器,湿化后的气体中共含有约 5.35mg 的红霉素。说明有很少一部分溶质能随水蒸气的蒸发而蒸发,达到局部治疗的目的。

氧气湿化剂长期使用,常常引起微生物的污染,并成为院内感染的重要原因。为了减少湿化剂的污染,可采取加强消毒力度,缩短消毒周期,湿化剂内加入抗生素、抑菌剂、杀菌剂等,但仍不可避免地存在不少条件致病菌甚至致病菌的污染。鼓泡式氧气湿化剂可使用以下几种溶液:① 0.1% 的硫酸铜溶液:用 0.1% 的硫酸铜溶液作为氧气湿化液,可减少湿化液中的带菌率和带菌量。②复方硼砂溶液:是一种消毒防腐剂,能抑制细菌的生长繁殖,此溶液常作为漱口液在临床上使用已久,配制简单、价廉、易保存,且使用安全。作为氧气湿化剂能有效地抑制细菌的生长。其配制方法为:硼砂 15g、苯酚 3ml、甘油 35ml、碳酸氢钠 15g,加蒸馏水至 1 000ml。③ 0.01% 氯己定溶液:是一种常用的消毒防腐剂,临床上常用来作为术前泡手液及皮肤黏膜的消毒。0.05% 的氯己定溶液作为口腔消毒具有无致敏、无刺激、对人体安全无害、口服无毒性的特点。

加热湿化器的湿化剂可使用:①灭菌注射用水:为低渗液体,通过湿化吸入可补充呼吸道黏膜水分,保持黏膜纤毛系统的正常功能,是新生儿机械通气时常用的湿化液,但过度湿化可造成黏膜细胞水肿,增加气道阻力。② 0.9% 或 0.45% 的盐水:为等渗或低渗液体,对气道黏膜刺激性小,能维持气道黏膜纤毛系统的正常功能,但 0.9% 的盐水一旦失水浓缩后会成为高渗液体,而对气道刺激性增强,且对新生儿,特别是早产儿可能造成钠负荷增加而带来一系列副作用。③1.25% 碳酸氢钠溶液:在对成人的研究显示其对痰液黏稠度改善方面优于生理盐水,且对肺部真菌感染的发生也优于生理盐水,但同样也存在钠负荷增加的副作用,其在新生儿中的应用需做进一步的研究。目前在新生儿机械通气时常用的湿化剂仍然是灭菌注射用水。

一般情况下,如果气道湿化和周身水分补充都较充分,则常可得到较满意的痰液稀释。配合适当的气管内吸痰,可使气道保持通畅。但有时也需要配合间歇气管内滴入湿化治疗或雾化治疗。

二、雾化剂

(一)湿化及祛痰药物

当患者气道内有较多的痰液,可配合使用气管内滴入及雾化治疗。常用的湿化及雾化药液见表 4-42-3 所示。

蒸馏水及 0.45% 盐水均为低渗液体,可湿化较黏稠的痰液,故当痰液较黏稠干涸时可选用,但蒸馏水相对于 0.45% 的盐水其刺激性较强,用量过多,可增加气道黏膜水肿,增加气道阻力。如需长期应用,可选用生理盐水。2%~4% 碳酸氢钠有较强的稀释黏液的作用,当痰液特别黏稠时可选

用。糜蛋白酶可使分泌物的蛋白水解,达到稀释痰液的作用。其余几种药物由于都有一定的刺激性,在新生儿雾化湿化治疗中不常用。

(二)抗生素、抗病毒类

抗生素类药物雾化吸入可使药物在局部达到较高的浓度,但由于多数抗生素对气管黏膜有刺激作用,可引起支气管痉挛,剂量太小又不起杀菌作用,临床实践证明抗生素局部雾化治疗效果不佳,且容易引起细菌耐药性,故不主张抗生素局部雾化治疗。但也有作者认为以下情况可以考虑应用抗生素雾化治疗:在院内获得性肺部感染,常常先出现气管、支气管内铜绿假单胞菌感染,此时使用庆大霉素、青霉素雾化可以有效治疗气管内感染并防止扩散;支气管出现白色念珠菌感染,局部使用雾化多黏菌素 B,可以有效治疗并减少全身用药时的副作用;雾化吸入利巴韦林可有效治疗呼吸道合胞病毒和流感病毒感染。无论如何,抗生素局部雾化治疗只能作为全身抗生素治疗的辅助和补充,而不能替代全身抗生素治疗(表 4-42-4)。

表 4-42-3　常用湿化及雾化药物

药物	剂量与用法	作用原理
蒸馏水		为低渗液体,可湿化痰液
生理盐水	0.9%NaCl,小剂量、短期	湿化痰液
高渗盐水	3%NaCl	主要用于排痰,促进黏膜消肿
低渗盐水	0.45%NaCl	常用,用于痰液多不易排出
碳酸氢钠	2%~4%NaHCO₃	促进蛋白沉淀,黏痰液化
乙酰半胱氨酸	20%N- 乙酰半胱氨酸 5~10ml,3~4 次 /d	裂解蛋白硫氢基,降低其黏稠度
α- 糜蛋白酶	5mg+10ml 生理盐水,3~4 次 /d	分解蛋白、抗炎、消肿
胰脱氧核糖核酸酶	5~10 万 U+(5~10)ml 生理盐水,3~4 次 /d	分解脱氧核糖核酸
溴己新	4mg+10ml 生理盐水,3~4 次 /d	使痰液中黏多糖纤维裂解,痰液液化

表 4-42-4　抗生素类雾化剂

抗生素	剂量与用法
青霉素	10 万 ~20 万 U+(30~50)ml 生理盐水,3~4 次 /d
卡那霉素	0.25g+(30~50)ml 生理盐水,2 次 /d
庆大霉素	4 万 U+(30~50)ml 生理盐水,2 次 /d
红霉素	0.125g+30ml 蒸馏水,3~4 次 /d
多黏菌素 B	12.5 万 ~25 万 U+(30~50)ml 生理盐水,2 次 /d
制霉菌素	5 万 U+(30~50)ml 生理盐水,3 次 /d

（三）支气管舒张剂雾化吸入

特布他林是选择性刺激 β_2 受体的肾上腺素能激动剂。因此能松弛支气管平滑肌、抑制内源性致痉物的释放并可抑制由内源性递质及黏膜纤毛清除加剧而引起的水肿。

（四）糖皮质激素雾化吸入

常用布地奈德混悬液雾化吸入，特别是对早产儿支气管肺发育不良患儿的治疗，可减少全身应用激素的副作用，其非特异性抗炎作用较强，小剂量雾化吸入即可发挥作用。气管内有炎症、分泌物较多时，也可考虑使用糖皮质激素雾化吸入治疗。

（五）其他

当发生肺出血时，可气管内滴注注射用蛇毒血凝酶、凝血酶原或 1∶10 000 肾上腺素等，配合使用正压机械通气常可获得较好的效果。

第六节　湿化疗法的副作用及注意事项

湿化和雾化治疗是呼吸系统疾病治疗中不可缺少的重要方法，治疗方法正确，则可缩短呼吸机的脱机时间和提高脱机率。但在实际应用中，也存在一定的副作用及局限性。

一、副作用

（一）干结分泌物湿化后膨胀

气道内干结的分泌物具有吸湿性，吸湿后可明显肿胀而增加气道阻力，甚至使原来部分阻塞的支气管完全阻塞。特别是超声雾化时更易出现，对此，需加强体位引流，导管吸痰等措施，帮助痰液排出。临床上有因雾化后引起急性气道阻塞而突然死亡的报道，应特别引起注意。

（二）过度湿化可增加全身水负荷，甚至引起水中毒

如湿化过度，可致痰液过度稀释，出现痰量突然增多，特别是在新生儿或衰弱患者，常可因痰量突然增多不能咳出而引起窒息死亡。长期持续过度湿化，特别是雾化过度，容易引起全身水负荷增加，引起水中毒，故对心、肾功能不全及婴幼儿进行湿化治疗时须特别注意。

（三）药物刺激引起气道痉挛

湿化过度可诱发支气管痉挛，引起肺泡萎陷或肺顺应性下降；不少雾化药物可刺激支气管而引起反射性支气管痉挛，如抗生素、乙酰半胱氨酸、溴己新、糜蛋白酶、高渗盐水、蒸馏水等吸入都可能引起严重的支气管痉挛。

（四）引起血氧分压暂时下降

特别是新生儿、婴幼儿等，超声雾化吸入时可引起部分患儿动脉血氧分压暂时下降，若患者原来有低氧血症，则可使病情加重，造成生命危险。

（五）可以引起肺组织损伤

长期超声雾化吸入可引起肺部炎症改变；喷射雾化器作为呼吸机的湿化器长期使用时，也可引起轻微的肺部损伤；加温温化器则无此副作用，故需长期使用呼吸机时湿化吸入宜用加温湿化器。

（六）呼吸道继发感染

雾化治疗时，雾粒可作为载体把细菌带入下呼吸道，特别是当抗生素针对性不强时，患者上呼吸道所带的细菌可通过雾化以微粒的状态被送入细支气管或肺泡，从而引发或加重下呼吸道感染。虽然加温湿化气含菌量不大于室内空气，特别是当加温湿化器水温超过 45℃ 时，还可抑制细菌的生长，一般不会引起呼吸道感染的增加，但由于湿化器使用时间长，湿化水或湿化罐的滤纸不定时更换，也容易引起细菌或霉菌的继发感染。

二、注意事项

在进行湿化和雾化治疗时应注意的问题包括：①应用鼓泡式湿化器时要注意吸入气流量不能过大，流量越大，湿化效能越低；连接湿化器与患者间的管道不能过长，特别是室温较低时，容易造成湿化蒸汽凝结成水，影响湿化效果。②吸入气温度不能超过 40℃，最好保持在 32~36℃。若超过 40℃，即使水蒸气饱和，也可引起喉痉挛、出汗、呼吸功增加、心脏负荷加重等不良反应；对呼吸道黏膜纤毛运动产生不利的影响；较高的温度还可造成呼吸道黏膜烫伤；在婴幼儿，湿化气温度的高低还影响体温调节，吸入气温度过高可促使体温升高。温度过低可造成湿化不足，能量消耗增加,体温不升等。湿化治疗时,应保持加温湿化罐内有足够的水量,若水蒸干,干热的气体进入气道比干冷的气体更为有害。③雾化治疗时间不宜过长,一般每次不超过30分钟,新生儿最好不要超过15分钟,雾化量大小应根据临床反应加以调节,并非越大越好。持续湿化雾化治疗时,必须使输气管道低于气道入口部位,以免管道内冷凝水灌流入气道造成"淹溺"。④要注意药物吸收后所引起的副作用或毒性,如肾上腺皮质激素、肾上腺素等;湿化或雾化液中过多的钠自支气管吸收可诱发或加重心力衰竭等。⑤必须有严格的消毒隔离制度,雾化及湿化罐在使用前必须严格消毒,不使用时整个系统内不应有液体存留,以免细菌孳生;雾化湿化治疗时应使用无菌溶液,并定期进行细菌培养。

(杨传忠)

第四十三章

气溶胶吸入治疗

所谓气溶胶(aerosol),就是悬浮于空气中微小的液体或固体微粒,直径在0.01~100μm。气溶胶吸入治疗(aerosol therapy)是将药物或水分散成雾粒或微粒悬浮于气体中,通过吸入装置,使药物进入呼吸道和肺部,达到洁净气道、湿化气道、局部治疗的作用。其优点为药物可直接作用于呼吸道和肺部,具有局部药物浓度高、用量少、起效快、全身副作用少、安全性高的特点。由于人工气道、机械通气的广泛开展,气溶胶吸入治疗已成为不可缺少的环节。本章节主要叙述与机械通气相关的气溶胶吸入治疗的原理和应用。

第一节 气溶胶力学

一、气溶胶沉积方式

临床上用于治疗的气溶胶无论是由溶液、混悬液或纯药的粉剂产生,都呈异向播散。气溶胶吸入气道后不像气流一样沿着支气管顺利前进,而是根据微粒大小和重量,按照其物理学原则沉降在呼吸道不同部位。决定气溶胶微粒在气道内沉降的力学机制有五种,包括重力沉积、惯性冲撞、弥散、阻截和静电凝结。由于阻截和静电凝结对微粒沉降的影响不大,因此,重力沉积、惯性冲撞和弥散是微粒在各级支气管上沉积的主要形式。

(一)重力沉积

微粒以重力沉积的方式沉降,其沉降速度与微粒的重量、直径及气体比重等有关。微粒的重量大,沉降速度快。微粒沉降速度与其直径平方呈正比,微粒直径越大,沉降速度越快。气体比

重越小,微粒沉降速度越快。直径在1~5μm的微粒主要以此形式沉积于第10~17级支气管壁,0.5~1.0μm的微粒大多以此种形式沉积于呼吸性细支气管和肺泡壁。

(二)惯性冲撞

惯性的大小与微粒的重量和速度有关,其作用受局部气道形态和气流方式的影响。由于大气道具有总横截面积小、气道曲折以及气流速度快的解剖特点,因而气溶胶微粒在随吸入气流进入上气道时并非直线前行,而是不断发生方向的变化,尤其是在鼻、咽、喉、气管隆突和支气管分叉等部位,故惯性冲撞沉降主要发生在大气道(咽、喉、气管和主支气管)和较大的微粒(重量较大,惯性也较大)。研究表明直径>5μm的微粒大多数以惯性冲撞方式沉降在上呼吸道。

(三)弥散沉积

当气溶胶微粒随气流进入呼吸性细支气管和肺泡时,极小的微粒在没有气流的情况下,以布朗运动的方式黏着沉降在细支气管和肺泡壁,直径<0.5μm的微粒大多以弥散的形式沉降于末梢气道和肺泡壁。

(四)阻截

即使与最小的气道相比,气溶胶微粒也是极小的,因此"阻截"对微粒的沉降影响不大。

(五)静电凝结

静电凝结只是在微粒刚刚产生的时候发生,进入气道后微粒的静电凝结已不明显,故对其沉降也影响较小。

二、影响微粒沉积的因素

气溶胶吸入治疗的主要要求是药物微粒应沉

降在各级支气管相应需要治疗的部位。影响微粒在气道内沉积的主要因素是物理因素、呼吸因素和患者呼吸道的病理生理状态。

（一）物理因素

气溶胶微粒的直径、形态、密度、异向传播、吸湿效应、温度和运动速度等物理因素与其在气道不同部位的沉降有关。在这些影响微粒沉降的各种物理因素中，以微粒大小（即直径）最为重要。研究表明：直径 1~5μm 的微粒在下气道和肺内有较多的沉积，其中直径 1~3μm 的微粒在细支气管和肺泡内沉积较为理想；直径 5~10μm 的微粒大部分沉积于上气道；>10~15μm 的微粒几乎全部沉积在口咽部；直径 <1μm 的微粒能通过布朗运动沉积于肺泡内，但由于颗粒较小，大部分随呼气流排出。不同的气溶胶发生装置，由于其产生微粒的大小不同，对气溶胶吸入治疗的效果也不同，临床上应尽量选择能产生直径 1~5μm 微粒的气溶胶发生装置。

（二）呼吸因素

潮气量、吸气流速、吸气压、吸气初肺容量、吸气后屏气时间、呼吸频率、经口或鼻呼吸、湿度等都与气溶胶颗粒在气道沉降有关。微粒在肺内沉积的多少与潮气量呈正相关，而与通气频率呈负相关。增大潮气量，减慢吸气速度，即保持深而慢的呼吸有利于增加微粒在下气道和肺泡的沉积；反之，低潮气量的浅而快的呼吸可增加惯性冲撞的机会，导致吸入的微粒分布不均，也影响微粒进入下气道。

（三）患者呼吸道的病理生理状态

有呼吸道炎症的患者，在同样的吸气条件下，可使微粒在中央气道的沉积率增加。因为管腔狭窄，气体流速增高，增加冲撞沉积的机会，同时气体通过时产生黏膜壁的振荡，也增加雾滴与管壁接触，从而使微粒沉积增多。当气管内存在分泌物时，可形成气液相界面，当高速度气体通过时可使液体产生移动，增加与雾滴接触的机会，在同样条件下雾滴沉积率较之无分泌物的气管高 80% 以上。由于大量雾滴在分泌物表面沉积与气道壁隔开，因而对一个气道有分泌物的患者，雾化吸入的效果会明显降低，雾化治疗前需充分清除气道

分泌物，有利于气溶胶在下呼吸道和肺内沉积。

第二节　气溶胶发生系统

一、小容量雾化器

小容量雾化器（small volume nebulizer，SVN）主要用于雾化吸入药液，如支气管舒张剂、激素、抗生素、表面活性物质、黏液溶解剂等，使用范围广，包括喷射雾化器、超声雾化器以及振动筛孔雾化器。

（一）喷射雾化器

喷射雾化器（jet atomizer）最为常用，也可作为湿化器使用。其驱动力为压缩空气或氧气气流，高速气流通过细孔喷嘴，根据 Venturi 效应在其周围产生负压携带储罐内液体，将液体卷进高速气流，粉碎成大小不等的雾滴。其中 99% 以上的为大颗粒的雾滴组成，通过喷嘴的拦截碰撞落回储液罐内，剩下的细小雾粒以一定的速度喷出，撞落的颗粒则重新雾化。一般喷射雾化器的驱动气流量为 6~8L/min，置于储液罐内的药液为 4~6ml。此种雾化器可与呼吸机相连接，在机械通气时使用。

有的呼吸机配备了雾化功能，雾化器的驱动气源由呼吸机吸气相气流中的一个分支提供，是呼吸机给患者输送潮气量的一部分，因此不会影响呼吸机工作；由于只在患者吸气时产生气溶胶，故不会造成呼气相气溶胶的浪费。但多数呼吸机向雾化器提供的驱动压力比压缩空气或医院常用的氧气小，降低了喷射雾化器的效率，产生的气溶胶直径增大，从而减少其到达下呼吸道的总量。

有的呼吸机未配备雾化功能，只能应用额外的压缩气源驱动。外接气流增大了潮气量，影响呼吸机供气，增加了基础气流，容易造成患者触发不良，故此种呼吸机不建议使用喷射雾化器。

（二）超声雾化器

超声雾化器（ultrasonic atomizer）通过超声发生器薄膜的高频振荡，使药液转化成雾滴，其雾滴大小与振荡的频率呈反比。多数超声雾化器，

可产生 3.7~10.5μm 的气雾颗粒,肺内沉积量达 2%~12%。若长时间吸入(超过 20 分钟)可引起气道湿化过度而致呼吸困难或支气管痉挛,对于严重阻塞性肺疾病患者,超声雾化治疗并不合适。超声雾化器为电力驱动,不产生额外气流,若机械通气时使用不会对呼吸机送气造成影响,故使用未配备雾化功能的呼吸机时,可使用超声雾化器,但持续雾化会造成呼气相气溶胶的浪费。也可用于停用呼吸机后自主呼吸时的雾化。超声雾化器有加热药物的倾向,有可能破坏蛋白质,因此不能用于含蛋白质的药物,如激素等。

(三)振动筛孔雾化器

振动筛孔雾化器(shock sieve hole atomizer)利用筛孔技术,将筛孔片连接一个可产生高频震动的电晶体,通过电流作为动力,使筛孔片震动频率达 130kHz,振动打破筛孔接触的液体的表面张力,使液体通过筛孔产生低流速的气溶胶,并高效地沉积于肺部。产生的气雾颗粒直径 3~5μm,肺内沉积量达 10%~25%。其优点在于产生的微粒较小易沉积,雾化效能高,不需要压缩空气或者氧气驱动,仅靠电池供电,体积小,携带方便,是一种较新型的雾化治疗设备。每次使用后需及时清洗,以防堵塞。

二、加压定量吸入器

加压定量吸入器(pressure metered-dose inhaler,pMDI)为目前应用最为普遍的气溶胶发生装置。它具有定量、操作简单、便于携带、随时可用、不必定期消毒及无院内交叉感染问题等优点,因此其使用受到广泛欢迎。其工作原理是在密封的储药罐内盛有药物和助推剂,药液通过一个定量阀门可与定量室相通再经喷管喷出。pMDI 所产生的气溶胶微粒直径为 3~6μm。借助储雾器可提高气溶胶雾化吸入疗效,因为应用储雾器可降低自 pMDI 喷射的气溶胶初速度,增加 pMDI 喷口与口腔之间的距离,减少气溶胶微粒在口腔中的沉降。pMDI 与储雾器连接的最大的优点是对患者在喷药和吸气的协调动作不作要求。故可使用于不能配合的小儿患者。

新生儿由于潮气量小,功能残气量少,呼吸频率快,气道狭窄,气溶胶微粒在气道停留时间短,妨碍了微粒的沉积。出生体重越轻,微粒沉积越少。动物研究发现,与喷射雾化器、超声雾化器、pMDI 比起来,振动筛孔雾化器产生的微粒在新生猕猴肺内的沉积效率更高。对于新生儿使用何种雾化器更优仍需要未来更多的研究证实。

第三节　机械通气时各种雾化器的应用

气溶胶吸入疗法作为机械通气患者的生命支持,它既能有效解决呼吸机的空气湿化,又解决了呼吸道用药问题。气溶胶从雾化装置中产生,在呼吸机的正压作用下通过管路和人工气道输送,最后进入下呼吸道,整个过程受到一系列复杂因素的影响,因此在使用时要特别注意。小容量雾化器和加压定量吸入器均可用于机械通气患者。2014 年中华医学会呼吸病学分会呼吸治疗学组制定了机械通气时雾化吸入专家共识,并推荐如下:

一、小容量雾化器

使用未配备雾化功能的呼吸机时,如需进行雾化吸入,建议选择加压定量吸入器、超声雾化器或振动筛孔雾化器进行雾化吸入,以免影响呼吸机的送气功能。使用额外气源驱动喷射雾化器时,需适当下调呼吸机预设的容量或压力。如果外接气源是压缩氧气,会造成实际吸入氧浓度较呼吸机设置氧浓度高。当患者出现触发不良,造成通气不足时,可将呼吸机模式更换为辅助 - 控制通气模式,并适当上调预设的呼吸频率,以保证有效通气量。雾化结束后恢复原参数模式。使用呼吸机配备的能与自主呼吸同步的雾化器,气溶胶在下呼吸道的沉积量约为持续雾化器的 3 倍,使用时置于 Y 形管吸气端。而持续产生气溶胶的雾化器直接连接在 Y 形管或人工气道处,容易造成呼气相气溶胶的浪费。所以应用持续产生气溶胶的雾化器如超声雾化器、振动筛孔雾化器时,建议关闭或下调基础气流量;当基础气流关闭时,建议将雾化器置于吸气肢管路距 Y 形管 15cm 处;当基础气流存在时,建议将雾化器置于加热湿化器进气口处。管路可发挥储存的作用,增加气溶胶输送量。使用小容量雾化器时,随时轻拍雾化器侧壁,因大约 50% 的液体会黏附在雾化器内,构成无效腔容量,此法可减少无效腔容量。另外,小容量雾化器进行雾化吸入时,因为产生的气溶胶量大、持续时间长,应在呼气端连接过滤器以吸附气溶胶,避免损坏呼吸机内部精密部件(如流量传感器等);过滤器需定期检测或更换。喷射雾化器通过 T 管连接于呼吸机管路中,药杯通常处于低位,易积聚管路中冷凝水而造成污染,因此雾化前应清空管路中积水,雾化结束后尽快卸除雾化器。振动筛孔雾化器的药杯置于管路上方,没有被冷凝水污染的风险,使用更为安全。雾化器应专人专用,每次使用完毕需用无菌蒸馏水冲洗干净,置于通风处晾干保存。

二、加压定量吸入器

使用前上下摇动加压定量吸入器(pressure metered-dose inhalers,pMDI),在呼吸机送气初揿压 pMDI,两喷之间间隔 15 秒;使用前上下摇动 pMDI 即可,两喷之间无须再次摇动。机械通气患者应用 pMDI 时需用储雾罐连接,宜选择腔体状储雾罐,将 pMDI 及储雾罐置于吸气肢 Y 形管处疗效好。

第四节 机械通气时气溶胶吸入治疗的影响因素

一、加热湿化

使用加热湿化器后雾化吸入时气溶胶在肺内沉积量下降。但雾化吸入时,可不用关闭加热湿化器;如应用小容量雾化器需适当增加药量;如应用 pMDI 需连接干燥的储雾罐,使用完毕后立即取下。如使用人工鼻,雾化吸入时需要暂时取下,以免人工鼻吸附大量气溶胶。

二、药物剂量

机械通气患者雾化吸入的药量及次数较普通患者适当增加。由于机械通气时雾化吸入的效率不及普通患者自主吸入,因此机械通气时应适当增加吸入药物的剂量。以支气管舒张剂沙丁胺醇为例,吸入剂量增加一倍即可达到支气管扩张效果。同时机械通气时应缩短雾化吸入间隔时间,增加治疗次数。

三、输送气体的密度

应用低密度气体如 80/20 的氦、氧混合气体输送气溶胶可增加肺内沉积量。但因成本较高,必要时可选择用压缩氧气或空气驱动喷射雾化器,用氦、氧混合气体输送气溶胶。

四、呼吸机设置

为了有效地输送气溶胶到下呼吸道,呼吸机输送的潮气量必须大于呼吸机管路和人工气道的容量。高流量可产生涡流,涡流中的气溶胶很容易发生碰撞而形成较大的液滴,无法进入下呼吸道。因此,雾化吸入时宜设置低流量和方波送气,以及较长的吸气时间,有利于气溶胶在肺内的沉积。

五、无创通气

雾化装置可连接各种无创通气设备,如持续气道正压通气、双水平气道正压通气、经鼻无创正压通气、经鼻无创高频通气等。无创通气患者接受雾化吸入时管路和鼻罩应尽可能地密闭,雾化器宜置于呼气阀与鼻罩之间。

六、其他

气管切开患者脱机后需要使用小容量雾化器吸入时,宜用 T 管连接。雾化同时使用简易呼吸器辅助通气,可增加进入下呼吸道的药量 3 倍。雾化吸入时,尽量减少呼吸机管路打折,避免使用直角弯头,以免雾化时药物大量沉积,输送至下呼吸道的药量降低。

第五节 气溶胶吸入治疗的临床应用

气溶胶吸入治疗在临床上应用广泛,尤其在呼吸系统危重症及机械通气时,吸入药物一般应选择局部活性强、肺内滞留时间长的药物。若考虑经气道吸收后发挥全身作用，应选择呼吸道黏膜吸收好、局部代谢低的药物。常用于吸入治疗的药物有皮质激素、支气管扩张剂(抗胆碱能药物和 β_2 受体激动剂)、血管收缩剂、黏液调节剂、抗微生物制剂、肺表面活性物质等。

一、药物应用

(一)皮质激素

以布地奈德雾化混悬液最为常用。布地奈德雾化混悬液是一种局部抗炎活性很强的吸入型糖皮质激素，吸入后对肺和支气管有较高的亲和力，可在支气管黏膜炎症部位产生较强的抗炎效应，修复受损气道，收缩呼吸道血管，减少气道阻力，改善通换气功能，具有起效快、肺内沉积率高而全身副作用少的特点。不仅可以用于撤离呼吸机拔管后减轻喉头水肿、缓解哮喘，也可以在机械通气时使用，减轻气道炎症，促进尽早拔管和撤离呼吸机。在吸入皮质激素辅助治疗和预防慢性肺疾病的问题上，目前循证医学的依据还不足以推荐此用法。新生儿常用剂量 0.25mg 加入 2ml 生理盐水中雾化吸入，持续 10~15 分钟，根据病情间隔 8~12 小时使用，喉头水肿严重者可酌情缩短治疗间隔。机械通气时使用药量可加倍。

地塞米松注射液以往较常用，1mg 加入生理盐水中超声雾化吸入，可与肾上腺素等配伍使用。但超声雾化颗粒较大不易沉积，地塞米松与糖皮质激素受体的亲和力低，局部抗炎作用弱，效果不太理想。

(二)支气管扩张剂

抗胆碱能药物和 β_2 受体激动剂是常用的雾化用支气管扩张剂。异丙托溴铵是一种具有抗胆碱能(副交感)特性的四价铵化合物，通过作用于气道平滑肌和黏膜下腺体的胆碱能(M)受体，抑制胆碱能神经对支气管平滑肌和黏液腺的兴奋，使支气管平滑肌松弛、黏液分泌减少，主要作用 M3 受体分布的大气道。沙丁胺醇为 β_2 肾上腺素能受体激动剂，其作用为舒张呼吸道平滑肌。它作用于从主气管至终端肺泡的所有平滑肌，并有

拮抗支气管收缩作用。临床常用两者的复方制剂，叠加作用于肺部的毒蕈碱和 β_2 肾上腺素能受体而产生支气管扩张作用，疗效优于单一给药。新生儿可使用 1/4 支，加生理盐水雾化吸入，此药必要时常与布地奈德混悬液混匀后同时使用。机械通气时使用药量可加倍。雾化吸入支气管扩张剂可解除支气管痉挛，使气道通畅，改善通气和换气。

(三)黏液调节剂

盐酸氨溴索(沐舒坦)最为常用。盐酸氨溴索具有激活纤毛，活化纤毛运输系统，调节浆液和黏液的分泌，使呼吸道内黏液生化特性正常化的作用，从而达到稀释黏痰、促进排痰的效果。此外，盐酸氨溴索还有促进肺表面活性物质的生物合成和分泌的作用。新生儿一般使用 15~30mg 加入生理盐水中雾化吸入。

(四)肾上腺素

肾上腺素作用于咽喉部的 α 受体，收缩毛细血管，降低毛细血管的通透性，减轻咽喉部充血，缓解喉头水肿。其也可激动支气管平滑肌的 β_2 受体，舒张支气管，抑制肥大细胞释放过敏性物质，利于黏膜收缩，减轻黏膜水肿。使用时可将肾上腺素 0.5mg 加入生理盐水中雾化吸入。但此药可引起心率加快等副作用，使用时注意监护心率。

(五)抗病毒药物

病毒唑即三氮唑核苷，可抑制部分呼吸道感染病毒 RNA 的复制，从而起到抗病毒作用。雾化吸入可增加局部作用浓度，有助于控制感染。可用 100mg 病毒唑加入生理盐水中雾化吸入，每天 2 次。

此外，γ- 干扰素 5 万 U 加入雾化装置中雾化吸入，每天 2 次，可直接抑制病毒复制。

(六)肺表面活性物质

肺表面活性物质补充疗法可用于新生儿呼吸窘迫综合征、胎粪吸入性肺炎、重症新生儿肺炎的治疗，除气管内给药外也可经雾化吸入。一般可用雾化器将肺表面活性物质混悬液 100mg/kg 加入 2ml 生理盐水以 2~6L/min 气流速度雾化吸入，可降低肺泡表面张力、防止肺泡塌陷，改善通气和

氧合,减少机械通气。雾化给药避免了气管插管造成气道损伤的可能,减少细菌感染的机会,操作方便,易于掌握,但由于给药方式的原因,部分药物不能进入气管和肺泡内,会造成一定的浪费。药物的最佳剂量、微粒的适宜大小、最合适的气溶胶发生系统以及如何维持雾化后肺表面活性物质的活性等都是待研究的课题。目前临床给药还是以气管内给药为主,在没有掌握气管插管技术的医师在场时,可考虑雾化给药。

二、喷射雾化器吸入治疗步骤

喷射雾化器吸入治疗步骤为:①将待吸入的药物放入储液罐,将储液罐中的药物稀释至4~6ml;②调节驱动气体的流量为 2~10L/min(常用 6~8L/min);③雾化器插入呼吸机吸气管回路或连接患者面罩;④选择正确的通气模式,适当加大潮气量和吸气流速,延长吸气时间,使雾化吸入的药物更多地进入下呼吸道和肺泡;⑤随时轻拍雾化器侧壁以便充分雾化;⑥持续雾化时间约15分钟;⑦取下雾化器,恢复雾化前的机械通气模式和参数;⑧观察患者雾化吸入后的效果及不良反应;⑨记录并签字。

使用时注意要严格掌握无菌操作,定期消毒,避免交叉感染。

第六节　气溶胶吸入治疗存在的问题

一、药物的不良反应

某些药物可以产生局部或全身不良反应,如肾上腺素类药物可能出现心动过速、颤抖、烦躁不安;持续吸入皮质类固醇激素导致口腔白色念珠菌感染,肺部继发感染;乙酰半胱氨酸、抗生素、类固醇激素、色甘酸钠、病毒唑和蒸馏水,雾化治疗期间可能导致气道阻力增加,出现哮鸣音。如治疗期间发现任何不良反应,应立即停止治疗。

二、感染

气溶胶相关的感染包括雾化器和吸入药物的污染以及病原菌在患者间的传播。雾化器可通过空气传播细菌而导致院内感染。感染源包括患者气道分泌物、残存的溶液和治疗者的手。主要病原菌为革兰氏阴性杆菌,如铜绿假单胞菌、军团菌等。进行雾化治疗时,操作者需在治疗前后洗手,减少患者间病原菌的传播。在治疗过程中,对雾化液要无菌操作,雾化器一人一用并及时消毒,使用后冲洗、干燥。患儿要加强口腔护理,改善全身营养状态。

三、气道高反应

小容量雾化器产生的气溶胶通常是冷的或高浓度的,易导致反应性的气道痉挛,特别是有肺部疾病史的患者。雾化治疗过程中,药物蒸发、加温以及残留药物浓度的增加,可能引起或加重药物不良反应。因此治疗过程中需密切观察患者,防止气道痉挛的发生,如治疗前后听诊呼吸音、测定峰流量、观察患者的呼吸形式是否改变等。必要时使用支气管舒张剂。

四、水负荷过多

正常人一般不会因雾化治疗发生肺水肿或水中毒。但对新生儿有肾功能不全的患者进行雾化治疗时,应警惕过度水化的情况发生。

五、雾化药物的二次暴露

在呼吸治疗工作人员的血浆中可测出一定浓度的雾化药物,即工作场所雾化药物二次暴露。工作人员因反复受支气管舒张剂二次暴露而增加了发生支气管哮喘的风险。机械通气的患者进行雾化治疗时,40% 气溶胶通过呼吸机呼气端排到外界环境中,建议雾化治疗时在呼吸机的呼气端连接过滤器。

(孙　轶　黄嘉言)

第四十四章

经气管用药

经气管用药（endotracheal medication）可使药物直接进入肺内，针对肺部病变进行治疗，具有直接、高效的优点。由于肺泡面积大，吸收速率快，与口服和静脉给药比较，可减少用药量，能在肺部聚集较高的药物浓度，起效快，并减少药物对全身的影响。此外，经气管用药亦可作为肺外疾病治疗的一个用药途径，如气管内滴注肾上腺素可抢救心搏骤停。因此，经气管用药已在临床普遍应用。

第一节　气管内用药的机制

一、生理学基础

从治疗学角度看，呼吸系统具有适合药物吸收的生理特点。

（一）开放性

呼吸系统与消化系统一样，是体内两大开放性系统，不断与外界进行气体交换和物质交换。

（二）吸收性

肺具有表面积大（2.8亿个肺泡，总表面积达90m²，有巨大的交换吸收能力），肺泡与其周围毛细血管床相距最近（只隔两层上皮细胞，相距0.5~1.0μm，为小肠黏膜微绒毛至毛细血管的1/80~1/40），循环血量大（通过肺的血量与同时通过肺以外全身的血量相等）等特点，故十分有利于局部药物的吸收，同时又可迅速遍及全身，还可避免肝脏对大部分药物的分解代谢，而发挥局部作用。

（三）应答性

呼吸道黏膜富含各类感受器、药物受体及肥大细胞等，它们可以对吸入的药物及体内外的刺激等迅速做出反应，不断调节气道的口径、阻力及分泌状态等。

（四）净化性

呼吸系统具有复杂而巨大的清除异物、净化气道的能力。如呼吸管道的多次弯曲与多级分支，可使吸入的微粒中较大者因惯性冲撞而沉降；吸入气流在大气道为湍流，在小气道为层流，均利于吸入微粒的重力沉积；黏液纤毛清除系统有巨大的捕获微粒的能力，并可将其通过纤毛的定向快速摆动，移至咽喉部排出或咽下；呼吸道内大量巨噬细胞可吞噬侵入终末气道的异物。

二、药物进入气道后的归宿

未在气道和肺泡沉积的微粒随呼吸而排出，质量较大、初速度较快者易在气道弯曲或分级处沉降，并可沉积在大气道黏膜上。1~10μm的微粒在肺泡内以布朗运动扩散。在终末气道以上被捕获的药物微粒在局部发挥作用，有的进入支气管静脉或经黏液纤毛运动移至咽部。在小气道或肺泡被捕获者，或吸收入肺静脉，或为吞噬细胞吞噬，或穿过肺泡进入淋巴循环。

三、经气管给药的特点及应用范围

（一）经气管给药的特点

经气管给药具有给药量小、到达靶组织的药量较大、发挥作用快、副作用小、实施方法简单等优点（表4-44-1），在临床上具有较好的实用价值。

1. 见效快　药物以微粒状直接进入靶组织，既可直接作用于气道表面的药物受体或感受器而发挥疗效，又可被表面积大、转运距离近、血运丰

表 4-44-1 经气管给药与口服、静脉给药的比较 /mg

给药方法	气管	口服	静脉
给药量	10	400	100
用以发挥作用的量	10	50	100
到达靶组织的量	9	1	2
到达其他组织的量	1	49	98
起效时间	快	较慢	较快
副作用	最小	较大	大
实施方法	较简单（加压定量吸入器不易掌握）	简单	较复杂而痛苦

注：吸入、口服和静脉给药量以 10∶400∶100 为标准比较

富的肺组织迅速吸收。

2. 操作简单，应用方便，无痛苦。

3. 安全、疗效高 药物直接到靶器官，并保持较高浓度，避免了肝脏对药物的"首过作用"，故较小剂量可发挥较大疗效，副作用及毒性较小。

（二）气道给药的应用范围

1. **解除平滑肌痉挛** 可给予舒喘灵、克伦特罗等。

2. **清除和预防气道慢性非特异性炎症** 如哮喘患儿可应用丙酸培氯松气雾剂、色甘酸钠、异丙托品等。

3. **抗呼吸道感染** 可应用病毒唑、干扰素及双黄连等治疗病毒性呼吸道感染，应用酮康唑等治疗霉菌感染。

4. **稀释痰液** 如肺炎等患儿气道痰液黏稠，可用 α- 糜蛋白酶、盐酸氨溴索等。

5. **改善肺微循环** 小剂量肝素超声雾化吸入可治疗肺炎并发肺微循环障碍。

第二节　气管内常用药物及其剂量

一、肾上腺素

肾上腺素（adrenaline）的作用为增强心肌收缩力，引起外周血管收缩。若心跳停止，应立即在开始正压通气和心脏按压的同时气管内给予

肾上腺素。新生儿复苏时若用 100% 氧进行气管插管正压通气和心脏按压 30 秒后，心率仍 <60 次 /min，在未建立脐静脉通路前可气管内应用肾上腺素，剂量为 1∶10 000 的肾上腺素溶液 0.5~1.0ml/kg。若需重复给药则应选择静脉途径，无条件开展脐静脉导管的单位根据指征仍可采用气管内注入。

二、纳洛酮

纳洛酮（naloxone）为麻醉剂的拮抗剂，可逆转由各种麻醉剂引起的呼吸抑制。对有严重的呼吸抑制和娩出前 4 小时内母亲有使用麻醉药病史者，可气管内滴注纳洛酮 0.1mg/kg。一般在用药后可产生自主呼吸，应密切监测呼吸和心率，如果再发生呼吸抑制可反复推注纳洛酮。纳洛酮的作用时间为 1~4 小时。麻醉药的药效维持时间可能超过纳洛酮，因而可能需要重复几次这一剂量。同时应注意纳洛酮对吸毒母亲的新生儿可能导致严重的惊厥。2010 年美国新生儿复苏教程有关复苏时药物应用中不再推荐纳洛酮。

三、异丙肾上腺素

异丙肾上腺素（isoprenaline）为 β 受体兴奋剂，可增强心肌收缩力，扩张支气管。在呼吸机撤离后可常规雾化使用，对支气管痉挛者也可使用。用药剂量为 0.5mg/ 次，雾化吸入。在应用过程中应注意该药可引起心动过速，若新生儿心率 >180 次 /min 应慎用。

四、沙丁胺醇

沙丁胺醇（salbutamol）为选择性 β₂ 受体激动剂，能选择性兴奋支气管平滑肌 β₂ 受体，具有强而持久的支气管扩张作用。主要用于有支气管痉挛者，其剂量为 0.1~0.2mg/ 次，雾化吸入。该药副作用较异丙肾上腺素轻，剂量过大时，可有烦躁不安、心动过速和血压波动。

五、间羟异丙肾上腺素

间羟异丙肾上腺素（orciprenaline）主要作用于支气管平滑肌 β₂ 受体，能明显缓解组胺、5- 羟

色胺及乙酰胆碱所致的支气管平滑肌痉挛。对心脏的兴奋作用较弱，但作用时间较长。可用于有支气管痉挛者。剂量为 2%~5% 间羟异丙肾上腺素溶液，1 揿 / 次，气雾吸入。心功能不全者慎用。

六、异丙东莨菪碱

异丙东莨菪碱（isopropyl scopolamine）具有显著松弛支气管平滑肌的作用，对心血管的作用较弱。气雾吸入作用较快，30~60 分钟达最大效应。用于慢性气管阻塞所致的气道痉挛者。剂量为 60~180μg/ 次，2~4 次 /d，气雾吸入。该药有恶心等胃肠道反应。

七、地塞米松

地塞米松（dexamethasone）可减轻气道水肿，通常在呼吸机撤离后常规雾化使用。肺炎患儿气道分泌物多，在使用有效抗生素的前提下也可使用。使用剂量为 2.5~5mg/ 次。

八、丙酸倍氯美松

丙酸倍氯美松（beclomethasone dipropionate）系一种新型局部应用的强效肾上腺素皮质激素，具有抗炎、抗过敏作用，能抑制支气管炎症，减轻支气管壁的水肿和渗出。气雾吸入后，迅速自肺吸收，其生物利用度为 10%~25%。可用于新生儿慢性肺部疾病所致的支气管痉挛。使用剂量为 50~100μg/ 次，2~4 次 /d，雾化吸入。少数患者使用本药后可出现声音嘶哑，应注意。若应用不当，咽喉部可出现白色念珠菌感染，每次使用后应清洁口咽部。

九、布地奈德

布地奈德（budesonide）系肾上腺皮质激素，具有较强的抗炎、抗过敏作用，能缓解支气管平滑肌痉挛。用于应用支气管扩张剂和抗变态反应药物治疗无效的支气管痉挛者。剂量为 50~200μg/ 次，2 次 /d，日剂量不超过 400μg，气雾吸入。用药后少数患者可有声音嘶哑，呼吸道有病毒和真菌感染患者慎用，应同时加用抗病毒和抗真菌药物。

十、糜蛋白酶

糜蛋白酶（chymotrypsin）局部应用有消除血块、脓性分泌物和坏死组织的作用，有利于稀释痰液，帮助祛痰。可用于气道分泌物多，痰液黏稠者。剂量为 0.1mg/（kg·次），以生理盐水 1~2ml 稀释后气管内滴入，1 次 /d。有严重肝、肾疾患及凝血功能异常，或正在用抗凝剂及有出血倾向者忌用。本品水溶液不稳定，须在临用前配制。

十一、盐酸氨溴素

盐酸氨溴素（ambroxol hydrochloride）可调节浆液与黏液的分泌，促进肺表面活性物质的合成，加强纤毛摆动。能显著改善 PaO_2/FiO_2 比值、平均气道压、气道流出物中磷脂情况和自主呼吸婴儿的肺力学。其应用指征有：①伴有痰液分泌不正常及排痰功能不良的急性、慢性呼吸道疾病；②术后肺部并发症的预防性治疗；③早产儿及新生儿呼吸窘迫综合征的治疗。剂量为 15mg（2ml）/d，1~2 次 /d，雾化吸入。部分患儿有轻微胃肠道反应，主要为恶心、呕吐、消化不良。

十二、肺表面活性物质

肺表面活性物质（pulmonary surfactant，PS）可降低肺泡表面张力，保持肺泡稳定。可用于预防和治疗早产儿呼吸窘迫综合征。预防性用药原则上是越早越好，目前多主张在出生后 30 分钟内给药，而并不十分强调在第一次呼吸前给药。治疗性用药一般在确诊后立即给药，早期用药的疗效优于晚期给药。目前各种 PS 制剂用于新生儿呼吸窘迫综合征的推荐剂量为每次 50~200mg/kg。出生后单次给药能减轻 24 小时内的症状，但 PS 缺乏的早产儿其症状常在出生后 3 天达高峰，此后肺逐渐发育成熟，PS 分泌量才能逐渐达生理需要。因此，临床上部分病例需重复给药。

十三、一氧化氮

一氧化氮（NO）可选择性扩张肺血管，改善肺内、外的分流，改善肺通气 / 血流比值，不造成体循环低血压。用于原发性和继发性肺动脉高压症,以及婴幼儿低氧性呼吸衰竭。剂量及用法为:吸入 NO 气体浓度由 5~20ppm 开始接入呼吸机供气回路,并可在 5~80ppm 范围内连续调节 NO 浓度,一般不大于 100ppm。疗效判断可采用氧合指数。在治疗过程中应注意监测:①高铁血红蛋白水平;②出凝血时间;③血浆和尿液亚硝酸根水平。

十四、利巴韦林

利巴韦林(ribavirin)是一种较强的单磷酸次黄嘌呤核苷脱氢酶抑制剂,为广谱抗病毒药。能抑制磷酸次嘌呤核苷脱氢酶,使鸟嘌呤核苷酸不能合成,抑制病毒复制。对多种病毒均有抑制作用。适用于新生儿呼吸道病毒感染。剂量为每次10~15mg/kg,1~2 次 /d,雾化吸入。注意事项有:①可出现腹泻等胃肠道反应;②可有白细胞减少、贫血等,停药后可恢复。

十五、干扰素

干扰素(interferon)是由人体白细胞经特殊处理而产生的一类低分子糖蛋白,是一类在同种细胞上具有广谱抗病毒性的蛋白质,其活性的发挥受细胞基因组的调节控制,涉及 RNA 和蛋白的合成。干扰素进入人体后与抗病毒蛋白的密码抑制物相结合,抑制受病毒感染细胞中病毒的酶、核酶、蛋白的合成,阻断病毒的增殖。RNA 病毒对本品均敏感,DNA 病毒的敏感性差。用于治疗新生儿各种呼吸道病毒感染。剂量为每次5 万 ~10 万 U/kg,1 次 /d,雾化吸入。注意事项有:①抗原性低,少数患者可有发热等不良反应;②偶有过敏反应。

十六、吸入麻醉药

吸入麻醉药(inhalation anesthetic)多为挥发性液体(如乙醚、氟烷等),少数为气体(如氧化亚氮),均可由呼吸道迅速进入体内而发挥麻醉作用,其麻醉的深度多随脑中麻醉药的分压而变化;麻醉的诱导和苏醒的速度取决于组织中麻醉药张力的变化速度。吸入麻醉药的麻醉强度,临床上以"最小肺泡气浓度"(minimum alveolar air

concentration,MAC)来表示:MAC 值低,麻醉性能强;其值高,性能则弱。婴儿较之年长儿及成人,其 MAC 值要高,且年龄越小,摄取麻醉药进入肺泡越快。但新生儿的 MAC 较婴儿低。乙醚、甲氧氟烷目前已少用,常用的有氧化亚氮、氟烷、异氟醚和安氟醚等。

第三节　气管内用药方法

临床经气道给药的方式主要有经给药装置吸入药物、经支气管镜给药、经气管插管或气管切开导管给药、环甲膜穿刺给药等。新生儿经气道给药可经雾化吸入和气道滴注,气体通过呼吸道吸入也可作为气道给药的一种方式。

一、雾化吸入法

(一)氧气雾化吸入法

1. **原理**　雾化吸入器为一特制玻璃管,在球形管内注入药液。利用氧气或空气压缩机为动力形成雾粒。

2. **用品**　雾化吸入器、药液、氧气或空气压缩机。

3. **操作步骤**

(1)取雾化药液,用 5ml 蒸馏水溶解或稀释,注入雾化器内。

(2)清洁患者口腔。

(3)将雾化器管接在连有氧气表的橡胶管上,调节氧气流量在 6~10L/min,喷出药液成雾状时,即可使用。

(4)使用雾化器时,氧气筒上湿化瓶要取下,以防湿化瓶内的水进入雾化器稀释药液。

(5)一般 10~15 分钟即可将 5ml 药液雾化喷出完毕。

(二)超声波雾化吸入法

1. **特点**　雾滴小而均匀(直径 5μm 以下),温度接近体温,药液随着深吸气可进入终末支气管及肺泡。

2. **原理**　主要是利用超声波发生器发出高频电能,使水槽底部晶体换能器发生超声波声能,声能震动了雾化罐底部的透声膜,从而破坏了罐内药液的表面张力,使药液变成微细的雾粒,通过导气管,随患者吸气而进入呼吸道达到肺泡。

3. **用品**　超声雾化器、药液、冷蒸馏水及常用药物。

4. **操作步骤**

(1)使用前应检查各部位是否连接良好,关好所有开关。水槽内加冷蒸馏水,水深约 3cm,要浸没雾化罐底部的透声膜。

(2)将 30~50ml 药液倒入罐内,将罐盖拧紧。检查无漏水后,把雾化罐放入水槽内,将水槽盖盖紧。

(3)接通电源,先开灯丝开关,预热 3~5 分钟,再开雾化开关,此时药液呈雾状喷出。

(4)治疗时间 10~15 分钟。治疗毕,先关雾化开关,再关电源开关,否则电子管易损坏。

(5)使用后,将水槽内剩水倒净,清洗各附件,并将面罩或口含嘴清洗消毒后备用。

5. **注意事项**

(1)水槽内须有足够冷水,雾化罐内须有液体,方可开机。

(2)严禁在雾化罐及水槽内加热水,因热水会损坏透声膜。

(3)水槽底部的压电片和雾化罐底部的透声膜质脆易破碎,操作时不可用力过猛。

(4)若连续为数个患者使用,需间隔 30 分钟后再用。

二、气道滴注

可使药物一次性大剂量进入肺内,疗效迅速,疗效与药物在肺部的分布有关。此法主要用于气管插管患者。

PS 通常采用滴注法,一般通过放置于气管插管远端的导管滴入表面活性物质,是目前普遍采用的给药途径。替代方法是经支气管镜分段给药。后一种方法可保证其平均分布于每个肺段,但费时且疗效也并不优于单纯气管滴注法。滴注法的优点是它可在相对短的时间内给予大量表面活性物质,在定量研究动物模型时发现有较好的分布,临床作用肯定。

三、气体吸入

通过鼻导管、面罩、呼吸机供气。目前常用的一氧化氮吸入装置,包括主供气装置、NO_2 清除器、质量流量控制器、NO/NO_2 监测仪和排出气 NO/NO_2 处理装置等。也有采用在呼吸机内混合后供患者吸入的方式。

第四节　临床应用

一、解除支气管痉挛的药物

(一)激素

激素是强有力的抗炎药物,对解除气管痉挛,减轻气管、支气管黏膜水肿具有明显的作用。

(二)β_2 受体激动剂

吸入 β_2 受体激动剂作用迅速,起效快,与激素联合应用可增加疗效,并可减少两者副作用的发生。

二、肺表面活性物质

目前 PS 的明确应用指征为呼吸窘迫综合征(RDS),但其他新生儿呼吸衰竭也可能为新的应用指征:

(1)RDS:PS 治疗可以减少 RDS 病死率达 50% 以上,而且可以减少支气管肺发育不良和气胸等并发症。

(2)胎粪吸入综合征(MAS):MAS 多见于足月和过期分娩的新生儿,多与宫内窒迫有关。胎粪不仅可以阻塞小气道,而且可以抑制内源性 PS 的表面活性。应用外源性 PS 制剂治疗 MAS,可以明显提高疗效,改善预后。

(3)新生儿肺炎:临床已有报道应用外源性 PS 制剂可以治疗新生儿感染性肺炎,并取得满意疗效。

(4)先天性膈疝和肺发育不良:外科手术前后应用 PS 可改善肺功能。

三、一氧化氮

近几年,一氧化氮吸入疗法在新生儿的临床

应用已有较多报道,其中包括治疗原发性和继发性肺动脉高压以及婴幼儿低氧性呼吸衰竭。NO具有选择性扩张肺血管的作用,不造成体循环低血压,可以减少肺内和肺外的分流,改善肺通气/血流比值。在某些单用NO无效的病例,与PS、高频通气和体外膜肺氧合技术联合应用时,可以增加NO吸入的疗效。

四、前列腺素

前列腺素(PGE$_1$和PGI$_2$)能够舒张血管平滑肌,扩张血管。吸入PGE$_1$和PGI$_2$能显著降低急性RDS患儿的肺动脉压,改善通气/血流比值,提高氧合,作用与NO相似。大剂量可降低体循环血压,甚至加重右向左分流,使氧合恶化。尚不能作为临床常规的治疗手段。

五、抗生素

雾化吸入抗生素的疗效受到许多因素的影响,其中以患儿肺部疾病性质最为重要。慢性囊性纤维化的患儿雾化吸入抗生素,能够有效控制感染,但疗效短暂。气道阻塞和损伤会阻碍药物在肺部的分布,此外,气道给药易产生耐药菌。目前尚缺乏长期的临床疗效对照观察,雾化吸入抗生素不作为常规治疗。

六、抗病毒药物

新生儿病毒性肺炎是新生儿常见病,雾化吸入病毒唑、干扰素等抗病毒药物,疗效是肯定的。有临床观察表明雾化吸入病毒唑疗效优于静脉用药。

七、稀释痰液的药物

新生儿肺炎、气道痰液黏稠者,可选用糜蛋白酶、盐酸氨溴索雾化吸入,可稀释痰液。

八、复苏药物

大多数窒息的新生儿对用100%的氧进行及时和有效的正压通气有反应,但某些患儿还需进行心脏按压。对于人工呼吸和心脏按压无改善的少数新生儿,需进行药物治疗。复苏时经气道给药主要是肾上腺素。

九、全氟化碳

液体通气中的全氟化碳(perfluocarbon,PFC)是一种性质稳定的化合物,不溶于水,无色无味,比重约为水的2倍,有良好的组织相容性,表面张力低,黏度低,进出气道方便,能有效携带氧和二氧化碳,几乎不被肺泡细胞吸收。液体通气有两种方式,包括完全性液体通气(total liquid ventilation,TLV)和部分液体通气(partial liquid ventilation,PLV),以PLV研究较多,PLV能明显改善RDS患儿的氧合和肺功能。临床应用尚在不断探讨和改进过程中。

气道给药对于呼吸系统疾病具有直接、快速、高效等优点,在实际应用中,尤其是对哮喘,取得了很好的效果。但由于给药装置、药物性状等因素的影响,不能将药物高效运送到肺部作用部位,限制了对一些疾病的疗效。在吸入制剂的新型用药装置、药物颗粒的高度细小程度以及一些新品种吸入药物的研究等方面,随着药物开发和研制单位的努力,已经越来越多地呈现出先进的科技含量。吸入药物的颗粒直径<2μm时可沉积于小气道、肺泡囊、肺泡,特别是在气管、支气管、肺门周围吸收药量较多,因局部药物浓度高,药物直达病灶,使得这类药物能更好地治疗呼吸道发生的炎症、痉挛和各种原因引起的组织结构破坏。应在未来进一步开发研制更为简单有效适于新生儿的给药装置以及更适合经气道给予的药物,发挥气道给药治疗呼吸疾病的优势,使其得以更为广泛的应用。

第五节　影响药物吸收的因素

一、雾化给药影响雾粒肺内沉积的因素

(一)呼吸形态结构

上呼吸道有很强的滤过功能,经雾化器的雾化颗粒只有10%可进入肺内。吸气开始时吸入的气雾,由于气道内径和肺容量较小,在上呼吸道沉积较多,吸气末则较少。与成人相比,小儿气道

狭窄,雾粒在中心大气道的沉积会多一些。气道无效腔较大,随呼气排出的雾粒亦相应较多。

(二)通气参数

潮气量、气流速度和呼吸频率会影响到雾粒在气道的沉积,深而慢的呼吸以及吸气末屏气有利于雾粒在小气道沉积。应用中,通气参数往往是雾粒沉积的重要因素。小儿潮气量较小,通过雾化器吸入的气雾量也较少,会减少药物在肺内的沉积,但因小儿肺体积小,肺内的药物浓度可能并不低。

(三)雾粒的特性

雾粒的直径、形态、质量、体积、携带电荷和吸湿性都会影响到雾粒在气道的沉积。直径过大易沉积于口咽部,过小会发生弥散运动,都不利于雾粒在气道内的沉积。直径 2~3μm 的雾粒较为理想。由于小儿气道较成人气道狭窄,因而对于小儿雾粒的直径也较成人小一些比较合适。雾粒的吸湿性可使其在经气道下行过程中体积增加,增加的程度与气道内的温度和湿度有关,在外周气道更加明显。

二、气道内滴注给药影响药物肺内分布的因素

(一)体位

气道滴注过程中变换体位,可通过重力作用,使药物在肺内分布较为均匀。

(二)通气参数

在机械通气中,滴注 PS 后短时间内提高气道峰压(PIP),可促进 PS 分布于远端肺泡,有助于 PS 功能的发挥。

(三)给药速度和药量

PS 大剂量的快速滴注要比缓慢的多次滴注效果显著,可能是因为前者药物分布较后者广泛和均匀。

(四)肺部病变

肾上腺素经气道给药后的吸收与肺部病变程度及肺血流有关。

三、影响吸入气体疗效的因素

(一)肺部病变

气道开放和肺泡扩张的程度会影响气体在肺内的分布,严重的肺实质病变会限制气体的弥散,降低疗效。

(二)通气参数

足够的潮气量、频率以及合适的呼气末正压的应用,可使肺泡扩张,增加通气面积,增大吸入气体在肺内的分布,提高疗效。

（吴本清）

第四十五章

支气管灌洗术

支气管肺泡灌洗术（bronchoalveolar lavage，BAL）是近20多年来在纤维支气管镜检查术基础上进一步发展起来的新技术。在成年人已较广泛地应用于肺部疾病的诊断、治疗、疗效观察和预后判断等方面，被认为是一种安全、有效的方法。近些年来，随着呼吸机在新生儿临床中的广泛应用及新生儿复苏技术的推广，在借鉴支气管肺泡灌洗术的基础上，新生儿科逐步开展了在支气管镜下或气管插管下进行的支气管灌洗术（bronchial lavage，BL），亦称支气管冲洗。即在支气管镜下找到气道病变的部位，进行选择性支气管灌洗和吸引，或在气管插管下进行气管、支气管的灌洗和吸引。但支气管镜操作复杂，在新生儿应用需要在全身麻醉下进行，而且需要使用适合新生儿应用的支气管镜，因而极少用于新生儿临床。新生儿临床通常采用气管插管进行气管、支气管吸引和冲洗。由于支气管肺泡灌洗和支气管灌洗在应用目的、适应证、操作方法诸方面均有不同，故不能将两者混为一谈。前者的实质为肺泡灌洗，灌洗液要求达到肺泡，主要用于诊治肺实质疾病；而后者的灌洗部位在气管或支气管，主要用于诊治气道疾病。本章主要介绍支气管灌洗这种方法。

第一节 支气管灌洗的指征

一、羊水有黏稠胎粪污染

婴儿最初的几次呼吸就可将呼吸道含胎粪颗粒的羊水吸入支气管、细支气管，产生节段性肺不张、局限性阻塞性肺气肿及化学性肺炎，使肺的

通气血流比例失调，影响气体交换，造成低氧血症及酸中毒。因此，处理好患儿的第一次呼吸对预防胎粪吸入具有重要意义。是否采用支气管灌洗清除胎粪的临床指征是观察分娩后新生儿有无活力，有活力的标准是以下三条同时满足，缺一不可：①新生儿呼吸规则或哭声响亮；②肌张力正常；③心率 >100 次 /min。反之则判断为无活力。如羊水中有胎粪污染但新生儿有活力，则无须行此操作，但如果羊水中有胎粪污染且新生儿无活力，则需立即行支气管灌洗术。所以，对于有宫内窘迫表现，出生时低 Apgar 评分，羊水有黏稠胎粪污染的新生儿应高度重视，提早准备好气管灌洗需要的相关器材。

二、肺出血伴气道堵塞

当新生儿肺出血伴气道有血凝块堵塞时，单纯进行气道内吸引往往难以通畅气道，此时进行支气管灌洗可使血凝块变软，有利于清理堵塞气道的血凝块和血性分泌物，保证呼吸道通畅，使机体得到充分的氧气供应。而且，气道内滴入 1:10 000 肾上腺素或注射用蛇毒血凝酶等药物，可发挥局部止血作用，有利于控制肺出血。

三、呼吸道分泌物黏稠

在机械通气期间，由于气管插管建立人工气道和呼吸机的使用，可使呼吸道黏膜纤毛清除系统功能减弱或丧失。机械通气增加通气量，经过呼吸道失水增多，可引起气道分泌物黏稠，加之纤毛运动被抑制或消失，气道排痰功能丧失，导致呼吸道分泌物增多、变黏稠。若继发感染，病情更为严重。此时单纯经吸痰管进行负压吸痰，对支气管内黏稠

痰液往往难以吸出。给予支气管灌洗不仅可稀释痰液有利于吸出，而且可结合体位引流，促进痰液排出，达到保持呼吸道通畅、改善通气功能的目的。

四、大量乳汁误吸

乳汁吸入是新生儿容易发生的意外事件，少量乳汁呛入气道，给予一般吸痰即可将气道清理干净。但新生儿大量乳汁吸入气道，可引起窒息，导致呼吸停止，甚至死亡。此时，最有效的抢救措施是立即气管插管，吸净气管内奶汁。若吸入时间较长，奶汁可能到达小支气管或肺泡，必须用生理盐水进行支气管灌洗，将吸入支气管深部的乳汁清洗干净，可减轻肺部炎症。

五、新生儿肺不张

呼吸道感染或胎粪吸入是新生儿肺不张的重要原因，由于气道分泌物增多，如引流不畅，可使呼吸道内干燥的痰液形成痰栓，阻塞气道而引起肺不张。支气管灌洗可稀释痰液，软化痰栓，配合胸部物理治疗使痰栓松动，有利于痰液吸出，从而保持呼吸道通畅。此外，通过人工正压通气可达到使肺复张的目的。

第二节　支气管灌洗的方法

一、支气管灌洗治疗胎粪吸入综合征的方法

将已连接吸引器的气管内吸痰管直接连接气管导管，在喉镜直视下行气管插管，操作者用右手示指将气管导管固定在患儿上腭，先用吸痰管快速负压吸引，再由气管内导管注入无菌生理盐水0.5~1ml，接复苏囊加压给氧 8~10 次，然后轻叩胸背，再导入吸痰管吸出灌洗液，如此反复冲洗，直到吸出液变清亮为止。冲洗完毕用较粗吸痰管吸净口咽及胃内的羊水胎粪，然后拔管，整个操作过程应遵循无菌原则。在气管胎粪清除前不应进行正压通气。同时，复苏指南规定：①边抽吸胎粪边退导管的时间不应超过 3~5 秒，同时常压给氧。②若未见胎粪，不再进行重复操作。③抽吸第一次过后发现仍有胎粪，则行再次气管插管吸引胎

粪之前要先检查患儿心率，如心率无明显减慢等异常表现，可行此操作；如出现明显心动过缓，则不可重复操作且需立即进行正压通气。④因气管导管内的吸引管管腔太窄，无法清除粗胎粪颗粒，不用它来吸引胎粪。此时可以反复多次应用生理盐水冲洗，直到冲洗至胎粪稀释后方可吸引，但反复冲洗会延长复苏时间，导致 PS 稀释或丢失，故通常不作为常规使用。⑤对此类新生儿先暂不予擦干和刺激。

近年来有很多研究报道认为及时用生理盐水对胎粪吸入综合征的患儿进行支气管灌洗，可以降低呼吸道的气流阻力，改善血气状况，并能减少胎粪吸入综合征患儿使用呼吸机的机会。故强调支气管灌洗防治胎粪吸入综合征，要做到早插管，彻底冲洗，才能够有效地预防胎粪吸入综合征。近期有人用肺表面活性物质对胎粪吸入综合征患儿进行支气管灌洗取得满意疗效，此法既能吸出胎粪颗粒，同时也补充了肺表面活性物质。

二、支气管灌洗治疗新生儿肺出血的方法

对新生儿肺出血患儿应立即进行气管插管，先用气管内吸痰管尽快吸净气道血性分泌物，然后气管内滴入 1∶10 000 肾上腺素生理盐水冲洗液，每次 0.5~1.0ml，随即接复苏囊正压通气，使冲洗液能均匀散布在支气管内各个分支，再用气管内吸痰管吸出支气管内的冲洗液。为了使药物在肺部均匀分布，可分 5 个体位冲洗，即左上侧卧位、左下侧卧位、右上侧卧位、右下侧卧位、平卧位。支气管灌洗的次数及间隔时间，可根据患儿气道堵塞情况而定，以保持气道通畅和减少肺出血为原则。经气管内冲洗后，给予正压通气，若患儿发绀症状改善，经皮血氧饱和度维持在85%~95% 之间，说明气道通畅，通气良好，肺内无活动性出血。

三、机械通气时的支气管灌洗方法

在机械通气过程中，患儿气道分泌物往往明显增加，有时还表现为较黏稠分泌物，甚至堵塞气道影响正常通气。因此，对机械通气患儿出现较黏稠分泌物时应常规进行气道冲洗。一般用生理

盐水作为冲洗液,也可在其中加入适量的抗生素,如可在 100ml 生理盐水中加庆大霉素 4 万 U。进行气道冲洗时,先吸净气道内分泌物,然后注入冲洗液 0.5ml 于气管插管内,用复苏囊接纯氧做抱球呼吸 15~20 秒,接着翻身叩背。叩背器具可用大小合适的面罩,一般叩打前胸、腋下、肩胛间、肩胛下共 7 处,也可重点叩打有分泌物排出的部位,每个部位叩打 1~2 分钟,用手腕力量迅速和轻柔地叩打,频率为 120~180 次 /min。然后将吸痰管轻轻插入气管内导管中,当吸痰管向前插入遇到阻力,婴儿出现咳嗽反应时,先退出 1cm,然后开始吸引。吸痰管一边退出,一边捻转,一次吸引时间不超 10 秒,吸完后再次接上复苏器,用纯氧抱球呼吸 15~20 秒,使婴儿青紫消失,经皮血氧饱和度保持在 95% 以上。转换体位,重复上述操作,整个过程可重复 4~6 次,然后再接上呼吸机进行机械通气。

四、支气管灌洗治疗肺不张的方法

新生儿肺不张的原因以黏稠分泌物或血凝块等导致支气管堵塞较多,对此类肺不张患儿可给予气管插管,并根据肺不张的部位,将气管内导管插入肺不张一侧。如为右侧肺不张,则将气管内导管插入右侧支气管,然后在气管内注入生理盐水以稀释痰液或软化血凝块,通过气管内吸痰管吸净气管内分泌物,再接上复苏囊给予适当的正压进行通气,使萎陷的肺泡复张。经支气管冲洗后,若肺部听诊闻及患侧肺部与正常侧肺部呼吸音对称,说明不张的肺已复张。由于支气管灌洗不能去除引起肺不张的基础疾病,故经支气管灌洗治疗使病变肺复张后,仍应进行病因治疗和胸部物理治疗,否则肺不张仍会复发。

第三节　支气管肺泡灌洗术的并发症及注意事项

一、并发症

(一)低氧血症

在进行支气管灌洗时常因吸引和冲洗的时间过长,或吸痰管口径过大将气管内导管全部堵塞,影响通气而造成缺氧,使患儿出现发绀、心率减慢、经皮血氧饱和度降低等低氧血症的表现。其预防措施为:选择合适的吸痰管,一般要求吸痰管的口径为气管内导管内径的 2/3,每次吸引时间不超过 10 秒,若操作时患儿出现青紫,心率减慢,应立即接复苏囊纯氧抱球呼吸,直至皮肤转红,心率恢复为止。

(二)肺气漏

在支气管灌洗操作过程中,因手控正压呼吸,可因用力过大,造成气漏。对于有气漏高危因素者应时刻警惕,及时摄片,及早发现,穿刺减压或插管引流。

(三)肺不张

大量频繁的冲洗可导致肺表面活性物质丢失,引起肺泡萎陷。预防措施是适当控制冲洗液的剂量和冲洗的次数,如出现肺不张应及时处理,必要时气管内注入肺表面活性物质加以补充。

(四)继发感染

因无菌操作不严,导致继发肺部感染。预防措施是严格按照无菌操作规程,必须二人共同操作,操作前要用肥皂水洗手,并戴一次性无菌手套。吸痰用的杯及吸痰管一次性使用,禁止重复使用。术后可给予抗生素预防感染。

(五)出血

气管内吸引时,若在同一部位吸引时间较长,可造成气管、支气管黏膜损伤而引起出血。为避免发生黏膜损伤出血,不要使用较硬的吸引管,也应避免在同一部位长时间吸引。若见血性分泌物,可滴入 1∶10 000 肾上腺素溶液,有利于止血。

二、注意事项

在进行支气管灌洗术时应注意以下几点:①在支气管灌洗操作时,应动作轻柔,保证吸引负压 8.0~13.3kPa(60~100mmHg)之间,最大不超过 200mmHg。并避免在同一部位长时间吸引,以减少对支气管黏膜的损伤。②应严密监测患儿皮肤颜色、呼吸、心率及经皮血氧饱和度,若患儿出现发绀、呼吸急促或呼吸暂停、心率减慢及经皮血氧饱和度降低,应暂停操作,及时给予纯氧正压通气,以改善低氧血症。③新生儿肺透明膜病患儿生后 24~48 小时内一般不主张进行支气管灌洗,以免加重肺泡萎陷,导致肺不张。④在整个操作过程中,应严格遵守无菌操作规程,为预防继发感染,可适当应用抗生素。

第四节　支气管灌洗冲洗液的选择

一、生理盐水

生理盐水为最常用的湿化液,可湿化痰液、黏稠胎粪及血凝块,以利于排出。但也有人认为,胎粪内容物中大部分脂溶性物质,生理盐水不太可能将胎粪稀释,加上清洗过程中的正压,反而迫使胎粪进入更深层的支气管。

二、肺表面活性物质

肺表面活性物质可降低肺泡表面张力,保持肺泡稳定。可用于预防和治疗早产儿呼吸窘迫综合征。国内外文献报道用肺表面活性物质治疗新生儿 MAS,取得满意疗效。可以将外源性 PS 用氯化钠注射液稀释成磷脂 5mg/ml 的液体,用量 15ml/kg,每次可以用 2~3ml 进行气管内灌洗,疗效较好。此法既能吸出胎粪颗粒,同时也能补充 PS。但此药昂贵,不利基层医院推广。

三、注射用蛇毒血凝酶

作为局部止血药,气管内滴入有很好的止血效果,但无稀释溶解血凝块的作用。

四、盐酸氨溴索

临床研究证明,盐酸氨溴索可调节浆液的分泌,促进 PS 的合成,加强纤毛摆动,能显著改善氧合指数、平均气道压和自主呼吸婴儿的肺力学。应用指征有:①伴有痰液分泌不正常及排痰功能不良的急性、慢性呼吸道疾病;②术后肺部并发症的预防性治疗;③早产儿及新生儿呼吸窘迫综合征的治疗。该药较 PS 价格便宜,减轻患者经济负担,有利于基层医院的推广。

五、糜蛋白酶

局部应用糜蛋白酶具有消除血块、脓性分泌物和坏死组织的作用,有利于稀释痰液,帮助祛痰。但有肝肾疾患及凝血功能异常,或正在用抗凝剂及有出血倾向者忌用。

（连朝辉）

453

第四十六章

胸部物理治疗

物理治疗亦称物理疗法。新生儿胸部物理治疗（chest physiotherapy，CP）是理疗学中的一个重要分支，在新生儿呼吸系统疾病的治疗中占有相当重要的地位。

第一节　概述

随着呼吸机在临床上的广泛应用，危重新生儿的病死率得到大幅度的下降。呼吸机治疗各种原因引起的新生儿呼吸衰竭，成为新生儿重症监护病房最重要的工作之一。机械通气是一项复杂的治疗方法，除了熟练掌握机械通气装置的使用、气管插管技术以及吸氧操作外，胸部物理治疗与气道湿化技术同气道管理一样，是机械通气治疗成功与否的关键因素之一。

一、物理治疗的定义

广义的物理治疗（physiotherapy）包括一般的物理疗法和运动疗法。由于我国的习惯，物理疗法多指电、光、声、磁、水、蜡、温度、压力等物理因子治疗，作用于人的机体，引起机体内反应，促进组织的再生与修复，即一般所指的狭义的物理治疗。运动疗法也称为恢复训练、训练疗法或功能训练，即在治疗师的指导下为某种目的而进行的积极的运动，是一种需要患者主动、积极配合的物理治疗。它可以使用器具或通过徒手手技或利用患者自身的力量，通过主动的或被动的运动，使全身或局部功能得到恢复的治疗方法。物理疗法有很多的适应证，但它仅仅是一种辅助疗法，是一种可以显著增进疗效，促使机体恢复的一种辅助疗法。

二、胸部物理治疗的方式

胸部物理治疗是呼吸道疾病中最古老的一种治疗方法，是指通过叩击、震颤胸部体表及调整体位，由传导作用促进大小气道的分泌物排出，并予以及时清除的一种呼吸管理手段。或通过声、光、电、磁等物理因子的刺激，促进局部血液循环、增强机体免疫力，进一步促进炎症吸收、加速结缔组织及肉芽组织生长，促进组织的修复，即狭义的物理疗法。虽然做起来非常简单，但它对一些肺功能遭受到破坏的婴儿，可有效地帮助他们排出肺内痰液，改善呼吸及避免气道阻塞、肺不张等合并症。

新生儿胸部物理治疗主要通过翻身、体位引流、叩背或震颤、吸痰等一系列操作程序，使患儿呼吸道积聚的分泌物得以排出体外，也称为廓清技术（clearance techniques），必要时需配合胸部的理疗（如紫外线、短波、超短波等）、呼吸锻炼等措施。它是一组重要的、必不可少的，但又有潜在副作用的操作。

三、胸部物理治疗的目的与意义

胸部物理治疗与气道的湿化雾化及吸氧相结合，其主要的目的是能有效地吸痰，保证气道的通畅，从而改善机体的氧气供应，为患儿原发病的恢复创造条件，它是气道管理的一部分。如果患儿因呼吸系统疾病长期处于一种体位，或因侵入性的治疗（如气管插管、机械通气等），自主呼吸受到抑制，黏液纤毛清除系统受到损害，分泌物潴留而引起肺不张、继发肺部感染等，常常使原有的疾病加重。胸部物理治疗的目的就是通过胸部廓清技术和理疗等各种胸部物理治疗方式,去除或预防分泌物的积聚,保持呼吸道的通畅,减少气道阻力,改善局部的血液循环,使肺组织再扩张,并预防肺泡塌陷、肺不张的发生,防止肺部继发感染,促进炎症的吸收,改善呼吸功能。这样,可以大大地减少肺部并发症的发生,最大限度地保证肺的功能,防止严重的全身性并发症的发生,对降低患儿的病死率有极其重要的意义。

第二节　胸部物理治疗的病理生理基础

一、新生儿呼吸系统疾病的分类

呼吸系统疾病主要是肺部气体交换受阻而导致缺氧或 / 和二氧化碳潴留的一类疾病。其原因主要有:

(一)通气功能障碍

1. 限制性疾病　主要是肺泡扩张受限制,使肺通气量减少。其原因可分为肺外与肺本身病变两种。肺外病变见于脑部病变或药物使呼吸中枢抑制或受损。胸壁和肺顺应性降低,使肺泡不易扩张和回缩也导致通气量减少,如胸腔积液、积气、硬肿症等均限制肺泡的扩张和回缩。肺部本身的病变如肺部广泛实质性病变(如肺炎、RDS 等)使肺僵硬不易于扩张。

2. 阻塞性疾病　主要是由于各种原因引起空气流经气管支气管树时的阻力增加,是较常见的一种呼吸系统疾病。气道阻力与气道内径、长度、气流速度等有关,但其中主要是与气道内径的关系最大,因为气流阻力与气道半径的 4 次方呈反比,即如果气道内径缩小 1/2,其气道阻力相应增大 16 倍。由于新生儿呼吸道的解剖特点,气道本身管径细,只要气道内有少许分泌物黏附于气管壁上,即会大大地增加气道阻力。所以,新生儿气道阻塞性疾病主要是由于黏膜肿胀和分泌物堵塞造成。

(二)换气功能障碍

主要包括肺泡通气与血流比例(V/Q)失调、肺内短路增加和弥散功能障碍。由于肺泡弥散膜的厚度增加或面积减少所引起的疾病,常与限制性疾病有关。由于人体组织中二氧化碳具有更大的弥散力,故此类疾病主要引启动脉血中氧分压下降,而二氧化碳潴留不明显。

在呼吸系统疾病中单纯通气或单纯换气功能障碍是很少见的,不同病因的作用往往使通气、换气障碍相继发生,最终都会引起气道阻力的改变。

二、胸部物理治疗的病理生理基础

正常上呼吸道具有复杂而完善的防御系统,尤其是从鼻腔到终末细支气管之间的黏液纤毛运动,对呼吸道的清理具有重要的意义。当患儿在患有呼吸系统疾病,特别在气管插管进行机械辅助通气时,人工气道使呼吸道本身的防御系统失去作用,常常使气道分泌物积聚,引起气道阻塞;持续机械通气的患儿,会厌失去作用,咳嗽反射减弱或消失致咳嗽、排痰发生困难,痰液干结或积滞,影响机械通气的效果。新生儿和婴儿胸廓呈桶状,不利于胸廓的扩张;胸部呼吸肌发育不成熟主要靠膈肌呼吸,易受腹胀等因素的影响,且新生儿膈呈横位故呼吸效率低。新生儿气管相对狭窄,而末梢气道相对较宽,支气管壁较软弱,容易引起黏膜肿胀和分泌物堵塞。新生儿肺泡间未形成 Kohn 孔,无侧孔通气,故当气道堵塞时比成人更容易发生肺不张。新生儿咳嗽反射不灵敏,排出呼吸道分泌物的能力较差。早产儿对以上呼吸不利因素表现更为突出,比足月儿更容易发生气道的梗阻,引起肺不张及呼吸衰竭。

新生儿在急性呼吸衰竭、慢性肺部疾患、RDS、胎粪吸入性肺炎、支气管肺发育不良、纤维囊性变时,临床上常易发生肺部分泌物的积聚,产生肺不张和 / 或气道梗阻而导致低氧血症和高碳酸血症。

新生儿呼吸系统的解剖生理特点与呼吸疾病的病理生理变化特点为临床实施胸部物理治疗奠定基础,通过胸部廓清技术和理疗等各种胸部物理治疗方式,去除或预防分泌物的积聚,保持呼吸道的通畅,减少气道阻力,改善局部的血液循环,使肺泡复张,并预防肺泡塌陷、肺不张的发生,防止肺部继发感染,促进肺部炎症的吸收,改善呼吸功能,配合患儿综合性治疗以达到促进疾病恢复正常的目的。

第三节　胸部物理治疗的适应证与禁忌证

一、胸部物理治疗的适应证

呼吸道的通畅是保证机体有足够通气量、保证氧气供应的先决条件。胸部物理治疗的所有操作技术主要是为了促进肺内分泌物的清除，促进肺部疾病的恢复。所以，几乎任何能引起肺部通气功能障碍的疾病都是胸部物理治疗的适应证。

（一）呼吸道疾病

各种原因引起的肺炎，如宫内感染性或生后感染性肺炎、吸入综合征（如胎粪吸入、羊水吸入、乳汁吸入性肺炎等）、支气管炎及支气管扩张、肺发育障碍或慢性肺部疾病（如肺膨胀不全、肺囊性纤维化及支气管肺发育不良等），其他如肺不张、气胸、脓胸、脓气胸等，均为胸部物理治疗的适应证。

（二）机械通气患儿

所有需要依靠呼吸机进行机械通气的患儿，在使用呼吸机 48~72 小时后，由于气管插管影响了气道分泌物的排出，为保持呼吸道通畅，应予以胸部物理治疗。

（三）气管插管拔除后

由于气管插管引起局部黏膜水肿，黏液纤毛系统不同程度的损害在气管插管拔除后尚未完全恢复，气道分泌物不能排出，容易积聚于气道引起气道堵塞。

（四）胸部、心血管系统及上腹部大手术术后的患者

麻醉后的恢复阶段，麻醉本身可以引起气管分泌增加，加上麻醉也抑制了咳嗽反射。胸部、心血管系统及上腹部大手术术后的患者，由于麻醉的影响、手术后疼痛以及局部渗出增加，影响气道分泌物的排出。

二、胸部物理治疗的禁忌证

对于患有心力衰竭、休克、严重的低氧血症、严重心律失常、颅内出血，或出生体重在 1 000g

以下的新生儿，往往不能耐受胸部物理治疗，叩击、震颤、翻身等还可能使颅内出血加重。早产儿肺透明膜病早期未发生炎症和无痰者不需要进行胸部物理治疗，且早期气管内吸引不利于肺透明膜病患儿肺内肺表面活性物质的保留。肺出血患儿早期、肺部出血量较多、有活动性出血时，反复负压吸痰、胸背叩击及震颤，往往会加重肺部的出血，且新生儿肺出血时常需呼吸机正压通气，呼吸道吸引时不但需暂停正压通气，而且吸引时产生的负压影响肺部的止血，故对这类患者要慎用胸部物理治疗。肺气肿、咯血、移动性肋骨骨折、过度疼痛等患者，均不适合施行胸部物理治疗，以防加重病情。

第四节　胸部物理治疗的方法

胸部物理治疗是呼吸系统疾病的一种简单有效的治疗方法，它由一系列治疗措施组成，单用一种方法往往难以发挥其最佳效果。其方法主要包括翻身与体位引流、拍击胸背部、震颤、吸痰等一系列措施，以保持呼吸道通畅，同时可配合理疗（如超短波、微波等），促进炎症吸收。胸部物理治疗的频度，应根据痰量、肺不张的程度和新生儿本身的病情而定。一般而言，如呼吸道分泌物少，可每隔 4 小时 1 次；分泌物多，可每隔 2 小时 1 次。本节重点介绍体位引流、拍背、震颤、吸痰的方法，并简单介绍有关理疗方法。

一、翻身与体位引流

翻身适合于所有呼吸系统疾病的患者，目的是预防或治疗患儿肺内分泌物的堆积及改善受压部位肺的扩张。根据病情适当帮助患儿翻身，一般每小时翻身 1 次，体位可按照仰卧→左侧卧 45°→仰卧→右侧卧 45°，交替翻身。

若发生了肺不张，或局部肺段 / 肺叶的炎症明显，只要患者条件允许，可进行体位引流（postural drainage）。进行合理的体位引流，要求掌握小儿肺段功能解剖学知识。对于肺部广泛存在分泌物而又不能有效排痰的新生儿，单靠每小时向左右侧翻身的办法，如果还不能达

到充分排出呼吸道分泌物的目的时,可以采用体位引流。

（一）原理

肺脏实质以隙裂分割为大叶,右肺分上、中、下三大叶,左肺则分为上、下两大叶,每一大叶再分为小叶。体位引流主要是通过变换体位,将受累的肺段或肺叶的支气管尽量处于一个垂直姿势（即患侧在上）,远端支气管的痰液,会借着重力的作用,流到近端的支气管,再进入较大的气道,再借着咳嗽或吸痰的方式,把痰排出。这样,可以防止和治疗因分泌物滞留引起的小气道闭塞乃至堵管。为保证引流的成功,保持正确的体位是治疗的关键。

（二）方法

1. 新生儿、早产儿多放于暖箱中或开放式抢救台上,体位引流困难,一般暖箱或开放式抢救台通过摇动手柄,可使患儿呈头高脚低位或头低脚高位,再利用毛巾卷成长筒状,放于患儿背部使之呈侧卧位,组成各种体位引流姿势。已出暖箱的新生儿可以置于护理人员或父母的腿上来施行体位引流。一个烦躁、易哭的婴儿被放在腿上并轻轻拍打时,往往很容易安静下来,但要特别注意,勿让婴儿跌倒。

2. 依病变肺叶的位置,来决定体位引流倾斜的角度,并决定采取何种卧姿。但不论采取何种卧姿,均应注意尽量采取舒适轻松的姿势,膝盖稍弯曲,以减少肌肉紧张,以防降低治疗效果。对于病情不稳定的患者,应该视病情加以修正与改变。体位与需要清除分泌物肺段的关系见表4-46-1。

表4-46-1　体位引流与叩击、拍打的部位

肺叶	体位	叩击部位
上叶后段	坐位、向前俯30°	两后背上部
上叶前段	仰卧水平位	两侧前胸乳头与锁骨之间
右中叶	抬高臀部、转动体位45°,使成半左侧卧位	右胸乳头上
左上叶舌段	抬高臀部、转动体位45°,使成半右侧卧位	左胸乳头上
下叶上段	俯卧水平位	两侧肩胛上部

续表

肺叶	体位	叩击部位
下叶后基底段	俯卧位,臀部抬高	两侧肩胛下接近脊柱处
左下叶前基底段	右侧俯卧位,头部抬高	左腋下
右下叶前基底段	左侧俯卧位,头部抬高	右腋下

二、叩击胸背

分泌物稠厚的患儿,单靠体位重力作用,有时引流效果不理想,可通过拍击胸背或震动来协助。叩背是借助机械力量使拍击震动波传至患儿的胸部和支气管,使附着在支气管壁的分泌物松动,借振荡重力排出。这对有效的吸痰、防止肺不张的发生、促进肺循环、改善肺功能有重要的作用,对有通气障碍的患者有明显的效果,是必要而有效地帮助患者排出分泌物的办法。

（一）原理

当用手或机械装置对着患儿的胸壁叩击时,通过胸壁的震动,而产生空气的震动,并将这种拍击震动波传送至肺内和支气管,间接地震动附着在支气管壁上的痰液,使小气道的分泌物松动脱落,易于进入较大的气道,并使其能沿着气道管壁自然流出。

（二）方法

胸部的叩击方法有以下几种:

1. **手叩击法（hand percussion）** 医务人员应先替患儿摆好适当的姿势,五指并拢,弓起手掌,掌指关节屈曲120°,指腹及大小鱼际肌着落,腕关节用力,快速地做屈和伸的运动。且手腕应保持轻松,然后沿着胸腔的外廓,由上而下、由边缘至中央,或对着正要引流的部位,有节律地拍打,促进痰液排出。

2. **手指叩击法（finger percussion）** 用三根或四根指头,弯起来并微微举起中间的指头,以屈和伸的动作,打在胸壁上。

3. **面罩叩击法（mask percussion）** 采用不同大小的面罩,封闭其进出气孔使之密闭,也可用洗耳球的下半部分做成拍击器,或使用专门的拍

击器。要注意拍击器的边缘一定要柔软。

所有的叩击可以直接拍打在需要引流的部位，也可以由上而下、由两侧向中间有规律地叩击胸壁，各部位叩击 1~2 分钟，频率为 100~120 次 /min，手抬高距胸壁 2~5cm（图 4-46-1）。

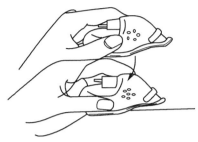

图 4-46-1　面罩叩击法

三、震颤

震颤（vibration）是一种较难执行的步骤，与呼吸机同步，并于呼气末进行，操作者两手重叠，手掌紧贴胸壁，放在关键肺叶上面，随患儿呼气，借加强前臂屈肌及伸肌的收缩，传播快速的震动冲动，完全呼气以后，放松压力（图 4-46-2）。若婴儿呼吸太快，电动牙刷的手柄（有合适的垫子），也可产生完美的机械性震动。目前临床上较常使用的是震动排痰机，有较好的效果。

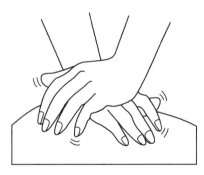

图 4-46-2　震颤的姿势

四、吸痰

胸部物理治疗及气道的湿化雾化的目的主要在于能有效地吸痰，以保持呼吸道通畅，防止分泌物坠积而发生肺不张、肺炎，或分泌物干结脱落而阻塞气道。一般的吸痰只能吸出鼻咽及口咽部的分泌物，对于下呼吸道的分泌物可在喉镜或气管

插管下吸引。

（一）吸痰管的选用

吸痰时应根据气管内导管内径的大小选用适当管径的吸痰管，吸痰管的外径一般不超过气管内导管内径的 1/2~2/3。若吸痰管口径过粗，可将气管内导管全部阻塞，产生严重的低氧血症，由于产生的吸引负压过大，还可造成肺内负压，而使肺泡陷闭，出现肺不张等。若过细，则吸痰不畅。吸痰管的硬度要适中，过硬容易损伤气道黏膜，过软易被吸扁而影响吸引，一般应用专用的硅胶吸痰管。对于机械通气的新生儿吸痰，最好能选用一次性密闭式吸痰管，可减少呼吸道感染的机会，且吸痰过程中不需要中断机械通气的过程。新生儿气管插管吸痰根据所用导管规格不同一般选用 6F 或 8F 的专用吸痰管。

（二）吸引器负压的选择

新生儿吸痰时吸引器的负压采用低负压，一般应调至 8.0~13.3kPa（60~100mmHg），方能吸出气管及支气管内的痰液，负压过大，容易使气管壁黏膜损伤出血。

（三）吸痰方法

开放式吸痰和密闭式吸痰是机械通气新生儿两种常用的吸痰方法，开放式吸痰是在 Y 形管分叉处将气管插管断开，将吸痰管插入气管插管内。密闭式系统，是使吸痰管与气管插管直接相连，而不将气管插管分离，可降低因外源性的污染而导致感染的发生。新生儿常使用呼气末正压（PEEP）通气，密闭式吸痰可以预防开放式吸痰造成的血氧饱和度下降和防止肺塌陷的发生。但密闭式吸痰时如方法掌握不熟练也可能造成排痰不够彻底，不能达到痰液完全被排出的目的。开放式吸痰具体的操作方法如下：

1. 吸痰应严格遵守无菌操作技术，避免微生物进入呼吸道，坚持戴无菌手套进行吸痰操作，通常应 2 人同时操作。

2. 调节吸引器负压，调至 8.0~13.3kPa（60~100mmHg），然后将消毒吸痰管连接于吸引器管道上。

3. 将气管内导管自呼吸器管道接头脱开，根据气道湿化的情况或气道分泌物的黏稠程度，可滴入 0.3~0.5ml 生理盐水。

4. 吸痰前先吸入高浓度氧,可以用呼吸复苏器接纯氧做抱球呼吸 15~20 秒。

5. 将吸痰管轻轻插入气管内导管,暂不吸引。当吸痰管向前遇到阻力,婴儿出现咳嗽样反应时,先退出 1.0cm,然后开始吸引。吸痰管一边退、一边捻转、一边吸引,动作一定要轻柔。

6. 每次吸痰时间不超过 10 秒,禁忌长时间吸引,以免发生缺氧。

7. 若痰没吸完,可将气管内导管再接上呼吸复苏器,用呼吸复苏器接纯氧再做抱球呼吸 15~20 秒或待患儿青紫消失后,再行吸引 1 次。

8. 可以转动患儿头部向右或向左侧,使吸痰管更容易进入对侧主支气管,每侧吸引 2 次。

9. 整个过程结束后,再用呼吸复苏器接纯氧做抱球呼吸 30~60 秒,然后接上呼吸机,把吸入氧浓度调至吸痰前水平。

(四) 吸痰时注意事项

1. 吸痰必须由有经验的医务人员操作,整个操作过程应有心率监护,如果患儿出现青紫、心率减慢,应立即接纯氧做抱球呼吸,直至皮肤转红,心率恢复正常为止。

2. 若要导管套囊放气,应先行气管内吸引,再行口咽部吸引,放掉气囊内气体后,换另一根消毒吸痰管再吸引气管内分泌物。

3. 吸痰时,一定要先吸气管,后吸口腔和鼻腔分泌物。

4. 吸痰结束后,应重新检查气管内导管位置是否移动,有无脱出或插入过深,若听诊两侧呼吸音相等,导管固定牢靠,表示导管位置正常。

5. 若痰很黏稠,阻塞吸痰管,可用 1.25% 碳酸氢钠溶液代替生理盐水注入气管导管内,可促使黏液溶解易于吸出。

6. 若吸痰时见有血性分泌物,常是由于吸痰管较硬,顶端开口处边缘锐利,或负压过大所致,可滴入几滴 1:10 000 肾上腺素有利于止血。

7. 吸痰用的无菌储水瓶也要准备 2 个,分别供吸气管内和口鼻部使用。

8. 吸痰后用复苏囊或手控通气 30~60 秒,以避免肺不张。机械通气患儿可用高于原有压力的

$1~2cmH_2O$ 的压力做正压通气 30~60 秒。

五、胸部理疗方法

小儿常用的理疗方法可分为光疗(light therapy)、电疗(electrotherapy)、热疗(thermotherapy)、按摩及体操疗法等几种。这里介绍几种常用的治疗呼吸系统疾病的理疗方法。

(一) 红外线疗法

1. **作用原理**　红外线疗法(ultra-red light therapy)主要是利用红外线的热效应,局部应用红外线治疗,除了可以使局部血管扩张、血流加快外,血流还把局部热量带给全身,使全身温度上升。热还能增强细胞吞噬功能,局部代谢旺盛,细胞氧化过程加快和肌张力降低。红外线作用在亚急性和慢性炎症组织里,能消除静脉淤血,加强组织营养,使细胞再生加快,代之以主动性充血,血液、淋巴循环加快,不断冲洗炎症组织,带走病理产物,使炎症消散得较快。

2. **适应证**　常用于新生儿较长时间不愈的肺炎、慢性肺疾病等,对较大婴幼儿为提高疗效多用电针配合治疗慢性支气管炎、支气管哮喘,以及多种慢性神经炎、肌炎、纤维组织炎及关节炎等。

3. **操作方法**　临床上多采用钨丝红外线灯,灯泡功率为 250~600W,暴露治疗部位,治疗时红外线灯头垂直照射于治疗部位,灯与患者距离 40~80cm,照射剂量一般以温热感为准。治疗时间 20~30 分钟,每天 1 次,15~20 次为 1 个疗程,新生儿应特别注意避免灼伤或烫伤。

(二) 紫外线疗法

1. **作用原理**　紫外线疗法(ultraviolet light therapy)是利用紫外线中不可见的部分,波长范围为 180~400μm,起杀菌作用,促进维生素 D 形成,引起皮肤红斑反应,增强机体及对神经系统和内分泌腺的一系列作用,达到预防和治疗疾病的目的。

2. **适应证**　新生儿中不常用,对婴幼儿不仅可以预防流行性感冒、百日咳、猩红热、白喉、风湿热和佝偻病等,而且对小儿急、慢性支气管炎和肺炎、支气管哮喘、咽炎及佝偻病有明显疗效。

3. **操作方法**　一般多采用半圆形反射罩的

U 形氮气水银石英紫外线灯,分为全身照射和局部照射法。局部照射时,根据小儿年龄,紫外线灯应垂直对准治疗部位的中心,灯源距照射部位约50cm,照射面积在 50~250cm²,小儿呼吸系统疾病多用三区轮流照射法,包括背部左右二区与肺俞、膏肓穴为主或胸部膻中穴一区,照射剂量为微红斑量。根据小儿的年龄不同从 1/2~2 个生物剂开始,每次增加 1/2~1 个生物剂量,一般可隔 1~3 天,每区照射 2~3 次为 1 个疗程。

(三)超短波疗法

采用电磁波中的超短波作用于人体,以治疗疾病的方法称为超短波疗法(ultra short wave therapy)。

1. 作用原理　超短波电疗法是应用高频透热电流以电场方式作用于人体,其医用波长为 7.374m 及 6.0m。治疗仪的输出功率为 200~300W 或 30~50W。超短波用于治疗时,系采用电容电极,人体组织可看做是电容和电阻并联的等效电路。人体位于交变电场中时,所产生的热具有电介质生热和电解质生热的双重特性,且人体各种组织产热比较均匀。

2. 适应证　对小儿呼吸系统疾病,如上呼吸道感染、支气管炎、支气管扩张、肺炎及胸膜炎等均有较好效果。

3. 操作方法　临床上多采用手提式与落地式两种超短波电疗机,剂量分为无热量、微热量、温热量和高热量四种。儿童一般只限于采用无热量和微热量。使用手提式超短波电疗机,电极与皮肤距离不得 >4cm,每次 5~15 分钟,1 个疗程通常为 5~20 次。落地式电疗机电极与皮肤的距离一般为 1~2cm,剂量的选择要根据疾病的部位和性质不同而不同,时间为 6~15 分钟,每天或隔天 1 次,10~15 次为 1 个疗程。病情需要时,要休息 3~5 天,再做第 2 个疗程。治疗时应注意长时间、大剂量高频电流对人体健康有害,患者头部尽量不处于高频电场中。

(四)微波疗法

1. 作用原理　微波疗法(microwave therapy)是一种较新的高频电疗法。微波的治疗作用与短波、超短波和一些温热疗法相似,其主要作用均为热,但产热均匀,微波的热效应作用要较深,可穿透脂层而达肌层,热量可以较准确地控制,而且在治疗中热的强度不会随着作用时间的延长而渐降低。

2. 适应证　微波可使周围血液循环明显增强,在 25~30 分钟内可使循环量增加 60%~70%,可使肾上腺皮质激素明显升高,增强吞噬活动,抑制组胺、白(细胞)介素释放。用于治疗喉炎、咽炎、鼻炎、扁桃腺炎、扁桃体周围脓肿、慢性气管炎等。

3. 治疗方法　操作时,接通电源,将辐射器接好,按规定放在治疗的针灸柄上,按治疗所需的功率调节输出旋钮,一般功率为 10~20W,与皮肤相距 6~10cm,时间为 8~10 分钟,每天 1 次,6~10 次为 1 个疗程,治疗时局部应裸露,对小儿及温觉迟钝的患者,剂量应偏小。

(五)特定电磁波疗法

1. 作用原理　特定电磁波辐射器,简称"TDP",被国内誉为"神灯"。它所辐射的电磁波无放射性污染、无毒、无副作用。TDP 具有消炎,镇痛,促进伤口愈合,提高免疫功能,调节生理功能,调整新陈代谢,促进血液循环,促进酶系统活化等作用。

2. 适应证　对气管炎、肺炎、急性咽喉炎、扁桃体周围炎、急性鼻炎、鼻窦炎、腮腺炎等呼吸系统疾病均有较好疗效。

3. 操作方法　先预热 5~10 分钟后,与患儿的距离控制在 40~60cm,并以患儿感到舒适,局部轻微潮红为宜。治疗时,患儿的照射部位要裸露。每次 20 分钟,每天 1 次,7 天为 1 个疗程,治疗完毕,应立即穿好衣服,切勿直接吹风。

第五节　胸部物理治疗的并发症与注意事项

胸部物理治疗方法简单有效,治疗的关键是医护人员对其目的和工作重要性的认识。医务人员必须认真细致地去做,动作轻柔、方法正确有效,在整个操作过程中,应根据患儿的病情、呼吸道分泌物的量、黏稠程度、气道阻塞的情况,制定适当的物理治疗的方法及频度,避免产生低氧血症和纵隔移位等,防止病情加重。

一、胸部物理治疗的并发症

胸部物理治疗如方法采用恰当,常能取得明显的疗效,但如方法不当则可能产生严重的并发症。

(一)缺氧或低氧血症

在进行胸部物理治疗时,应同时监测血氧饱和度、心率变化、呼吸方式和肤色的改变。如气道分泌物较多或经过气道湿化雾化,干结的分泌物由于湿化后膨胀,痰液变稀薄,原来分散在小气道的分泌物在翻身、体位引流,或在叩背、震颤时,松动脱落,逐渐积聚到较大的气管支气管,如不及时吸痰可引起气道堵塞,造成机体缺氧。吸痰时由于吸痰时间过长或操作不当,也容易引起缺氧改变。故在进行胸部物理治疗时应注意氧气的供应,当血氧饱和度下降至 50%~80% 时,应立即停止操作,并用复苏气囊行加压给氧,使血氧饱和度迅速回升至正常,再继续进行操作。

(二)呼吸道感染

胸部物理治疗的目的是保持呼吸道通畅,清除气道分泌物,正确的胸部理疗能减少呼吸道的感染。气管内导管削弱了上呼吸道的过滤防御功能,且以生物膜形式定植于管腔内的细菌能逃避机体免疫和抗生素的双重杀灭作用,充当了病菌的庇护所和放大器的作用,故不适当的操作或过多反复的吸痰反而可将导管内定植的细菌带入下呼吸道,从而增加呼吸道感染的机会。吸痰时吸痰管反复进出气道或吸痰前用生理盐水冲洗,均可将细菌带入气管内,引起肺部继发感染。另外,作体位引流时如患儿姿势不当,当痰液从患侧排出时,痰液可流入健侧肺叶而使健侧肺叶遭受感染。

(三)气道痉挛及黏膜损伤坏死

反复的、不适当的气管内吸痰,呼吸道黏膜可因反复的刺激而发生气道痉挛。对于气管插管的患儿,吸痰管常会穿过导管直接接触气管黏膜,如反复进出气道吸引,不断刺激气管黏膜的同一部位,或由于吸引负压过大,吸痰管质地过硬,用力过猛等,可造成局部黏膜出血、坏死。

(四)脱管

胸部物理治疗操作过程中,由于体位的移动常可造成气管内导管的移位,如动作过猛、过大,则可能造成气管插管意外拔出,导致脱管。

胸部物理治疗是呼吸系统疾病治疗中一个必不可少的治疗手段,只要运用恰当、动作轻柔,完全可以避免相关并发症的发生。尤其是对于应用气管插管机械通气的患儿,不仅可提高机械通气的疗效,而且也是机械通气时呼吸管理行之有效的方法之一。

二、胸部物理治疗的注意事项

胸部物理疗法的目的是去除和预防分泌物的积聚,使肺组织再扩张,并预防肺泡塌陷和改善呼吸运动。治疗过程中应根据患儿的病情、病变所占肺段的支气管走行的方向采取适当的方法,为了达到治疗的目的,必须注意以下几个方面:

(一)密切观察患儿状况

在进行胸部物理治疗的过程中,医务人员应守在患儿身旁,同时进行血氧饱和度和心电监护,操作中应密切注意血氧饱和度、心率变化,呼吸方式和肤色的变化,如出现呼吸窘迫、血氧饱和度下降等,则需暂停操作,进行加压给氧,待血氧饱和度恢复后再继续操作。

(二)胸部治疗的时机

新生儿进行胸部物理治疗时,一般应在喂奶前或喂奶至少 1 小时后进行,避免因食后发生吐奶而吸入气道引起窒息的危险。

(三)严格掌握胸部物理治疗的适应证和禁忌证

严格掌握胸部物理治疗的适应证和禁忌证,对于颅内压增高、颅内出血的患者,不应采用头低脚高位引流,以免影响颅内静脉回流。对于先天性膈疝或腹胀的新生儿也不宜采用此体位。对于新生儿肺出血、肺透明膜病早期及呼吸道分泌物较少时,可只做体位引流,而不做叩击与震颤。如出血停止或呼吸道分泌物增多时,则要增加吸痰的次数。

(四)治疗时动作轻柔

在进行胸部物理治疗时,勿使头颈部过于屈

曲,以减少气管内导管对咽、喉的压迫。在做翻身及体位引流等操作过程时,应首先轻轻移动患儿头部,并小心移动气管和呼吸机管道,然后再移动患儿身体,动作必须轻柔,防止意外将气管内导管拔出,导致脱管。

(五)注意变换体位

一般在湿化雾化治疗后做体位引流效果最为满意。体位引流常会引起强烈的咳嗽,若要持续给患者作引流,引流时须变换几种体位,每一体位5~15分钟。

(六)胸背叩击的注意事项

在进行胸背叩击时,患儿应穿较薄的衣服,避免敲击时产生刺痛。婴儿的胸壁比较薄、肋骨较软,所以叩击时的力量应比大人轻。在给予施行叩击时,需注意给予维持一个稳定的氧气流量。胸背叩击时,其叩击的部位不宜过低,以免腹部脏器受损。叩击时,切勿打在骨突处及脏器处如脊柱、胸骨或腹部等。对于无法用手叩击的小部位,则应改用手指叩击。叩击时,通常要集中在特殊疾病的部位,且应与体位引流共同配合施行。当痰液排出时,要特别预防健侧肺叶因痰液的移动而遭受感染。

(杨传忠)

第四十七章
肺表面活性物质治疗

第一节　肺表面活性物质的基础知识

一、肺表面活性物质的生化成分

肺表面活性物质（pulmonary surfactant，PS）是由多种成分组成的复合物，磷脂占85%~90%，蛋白质占5%~10%，其他有中性脂肪、糖。在磷脂中，磷脂酰胆碱（phosphatidyl choline，PC）占60%~80%，磷脂酰甘油（phosphatidyl glycerol，PG）占5%~10%，其他磷脂有磷脂酰肌醇（phosphatidyl inositol，PI）、磷脂酰丝氨酸（phosphatidyl serine，PS）、磷脂酰乙醇胺（phosphatidyl ethanolamine，PE）等（表4-47-1）。蛋白质主要为4种肺表面活性物质蛋白（surfactant protein，SP），包括SP-A、SP-B、SP-C和SP-D，SP-B和SP-C是不可缺少的重要成分。

（一）磷脂

1. 磷脂酰胆碱（PC）　是PS的主要功能成分，PC以单分子层形式分布于肺泡表面，发挥降低肺泡表面张力的作用。肺泡中的PC在脂肪酸结构上有其独特性，其1位和2位碳都接上高度饱和的脂肪酸，通常为棕榈酸，构成双饱和的二棕榈酸卵磷脂（DPPC），这种脂肪酸的高度饱和性对降低表面张力起主要作用。

2. 磷脂酰甘油（PG）　PG也是PS的重要成分，PG能促进PC的吸附，稳定板层小体和PS复合物的结构。

3. 其他磷脂　PS是一种复合物，各种物质都可能发挥各自的作用，但目前对其他磷脂在PS中的功能了解较少。

表 4-47-1　天然肺表面活性物质的主要成分

成分	百分比
磷脂	86%
磷脂酰胆碱（PC）	20%
饱和磷脂酰胆碱（DPPC）	50%
磷脂酰甘油（PG）	8%
磷脂酰肌醇（PI）	2%
磷脂酰丝氨酸（PS）	2%
磷脂酰乙醇胺（PE）	2.5%
鞘磷脂（SM）	1%
磷脂酸（PA）	0.5%
中性脂类	8%
蛋白质	6%

（二）肺表面活性物质相关蛋白质

早年对PS成分的研究主要局限于PS磷脂，认为PS的活性主要取决于磷脂。1972年，King等首次分离到PS蛋白质后仍未引起足够重视，直到1985年以后，人们对PS蛋白质的结构、特性、功能进行了大量研究，至今已取得许多重要进展，已知占PS总量5%~10%的SP对PS的活性、功能起着关键性的作用，一些不含蛋白质的人工型PS药物，其临床疗效较含蛋白质的天然型PS差。

以前对PS蛋白质的命名较为混乱，曾称为糖蛋白（glycoprotein）、脱辅基蛋白（apoprotein）、脂蛋白（apolipoprotein）等，1988年后统一命名为肺表面活性物质相关蛋白（surfactant-associated protein，SP），迄今已发现4种SP，分别称为SP-A、SP-B、SP-C和SP-D。

1. SP-A　是第一个被分离出来的 PS 蛋白质,在 4 种 SP 中含量最多,占 50%,SP-A 为肺特异性。SP-A 为酸性糖蛋白,可溶于水。SP-A 单体分子量一般在 26~40kDa 之间,人 SP-A 由 228 个氨基酸组成。SP-A 分子结构与胶原及胶原样蛋白结构非常相似,提示 SP-A 是胶原样蛋白家族中的一员。天然 SP-A 以多聚体的活性形式存在,一般为二聚体,由 6 条 SP-A 单体组装聚合而成,6 个单体是通过氨基端胶原样结构聚集在一起,形成一根总干,羧基端的球形头呈花瓣样扇形散开,形成特征性结构,与补体 C1q 非常相似。

SP-A 的主要功能:调节 PS 的分泌,加速磷脂的吸附,参与管鞘体的形成,抗血浆蛋白渗出,参与呼吸道免疫防御功能,具有非常重要的抗感染作用,在呼吸道免疫防御系统中起着非常重要的作用。

2. SP-B　SP-B 为脂溶性,疏水性强,纯化非常困难,占 PS 总量的 1%~2%。成熟 SP-B 分子量为 7~9kDa。SP-B 的活性形式含 79 个氨基酸,疏水性和碱性氨基酸较多,疏水面富含亮氨酸、异亮氨酸、缬氨酸,疏水面与磷脂结合。SP-B 含 7 个半胱氨酸,其中 6 个半胱氨酸形成 3 对二硫键。链内二硫键使 SP-B 形成一个环,在大环内形成较小的二硫环。SP-B 单体折叠得很紧,在肺泡内,SP-B 二条肽链依靠链间二硫键形成二聚体,呈高度 α- 螺旋结构。

SP-B 的主要功能:SP-B 能加速磷脂的吸附和扩展,使磷脂单分子膜排列更加有序,使单分子膜更加稳定。促进不饱和卵磷脂从单分子膜中析出,起到纯化作用。促进管鞘的形成,管鞘是 PS 发挥作用的一种重要形式。促使脂质小泡的融合。刺激 Ⅱ 型上皮细胞摄取磷脂。抵抗血浆蛋白对 PS 的抑制作用。

3. SP-C　SP-C 也是一个疏水性低分子蛋白,溶于有机溶剂,即使去掉棕榈酸基团,仍仅溶于有机溶剂,极性强。成熟 SP-C 分子量为 4.2kDa,在 4 种 SP 中,SP-C 含量最少,占总 SP 的 2%~4%,SP-C 在肺泡 Ⅱ 型细胞中合成。SP-C 与 SP-B 虽同为疏水性蛋白,但两者结构完全不同。成熟的 SP-C 含 35 个氨基酸,整个分子为疏水性,但存在不对称性,在氨基端 12 个氨基酸含有一些亲水残基,包括一个赖氨酸 - 精氨酸对,羧基端 23 个氨基酸残基有独特的非极性。SP-C 46%~90% 的结构为 α- 螺旋结构。SP-C 主要是以单体形式存在,也可以通过二硫键形成二聚体。SP-C 主要功能与 SP-B 相似,两者有协同作用。

4. SP-D　SP-D 由肺 Ⅱ 型上皮细胞合成分泌,Clara 细胞、胃黏膜细胞也能表达 SP-D,人羊水中也含有 SP-D。SP-D 与 SP-A 有很多相似之处,也为糖蛋白,为水溶性,分子量 39kDa,糖基化后分子量为 43kDa。SP-D 是 C 型凝集素超家族中的一员。成熟 SP-D 多肽链有 355 个氨基酸,其中有 177 个氨基酸组成的胶原样结构区,有 59 个连续排列的 Gly-X-Y 结构。3 条 SP-D 肽链组成一个 SP-D 单体,单体分子量为 150kDa,SP-D 的活性形式由 4 个单体组成四聚体,共 12 条多肽链,靠氨基端的 2 个二硫键相连接。由于 SP-D 4 个单体都是直的,结果形成十字形(cruciform)的结构。SP-D 主要参与气道防御作用。

（三）中性脂类

PS 中的中性脂类主要有胆固醇、甘油三酯、自由脂肪酸等,其功能还不清楚。

（四）糖类

PS 中的糖类主要与 PS 蛋白质相结合,与 SP-A 结合的糖主要是与免疫有关的糖类,如甘露糖和海藻糖等。SP-A 羧基端与糖结合后,结构上类似 C 型凝集素,在 SP-A 的免疫功能中起重要作用。

二、肺表面活性物质的合成与代谢

（一）合成分泌

合成 PS 磷脂的原料主要是甘油、脂肪酸、胆碱、肌醇等,磷脂酰胆碱(PC)的合成分 3 个步骤:①合成磷脂酸。②合成 CDP- 胆碱。③合成 PC:磷脂酸在磷脂酸磷脂酶的作用下水解脱去磷酸根,形成二脂酰甘油,然后在磷酸胆碱酯酶的作用下与 CDP- 胆碱形成 PC。PC 先在肺泡 Ⅱ 型上皮细胞内质网合成,通过高尔基复合体输送到板层小体储存,然后排放到肺泡内。

（二）分解代谢

PS 分泌到肺泡后,可通过以下途径被分解清除或再利用：①气道清除，PS 从肺泡往上转移排出，或在上移过程中被分解；②被肺泡巨噬细胞吞噬降解；③在肺泡内被酶降解；④通过肺泡上皮细胞转移，被淋巴系统或循环系统清除；⑤被肺泡 II 型细胞重吸收在细胞内降解，重新利用，合成 PS，这一途径可能是 PS 清除的主要途径。

（三）代谢调节

许多激素和细胞因子能促进 PS 的合成和分泌，如糖皮质激素、促肾上腺皮质激素、甲状腺素、表皮生长因子、肺成纤维细胞因子等。此外，出生前和出生时的应激反应也通过增加激素动员，促进 PS 合成和分泌。

三、肺表面活性物质的主要功能

（一）降低肺泡表面张力，防止肺泡萎陷

按 Laplace 定律（压力 =2× 张力 / 半径），肺泡内压力与表面张力呈正比，与肺泡半径呈反比，吸气时肺泡扩张，PS 分子分散，回缩力增高，以防止肺泡过度扩张；呼气时肺泡收缩，PS 密集，作用增强，肺泡腔内表面张力降低，回缩力减弱，使肺泡在呼气时仍保持一定程度的扩张，不至于发生肺泡萎陷。

（二）调节肺泡表面张力，稳定不同大小的肺泡内压力

正常人各个肺泡大小会有所不同，若各个肺泡表面张力相等，则小肺泡内的压力比大肺泡大，小肺泡内的气体将流向大肺泡，这将会导致小肺泡趋于萎陷，而大肺泡趋于膨胀。但由于 PS 的作用，能调节大小肺泡内的表面张力，使大小不同肺泡内的压力得以稳定，使小肺泡不至于萎陷，大肺泡不至于过度膨胀。

（三）维持肺顺应性

正常肺组织的弹性有赖于弹力纤维和 PS 的作用，其中 PS 的作用占 65%~75%，尤其是在低肺容量时，肺顺应性更取决于 PS。如果肺泡内缺乏 PS，肺泡表面张力增高，肺顺应性下降。

（四）维持肺泡 - 毛细血管间液体平衡，防止肺水肿

如肺泡表面张力增高，肺泡萎陷，则毛细血管液体容易进入肺泡，发生肺水肿。

（五）参与呼吸道免疫调节及防御机制

研究显示，PS 蛋白质 SP-A 和 SP-D 在呼吸道起着非常重要的防御作用，参与气道免疫调节机制。

（六）其他

PS 还能促进肺液清除，可保护肺泡上皮细胞等作用。

四、肺表面活性物质功能检测

PS 属表面活性剂，能降低气 - 液界面的表面张力，通过泡式表面张力仪和膜天平可测定这些数据。正常肺内 PS 具有降低肺泡表面张力的作用，作为治疗用的 PS 药品，必须具有良好的表面活性。以下数据是反映 PS 活性的重要指标：①最小表面张力（minimum surface tension）<10mN/m；②在低表面张力时单分子膜稳定性好，稳定系数（stability index，SI）≥ 0.85；③有良好的表面张力表面积滞后环（Harea）；④在气 - 液界面上能快速吸附和扩展，形成单分子膜，吸附率（AR）和扩展率（SR）应 <1 分钟；⑤压缩系数（CM）≤ 0.09m/mN。

五、肺表面活性物质制剂的种类

自 20 世纪 80 年代以来，国际上已研制出 10 多种肺表面活性物质（PS）制剂，现在常用于临床的有 7~8 种。根据来源不同，通常将肺表面活性物质制剂分为以下四类：

（1）天然型 PS：从猪肺、小牛肺灌洗液或肺匀浆中提取，美国、加拿大、德国、意大利等国家生产。

（2）改进的天然型 PS：在天然 PS 中补充某些适当比例的 PS 主要成分，如 DPPC 和 PG，使天然 PS 更加有效，由日本、美国生产。

（3）合成 PS：为人工型 PS，由几种人工合成的 PS 主要磷脂成分或其他代用品按一定比例配制而成，主要特点是不含 PS 蛋白质。现只有美国生产。

（4）重组 PS：又称合成的"天然"型 PS，该类产品由美国加州 Scripps 研究所研制。根据 SP-B 分子结构，合成类似 SP-B 的多肽，主要由赖氨酸 Lysin（K）和亮氨酸 Leucine（L）构成，共 21 个

氨基酸残基,再与磷脂 DPPC、PG 和棕榈酸混合而成,故称为 KL$_4$。剂量每次 133~200mg/kg,对 RDS 动物模型有较好疗效,并已初步用于临床。

根据国际上许多临床应用及比较结果,天然型和改进的天然型 PS 疗效肯定,起效快,对新生儿 RDS 的疗效尤为明显,两种人工合成的 PS 疗效相对差一些,一般认为预防 RDS 可选用人工合成的 PS,对已发生 RDS 宜用天然型或改进的天然型。

第二节　肺表面活性物质应用的适应证

一、新生儿呼吸窘迫综合征(RDS)

RDS 主要发生在胎龄 <35 周的早产儿,因肺发育未成熟,肺泡 II 上皮细胞合成和分泌肺表面活性物质缺乏或不足,此外,糖尿病母亲婴儿也易发生 RDS。根据大量的动物及临床药理试验,肺表面活性物质类药物对 RDS 有比较好的疗效,能明显改善 RDS 的缺氧状况、改善血气变化和呼吸机参数。根据国外大量的多中心随机对照研究,经肺表面活性物质治疗后 RDS 的病死率从 40%~60% 降为 20% 以下,疗效肯定。

二、遗传性肺表面活性物质缺陷症

研究发现一些患儿因 *SP-B* 或 *SP-C* 基因缺陷或突变,导致 SP-B 或 SP-C 不能表达或表达明显不够,而发生 RDS,可发生在早产儿,也可发生在足月儿,病情非常严重。肺表面活性物质治疗对这些患儿有一定疗效,但维持时间较短。

三、胎粪吸入综合征

胎粪吸入综合征(meconium aspiration syndrome,MAS)患儿内源性肺表面活性物质受到严重损害,可以给外源性肺表面活性物质治疗。根据动物实验结果,肺表面活性物质治疗胎粪吸入性肺炎是有效的,近年已有报道用于临床,取得较好疗效。

四、急性呼吸窘迫综合征(ARDS)

由于 ARDS 患者也有肺表面活性物质异常,外源性肺表面活性物质对 ARDS 也有一定作用,国外已有报道将肺表面活性物质治疗 ARDS,能改善病情。

五、肺部感染

对重症肺部感染,大量广泛渗出者,可使用 PS。动物实验结果显示,肺表面活性物质具有一定的抗病毒和细菌作用,SP-A 和 SP-D 具有调理素样作用。

六、先天性膈疝

先天性膈疝患儿肺发育比较差,肺表面活性物质合成分泌不足,可以用肺表面活性物质治疗。

七、气道疾病

近年报道肺表面活性物质可以治疗支气管哮喘及慢性支气管炎。

八、分泌性中耳炎

研究显示,咽鼓管表面存在表面活性物质,使咽鼓管保持开放状态,如咽鼓管表面活性物质缺乏,易发生分泌性中耳炎。因此可以用肺表面活性物质治疗分泌性中耳炎。

第三节　肺表面活性物质制剂的使用方法

一、给药时机

PS 给药时机分为产房预防、早期治疗和抢救性治疗。

(一) 产房预防

是指在产房复苏后立即给药,一般为生后 15~30 分钟,给 1 次。由于胎龄和体重非常低的早产儿 RDS 发生率比较高,在出生后立即给 PS 预防,可减少 RDS 的发生率和减轻 RDS 的严重程度。但预防指征不同国家不一样,《欧洲新生儿呼吸窘迫综合征防治指南》建议:对胎龄 <26 周,产前未使用激素者考虑在产房

使用 PS 预防,预防给药可使 RDS 发生率降低 1/3~1/2。

(二)早期治疗

是指生后 2 小时内,出现呼吸困难、呻吟,胸片显示两肺透亮度下降,颗粒网状影,立即给药。根据疗效 - 费用分析,应该提倡早期治疗。

(三)抢救性治疗

是指病情非常严重,X 线出现典型 RDS 改变才给药。

二、用药方法

PS 有 2 种剂型,须冷冻保存,干粉剂用前加生理盐水摇匀,混悬剂用前解冻摇匀,使用前将药瓶置于 37℃ 预热数分钟,使 PS 磷脂更好地分散。用 PS 前先给患儿吸痰,清理呼吸道,然后将 PS 经气管插管缓慢注入肺内,仰卧位给药,不需要多个体位。近些年来,国外对极低出生体重儿推荐应用经细管肺表面活性物质注入(less invasive surfactant administration,LISA)技术与微创注入肺表面活性物质治疗技术(minimally invasive surfactant therapy technique,MIST)技术,具体方法参见第三十六章气管插管术。

三、用药剂量

PS 剂量范围比较宽,迄今为止国际报道最大剂量范围为每次 50~200mg/kg。但每种 PS 药品各自有推荐剂量,且各不相同,多数为每次 100~200mg/kg,也有用 50~100mg/kg。一般认为,重症病例需用较大剂量,剂量大效果好,而轻症病例和预防用药不需要大剂量,应使用推荐剂量的下限。

四、用药次数

对轻症病例一般给 1 次即可,对重症病例需要多次给药,现主张按需给药,如呼吸机参数吸入氧浓度(FiO_2)>0.4 或平均气道压(MAP)>8cmH_2O,应重复给药。根据国内外经验总结,严重病例需给 2~3 次,但一般最多给 4 次,间隔时间根据需要而定,一般为 6~12 小时。

第四节 肺表面活性物质用药后的监护与注意事项

一、疗效观察和监护

给肺表面活性物质治疗后要观察疗效,并监护病情变化,主要有以下几个方面:

(一)临床症状和体征

观察患儿缺氧状况、皮肤颜色、四肢肌张力、两肺呼吸音等变化。

(二)经皮血氧饱和度和血气分析

观察 SpO_2、PaO_2、$PaCO_2$、pH、BE 等变化。

(三)呼吸机参数

观察呼吸频率、吸气峰压(PIP)、呼气末正压(PEEP)、平均气道压(MAP)、潮气量、吸入氧浓度(FiO_2)等变化。

(四)X 线胸片

动态进行 X 线胸片检查,观察肺部病理变化。

二、注意事项

虽然肺表面活性物质治疗 RDS 有非常好的疗效,但仍要强调综合治疗,尤其对出生体重较小的早产儿,容易发生许多临床问题,需要多方面的治疗,肺表面活性物质治疗仅仅是其中之一。

研究显示,仍有 10%~20% 的 RDS 患儿对肺表面活性物质疗效不好,其原因是多方面的,如肺表面活性物质在肺泡内被渗出的血浆蛋白抑制、治疗时间太晚、肺部病变太严重、存在其他合并症、可能存在先天性肺表面活性物质蛋白质缺陷等,对肺表面活性物质治疗疗效欠佳者,要分析原因。

对继发性肺表面活性物质异常的疾病,如 ARDS、胎粪吸入综合征等,肺表面活性物质并非特效治疗,仅起到部分治疗作用。

第五节 肺表面活性物质治疗的不良反应和并发症

肺表面活性物质属于生化药物,不良反应一般比较少。但作为药物总会存在可能发生的不良反应或合并症。

一、免疫反应

天然型 PS 从牛、猪肺中制备,含有 1%~2% 的异种蛋白,进入体内后会刺激机体产生相应抗体,可能会产生免疫反应。

Bartmann 等测定牛肺 PS(Alveofact)治疗后 2、4、6 周测血清抗体,结果没有发现免疫反应。Octomo 等测定猪肺 PS(Curosurf)治疗后 3 周和 3 个月血清抗体,结果 49 例中仅 4 例呈阳性,对照组均阴性,认为 PS 治疗后抗体阳性率 <10%,并随访 2 年,这 4 例患儿未出现免疫损伤的临床表现。Whitsett 等测定牛肺 PS(Survanta)治疗后 1 周、4 周、6 个月血清抗体,共测定 1 428 例,结果均未测得抗 SP-B 和 SP-C 抗体。虽然 PS 治疗后机体会产生抗 PS 抗体及循环免疫复合物,但迄今还没有发现新生儿 PS 治疗后肺组织发生明显的免疫损伤。Fujiwara 等将牛肺 PS 滴入小鼠肺内,连续 7 天,然后测定气道吸出物及肺病理检查未见炎症反应。

二、对脑血流动力学的影响

曾有少数报道 PS 治疗 RDS 后颅内出血(IVH)发生率增加,这引起人们对 PS 治疗后脑血流变化的关注。多数研究采用 Doppler 超声或近红外线测定 PS 治疗前后患儿脑血流动力学的变化,结果显示 PS 治疗后短时间内,脑血流动力学会有变化,一般在给予 PS 后 10 分钟内脑血流速度增快或血流量增加,在 30 分钟后恢复正常。

Leviton 等总结 16 个临床治疗试验,Gunkel 等总结 9 个临床治疗试验,结果显示 PS 预防组 IVH 发生率为 33.8%,对照组为 34.5%,PS 治疗组 IVH 发生率为 44.9%,对照组为 47.9%,没有显著差异。

PS 治疗后短时间内会发生脑血流动力学变化,可能为反射性所致,应注意给药时操作方法要轻柔,从而减少不良刺激。脑血流动力学变化与颅内出血没有必然联系,RDS 患儿并发颅内出血因素很多,与早产、缺氧等因素更加密切相关。

三、对肺血流动力学的影响

(一)关于肺动脉导管未闭(PDA)

早在 1980 年 Fujiwara 等首次用牛肺 PS 治疗 10 例 RDS 时,有 7 例发生 PDA,当时认为这是 PS 治疗的副作用,引起普遍注意。RDS 患儿由于早产肺动脉导管肌肉发育不完善,严重缺氧致肺动脉痉挛、肺动脉高压,常发生严重右向左分流的 PDA,在 RDS 恢复期,肺病变逐渐消除,肺顺应性改善,缺氧纠正,肺血管阻力下降,部分病例出现左向右分流。

RDS 患儿发生 PDA 与肺成熟度、缺氧、酸中毒、肺病变程度、肺功能改变、体液平衡等多种因素有关。PS 治疗后肺病变及全身状况改善,应该有利于 PDA 的关闭,但 PS 治疗后肺病变及肺顺应性的改善,使肺动脉压力下降,PDA 由原先的右向左分流,转为左向右分流,这是 RDS 恢复过程中的暂时现象,如果不用 PS 治疗而恢复者,亦有类似情况,因此,PS 治疗与 PDA 发生率没有必然的联系。

(二)肺出血

PS 治疗后,肺血管阻力下降,PDA 转为左向右分流、肺血流量增加,有促使发生肺出血的危险性。但临床统计结果显示,PS 治疗后肺出血发生率与对照组差别无显著意义。

四、其他可能发生的问题

(一)感染

天然型 PS 属生化药物,从动物肺中提取,存在感染机会,但经过严格的消毒处理,是可以避免的。

(二)呼吸暂停

曾有报道合成型 PS 治疗后,呼吸暂停发生率增加,原因不清楚。

五、随访结果及长期不良反应观察

为了解 PS 治疗后是否有长期不良反应,必须进行追踪随访,在迄今报道中随访期多为 1~2 年,仅少数随访 5 年,以合成型 PS 随访资料较为完整,其他 PS 制剂应用后也有随访资料。

Courtney 等总结 1 540 例患儿随访结果,没有发现 PS 长期不良反应。

(一)生长发育

各随访报告对 PS 治疗病例定期测量身高、体重、头围、胸围,定期测定贝利精神发育指数(Beyley mental development index,MDI)和运动发育指数(psychomotor development index,PDI)等,并与对照组比较,结果差别无显著意义。

(二)神经系统

多数随访报告显示 PS 治疗组与对照组病例轻中重度脑瘫、耳聋、失明发生率,差别无显著意义。仅个别眼科医师认为由于 PS 的广泛应用,使 <800g 的早产儿存活率明显提高,早产儿视网膜病(ROP)发病数随之升高,但经过许多眼科医师的严密追踪随访,PS 治疗组与对照组之间,ROP 的总发生率及重度 ROP 发生率,差别无显著意义。

(三)支气管肺发育不良及肺功能

许多随访报告统计 PS 治疗组与对照组在 2 年内,反复呼吸道感染发生率、BPD 发生率及转归情况、再次住院率等,两组差别无显著意义,并定期检查肺功能,如潮气量、肺应性、呼吸功、功能残气量、肺阻抗等,多数指标两组差别无显著意义,部分指标 PS 治疗组明显好于对照组。

(四)过敏性疾病

各随访报告严密观察两组病例哮喘、皮肤过敏、食物过敏等过敏性疾病发生率,一些天然 PS 治疗随访报告还定期做皮肤过敏试验,测血清抗 PS 免疫复合物、抗 PS 抗体、特异性免疫球蛋白、IgE、补体等指标,随访 6~24 个月不等,结果显示两组差异无显著意义。

(陈　超)

第四十八章
一氧化氮吸入疗法

第一节　发展历史与概况

　　低氧血症是新生儿临床中的常见症状之一，其病因多种多样，而新生儿持续性肺动脉高压（persistent pulmonary hypertension of the newborn，PPHN）是其中的重要原因之一。新生儿肺动脉高压的治疗方法已有很多，但没有一种方法能产生稳定的、确定的疗效，临床上一直缺乏能特异性扩张肺血管、降低肺动脉压而又对体循环血压无影响的药物。

　　长期以来，人们一直认为一氧化氮（nitric oxide，NO）仅仅是大气中的一种污染物质，对人体没有任何生理作用。1978年，Furchgott教授首先在实验中发现"内皮依赖性血管舒张"现象，但没有引起人们的重视；1980年，Furchgott和Zawadski进一步发现血管内皮可产生一种非前列腺素类的弥散因子，可使邻近的平滑肌细胞产生血管舒张反应，1982年，这种因子被命名为血管内皮衍生舒张因子（endothelium-derived relaxing factor，EDRF）；随后，许多研究发现EDRF的半衰期很短，在通氧的营养液中仅存在几秒钟，同时其药理学特性与NO极为相似，推测EDRF即为NO；1987年，Palmer等利用化学发光法，结合瀑布灌流实验等，证实所培养的内皮细胞可产生NO，并证明EDRF实为NO。

　　1991年，Gustafsson等首次在猪、兔以及人类的呼出气中检测到NO，并在实验中发现这些呼出气中的NO可为一氧化氮合酶（NO synthase，NOS）抑制剂所抑制，但亦可被L-精氨酸逆转，证明机体内部本身可合成NO，并至少有部分合成

的NO通过呼吸排出体外。这些发现使人们开始对NO可能的生理和药理作用产生了浓厚的兴趣，并进行了广泛而深入的研究。大量动物实验表明，吸入NO能有效地降低因低氧血症与酸中毒所引起的肺循环高阻力，当低浓度吸入时，可使已收缩的肺血管扩张，肺动脉高压得到缓解。临床试验也表明，NO对调节围产期新生儿的肺血管张力有着重要的作用。NO吸入后通过肺泡和血管壁，进入肺毛细血管腔，很快与血红蛋白结合而被灭活，可选择性地扩张肺血管而对体循环血管无明显的作用。基于NO的这些生物学特性，人们重新燃起了对新生儿肺动脉高压治疗的希望。

　　1992年，人们首次将NO吸入治疗成功地应用于PPHN，随后它在各种新生儿呼吸系统疾病和心血管系统疾病等的治疗中得到较多的研究与应用，如对治疗新生儿呼吸窘迫综合征所引起的低氧血症及足月儿低氧性呼吸衰竭等。同年，NO被*Science*杂志命名为"年度分子"；1997年，国际NO吸入治疗研究小组首次报道大样本、随机、多中心的NO临床研究结果，进一步证实NO吸入治疗的疗效、安全性及可行性。随着对NO吸入治疗的研究不断深入，现已在临床广为应用。

第二节　一氧化氮的合成与代谢

一、一氧化氮的合成

　　NO是血管内皮衍生舒张因子（EDRF）的主要成分之一，由L-精氨酸和氧在一氧化氮合酶（NO synthase，NOS）的作用下主要在血管内皮内

合成,其他细胞,如白细胞、单核巨噬细胞、肝细胞、肝星状细胞、心肌细胞、血管平滑肌细胞以及神经小胶质细胞等,也可合成NO。本合成反应不必利用ATP,催化NO合成的酶称为一氧化氮合酶,而非一氧化氮合成酶(NO synthetase)。

NOS至少有6种同分异构体,分子量为125~160kDa,根据其生理状态可以分为两型,即依赖于钙离子和钙调蛋白的结构酶与不依赖于钙离子或钙调蛋白的诱导酶,前者主要存在于内皮细胞、血小板和神经元,在缓激肽、乙酰胆碱、组胺、白三烯及血小板激活因子的影响下可合成少量NO,具有调节血管张力、维持神经传导等重要生理功能;后者分布范围更广泛,如巨噬细胞、中性粒细胞、血管平滑肌细胞和成纤维细胞等,在内皮素、白细胞介素-1(IL-1)、干扰素-γ及肿瘤坏死因子(TNF)等细胞因子诱导下合成大量的NO,具有复杂的病理生理效应,在多种疾病的发病机制中占有重要的地位(表4-48-1)。

表 4-48-1 NO 的主要生物学效应

组织器官	生理性	病理性
脑	神经递质	神经毒性
心血管	调节心血管张力和血压维持微血管通透性,抗凝血	低血压和休克
肺	调控支气管舒缩功能	介导内毒素性肺损伤
肾	调节基础血流动力学	介导免疫复合物沉积
胃肠道	保护局部黏膜调整胃部平滑肌舒缩特性	介导细菌移位
肝	保护肝细胞	肝细胞损伤
胰腺	胰岛素释放	β细胞损伤
白细胞	非特异性免疫防御,抗肿瘤、病毒、寄生虫及抗细胞内细菌感染	自身免疫性损伤
内皮细胞	血管内皮舒张因子释放	内皮细胞损伤

二、一氧化氮生物合成的调节

主要受NOS(包括活性和数量)调节,也受底物可用度、辅助因子可用度和NOS亚基装配等调节。

(一)一氧化氮合酶调节

NOS调节可发生在蛋白水平或基因水平。结构酶活性受钙离子和钙调蛋白调节,当钙离子浓度为0.2~1μmol/L时酶活性最大。任何引起钙离子细胞内流的因素,如乙酰胆碱、缓激肽、组胺、切应力生理刺激和NMDA受体激动等,均可导致结构酶活性增加及NO合成增多。近期有研究表明结构型NOS与细胞色素P_{450}还原酶同源,并以还原型辅酶Ⅱ(NADPH)为其辅助因子,四氢生物蝶呤可增强其活性表达。与钙离子相反,镁离子可轻度抑制结构酶活性。

诱导酶与结构酶不同,不受钙离子和钙调蛋白调节,而主要受酶蛋白合成的调节,包括磷酸化调节和细胞因子调节。一般而言,磷酸化后NOS活性下降,但也有相反的报道。细胞因子主要作用于转录水平,IFN-γ、TNF-α、IL-1及脂多糖可上调NO合成,IL-4、IL-13及TGF-β可下调NO合成,而IL-10的作用较特殊,对暴露于IFN-γ的鼠巨噬细胞可抑制NO生成,对暴露于IFN-γ和TNF-α两者的细胞,则可促进NO合成。诱导型NOS是体内过量产生NO的主要基础,大量NO可以引起组织细胞损害,甚至死亡。诱导酶催化合成NO数天后,其活性迅速下降,原因不明。

(二)底物可用度

体内研究显示,对循环系统提供过量的L-精氨酸,可使内皮细胞NO合成增多,提示细胞摄取或其他中介过程对细胞内NOS利用L-精氨酸有限制作用。肝脏和肾脏可自行合成L-精氨酸,但其他器官需从血中获取。当血流灌注不足(如软骨组织)或精氨酸酶活性高(如脓毒血症)时,精氨酸利用受限情况更加明显。

(三)辅助因子可用度

在体内,四氢叶酸再循环途径是将氧化型四氢叶酸再还原,其反应限速酶为GTP环氧化酶Ⅰ。在许多细胞内,此酶可与诱导型NOS同时被诱导,外源性氨甲蝶呤在反馈抑制氨甲蝶呤合成的同时,也抑制NO的生成。

（四）亚基聚合

诱导型 NOS 需由单体聚合成二聚体后才具有催化活性,此过程可被血红素、四氢叶酸和 *L*-精氨酸促进,其中四氢叶酸的作用尤为关键。

（五）一氧化氮的自身调节

部分研究发现,NO 供体 S-亚硝基-N-乙酰基青霉胺(SANP)对脑和巨噬细胞的 NOS 活性呈浓度依赖性抑制作用,提示高浓度 NO 可灭活诱导型 NOS 而抑制其自身合成。

（六）其他

有研究表明,增加胎儿氧张力及自然分娩可促进内源性 NO 的释放。

三、一氧化氮的病理性释放

在发生败血症、感染性休克或免疫性疾病时,某些细胞因子和内毒素的脂多糖物质可诱发血管内皮细胞和平滑肌细胞产生诱导型 NOS 同工酶,舒张血管而不为血管收缩剂逆转,但糖皮质激素和 NOS 抑制剂可以预防血管舒张。

四、一氧化氮的灭活与排泄

NO 体内代谢主要在肺内进行。NO 具有很强的亲脂性,在肺泡内的弥散速度数倍于 O_2 和 CO,与血红蛋白的亲和力数百倍于一氧化碳。NO 被吸入后 80%~90% 进入血流,随后立即与血红蛋白的血红素环结合(失去活性),形成亚硝酰基血红蛋白(nitrosylhemoglobin),再经氧化迅速转变成为高铁血红蛋白,在红细胞内高铁血红蛋白还原酶的作用下,还原为亚铁血红蛋白和硝酸盐(nitrate)、亚硝酸盐(nitrite),后两者主要通过尿液排泄,少量通过唾液和肠道排泄。在血中,亚硝酸盐可迅速转化成良性的硝酸盐,其基础水平较低,硝酸盐(约 30μmol/L)较之高出约 100 倍。早产儿和某些种族人群高铁血红蛋白还原酶水平较低,容易产生高铁血红蛋白血症。

NO 容易通过肺泡进入血液,其通过速率在一定程度上取决于肺泡通气量。通气量越大,NO 通过就越快,灭活也越快。一般而言,NO 的半衰期只有 3~6 秒,只产生局部的扩血管效应,对体循环不发生作用。

此外,NO 也可被快速氧化成高氧氮原子(NO_X),使含巯基分子(如谷胱甘肽、半胱氨酸)和白蛋白硝基化,成为 NO 载体或以生物形式沉积 NO,使 NO 在较长时间内仍可影响组织细胞的功能。

第三节　一氧化氮的药理作用

一、一般生理功能

（一）血压调节

在基础状态下,血管内皮细胞可持续释放 NO,以维持血管的基础张力,为血压调节的基本成分。此外,NO 还可通过影响神经系统、心脏和肾脏等多种途径来调节血压。当血流增加影响血管内皮剪切压以及缓激肽或乙酰胆碱激活内皮细胞受体时,均可引起细胞钙内流,刺激一氧化氮合酶(NO synthase,NOS)系统活性,促进细胞内 *L*-精氨酸转化为 *L*-瓜氨酸,产生游离 NO,后者弥散进入附近的平滑肌细胞,刺激可溶性的鸟苷酸环化酶(soluble guanylate cyclase,sGC),促进 GTP 转化为 cGMP,激发一系列细胞内反应,引起平滑肌舒张,随后 cGMP 在平滑肌细胞内通过磷酸二酯酶系统迅速水化和灭活。

内源性 NO 的扩张血管作用仅仅局限于产生 NO 的血管局部。由内皮细胞产生的 NO 介导的血管舒张反应在动脉、静脉和毛细血管中均存在,但程度有所不同,由于传输动脉的平滑肌细胞含有较多钙离子激活的钾离子通道,NO 对传输动脉的舒张作用大于对阻力动脉。

（二）调节血流灌注

NO 对心肌收缩力有一定的调节作用,许多末梢神经也可通过 NO 相关机制发挥神经源性血管舒张作用,影响器官,如影响胃肠道、呼吸道及泌尿生殖道的血液供应。

（三）神经递质作用

在中枢神经系统,NO 合成后可直接扩散到邻近细胞,作为一种神经递质而作用于靶细胞。NO 的这种特性使得它在信息传递过程中起到一种特殊的作用,在增强海马及抑制小脑的长时程突触传递过程中尤为明显。

（四）抗炎作用

NO 可通过非特异性杀灭细菌、真菌及寄生虫等病原体和肿瘤细胞而增强非特异性免疫功能。对特异性免疫功能的影响较复杂，除在移植物抗宿主反应中可增强特异性细胞免疫反应外，一般认为 NO 的产生常伴有免疫功能的抑制，表现为大鼠淋巴细胞有丝分裂减低、巨噬细胞功能低下、淋巴细胞增殖减慢、抗体产生及多种细胞因子分泌受抑等。在新生儿临床应用上，已有实验证实 NO 可以抑制炎症细胞激动素基因的表达，减少中性粒细胞在肺部的黏附与积聚，从而使慢性肺疾病的可能性降低。Clark RH 等对 248 例胎龄 >34 周的持续性肺动脉高压新生儿进行研究，发现 NO 吸入浓度为 20ppm 时，需要进行体外膜肺氧合治疗的危险性降低，慢性肺疾病发生减少。NO 的这种抗炎作用在败血症性休克、哮喘及再灌注性损伤等病理过程中更为明显。

（五）对出凝血机制的影响

NO 可抑制血小板凝集功能，抑制血小板和白细胞的血管壁黏附功能，使出血时间延长。

（六）其他

NO 可扩张支气管，也可保护由其他反应性中间产物，如超氧化物阴离子和 HO^- 自由基等所引起的氧化性损害。

二、外源性一氧化氮降低肺动脉压力的机制

（一）主要作用机制

已经知道，血管平滑肌的收缩与其细胞内的钙离子浓度及钙调蛋白（calmodulin）密切相关。NO 为挥发性气体，具有亲脂性，能很快弥散到附近的肺间质和血管平滑肌细胞。当外源性 NO 由气道吸入后通过肺泡壁，进入肺毛细血管平滑肌细胞，直接以 NO 气体形式或间接以 s- 亚硝基硫醇（s-nitrosothiol）的形式，通过与血红素结合而激活 sGC，使 cGMP 增加，阻止肌浆网的 Ca^{2+} 释放和抑制细胞外钙内流，最终使细胞胞质游离 Ca^{2+} 浓度降低，平滑肌舒张，血管扩张。与此同时，NO 亦可通过直接激活 K^+ 通道或通过调节血管紧张素 Ⅱ 受体的表达及活性而使肺血管扩张，应用药

物阻断此途径时，内皮素依赖性的肺血管扩张效应亦受到抑制。

外源性 NO 吸入后经呼吸道弥散到周围的局部肺血管，能最有效地扩张并只扩张与通气良好的肺单位相关的肺血管，降低肺血管压力，减少肺内分流，增加通气/血流比值，改善氧合，减少右向左分流，降低氧合指数，提高动脉血氧张力。NO 的应用方式为吸入，半衰期很短，仅 3~6 秒，治疗效应主要位于肺血管，不产生全身效应。

（二）对肺血管张力的调节

内源性 NO 对围产儿肺血管张力有着重要的调节作用。已经证实，内皮细胞释放 NO 的能力随着胎龄的增长而相应增加。胎儿氧张力增加时内源性 NO 释放也增加，婴儿出生时因多种因素的综合作用可导致其肺血管扩张，而这种肺血管扩张作用就是由 NO 介导的。在生理情况下，当心脏收缩加强、肺内血流增加或血管内压力升高时，肺动脉血管内皮细胞释放的 NO 也随之增多，在肺内血流增加的同时，不致引起肺血管灌注压的增加，从而维持肺循环阻力状态的稳定。但在长期缺氧情况下，肺血管内皮不能随肺内血流增加而相应增加 NO 的释放，若伴发血管内皮增厚而使 NO 不能顺利弥散至肺血管平滑肌时，更可减弱或消除 NO 的这种内稳定调节作用，进一步加剧肺血管的高压。

实验证明，补充外源性 NO 即可改善上述原因所引起的肺血管高压。应用肺动脉高压羊模型进行的研究发现：在吸入 NO $(5~80) \times 10^{-6}$ 数秒钟后肺血管即扩张，3 分钟后达高峰；吸入 NO 5×10^{-6}，平均肺动脉压降低，吸入 $(40~80) \times 10^{-6}$ 时达到完全的扩张效应，但对心排血量和体循环血压无明显影响；对正常对照组羊吸入 NO 80×10^{-6}、6 分钟时，仍未见平均肺动脉压、心排血量和体循环血压产生明显的变化。其他实验也表明，吸入 20×10^{-6} 浓度的 NO 后，能在数分钟内完全缓解由低氧血症和呼吸性酸中毒所造成的肺血管收缩，吸入 80×10^{-6} 时发挥最大的肺血管扩张效应，而无高铁血红蛋白血症的发生，对体循环平均动脉压和脑血流亦无明显的影响。NO 吸入对肺血管发生作用的确切位置尚未清楚，但有资料

表明,肺静脉较肺动脉对 NO 更为敏感。

（三）作为亲脂性血管扩张剂

三硝酸甘油酯、亚硝酸异戊酯和硝普钠等的作用就是通过产生和释放 NO,刺激 cGMP 的生成,然后才引起血管平滑肌舒张的。

第四节　一氧化氮吸入治疗的适应证和禁忌证

一、适应证

（一）伴有肺血管张力异常的疾病

如新生儿持续性肺动脉高压,超声心动图估测肺动脉收缩压 >40mmHg,肺动脉收缩压 ≥ 75% 体循环收缩压。

（二）严重缺氧

对缺氧的足月或近足月儿(胎龄 ≥ 33 周),在进行机械通气及吸入氧浓度为 100% 的条件下,若氧合指数仍 ≥ 25、经皮氧饱和度(SpO₂)仍 <80% 或动脉血氧分压(PaO₂)仍 <50mmHg。

（三）先天性心脏病手术指征及预后评估

围手术期出现肺动脉压 / 体动脉压 >0.5 或出现严重肺动脉高压危象。术前肺动脉高压和高肺血管阻力的患儿在心脏手术后预后较差,术前对肺动脉压和肺血管阻力的测量以及对肺血管收缩性的可逆性评估,对于决定术式(心脏和 / 或心肺联合移植)和评估长期预后是必要的。若术前存在优异的 NO 吸入反应性,则提示患儿术后对 NO 吸入的反应和预后良好。

如早产儿出现上述情况时亦可考虑应用 NO 吸入治疗,但其效果差于足月儿。

二、禁忌证

对有出血倾向者,尤其是已有血小板减少或颅内出血者,应谨慎应用 NO 吸入治疗。对已存在高铁血红蛋白血症或对高铁血红蛋白血症具有遗传敏感性的人群,应禁忌应用 NO 吸入治疗。

第五节　吸入一氧化氮气体的装置及其使用方法

一、气源

常用氮(N_2)作为平衡气源,NO 浓度为 800×10^{-6},也可用 450×10^{-6} 浓度的气源。气源应严格按照 GMP 的标准生产制备,属于医用级。

二、连接方法

NO 吸入多与人工呼吸机一同使用,也可通过面罩吸入(图 4-48-1)。

（一）第一种方法

经减压后,NO 气源通过高精确度的转子流量计、质量流量计或质量流量控制器的调节,经不锈钢或聚四氟乙烯管道,以较小的流量加入到呼吸机管道的新生儿吸入端,位于湿化器前或后。NO 所需浓度可根据以下公式计算:NO 钢瓶输出流量＝呼吸机流量 ÷［(钢瓶 NO 浓度 ÷ 需要的 NO 浓度)–1］。

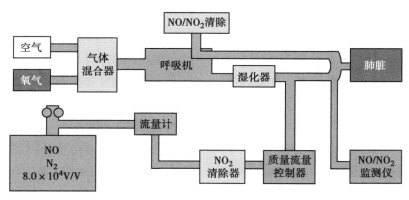

图 4-48-1　一氧化氮吸入装置示意图

（二）第二种方法

也可先将 NO 气体与 N_2 经混合器（混合器 1）混合，再将混合后气体连接到人工呼吸机空氧混合器（混合器 2）的"空气"输入端，通过调节混合器 1 与混合器 2 而取得所需的 NO 浓度。

通常采用第一种方法，因为该方法只需要较小的 NO 输出流量，能节约相对较昂贵的 NO 气源，同时 NO 与氧接触时间相对较短，可减少二氧化氮（NO_2）的产生。

（三）将废气净化

人工呼吸机的呼气阀排气口应连接较粗的软管，以将废气引出室外。若在呼吸机的排气口加上净化装置，可以更好地清除 NO 和 NO_2，减少对患儿和医务人员的潜在不良影响。

（四）备份供气装置

为了防止主供气路意外失效，应设置备份 NO 供气管路，以便在必要时可以迅速开通并提供 $(5\sim10) \times 10^{-6}$ 的 NO 气体。尤其是当接受 NO 治疗的患儿出现 NO 依赖时，备份 NO 供气系统显得尤为重要。在备份 NO 供气时间超过 30 分钟时，需对 NO、NO_2 和 O_2 浓度进行监测。

（五）临时应急供气

可将 NO 气体加入复苏囊中的进气端储气囊处，适用于手控呼吸、患儿转运及一些诊断性试验，但可能会因为复苏囊内 NO 与 O_2 的混合时间较长而产生较多的 NO_2。

三、气体浓度监测方法

NO 吸入浓度 $\times 10^{-6}$=（NO 流量 × 气源浓度）/（NO 流量 $+O_2$ 流量）。除根据浓度稀释公式外，尚需根据浓度监测数据最终确定。尤其是 NO_2 毒性较大，更必须监测。NO 和 NO_2 的实时监测不仅要达到控制 NO 浓度水平的目的，还要控制 NO_2 的水平在 5×10^{-6} 以下，一般不要超过 3×10^{-6}。在临床应用 NO 吸入疗法时，应注意 NO 可与高浓度氧（>30%）发生反应，迅速形成 NO_2，尤其是在高 NO 浓度和吸入氧浓度高于 50% 时更为明显。因此，在一般情况下，NO 的初始吸入浓度应为 $(5\sim20) \times 10^{-6}$，最高不超过 80×10^{-6}，并在给予高浓度氧（>50%）时尤应警惕

NO_2 的生成。

根据 NO 的化学性质、生物效应以及研究者的不同目的，目前已建立了多种 NO/NO_2 测定方法，包括亚硝酸盐的重氮化反应法、化学发光法、荧光分光光度法、电子顺磁共振法、甲基血红蛋白法和 cGMP 法等，各种方法各有其适用性和优缺点，应根据需要进行选择和改进。经典的化学发光法测定 NO/NO_2 较为可靠，其精确度可达 0.5×10^{-9}（即十亿分之一，0.5ppb），常用于工业、环境及人类的各种研究，因其仪器价格昂贵、操作要求高、体积大以及噪声强而不便于临床使用。目前临床上多采用电化学法测定，通过电化学感受器分析经过氧化 - 还原反应后气体所产生的电子信号，可准确测定气体的浓度，具有精确、可靠、体积小和价廉等特点，其测量范围为：NO $0\sim100 \times 10^{-6}$，NO_2 $0\sim20 \times 10^{-6}$，完全能满足临床应用需要。该仪器分别有 NO、NO_2 两个传感器，连接于呼吸机湿化器后的近患者端。仪器使用前应采用标准的 NO、NO_2 气体及零点定标，常用 NO 定标浓度为 80×10^{-6}，NO_2 定标浓度为 10×10^{-6}。

第六节 一氧化氮吸入的技术操作

目前尚无公认的最佳 NO 剂量及吸入时间，仍有待进一步的临床研究确定。

一、常用浓度

NO 吸入的常用浓度为 $(10\sim80) \times 10^{-6}$，亦有人认为应用 $(5\sim20) \times 10^{-6}$ 即可，其确切的剂量常需要根据疾病的性质以及新生儿吸入后的反应而定。考虑到 NO 及 NO_2 的潜在毒性作用，应尽可能应用较小的剂量来达到临床所需要的目的。

Tang SF 等对 12 例急性呼吸窘迫综合征的儿童吸入三种不同浓度（1×10^{-6}、10×10^{-6} 和 20×10^{-6}）的 NO，发现均可明显提高氧合率（PaO_2/FiO_2），降低氧合指数，而高铁血红蛋白和 NO_2 水平没有明显改变，三种吸入浓度之间没有显著性差异。近来，Finer NN 等也发现缺氧性呼吸衰竭足月儿和近足月儿对低浓度 NO［$(1\sim2) \times 10^{-6}$］吸入有良好的反应。然而，一般认为在多

数情况下仅吸入 1×10^{-6} 是不够的。有人认为应先从 5×10^{-6} 的小剂量开始吸入,无效时再逐渐加量,但亦有报告认为这可能会引起一系列的调节反应,影响疗效,有待进一步的研究。有报告指出,患儿若对 20×10^{-6} 的吸入浓度无效,则极少会对 80×10^{-6} 的吸入浓度产生反应。大量的动物实验和临床研究结果表明,NO 吸入浓度在 $(5 \sim 80) \times 10^{-6}$ 间存在一定的量效关系,在 $(10 \sim 40) \times 10^{-6}$ 之间足月儿和早产儿的量效关系曲线相似。

Finer NN 和 Barrington KJ 在最近一期的循证医学里综述了 11 篇相关的前瞻性文章,认为对缺氧性呼吸衰竭的足月儿和近足月儿,NO 吸入浓度为 20×10^{-6} 较为合适,对儿童则 10×10^{-6} 较为合适。对早产儿和超低出生体重儿 RDS,可以在应用肺表面活性物质无效而又经彩色 B 超证实存在肺动脉高压时吸入 NO,一般认为其起始剂量和维持剂量均在 5×10^{-6} 左右。NO 吸入 15~30 分钟后,血氧分压无改善者增加 5×10^{-6},直至 50×10^{-6} 或 80×10^{-6} 吸入 6 小时后仍无效者停用。

二、应用时间

NO 吸入治疗的起效时间有个体差异,其应用的持续时间同样也应根据疾病的性质和个体反应(包括疗效和潜在的毒副作用)而定。通常应用 1~2 天后中止,但也可短至数小时或长达数十天,治疗有效者,NO 吸入时间平均为 44 小时。

三、增加疗效的方法

(一)改善通气

NO 吸入治疗的效果有赖于适当的肺通气,任何能改善肺通气及增加 NO 在肺内分布的方法均可加强其疗效。Kinsella JP 等对呼吸窘迫综合征早产羊的研究表明,液体通气和高频振荡通气均可改善早产羊对 NO 吸入治疗的反应。对多数足月儿,若辅以外源性肺表面活性物质和高频振荡通气,维持良好的心功能和正常的体循环,NO 吸入效果会更佳。

(二)减轻炎症反应

NO 可与分子氧反应,迅速形成多种氧自由基,加重肺损伤,因此将重组人超氧化物歧化酶和 NO 吸入联合治疗 PPHN,有可能对降低肺动脉压和改善氧合有协同作用。

(三)辅助药物应用

磷酸二酯酶(PDE)抑制剂可抑制 PDE 分解环磷酸鸟苷,增加肺组织和血浆环磷酸鸟苷的水平,延长 NO 舒张肺血管的半衰期。PDE 抑制剂双嘧达莫、西地那非或扎普司特(zaprinast)和 NO 吸入联合应用,可能具有协同效应,有助于 NO 的撤离。米力农也有可能增强吸入 NO 效应,阻止肺血管收缩及撤离 NO 时的反跳。

四、一氧化氮的撤离

吸入 NO 后,如病情稳定($SpO_2 \geq 95\%$ 达 3~6 小时),FiO_2 已低于 0.5,则可考虑撤离 NO。方法为每隔 15~30 分钟调整一次 NO 吸入浓度,每次降低 5×10^{-6}。若 PaO_2 降低超过 1.33kPa(10mmHg)或 15%,则把 NO 吸入浓度调回到原来的水平;若 NO 吸入浓度为 $3 \sim 5 \times 10^{-6}$ 而患者病情仍稳定时,则维持 24~72 小时后考虑中止吸入 NO。对支气管肺发育不良患儿的撤离应更加谨慎:每 3 天调低 NO 吸入浓度 20%,直到最后停止吸入。对难以撤离者,加用双嘧达莫、西地那非、扎普司特或 L- 精氨酸可能有助于 NO 撤离。在第一次撤离时可代偿性提高 FiO_2 20%,以维持良好的 PaO_2。在 NO 吸入时间超过 30 分钟而 PaO_2 仍低于 40mmHg,或超过 60 分钟而 PaO_2 仍低于 60mmHg 时视为治疗失败,应停用 NO 吸入。

NO 和 NOS 之间存在负反馈抑制现象,外源性 NO 可抑制 NOS 的活性。当长时间应用 NO 吸入治疗而突然停止时,可瞬间引起肺动脉高压,甚至导致肺动脉高压危象。因此在停用 NO 吸入治疗时,应逐步减量,直至最终撤离。

五、防治反跳效应

反跳效应指在停止吸入 NO 4 小时内,氧饱和度下降 5%。Hermon M 等对 24 例吸入 NO

的肺动脉高压患儿进行观察,发现在停止吸入NO 24 小时前,静脉滴入环化加氧酶前列环素(prostacyclin)10ng/(kg·min),可以减轻 NO 的这种反跳效应。米力农也有可能存在相似减轻反跳的效应。对于难以撤离者,有人认为这是由于外源性 NO 抑制了 NOS 活性,导致内源性 NO 产生减少。

第七节　一氧化氮吸入疗法的疗效及安全性监测

一、一氧化氮吸入治疗的疗效

(一)疗效

NO 吸入治疗对多数存在应用指征的患儿具有良好的疗效,可引起患儿肺血管扩张,肺血管压力降低,肺内分流减少,通气/血流比值增加,氧合改善;右向左分流减少,氧合指数降低以及动脉血氧张力升高。血氧改善可即刻出现,也可为缓慢改善,其差异取决于肺部疾病、心脏功能及体循环血流动力学在病理生理中所起的不同作用。

(二)疗效评价

1. **监测指标**　包括氧合指数(oxygenation index,OI)、血压、经皮氧饱和度、血气分析等,有条件时监测中心静脉压、肺动脉压及心排血量,常用的参数有平均肺动脉压、平均循环血压、肺血管阻力和外周血管阻力。评价 NO 吸入对氧合作用的影响时,常采用 OI 来表示,根据其动态变化判断其疗效。OI 涉及呼吸机参数、吸入氧浓度及血氧分压等综合因素。

2. **监测方法**　采用超声多普勒技术,以连续多普勒测定三尖瓣反流速度,判断肺血流和肺外分流情况,计算肺动脉压;以脉冲多普勒测定左或右肺动脉平均血流速度(MPBFV)的动态变化,对选择 NO 吸入治疗的适应证及进行疗效评价具有较大的指导价值。临床上常见到患儿在吸入NO 30 分钟后 MPBFV 显著增加,同时氧合改善;相反,在吸入前平均肺动脉血流已较多者(提示肺血管阻力增高不明显),NO 吸入的疗效相对较差。

3. **疗效判断标准**　根据持续性肺动脉高压(PPHN)对 NO 吸入的不同反应可将疗效分为 4种:①无效,指 NO 吸入后 OI 下降 <25% 或吸入氧浓度下降 <0.1;②初始有效,但改维持剂量 36 小时仍无效;③对小维持剂量持续有效;④有效,但依赖大剂量。一般而言,NO 吸入对肺血管痉挛所导致的 PPHN 效果较好,对心功能不良或肺小血管肌层增生所引起的 PPHN 效果较差。

(三)NO 吸入治疗疗效差的可能原因

NO 吸入治疗疗效差常见为以下原因:①新生儿低氧但不伴有肺动脉高压;②存在先天性心血管畸形但未被发现,如完全性肺静脉异位引流、主动脉缩窄、肺毛细血管发育不良等;③败血症,尤其是 B 型链球菌败血症,引起心功能不全,伴左心房、室及肺静脉舒张末压增高时;④存在严重的肺实质性疾病,肺泡扩张不够,此时吸入 NO 有时反而可使氧合恶化;⑤严重肺发育不良;⑥血管平滑肌反应性改变;⑦高铁血红蛋白血症。

(四)对早产儿疗效

NO 吸入可以用于低氧性呼吸衰竭的早产儿(胎龄 <34 周)PPHN 治疗,但仍存在较大争议。一般认为早期吸入 NO 能改善早产儿氧合状态,降低早产儿病死率,但不能降低 BPD 发生率及机械通气或鼻塞 CPAP(nCPAP)辅助通气总时间及氧疗时间,可能对低氧性呼吸衰竭早产儿有脑保护作用。对极低出生体重儿(BW ≤ 1 500g),若出现严重低氧性呼吸衰竭而需要进行 NO 吸入治疗时,虽然氧合可以明显改善,但其死亡率仍然很高,在存活者中,神经系统后遗症发生率也很高。也有研究认为:对出生体质量 1 000g 以上早产儿,低剂量 NO 吸入能降低其支气管肺发育不良的发生率,对 1 000g 以下者则与安慰剂组差异不大;NO 吸入对重症呼吸机治疗的早产儿似乎无效,相反有可能增加重度颅内出血的风险,而晚期吸入 NO 则不能预防支气管肺发育不良的发生;对因氧合差而进行 NO 吸入治疗的早产儿,若出现气漏或无初始反应,则预后差,可能导致死亡。Tanaka 等对低氧性呼吸衰竭早产儿分别应用 NO 吸入和 100% 氧治疗,结果表明前者脑瘫发病率为 12.5%,而后者则达 46.7%,NO 吸入治疗能降低患 PPHN 早产儿发生脑瘫的危险性。但 Van

Meurs 等对 420 例出生体重 401~1 500g 的早产儿进行 NO 吸入研究,发现 NO 吸入后早产儿病死率及支气管肺发育不良发生率并没有降低。目前对极严重呼吸衰竭的早产儿不推荐行 NO 吸入治疗。

二、一氧化氮吸入治疗的安全性监测

(一) NO 代谢与潜在毒性作用

1. 体内代谢　在无氧情况下,NO 溶解于水,形成很稳定的物质。在水、超滤液和血浆中,NO 可氧化成亚硝酸盐,稳定数小时。但在全血中,NO 与血红蛋白结合形成亚硝酰基血红蛋白、高铁血红蛋白,并最终形成硝酸盐和亚硝酸盐。若亚硝酰基血红蛋白在动静脉输送血管内释放 NO 基团,即可发挥 NO 生物活性。

2. 在空气中的变化　NO 含量足够时可迅速与氧气反应,形成有毒的二氧化氮(NO_2)和过氧化亚硝酸盐等物质,后者又可迅速分解成 HO^- 氧自由基及其他细胞毒性物质,与 NO_2 共同作用,使细胞膜表面蛋白质变性,细胞受损。研究表明,NO 浓度很低时即使在有氧的情况下也比较稳定,低剂量吸入 NO 不会对肺实质造成组织损害。

3. NO 吸入浓度很高时有一定的致癌性。

(二) 安全性监测

鉴于 NO 的潜在危害性,在 NO 吸入过程中必须全程监测。

1. 一般监护　主要包括:①检查和记录 NO 气瓶量表上的读数,监测气瓶的剩余气量,计划更换气瓶的最佳时间;②持续监测呼吸机管道送气口靠近患儿的 NO 和 NO_2 浓度,测量前需用标准的 NO/NO_2 气体来将仪器校正;③定期检查所有的连接是否紧密,有无泄漏,减少 NO 与氧气的接触;④监测废气清除系统排出环路,防止其他泄漏;⑤环境中 NO 和 NO_2 浓度监测,尤其是对通气换气不足的房间。

2. 持续监测 NO、NO_2 水平和血气情况,控制 NO 吸入浓度低于 80×10^{-6},尽量应用低浓度吸入,使 NO_2 血浓度在 5×10^{-6} 以下,临床应用时最好低于 3×10^{-6}。

3. 定期监测血液高铁血红蛋白浓度,以低于

2% 为佳。一般于开始治疗前、开始治疗后 1 和 6 小时,各监测 1 次,以后每天监测 1 次,当改变 NO 吸入浓度时需再次监测。

4. 定期检查血小板水平及出凝血时间。

5. 必要时应监测血清、尿液和气道冲洗液中亚硝酸根水平,以判断 NO 在体内的代谢变化。有研究发现,当 NO 吸入浓度达 $(40~90) \times 10^{-6}$ 时,血清中亚硝酸根水平可以 10 倍地增加,若同时伴少尿或无尿,则会更高。

6. 严密监测左心室功能和肺水肿。

第八节　一氧化氮吸入疗法的临床应用

一、应用指征

一氧化氮吸入疗法的应用指征为:①伴有肺血管张力异常的疾病,如 PPHN;②对缺氧的足月或近足月儿(胎龄 ≥ 33 周),在进行机械通气及吸入氧浓度为 100% 的条件下,若氧合指数仍 ≥ 25 或 PaO_2 仍 <100mmHg;③如早产儿出现上述情况时亦可考虑应用 NO 吸入治疗,但其效果差于足月儿。

二、在不同疾病治疗中的应用

(一) 新生儿持续性肺动脉高压

国外资料表明,PPHN 发病率高达 1.9‰,它可以是特发性的,也可以与新生儿其他心、肺疾病,如胎粪吸入综合征、窒息及感染等有关。动物实验结果表明,PPHN 可能由内皮细胞功能异常所引起,严重缺氧时 NO 的释放受到影响。由于 NO 能抑制血管平滑肌细胞的增殖,其合成降低可导致 PPHN 的组织病理改变。在 PPHN 急性期,应用放射性核素方法测定,发现精氨酸利用率降低,NO 合成减少,提示内源性 NO 缺乏在 PPHN 发病中占有重要的地位。

PPHN 时肺血管阻力增高,引起右心室压力升高、动脉导管和 / 或卵圆孔水平的右向左分流(或双向分流)及三尖瓣反流,临床上表现为严重的低氧血症。传统处理方法包括:吸入高浓度氧和进行过度通气,以期纠正低氧血症与酸中毒;

应用碳酸氢钠、血管活性药物、镇静剂或肌松剂以及补液治疗,以期纠正代谢与血流动力学异常;其中,过度通气的方法可能较补碱治疗能更有效地降低体外膜肺氧合(extracorporeal membrane oxygenation,ECMO)治疗的危险性,而不增加 28 日龄时对氧的需求。但是所有这些措施均只能在一定程度上降低肺动脉压力、改善氧合,并且往往会产生许多副作用,如氧中毒、气压伤、气胸和纵隔气肿等。血管扩张药也被广泛地用于治疗 PPHN,但它非选择性地作用于肺血管或扩张血管效果较差,常导致体循环压力下降,动脉导管水平的右向左分流增加以及通气血流比例失调加重。对危重症患儿采用 ECMO 来代替传统治疗方法,可使 PPHN 的治愈率提高到 94%,但其费用昂贵,合并症亦不少,难以在临床上得到广泛应用。

NO 作为选择性肺血管扩张剂,在治疗 PPHN 方面已取得了很大的成功:吸入 NO 后,肺动脉压力降低,氧合改善,氧合指数下降,但肺的功能残气量和被动呼吸机制不变。NO 吸入常以 $(10\sim80)\times10^{-6}$ 浓度开始,亦有人建议直接选择 20×10^{-6} 的初治吸入浓度,4 小时后可将浓度降到 6×10^{-6},一般在吸入 24 小时后撤离。PPHN 的病因不同,对 NO 吸入治疗的反应也不同。特发性或急性呼吸窘迫综合征,特发性肺动脉高压以及不伴顽固性休克的败血症对 NO 吸入治疗效果较好,胎粪吸入综合征次之,先天性膈疝较差,肺发育不良最差。NO 有一定的抗凝作用,因此 NO 吸入对血栓性肺动脉高压具有特别的治疗作用。有报道认为,对由先天性膈疝所引起的 PPHN,加用双嘧达莫(一种 cGMP 磷酸二酯酶抑制剂)可以暂时改善其对 NO 吸入治疗的反应。若 NO 吸入 30 分钟后氧合指数明显降低、胎龄 ≥ 34 周以及肺动脉高压非为先天性膈疝所致,则新生儿存活率较高。对由 B 族溶血性链球菌性败血症所引起的 PPHN,部分动物实验结果表明,在疾病初期肺血管对 NO 吸入仍反应良好,但也有人认为吸入外源性 NO 不会产生良效,因为此时机体已充分发挥内源性 NO 的作用。

与前列腺素和妥拉苏林有所不同的是,NO 吸入治疗更能有效地降低肺动脉高压,若给予适当监测,NO 吸入对体循环血流动力学无影响,给药相对安全,1~4 年的随访研究亦未发现对患儿健康与神经生长发育有任何不良影响,应优先使用。

(二)新生儿呼吸窘迫综合征(RDS)

近年来在新生儿呼吸窘迫综合征的治疗方面已有较大的进展,肺表面活性物质的应用更是大大地改善了其预后,但该病仍然是引起早产儿死亡的主要疾病之一。其死亡原因与各种并发症有关,其中肺动脉高压尤为重要。对 RDS 患儿吸入 20×10^{-6} 浓度的 NO,不管是否有肺外分流(动脉导管或卵圆孔水平),多数患儿在吸入数分钟后氧合指数即开始改善,肺动脉平均血流开始增加,提示 NO 能降低肺动脉压或 / 和改善其通气 / 血流比值。在吸入 NO 前,应用小剂量的肺表面活性物质可加强 NO 吸入的治疗效果。

对早产儿和急性呼吸窘迫综合征患儿,NO 吸入的短期效果不肯定,产生的效果不一定大于潜在的毒性作用。如吸入浓度过高还可降低肺表面活性物质的功能,并作为肺脏的刺激性物质,激发肺脏巨噬细胞的吞噬功能,引发肺上皮细胞的炎症损伤和氧化性损害。但小样本的长期随访不能证实 NO 吸入会对早产儿在婴幼儿阶段的神经运动发育、脑瘫和死亡有不良影响。

(三)足月儿低氧性呼吸衰竭

足月儿低氧性呼吸衰竭可由多种原因引起。重症患儿在经过血管活性药物、常规呼吸机或高频呼吸机等治疗后,若仍有低氧血症,则可能最终需要 ECMO 治疗。而 NO 的发现及临床应用,大大降低了进行 ECMO 的可能性。一般认为,若在呼吸机正压通气下,吸入高浓度氧(>60%)而经皮血氧饱和度(SpO_2)仍然低于 80%,存在肺动脉高压时,即可考虑应用 NO 吸入治疗。

理论上,吸入的 NO 只扩张通气良好的肺血管,故它不仅能降低肺动脉压和右室收缩压,减少肺内分流,还能减少无效腔,改善通气 / 血流比值,显著提高动脉血氧分压(PaO_2),降低氧合指数,从而减少进行 ECMO 的可能性。NO 吸入治疗的临床应用亦充分验证了这一点。在最近一期的循证医学里,Finer NN 和 Barrington KJ 综述了 12 篇随机控制试验的前瞻性研究文章,结果发现,给予 NO 吸入后氧合作用改善约 50%,在治疗开始后 30~60 分钟,氧合指数降低 15.1(加权指数),PaO_2 升高 7.07kPa(53mmHg),未发现有对神经系统发育的远期不良影响。NO 吸入可以改善缺氧性呼吸衰竭足月儿和近足月儿的预后,主要表现为需要进行 ECMO 的可能性降低,对死亡率的影响相对较小,对先天性膈疝新生儿的预后影响不大。提示对存在严重氧合障碍的无膈疝足月儿和近足月儿应进行 NO 吸入治疗。

NO 吸入治疗时可能有剂量与效应的关系,吸入初期疗效欠佳者常提示预后可能不良。对部分患儿,其疗效只能短暂维持,最终仍不能避免使用 ECMO。疗效的不一致可能与其病变性质不同有关,高频振荡通气可以更安全有效地改善肺通气,从而可以加强 NO 吸入治疗的疗效,故对治疗效果欠佳的低氧性呼吸衰竭患儿,可以试用高频振荡通气和 NO 吸入联合治疗。

对早产儿(胎龄 <33 周)呼吸衰竭,传统治疗方法为辅助通气及应用肺表面活性物质,有时辅以镇静剂或肌肉松弛剂,对危重早产儿,常加用血管活性药物以改善体循环。初步研究表明,吸入小剂量 NO 可在一定程度上改善早产儿的氧合作用,但病死率、慢性肺疾病和颅内出血发生率无明显好转,有人认为对呼吸衰竭早产儿,NO 吸入的临床意义不大,尚需进一步的研究确定。

值得注意的是,吸入 NO 亦有可能扩张已收缩的缺氧性肺血管,加重通气血流的不协调,加重缺氧,使肺表面活性物质活性降低,影响血小板功能以及干扰内源性肺血管的调节,临床应用时应注意避免。

(四)胎粪吸入综合征

动物实验结果表明,对胎粪吸入综合征新生儿,在传统机械通气或高频振荡通气的基础上,应用 NO 吸入治疗可更有效地改善血液的氧合作用。早期持续吸入 NO,还可以抑制肺动脉压的升高,防止上皮细胞凋亡的加重,但对由胎粪吸入所引起的早期炎症性损害无明显影响。

胎粪吸入综合征为阻塞性肺疾病而非实质性肺疾病,单纯吸入 NO 时由于吸入的 NO 在肺内分布不良,效果欠佳,若在吸入 NO 前应用小剂量的肺表面活性物质,可以改善肺通气而加强其治疗效果。

(五)严重支气管肺发育不良或慢性肺疾病

一般认为 NO 吸入治疗对已发生或即将发生慢性肺疾病的新生儿有一定的作用,可以改善氧合、降低氧合指数。对慢性肺疾病早产羊模型的研究表明,在早产羊达 7~12 日龄时,吸入 NO (15×10^{-6})1 小时,可持续降低肺血管阻力,但在机械通气 3 周后,肺血管阻力不再降低。Banks BA 等对 16 例严重支气管肺发育不良患儿持续吸入 NO(20×10^{-6})72 小时,在吸入 1 小时后,11 例患儿 PaO_2 平均升高 3.07kPa(24mmHg),$PaCO_2$ 无显著性改变;72 小时后 11 例患儿可下调呼吸机参数,其中 4 例 FiO_2 降低 ≥ 15%,7 例降低 ≥ 35%,均无明显副作用,4 例最终能够脱离呼吸机,4 例死亡;对 NO 吸入无效应的其余 5 例患儿或死亡或继续需要呼吸机供氧。其他研究也提示吸入 NO 后,早产儿肺血管、肺泡以及末端肺组织发育改善,肺功能好转。提示对可能发生慢性肺疾病的早产儿,若合并肺动脉高压,仍可考虑进行 NO 吸入治疗。

对于出生后 1~2 周仍持续依赖机械通气和高浓度氧的新生儿,持续吸入低浓度的 NO 对预防支气管肺发育不良发生有一定的作用。这可能是因为 NO 可抑制肺泡巨噬细胞和炎症细胞释放促炎症介质,以及可能增强机体在持续高氧下的耐受。目前临床试验对估计需要长期呼吸机治疗的儿童给予预防性吸入 NO,旨在抑制支气管肺发育不良的炎症和过氧化损伤,避免发展为慢性肺疾病。

支气管肺发育不良或慢性肺疾病患儿对 NO 吸入治疗效果较差。若患儿吸入 NO 后,病情无明显改善,则每 6 小时降低 NO 吸入浓度 5×10^{-6},并在 24 小时内停用。但若吸入治疗有效(即吸入氧浓度降低 15% 以上),则在病情稳定后缓慢撤离:每 3 天调低 NO 吸入浓度 20%,直到最后停止吸入。如调低后氧饱和度降低 >5%,并持续 10 分钟以上,则调回原来的吸入水平,3 天后再次调低 NO 吸入浓度;若在 24 小时内氧需求增加 10%

以上,亦需调回原来的吸入水平。在撤离的过程中,应严密监测血气、高铁血红蛋白以及 3- 硝基酪氨酸水平。

少部分肺发育不全或肺发育不良的患儿会发生 NO 依赖。

(六)心脏疾病术后

对心脏病患儿在术后吸入 NO,可以选择性地降低肺血管张力,改善通气血流比例,这在吸入氧浓度较高时尤为明显。其应用指征包括:①肺动脉高压时肺动脉压力与体循环动脉压力之比(Pp/Ps)>0.5 ;②严重肺动脉高压;③肺血管压力高[Glenn 压力在双向 Glenn 手术后仍高于 2.40kPa(18mmHg)]或在 Blalock-Taussig 分流术后吸入 100% 纯氧而动脉血氧饱和度仍低于 70%;④平均肺动脉压力高于 2.00kPa(15mmHg)和在 Fontan 术式手术后经肺压力差(平均肺动脉压减去左房压)仍 >1.07kPa(8mmHg);⑤有左室辅助系统的患儿,其肺血管压力升高[平均肺动脉压力高于 4.00kPa(30mmHg),左室辅助系统流速低于 2.5L/(min·m^2)];⑥氧合功能受损(即当 PEEP>5cmH$_2$O 时 PaO$_2$/FiO$_2$<100)。

Ivy DD 等对 23 例术后合并严重肺动脉高压的先天性心脏病患儿进行 NO 吸入治疗,发现同时予以双嘧达莫可减轻 NO 治疗撤离后的反跳性肺动脉高压,提示对较长时间吸入 NO 的患儿,应该考虑加用双嘧达莫来缓解这种可能的反跳反应。有研究表明,患儿在 NO 吸入治疗期间,如进行体外循环,会更容易发生高铁血红蛋白血症,亦应引起注意。NO 吸入治疗不主张用于与二尖瓣功能不全和左心房压力升高有关的肺静脉高压新生儿。

第九节 一氧化氮的毒性机制及防治方法

NO 吸入疗法是较安全的,随访研究结果表明,若应用恰当,不会对患儿健康和神经生长发育造成任何不良影响,但仍应注意其可能的损害。

一、氧自由基损伤

NO 本身是一种不稳定的自由基,可通过亚硝基化反应与组织细胞分子中的巯基形成亚硝基巯醇化合物,使 NO 较长时间作用于组织细胞,可能改变氨基酸残基结构,影响蛋白质高级结构的形成和稳定。此外,NO 也可与分子氧反应(尤其是当 L- 精氨酸缺乏时),迅速形成超氧化物、过氧化物以及过氧化亚硝酸基团等氧自由基,引起脂质过氧化,抑制线粒体功能,损伤 DNA,最终引起潜在的组织损伤和程序性死亡,尤其是对曾经应用过高浓度氧治疗的肺脏,可引起肺表面活性物质及其相关蛋白质损害。因此,长时间吸入 NO 时更应注意其对肺组织和肺功能的不良效果。

已经证明,大剂量 NO 吸入对肺脏有直接损伤作用,但若吸入浓度控制在 80ppm 以内,至今尚未见有吸入数天即损伤肺脏的文献报道,然而长时间吸入时仍应注意其对肺组织和肺功能的不良效果。谷胱甘肽作为细胞内抗过氧化反应的物质基础,有报道认为对因吸入 NO 而造成的细胞毒性具有保护作用;超氧化物歧化酶是氧自由基清除剂,具有抗氧化、硝基化的作用,两者联合应用对降低肺动脉压和改善氧合有协同作用。

二、二氧化氮的毒性作用

NO 与氧结合后可产生二氧化氮(NO$_2$),后者是一种强氧化剂,50%~60% 滞留于肺脏而直接损伤气道和肺泡黏膜上皮细胞,可引起慢性肺疾病,尤其是对极低出生体重儿。因此在进行 NO 吸入治疗时,应尽量采用低浓度吸入,并注意监测与预防 NO$_2$ 的形成及高铁血红蛋白血症的发生。

NO$_2$ 的生成与 NO 浓度的平方及氧浓度呈正比。有实验表明,应用新生儿呼吸机吸入 90% 的氧和 80×10^{-6} 的 NO 时,可在 20 秒之内产生 5×10^{-6} 的 NO$_2$。因此在吸入高浓度(80×10^{-6})NO 时应避免长时间吸入高浓度氧,以免产生毒性损伤。此外,NO 与 NO$_2$ 反应能产生三氧化二氮(dinitrogen trioxide),后者是水溶性的,可形成硝酸盐及亚硝酸盐,参与对肺脏的损伤。有报道认为吸入 5×10^{-6} NO$_2$ 4 小时,即可对肺脏造成轻度炎症,长时间暴露于 NO$_2$ 环境还可使气道功能减退、易感性增加。目前临床上常用的 NO 吸入浓度很少会产生超过 2×10^{-6} 的 NO$_2$,如将呼吸机流量降至 8~12L/min,更可进一步减少 NO_2 的产生。因此,如能有效监测 NO 和 NO_2 浓度,则可避免其毒性作用。

NO 和 NO_2 对多种组织均有毒性作用。吸入 0.1%~2% 的 NO 可引起实验狗高铁血红蛋白血症、低氧血症及肺水肿,甚至死亡;对人类,若置于 $2.3 \times 10^{-6} NO_2$ 环境中 5 小时,可导致血浆谷胱甘肽过氧化物酶活性降低 14%,11 小时后肺通透性下降 22%,提示即使 NO_2 浓度很低亦可造成损害,引起机体反应迟钝。

三、对肺表面活性物质功能的影响

动物实验表明 NO 对肺表面活性物质功能的影响有一个剂量效应,大剂量时功能降低,小剂量时则增加其基因表达、改善其功能及减轻缺氧的压力。

四、高铁血红蛋白的产生

NO 与血红蛋白的亲和力较一氧化碳与血红蛋白的亲和力高 280~1 500 倍,较氧气则高于 3 000 倍,对还原型血红蛋白的结合力较对氧合型高 5~20 倍。高铁血红蛋白血症的发生取决于患者的血红蛋白浓度与氧化程度、高铁血红蛋白还原酶的活性以及 NO 最终吸入量。如吸入时间短,浓度控制在 $(20~80) \times 10^{-6}$,则高铁血红蛋白水平很少超过 2%;如吸入数天则仍有可能升高,但很少超过 10%,较少出现临床症状。高铁血红蛋白明显增高时,可能会造成肺水肿等病变,如高于 3% 可静脉滴注维生素 C 500mg 及进行输血治疗,若已高于 5%,则在进一步试验性撤离 NO 的同时,注入亚甲蓝溶液,1~2mg/(kg·次),注射时间需超过 5 分钟。

吸入 NO 时必须定期监测高铁血红蛋白水平,一般在开始时检测 1 次,作为基础水平,其后每 12 小时检测 1 次,NO 吸入浓度 $\leq 20 \times 10^{-6}$ 时每天检测 1 次。有报道显示,新生儿意外地吸入 $>135 \times 10^{-6}$ 浓度的 NO 时可发生严重的高铁血红蛋白血症。对大多数患者来说,长时间吸入 NO(新生儿 >23 天,成人 >53 天)不会产生不良后果。

五、颅内出血

NO 可通过 cGMP 机制对血小板聚集和黏附功能产生一定的影响,动物实验和临床实验表明,吸入 30×10^{-6} 浓度的 NO 可引起出血时间延长。有报道认为吸入 NO 可增加脑室内出血的机会,这在伴有动脉导管未闭的新生儿和早产儿或 DIC 患儿中尤为明显。但近期的两个大样本临床试验表明,吸入 NO 并不会增加早产儿颅内出血的发生率,亦不会对神经发育造成不良的影响;相反,吸入 NO 后,早产儿进行机械通气的时间缩短,其慢性肺疾病的危险性和严重程度亦有降低趋势。需注意的是,NO 可作为退行性信使,通过细胞膜扩散,进一步刺激谷氨酸分泌,加重脑损伤。

六、DNA 损伤

高浓度的 NO 除可抑制 DNA 合成外,还可通过以下机制损伤 DNA:① DNA 碱基脱氨基;② DNA 氧化,可由 NO 或其产物高氧氮分子及 OH^- 引起;③亚硝胺生成增加,后者是 DNA 烷化因子;④抑制 DNA 修复酶,抑制 DNA 损伤的修复。损伤的 DNA 可激活多聚 ADP- 核糖合成酶,排空 DNA 和 ATP,导致能量耗竭和细胞死亡,这与 NO 的神经毒性有关。鉴于此,从临床安全性考虑,应注意 NO 吸入疗法的潜在致畸和致癌可能性。

七、对一氧化氮依赖

在治疗中不能将 NO 浓度降低,或在停止吸入 NO 后,若氧饱和度下降超过 10% 或低于 85% 时提示为 NO 依赖,应对患儿重新吸入 5×10^{-6} 的 NO,并在其稳定 30 分钟后,增加吸入氧浓度(FiO_2)0.40,然后才再次撤离 NO。考虑到长时间 NO 吸入可以抑制内源性 NO 的产生,对难以撤离者,应考虑加用双嘧达莫等联合治疗。

八、其他可能的副作用

吸入 NO 后出血时间的延长可能与血小板功能受到抑制有关,但其确切机制尚有待进一步研究。对有出血倾向者,在 NO 吸入过程中应密切观察,以防出血加重。NO 可以影响 *p53* 和 *bcl-2* 基因表达,引起多种细胞发生凋亡,如巨噬细胞和 T 淋巴细胞(主要是 CD4$^+$CD8$^+$T 淋巴细胞),但对 CD4$^+$ 或 CD8$^+$T 淋巴细胞(单阳性)不太敏感;相反,对 B 淋巴细胞,NO 可抑制凋亡。

第十节　研究进展和方向

一、炎症反应的调节

在疾病进程的晚期单独使用 NO 吸入,并不能改变患儿的机械通气时间和死亡率,但作为预防措施可能具有预防作用。动物研究证实,在炎症反应过程启动前给予 NO 吸入具有预防作用,说明 NO 吸入在肺内甚至在肺外(脑、肾、心肌)水平上均可作为调节炎症反应的一种治疗手段。若这些研究结果最终被临床试验所证实,NO 将被常规加入到麻醉和 ICU 通气系统中,因为 NO 对循环的选择性作用(使正常血管收缩,而使内皮功能异常的血管舒张)可以将血流重新分布至灌注不良的肺组织区域,而不会改变全身的血流动力学(Robin Hood 综合征)。

二、与磷酸二酯酶(PDE)抑制剂的联合治疗

PDE 抑制剂可抑制 PDE 分解环磷酸鸟苷,增加肺组织和血浆环磷酸鸟苷的水平,延长 NO 舒张肺血管的半衰期,维持肺血管舒张,提高肺血流;与 NO 吸入联合应用时,可能具有协同效应,有助于 NO 的撤离。临床上常用 PDE 5 抑制剂包括双嘧达莫、扎普司特(zaprinast)、西地那非(sildenafil)、他达拉非(tadalafil)和伐地那非(vardenafil)等,其中西地那非在口服、气道雾化吸入或静脉应用时均可降低肺动脉压力,改善吸入 NO 无效儿童的临床症状。常用 PDE 3 抑制剂包括米力农等,气道雾化吸入或静脉应用时均有可能增强吸入 NO 效应,阻止肺血管收缩及撤离 NO 时的反跳,对依前列醇和伊洛前列素的扩张

肺动脉作用也有一定增强效果。

三、预防和治疗支气管肺发育不良和慢性肺疾病

NO 可抑制肺泡巨噬细胞和炎症细胞释放促炎症介质,也可能可增强机体在持续高氧下的耐受。对于出生后 1~2 周仍持续依赖机械通气和高浓度氧的新生儿,NO 吸入治疗对支气管肺发育不良的发生有一定的预防作用,而对于已发生或即将发生慢性肺疾病的新生儿,NO 吸入治疗则有一定的作用。目前临床试验重点对估计需要长期呼吸机治疗的儿童给予预防性吸入 NO,旨在抑制支气管肺发育不良的炎症和过氧化损伤,避免发展为慢性肺疾病。

四、其他

一氧化氮供体如偶氮鎓二醇盐(NONOates),可通过雾化吸入或直接注入支气管选择性扩张肺血管,对体循环无明显影响,与小剂量 NO 合用可以治疗 PPHN。越来越多的证据表明,单独使用依前列醇及其类似物[如依前列醇(epoprostenol)和伊洛前列素(iloprost)]或内皮素受体拮抗剂[如波生坦(bosentan)、西他生坦(sitaxsentan)和安倍生坦(ambrisentan)]等,亦有较好的扩张肺动脉作用。血管内皮生长因子、尿苷酸环化酶活化剂(BAY 41-2272)和丝氨酸弹力酶抑制剂(M249314,ZD0892)等对 PPHN 可能亦有潜在的治疗作用。对并发肺发育不良的难治性 PPHN 新生儿,可以尝试进行间充质干细胞移植,以期重建正常的肺组织。

总之,尽管 NO 吸入治疗对新生儿肺动脉高压及通气/血流比值失调有显著疗效,在其他呼吸系统疾病中亦有广泛的应用前景,但其最佳剂量、疗程及毒性机制尚需要进一步的研究确定,在临床应用上应尽可能应用较小的剂量来达到临床所需的目的。

（农绍汉）

第四十九章

新生儿液体疗法

第一节 新生儿体液平衡特点

一、胎儿和新生儿体液的总量与分布

新生儿体液总量（total body water）占比相对比儿童和成人多，且与成熟程度相关，胎龄越小体液所占比例越高。妊娠第 3 个月胎儿体液总量为体重的 99.4%，胎龄 24 周时下降至 86%，足月时大约为 78%。随着生长，细胞内液和细胞外液都发生了特征性改变。24 周胎儿的细胞外液量为体重的 59%，到足月时约为体重的 44%；细胞内液由 24 周的 27% 上升到足月时的 34%。出生几天内的体重丢失系细胞外液浓缩所致，这些生理变化允许新生儿体重下降 5%~15%，即生理性体重下降。

二、新生儿水代谢特点

新生儿维持水代谢平衡的水需要，包括不显性失水、肾脏排泄和粪便水丢失，此外生长发育也需要水，而作为细胞代谢的副产物又可有少量的内生水。因此新生儿每天所需水量视下列情况而定：

（一）不显性失水

不显性失水（invisible dehydration）包括呼吸和皮肤蒸发的水分，但不包括出汗。对于环境在热和水平衡中不显性失水是一个重要因素，尤其是在早产儿，大约 30% 发生在呼出气体经过呼吸道时，其余通过皮肤蒸发。已知影响不显性水丢失率的因素有：新生儿的成熟度、环境温度与湿度、光疗、热辐射、吸入气体湿度、呼吸频率等。胎龄和体重与不显性失水呈负相关，胎龄越小、越不成熟的新生儿，单位体重丢失的体液越多。胎龄

32 周、体重 1 250g 以下的早产儿生后 10 天内不显性失水每小时 >2.5ml/kg，而体重 2 000g 的早产儿每小时约 0.8ml/kg，前者明显高于后者，与低出生体重儿体表面积相对更大、皮肤更薄、呼吸频率快和体液更多等有关。呼吸窘迫可导致呼吸不显性失水的增加，对新生儿自发呼吸来说，不显性失水随每分钟通气量增加而增加。如果对呼吸机所供给的混合气体没充分加温、湿化，则对于机械通气的婴儿也是如此。除了通气频率，呼吸不显性失水也依赖于患者上呼吸道和所呼吸混合气体的湿度（或蒸气压力），无论是用头罩、早产儿培养箱，还是在经鼻导管或气管内导管氧疗和机械通气的过程中，混合气体加温、湿化可以防止呼吸道黏膜的损伤，也可防止黏性分泌物阻塞气道。如果吸入与呼出的气体温度和水含量相同，则呼吸导致的不显性失水几乎为零。环境湿度也可影响皮肤蒸发水丢失，但程度要比其对呼吸水丢失的影响程度小得多，环境水蒸气压力增加 3 倍，呼吸水丢失减少 55%，皮肤水丢失仅减少 18%。高于中性温度的环境温度升高可增加不显性失水 3~4 倍，同样，无论是因为发热还是因为环境温度过高而引起的体温增高，都可导致不显性失水增加。现已证明新生儿的活动程度影响不显性失水，清醒、活动的婴儿不显性失水要比安静的、睡着的婴儿平均高 37%~70%，哭闹时比基础状态高 2 倍或更多。热辐射的使用可增加 50% 的不显性失水，与光疗增加的程度相近，光疗与热辐射同时使用要比两者单独使用时多增加不显性失水。有一些措施可以减少不显性失水，如在单层壁的早产儿培养箱里给早产儿使用透明塑料热保护物可减少 10%~25% 不显性水丢失，体重 <1 250g 的婴儿效

果更明显。如果热保护物的尾端是封闭的,可减少近皮肤处的空气流动,其效果更好。这种热保护物对热辐射的婴儿似乎没有作用,因为它阻止了热辐射器红外线能量的释放。在早产儿培养箱中,透明热毯可平均减少早产儿 70% 不显性失水,类似的毛毯、小罩或聚乙烯氯化物膜都可减少热辐射婴儿的不显性水丢失,半透膜和局部用药如外敷硬肿膏等也可减少早产儿不显性水丢失达 50%。

(二)肾脏水排泄

尿液排泄所需水量依赖于肾脏溶质负荷和肾脏浓缩功能,足月新生儿可产生稀释度为 50mOsm/L 的尿液,也可产生浓缩度约 800mOsm/L 的尿液。早产儿肾脏虽然有能力增加自由水清除和尿量,但仅对一个很窄范围的渗透压有效。肾脏溶质负荷(solute load)有两个来源:外源性溶质(exogenous solute)主要来源于电解质和营养物的代谢产物;内源性溶质(endogenous solute)为分解产物或体内成分的变化。配方奶产生的外源性肾脏溶质负荷为 18~24mOsm/100kcal〔每天能量摄入 125kcal/kg 时为 22~30mOsm/(kg·d)〕。每天每千克体重静脉输注 3mmol 的氯化钠和 2mmol 的氯化钾会产生 10mOsm/(kg·d) 的外源性肾脏溶质负荷;另外,每天 1g/kg 的氨基酸可增加肾脏负荷约 16mOsm/(kg·d)。如果这些外源性溶质都要在肾脏被排出,则 50~80ml/(kg·d) 的尿量要保持浓缩程度为 125~600mOsm/L,新生儿(包括早产儿)的肾脏基本具备这一浓缩功能。如果婴儿处于分解状态时,虽然内源性肾脏溶质负荷有增加,但外源性溶质摄入一般都较低,因此,实际的溶质排泄也仍然少于 30mOsm/(kg·d)。婴儿生长将储存部分外源性溶质在体内(大约 1mOsm/g 体重增加),估计实际的溶质负荷时要给予考虑。一个接受早产儿配方奶〔125kcal/(kg·d)〕体重增长为 15g/(kg·d) 的婴儿,溶质排泄大约为 15mOsm/(kg·d)。患有严重疾病需要辅助通气的婴儿,在肾脏处理水方面可能有特殊的问题,如疾病过程中的缺氧和低血压将会引起肾小管或肾皮质坏死,进而影响肾脏功能;在急性肾小管坏死的无尿期和少尿期,肾脏水排泄明显减少,维持水代谢的量也相应减少;在多尿期肾脏排水明显增多,

供水量也相应增加。只要可以维持正常的血气和酸碱平衡,有呼吸窘迫综合征(RDS)的婴儿肾脏功能与同胎龄没有呼吸疾病的婴儿相同。但对有缺氧和酸中毒的 RDS 婴儿,则他们的肾脏血流量和肾小球滤过率会降低,肾脏碳酸二氢钠的浓度差也会降低。除了因严重 RDS 合并症引起肾功能改变外,正压通气也会影响肾脏功能而引起水钠潴留,气道内持续正压会降低肾小球滤过率、钠排出率和自由水清除率。间歇正压通气会通过几种机制干扰水和钠的排泄,包括醛固酮分泌增多和抗利尿激素增多,潜在的肺疾病也会引起抗利尿激素的分泌增加。

(三)粪便水丢失

一般估计粪便水丢失(loss of fecal water)为 5~10ml/(kg·d),腹泻时可增至 30~40ml/(kg·d),实际丢失量的多少可通过体重的变化来判断。光疗也会增加粪便水丢失,有黄疸的足月儿光疗时粪便失水约 19ml/(kg·d),而不需光疗的黄疸婴儿粪便失水约 7ml/(kg·d)。

(四)生长需水

生长需水(water for growth)依赖于预期的生长速度、新组织的水含量及体液构成的变化,在"生理性"体重减轻之后才开始提供。生长期间每增长 1kg 体重新组织中的水含量为 0.5~0.8L,且与婴儿成熟度相关。表 4-49-1 总结了出生体重在 500~2 000g 的婴儿每周需水的平均量。

(五)氧化的水

作为代谢副产物产生的水是摄入的一个隐藏源,这些氧化产生的水应从所需摄入量中扣除。每克蛋白质、脂肪和碳水化合物氧化后产生水分别为 0.43ml、1.07ml 和 0.6ml。应用配方奶的早产儿每消耗 1kcal 热量就产生约 0.14ml 的水或 5~10ml/(kg·d) 的水。粗略等于粪便失水加上生长需水。简化计算每天水需要量为不显性失水与肾脏排泄水之和。

表 4-49-1 中的数据仅仅表示平均需要量,对大多数低出生体重儿是足够的,它仅仅是水平衡组成的一个证据和帮助开出水摄入量处方的一个粗略向导,实际摄入量必须根据体重、血清钠浓度、尿量和尿浓度等数据进行调整。

表 4-49-1 低出生体重儿水需要量估计 /(ml·kg^{-1}·d^{-1})

日龄	构成	出生体重 /g					
		501~750	751~1 000	1 001~1 250	1 251~1 500	1 501~1 750	1 751~2 000
3~7	不显性失水	100	65	55	40	20	15
	尿	70	70	70	70	70	70
	粪便	5	5	5	5	5	5
	生长	0	0	0	0	5	5
	氧化	−5	−5	−5	−5	−10	−10
	合计	170	135	125	110	90	85
8~14	不显性失水	80	60	50	40	30	20
	尿	70	70	70	70	70	70
	粪便	5	5	5	5	5	5
	生长	0	0	5	5	10	10
	氧化	−5	−5	−10	−10	−10	−10
	合计	150	130	120	110	105	95
15~21	不显性失水	70	50	40	35	30	25
	尿	70	70	70	70	70	70
	粪便	5	5	5	5	5	5
	生长	5	5	10	10	10	10
	氧化	−10	−10	−10	−10	−10	−10
	合计	140	120	115	110	105	100
22~28	不显性失水	60	45	40	35	30	25
	尿	70	70	70	70	70	70
	粪便	5	5	5	5	5	5
	生长	5	5	10	10	10	10
	氧化	−10	−10	−10	−10	−10	−10
	合计	135	120	115	110	105	100

摘自：Bell EF,OhW.Fluid and electrolyte balance in very low brith weight infants.Clin Perinatol,1 979,6：139.

三、新生儿电解质需要量

在水交换过程中电解质也不断交换,维持正常的电解质水平对机体内环境稳定非常重要。细胞外液的主要阳离子中,钠离子占 90% 以上,氯离子和碳酸氢根离子是细胞外液主要阴离子,对维持细胞外液的渗透压起主导作用。钾离子和磷酸氢根离子分别为细胞内液的主要阳离子与阴离子,钾离子大部分处于离解状态,维持着细胞内液的渗透压。新生儿生后几天内血钾、氯、磷和乳酸偏高以及血钠、钙和碳酸氢盐偏低,之后与成人无显著差异。足月新生儿生后 1、2 天,早产儿尤其是极低出生体重儿生后 1 周内,不显性失水多,失水超过肾脏代偿性排钠和氯,往往会出现高血钠(>145mmol/L),红细胞破坏血钾偏高,因此该阶段主要以葡萄糖溶液补充水分,一般不补钠、钾、氯，只有这些电解质血清值低时才给予补充。此后电解质需要量为：钠2~3mmol/(kg·d)、氯2mmol/(kg·d)、钾1~2mmol/(kg·d)。另外，早产儿常发生低钙血症，应注意补充。正常情况下电解质迅速从胃肠道吸收，能从饮食中获得足够需要量，只有全静脉营养和部分静脉营养比例大者需要静脉补充。

第二节　新生儿电解质平衡紊乱

一、低钠血症与高钠血症

在新生儿电解质紊乱中，以钠平衡紊乱最常见，尤其是低钠血症最多见。早产儿(胎龄不足34周)由于肾小管发育落后于肾小球，近曲小管重吸收钠能力低下和远曲小管对醛固酮反应迟钝，常可导致低钠血症。足月儿常因心、肺、脑等疾患存在水、钠调节激素如抗利尿激素等分泌异常和/或循环障碍，发生水潴留和稀释性低钠血症。但过分限水、不显性水丢失增多和输入过多含钠液也可导致高钠血症。

(一)低钠血症

血清钠低于130mmol/L，称为低钠血症(hyponatremia)。它是各种原因所致的钠缺乏和/或水潴留引起的临床综合征。出生时发生的低钠血症往往是母亲血钠水平的反映，分娩时母亲应用大量的低盐溶液，或滥用利尿药或导泻剂等，均可引起新生儿出生时发生低钠血症。新生儿早期低钠血症多见于窒息儿，尤其是应用利尿剂而补钠不足的患儿。此外，心肺疾病也可导致水潴留，而发生稀释性低钠血症，偶尔发生于急性肾盂肾炎或尿路梗阻解除之后，或失盐型先天性肾上腺皮质增生症。新生儿晚期以早产儿低钠血症为多见，主要是由于肾脏对钠的重吸收功能不成熟或因利尿剂使用而钠补充不足所致，这种情况以慢性肺疾病患儿多见。纯母乳喂养或足月儿配方奶含钠量对早产儿均不足，钠的额外丢失也可通过胃肠道和引流而发生。突然发生的低钠血症常常是稀释性的，病史中应注意有无严重的心、肺、脑、肾疾患和补水过多。水的潴留受抗利

尿激素(antidiuretic hormone，ADH)调控，要区别ADH分泌增多是由于压力感受器刺激所致，还是真正的抗利尿激素分泌异常综合征(syndrome of inappropriate secretion of antidiuretic hormone，SIADH)。低血容量、高胸内压(气漏、正压通气)、心肌功能障碍和疼痛等都可引起ADH分泌增多。而SIADH在新生儿并不太少见，可见于缺氧和颅脑损伤等直接刺激下丘脑而发生SIADH，当尿钠异常丢失和尿液不能最大稀释时要考虑该诊断。

低钠血症和水负荷增加可增加新生儿呼吸系统疾病的发生率和严重程度。慢性低钠血症可伴骨骼和组织生长发育迟缓。低钠血症最严重的后果是累及中枢神经系统(CNS)，这取决于血清钠下降的速度、幅度和时间，急性低钠血症可引起脑水肿，而慢性低钠血症时，由于CNS的渗透调节机制可使脑组织水含量恢复正常，即使血清钠<110mmol/L也不引起CNS功能障碍。CNS的渗透调节机制是通过细胞内电解质(主要是钾)和新生的有机渗透溶质(主要是氨基酸)缓慢移出来而达到的，通过此种机制可防止脑水肿的发生。急性水潴留和低钠血症一旦发生，必须限制入液量，以免导致新生儿CNS损伤。重度低钠血症(<120mmol/L)可通过输注3%氯化钠将血清钠在4小时内提高至125mmol/L，然后在24~48小时内逐渐恢复正常。慢性低钠血症应缓慢地纠正，需48~72小时。若水潴留是由于压力感受器所致ADH分泌增多引起，可用增强心肌收缩力药物或扩容以纠正低血压。而SIADH应以限制入液量为主，除非血清钠<120mmol/L或有CNS症状出现时，才应用3%氯化钠，同时应用呋塞米治疗。一旦血清钠上升至120mmol/L以上，单独限制液体摄入即可。32周以下的早产儿，可通过增加钠盐摄入(每天4~6mmol/kg)来预防慢性低钠血症，同时补充额外丢失的钠盐。母乳应当被强化，或用含钠较高的早产儿配方乳。近年来，越来越重视治疗低钠血症时所致的CNS并发症，尤其是慢性低钠血症血清钠纠正过快时，可以发生渗透性脱髓鞘综合征。这是由于慢性低钠血症时脑的渗透调节机制预防了脑水肿的发生，若血清钠纠正

过快(每天 >12mmol/L),超过了脑细胞渗透性溶质恢复的速度,可引起细胞内脱水和脑损伤。

(二)高钠血症

血清钠高于 150mmol/L,称为高钠血症(hypernatremia)。可由于单纯钠过多或单纯水缺乏所致,也可由于失水明显多于失钠所致。单纯的钠过多不常见,见于喂以稀释不当的口服补液盐或配方奶时,也可由于纠酸时碳酸氢钠应用过多或忽略某些药物的含钠量所致。单纯的水缺乏所致的高钠血症在新生儿比较常见,尤其是胎龄 <28 周的超未成熟儿有大量的经皮肤和呼吸道的不显性失水,当水摄入不足时可引起高钠、高钾、高糖和高渗综合征。正常情况下,初乳钠含量为 22.0mmol/L,而成熟乳降至 7.8mmol/L,若母乳汁分泌减少和成熟延迟,钠含量高可导致婴儿高钠血症和脱水。腹泻常引起等张或低张失水,但若补水不足或同时存在呕吐,高钠脱水也可发生。甘露醇、高血糖等也可因渗透性利尿引起高钠血症和脱水。

由于钠不能自由地透过细胞膜,高钠血症时细胞外液和血容量可维持正常,而细胞内水丢失为主时,多不发生休克。直至脱水程度严重时才引起皮肤弹性降低。血清钠 >160mmol/L 时可引起脑细胞脱水、脑血管撕裂或脑血栓形成。患儿可表现为激惹、尖叫、嗜睡、昏迷、肌张力增高和惊厥。当高钠血症持续存在时,脑的渗透调节机制引起脑细胞内新生的有机渗透溶质堆积,从而恢复脑细胞内的水分,进而预防了脑细胞的收缩和脑出血的发生。严重脱水和休克时,不论血清钠高低都应首选扩容,循环改善后再给予 0.45% 氯化钠、5% 葡萄糖的溶液直至有尿,然后给予 0.2% 氯化钠、5% 葡萄糖的低张含钠液,使血钠和脱水在至少 48 小时内缓慢恢复正常。由于慢性高钠血症 CNS 的渗透调节机制存在,调控血清钠的恢复速度比溶液张力的选择更为重要,过分迅速的水化和降低血清钠浓度可引起脑细胞肿胀和永久性的 CNS 后遗症,故血清钠降低的速率应以每天下降 10~15mmol/L 或每小时下降 0.6mmol/L 为宜。急性高钠血症时,可以较快地纠正血清钠浓度,因为此时脑细胞内新生渗透溶质尚未产生,但是过快

地供给液体可引起血容量过多和肺水肿,因此,降低血钠的最大速率为每小时降低 0.5~1.0mmol/L。血清钠 >200mmol/L 时需用 7.5% 葡萄糖低钠透析液行腹膜透析或血浆置换。

二、低钾血症与高钾血症

钾是细胞内主要阳离子,正常情况下,细胞内液钾浓度约 150mmol/L,血清钾浓度为 3.5~5.5mmol/L,血清钾含量占全身钾含量的 1%,体内钾总量的改变对血清钾离子浓度的影响不大,但血清钾浓度的降低则可反映体内钾离子的缺乏而出现临床表现。新生儿常因红细胞破坏等导致血清钾过高即高钾血症,但若过度使用排钾利尿药又可发生低钾血症。

(一)低钾血症

血清钾浓度 <3.5mmol/L,称为低钾血症(kaliopenia)。新生儿进食少或不能进食,以及肠外营养补充钾不足时,均可导致钾摄入不足;髓袢利尿剂和渗透性利尿剂的应用、肾小管酸中毒、醛固酮增多症、先天性肾上腺皮质增生症、高钙血症和低镁血症等可使肾脏排钾增多;呕吐、腹泻、胃肠吸引或外科引流等可导致钾的丢失;低温、碱中毒、胰岛素应用可增加钾向细胞内转移,降低血清钾浓度而导致低钾血症。主要表现为神经、肌肉和心脏症状。患儿精神萎靡、反应低下、躯干四肢无力,呈上升型,腱反射减弱或消失,严重者出现弛缓性瘫痪。消化系统表现有腹胀、便秘、肠鸣音减弱,重症可致肠麻痹。心脏症状表现为心脏收缩无力、心音低钝、心律失常,重症可致血压降低。低钾症状严重程度不仅取决于血钾浓度,更重要的是缺钾发生的速度,慢性失钾,血钾虽低但临床症状可不明显。心电图表现为 T 波增宽、低平、倒置,出现 U 波,同一导联中 U 波 ≥ T 波,Q-T 延长,S-T 段下降,后期 P 波增高。治疗原发病、去除病因和早期建立胃肠营养是防止低钾血症发生的主要措施。临床有明显低钾表现时应静脉补钾,必须掌握补钾原则:见尿补钾,每天补钾量为 3~4mmol/kg(相当于 10% 氯化钾 2~3ml/kg),浓度不超过 0.3%(即 100ml 溶液中 10% 氯化钾不超过 3ml),速度为 0.2~0.5mmol/(kg·h),最好在有

心电监护下补给。由于细胞钾恢复较慢,须持续补给 4~6 天。

(二)高钾血症

血清钾浓度 >5.5mmol/L,称为高钾血症(hyperkalemia)。新生儿高血钾常因钾摄入过多,肾脏排泄障碍和异常分布所致。静脉营养输注计划错误、输注血液保存液 ACD(anticoagulant citrate dextrose sulution)保存超过 4 天的血以及忽略某些药物含钾均可导致钾摄入过多。当肾功能不全、循环不良和使用保钾利尿药(如螺内酯、氨苯蝶啶等)都可导致肾脏排钾减少。此外,失盐型肾上腺皮质增生症也会发生肾排钾减少。血肿、出血、溶血、窒息、败血症、休克、酸中毒、手术等都可使细胞外钾增高。临床主要表现为神经、肌肉、心脏症状,如神经肌肉兴奋性降低、精神萎靡、嗜睡、躯干及四肢肌肉无力,腱反射减弱或消失,严重者呈弛缓性瘫痪。患儿可出现恶心、呕吐、腹胀。心脏症状有心肌收缩乏力、心音低钝、血压下降。心电图表现为 T 波高尖,底部较窄,P 波低平、增宽、最终消失,P-R 间期延长,S-T 段降低,R 波变低,S 波增深。当血钾 >10mmol/L 时,QRS 波明显增宽,S 波与 T 波直接相接呈正弦样波形。治疗包括:①终止含钾液输注如停止输血、换血等。②病因治疗,当有感染、休克、酸中毒时,给予抗感染、改善循环、纠酸等处理。③提高血糖水平,可用 10% 葡萄糖溶液输注,促使内源性胰岛素分泌,同时要进行血糖监护。④ 5% 碳酸氢钠溶液 2~4ml/kg,10~20 分钟静脉缓慢注射,达到纠正酸中毒、碱化血液、使钾转移至细胞内的目的。⑤ 10% 葡萄糖酸钙溶液 1ml/kg,10~20分钟缓慢静脉注射,维持时间短,可重复使用,有稳定细胞膜拮抗高血钾对心脏的毒性作用,须在心电监护下应用。若发生心动过缓应立即停止注射。⑥胰岛素 0.25U+10% 葡萄糖 5ml/kg 静脉滴注,必要时重复使用。⑦排钾利尿剂:呋塞米 1~2mg/kg。⑧阴离子交换树脂:0.5~1g/kg 聚苯乙烯磺酸钠加生理盐水稀释至 0.5g/ml,保留灌肠 30 分钟,必要时每 6 小时用 1 次,对肠黏膜有刺激作用,对于早产儿和肠道缺血改变者慎用,口服副作用更大,多不采用。⑨腹膜透析和血浆置换。

具体方案根据临床表现、心电图和血清钾浓度而定。血清钾 6.0~6.5mmol/L,心电图正常,通过终止含钾液输注和对因治疗便可,必须严密观察。血清钾 6.6~7.0mmol/L,伴有心电图改变或血清钾 >7mmol/L,立即采取降低血清钾的措施,首先考虑药物治疗,若效果不佳应进行腹膜透析和血浆置换。

三、低钙血症与高钙血症

钙是人体中最丰富的矿物质。足月妊娠时,新生儿储积的钙平均为 20~30g,这些钙储积 80% 是在妊娠晚期发生的。大约 99% 的钙是位于骨骼,仅仅约 1/3 的钙可与细胞外液交换。血清钙存在于 3 个动态平衡的部分,蛋白结合钙占总血清钙的 40%,白蛋白是最主要的结合蛋白;钙也和一些离子相结合成复合钙,例如柠檬酸盐、磷酸盐、碳酸盐和硫酸盐,复合钙约占总钙的 10%;其余的血清钙则是自由离子钙,约占总钙的 50%,这一部分钙是有生理活性的钙。新生儿早期钙的血清浓度变化很大,在生后第 1 天血清钙浓度下降,持续 24~48 小时,至生后 2~3 周上升到成人水平。

血清钙的动态平衡主要是通过甲状旁腺激素(parathyroid hormone,PTH)、降钙素(calcitonin,CT)和维生素 D 3 种激素间的相互作用来维持。它们之间的相互作用可以发生在胃肠道、肾脏和骨骼。正常情况下,血清钙离子浓度下降会刺激 PTH 的分泌,PTH 再作用于骨骼,刺激钙离子重吸收,接着释放钙和无机磷到细胞外液和循环。PTH 也作用于肾脏,增加尿钙的排泄。PTH 通过影响维生素 D 的代谢间接增加钙的胃肠吸收。PTH 的这些作用都增加了血清钙离子的浓度。CT 由甲状腺滤泡旁细胞产生,钙的血清浓度升高时就会刺激 CT 分泌,CT 作用于骨,抑制成骨和成骨介导骨重吸收钙;它也作用于肾,增加钙、磷的尿排泄,CT 的这些作用可降低血清钙的浓度。维生素 D 是从食物吸收,或在紫外线的影响下由皮肤产生。在形成它的活性形式 1,25-$(OH)_2D_3$ 前,维生素 D 必须经过 2 个羟化步骤。第 1 个是在肝脏,第 2 个是在肾小管。维生素 D 可作用于小肠刺激钙的吸收,也作用于骨,与 PTH 联合作用,刺激骨重吸收。低钙和低磷时,PTH 可以使肾小管产生的 $1,25\text{-}(OH)_2D_3$ 增多,其作用是使血清钙浓度增高。

(一) 低钙血症

新生儿低钙血症(hypocalcemia)是指总血清钙浓度 <1.8mmol/L(7.0mg/dl)或游离钙浓度 <0.9mmol/L(3.5mg/dl)。通常分为早发性低钙血症(在生后头 3 天)和迟发性低钙血症(在生后第 1 周末到几周)。

早发性低钙血症可发生于以下几种情况:①早产儿是在妊娠第 3 期快速生长时期出生,经母血流后续大量钙的供给被中断,在出生时会面临低钙的危险。约 50% 的低出生体重儿和所有的极低出生体重儿都表现为总血清钙 <7.0mg/d(第 2 天),这一低钙血症要比足月儿严重,最低点发生在生后 12~24 小时,并在 72 小时内变化不大。原因是多方面的,早产儿有足够的 PTH,但靶器官对 PTH 的反应很低,如果维生素 D 的储备足够,即使是极低出生体重儿也能合成 $1,25\text{-}(OH)_2D_3$。高降钙素血症可引起血钙降低,高肾钠排出也可能加重钙的丢失。②糖尿病母亲的小孩(infants of diabetic mother,IDMs)在生后 24~48 小时内有 25%~50% 表现为低钙血症,发病过程与早产儿低钙血症相似,并会持续几天。还会合并高降钙素血症、低甲状旁腺激素血症、异常维生素 D 代谢和高磷血症,但这些情况不会持续发生。与糖尿病相关的母体和脐血低钙及低镁很重要,与 IDMs 相关的巨大儿也会增加新生儿钙的需求量,产生更严重更持久的低钙血症。③产时窒息经常与低钙血症和高磷血症相关,可能与肾脏损害、酸中毒及 PTH 分泌和敏感性受损有关。

迟发性低钙血症通常发生下列情况:①低 PTH 可见于迪格奥尔格综合征小儿,其甲状旁腺可能缺损(发育不全或第 3、4 鳃囊缺乏);母亲高 PTH 可引起新生儿短暂的低 PTH;镁缺乏(包括先天性肠道转运镁缺陷)也会损害 PTH 的分泌。②维生素 D 缺乏包括继发于母亲维生素 D 缺乏,吸收不良,母亲在妊娠时抗惊厥治疗可增加 25-(OH)D 的代谢,肾脏损害可以影响 $1,25\text{-}(OH)_2D$ 的产生,肾下垂和肝内循环受损可加速 25-(OH)

D 的丢失,肝胆疾病可减少 25-(OH)D 的产生。③其他:包括小于胎龄儿或有佝偻病与低 PTH 的患儿接受过大剂量维生素 D 治疗,发生快速的或过多的骨骼矿物质沉着时;高磷饮食、过量磷治疗、肾功能不全、窒息、高维生素 D、低 PTH 等所致的高磷血症;离子钙浓度不变的低白蛋白血症;碱中毒和碳酸氢盐治疗,用枸橼酸盐抗凝血换血治疗时;输液时可增加钙白蛋白结合降低离子钙;呋塞米可产生明显的高尿钙症、休克和败血症;甲状腺功能减退常可发生低钙血症。临床表现通常不典型,可有呼吸暂停、痉挛、抽搐、音调升高、角弓反张、喉痉挛等手足抽搐,Chvostek 征表现很少。早产儿早发性低钙血症通常无症状或临床表现轻,晚发性低钙血症可表现为低钙抽搐。对早产儿和有疾病的婴儿生后第 1、2 天监测血钙,晚发性低钙血症还要监测血离子钙、磷、镁及白蛋白,对尿钙、磷、PTH、维生素 D 代谢和肾功能的监测也很重要。胸片示胸腺影缺乏可能提示迪格奥尔格综合征。一旦发现有低钙血症,常用 10% 的葡萄糖酸钙溶液每次 2ml/kg,以 5% 葡萄糖溶液稀释 1 倍,按 1ml/min 的速度缓慢静脉注射。必要时可间隔 6~8 小时再给药 1 次,每天 10% 的葡萄糖酸钙溶液的量不超过 5ml/kg。有中央静脉插管者可采取持续静脉输注。静脉注射氯化钙会加重氯负荷,可能引起高氯酸血症,新生儿少用。在静脉注射钙剂时,必须注意其危险性:快速静脉注射钙可引起血清钙突然快速升高,导致心动过缓(心率保持在 80 次/min 以上,否则应暂停)或其他心律失常,仅用于治疗低钙危象;钙剂进入皮下组织可以引起严重的坏死和钙化,因此注射含钙溶液时要避免漏出血管;若脐静脉导管进入门静脉分支,从脐静脉注射钙剂可引起肝坏死;从脐动脉快速注射钙剂可引起动脉痉挛,导致肠坏死;静脉钙溶液不能溶解碳酸钠,因为碳酸钙会沉淀。有惊厥、呼吸暂停和手足抽搐的低钙危象时,血清钙 <5.0mg/dl 时需紧急给予钙剂治疗,5 分钟内静脉注射 10% 的葡萄糖酸钙溶液 1~2ml/kg(相当于每千克 9~18mg 的离子钙),如临床症状无缓解,10 分钟后重复使用。低钙血症在钙剂治疗后无反应可能是因为低镁血症,应

同时补充镁。对较长期或晚发性低钙血症口服钙剂2~4周,维持血钙在8.0~9.0mg/dl。伴高磷血症时,应避免高磷饮食,减少磷的摄入,喂母乳或低磷配方奶,口服补钙提高牛奶中的钙磷比例到4:1,在1~2周内逐渐终止额外钙补充,并注意监测血清钙、磷(每周1~2次)。有甲状旁腺功能减退时,须长期口服钙剂治疗,同时给予维生素D(10 000~25 000U/d)或双氢速甾醇0.05~0.1mg/d。维生素D缺乏时,每天口服维生素D_2 5 000U,偶尔会需要更高剂量,缺乏纠正后逐步停药,经常监测血清钙可避免维生素D过量。维生素D代谢缺陷可用维生素D类似物如双氢速甾醇治疗。这些药物起效快、半衰期短可降低高钙的危险。

(二)高钙血症

新生儿高钙血症(hypercalcinemia)是指血清总钙>2.75mmol/L(11.0mg/dl)或游离钙浓度>1.4mmol/L(5.6mg/dl),可以无症状,常在实验室检查中偶然发现。血钙>3.75mmol/L(15.0mg/dl)为高血钙危象,患儿表现为木僵或昏睡,昏迷,重度脱水貌,心律失常,高血压甚至惊厥,心力衰竭,需要及时的医疗干预。新生儿高钙血症可发生于以下几种情况:①骨重吸收增加,钙不易向骨沉着,血钙水平升高,见于高甲状旁腺激素(parathyroid hormone,PTH)、甲状旁腺功能亢进、维生素D过量和低磷酸盐血症等。与母亲低PTH相关的先天高PTH会在几周内恢复,从母体得到的钙减少,刺激胎儿的甲状旁腺,导致新生儿高PTH。新生儿原发性高PTH,为甲状旁腺主细胞或亮细胞增生或腺瘤引起,可为散发性,或家族遗传性。甲状旁腺功能亢进时,甲状旁腺激素刺激骨骼发生溶骨和成骨。高维生素D会加速骨重吸收和肠道内钙吸收增加。母乳和胃肠外营养的早产儿常会发生磷摄入不足,刺激1,25-$(OH)_2D_3$的产生,促使骨磷和钙向细胞外液转运。②肠道吸收钙增加,主要见于高维生素D血症,可能是因为从母亲或新生儿期摄入过多的维生素D,因为维生素D储存在脂肪中,所以中毒症状可以持续数周或数月。③肾排钙减少,常见于噻嗪类利尿剂的应用,也可发生于家族性低尿钙高血钙症(一种常染色体显性遗传病,可以

在新生儿期发病,可能是肾小管和甲状旁腺细胞上的二价阳离子感应器缺乏)。威廉姆斯综合征(Williams syndrome)和蓝尿布综合征(Drummond综合征)也可发生高钙血症。医源性高钙血症常因维生素D和钙补充不当。严重的高钙血症的临床表现有肌张力低下、脑病(嗜睡或烦躁,偶尔抽搐)、高血压、呼吸困难(由于胸腔骨质疏松顺应性低和肌无力)、喂养困难、呕吐、便秘、多尿、肝脾大、贫血、骨骼外(皮肤、肾小管、肌肉、角膜及血管等)钙沉积,难治病例死亡率很高。轻度的可仅表现为喂养困难和生长缓慢。诊断主要依据病史、临床表现和实验室检查。病史方面包括:母亲有高钙、低钙、甲状旁腺疾病、肾钙沉着和不能解释的流产;母儿用药史如过量的维生素D、维生素A和噻嗪类利尿剂等的应用;家族性高钙或家族性低尿钙高血钙症;早产儿低磷或高钙饮食。此外,Williams综合征常为小于胎龄儿,有特殊的"低矮"面容和先天性心脏病的表现。皮下脂肪坏死、尿布蓝染和骨折也有提示作用。实验室检查:严重的高血清钙水平(>15mg/dl)通常表明原发性高钙或磷缺乏;低血清磷水平表明磷缺乏、高PTH或FHH;非常低的尿钙和尿肌酐比例可能有FHH;必要时测PTH、25-$(OH)D$、1,25-$(OH)_2D_3$的水平;X线骨片有助于高PTH和维生素D中毒的诊断,高PTH时骨普遍脱钙,骨膜下骨质吸收,囊性变,颅骨板溶骨呈点状阴影。维生素D过量和中毒时,长骨干骺端临时钙化带致密增宽,骨干皮质及骨膜增厚,扁平骨及圆形骨周缘增厚呈致密环状影。超声、CT或核素扫描:发现甲状旁腺瘤或腹部肾钙化等。紧急药物治疗用等渗盐扩容和利尿,水和钠可增加尿钙排出。如果心脏功能正常,在15~30分钟输注生理盐水(10~20ml/kg),然后给予一定量的维持液。呋塞米每次1mg/kg,静脉注射,每6~8小时1次。监测血钠、钾和镁浓度,必要时给予补充。无机磷可以降低血清钙的值,通过抑制骨重吸收,加速骨矿物质沉积,患儿血清总钙>3.0mmol/L(12mg/dl)要避免采用胃肠外补磷,除非严重低血磷<0.375mmol/L(1.5mg/dl),骨外钙沉积可能发生时。口服磷较好,初始剂量为0.75~1.25mmol/L

（3.0~5.0mg/dl）。糖皮质激素通过抑制骨和肠重吸收钙，对维生素 A 和维生素 D 中毒及皮下脂肪坏死有效，给予可的松 10mg/（kg·d）或甲泼尼龙 2mg/（kg·d）。但对高 PTH 无效。光辉霉素可拮抗 PTH 及减少骨钙吸收，降血钙快速有效，用于高血钙危象，15~25μg/kg，4~6 小时内静脉输注，7 天后可重复，但有骨髓抑制或肝、肾损害危险，应慎用。

四、低镁血症与高镁血症

镁是机体细胞内液中第二多的阳离子，足月儿每 100g 组织约有 20mg 镁，60% 的镁保存在骨骼中，另 29% 在肌肉中，剩余的则在软组织中。体内镁的总量约 1% 在细胞外液中，血清镁浓度的范围相对较窄，正常新生儿是 0.64~1.12mmol/L（1.6~2.8mg/dl）。还没有证实有激素调节血清镁浓度。在镁浓度与 PTH 之间有一个负相关：血清镁高浓度时，PTH 分泌降低；血清镁极低浓度时，PTH 分泌增多。低镁还可以引起 PTH 的活性下降，即使是有低钙发生时。肾是调节血清镁浓度的主要场所。

在成人，镁的肠道吸收为总摄入量的 34%~62%，早产儿镁的吸收高些，为 50%~80%。镁吸收的主要部位是小肠，空肠和回肠吸收率相同，大肠也吸收镁。当饮食中钙增加时，肠道镁的吸收会减少。维生素 D 也会增加肠道对镁的吸收，葡萄糖多聚体会增加空肠镁的吸收。大量的镁会分泌到肠道，胆汁、胰液和胃液都会含有大量的镁，几乎所有分泌的镁都会被重吸收。所以，在正常情况下，分泌的镁仅占粪中镁的少部分。

肾脏是调节细胞外镁浓度的主要调节器官，含 PTH 的胃肠外营养可增加肾脏镁的重吸收，引起血浆镁浓度增加，尿磷排泄减少。喂养含镁不足的饮食可引起尿镁排泄的减少。尿镁排泄在新生儿初期很低。在饮食摄入和尿镁排泄间无明显相关关系。尿镁排泄在母乳喂养的足月儿要比加磷母乳和牛奶喂养的小儿的镁排泄要多。

（一）低镁血症

新生儿低镁血症（hypomagnesemia）是指新生儿血镁低于 0.6mmol/L（1.5mg/dl）。镁在体内的调节与钙相似，与甲状旁腺素有关。主要是胎儿镁储备不足、镁摄入量减少和镁排泄增加所致。临床表现以神经肌肉的兴奋性增高为主要表现，症状与低血钙相仿，表现为烦躁、激惹、眼球震颤、肢体颤抖和惊厥。有时候表现为阵发性屏气或呼吸暂停，严重低镁血症可出现心律失常。心电图为 T 波平坦、倒置及 ST 段下移。低镁血症可分 2 种类型：暂时性低镁血症和慢性先天性低镁血症。暂时性低镁血症常与早期或晚期低钙血症同时存在，低镁血症和低钙血症在临床上难以区别，故低钙血症经钙剂治疗无效时应加用镁剂。

慢性先天性低镁血症是一种罕见的遗传代谢疾病，男性发病。肠道吸收镁的能力只达正常的 10%，长期缺镁影响甲状旁腺的功能，也常和低钙血症同时存在。临床出现惊厥时，立即以 25% 硫酸镁溶液 0.2~0.4ml/kg 深部肌内注射，或稀释成 2.5% 溶液静脉慢滴。如症状不能控制，12~24 小时后可重复。症状控制后可每天应用上述剂量加入 10% 葡萄糖溶液中静脉滴注，或改口服 10% 硫酸镁溶液每次 1~2ml/kg，每天 2~3 次。早产儿硫酸镁不宜肌内注射，以免发生局部坏死。因血镁过高可能发生传导阻滞，故镁剂治疗时需用心电图监护。暂时性低镁血症的治疗只需 1~2 次即可，偶尔需 2 天。肠吸收镁不良症所致的低镁血症需长期用镁治疗，口服 50% 硫酸镁溶液每天 1ml/kg，稀释后服用。

（二）高镁血症

血清镁 >4mmol/L（10mg/dl）称为高镁血症（hypermagnesemia），通常是因为外源性镁负荷超过了肾脏排镁的能力，如硫酸镁治疗母亲早产和惊厥，胃肠外营养有过多的镁，硫酸镁灌肠（在新生儿治疗不当）。临床表现与血清镁升高程度密切相关：血清镁 1.2~1.6mmol/L（3~4mg/dl）时新生儿可有肌张力减弱，吮吸无力，胃肠运动减少，胎粪延迟；1.6~2.4mmol/L（4~6mg/dl）时可有反应低下、血压下降、尿储留等；2.4~3.2mmol/L（6~8mg/dl）时可表现中枢抑制、嗜睡、呼吸暂停、呼吸窘迫等；至 4.8mmol/L（12mg/dl）时可出现呼吸肌麻痹、呼吸深度抑制、昏迷等，有上述临床表现加之血清镁值增高便可诊断。最主要的干预方法之一是切断外源性镁的来源,同时可给予10%的葡萄糖酸钙溶液2ml/kg缓慢静脉注射,必要时换血或腹膜透析,血液透析应用较少。有严重呼吸问题时,宜给予机械通气支持治疗,并保证液体供给和营养支持,可适当利尿,有吮吸能力,胃肠运动恢复后开始喂养。

第三节 新生儿液体疗法及其监测

液体疗法(fluid therapy)的目的在于纠正体液的水、电解质和酸碱平衡失调,维持机体的正常生理功能。新生儿液体疗法基本同儿童和成人,但其自身体液含量多、调节功能不成熟及特有疾病发生不同,在治疗中应予兼顾。

一、临床常用液体

(一)电解质溶液

1. **氯化钠溶液(sodium chloride solution)** 0.9%的氯化钠溶液(生理盐水)为液体治疗的基本液,是临床上应用最广泛的等张含钠液。此外,常用的含钠液还有5%葡萄糖盐水(葡萄糖浓度为5%,氯化钠浓度为0.9%)和林格液(除含葡萄糖和氯化钠外,还含有少量的氯化钾和氯化钙)。

2. **碳酸氢钠溶液(sodium hydrogen carbonate solution)** 为新生儿常用碱性溶液之一,现成制剂为5%浓度,需稀释3.5倍成为1.4%(等张液)后方可使用。轻度代谢性酸中毒经补充液体后可自然恢复,但中度和重度代谢性酸中毒需用碳酸氢钠液纠正。其剂量计算公式为:①碳酸氢钠(mmol)=剩余碱×0.3×体重;②碳酸氢钠(mmol)=[24−实测碳酸氢根(mmol)]×0.3×体重。一般先补充计算量的半量,以后根据病情增加或减少1/2量。5%碳酸氢钠溶液1.7ml或1.4%碳酸氢钠溶液6ml为1mmol/L。在未得到报告前可先用碳酸氢钠1~2mmol/kg。碳酸氢钠本身不够稳定,因此应在注射前临时配制。

3. **氯化钾溶液(potassium chloride solution)** 用于低钾血症时或用于维持生理需要量。10%氯化钾溶液0.75ml相当于1mmol/L。剂量一般约2mmol/(kg·d)(10%氯化钾溶液1.5ml),低钾较重者需加大剂量。钾离子系细胞内电解质,滴入后约需15小时才能进入细胞内。静脉滴入需缓慢,1天总量滴入不少于6小时,绝不可静脉推入。

4. **氯化钙溶液(calcium chloride solution)** 用于静脉补液后发生低钙血症者,一般用10%葡萄糖酸钙溶液1ml/kg,可重复使用,最大量不超过1ml/(kg·d),不可静脉推注,不可和碳酸氢钠加在一起静脉滴注。

(二)非电解质溶液

5%、10%葡萄糖溶液为非电解质溶液(nonelectrolyte solution),是基本静脉补液的液体,常用来稀释电解质溶液。5%葡萄糖溶液的渗透压为278mOsm/L,接近人体血浆渗透压280mOsm/L,故可以作为等张液体看待。而低于5%的葡萄糖溶液为低张液、高于5%的葡萄糖溶液为高张液。由于葡萄糖进入体内后,很快被代谢成为二氧化碳和水,因此只有暂时的等张和高张作用,最终还是无张的。正常情况下,足月新生儿尿排出葡萄糖量每分钟4~6mg/kg,相当于肝对葡萄糖的形成量。新生儿肾糖阈低,早产儿更低,如滴入的葡萄糖浓度过高或滴入速度过快,可引起高血糖和糖尿而发生利尿,使脱水不易纠正。高血糖时渗透压增加,可使毛细血管扩张甚至发生颅内出血。正常情况下,一般新生儿葡萄糖的用量每小时不宜超过0.4~0.5g/kg[开始时0.5g/(kg·min),以后可增至12~14g/(kg·min)],以葡萄糖供给的热能不宜超过50cal/(kg·d),需另再加其他营养物质以增加热量。如血糖超过7mmol/L(120mg/dl)为高血糖,常伴糖尿,需降低葡萄糖的用量。

(三)临床常用溶液的配制

用生理盐水分别与5%或10%葡萄糖溶液、1.4%碳酸氢钠溶液等混合,可以配成具有不同电解质和张力的静脉液(表4-49-2)。

表 4-49-2　常用溶液的电解质含量及张力（渗透压）

溶液	每100ml中	钠	氯	碳酸氢根	张力
① 0.9% NaCl		154	154		等张
② 5% 或 10% GS					
③ 1.4% NaHCO₃		167		167	等张
1:1 含钠液	① 50ml+ ② 50ml	77	77		1/2 张
1:2 含钠液	① 35ml+ ② 65ml	54	54		1/3 张
1:4 含钠液	① 20ml+ ② 80ml	30	30		1/4 张
2:1 含钠液	① 65ml+ ③ 35ml	158	100		等张
2:3:1 含钠液	① 33ml+ ② 50ml+ ③ 17ml	79	51	28	1/2 张
4:3:2 含钠液	① 45ml+ ② 33ml+ ③ 22ml	106	69	37	2/3 张

注：血浆中钠、钾和氯离子浓度分别为142、5、103mmol/L，渗透压为300mOsm/L

二、液体疗法

（一）输液量

决定输液量必须判断新生儿脱水程度，而新生儿脱水程度较难估计，尤其对早产儿，因缺乏皮下脂肪，用皮肤弹性估计脱水程度并不准确，故最好采用连续的体重测量资料。轻度脱水时失水量约为体重的 5%；中度脱水时失水量为体重的10%，此时血容量减少约为体重的 1%；重度脱水失水量为体重的 15%，此时血容量减少达体重的2%，可发生周围循环衰竭。脱水程度是估计累积损失量的依据，输液量除累积损失量外还包括生理需要量和继续损失量，它们所需的液体补充量见表 4-49-3。

表 4-49-3　新生儿脱水补液量 /(ml·kg⁻¹)

脱水程度	累积损失量	继续损失量	生理需要量	合计
轻度	40~60	10	80~100	120~160
中度	60~80	20	80~100	160~200
重度	80~100	40	80~100	200~240

注：继续损失量最好按当天排出物测定计，生理需要量因胎龄日龄而异

（二）输液种类

所用输液的种类主要根据脱水的性质决定。血钠 >150mmol/L，称为高渗性脱水（hyperosmotic anhydration），新生儿偶见，见于脱水补液时输入钠盐过多所致，通常补给 1/5~1/3 张含钠液。血钠 <130mmol/L，称为低渗性脱水（hypotonic dehydration），多见于早产、腹泻、用利尿剂的患儿，补给 1/2~2/3 张含钠液。血钠 130~150mmol/L，称为等渗性脱水（isotonic dehydration），为新生儿脱水的常见类型，补给 1/3~1/2 张含钠液。此外，合并钾、钙、镁不足时应予及时补充。

（三）输液速度

输液速度取决于脱水程度，轻度脱水可将补液总量 24 小时均匀输入。对于有循环不良和休克的中、重脱水应先快后慢，必要时用等渗含钠液（2:1 液或生理盐水）20ml/kg 于 30 分钟~1 小时内静脉输入，然后将输液总量的 1/2，在足月儿按 8~10ml/(kg·h) 静脉输注，另 1/2 按 5~6ml/(kg·h) 速度输注；在早产儿按 ≤ 7ml/(kg·h) 静脉滴注。临床上，一般在第 1 个 24 小时补充总量的 2/3，第 2 个 24 小时达到水平衡。

（四）酸碱平衡失调的治疗

呼吸性酸中毒应首先改善通气，血容量不足时应补充血容量；呼吸性碱中毒以治疗原发病为主，机械通气患儿应及时调整呼吸参数，避免过度通气；代谢性碱中毒一般给生理盐水便可纠正；轻度代谢性酸中毒通过补液、输血浆可以纠正，中、重度代谢性酸中毒（BE 为 –10 以下或 HCO₃⁻ <13mmol/L）可根据 5% 碳酸氢钠（ml）=–BE ×

体重（kg）×0.5 或 5%SB（ml）＝［22– 测得 HCO_3^-（mmol）］× 体重（kg）×0.5 计算，先给 1/2 量，然后根据血气分析值决定是否再用，以及决定使用剂量。

三、液体疗法的监测

每天定时测体重，必要时每天 2 次。监测心率、血压、肝脏大小、皮肤、黏膜弹性以了解液体用量是过多还是不足。定时测血浆渗透压、电解质、蛋白质、血糖和血细胞比容，必要时做血气检查。每 8 小时记录进液量、尿量及大便排泄量，必要时测尿比重、渗透压、电解质及血尿素氮和肌酐，根据上述变化调整液量。

（柳国胜　杨　慧）

第五十章

新生儿营养支持

随着呼吸管理的进步,越来越多的危重新生儿得以存活,为了提高这些婴儿的存活质量,必须了解其营养需要和满足营养需要所使用的方法。过去,在新生儿危重疾病初期,医师的注意力常常被威胁生命的紧急问题所占据,直到可以保证其存活才会讨论营养问题。人类大脑发育最快的时期是从妊娠后 3 个月到生后 18 个月,快速增长的大部分时间都在生后,即使在足月儿也是如此。大脑快速增长的时期内很容易受营养影响,婴儿早期营养不足可能导致智力和运动肌功能长期的损害,尤其是需要辅助通气的婴儿,营养不良对肺发育和呼吸肌功能也有不利影响。

第一节　正常新生儿的营养需要

一、能量需要

正常生长所需的能量摄入必须通过合理的蛋白和其他营养平衡饮食来实现。有研究表明健康的早产儿如果摄入 $106\sim181kcal/(kg\cdot d)$ 的能量,其体重增长率与妊娠后期的胎儿生长率相同。从高质量的婴儿配方奶或人乳中摄入 $110kcal/(kg\cdot d)$ 的能量,对支持健康早产儿的正常生长和代谢是足够的。而低质量的婴儿配方奶则需要更多的能量摄入,才能达到上述同样效果。每天的能量消耗由基础代谢、活动、抵御寒冷、排泄损失、食物特殊动力作用和新组织合成所需能量组成,最后两类是同义的或者至少有重叠。按每千克体重计算每天能量消耗,越小的婴儿越低,随着日龄的增加而增加。足月儿生后第 1 周所需能量为 $60\sim80kcal/(kg\cdot d)$,第 2 周为 $80\sim100kcal/(kg\cdot d)$,

第 3 周及以后为 $100\sim120kcal/(kg\cdot d)$,其中基础代谢所需的能量为 $50kcal/(kg\cdot d)$。早产儿在适应和过渡期能量需要比足月儿相对低,而在既定生长期比足月儿相对较高。因此,在生后第 1 周内,对接受大量胃肠外营养的早产儿来说,$60\sim80kcal/(kg\cdot d)$ 的能量足够防止饥饿和促进生长,但在既定生长期可能要增加能量摄入至 $120\sim150kcal/(kg\cdot d)$。无论是足月儿还是早产儿,在寒冷、手术或感染时均应增加热能供给,而在适宜温度或胃肠外营养时可减少热能 10%~25%。热能来源以糖 40%~50%、脂肪 30%~40%、蛋白质 5%~10% 为宜。

关于需要辅助通气的婴儿的能量消耗所知甚少。Richardson 等对需要辅助通气的 RDS 患儿做 O_2 消耗(与能量消耗成比例)的测定,发现 O_2 的消耗比预期的轻微增高一点,尤其是在生后 24 小时内。Billeand 等发现接受机械通气的支气管肺发育不良(BPD)患儿 O_2 消耗随肺疾病的严重程度而增加。另有研究表明,自主呼吸的 BPD 患儿 O_2 消耗也高于预期的量。

二、蛋白质的需要

目前,新生儿蛋白需要量尚不明确,基于胎儿蛋白累积速度,早产儿蛋白需要量为 $3.0\sim4.0g/(kg\cdot d)$。即使是生长很快的婴儿,也不能耐受肠道蛋白摄入超过 $5.0g/(kg\cdot d)$。胃肠外营养的婴儿可能需要更少的蛋白,如果生长良好,大约需要 $2.5\sim3.0g/(kg\cdot d)$ 的氨基酸。对极不成熟儿在生后第 1 天开始静脉输注适量[$1.5g/(kg\cdot d)$]的氨基酸是有益的。已知许多因素可影响蛋白质利用:①营养因素如摄入蛋白质的生物利用度,能量供给中蛋白质的比例和营养状况;②生理因素如个体差异,小于胎龄儿生长追赶状况;③内分泌因素如胰岛素样生长因子、胰高血糖素、糖皮质激素、肾上腺素等;④病理因素如败血症和其他疾病状态。早产儿静脉营养的氨基酸以晶体氨基酸溶液为佳,除含 8 种必需氨基酸外,还需含组胺酸、酪氨基酸、胱氨酸和牛磺酸。

三、脂肪的需要

亚油酸是很基本的脂肪酸,有证据提示新生儿需要少量的亚油酸利于视网膜和大脑功能的正常发育,必需脂肪酸缺乏会导致皮炎、易受感染和生长受损,满足必需脂肪酸的需要可以通过以亚油酸和亚麻油酸的形式提供,约占 1% 的食物能量。美国儿科学会营养委员会推荐 3% 能量摄入为必需脂肪酸提供。脂质总摄入的推荐量没有很好地被认可,婴儿通常食用的人乳和婴儿配方奶包含了 3.3~6.0g/100g 脂肪(30%~54% 的能量)。早产儿从食物中吸收脂肪的能力较足月儿差,这是由于胰脂酶分泌不足,胆汁盐分泌下降,对于缺乏吞咽(如静脉营养和胃管喂养)者唾液脂酶分泌减少。早产儿胃肠道对单酸甘油的吸收比游离脂肪酸要好。人乳中脂肪 98% 为甘油三酯,牛奶和配方奶中仅 30% 为甘油三酯,故此早产儿对人乳脂肪的吸收比牛奶和配方奶要好。但高脂饮食可致脂肪性腹泻、菌群失调和腹泻。静脉输注脂肪早产儿耐受比足月儿差,开始剂量不超过 1g/(kg·d),以后渐增,3 天或更长时间增至最大量[≤3g/(kg·d)]。24 小时连续输注比间断输注要好,当甘油三酯超过 1.7mmol/L 时应减量或暂停。虽然有人提出过警告早期使用静脉输注脂肪与肺部慢性病发生率增加有联系,但输入速率 <6g/(kg·d)时,没有发现肺氧合及肺血流动力学损害。自由脂肪酸可与胆红素竞争白蛋白,当血清胆红素 >170mmol/L(10mg/dl),静脉输注脂肪不要超过 1g/(kg·d)。败血症时脂蛋白脂酶系统受抑制,静脉输注脂肪不超过 2g/(kg·d),以免发生胆汁淤积症。

四、碳水化合物的需要

碳水化合物为新生儿主要的能量代谢来源。新生儿新陈代谢所需的大约 1/2 的能量由碳水化合物提供,而且其大脑代谢的能源主要来源为葡萄糖。给早产儿尤其是极低出生体重儿补充适量的葡萄糖比足月儿更重要,早产儿葡萄糖的生成能力有限,而大脑占体重比高,易受低血糖损伤,过量过快的葡萄糖的摄入又可导致高糖血症。此外,脂肪合成过剩导致 CO_2 产生过多,影响呼吸功能,同时可引起主要器官尤其是肝脏脂肪浸润。对胃肠营养的早产儿,除葡萄糖外也可给其他复合性的碳水化合物,包括天然的和人工合成的碳水化合物如右旋麦芽糖、多聚糖等,这样可以避免单独给葡萄糖所致的高渗透压负荷,产生较好的耐受。最近研究表明早产儿对乳糖有较好的耐受,有利于糖原合成,对于维持血糖稳定极为重要。在静脉输注葡萄糖溶液时,应掌握葡萄糖输注速度,<1 000g 的早产儿应从 4~6mg/(kg·min)开始,1 000~1 500g 者可从 6mg/(kg·min)开始,逐渐增加,第 2~3 周可达 8~20g/(kg·d)[12~14mg/(kg·min)],密切监测血糖使血糖维持在 2.6~8.0mmol/L。血糖超过 8mmol/L(约 150mg/dl)有损伤脑代谢和颅内出血的危险,应降低葡萄糖输注速度,当降到 6mg/(kg·mim)时仍持续高糖血症可用胰岛素[0.05U/(kg·h)]治疗。

五、矿物质的需要

足月新生儿平均每天需要 30~40mg/kg 的钙,钙通过肠道摄入受乳品类型(人乳、牛乳或配方奶)、胎龄及生后日龄影响。早产儿对钙的要求更高,估计每天从肠道摄入 160~190mg/kg 的钙才能达到宫内钙储备水平。推荐磷的摄入量为 120~130mg/(kg·d)。处于快速生长阶段的低出生体重儿摄入钙和磷不足会引起早产儿佝偻病。母乳不能满足于既定生长的早产儿钙和磷的需要,必须辅以富含钙和磷的母乳添加剂。对于静脉高营养的婴儿,推荐剂量为钙 60~90mg/(kg·d),磷 45~70mg/(kg·d)。镁肠道摄入推荐量为 6~15mg/(kg·d),对于长期接受静脉营养的婴儿镁的推荐量为 4~8mg/(kg·d)。胃肠道营养的足月儿铁的摄入量推荐为 2~3mg/(kg·d)。在胃肠道营养建立之前,铁供给一般通过输血浆获得。

一旦胃肠道喂养建立,母乳喂养的婴儿每天将获得足量的铁,配方奶喂养的婴儿只需喂哺加铁的配方奶。早产儿铁储量不足,生后 2~4 周便要开始补充,每天补充元素铁 2~2.5mg/kg,若给予促红细胞生成素(erythropoietin,EPO)治疗时补铁应更早些。胃肠营养的新生儿乳中所含的微量元素基本能满足需要,全静脉营养 2 周内和部分静脉营养者,除锌外不需要另外补充微量元素。只有当全静脉营养超过 2 周时,需补充多种微量元素注射液(concentrate of trace elements solution for infusion),或每周输血浆 1 次(5~10ml/kg)。

六、维生素的需要

表 4-50-1 列举了早产儿所需维生素的推荐剂量。

表 4-50-1　早产儿生长期每天每千克体重从肠道摄入维生素的推荐量

名称	推荐剂量	名称	推荐剂量
维生素 A	700~1 500U	维生素 B_6	0.2mg
维生素 D	150~400U	维生素 B_{12}	0.3μg
维生素 E	6~12U	维生素 PP	4~5mg
维生素 K	8~10μg	叶酸	25~50μg
维生素 C	18~24mg	泛酸	1.2~1.7mg
维生素 B_1	0.2mg	生物素	4~6μg
维生素 B_2	0.3mg		

摘自:Tsang RC,Lucas A,Uauy R,et al.Nutritional needs of the preterm infant:Scientific basis and guidelines.Baltimore:Williams & Wilkns,1993:288

(一)维生素 A

属脂溶性维生素,早产儿储存少,Shenai 等检测脐血维生素 A 和视黄醇结合蛋白,发现早产儿血浆含量水平明显低于足月儿。82% 早产儿血浆维生素 A 含量低于 0.7mmol/L(20mg/dl),属于维生素 A 缺乏症。维生素 A 缺乏对角膜、视力、皮肤和免疫功能产生不良影响。但维生素 A 过多可以产生毒性作用,如颅内高压等。

(二)维生素 E

早产儿维生素 E 储存较足月儿少,体重越轻,体内维生素 E 含量水平越低,出生体重 3 500g 的足月儿体内维生素 E 存量约 20mg,而出生体重 1 000g 者仅为 3mg。维生素 E 缺乏可发生溶血性贫血,应在生后头 6 周内补充,口服剂量为 5~25U/(kg·d)。对于维生素 E 预防或减轻支气管肺发育不良(BPD)和早产儿视网膜病(ROP)的作用尚无确切的结论,维生素 E 过量也可产生毒性作用,如胆酸尿症、凝血因子水平降低等。

(三)维生素 K

足月儿生后肌内注射维生素 K_1 1mg 即可达到预防作用。而早产儿在隔离暖箱中生活,肠道正常菌群建立晚,且肝功能不成熟,易发生维生素 K 缺乏的新生儿出血症,临床上应注意补充,剂量为 1mg 肌内注射,每天 1 次,共 3 次。

(四)维生素 D

早产儿维生素 D 储存不足,生后 10~15 天开始需要补充,对于胃肠营养者每天 150~400U/kg,静脉营养者为每天 40~160U/kg。

(五)水溶性维生素

对于极低出生体重儿在生后早期常常需要静脉营养,由于全静脉营养水溶性维生素经肾丢失比口服要多,因此全静脉营养水溶性维生素需要量比口服量高 50%~100%。

第二节　新生儿营养的监测

新生儿营养监测(nutritional surveillance)的目的是评价疗效和及时发现并发症,体重是衡量新生儿营养最简单的和常用的指标,每天测量 1 次体重,必要时 1 天 2 次,短时内变化大表明液体失衡,连续观测可反映生长发育与营养情况。头围每周测量 1 次有助于生长发育的判断,也会受水肿的影响。近年来也有人用皮褶厚度和上臂围评价新生儿营养水平。

一、上臂围与股围

用塑料软尺测量,测量时软尺只需紧贴皮肤即可,勿压迫皮下组织。

（一）上臂围

将被检新生儿的上肢放松下垂,在肱二头肌最突出处测量,测量处系上臂长轴的中点,周径与肱骨成直角。

（二）股围

在股四头肌最突出处测量,测量处系股部长轴的中点,周径与股骨成直角。

二、皮褶厚度

用皮褶卡钳测量,测量时左手拇指及示指间距离 3cm,在测量部位捏起大褶皮肤,右手持皮褶卡钳夹住捏起的皮肤,加压 2 秒读数。

（一）肩胛下皮褶厚度

在肩胛下角稍偏外侧处测量,皮褶自下外侧至上中方向,与脊柱成 45° 角。

（二）腹壁皮褶厚度

在锁骨中线与脐水平线交接处测量,皮褶方向与躯干长轴平行。

（三）股部皮褶厚度

新生儿大腿屈曲外展,在其内侧上 1/3 及中 1/3 交接处测量,皮褶方向与大腿长轴平行。

这些方法确有衡量新生儿营养的作用,但目前尚无统一的判定标准。每天记录出入量是水平衡的需要。实验室监控包括:①每天检测 3 次微量血血气、血糖及尿糖、尿比重和渗透压,病情稳定后 1 天 1 次;②至少每天检测 1~2 次微量血电解质、血象白细胞总数加分类、血小板、静脉血血细胞比容、甘油三酯、胆红素及总蛋白等,病情稳定后每周检测 1~2 次;③转氨酶、肌酐、尿素氮、磷、镁、碱性磷酸酶等至少每周检测 1 次。

第三节　胃肠道喂养

一、定餐的胃肠道喂养

定餐的胃肠道喂养(gastrointestinal feeding)除提供营养用于代谢和支持生长外,即使很小量的胃肠道喂养也可有利于胃肠功能。喂养可以刺激胃肠道激素分泌,从而促进胃肠功能成熟,也可增加胆汁分泌,帮助预防胆固醇沉着症(它常发生在胃肠外全静脉营养的婴儿)的发生。隔 2~3 小时间断地经鼻或口胃管喂养,一般用于早产儿及不能吸吮的危重儿。由于这些患儿胃肠动力学和生化功能有限,这种方式喂养常需静脉营养供给足够的水和能量,以满足营养摄入的需求。对于需要机械通气的婴儿,如没有闭塞性胃肠道畸形,这种喂养方法通常是安全的。生后第 1~2 天可以开始喂以极少量的初乳或婴儿配方奶,不会增加发生 NEC 的危险。只有严重窒息(如脐血 pH<7.00 或 5 分钟 Apgar 评分极低)的患儿,开始喂养的时间将被推迟到出生 3 天后或更久。口或鼻饲管均可使用,鼻饲管更加安全,尤其是对气管插管或通过鼻咽管给予持续正压通气的婴儿更有利。然而,鼻饲管部分阻碍了婴儿的通气,所以对患有呼吸窘迫或短暂的呼吸暂停尚未接受机械通气支持的婴儿应该尽可能避免。在胃管喂养期间给予吸吮没有营养的橡皮奶头已被证实可作为一种补偿,因为用导管喂养的婴儿缺乏食物对口的刺激,非营养性吸吮的临床研究结果表明对婴儿生长发育或胃肠功能没有影响,但可稍稍缩短住院时间。

二、持续胃肠道喂养

是通过鼻或口饲管以一恒定的速率持续地注入人奶或配方奶。这一方式有许多优点,它可以在不加重极不成熟儿胃容量负担的情况下供给更多的营养,并且还可以避免间断胃肠道喂养所致的喂养后缺氧。持续胃肠道喂养与间断胃肠道喂养,对早产儿的生长没有区别,但总体能量消耗减少 4%。

三、早产儿和极危重儿的母乳喂养

母乳对极危重婴儿的优点已众所周知,最引人注目的就是它的保护性作用,尤其是对早产儿发生 NEC 有一定的保护作用。纯母乳喂养的早产儿与用配方奶的早产儿比较,其发生 NEC 的可能性减少 83%,所以提供好的乳汁支持设施包括父母的教育与咨询、吸奶泵的应用、方便的乳汁储备装置及有关专业知识非常重要。

四、胃肠道和胃肠道外混合喂养

也称部分静脉营养（partial intravenous nutrition），大多数危重儿给予部分静脉营养可以保证足够的营养供给，又兼顾了少量肠道喂养对于促进肠道激素的分泌，有利于消化道成熟，保证了这些婴儿尽早建立胃肠道营养的需要。需要辅助通气的婴儿应在生后第 1 个小时内开始静脉输液，最初应给予 5% 或 10% 葡萄糖溶液，按估计水需要量的 70% 或 80% 均匀注入。出生第 1 天或第 2 天水摄入量的相对限制是保证水的负平衡状态的需要，同时要注意高钠血症和临床脱水症状的发生。在大多数情况下，出生后体重下降 5%~15% 是适当的。除了一些高胰岛素水平的婴儿，大多数的婴儿应用大量 10% 葡萄糖溶液时应预防高血糖的发生。对于出生体重 <1 250g 的婴儿，应该选择 5% 葡萄糖溶液作为最初的注射液。最初的注射液不含钠，如果血浆中钠浓度没有升高，可于第 2 天按 2.5~3.5mmol/（kg·d）补钠，通常以氯化钠的形式给予，如果代谢性酸中毒存在，则部分或全部以碳酸氢钠或醋酸钠的形式给予。如果血浆钾浓度正常和排尿正常，则给予生理需要量的钾。已经有低钙的表现如抖动、抽搐、呼吸暂停或心率不规则或血清钙低于 7mg/dl 时，高通气的呼吸性碱中毒有加重低钙痉挛的危险性，也要考虑补钙。剂量为 10% 葡萄糖酸钙溶液 300mg/（kg·d）。静脉补钙时应注意：①钙剂不能和碳酸氢钠一起输注，因为可以发生碳酸钙颗粒的沉积；②钙绝不能从动脉导管中给予；③如果从周围静脉给药，则要严密监护，防止发生外渗以免发生组织坏死和坏疽。婴儿不能很快过渡到胃肠道营养，且血清电解质浓度很稳定，则在生后第 2 天或第 3 天开始静脉给予氨基酸［1.5~2.0mg/（kg·d）］，若发生氮质血症或肾功能损害，要限制氨基酸的输入。当开始静脉补充氨基酸时，一般习惯在注射液中加入矿物质和维生素。对需要依赖胃肠外营养 1 周或更长时间的婴儿，要考虑静脉输注脂肪，在有明显黄疸或严重肺病时要慎用脂肪乳。脂肪乳在生后第 1 周结束前开始使用，最大输注速度不超过 0.15g/（kg·h），对于 ELBWI 不超过 0.1g/（kg·h），还需监测血清甘油三酯的浓度，如果超过了 150mg/dl 则停止输注。当成功地建立起富含脂肪配方或牛奶的喂养后，就可停用静脉脂肪乳输注。

第四节 胃肠道外营养

一、胃肠道外营养的适应证与禁忌证

（一）新生儿胃肠外营养的适应证

1. 极度衰弱儿，如新生儿重度窒息或重度昏迷不能鼻饲者。

2. 呼吸窘迫综合征或支气管肺发育不良患儿。

3. 极低出生体重儿且无吸吮能力者。

4. 坏死性小肠结肠炎。

5. 短肠综合征。

6. 迁延性及难治性腹泻。

7. 严重的新生儿消化道畸形手术后（脐突出、腹裂、消化道瘘管、肠扭转）。

8. 重大手术前的准备及手术后的支持疗法。

9. 新生儿破伤风而鼻饲有困难者。

10. 大面积烧伤。

（二）胃肠外营养的禁忌证

1. 患严重败血症、坏死性小肠结肠炎等的新生儿，应在使用抗生素等治疗，使病情稳定以后才考虑使用。

2. 代谢性酸中毒（pH<7.25）必须在纠正后才能应用。

3. 循环衰竭、肝肾功能不全，尿素氮在 12.9mmol/L（36mg/dl）以上者。

4. 严重缺氧、血胆红素在 170~200μmol/L（10~12mg/dl）以上、血小板降低者（<50 × 10⁹/L）不用中性脂肪。

5. 高糖血症（血糖 >150mg/dl）。

6. 胆汁淤积。

7. 医疗护理水平不高，不具备监护设备及微量血生化监测技术者。

二、胃肠外营养成分

（一）非电解质和电解质成分

1. 10% 葡萄糖酸钙溶液。

2. 25% 硫酸镁溶液。

3. 磷酸钾 / 磷酸钠　为甘油磷酸钾和甘油磷酸钠的混合物。每支 10ml，含无水甘油磷酸钠 2.16g（相当于磷 10mmol，钠 20mmol），渗透压：2 760mOsm/kg H_2O，pH 为 7.4。

（二）常用氨基酸溶液（表 4-50-2）

表 4-50-2　静脉用氨基酸溶液的组成成分

	氨基酸溶液 -1	氨基酸溶液 -2	氨基酸溶液 -3	氨基酸溶液 -4	氨基酸溶液 -5	氨基酸溶液 -6	氨基酸溶液 -7
丙氨酸	1 280	698	710	970	790	2 070	540
精氨酸	980	1 227	950	630	840	1 150	1 200
天门冬氨酸		527		630	600		320
半胱氨酸			<20	150	190		<16
谷氨酸		820		1 090	990		500
甘氨酸	1 280	385	1 400	320	400	1 030	360
组氨酸	300	312	280	320	380	480	480
异亮氨酸	720	760	690	470	670	600	820
亮氨酸	940	1 200	910	1 070	990	730	1 400
赖氨酸	720	677	730	860	1 090	580	820
蛋氨酸	400	180	530	200	240	400	340
苯丙氨酸	440	427	560	410	420	560	480
脯氨酸	860	812	1 120	860	300	680	680
丝氨酸	420	495	590	580	400	500	380
牛磺酸		70			60		25
苏氨酸	520	512	400	550	370	420	420
色氨酸	160	180	150	210	200	180	200
酪氨酸	44	44		70	90	40	240[*]
缬氨酸	800	673	660	550	760	580	780

注：氨基酸浓度单位为 mg/dl；所有氨基酸混合液为 10% 溶液；[*] 为 L- 酪氨酸和 N- 乙酰 -L- 酪氨酸的混合物

（三）常用的脂肪乳溶液（表 4-50-3）

表 4-50-3　静脉用脂肪乳的组成成分

	脂肪乳制剂 -1		脂肪乳制剂 -2	
浓度	10%	20%	10%	20%
脂肪含量 /$(mg \cdot dl^{-1})$				
红花油			5	10
大豆油	10	20	5	10

续表

	脂肪乳制剂 -1		脂肪乳制剂 -2	
脂肪酸 /%				
亚油酸	50	50	65.8	65.8
油酸	26	26	17.7	17.7
棕榈酸	10	10	8.8	8.8
硬脂酸	3.5	3.5	3.4	3.4
亚麻酸	9	9	4.2	4.2
蛋磷脂 /$(mg \cdot dl^{-1})$	1.2	1.2	最高 1.2	1.2
甘油 /$(mg \cdot dl^{-1})$	2.25	2.25	2.5	2.5
渗透压	260	260	276	258
pH	6~8.9	6~8.9	6~9	6~9
能量 /ml	1.1	2	1.1	2

（四）常用的维生素

包括注射用水溶性维生素和脂溶性维生素,其组成成分如下(表 4-50-4、4-50-5)。

表 4-50-4　注射用水溶性维生素的组成成分

名称	含量	名称	含量
维生素 B_1	3.0mg/dl	生物素	60μg/dl
维生素 B_2	3.6mg/dl	叶酸	0.4mg/dl
烟酰胺	40mg/dl	维生素 B_{12}	5.0μg/dl
维生素 B_6	4.0mg/dl	甘氨酸	300mg/dl
泛酸	15mg/dl	乙二酰四乙酸二钠	0.5mg/dl
维生素 C	100mg/dl	对羟基苯甲酸甲酯	0.5mg/dl

表 4-50-5　注射用脂溶性维生素的组成成分

名称	含量	名称	含量
维生素 A	0.99mg(3 300U)/dl	注射用大豆油	1g/dl
维生素 D_2	5μg(200U)/dl	注射用卵磷脂	0.12g/dl
维生素 E	9.1mg(10U)/dl	甘油(无水)	0.22g/dl
维生素 K_1	0.15mg/dl	氢氧化钠调 pH	约为 8.0

（五）微量元素注射液

多种微量元素注射液的组成成分见表 4-50-6。

表 4-50-6　多种微量元素注射液的组成成分

名称	含量	名称	含量
氯化铬	53.3μg/dl	氯化锌	13.6mg/dl
氯化铜	3.4mg/dl	碘化钾	166μg/dl
氯化铁	5.4mg/dl	氟化钠	2.1mg/dl
氯化锰	0.99mg/dl	山梨醇	3g/dl
钼酸钠	48.5μg/dl	盐酸调节 pH 至	2.2
亚硒酸钠	105μg/dl		

三、胃肠外营养给药途径与方法

(一)外周静脉导管的胃肠道外营养

留置的短硅胶管通常为22G或24G,可以提供从外周静脉进入循环的安全便利路径,末梢静脉一般不选头皮静脉,因为暴露头皮静脉常要剃掉婴儿的头发而引起家长难受,只有肢端静脉已经被使用过后才使用头皮静脉,只有和婴儿的父母商量后才可使用。注射位置必须仔细观察以便一有外渗就能发现,外周静脉内输注最严重的并发症是注射液外渗引起组织坏死,特别是高渗的、酸性的或高钙注射液。有报道指/趾坏疽和神经损害成为外周静脉注射的并发症。外周静脉输液葡萄糖的浓度不能超过12.5%。为了防止注射液外渗造成的不良后果,必须固定好导管,如果注射部位近关节可用夹板固定,并应加强护理。以糖和合成氨基酸混合物为主要能量,通过外周静脉营养每天提供大约75kcal/kg是可能的。这个数据基于每100ml注射液中含12.5g的糖及2.1g氨基酸,按150ml/(kg·d)的速度给予,能满足基本的能量需求,并有支持生长的作用。脂肪乳是提供必需脂肪酸和额外能量的重要来源,脂肪乳配成10%或20%溶液以另外一条独立的静脉通道供给,可加脂溶性维生素。10%脂肪乳提供1.1kcal/ml热量,20%脂肪乳提供2.0kcal/ml热量。由脂肪乳、糖、氨基酸、电解质、矿物质及维生素构成的溶剂可通过外周静脉给予,为婴儿生长提供完全的营养需求,同时不引起液体超负荷。脂肪乳输注过快血浆甘油酸和游离脂肪酸浓度会升高,小的早产儿难以耐受。已经发现快速输注脂肪乳对肺气体交换和血流动力学会造成有害的影响,这些影响仅仅发生在当脂肪输液速度大于它们从血浆中清除的速度时。脂肪中所含的脂肪酸与胆红素竞争蛋白质结合位点,多发生在脂肪酸与蛋白质的分子比>6时,当脂肪输注速度≤0.2g/(kg·h)时,这种情况不可能发生。脂肪输注速度>0.2g/(kg·h)时,它可以削弱某种中性粒细胞的抗菌作用,而速度≤0.2g/(kg·h)时,中性粒细胞的功能不会被削减,相反中性粒细胞化学发光和趋向性可能加强。

(二)中心静脉导管的胃肠道外营养

有两种类型的中心静脉导管适用于新生儿全静脉营养。孔径大的静脉导管可以通过颈静脉插入上腔静脉,并且固定在头皮或咽部皮下。这些需外科手术的中心静脉营养路径常用于内脏畸形或坏死性小肠结肠炎进行胃肠手术的婴儿,Broviac导管适用于这一目的。另一种中心静脉导管是经皮肤穿刺插入小口径的导管,这种静脉导管由含硅的弹性体或其他不会引起血栓形成的材料构成。口径变化范围在2.0~2.8mm(即20~28G),通过细长较大的留置针很容易插入。细心护理皮肤表面,这种中心静脉导管可保持数周功能正常,与大的外科性中心静脉留置管相比,其并发症少。中心静脉导管严重的并发症有感染和大静脉血栓形成。经皮中心静脉发生感染的机会小,也很少有血栓形成,而外科中心静脉在小婴儿有时会发生静脉血栓。无论何种类型的中心静脉留置管,导管的最前端该放置在大静脉内而不在右心房,这样可以避免心内血栓或心内膜炎的发生。

(三)脐血管导管的胃肠道外营养

脐静脉导管常用于监测循环不稳定婴儿的中心静脉压,或为发育极不成熟的婴儿提供临时的静脉通道。脐静脉导管具有和外科性中心静脉留置管同样的并发症如感染和血栓,导管的前端应该被放置在次要的大中心静脉,避免心脏内血栓形成。其他并发症包括门静脉炎及门静脉硬化也有报道。脐动脉导管常用于监测极重症新生儿的动脉氧分压和血压。通过动脉导管给予高渗营养液会增加血管损害和血栓的发生,因此,当多条路径有效时静脉营养液不应该通过脐动脉导管输入。

为了长期营养支持,使用经皮中心静脉导管是一种值得推荐的方法,但外周静脉补充营养的相对安全性使得它成为胃肠道外营养更好的方式。可护理辅助通气婴儿的医院应该有能力维持婴儿的外周静脉注射。无论在何种情况下,外科性中心静脉导管都应该尽量避免,但是对于严重胃肠功能缺失的婴儿可能需要使用。脐静脉导管可用于短期营养液的输入,但长期使用会增加发生感染和血栓的危险性。脐动脉导管是输送高张营养液路径的最后选择。

四、胃肠外营养的并发症

（一）导管损伤

包括气胸、乳糜胸、纵隔积气、臂丛或膈神经损伤、锁骨下动脉损伤、气栓、导管栓塞或移位、肺栓塞、心脏压塞、动静脉瘘、Horner 综合征。

（二）感染

以念珠菌感染多见，其次为细菌性感染。

（三）代谢紊乱

1. 高血糖、低血糖。

2. 电解质紊乱　低或高磷血症、低或高钠血症、低或高钾血症、高氯血症、低钙血症、代谢性酸中毒等。

3. 氮质血症。

4. 高氨基酸血症及高氨血症。

5. 高甘油三酯血症。

6. 肝脏疾患　肝大、脂肪肝、胆汁淤积综合征、肝酶异常。

7. 维生素及微量元素过量及缺乏症。

8. 高渗性利尿。

9. 骨质减少、病理性骨折。

10. 血小板减少。

11. 肠黏膜萎缩。

12. 其他　呼吸困难、发绀、发热、皮疹、呕吐。

第五节　危重新生儿的营养需要与管理

一、超低出生体重儿的营养需要与管理

超低出生体重儿（extremely low birth weight infant, ELBWI）为出生体重 <1 000g 的婴儿。与成熟儿相比，ELBWI 在决定营养需要的生理学和发育学方面（如身体的组成、预期生长速度、新陈代谢率和新陈代谢的适应能力）有很大的不同。所以 ELBWI 的营养管理不可简单地按成熟儿以体重为基础调整营养需要。可是对这类婴儿的营养摄入量及其所引起的新陈代谢率和生长率的研究极少，迄今为止 ELBWI 营养管理仍处于经验阶段。1977 年美国儿科学会表示，早产儿营养的主要目标应该是"支持接近于宫内生长率的最佳饮食，而不给生长发育中的新陈代谢和排泄系统增加压力"。

（一）超低出生体重儿的能量需要

有报道 ELBWI 储存可利用的能量约 200kcal/kg（包括非蛋白质储备能和 1/3 蛋白质储备能），按 50~60kcal/（kg·d）能量消耗，如无外源性能量补充，生后 3~4 天机体能量将会耗尽。因此能量供给首先要预防分解代谢和达到正氮平衡，在过渡期生后 3~4 天内能量供给应达到 50kcal/（kg·d），稳定期应达到 80kcal/（kg·d），既定生长阶段 100~120kcal/（kg·d）才能满足 10~15g/（kg·d）体重增长的要求。ELBWI 的基础代谢率与成熟儿有明显相似，但体温调节和活动耗能比成熟儿低。组织合成所需要能量与成熟儿明显不同，用于蛋白质合成相对多，用于脂肪合成相对少，因此发育和生理学方面的问题常限制能量的供给，三大营养物质提供热能的比例一般为：碳水化合物 40%~45%、脂肪 40%~45%、蛋白质 15%，也常受其他因素影响。

（二）超低出生体重儿碳水化合物的需要

葡萄糖常常是 ELBWI 生命最初几天的唯一营养物，但长期单纯的葡萄糖供给对机体代谢不利，它不能阻止蛋白质的分解。给 ELBWI 补充适量的葡萄糖和碳水化合物比成熟儿更重要，其葡萄糖的生成能力有限，而大脑占体重比高，易受低血糖（hypoglycemia）损伤。有报道神经功能损伤常发生于血糖低于 45mg/dl 时，这也是 ELBWI 维持合理血糖水平的下限。过量过快的葡萄糖摄入可致高糖血症和脂肪合成过剩。高血糖（hyperglycaemia）是 ELBWI 常见的问题，有报道发生率高达 20%~86%，尤其是在生命的最初几天，由于低血糖的反馈激素分泌增加和内分泌器官对胰岛素敏感性降低，共同导致了高血糖浓度。静脉注入氨基酸和脂质也进一步提高了血糖浓度。有研究表明注射胰岛素可以增加体重和增加葡萄糖的耐受，但还需要进一步证明其对呼吸状态、新陈代谢率和机体组成是否有不利影

响。对胃肠营养的 ELBWI 除给葡萄糖外,也可给其他复合性碳水化合物包括天然的和人工合成的碳水化合物,如右旋麦芽糖、多聚糖等,可以避免单独给葡萄糖产生的高渗透压负荷,产生较好的耐受。静脉补充主要为葡萄糖溶液,应掌握葡萄糖输注速度,<1 000g 的早产儿应从 4~6mg/(kg·min) 开始,逐渐增加,第 2~3 周或更晚可达 8~20g/(kg·d) [12~14mg/(kg·min)],密切监测血糖使血糖维持在 2.6~8.0mmol/L。

(三) 超低出生体重儿蛋白质的需要

ELBWI 通过葡萄糖、脂质或两者的混合物获得至少 60kcal/(kg·d) 的能量时,静脉输入 2~2.5g/(kg·d) 的氨基酸可发生正氮平衡。动物实验表明在胎儿早期蛋白合成率很高,这也提示 ELBWI 有必要提供高的蛋白摄入量。Kashyap 等研究发现 ELBWI 生后第 2 天开始静脉输注氨基酸 2g/(kg·d),结果血尿素氮没有明显变化,尿氮排泄仅轻度增加,血浆氨基酸水平与正常足月儿脐血相比在 95% 置信区间内,过渡期负氮平衡减轻,正氮平衡出现早。如果蛋白质摄入超过 3g/(100kcal·d) 将增加血尿素氮水平,发生代谢性酸中毒。

(四) 超低出生体重儿脂肪的需要

单独的葡萄糖或 / 和氨基酸的混合物静脉营养可产生基础代谢率增高与 CO_2 产生和 O_2 消耗比增加,但是仅由脂质提供热量时,O_2 的消耗也可能增加。在提供热能上葡萄糖与脂肪比为 3∶1 或 2∶1 时,能最大限度地减少 CO_2 产生。

在早产儿早期使用或快速使用脂肪乳液要谨慎,可发生一系列的并发症,包括脂质不耐受、肺功能损伤、未结合胆红素增高、潜在性干扰免疫功能。如果能耐受,早期静脉输注脂肪是值得推荐的,0.5~1.0g/(kg·d) 的量可防止必需脂肪酸缺乏。ELBWI 静脉内给予脂肪的耐受性差,所以最大推荐量为 2g/(kg·d),有些 ELBWI 可耐受比这一量更高的脂肪输注,应严密监测血浆甘油三酯的浓度,超过 1.7mmol/L 时停止静脉补充脂肪。

(五) 营养实施

1985 年,Churella 等对多个 NICU 的 ELBWI 营养实施情况进行调查,发现 80% 的 ELBWI 在生后第 1 周需要胃肠外全静脉营养,但长期的胃肠外全静脉营养不能作为 ELBWI 理想的营养供给途径,因为它有许多合并症,如导管损伤性疾病、代谢紊乱性疾病、感染等。近年来研究表明,早期少量胃肠道营养有利于胃肠功能成熟,能更早获得全肠道喂养,血清胆红素下降快,需光疗时间少,高胆固醇血症和佝偻病发生率低。笔者对德国柏林洪堡大学医学院附属医院新生儿科 1991—1996 年 120 例 ELBWI 胃肠营养建立情况进行分析,发现在生后第 1 天可以开始小量(0.5~1ml/ 次,每 2 小时 1 次)经胃肠喂养,细心缓慢加量,生后 9~10 天可从胃肠道获得基础代谢所需热能,生后第 4 周完全可以不用静脉辅助提供营养。下面是 2 个 NICU 的 ELBWI 营养计划和管理原则(表 4-50-7、4-50-8)。

表 4-50-7　德国柏林洪堡大学医学院附属医院 ELBWI 营养计划

日龄	葡萄糖 /%	氨基酸 /(g·kg⁻¹)	脂肪 /(g·kg⁻¹)	人奶 /ml	液量 /(ml·kg⁻¹)	热能 /(kcal·kg⁻¹)
1	7.5	—	—	6×0.5	80~100	30
2	7.5	0.5	—	12×1	110	39
3	7.5	1.0	—	12×1	120	44
4	7.5(10)	1.5	—	12×2	130	54
5	7.5(10)	1.5	0.5	12×2	140	58
6	7.5(10)	2.0	1.0	12×3	150	70
7	7.5(10)	2.0	1.5	12×4	160	76
	5(>10)	2.0	2.0	12×10	180	115

表 4-50-8　东京女子医科大学母子中心超未成熟儿营养管理原则

序号	管理原则
1	出生后 72h 内不进行经肠道营养
2	72h 后根据体液平衡,全身状态稳定,无消化吸收的合并症,然后开始经肠道营养
3	全部营养液都通过经口或经鼻插入的胃管给予
4	经肠道营养初次量每次 1ml(体重 <500g 每次为 0.5ml)
5	第 1 次给予 5% 葡萄糖溶液,3h 后从胃管回抽以确认胃内残留量,如无残留,第 2 次给予母乳。经过 24h 观察,每次 1ml 即可,第 2 天每次增量 2ml。此后几天以每次仅增加 1ml 为宜
6	经肠道给予的水分达到 100ml/(kg·d) 时,即可停止静脉补液。此后,经肠道营养约为 120ml/(kg·d),根据每天体重增加 15~20g 为正常递增来调节
7	出生后 1 个月内,以母乳为原则,出生后 1 个月以后才开始补充配方乳。中链甘油三酯(medium-chain triglyceride,MCT)乳剂在出生 2 周后黄疸减轻的情况下可考虑使用
8	经口哺乳依据胎龄为准,修正胎龄 >35 周,如无呼吸障碍及妨碍哺乳的合并症即可开始
9	原则上不采取经静脉滴注高能营养液

二、新生儿坏死性小肠结肠炎的营养需要与管理

坏死性小肠结肠炎(necrotizing enterocolitis,NEC)是新生儿胃肠道的一种严重疾病,常需要手术治疗和全静脉营养。其在 NICU 的发生率为 5%,出生体重越低,该发病率越高,出生体重 1 000~1 249g 的早产儿 NEC 的发病率为 6.3%,750~999g 为 9.2%,500~749g 为 13.5%。病因包括缺氧、缺血、感染、高渗性喂养、喂养量添加过快、严重的红细胞增多、奶蛋白过敏、换血疗法和脐动脉导管的使用及留置。几乎所有的 NEC 婴儿都接受了肠道喂养,过早过快的喂养增加该病的危险性,但"早""快"定义尚未统一。至于"早",Ostertag 等对极低出生体重儿(very low birth weight infant)以第 1 天与第 7 天开始肠道喂养作对比,NEC 发生率在早期喂养组为 29%

(5/17),晚期喂养组为 35%(6/17),统计学上没有显著性差异。LaGanma 的结果显示,NEC 的发生率在胃肠外全静脉营养组是 60%(12/20),在接受胃肠外部分静脉营养和胃肠内喂养混合喂养组是 22%(4/18),有显著性差异。因此,简单地限制早期肠道喂养以避免 NEC 似乎证据不足。至于"快",有研究表明喂养量增加率为 28ml/(kg·d)NEC 的发生率显著高于 16.8ml/(kg·d)组,故认为喂养量应增加到 20ml/(kg·d),所谓快速肠道喂养。高渗喂养可能产生 NEC,现在的喂养实践倾向于使用等渗或低渗(0.15~0.35kcal/ml)喂养。此外,还必须注意早产儿肠道药物(尤其是复合维生素)的高渗作用,应稀释使用。人乳中的免疫保护因子可能防止 NEC,但是有很多报道仅用母乳喂养的婴儿仍可发生 NEC。进一步研究发现在出生体重 <1 850g 的 926 个早产儿中,配方奶喂养者 NEC 的发生率是母乳喂养的 6~10 倍。给配方奶喂养者服用 IgA-IgG 有可能阻止 NEC 发生。存在其他危险因素如低血压、呼吸窘迫、窒息、感染时,短期内应避免肠道喂养。如果有证据证明婴儿有相对正常的胃肠功能(无胃肠胀气、肠鸣音正常、有大便排泄)则可以开始喂养。存在动脉导管未闭或吲哚美辛治疗时,胃肠血流量减少,所以直到导管闭合或治疗结束才可进行肠道喂养,但支持这一观点的证据还没有得到。对任何程度的 NEC,营养的给予都不能被打断,但要从肠道途径转变到肠外途径。禁食时间取决于疾病的严重程度,轻症 2~3 天,重症 10~14 天。一旦认为开始喂养是安全的,给小量(2~3ml/kg)稀释(0.15~0.35kcal/ml)奶,进一步的喂养取决于耐受情况。喂养不耐受可能是因为 NEC 尚未痊愈、胃肠运动功能不良或存在可能的后遗症如肠道狭窄等,多发生在 NEC 后 6~8 周大量喂养时。

三、短肠综合征的营养需要与管理

短肠综合征(short bowel syndrome,SBS)是指伴随营养不良的一种吸收不良情况,它发生在小肠的重要部分丢失后。SBS 肠道面积的损失有很多原因,最常见的是 NEC、胃破裂、食管和肠道闭锁后手术切除肠段。在大多数情况下,直到

>50%的小肠丢失才会发生显著的液体和营养丢失,且与肠道短缺的部位有关,因为不同的部位有不同的吸收功能,碳水化合物、蛋白质、脂肪、维生素(维生素B_{12}除外)和微量元素(包括钙)都在小肠近端吸收。维生素B_{12}、胆盐在小肠远端吸收。整个小肠都有吸收液体的作用。一般来说,小肠丢失越靠近近端、面积越大,发病也越严重。幸运的是,在切除后小肠有许多解剖和功能适应性的过程,可得到一定的代偿。

在新生儿肠外营养出现以前,行小肠大部分切除的婴儿预后很差。早期静脉给予正常量的蛋白和能量对恢复过程和生长发育有帮助。最初,可能需要相对高能量的静脉营养[高达130kcal/(kg·d)],严密监测电解质和微量元素的丢失,因为肠道吸收表面积有限,加之引流液丢失,可造成严重的水电解质紊乱。长时间可导致锌、铜、锰、镁、铁、硒和铬等微量元素缺乏,需及时补充。大多数SBS婴儿需要延长静脉营养。也有一些证据表明补充部分肠内喂养可以降低由全静脉营养液引起的肝胆并发症。在肠切除后尽早开始小剂量的肠道喂养可以增加肠道的适应性。

一般来说,连续性喂养要比定餐喂养耐受性好,虽然这一论点仍然存在争议。SBS婴儿可能对一系列特殊营养物表现不耐受。碳水化合物不吸收是个重要的问题,也是腹泻的主要原因,葡萄糖聚合物比淀粉和乳糖更易水解、消化和吸收(在近腔绒毛的地方葡萄糖释放得更慢)。继发于胆汁酸减少的脂肪吸收不良,胰腺外分泌减少(常见于早产儿,尤其是ELBWI),肠的可吸收表面积减少都是肠内营养不耐受的原因。中链甘油三酯(medium chain triglyceride,MCT)是吸收最好的脂质,因为它们不像长链甘油三酯需要胆汁酸来形成吸收所必需的微颗粒。胰腺外分泌减少和吸收表面积减少可影响蛋白质吸收,但SBS婴儿由于氨基酸和蛋白质水解物能较好吸收的原因,蛋白质不耐受并不受太大的影响。

SBS婴儿配方奶的选择取决于剩余肠段的长度和类型,以及葡萄糖聚合物、MCT、氨基酸或蛋白质水解物的配方是否合理。肠道喂养必须缓慢进行,由合适的、稀释的配方奶连续喂养开始,进一步喂养首先由容量来决定耐受性,当大约1/2的总液摄入量是由肠道摄入时,再由浓度决定。假如在进一步喂养的几次尝试后发生不耐受,则要由一个更基本的配方(主要是氨基酸、葡萄糖,加上维生素、矿物质和微量元素),小容量,稀释喂养。这种基本配方能被更好地耐受和吸收,但提供的是不完整的营养,因为它包含低水平的脂肪(尤其是必需脂肪酸)和特定的矿物质(尤其是钙和磷)。因此这类配方要提供足够的静脉喂养,尤其是脂质。一旦建立起全肠道喂养,仍然要监测血清电解质和矿物质的浓度,通常需要提供脂溶性和水溶性的维生素。

手术技术和静脉营养对提高SBS婴儿的生存率很重要。Goulet等在1991年报道小肠切除长度>50%的婴儿生存率>90%,肠适应性所需的时间取决于剩余小肠的长度和回盲瓣是否存在,小肠剩余≤40cm为27个月,>40cm只要14个月;回盲瓣存在者适应时间短,回盲瓣不存在者适应时间长。

SBS婴儿喂养原则:①早用"全"量的蛋白和能量的静脉营养来帮助胃肠修复;②密切关注高于基本需要量的胃肠和造瘘口额外液体、电解质和微量元素的损失;③监测钠、钾、锌、铜、锰、铁、硒、镁和铬的血清改变;④如果出现胆、肝合并症要考虑间歇用肠外营养(如用12小时,停12小时);⑤开始连续性喂养一般比定餐喂养能更好地耐受,当准备定餐肠道喂养时,逐步将连续性喂养合并(例如将2个小时的连续喂养量1个小时里提供,然后改为30分钟);⑥虽然喂养的选择取决于损伤的部位和严重性,但通常推荐使用母乳和包含葡萄糖聚合物、中链甘油三酯、氨基酸混合物或蛋白质水解物的配方奶,由少量开始,一般先提高喂养的量,然后再提高浓度。

四、支气管肺发育不良的营养需要与管理

早产儿呼吸窘迫综合征(respiratory distress syndrome,RDS)及其继发的支气管肺发育不良(bronchopulmonary dysplasia,BPD)的发生率高,这两个疾病的过程都会增加能量的消耗,因此能

量的需要要比早产儿,尤其是 ELBWI 的基本需要多 25%。实践证明,BPD 患儿摄入足够的能量有助于恢复。BPD 生长损失的理论可能包括增加的能量消耗、能量摄入不足(常常继发于液体限制)、慢性缺氧、与药物治疗相关的代谢紊乱、胃肠营养吸收减少和心功能不全。因此 BPD 患儿的能量需要不仅包括因为这一疾病过程自身所需的能量增加,还包括促进这些婴儿生长发育的附加能量。一般来说,BPD 婴儿的治疗要相对地限制液体,因为肺水肿使 BPD 的病理情况复杂,PDA 的存在也与大量液体摄入有关,这都增加了 BPD 的危险性。婴儿静脉营养和成人肠道营养的研究表明,饮食分配影响代谢率、CO_2 产量和 O_2 消耗量,葡萄糖:脂质的热量比为 3:1 或 2:1 时,CO_2 张力最小。因此,其营养策略为:①与同胎龄的正常婴儿相比限制液量;②增加热量密度高的配方奶(每 100ml 热量为 100kcal),因为生长和肺的修复需要增加热量;③使葡萄糖与脂肪之比为 3:1 或 2:1,以避免过量的 CO_2 产生;④在慢性病阶段保持高水平的氧合状态。

五、动脉导管未闭的营养需要与管理

早产儿动脉导管未闭(patent ductus arteriosus,PDA)可持续数天或数周,它的持续开放与新生儿某些疾病(如颅内出血、坏死性小肠结肠炎、肾功能不全等)的高发病率有关,动脉导管闭合可明显降低这些病的发病率。研究表明,当 PDA 分流大于左室输出量的 50%,有效组织灌流量减少,胃肠道已显示出一些早期并发症。PDA 极低出生体重儿(very low birth weight infant,VLBWI)降主动脉血量减少明显,这可能是有 PDA 新生儿 NEC 高发的原因。吲哚美辛是 VLBWI PDA 的主要非手术治疗方法,在早产儿使用吲哚美辛也可使胃肠道供血量减少,它的使用也可诱发 NEC。PDA 婴儿的最佳喂养方案尚未确定,在大多 NICU 都限制液体,体重 <1 000g 每天液量为 100ml/kg,1 000~1 500g 为 80ml/kg,>1 500g 为 60ml/kg。由于 PDA 或吲哚美辛治疗都可引起胃肠血流量减少,当有 PDA 症状或在行吲哚美辛治疗时,肠道喂养要谨慎,至少要限制喂养量。

六、小于胎龄儿的营养需要与管理

小于胎龄儿(small for gestational age infant,SGA)或胎儿生长受限(fetal growth restriction,FGR)的定义有很多,通常是指出生体重在同胎龄儿平均体重第 10 百分位以下,或低于平均体重 2 个标准差的新生儿。这一定义将遗漏一些依靠使用生长参考表的 SGA。FGR 估计占所有分娩的 3%~7%,也是早产儿发病率和死亡率的重要原因。一般来说,SGA 分为两类:①对称型或早发性生长发育迟缓;②不对称型或迟发性生长发育迟缓。尽管两类间有很大的重叠,但这种分类对决定营养方案和预测生长发育结果很有用。不对称型比对称型长得要快。早产 SGA 神经障碍发生率有很大的变化,为 3%~35%;而足月 SGA 神经障碍危险性还没有肯定的结论,大多数足月 SGA 都有正常的智力。

出生初期 SGA 可能有一系列问题,包括窒息、胎粪吸入、低血糖、低血钙、血细胞增多、高黏度和很差的体温控制。新生儿低血糖在 SGA 是一个很常见的问题,尤其在生命最初的 2~3 天,可能继发于很多因素包括肝糖原储存减少、肝糖原合成分解受损、负反馈激素减少和高胰岛素等,在生后数天内应严密监测。如果临床情况稳定可以开始进行短间隔(1~2 小时)的肠道喂养。如果血清(或血浆)葡萄糖浓度 <45mg/dl,则要开始进行 4~8mg/(kg·min)的葡萄糖静脉输注。如果血清葡萄糖浓度很快恢复到正常水平,则应继续肠道喂养。肠道喂养不能维持血糖 40mg/dl 以上,须辅以葡萄糖静脉输注,但要避免静脉过量葡萄糖输注,防止胰岛素波动和反应性低血糖。如果血清葡萄糖浓度 <20mg/dl,则在连续性葡萄糖输注开始前,3~5 分钟内滴注 200mg/kg 的葡萄糖(用 10% 的葡萄糖溶液 2ml/kg)。

SGA 的喂养原则:①施行早期喂养,静脉输注葡萄糖,防止或治疗低血糖;②避免静脉输注过多的葡萄糖,防止高血糖;③对有生长追赶需求的 SGA 需要增加能量和蛋白质摄入量,SGA 可能有更高的能量消耗率。

七、机械通气新生儿的营养需要与管理

关于机械通气对新生儿营养需求影响的研究较少。Richardson等对需要辅助通气的RDS患儿进行氧消耗量(与能量消耗直接相关)的测定,发现氧消耗比预期轻微增高,尤其是在生后24小时内。Billeand等发现接受机械通气的支气管肺发育不良(BPD)患儿氧消耗随肺疾病的严重程度而增加。另有研究表明,依赖自主呼吸的BPD患儿氧消耗也高于预期的量。

需要机械通气的新生儿基础疾病较为严重,对营养需要的影响取决于疾病类型、疾病程度、外科手术、发病前的营养状态等。各种疾病状况下的营养需求变化尚未得到充分深入的研究,但初步的研究和临床经验提示,由于疾病影响,如败血症、急性或慢性呼吸系统疾病、外科术后,以及早产儿生长发育的需要,危重新生儿患者对营养的需求可能更高。表4-50-9总结了常见新生儿疾病对营养需求的影响。

表 4-50-9　常见疾病状态对早产儿和足月儿营养需求的影响

	正常需要		疾病状况下需要量的可能变化						
	健康足月儿	健康早产儿	RDS	CLD	CHD		败血症	NEC/SBS	FGR
					青紫型	CHF			
游离水 /(ml·kg^{-1})	100~120	120~140	减少	减少	无变化	减少	增加	增加	增加
能量 /(kcal·kg^{-1})	100	120	增加	明显增加	增加	明显增加	明显增加	明显增加	增加
碳水化合物 /(g·kg^{-1})	10	12~14	增加	减少	增加	增加	增加	增加	增加
蛋白质	1.5~2.2	3.0~4.0	无变化	增加	增加	增加	明显增加	增加	增加
脂肪 /(g·kg^{-1})	3.3~6	4~7	无变化	增加	增加	增加	无变化	明显增加[*]	增加
钙 /(mg·kg^{-1})	45~60	120~230	无变化	明显增加[**]	增加[#]	增加[###]	无变化	增加[*]	增加
铁 /(mg·kg^{-1})	1	2~4	无变化	增加	增加	无变化	无变化	增加	增加
维生素 A/(U·kg^{-1})	333	700~1 500	增加[#]	增加[#]	无变化	无变化	无变化	无变化	无变化

注:RDS,呼吸窘迫综合征;CLD,慢性肺疾病;CHD,先天性心脏病;CHF,充血性心力衰竭;NEC,坏死性小肠结肠炎;SBS,短肠综合征;FGR,胎儿生长受限;[*]尤其在ileum末端切除后;[**]尤其在使用钙利尿剂如呋塞米的情况下;[#]尤其在手术后;[###]尤其在<1 500g的早产儿

急性和慢性呼吸系统疾病是新生儿机械通气最常见的基础疾病。急性呼吸问题,如呼吸窘迫综合征、肺炎,均增加婴儿对能量和蛋白质的代谢需求。此外,慢性肺疾病使用地塞米松治疗可减慢体重和线性生长速率,且可能影响大脑发育。

先天性心脏病(尤其是伴青紫或伴有充血性心力衰竭时)可明显影响营养状态和生长速度。这些婴儿的基础代谢需求增加,疾病并发的呼吸窘迫、低氧血症、利尿剂治疗、吸收不良以及较难控制的液体平衡,均对机械通气患儿的营养管理带来困难。术后患儿由于使用利尿剂以及摄入

不足,导致矿物质平衡失调非常常见,必要时应补充铁剂以满足因慢性缺氧所致红细胞生成增加所需。

感染可增加能量和蛋白质的需求。在体温37.8℃以上,体温每增加1℃,可使能量消耗增加12%。在某些病例情况下,如顽固性抽搐,因活动强度的增加可导致能量消耗的增加。

患NEC或短肠综合征的婴儿发生营养不良的风险增加(因为吸收不良和营养素丢失增加)。在疾病急性期,这些患儿必须接受足够的肠外营养支持。疾病恢复期需要逐步增加肠内喂养量,

同时逐步减少肠外营养补充。需要特别关注的是,这些婴儿容易发生水丢失过多,伴有电解质的紊乱,以及脂肪和脂溶性维生素的吸收不良。

经历外科手术的新生儿更容易发生营养缺乏,这和疾病本身及手术应激有关,还可能因为存在异常的营养素和水分丢失。这些婴儿手术后通常需禁食 3~14 天不等,一旦肠道动力和功能恢复(即排便,无腹胀,胃内抽出物减少,没有胆汁样胃内容物),应开始肠内喂养,因为肠内喂养更为安全和经济,可以维持肠道黏膜的完整性,促进消化道的继续发育。应首选人乳,但也可使用元素配方奶粉或水解配方奶或普通配方奶。足月新生儿如果术后开始清醒、饥饿、能进行吸吮和吞咽,并具有作呕反射,而且肠道动力正常,无呼吸窘迫表现,可考虑经口喂养。早产儿通常需要管饲。应记录每天能量摄入量,每天和每周对婴儿的生长情况进行监测和评价。生长不足可采用增加奶量、增加能量密度或采用更省力的喂养方式(如奶嘴 + 胃管混合方式的喂养)。

八、使用体外膜肺氧合期间的营养需要与管理

体外膜肺氧合(ECMO)技术仅在少数三甲医院内使用,且使用频率不高,但在某些极严重的疾病状态,如严重的持续性肺动脉高压、先天性膈疝、先天性心脏病以及胎粪吸入综合征,使用该技术可提高生存率。

使用体外膜肺氧合期间,新生儿的代谢率并不降低,有研究显示蛋白质的分解代谢反而加快,因此,需要根据该类患者的特殊情况,制订更严密的营养方案,以提高该类患儿的营养状况,改善预后。2010 年,美国肠外和肠内营养学会(ASPEN)通过对近年来研究资料的循证,推出如下营养管理指南(均为 D 级证据),可供临床参考:

(一)对于接受 ECMO 治疗的新生儿应尽快开始营养支持

新生儿出生时的营养储备非常有限,需要积极的营养支持促进生长。需要 ECMO 治疗的新生儿基础疾病严重,无法耐受较大液量的营养支持,通常较难获得理想的体重增长。有研究显示,由于蛋白质分解代谢较高,7 天的 ECMO 治疗可使新生儿体重下降达 15%。因此,对于接受 ECMO 治疗的新生儿,应认真评价营养需要,并开始合适的营养支持[能量 100~120kcal/(kg·d)],且蛋白质达 3g/(kg·d)。对于临床状况不稳定的新生儿,开始时应采用肠外营养(PN)。

(二)接受 ECMO 治疗的新生儿营养需要量

1. **蛋白质需要量** 与正常新生儿蛋白质需要量 1.5g/(kg·d)相比,接受 ECMO 治疗的新生儿蛋白质需要量应达 3g/(kg·d)。新生儿接受 ECMO 治疗期间提供蛋白质的目的是促进正氮平衡,优化生长和发育。在接受 ECMO 治疗的患者,蛋白质代谢发生改变的标志是全身蛋白质降解明显增加,导致负氮平衡。这些危重新生儿的蛋白质分解趋势甚至可持续至成功撤离 ECMO 后的 3 周。提供足够的蛋白质可促进正氮平衡,增强胰岛素的合成代谢效应。ECMO 患儿容易发生负氮平衡考虑和炎症有关,使用胰岛素可减轻负氮平衡程度,但通过提高能量供应并无效果。如果给接受 ECMO 治疗的新生儿提供非蛋白氮能量 >60kcal/(kg·d)和氮 >240mg/(kg·d),可获得正氮平衡,当氮摄入 >400mg/(kg·d)时可获得最大正氮平衡。

2. **能量需要量** ECMO 治疗期间的能量需要和健康新生儿没有明显区别,平均静息能量消耗为 55~57kcal/(kg·d)。过多提供能量无助于降低蛋白质的分解代谢,反而可引起 CO_2 产生增多,加重呼吸衰竭。目前在临床上尚无法准确测定能量消耗及氮平衡,对 ECMO 治疗新生儿的能量需要一般根据其同日龄健康新生儿的数据,一般为 100~120kcal/(kg·d)。

3. **肠外营养与肠内营养相结合** 接受 ECMO 治疗的新生儿临床状况稳定后,应开始肠内喂养。对于 ECMO 治疗的新生儿,由于严重的心肺功能衰竭以及液体限制要求,开始时一般通过胃肠外营养提供营养支持,以尽快达到代谢的稳定和足够的营养。在 ECMO 治疗期间,患儿可能存在内脏低灌注,肠内喂养可能增加肠道缺血或细菌移位风险。但实际上 ECMO 治疗的新生儿肠内喂养时,尚未见并发 NEC 的报道。针对该

特殊群体,目前缺乏大样本的研究资料支持何种营养支持途径更适合这些患儿。但只要患儿胃肠道功能正常且临床情况稳定,普遍认为肠内营养优于肠外营养。临床上应严密观察喂养耐受情况,开始时将肠内营养作为肠外营养的补充,而非取代肠外营养。然后根据喂养耐受情况逐渐增加喂养量,同时减少肠外营养量。

(柳国胜 吴明远)

第五十一章

新生儿镇静与镇痛技术

第一节 新生儿疼痛的基本概念

疼痛（pain）是机体受到损伤或潜在损伤时所引起的不愉快感觉和情感体验，是一种复杂的生理、心理活动，是临床上最常见的症状之一。疼痛可以是局部的，也可以是全身性疾病的反映。新生儿不能口述，在疼痛的表达上存在其特殊性。

一、新生儿疼痛的分类

引起新生儿疼痛的原因多种多样，疼痛的表现差异很大。新生儿疼痛除有急性和慢性疼痛之分外，还可根据疼痛的不同严重程度进行分类。依据疼痛的来源可将常见的疼痛分为以下三类：①因诊断或者治疗导致皮肤或组织损伤而引起的疼痛。NICU 的新生儿每天平均需要经历 12~16 次侵入性操作带来的急性疼痛。②术后产生的疼痛、产伤，以及局部炎症（如脓肿或血栓性静脉炎）产生的疼痛。③严重疾病产生的慢性疼痛，例如坏死性小肠结肠炎、脑膜炎，或较为罕见的疾病，如皮肤烫伤样综合征等。

二、疼痛对新生儿的影响

新生儿疼痛导致神经、内分泌、心血管、免疫、行为、情感及认知等多方面的改变。对于早产儿来说，由于其胎龄过小，体重过轻，缺少母体的保护作用，更易存在神经生物学的易损性。

（一）新生儿疼痛的近期影响

1. 行为变化 Gnmau 等研究发现，足底穿刺之后，足月儿会出现即刻面部表情的改变，如蹙眉、挤眼、鼻唇沟加深、张口、嘴水平或垂直伸展、下颌颤动等表现，他们将其称为"疼痛表情"，并在此基础上制定了新生儿面部编码系统（neonatal facial coding system，NFCS）。Gibbins 等发现，早产儿，包括胎龄 <28 周早产儿，足底穿刺后同样会出现此面部表情，只是表现形式减弱。

Grunau 等对疼痛性操作和非疼痛性操作引起的哭声形式进行鉴别，前者表现为哭声潜伏期短，第一循环持续时间长，频率高尖，幅度增强，即"特异性的疼痛哭声形式"。相比之下，早产儿的哭声持续时间很短暂，且许多早产儿因经口或鼻腔气管插管辅助呼吸，哭声更不明显。另外，急性疼痛还会引起肢体运动的变化，手臂和小腿的活动增加，姿势和肌肉紧张，如握拳、脚趾紧缩等均为疼痛表现。早产儿疼痛刺激前后肢体运动变化不明显，一般护理操作（如换尿布）后，肢体运动变化显著。

2. 生理改变 急性疼痛可引起心率、血压上升，血氧饱和度下降，呼吸急促、变浅、不规则，掌心出汗，颅内压及心律改变。另外，疼痛还会引起大脑皮质躯体感觉区域的氧合作用改变。25~32 周早产儿生后 24 小时内足底穿刺时，随着心率、呼吸加快，血氧饱和度下降，颅内血管收缩期峰值血流速度上升，阻力指数下降，易导致脑室内出血。

3. 创伤激素水平的变化 新生儿体内的应激激素水平，包括皮质激素类、儿茶酚胺类、生长激素和胰岛素等，在重大手术和致痛性操作后可发生改变，故有人称之为"创伤激素"。可能为应激反应激活体内的下丘脑 - 垂体 - 肾上腺轴（hypothalamic-pituitary-adrenal axis，HPA），从而引起激素水平波动。机械通气的早产儿在胸部理疗和气管内吸引之后,血浆中肾上腺素和去甲肾上腺素水平显著升高,应用镇静药物可以降低这种反应。而 Grunau 等发现,胎龄 <28 周早产儿出生后早期经历多次皮肤损伤性操作,可导致血浆皮质醇水平降低,可能与多次疼痛刺激对 HPA 轴下调作用有关。

4. **痛觉敏感性改变**　过敏是神经元对于一般传入信号的应答能力增强或对通常阈值下的传入信号的重新反应,包括阈值的下降和阈上反应的增强。出生后早期反复疼痛刺激有痛觉增敏作用,即疼痛阈值降低,疼痛反应增强。出生后 36 小时内经历反复多次足底穿刺的足月儿与健康对照组在相同的静脉穿刺时,前者对疼痛有条件反射,并且疼痛反应更强烈。早产儿比足月儿对疼痛更敏感,对应激刺激表现出更低的疼痛阈值,特别是在反复疼痛刺激之后(反应升级现象),导致无害的触觉刺激(一般护理行为)变成伤害性刺激或疼痛。运用局部止痛剂可以逆转这种反应,说明来自于操作的疼痛是由后继的致敏作用引起的。

(二)新生儿疼痛的远期影响

1. **神经系统重塑**　生后早期是婴儿脑生长和发育的关键时期。新生儿时期反复疼痛刺激会导致疼痛和其他传导通路的发育,可以重塑整个神经系统的发育,有可能"决定成年人大脑的最终结构",导致有害影响。新生儿期的反复疼痛刺激导致受刺激部位高神经元分布,C 纤维和 A 纤维同时萌芽。这种萌芽部分是因为神经生长因子增加。反复疼痛经历可能导致大量原本是要退化的突触保留下来,或者形成异常连接。

新生小鼠模型被广泛应用于研究早期反复疼痛刺激对于小鼠发育的影响。新生小鼠的成熟度可以粗略地对应于胎龄 24 周早产儿神经系统发育的水平,因此可以模拟 NICU 中早产儿。研究发现新生小鼠外周神经末梢炎症性疼痛会改变疼痛神经元通路,继而改变成年期功能。脊髓背角神经元对刺激的反应能力升高可能会永久性地导致伤害性刺激,更易引起机体反应,原因包括支配脊髓背角表面的伤害刺激初级传入神经元的密度增高,神经元活性改变及下行抑制系统减弱。

2. **疼痛系统改变**　所有传递和翻译疼痛冲动的神经结构和神经递质在出生时就存在了。但是,疼痛传导通路在新生儿期、婴儿及幼儿期还继续发育,因此生后早期反复疼痛刺激对于新生儿疼痛系统有长期的影响。Taddio 等研究男婴在 4~6 个月接种疫苗时的反应,发现新生儿时期接受过无麻醉的包皮环切手术婴儿与未行手术婴儿相比,哭声时间延长,疼痛评分增加,疼痛反应增强。这种反应还具有启动效应,即再次疫苗接种时,表现出更高的疼痛反应。超低出生体重儿在 8~10 岁时评估疼痛事件的图片,比对照组疼痛评分更加强烈,与其出生早期在 NICU 经历反复多次疼痛和伤害刺激有关。Peters 等发现出生 3 个月内接受重大手术,但在术前使用镇痛剂的婴儿,之后在第 14 或 45 个月进行疫苗接种时,其疼痛的反应与对照组无明显差异,提示有效的疼痛管理很有益。但一些研究发现,早期经历反复刺激,后期疼痛阈值较对照组上升,对疼痛较不敏感,这可能与出生胎龄的差异和其在 NICU 的住院时间长短有关。目前认为,早期致痛的类型也可能造成疼痛反应的差异。此外,还与他们的内源性疼痛调节机制(如下行抑制系统)的发育程度相关。

3. **内分泌系统改变**　出生后多次的致痛操作与应激刺激后降低的皮质醇水平有关。与之相反的是,生后早期经历反复损伤性致痛操作的早产儿在 8 个月面对应激反应时,其唾液中的皮质醇水平却持续升高。这表明,对于生理上未成熟的新生儿实施的高强度疼痛刺激,随着时间推移,其 HPA 轴的反应发生不同改变。

4. **情感、认知、行为障碍**　许多调查显示,虽然大多数早产儿在青少年期没有大的发育和智力缺陷,但是与健康对照组相比,存在某些学习障碍、注意缺陷、行为问题、动作异常、抑郁、焦虑等。NICU 中经历反复疼痛刺激的早产儿表现出疼痛阈值和热敏感性升高。动物模型也证明,早期经历反复疼痛刺激的小鼠在成年期表现出经常焦虑、嗜好酒精、退缩行为缺陷、高血压、免疫受损等长期不良反应。这可能与脑基底核和海马区受损、颅内出血和脑白质周围软化引起的细微的脑白质改变及 HPA 轴改变有关。

（三）新生儿疼痛产生影响的机制

1. 疼痛系统的神经解剖学发育　新生儿的痛觉传导系统在解剖学和功能方面均已完备。脊髓神经通道中与痛觉有关的通路在妊娠中到晚期已经形成完整的髓鞘，突触到皮质水平的痛觉传导神经通路也在妊娠晚期形成完整髓鞘。与成年人一样，新生儿可由无髓鞘的 C 纤维传导外周痛觉信息，在神经系统发育成熟前，新生儿因缺乏良好的抑制作用，对传入的刺激往往会产生夸大的疼痛过敏反应。早产儿因为发育不完全，对于疼痛更具有放大作用。故疼痛刺激后新生儿会出现泛化的行为反应。

2. 神经元重塑　反复疼痛刺激会导致神经元重塑，表现为受体、离子通道及偶联的调节蛋白磷酸化，改变了初级感觉神经、脊髓背角神经元的内在功能或细胞表面表达的离子通道，影响了细胞内的信号转导通路，如丝氨酸 / 苏氨酸的相互作用以及酪氨酸激酶的级联反应，导致神经元的结构和功能改变，包括传入神经末梢的自主致敏化，脊髓背角神经元的兴奋升级现象，外周感觉末梢的异质致敏，伤害性疼痛信息突触间传递的中枢致敏作用。因此部分解释了反复疼痛刺激引起的疼痛敏感性及疼痛系统改变。

3. HPA 轴改变　HPA 轴的程序化调节主要受出生前和出生后因素的影响。出生后因素主要包括应激、母亲行为的改变、糖皮质激素的使用以及感染。经历反复疼痛刺激和母子分离的高危早产儿的 HPA 轴重新"自我调节"，导致皮质醇等糖皮质激素过度释放，并可能形成持续性的改变。在幼鼠中，应激激素的高水平暴露会妨碍海马区的神经发生，慢性长久的 HPA 轴上调会使小鼠对于新奇刺激反应增强。海马区是 HPA 轴中易受损的区域，根据"糖皮质激素级联假说"，海马区的消耗将导致 HPA 轴调节紊乱和认知等功能障碍。实验也表明，HPA 轴的过度激活与情景记忆、陈述记忆以及空间记忆的损伤有关。

4. 兴奋毒性假说　此反应由 N- 甲基 -D- 天冬氨酸（NMDA）或其他兴奋受体的激活介导。持续的疼痛引起中枢疼痛传入途径过度激活。这种效应使得脊髓和脊髓之上的谷氨酸和其他兴奋性神经递质释放。代谢性谷氨酸与 NMDA 受体偶联，解除 Mg^{2+} 阻滞，引起 Ca^{2+} 内流，最终使第二信使磷酸化和基因调节改变。虽然脊髓以上的与疼痛相关 NMDA 活性的兴奋毒性效应还没有在未成熟动物中研究，但有证据表明，这种现象在发育的神经系统中尤为显著和持久。NMDA 依赖机制不仅介导了疼痛的脊髓传递，也增加了疼痛长期影响的发生率，包括痛觉过敏、异常性疼痛、反应增强现象、中枢致敏（慢性疼痛状态）等。

5. 分子生物学机制　新生儿疼痛对于机体的影响还存在个体差异性。内在基因和外部环境因素共同决定了个体的疼痛经历对于机体的影响。目前认为儿茶酚氧位甲基转移酶基因、μ- 阿片受体基因等基因多态性与个体对疼痛反应的差异有关。但考虑到疼痛还包括情感因素，还需要运用更多的方法探索疼痛的分子机制。

第二节　新生儿疼痛的评估

一、疼痛评估

评估新生儿疼痛可用的方法可以是一元的（例如生理或行为参数）或多元的（包括生理、行为和环境参数）。临床常用于 NICU 的几种多元评价方法是基于以下的生理和行为指标随时进行床旁评估。

（一）生理参数

心率、呼吸频率、血压、迷走神经张力、心率变异性、呼吸方式、血氧饱和度、颅内压、手掌出汗、皮肤颜色和瞳孔大小。一些研究通过脑电生理（EEG）或肌电图（EMG）的改变来评估疼痛，但缺乏有效性和可靠性。

（二）行为反应

啼哭的方式，啼哭时的面部表情，手和身体的动作，肌肉紧张，睡眠模式，行为状态的变化，是否能被安慰。在婴儿，面部的活动特定特征（皱眉，挤眼睛，鼻唇沟和口形）能反映急性疼痛和术后疼痛的程度。

二、NICU 常用疼痛评估量表

（一）早产儿疼痛量表

早产儿疼痛量表（premature infant pain profile，PIPP）要求在操作前对患儿行为状态、基础心率和基础氧饱和度观察 15 秒，以了解患儿在接受治疗操作前的基础状态。操作后对患儿心率、氧饱和度的变化及其面部表现观察 30 秒，以了解患儿在接受操作后的变化。PIPP 总分为 7 项之和，最低为 0 分，最高为 21 分，分值 >12 分表示存在疼痛，得分越高，疼痛越显著（表 4-51-1）。

表 4-51-1 早产儿疼痛量表

项目	指标	0 分	1 分	2 分	3 分
	孕周	≥ 36	32~35	28~31	<28
操作前观察 15 秒	行为状态	活动 / 清醒, 睁眼 有面部表情	安静 / 清醒, 睁眼 无面部表情	活动 / 睡觉, 闭眼 有面部表情	安静 / 睡觉, 闭眼 无面部表情
操作后观察 30 秒	心率增加次数 /（次·min^{-1}）	0~4	5~14	15~24	≥ 25
	氧饱和度下降 /%	0~2.4	2.5~4.9	5. 0~7.4	≥ 7.5
	皱眉	无	轻度	中度	重度
	挤眼	无	轻度	中度	重度
	鼻唇沟	无	轻度	中度	重度

（二）新生儿疼痛和镇静评分量表

新生儿疼痛和镇静评分量表（neonatal pain agitation and sedation scale，N-PASS）根据患儿疼痛表现，如哭闹、易激惹、行为状态、面部表情、四肢肌张力及生命体征等指标进行评估（表 4-51-2）。对早产儿疼痛应进行矫正，若胎龄 <28 周，+3 分；28~31 周，+2 分；32~35 周，+1 分。各项相加总分 >3 分提示患儿有疼痛，需干预治疗。

表 4-51-2 新生儿疼痛和镇静评分量表

	镇静		正常	疼痛	
	-2	-1	0	1	2
哭闹, 易激惹	刺激（针刺, 吸痰, 抚摸）无反应	刺激有呻吟或微弱哭声	无激惹。刺激后适当的哭闹	易激惹, 间断有哭声但可安慰（若已插管则为间断的无声哭泣）	哭声高调且不可安慰（若已插管则为持续的无声哭泣）
行为状态	刺激无反应, 双眼一直紧闭或睁开, 无自主活动	微小的自主活动, 短暂的睁眼, 吸痰有反应, 对疼痛刺激有回缩	符合胎龄的行为状态	局促不安, 常清醒, 无刺激或小刺激易可唤醒	踢腿, 弓背, 一直醒着, 不符合胎龄或无法临床解释的无活动或刺激后只有很小的反应（如术后）
面部表情	嘴唇放松, 流有口水, 无面部表情	刺激有微小的面部表情	刺激有适当的表情	间断的疼痛表情	持续的疼痛表情
四肢肌张力	无握持反射, 肌张力消失	握持反射, 肌张力减弱	握持反射存在, 肌张力正常	间断（≤ 30s）发现有手和 / 或足的紧握或手指张开, 但身体无紧绷	持续（>30s）有手和 / 或足的紧握或手指张开, 且身体紧绷
生命体征	刺激后无变化, 有通气不足, 呼吸暂停或机械通气患儿无自主呼吸	下降 <10%	正常范围内	HR、RR、BP 上升 10%~20%, SaO$_2$ 76%~85%, 2min 内又快速回升	HR、RR、BP 上升 >20%, SaO$_2$<76%, 又缓慢上升（>2min）

（三）新生儿疼痛量表

新生儿疼痛量表（neonatal infant pain scale, NIPS）根据患儿面部表情、哭闹、呼吸类型、上肢运动、腿部运动及觉醒状态六项指标进行评分，用于评估足月儿操作性疼痛。其中哭闹项，如果患儿插管哭不出声音，但有明显的嘴部活动也记录为大哭。NIPS 的总分为 6 项之和，最低为 0 分，最高为 7 分，分值越高表示疼痛越严重（表 4-51-3）。

表 4-51-3　新生儿疼痛量表

项目	0 分	1 分	2 分
面部表情	放松	愁眉苦脸	
哭闹	不哭闹	呻吟	大哭
呼吸类型	放松	呼吸改变	
上肢	约束或放松	屈曲或伸展	
腿部	约束或放松	屈曲或伸展	
觉醒状态	睡觉或清醒	躁动	

（四）CRIES 评分

CRIES 评分（CRIES score）根据患儿哭闹、生命体征、面部表情、睡眠障碍状态及维持 $SPO_2 > 95\%$ 所需氧浓度（%）等指标进行评分，用于评估胎龄 32~60 周（胎龄 + 生后周龄 =60 周）的新生儿术后疼痛，也可监测患儿对治疗的反应或恢复情况。各项的分值为 0~2 分，总分为 10 分，>3 分则应镇痛治疗，4~6 分为中度疼痛，7~10 分为重度疼痛（表 4-51-4）。生命体征在最后测量，以免惊醒患儿；睡眠障碍是基于记录 1 小时前的观察结果。

表 4-51-4　CRIES 评分表

项目	0 分	1 分	2 分
哭闹	无（非高调哭）	高调哭但可安抚	高调哭但不可安抚
$SPO_2 > 95\%$ 所需氧浓度 /%	无	≤ 30%	>30%
生命体征	心率和平均血压小于等于术前值	心率或平均血压增高但幅度小于等于术前值的 20%	心率或平均血压增高但幅度大于术前值的 20%
面部表情	无痛苦表情	表情痛苦	表情非常痛苦 / 呻吟
睡眠障碍	无	频繁觉醒	不能入睡

（五）新生儿面部编码系统

新生儿面部编码系统（neonatal facial coding system, NFCS）包括以下观察指标：①皱眉；②挤眼；③鼻唇沟加深；④张口；⑤嘴垂直伸展；⑥嘴水平伸展；⑦舌呈杯状；⑧下颌颤动；⑨嘴呈 "O" 形；⑩伸舌（只用于评估早产儿）。如果患儿无以上各项表现为 0 分，有其中 1 项为 1 分。NFCS 的总分为 10 项之和，最低为 0 分。早产儿最高为 10 分，足月儿为 9 分（因 "伸舌" 只用于评估早产儿），分值越高表示疼痛越严重。

（六）新生儿急性疼痛评分量表

新生儿急性疼痛评分量表（neonatal infant acute pain assessment scale, NIAPAS）根据患儿面部表情、肢体活动、声音表现等指标的不同情况，每项分别给予 0~4 分，总分范围 0~10 分，0 为没有疼痛，分数越高，说明疼痛程度越严重（表 4-51-5）。

表 4-51-5　新生儿急性疼痛评分量表

	0	1	2	3	4
面部表情	安静	假哭或眼睛张合交替	挤眼、皱眉、鼻唇沟动作轻微、间断出现，很快恢复到安静，持续时间 ≤ 10 秒	挤眼、皱眉、鼻唇沟动作持续时间较长，>10 秒、≤ 20 秒	挤眼、皱眉、鼻唇沟动作持续时间更长，>20 秒
肢体活动	安静或轻微活动	蹬脚、脚趾张开、双下肢屈曲紧张、双上肢挥动的程度轻微，间断出现，很快恢复到安静，持续时间 ≤ 10 秒	蹬脚、脚趾张开、双下肢屈曲紧张、双上肢挥动的程度持续时间较长，>10 秒、≤ 20 秒	蹬脚、脚趾张开、双下肢屈曲紧张、双上肢挥动的程度持续时间更长，>20 秒	
声音表现	安静	轻微呻吟，表现为焦虑、不适	间断的哭闹	持续强烈的哭闹	

（七）新生儿疼痛与不适量表

新生儿疼痛与不适量表（echelle douleur inconfort nouveau-né scale，EDIN），其英文名称为：neonatal pain and discomfort scale，用于早产儿和足月儿慢性疼痛的评估，也可用于机械通气过程中疼痛的评估。评分 >5 分表示存在疼痛（表4-51-6）。

表 4-51-6　新生儿疼痛与不适量表

	0分	1分	2分	3分
面部表情	放松	一过性做怪相、皱眉、嘬嘴、下颌颤动或脸紧绷	经常愁眉苦脸，持续做怪相	持续愁眉苦脸，伴随哭闹或面无表情
肢体活动	放松	一过性颤抖	一过性颤抖，能够安静	持续性颤抖，肌张力增高
睡眠质量	易入睡	不易入睡	经常自发觉醒伴有躁动	不能入睡
与护士接触的反应	微笑，对声音敏感	在护理过程中有一过性不安恐惧表现	与护士交流有困难，轻微刺激即哭闹	拒绝与护士交流，无任何刺激也呻吟不止
可安慰性	安静，完全放松	接受针刺、声音、吸引等刺激后能很快安静下来。警觉、烦躁、摆动身体	不易安静	不可安慰，拼命吸吮

三、NICU 常用镇静评估量表

（一）改良 Ramsay 镇静评分

Ramsay 量表（Ramsay scale）仅是一个单类别量表，其等级只取决于患者对于刺激的反应（表4-51-7）。其优势在于实施起来相当简单，还提供了准确的数值可以用来作为取得适度镇静水平的目标。对于如何选择最合适的镇静剂没有指导作用，主观性强，属于非线性量表，不能考虑到患者不同疾病阶段生理及心理的需求。理想镇静指数为 0~2 分。

表 4-51-7　改良 Ramsay 镇静评分

项目	0分	1分
面部表情	平静放松	烦躁哭闹
吸痰	无反应	强烈而有节奏的反应
自主活动	普通	频繁躁动
对刺激的反应	普通	震颤抽动
肢体过度屈曲	无	经常出现

（二）COMFORT 量表

COMFORT 量表（COMFORT scale）用于评价患儿焦虑情况，8~16 分为深度镇静，17~26 为中度镇静，27~40 分为镇静不足（表 4-51-8）。

表 4-51-8　COMFORT 量表

	1分	2分	3分	4分	5分
警惕性	深度睡眠	轻度睡眠	半睡	清醒，有警惕	高度警惕
安静 / 易激惹	安静	稍易激惹	易激惹	极易激惹	烦躁不安
呼吸变化	没有咳嗽及自主呼吸	有自主呼吸但无人机对抗	偶有咳嗽或人机对抗	较明显的人机对抗及持续的咳嗽	明显的人机对抗，咳嗽或有窒息
活动	无活动	间断有微小活动	常有微小活动	活动明显，但仅限于四肢	躯干、头及四肢的明显活动
血压变化	在基准值以下	持续在基准值	上升 ≥ 15%（1~3 次）	常见上升 ≥ 15%（>3 次）	持续上升 ≥ 15%
心率变化	在基准值以下	持续在基准值	上升 ≥ 15%（1~3 次）	常见上升 ≥ 15%（>3 次）	持续上升 ≥ 15%
肌张力	完全松弛	减低	正常	肌张力增高，伴手指及脚趾屈曲	肌强直，手指、脚趾持续屈曲
面部表情	完全放松	正常，无面部肌肉紧张	有部分面肌紧张	整个面肌紧张	面部歪扭，狰狞

四、急性疼痛量表的解读和局限

大多数的量表是用于评估新生儿急性疼痛（如静脉穿刺、足跟采血）的量表，疼痛评估方法的选择取决于需要被评估的新生儿群体和疼痛的类型。单一应用一种评估方法是不可取的，联合 2~3 种量表更能客观评价新生儿疼痛。疼痛量表中的行为反应判定依赖于观察者的主观判断，通过培训的具有丰富经验的观察者，可以显著减少观察者之间的差异性，但也不能完全消除这种差异。部分数据需要专门的床旁设备（如心率变异性，掌侧皮肤导电性）。在实践中，我们使用早产儿疼痛量表评估急性和术后疼痛，新生儿疼痛和镇静评分量表评估慢性疼痛。新生儿对疼痛的反应可能因为神经受损或使用镇静药物而降低，这些量表可以评估急性疼痛和术后疼痛，但无法评估持续性疼痛。新生儿持续性或慢性疼痛的评估方法（如大手术，骨髓炎，或坏死性小肠结肠炎）尚未开发或完全验证。持续性疼痛发生时，新生儿会进入一种被动的状态，没有或只有有限的身体动作，面部表情淡漠，心率和呼吸率变异性降低以降低耗氧量。因此，这些量表不能充分评估新生儿慢性疼痛的强度。

第三节　镇静与镇痛的方法

所有新生儿在接受非紧急的致痛性操作前，都应给予镇痛治疗。镇痛通常包括药物治疗和非药物治疗，或两者相结合。镇痛方法的选择的具体程序如下：

第一步：非药物治疗措施，包括使用安抚奶嘴、给予蔗糖、包被包裹、袋鼠式护理、感统治疗。

第二步：局部麻醉（利多卡因，复方利多卡因乳膏，阿美索卡因凝胶，丁卡因凝胶）。

第三步：口服、静脉或直肠给予对乙酰氨基酚。

第四步：阿片肽类药物缓慢静脉滴注。

第五步：利多卡因皮下浸润或特定神经区域阻滞。

第六步：深度镇静（联合应用阿片肽类药物、镇痛剂或其他药物）及全身麻醉。

一、非药物镇痛

非药物镇痛（non-drug analgesia）方法可以有效地减小治疗对早产儿和足月儿产生的疼痛。系统的非药物镇痛往往比单一应用某种非药物镇痛方法要有效。不同非药物镇痛方法联合应用（如口服蔗糖联合肌肤接触），有协同或叠加效果。在某些情况下，联合应用非药物镇痛法可以不用镇痛药，或减少镇痛药使用的剂量和频率，因而减少镇痛药副作用的风险。

（一）口服蔗糖

口服蔗糖或其他甜味液体，如葡萄糖、糖精，对早产儿和足月儿都有镇痛作用，适用于胎龄 25~42 周新生儿。对刺破皮肤的操作如足跟采血、静脉穿刺，蔗糖的镇痛作用有：减少哭闹；降低对心率、血氧饱和度、迷走神经张力的影响；减少面部表情；改善综合疼痛评分。

蔗糖的镇痛机制可能是激活了脑干内源性的阿片肽类物质释放。新生儿蔗糖镇痛没有明确的剂量，可以从 0.012~0.12g 不等（24% 蔗糖溶液 0.05~0.5ml）。通常采用浓度 24% 的蔗糖溶液，致痛操作前 2 分钟，通过注射器喂服或直接滴在新生儿舌尖，通过吸吮反射吞服。蔗糖可以重复使用，但胎龄 <32 周的早产儿，如果 24 小时内接受超过 10 次的蔗糖镇痛治疗，会对神经发育产生不良影响。

（二）母乳喂养或喂食母乳

母乳喂养或者额外给予母乳，与口服蔗糖具有同样的镇痛作用，母乳喂养联合或不联合口服蔗糖，镇痛效果都比使用奶嘴进行非营养性吸吮要好，但目前还不明确母乳联合糖类是否可以增加镇痛作用。母乳喂养作为替代口服蔗糖/葡萄糖控制疼痛方法，具有很大的发展空间，但是不能用于气管插管或极小早产儿的镇痛治疗。

（三）非营养性吸吮

无论对早产儿或是足月儿，非营养性吸吮

（non-nutritional sucking）能减少与疼痛相关的反应。与单一的包被包裹、摇晃或感统治疗相比,使用安抚奶嘴进行非营养性吸吮,可以减少新生儿受到疼痛刺激后发生的心率增快和哭闹时间,使用蔗糖浸泡的奶嘴效果更好。

（四）包被包裹或促进式包裹

通过毯子包裹或人为地将新生儿四肢屈曲紧贴身体怀抱,限制患儿四肢的本体感觉、触觉和温度觉,促进婴儿的自我安慰行为以及发育支持的模式。

（五）肌肤接触

肌肤接触（skin contact）包括袋鼠式护理,激发腹部的触觉、本体感觉系统和减少新生儿的疼痛反应。肌肤接触能有效缓解足跟采血和静脉穿刺的疼痛,降低疼痛所致生理和行为反应的变化,降低早产儿疼痛评分。

（六）感觉统合治疗

感觉统合治疗（sensory integration therapy）是在致痛性操作过程中,给予感觉输入（触摸,按摩,味道,声音,气味视线）。感统治疗联合口服蔗糖的镇痛效果比单一应用蔗糖要好。

二、药物镇痛镇静

用于缓解新生儿疼痛和焦虑的药物包括非阿片肽类镇痛药（如对乙酰氨基酚、氯胺酮）,非甾体类抗炎药,阿片肽类镇痛药（如吗啡、芬太尼）和镇静药物（表4-51-9、4-51-10）。选择合适的药物镇静或麻醉患者应该基于患者的病情、药物的疗效和安全性,以及长期用药的成本。使用镇静剂、止痛药和肌松药最重要的目的是最好地维持患者的舒适和安全。重要的是要认识到这些药物可以缓解疼痛、改善患者的恢复情况,也会对一些患者产生严重的生理影响。

表 4-51-9 新生儿常用镇痛药物剂量和副作用

	剂量和方法	副作用
阿片肽类镇痛药		
吗啡	0.05~0.2mg/kg,i.v.	呼吸抑制,低血压,胃肠道动力下降
	0.01~0.015mg/（kg·h）,iv.gtt	
芬太尼	1~4mcg/kg,i.v.	呼吸抑制,低血压,胸壁僵直,尿潴留,低体温
	0.5~2mcg/（kg·h）,iv.gtt	
非阿片肽类镇痛药		
对乙酰氨基酚*	10~15mg/kg,p.o.	尚无相关报道
	20~30mg/kg,直肠给药	
静脉麻醉药		
氯胺酮	0.5~2mg/kg,i.v.	呼吸抑制,呼吸暂停,气道分泌物增多
	0.5~1mg/（kg·h）,iv.gtt	
局麻药		
利多卡因	2~5mg/kg,i.h.	注射部位血肿,癫痫发作,心律失常
	0.5~1mg/kg,气管内给药	
EMLA凝胶	0.5~1g密闭肤贴,操作前1h	瘀斑,疱疹,高铁血红蛋白血症

注:*根据胎龄和出生后年龄推荐的每天最大剂量:胎龄24~30周,20~30mg/（kg·d）;胎龄31~36周,35~50mg/（kg·d）;胎龄37~42周,50~60mg/（kg·d）;生后1~3个月,60~75mg/（kg·d）

表 4-51-10　新生儿常用镇静药物剂量和副作用

	剂量和方法	副作用
苯二氮䓬类		
地西泮	0.03~0.1mg/kg,i.v.	呼吸抑制
咪达唑仑	0.05~0.15mg/kg,i.v.	呼吸抑制,血压下降,肌张力障碍,癫痫样活动
	0.04~0.2mg/(kg·h),iv.gtt	
巴比妥类		
苯巴比妥	负荷剂量 30mg/kg,i.v.	过度嗜睡,偶有肝功能损害
	维持剂量 5mg/kg,i.v.	
麻醉药		
异丙酚	5~80μg/(kg·min),iv.gtt	酸中毒,缓慢性心律失常,横纹肌溶解
其他		
水合氯醛	50mg/kg,p.o. 或直肠给药	胃肠道刺激

（一）镇痛药物

1. 对乙酰氨基酚　对乙酰氨基酚可用于轻至中度疼痛以及术后疼痛,静脉注射对乙酰氨基酚不会增加新生儿低体温的风险。但无论是在早产儿还是足月儿,对乙酰氨基酚的清除率都比年长儿要慢,所以要控制口服给药的频率。负荷剂量为 20mg/kg,负荷量 6 小时后开始维持剂量,每次 10mg/kg,每 6 小时 1 次。单一应用对乙酰氨基酚对急性疼痛的效果不明显,但与其他疼痛干预措施联合应用,可有效地缓解术后疼痛和其他类型的慢性疼痛。

2. 非甾体类抗炎药　非甾体类抗炎药与消化道出血、血小板功能障碍和肾小球滤过率下降有关。在有其他更安全有效的镇痛药物可供选择的情况下,一般不使用非甾体类抗炎药。妊娠期使用非甾体类抗炎药可能会使胎儿动脉导管过早关闭,导致新生儿出生后重度肺动脉高压。

3. 阿片肽类药物　阿片肽类是治疗中至重度疼痛最有效的药物,适用于任何年龄段,可同时提供镇痛和镇静作用,治疗窗宽广,还能减轻生理应激反应。虽然目前更有效(如舒芬太尼)、起效更快(如阿芬太尼、瑞芬太尼)和合成阿片肽类药物(如曲马多)的使用频率在逐渐增加,但吗啡和芬太尼仍是最常用于新生儿的阿片肽类药物。

（1）吗啡:吗啡可用于术后或者出生时有窒息的需要机械通气的新生儿的镇痛治疗,也可用于侵入性操作,如中心静脉置管、气管插管、胸腔置管的镇痛治疗。胎龄 23~26 周的早产儿以及存在低血压基础疾病的新生儿,在机械通气时使用阿片肽类镇痛治疗需要进行密切监护,因为阿片肽类药物会增加发生相关的不良事件的风险。吗啡主要作用于中枢神经系统和由平滑肌构成的器官。它的镇痛机制是激活中枢神经系统中的阿片类受体,产生类内啡肽作用。吗啡主要通过肝脏葡糖醛酸结合成为无毒性代谢产物,然后从尿和胆汁中排泄。通过不同的给药途径,包括口服,吗啡都能被很好吸收,但对患病新生儿通常采用胃肠道外给药方式。新生儿的常用剂量是 0.05~0.2mg/kg,需要时每 2~6 小时可以重复相同剂量,在给予负荷剂量 100μg/kg 后 1 小时,可以 10~15μg/(kg·h) 的速率静脉维持。长期使用吗啡,会产生一定程度的耐药性,导致用药剂量增加。推荐的撤药方案是每天减量 10%~20% 以防止发生戒断综合征。

常规剂量的吗啡会产生呼吸抑制,是由于吗啡对脑干呼吸中枢产生副作用。吗啡会降低外周血管阻力但不会影响心排血指数,因此对胎龄 23~26 周早产儿和存在原发性低血压的新生儿需谨慎使用。吗啡常引起组胺释放及支气管痉挛,这可能与特异质反应或大剂量应用有关。吗啡会降低胃动力,提高肛门括约肌和尿道平滑肌的张力,新生儿在使用吗啡过程中必须对呼吸抑制、降低胃动力、尿潴留等副作用进行监控,吗啡的副作用可以用纳洛酮拮抗,剂量为 0.1mg/kg。

(2)芬太尼:芬太尼的药理同吗啡,但药效是同等剂量吗啡的 80 倍,还可以降低手术的应激反应,抑制某些反射,如压力感受器反射引起心率变化,气道刺激性受体反射。芬太尼可以以 1~4μg/kg 定时静脉推注,或者根据需要每 2~4 小时重复使用。如果需要长时间使用,可以从每小时 1~2μg/kg 开始逐渐增量直到达到满意的镇痛效果。静脉滴注时发生呼吸抑制的概率要比静脉推注小得多,但可能会延长机械通气时间。芬太尼的清除率与胎龄及出生体重直接相关,因此对早产儿需采取个体化的治疗方案。与吗啡相比,芬太尼起效快但作用时间短,更容易出现耐药性。对于连续芬太尼数天以上的新生儿,推荐使用与吗啡相同的撤药方法。

芬太尼发生低血压的副作用较少,对胃肠道的影响也相对较小,不易引起尿潴留,缺点是缺少镇静作用和引起胸壁僵直的风险,更易成瘾和发生戒断反应。芬太尼的副作用同样可以用纳洛酮拮抗。

(二)镇静药

这类药物(如苯二氮䓬类、巴比妥类、右美托咪定、水合氯醛)可产生镇静、抗焦虑、松弛肌肉和遗忘作用。但是,在部分新生儿,镇静剂不能提供镇痛作用,甚至会掩盖疼痛的临床症状。

1. 咪达唑仑 一种速效苯二氮䓬类药物,起效快,持续时间短,镇静效果强,是目前较为流行的持续静脉滴注镇静药。咪达唑仑通常是静脉或肌内注射给药,剂量 0.1mg/kg(允许范围 0.05~0.15mg/kg),需要时每 2~4 小时重复一次,或持续静脉滴注,用药量需逐渐增加到理想的镇静效果,快速静推会导致呼吸抑制和血压下降。药物的副作用通常表现为过度嗜睡。咪达唑仑联合芬太尼会出现互动性减低和肌张力障碍,停药症状消失。长期使用可能会出现撤退症状。早产儿可能会发生癫痫样活动。

2. 右美托咪定 一种选择性的 α_2 肾上腺素受体激动剂,在提供有效的镇静作用同时具有一定的镇痛作用。与大部分镇静剂不同,它仅有轻微的呼吸抑制作用。但是,右美托咪定应用于早产儿和足月儿的安全性、剂量以及有效性尚不明确,因此不推荐新生儿常规使用这种药物。

3. 地西泮 具有抗焦虑、催眠、抗惊厥、肌松和遗忘等苯二氮䓬类药物的特征性作用,但不具备镇痛作用。口服或静脉给药,不推荐肌内注射,剂量为每 6 小时 0.1~0.25mg/kg,可以产生长时间镇静作用。地西泮会抑制自主呼吸,从而使人机更合拍。

4. 劳拉西泮 具有强效的抗惊厥作用的苯二氮䓬类药物,起效快,作用持续时间不稳定,会发生呼吸暂停、嗜睡、运动障碍等副作用。由于胃肠外制剂含有 2% 苯甲酰基乙醇溶液和 18% 聚乙烯乙二醇溶液,而聚乙烯乙二醇会产生严重的毒副作用,因此不建议新生儿使用劳拉西泮。

5. 氯丙嗪 氯丙嗪是吩噻嗪二甲胺衍生物。通常,氯丙嗪会和哌替啶、异丙嗪联合应用,称为冬眠合剂或 DPT(盐酸哌替啶,异丙嗪,氯丙嗪)。如果单一用药,在产生镇静镇痛作用的同时,通常会伴随有其抗肾上腺素和抗胆碱的毒副作用。由于缺乏有效性以及存在严重的并发症,如果有其他更好的选择,我们不推荐机械通气新生儿使用氯丙嗪或 DPT。

6. 苯巴比妥 长效巴比妥类镇静催眠、抗惊厥药。对中枢的抑制作用随着剂量加大,大剂量对心血管系统、呼吸系统有明显的抑制,过量可麻痹延髓呼吸中枢致死。成人半衰期为 50~144 小时,小儿为 40~70 小时,肝肾功能不全时半衰期延长,48%~65% 的苯巴比妥在肝脏代谢,由肾脏排出。能降低脑组织的耗氧量,具有保护脑组织及抗惊厥作用,负荷剂量 30mg/kg,维持量 5mg/(kg·d),广泛用于惊厥的患儿。有文献提出不推荐在早产儿预防性给予苯巴比妥防治脑出血,因为这可能会增加其需要机械通气的风险,而且对今后的神经发育可能也有影响。

7. 水合氯醛 是一种与巴比妥类作用相似的安眠镇静药。它不会引起显著的呼吸抑制,但没有镇痛作用,且会对胃肠道产生刺激。水合氯醛口服吸收良好,在肝脏转化为三氯乙醇,主要经尿液排泄,部分可经胆汁排泄。如果重复使用或长期使用,三氯乙醇会在体内积聚达毒性水平,造成中枢神经系统调节紊乱、心律失常和低血压。因此不推荐对新生儿反复使用水合氯醛。

(三)肌松药

肌肉松弛剂分为去极化和非去极化肌肉松弛剂,均可用来麻痹机械通气的患者。去极化剂(琥珀酰胆碱)类似于乙酰胆碱的化学结构,可与乙酰胆碱受体结合,导致长时间的运动终板去极化,从而导致瘫痪。神经肌肉非去极药(泮库溴铵,维库溴铵,阿曲库铵,顺阿曲库铵)也与乙酰胆碱受体结合,但主要通过竞争性抑制乙酰胆碱,从而导致瘫痪。选择合适的肌肉松弛剂取决于许多因素,如起效时间、停药后患者苏醒的速度、患者的身体状况、器官功能(尤其是肾和肝脏功能)以及药物的药效学和成本。这些药物不具有镇静或止痛剂的属性(如减少焦虑或缓解疼痛),因此,必须结合使用适量的镇静剂和止痛剂。为确保患者的安全,需要监测神经肌肉阻滞的程度。可以通过视觉、触觉和电子监控的方式来评估患者的肌张力从而监测神经肌肉阻滞的程度。也可通过观察患者的骨骼肌肉运动和呼吸动度来确定患者是否瘫痪,然而,需要更复杂的电子监控来确定瘫痪的深度。四个成串刺激反应比值(train-of-four,TOF)是用来评估瘫痪深度的常用方法。用两个电极沿着神经放置在皮肤上,通常靠近一只手、脚或面部神经。电流由 4 个脉冲应用于周围神经超过 2 秒引起肌肉收缩,根据产生的信息进行瘫痪分级。如何执行测试和解释结果目前有不少争论。美国重症监护医学协会(Society of Critical Care Medicine,SCCM)建议 1~2 次抽搐表明 NMBA 使用适量。重要的是,TOF 可以监测瘫痪的深度,为临床医师提供有价值的信息。当药物精确和持续使用时,TOF 监测可以减少患者肌松药使用量,从而避免发展为长期瘫痪和肌肉无力等并发症的发生。

1. 非去极化肌肉松弛剂　常用于新生儿期的非去极化肌肉松弛剂包括泮库溴铵和维库溴铵。

(1)泮库溴铵:泮库溴铵是双季铵化合物,是一种起效慢、持续时间长的类固醇类肌肉松弛剂。为长效肌松剂,与神经肌肉接头处的乙酰胆碱受体竞争性结合从而产生肌松作用,是新生儿最常用的肌松剂。静脉使用泮库溴铵 2~4 分钟后产生最大的肌松作用。单次给药后会发生的呼吸抑制时间是不确定的,新生儿可能会持续 1 到数小时。剂量增加,呼吸肌麻痹的时间也相应增加。此外,酸性环境、低钾血症、使用氨基糖苷类抗生素和肾功能不全会延长肌麻痹时间。碱血症可以拮抗其神经阻滞作用。它是由肝脏乙酰化后代谢,通过肾脏排出。

推荐的新生儿泮库溴铵剂量范围是 0.06~0.1mg/kg,传统的用药方式是重复使用时的剂量与首剂量是相同的,但是,当出现肌肉活动或自主呼吸恢复时,后续给予首剂量的半量即能产生良好的长时间肌松作用。由于新生儿的代谢率较低,持续静脉用药会导致潜在的药物蓄积,因此,在没有充分的电生理监测的情况下,要尽量避免持续静脉用药。

泮库溴铵有阻断迷走神经作用,故它的副作用还包括心动过速、心排血量增加,平均动脉压升高。它的拟交感作用还可引起肺血管收缩从而改变通气灌注。对存在明显人机对抗的机械通气早产儿使用泮库溴铵进行神经系统麻痹,能降低颅内出血和气胸的发生率,但作者也强调,泮库溴铵的肺和神经系统远期的副作用尚不明确。呼吸麻痹的远期利益应该与潜在副作用相平衡。有报道称先天性膈疝患儿长时间使用泮库溴铵后,会发生听力损害。接受肌松治疗患儿的机械通气时间比对照组长,26% 的肌松治疗患儿发生了医院获得性肺炎。由于缺乏活动和尿潴留,长时间使用泮库溴铵还会导致体重增加和第三间隙积液。

胆碱酯酶抑制剂新斯的明 0.08mg/kg 静脉推注,能迅速拮抗泮库溴铵的肌松作用。格隆溴铵 2.5~5μg/kg 能拮抗泮库溴铵的毒蕈碱样副作用。

(2)维库溴铵:维库溴铵是一种在结构上与泮库溴铵相似的中效的非去极化类固醇类肌松药。不具有泮库溴铵阻断迷走神经的作用。其中效性可能是因为其代谢产物活性最小。静脉用药后的起效时间是 1.5~2 分钟,但药效仅能持续 30~40 分钟。维库溴铵极少有血流动力学副作用,通过胆道系统能很快清除,因此,对于肾功能不全的患儿更为安全。与甲硝唑、氨基糖苷类或乙内酰脲类药物联合应用时,会影响药物的代谢和增加其副作用。但是,并未观测到新生儿使用常规剂量的维库溴铵发生上述问题。酸中毒可增强维库溴铵的神经肌肉阻滞作用,碱中毒则相反。

维库溴铵通常是静脉持续给药,在给予 0.1mg/kg 负荷剂量后,以 0.05~0.1mg/(kg·h)静脉维持。若使用静脉推注,则由于频率过于频繁,缺乏实际可操作性。心脏手术术后,如果肢体活动或呼吸会影响到手术效果,可以首选使用维库溴铵。与泮库溴铵一样,新斯的明可以拮抗维库溴铵的肌松作用。

2. 去极化肌肉松弛剂　琥珀酰胆碱为短效(5~10 分钟)的去极化的肌肉松弛剂,60 秒起效。琥珀酰胆碱最常用于协助气管插管,琥珀酰胆碱的标准剂量为 1~1.5mg/kg 静脉注射,大量(>2mg/kg)或重复使用可降低神经肌肉麻痹的敏感性。

最常见的副作用包括:短暂的高血钾,心律失常;过敏反应,长时间的呼吸暂停;术后肌痛,胃压、颅内压、眼压的增高;肌红蛋白尿;持续的骨骼肌收缩。用于使用利尿剂和洋地黄药物治疗的充血性心力衰竭患者,可引起高血钾。琥珀酰胆碱被拟胆碱酯酶灭活。

（四）麻醉药物

1. 局部镇痛

(1)局部麻醉剂共溶性合剂(eutectic mixture of local anesthetics,EMLA)凝胶:是研究最为广泛、最常用的局部麻醉剂。EMLA 凝胶最常见的副作用是轻微的、短暂的皮肤刺激,与配方中含有普鲁卡因有关;高铁血红蛋白血症是严重但罕见的副作用,见于大剂量用药或葡萄糖 -6- 磷酸脱氢酶缺乏症患者。为达到较好的局部麻醉效果,EMLA 凝胶必须密封覆盖穿刺点 45~60 分钟,剂量 0.5g 到最大剂量 1g。

(2)利多卡因:局部注射利多卡因可以缓解由动静脉穿刺、经皮动静脉置管、腰椎穿刺以及包皮环切术造成的疼痛。利多卡因浸润麻醉也适用于术后痛觉过敏和术后镇痛。利多卡因的常用剂量为 0.5% 或 1% 的溶液,最大剂量为 3~5mg/kg。在新生儿,应避免肾上腺素和利多卡因联合应用,否则会增加组织坏死和心律失常的风险。

2. 其他麻醉剂

(1)氯胺酮:氯胺酮为 N- 甲基 -D- 天冬氨酸(NMDA)受体拮抗剂,是作为"分离麻醉"药物被引进的,但被广泛应用于新生儿和小婴儿手术和术前、术后镇静镇痛治疗。氯胺酮是唯一在提供强烈镇痛镇静作用同时,不影响呼吸,且能扩张气道,通过轻度增加心率和血压来改善血流动力学的麻醉剂。

(2)异丙酚:异丙酚是一种静脉麻醉剂,用于麻醉诱导,可以连续输注或与吸入性麻醉药联合给药。异丙酚可作为新生儿经鼻气管插管前用药,可以降低插管难度,较好地维持自主呼吸,避免发生严重低氧血症。异丙酚一项严重的并发症称为异丙酚注射综合征,表现为酸中毒、缓慢性心律失常以及横纹肌溶解,长时间用药会增加并发症出现的概率,因此新生儿仅能短期用药,不推荐用于机械通气过程中的镇静治疗。

（五）镇静镇痛药物的远期预后

新生儿期疼痛和压力可能改变早产儿的皮质醇分泌调节,导致基础皮质醇水平升高,该应激反应至少到 18 个月才能得到抑制。婴儿期的高皮质醇水平,可能会导致神经发育受损和注意力不集中,新生儿使用镇静镇痛药物是否会对远期产生影响,仍需进一步的随访研究。

第四节　气管插管前的镇痛

气管插管是新生儿一项常见操作,气管插管的过程是一种不愉快的、痛苦的经历,并会对心血管和呼吸系统产生严重影响。虽然医护人员都意识到气管插管对新生儿来说是一种致痛性操作,但很少有人会在插管前进行任何镇痛治疗。因此,应该将减轻新生儿气管插管过程中的痛苦视为一种道德义务。

一、气管插管的生理反应

插管/喉镜检查会引起全身和肺动脉压力增高、心动过缓、缺氧、颅内压增高。心动过缓和缺氧可分别出现。缺氧可能是由于喉镜使用过程中供氧减少或受限导致的，也可能是喉镜镜片阻挡了会咽部，使得氧气不能持续输送导致的。心动过缓主要是迷走神经源性的，避免缺氧和供氧并不能改善心动过缓症状。颅内压增高可能是由于咳嗽反射和挣扎的结果。全身动脉高压可能是由于全身血管阻力增加引起的，也可能是由于疼痛的应激反应导致儿茶酚胺释放增加而引起的。肺动脉高压可导致在气管插管期间发生右心衰竭。

二、气管插管前镇痛

（一）插管前镇痛对生理反应的作用

气管插管的不良生理反应，可以通过迷走神经松弛剂、肌松剂、镇痛剂、预吸氧和抚触等方法减低或消除。此外，心动过缓可以使用阿托品预防。全身性动脉压力增高可以通过深度镇痛缓解，同时还可减少内啡肽的分泌和内分泌反应。颅内压增高可以通过使用肌松剂避免。无论是经验丰富的新生儿科医师、麻醉师还是儿科住院医师，在麻醉下进行插管都更快速，这可以减少缺氧时间，也可以减少插管失败的次数。

（二）气管插管前镇痛治疗方案的特点

最佳插管前镇痛方案是迷走神经松弛剂、镇痛药和肌松剂。

1. 迷走神经松弛剂　阿托品是有效的迷走神经松弛剂，正常剂量的阿托品不会产生大的不良反应，10~20μg/kg 剂量范围都是安全有效的。

2. 镇痛剂　插管前的最佳镇痛药应该起效迅速，不影响呼吸，短期内有良好的镇静作用和稳定的药代动力学，但目前没有药物能完全符合上述要求。芬太尼是目前最佳的速效镇痛剂，可以降低插管时的生理反应，安全性高。芬太尼会降低呼吸动力，因此必须在有通畅的气道和呼吸支持的情况下才能给药。胸壁僵直是常规剂量下一

个较为罕见但严重的副作用，可用纳洛酮或其他速效肌松剂来拮抗。因此芬太尼可以与肌松剂联合应用，提高插管成功率，降低副作用。

吗啡是最常用的插管前镇痛药，但单独使用吗啡并不能提高插管时的生理稳定性，这意味着吗啡并不是插管前的最佳镇痛药物。在快速起效和作用时间短方面，瑞芬太尼具有优势，值得进一步研究其在新生儿中的应用。巴比妥类和硫喷妥钠只在足月儿和较大早产儿中进行了研究，并且需要更进一步的验证。

3. 肌松剂　插管时理想的肌松剂应该是起效快，作用时间短，副作用少。但在大多数情况下，肌松剂的起效时间都较长（1 小时以上），并不适合作为插管前用药。琥珀酰胆碱是最广泛应用的肌松剂。由于其去极化作用，用药后会发生高血压及其他罕见的严重副作用。在高海拔地区和存在明确的组织损伤的患者，可能会发生高钾血症。琥珀酰胆碱还会引起恶性高热，触发一种以骨骼肌异常为主要表现的罕见的常染色体病，因此，有高钾血症和家族性恶性高热病史的患儿不能给予琥珀酰胆碱。

美维库铵是最理想的肌松剂，给药后药效能持续 8~12 分钟，提供了充足的固定气管插管时间，并且适用于插管后快速拔管程序、应用肺表面活性物质等。但目前美维库铵在美国及加拿大是不允许应用的，应进一步研究其替代药物（如顺式阿曲库铵）等。罗库溴铵已被证实具有起效迅速的优点。

如果插管前使用阿片肽类药物而未使用肌松剂，可以在发生胸壁僵直的情况下使用适量的肌松剂，可选用起效迅速的琥珀酰胆碱。

（三）插管前镇痛建议治疗方案

现今新生儿气管插管的常见目的是使用肺表面活性物质，希望能在患儿出现应激反应之前就能拔除气管插管。在这种情况下，需要制定一个避免对呼吸功能造成长时间不良影响的预处理方案（表 4-51-11）。虽然芬太尼在新生儿的半衰期较长，平均为 10 小时或更长，但只会引起短时间的呼吸抑制，在用药后 1 小时就可以安全拔管。

表 4-51-11 插管前镇痛建议治疗方案

药物	推荐剂量
芬太尼	3~5μg/kg,静脉用药(缓慢静推)
琥珀酰胆碱	2mg/kg,静脉用药
阿托品	20μg/kg,静脉用药

(四)不需要气管插管前镇痛的临床状况

如果用药的风险超过了不用药的风险,那就无须考虑插管前镇痛。在产房的窒息复苏,或是产后出现病情急速恶化需要窒息复苏的情况下,在通畅气道的同时,还需要保证足够的通气量和维持良好的心搏,此时使用插管前镇痛是不合适的。但是,新生儿如果经皮囊复苏后,由于需要持续呼吸支持而插管的,在建立静脉通道以后(外周静脉、中心静脉或脐静脉),应尽快给予插管前镇痛治疗。

对于难以建立静脉通道的患儿,重复的静脉穿刺本身会带来疼痛,可以尝试其他给药途径。包括滴鼻(芬太尼的有效途径)、药物吸入(氧化亚氮或七氟醚),少数情况下,可考虑清醒插管。严重气道发育异常的新生儿,会发生插管困难、插管失败,而术前镇痛会导致自主呼吸抑制,因而不能给予插管前镇痛治疗。对于插管困难的患儿,可使用纤维支气管镜引导下插管或喉罩通气,对于不具备上述技术的医疗机构,可以在面罩加压给氧的情况下,转至更有经验的医疗机构。

三、气管插管的注意事项

气管插管是充满压力和潜在风险的操作,必须得到密切监护。插管前镇痛和熟练的插管技术可以减少插管带来的伤害。预吸氧可以减轻缺氧,将插管过程控制在一个合理的时间范围内(30秒),细致的观察,插管过程中的监护(特别是血氧饱和度),插管后确定管位,监测呼出二氧化碳浓度都是必要的。插管过程应该由经验丰富的医护人员进行或监督。

除了复苏过程中的紧急插管或者气道发育异常的困难插管,都应在插管前给予镇痛治疗。芬太尼需要缓慢静推(给药时间1分钟以上),若给予芬太尼后未进行气管插管,需给予肌松剂拮抗。

此外,可考虑常规联合应用起效迅速肌松剂。目前认为剂量 2mg/kg 的琥珀酰胆碱是最好的选择。

第五节 机械通气时的镇静镇痛

新生儿机械通气时应激激素如皮质醇和儿茶酚胺反应性增高,会引起气体交换不足和应激反应。新生儿的疼痛和应激还会导致新生儿产生人机对抗,降低机械通气的疗效,降低肺顺应性,导致肺不张和肺内分流。

机械通气时镇静和镇痛不仅能改善通气状况,还能使患儿更舒适,恢复更快,甚至还能降低气胸、颅内出血等并发症的风险。重症患者使用上述药品镇静镇痛时需要医师熟悉药物的适应证、禁忌证、药理、副作用以及如何监测药物副作用。镇静剂可用于减轻焦虑、激动及改善睡眠;镇痛剂可减轻疼痛。机械通气患儿在接受非常规模式通气如高频通气、吸/呼比倒置,允许性高碳酸血症等情况下时需要使用镇静剂。

NICU 内不同住院阶段对于镇静的需求不同。机械通气初期需要深度镇静和镇痛,特别是当患者与呼吸机不同步甚至"对抗"时。在疾病恢复阶段只需要低水平镇静和镇痛,如果镇静过度会导致撤机困难。因此,对于重症患儿需要选择正确的方法评估患者对镇静、镇痛的需求以及相应的程度。随着同步通气技术和表面活性物质补充治疗的应用,人机对抗的问题明显改善,若存在人机对抗,在使用整体镇静药物前仔细评估是否可以换用无创或同步通气方式。

一、机械通气时镇痛药物的选择和建议

疼痛和不适可使新生儿产生人机对抗,从而降低机械通气的疗效。在这种情况下,镇静和镇痛不仅能改善通气状况,还能使患儿更舒适,恢复更快,甚至还能降低发生如气胸、颅内出血等并发症的风险。Anand 等研究发现,机械通气早产儿预防性应用吗啡,其神经系统不良预后的发生率从 24% 降至 4%。但大样本的随机对照试验发现应用吗啡对远期预后是有害的,这使临床学者对早产儿镇痛的应用产生了顾虑。环境因素策略如

包被、搂抱、促进式包裹,降低周围环境噪声和光照,或许能减弱机械通气和气管内吸引时的生理反应,应该被首先用于新生儿镇痛。

不推荐机械通气新生儿常规使用吗啡镇痛,对这类患儿的镇痛一定要依据对镇痛需要的个体化评估来进行。不建议对机械通气早产儿常规使用吗啡或芬太尼。吗啡可用于术后或者出生时有窒息的需要机械通气的新生儿的镇痛治疗,胎龄23~26周的早产儿以及存在低血压基础疾病的新生儿,在机械通气时使用阿片肽类镇痛治疗需要进行密切监护,因为阿片肽类药物会增加发生相关的不良事件的风险。

（一）吗啡

吗啡可缓解机械通气新生儿的持续性疼痛,改善新生儿机械通气的稳定性,提高人机同步性。但有研究发现机械通气早产儿连续静脉滴注吗啡,更容易发生低血压,机械通气时间更长,达全肠道喂养的时间也更久,而且镇痛效果难以测定,所以不推荐用于机械通气早产儿。在足月儿,吗啡镇痛可能不会引起与早产儿相似的副作用,但仍可能延长机械通气时间。对 62 例机械通气新生儿的回顾性研究显示,吗啡会增加机械通气时间,但与呼吸暂停、低血压或其他并发症无关。因此,不推荐机械通气新生儿常规使用吗啡镇痛,对这类患儿的镇痛一定要依据对镇痛需要的个体化评估来进行。

（二）芬太尼

具有快速起效和对血流动力学影响轻微的特点,因此能用于新生儿。芬太尼能降低机械通气新生儿的应激激素水平(如儿茶酚胺和糖皮质激素),减少缺氧发作,降低行为压力评分。虽然使用芬太尼后的呼吸支持要求提高,但研究显示芬太尼对远期临床预后无影响。一项对胎龄 <32 周的机械通气早产儿的多中心研究表明,与对照组相比,静脉注射芬太尼缓解急性疼痛的效果更好。缓解慢性疼痛效果与对照组无差别。持续使用芬太尼组最初机械通气的时间延长,并且会发生胎粪排出延迟。因此,在充分解决相关的潜在副作用(如心动过缓、胸壁僵直)的情况下,如果需要使用速效阿片类药物,在可控范围内可以有限地使

用芬太尼,但对机械通气早产儿不常规持续静脉滴注芬太尼。其他可使用芬太尼镇痛的情况包括术后镇痛(特别是心脏手术后),肺动脉高压患儿(原发性或继发与胎粪吸入综合征、膈疝或先天性心脏病)。芬太尼用于机械通气早产儿的镇痛,以及用于早产儿或足月儿手术和术后镇痛的有效性和安全性仍需进一步深入研究。

二、机械通气时镇静药物的选择和建议

这类药物(如苯二氮䓬类,巴比妥类,右美托咪定,水合氯醛)可产生镇静、抗焦虑、松弛肌肉和遗忘作用。镇静药物可以降低耗氧量,适用于休克或严重低氧性呼吸衰竭的机械通气新生儿,利于机械通气患儿的护理如清理呼吸道,但是,镇静剂对部分新生儿不能提供镇痛作用,甚至会掩盖疼痛的临床症状。

新生儿在进行气管内吸引时,使用咪达唑仑组比使用吗啡组对疼痛的容忍度要好,但两组对疼痛的容忍度都比对照组好。一项双盲随机对照试验表明,注射咪达唑仑能取得较好的镇静效果,造成的心率和血压下降是在胎龄允许范围内的,呼吸机参数和并发症的发生率与对照组也相似,并没有发现与咪达唑仑相关的副作用。然而,Anand 等研究发现,对患病的 28~32 孕周早产儿使用咪达唑仑,该组的死亡率、3~4 级颅内出血、脑室周围白质软化的发生率较高,住院时间延长。Ng 等进行了系统回顾分析并指出,没有足够的证据支持咪达唑仑可用于 NICU 新生儿的镇静治疗,咪达唑仑在 NICU 的应用需进一步研究。

三、机械通气时肌松剂的选择和建议

机械通气新生儿不提倡常规使用肌松剂治疗,使用肌松药最常见的原因为患者呼吸机不同步,无法用调节呼吸机通气模式解决;协助非常规的机械通气策略,例如,反吸气时间 / 呼吸时间(I∶E)、高频通气,允许高碳酸血症;某些特殊人群,如持续肺动脉高压的新生儿,肌松状态能改善氧合和缓解足月儿 PPHN 的严重低氧血症;实施肌松的目的是使呼吸机设定的呼吸频率高于患儿的自主呼吸频率。早产儿如果出现强烈的人机对

抗,可以使用肌松剂,能减少气胸的发生率。RDS早产儿使用肌松剂能减少脑血流的波动,降低颅内出血的发生率。同时,肌松剂还能降低耗氧量。

但对早产儿,使用肌松剂存在一定的副作用。对于肺顺应性极差的重症早产儿来说,自主呼吸对每分钟通气量的影响很小,这些患儿接受肌松剂治疗后,会导致功能残气量下降,更可能导致上呼吸道功能丧失。肺顺应性较好的新生儿,人机的协调性较差,且自主呼吸会对总潮气量产生显著影响,因此,使用肌松剂后,应注意预防发生肺换气不足,需动态监测血气、二氧化碳分压。尽管肋间肌无力会导致胸腔压力增高,但并不会增加气道阻力。

使用肌松剂最主要的危害是发生脱管时不易被察觉,采取镇静治疗的新生儿对呼吸机的依赖性很大,脱管后危害极大,需对患儿密切观察。另外,肌松治疗会掩盖部分与肌肉或肢体运动相关的临床症状,如抽搐。肌松剂并不能缓解疼痛,因此,对于未进行麻醉的新生儿,需给予镇痛治疗。

在实践中,肌松剂通常会过度通气,是否给予肌松剂是根据患儿的临床症状结合动脉血气分析来决定。气道或食管压力波形分析能更客观地评估人机是否协调及胸腔压力是否增高,但没有可靠的方法来预测肌松治疗对新生儿是否有益。因此,可首先给予实验性治疗,如果使用肌松剂后血气分析结果改善,护理操作变得容易或人机同步性得到提升,可继续给予肌松剂治疗。

机械通气患者可选择去极化肌松剂和非去极化肌松剂两类肌松药,取决于患者的身体状况以及药物效果及停药后患者的恢复时间。肌松药不具备镇静或止痛效果,应适量联合使用镇静剂和止痛剂,以确保患者舒适。短效的去极化肌松药琥珀酰胆碱通常不用于新生儿,在新生儿的应用仅限于气管插管前用药。

第六节　新生儿镇静镇痛的总结与建议

新生儿镇静镇痛是综合性项目,包括提高对新生儿疼痛的认识、疼痛评估、镇静镇痛方法的选择,在本章前五节的基础上我们对新生儿镇静镇痛的总结和建议如下:

一、建立新生儿疼痛控制程序

新生儿与成人及年长儿一样能感受疼痛,NICU 中的新生儿经历的疼痛更为频繁和强烈。因此,各医疗机构应建立新生儿疼痛控制程序,包括:①疼痛的检测和评估;②减少致痛性操作的数量;③制定防止和减少疼痛的指南和程序。

二、任何致痛性操作都应提前给予镇痛治疗

非药物镇痛法(包括口服蔗糖、母乳喂养、非营养性吸吮、包被包裹或促进式包裹及肌肤接触等)和镇痛药物(如 EMLA 凝胶、利多卡因及阿片类药物等)均可用于控制新生儿疼痛,镇痛治疗包括建立于不同情况下的各种干预措施的组合。

三、阶梯镇痛法

根据现有研究结果和临床经验,可采用阶梯镇痛法(ladder analgesia)来控制新生儿疼痛,其要点为:①对任何疼痛,如果可行的话,建议首先采用促进式包裹和肌肤接触来缓解;②如果新生儿经历的是短暂快速的针刺带来的疼痛(如足跟采血,静脉穿刺),推荐口服蔗糖来缓解疼痛,也可用母乳喂养或喂服母乳或葡萄糖替代;③如果新生儿经历的是长时间的疼痛,或是对皮肤造成较大损伤的疼痛(动脉穿刺,动静脉置管或腰椎穿刺),在口服蔗糖的同时,建议使用局部麻醉凝胶(如 EMLA 凝胶);④如果要接受更具侵入性的操作,例如中心静脉置管,推荐非药物干预结合局部或全身麻醉,以提供足够的镇痛作用;⑤推荐进行新生儿术后镇痛,这通常需要非药物镇痛方法与对乙酰氨基酚或阿片类药物相结合;⑥不推荐机械通气新生儿常规使用吗啡镇痛,对这类患儿的镇痛一定要依据对镇痛需要的个体化评估来进行。

（程　锐　赵　莉）

参考文献

1. 王雪莲, 陈超. 中国新生儿死亡原因变迁 [J]. 中华围产医学杂志, 2014, 17 (6): 425-427.

2. American Academy of Pediatrics. Special report-neonatal resuscitation: 2010 American Heart Association guidelines for cardiopulmonary resuscitation and emergency cardiovascular care [J]. Pediatrics, 2010, 126 (5): e1400-e1413.

3. 虞人杰, 叶鸿瑁, 黄醒华, 等. 新生儿复苏指南 (2011 年北京修订)[J]. 中华围产医学杂志, 2011, 14 (7): 415-419.

4. John Kattwinkel. 新生儿复苏教程 [M]. 叶鸿瑁, 虞人杰, 译. 6 版. 北京: 人民卫生出版社, 2012.

5. 朱小瑜. 新生儿复苏 // 韩玉昆, 杨于嘉, 邵肖梅. 新生儿缺氧缺血性脑病 [M]. 2 版. 北京: 人民卫生出版社, 2010: 13-61.

6. American Academy of Pediatrics, Committee on Fetus and Newborn, American College of Obstetricians and Gynecologists and Committee on Obstetric Practice. The Apgar score [J]. Pediatrics, 2006, 117 (4): 1444-1447.

7. 叶鸿瑁. 继续深入开展我国的新生儿窒息复苏工作, 降低新生儿窒息的病死率和伤残率 [J]. 中华围产医学杂志, 2011, 14 (3): 129-131.

8. 朱小瑜. 新生儿窒息复苏新境界: Apgar 0~1 分新生儿之复苏 [J]. 中华围产医学杂志, 2011, 14 (3): 146-150.

9. Black RE, Morris SS, Bryce J. Where and why are 10 million children dying every year?[J]. Lancet, 2003, 361: 2226-2234.

10. 朱小瑜. 提高新生儿复苏的实践和技能观念 [J]. 中国小儿急救医学 2008, 15 (1): 14-16.

11. Zhu XY, Zhang QS. Improvement of resuscitation techniques for neonatal asphyxia [J]. World Journal of Pediatrics, 2007, 3 (2): 87-91.

12. 苏晋琼, 朱小瑜, 张谦慎, 等. 应用胎粪吸引管气管内吸引防治胎粪吸入综合征的临床效果分析 [J]. 中华围产医学杂志, 2009, 12 (1): 28-31.

13. Lista G, Castoldi F, Cavigioli F, et al. Alveolar recruitment in the delivery room [J]. J Matern Fetal Neonatal Med, 2012, 25 (suppl 1): 39-40.

14. Lawn JE, Kerber K, Enweronu-Laryea C, et al. 3. 6 million neonatal deaths—what is progressing and what is not?[J]. Semin Perinatol, 2010, 34 (6): 371-386.

15. Lee AC, Cousens S, Wall SN, et al. Neonatal resuscitation and immediate newborn assessment and stimulation for the prevention of neonatal deaths: a systematic review, meta-analysis and Delphi estimation of mortality effect [J]. BMC Public Health, 2011, 11 (Suppl 3): S12.

16. Kurinczuk JJ, White-Koning M, Badawi N. Epidemiology of neonatal encephalopathy and hypoxic-ischaemic encephalopathy [J]. Early Hum Dev, 2010, 86: 329-338.

17. Leuthner SR, Das UG. Low Apgar scores and the definition of birth asphyxia [J]. Pediatr Clin N Am, 2004, 51: 737-745.

18. 朱小瑜. 新版新生儿复苏教程 (NRP) 的特点和认识 [J]. 小儿急救医学, 2005, 12 (4): 525-527.

19. 朱小瑜, 王晨虹, 苏晋琼, 等. 执行新生儿窒息复苏新指南 6885 例回顾分析 [J]. 中华围产医学杂志, 2007, 10 (4): 230-233.

20. Brain AI. The laryngeal mask—a new concept in airway management [J]. Br J Anaesth, 1983, 55 (8): 801-805.

21. Jeffrey M Perlman, Jonathan Wyllie, John Kattwinkel, et al. Neonatal resuscitation: 2010 international consensus on cardiopulmonary resuscitation and emergency cardiovascular care science with treatment recommendations [J]. Pediatrics, 2010, 126 (5): e1319-e1344.

22. Richmond S, Wyllie J. European resuscitation council guidelines for resuscitation 2010, section 7—resuscitation of babies at birth [J]. Resuscitation, 2010, 81 (10): 1389-1399.

23. 游芳, 任雪云, 牛峰海, 等. LISA 技术与 INSURE 技术在早产儿呼吸窘迫综合征应用疗效的比较 [J]. 中华新生儿科杂志, 2019, 34 (4): 254-258.

24. Verder H, Agertoft L, Albertsen P, et al. Surfactant treatment of newborn infants with respiratory distress syndrome primarily treated with nasal continuous positive air pressure: a pilot study [J]. Ugeskr Laeger, 1992, 154 (31): 2136-2139.

25. Gortner L, Schüller SS, Herring E. Review demonstrates that less invasive surfactant administration in preterm neonates leads to fewer complications [J]. Acta Paediatr, 2018, 107 (5): 736-743.

26. Langharnmer K, Roth B, Kfibs A, et a1. Treatment

and outcome data of very low birth weight infants treated with less invasive surfactant administration in comparison to intubation and mechanical ventilation in the clinical setting of a cross-sectional observational multicenter study [J]. Eur J Pediatr, 2018, 177 (8): 1207-1217.

27. 马俊苓，宁超，田秀英，等. 侵入性较小的肺表面活性物质使用技术治疗早产儿呼吸窘迫综合征研究进展 [J]. 中华实用儿科临床杂志，2019, 34 (16): 1273-1276.

28. 林玲，彭好. 肺泡表面活性物质在新生儿呼吸窘迫综合征中的微创应用 [J]. 中华实用儿科临床杂志，2019, 34 (23): 1834-1837.

29. 林冰纯，朱小瑜，苏晋琼，等. 喉罩通气在新生儿复苏中的应用和评价 [J]. 中华围产医学杂志，2010, 13 (5): 379-383.

30. Zhu XY, Lin BC, Zhang QS, et al. A prospective evaluation of the efficacy of the laryngeal mask airway during neonatal resuscitation [J]. Resuscitation, 2011, 82 (11): 1405-1409.

31. Trevisanuto D, Micaglio M, Pitton M, et al. Laryngeal mask airway: is the management of neonates requiring positive pressure ventilation at birth changing？ [J]. Resuscitation, 2004, 62 (2): 151-157.

32. 苏晋琼，朱小瑜，林冰纯，等. 喉罩气道成功抢救重度窒息新生儿 2 例 [J]. 中华围产医学杂志，2010, 13 (1): 79-80.

33. 朱小瑜，林冰纯. 新生儿复苏新视野——喉罩通气及应用 [J]. 中国新生儿科杂志，2010, 25 (1): 2-5.

34. Gupta S. Laryngeal mask airway for babies: Uncharted waters. Resuscitation, 2011, 82 (11): 1373-1374.

35. 林伟斌，朱小瑜，杨传忠，等. 喉罩气道与气管插管在新生儿复苏的对照应用研究 [J]. 中国小儿急救医学，2012, 19 (3): 259-263.

36. Zanardo V, Simbi A, Micaglio M, et al. Laryngeal mask airway for neonatal resuscitation in a developing country: evaluation of an educational intervention. Neonatal LMA: an educational intervention in DRC [J]. BMC Health Services Research, 2010, 10 (2): 254.

37. Abdel-Latif ME, Osborn DA. Laryngeal mask airway surfactant administration for prevention of morbidity and mortality in preterm infants with or at risk of respiratory distress syndrome [J]. Cochrane Database Syst Rev, 2011, 6 (7): CD008309.

38. Zanardo V, Weiner G, Micaglio M, et al. Delivery room

resuscitation of near-term infants: role of the laryngeal mask airway [J]. Resuscitation, 2010, 8l (3): 327-330.

39. Schmolzer GM, Agarwal M, Kamlin CO, et al. Supraglottic airway devices during neonatal resuscitation: an historical perspective, systematic review and meta-analysis of available clinical trials [J]. Resuscitation, 2013, 84 (6): 722-730.

40. Lighthall G, Harrison TK, Chu LF. Videos in clinical medicine: laryngeal mask airway in medical emergencies [J]. N Engl J Med, 2013, 369 (20): e26.

41. Trevisanuto D, Doglioni N, Mario F, et al. Drug administration via the laryngeal mask airway [J]. Resuscitation, 2006, 71 (2): 263-264.

42. Micaglio M, Zanardo V, Ori C, et al. ProSeal LMA for surfactant administration [J]. Paediatr Anaesth, 2008, 18 (1): 91-92.

43. 朱小瑜，杨传忠，林冰纯，等. 新生儿复苏新理念及喉罩复苏的兴起和前景 // 陈自励. 新生儿窒息和多脏器损伤诊疗进展 [M]. 北京：人民卫生出版社，2014: 93-115.

44. 中华医学会呼吸病学分会呼吸治疗学组. 机械通气时雾化吸入专家共识（草案）[J]. 中华结核和呼吸杂志，2014, 27 (11): 812-815.

45. 中华医学会呼吸病学分会呼吸治疗学组. 雾化治疗专家共识（草案）[J]. 中华结核和呼吸杂志，2014, 27 (11): 805-808.

46. Mazela J, Polin RA. Aerosol delivery to ventilated newborn infants: historical challenges and new directions [J]. Eur J Pediatr, 2011, 170 (4): 433-444.

47. Shah SS, Ohlsson A, Halliday HL, et al. Inhaled versus systemic corticosteroids for the treatment of chronic lung disease in ventilated very low birth weight preterm infants [J]. Cochrane Database Syst Rev, 2012,(5): CD002057.

48. Shah SS, Ohlsson A, Halliday HL, et al. Inhaled versus systemic corticosteroids for preventing chronic lung disease in ventilated very low birth weight preterm infants [J]. Cochrane Database Syst Rev, 2012,(5): CD002058.

49. Dubus JC, Vecellio L, De Monte M, et al. Aerosol deposition in neonatal ventilation [J]. Pediatr Res, 2005, 58 (1): 10-14.

50. Walther FJ, Hernandez-Juviel JM, Waring AJ. Aerosol delivery of synthetic lung surfactant [J]. Peer J, 2014, 2: e403.

51. Ari A, Fink JB, Dhand R. Inhalation therapy in patients

receiving mechanical ventilation: an update [J]. J Aerosol med Pulm Drug Deliv, 2012, 25 (6): 319-332.

52. Macintyre NR, Nava S, Diblasi RM, et al. Respiratory care year in review 2010: Part 2. Invasive mechanical ventilation, noninvasive ventilation, pediatric mechanical ventilation, aerosol therapy [J]. Respir Care, 2011, 56 (5): 667-668.

53. 闫庆红, 单长波. 经气道递送药物 [J]. 临床肺科杂志, 2011, 16 (2): 251-252.

54. 朱立勤, 高文远, 忻晓晶. 吸入药物的特点及药学监护 [J]. 中国医院药学杂志, 2009, 29 (22): 1956-1960.

55. 赵晓红, 朱立勤, 蒋萍, 等. 吸入药物使用方法、剂量与发生不良反应的关系及药学服务效果 [J]. 中国药房, 2009, 20 (26): 2076-2078.

56. 向建文, 陈运彬. 肺表面活性物质治疗新生儿重症胎粪吸入综合征的疗效评价 [J]. 小儿急救医学, 2005, 12 (3): 190-192.

57. SalviaR, Carbonell EX, Figueras AL, et al. Efficacy of three treatment schedules in severe meconium aspiration syndrome. Acta Pediatr, 2004, 93 (1): 60-65.

58. Kowalska K, Szymankiewicz M, Gadzinowski J. An effectiveness of surfactant lung lavage (SLL) in meconium aspiration syndrome (MAS)[J]. Przegl Leg, 2002, 59 (Suppl1): 21-24.

59. Sweet D, Carnielli V, Greisen G, et al. European consensus guidelines on the management of NRDS in preterm infants—2013 update [J]. Neonatology, 2013, 103 (5): 353-368.

60. 王敏婕, 袁琳, 陈超. 欧洲早产儿呼吸窘迫综合征防治指南2013版 [J]. 中华儿科杂志, 2014, 52 (10): 749-755.

61. American Academy of Pediatrics Committee on Fetus and Newborn. Policy statement: respiratory support in preterm infants at birth [J]. Pediatrics, 2014, 133 (1): 171-174.

62. 陈超, 袁琳. 早产儿出生时和生后早期呼吸支持指南解读 [J]. 中国实用儿科杂志, 2015, 30 (2): 108-111.

63. Polin RA, Carlo WA, Committee on Fetus and Newborn. Surfactant replacement therapy for preterm and term neonates with respiratory distress [J]. Pediatrics, 2014, 133 (1), 156-163.

64. Ballard PL, Keller RL, Black DM, et al. Inhaled nitric oxide increases urinary nitric oxide metabolites and cyclic guanosine monophosphate in premature infants: relationship to pulmonary outcome [J]. Am J Perinatol, 2015, 32 (3): 225-232.

65. Breatnach CR, Flanagan F, James A, et al. The use of inhaled nitric oxide in a tertiary neonatal intensive care unit [J]. Ir Med J, 2015, 108 (9): 275-278.

66. Campbell BT, Herbst KW, Briden KE, et al. Inhaled nitric oxide use in neonates with congenital diaphragmatic hernia [J]. Pediatrics, 2014, 134 (2): e420-426.

67. Chotigeat U, Champrasert M, Khorana M, et al. Iloprost inhalation for the treatment of severe persistent pulmonary hypertension of the newborn, experience at QSNICH [J]. J Med Assoc Thai, 2014, 97 (Suppl 6): S89-94.

68. Finer NN, Evans N. Inhaled nitric oxide for the preterm infant: evidence versus practice [J]. Pediatrics, 2015, 135 (4): 754-756.

69. Fuller TD, Spracklen CN, Ryckman KK, et al. Genetic variation in CYB5R3 is associated with methemoglobin levels in preterm infants receiving nitric oxide therapy [J]. Pediatr Res, 2015, 77 (3): 472-476.

70. Kinsella JP, Cutter GR, Steinhorn RH, et al. Noninvasive inhaled nitric oxide does not prevent bronchopulmonary dysplasia in premature newborns [J]. J Pediatr, 2014, 165 (6): 1104-1108.

71. Nair J, Lakshminrusimha S. Update on PPHN: mechanisms and treatment [J]. Semin Perinatol, 2014, 38 (2): 78-91.

72. Patry C, Hien S, Demirakca S, et al. Adjunctive therapies for treatment of severe respiratory failure in newborns [J]. Klin Padiatr, 2015, 227 (1): 28-32.

73. Perez KM, Laughon M. Sildenafil in term and premature infants: a systematic review [J]. Clin Ther, 2015, 37 (11): 2598-2607.

74. Tanriverdi S, Koroglu OA, Uygur O, et al. The effect of inhaled nitric oxide therapy on thromboelastogram in newborns with persistent pulmonary hypertension [J]. Eur J Pediatr, 2014, 173 (10): 1381-1385.

75. Trittmann JK, Nelin LD, Zmuda EJ, et al. Arginase I gene single-nucleotide polymorphism is associated with decreased risk of pulmonary hypertension in bronchopulmonary dysplasia [J]. Acta Paediatr, 2014, 103 (10): e439-e443.

76. Strahm A, Mohsini K, Nwankwo M, et al. Optimizing protein intake in premature infants: a neonatal quality improvement project [J]. Adv Neonatal Care, 2013, 13 (6): E1-8.

77. Cormack BE, Bloomfield FH. Increased protein intake decreases postnatal growth faltering in

ELBW babies [J]. Arch Dis Child Fetal Neonatal Ed, 2013, 98 (5): F399-404

78. Sweet DG, Carnielli V, Greisen G, et al. European consensus guidelines on the management of neonatal respiratory distress syndrome in preterm infants—2013 update [J]. Neonatology, 2013, 103 (4): 353-368.

79. Yoo HS, Ahn SY, Lee MS, et al. Permissive hyperglycemia in extremely low birth weight infants [J]. J Korean Med Sci, 2013, 28 (3): 450-460.

80. Park HW, Lee NM, Kim JH, et al. Parenteral fish oil-containing lipid emulsions may reverse parenteral nutrition-associated cholestasis in neonates: a systematic review and meta-analysis [J]. J Nutr, 2015, 145 (2): 277-283.

81. Lam HS, Tam YH, Poon TC, et al. A double-blind randomised controlled trial of fish oil-based versus soy-based lipid preparations in the treatment of infants with parenteral nutrition-associated cholestasis [J]. Neonatology, 2014, 105 (4): 290-296.

82. Jaksic T, Hull MA, Modi BP, et al. Clinical guidelines: nutrition support of neonates supported with extracorporeal membrane oxygenation [J]. J Parenter Enteral Nutr, 2010, 34 (3): 247-253.

83. Fallon EM, Nehra D, Potemkin AK, et al. A. S. P. E. N. clinical guidelines: nutrition support of neonatal patients at risk for necrotizing enterocolitis [J]. J Parenter Enteral Nutr, 2012, 36 (5): 506-523.

84. Tudehope D, Vento M, Bhutta Z, et al. Nutritional requirements and feeding recommendations for small for gestational age infants [J]. J Pediatr, 2013, 162 (3Suppl): S81-89.

85. Boullata JI, Gilbert K, Sacks G, et al. A. S. P. E. N. clinical guidelines: parenteral nutrition ordering, order review, compounding, labeling, and dispensing [J]. J Parenter Enteral Nutr, 2014, 38 (3): 334-377.

86. Pillai Riddell RR, Racine NM, Gennis HG, et al. Non-pharmacological management of infant and young child procedural pain [J]. Cochrane Database Syst Rev, 2015, 2015 (12): CD006275.

87. Goldsmith JP, Karotkin EH, Keszler M, et al. Assisted ventilation of the neonate [M]. 6th Edition, Philadelphia: Elsevier, 2017: 366-379.

88. Committee on Fetus and Newborn and Section on Anesthesiology and Pain Medicine. prevention and management of procedural pain in the neonate: an update [J]. Pediatrics, 2016, 137 (2): e20154271.

89. Allegaert K, van den Anker JN. Neonatal pain management: still in search for the holy grail. Int J Clin Pharmacol Ther, 2016, 54 (7): 514-523.

90. Muniraman HK, Yaari J, Hand I. premedication use before nonemergent intubation in the newborn infant. Am J Perinatol, 2015, 32 (9): 821-824.

91. da Motta Gde C, da Cunha ML. Prevention and non-pharmacological management of pain in newborns. Rev Bras Enferm, 2015, 68 (1): 123-127, 131-135.

92. Hatfield LA, Murphy N, Karp K, et al. a systematic review of behavioral and environmental interventions for procedural pain management in preterm infants. J Pediatr Nurs, 2019, 44: 22-30.

93. Zeller B, Giebe J. Pain in the neonate: focus on nonpharmacologic interventions. Neonatal Netw, 2014, 33 (6): 336-340.

94. McPherson C. Premedication for endotracheal intubation in the neonate. Neonatal Netw, 2018, 37 (4): 238-247.

95. Ancora G, Lago P, Garetti E, et al. Evidence-based clinical guidelines on analgesia and sedation in newborn infants undergoing assisted ventilation and endotracheal intubation. Acta Paediatr, 2019, 108 (2): 208-217.

96. 邵肖梅, 叶鸿瑁, 丘小汕. 实用新生儿学 [M]. 5 版, 北京: 人民卫生出版社, 2019: 164.

97. 张玉侠. 实用新生儿护理学 [M]. 北京: 人民卫生出版社, 2015: 635.

98. 胡晓静, 章晓军, 徐军, 等. 新生儿密闭式吸痰系统应用的系统评价 [J]. 中华护理杂志, 2010, 45 (2): 156-159.

99. 鲁梅珊, 余昆容, 李洪娜, 等. 密闭式吸痰装置更换频率对呼吸机相关性肺炎影响的 meta 分析 [J]. 中华护理杂志, 2018, 53 (9): 1122-1126.

100. AARC Clinical Practice Guidelines. Endotracheal suctioning of mechanically ventilated patients with artificial airways 2010 [J]. Respiratory Care, 2010, 55 (6): 758-764.

101. 李崎, 邓慧, 方萍萍. 密闭式气管内吸痰法对机械通气早产儿血气分析的影响 [J]. 齐鲁护理杂志, 2019, 25 (3): 20-22.

102. 中国新生儿复苏项目专家组. 中国新生儿复苏指南 (2016 年北京修订)[J]. 中华围产医学杂志, 2016, 19 (7): 481-486.

第五篇

新生儿常用呼吸机简介、消毒、保养与维护

第五十二章

新生儿常用呼吸机简介

新生儿呼吸机性能的改进、发展与完善建立在呼吸机整体研发技术的基础上。1953年起新生儿机械通气进入了发展的新时代。20世纪70年代使用的呼吸机主要以间歇指令性通气（intermittent mandatory ventilation，IMV）呼吸机为主，IMV为当时新生儿机械通气的标准方案；20世纪80年代开始将高频通气结合到常频机械通气之中，为新生儿呼吸支持提供新的机械通气方法；20世纪90年代以来，患者触发通气（patient-triggered ventilation，PTV）成为新生儿呼吸机的主流模式，并增加了肺力学监测功能；2010年以来，新生儿呼吸机的功能更加完善，新的通气模式如压力调节容量控制通气（pressure regulated volume control ventilation，PRVCV）、分钟指令性通气（minute mandatory ventilation，MMV）、目标潮气量通气（targeted tidal volume ventilation，TTV），以及各种辅助通气的新功能，如闭环氧合智能控制系统（predictive intelligent control of oxygenation，PRICO）、闭环自动氧控制（closed-loop automatic oxygen control，CLAC）、强力振荡技术（forced oscilation technique，FOT）、智能肺观测视图（smart pulmonary view）、电阻抗断层扫描（electrical impedance tomography，EIT）等相继呈现，无创呼吸机功能更加完善，并得到广泛应用。随着电子、传感器、信息技术及材料科技的快速发展，新生儿呼吸机将继续向智能化、人性化、绿色环保的方向发展。

与成人和儿童相比，新生儿在呼吸生理特点、呼吸系统疾病及病因，以及在发生呼吸衰竭时对呼吸支持的需求等方面均不相同。因此，用于成人、儿童的呼吸机往往不能满足新生儿使用，尤其是不能满足超低出生体重儿对呼吸支持的需求。针对新生儿临床需求，自1980年起，市场上不断出现一些新生儿呼吸机产品。目前，市场上可用于新生儿的呼吸机包括新生儿专用呼吸机、通用型呼吸机、转运呼吸机、特殊用途呼吸机和无创呼吸机等。新生儿呼吸机无论是有创呼吸机还是无创呼吸机，常频呼吸机还是高频呼吸机，仍以欧洲和美国的产品为主。国内新生儿呼吸机的研制和生产尚处于起步阶段，仅有少数无创呼吸机产品，而功能较为完善的有创呼吸机包括常频、高频呼吸机均为生产空白，亟待自主研发，大力发展。现对新生儿常用呼吸机进行简要介绍。

第一节　新生儿专用呼吸机

新生儿专用呼吸机是根据新生儿呼吸生理和病理特点设计，其性能可完全满足新生儿的呼吸需求。从提供的呼吸支持模式来看，新生儿专用呼吸机可以是单独的常频呼吸机、高频振荡呼吸机或无创呼吸机，也可以是整合常频通气、高频振荡通气和无创通气方式于一体的新生儿机械通气工作站，具有强大的通气功能，可满足在不同疾病情况下的患儿对呼吸支持的需求，实现机械通气序贯治疗、全程治疗，也可用于新生儿转运。目前，市场上的新生儿专用呼吸机主要由德国、瑞士、瑞典、美国等国家生产，是专门为早产儿、足月儿和30kg以下儿童设计的呼吸机。每款机型均具有新生儿呼吸机的共有特征，也具有自身独特的性能特点，现概括如下：

一、通气原理与通气模式

通常采用压力控制、时间切换、持续气流、容量限制的通气原理,吸入气流、呼出气流可分别控制,通过流量触发、容量触发、压力触发和膈肌电活动(electrical activity of diaphragm,Edi)触发等方式,可进行常频通气、高频振荡通气和无创通气,具有以下多种通气模式:

(一)常频通气模式

常频通气模式通常包括压力控制通气(PCV)、容量控制通气(VCV)、间歇正压通气(IPPV)/同步间歇正压通气(SIPPV)、间歇指令通气(IMV)/同步间歇指令通气(SIMV)、辅助/控制通气(A/C)、压力调节容量控制通气(PRVCV)、容量保证(volume guarantee,VG)、容量支持通气(VSV)、压力支持通气(PSV)和CPAP等。各个品牌的呼吸机也有各自独特的通气模式,如压力控制-分钟指令性通气/容量保证(PC-MMV/VG)、自主呼吸比例压力支持(Spn-PPS)、气道压力释放通气(PC-APRV)、自动压力释放通气(AutoRelease)、成比例通气(proportional ventilation,PAV)、双水平气道正压/气道压力释放通气(Bi-Vent/APRV)、自动调整通气模式(AutoMode)、神经调节辅助通气(neurally adjusted ventilatory assist,NAVA)和后备通气(BACK-UP)等。通过后备频率(PSV、A/C)以及窒息通气模式(CPAP、SIMV)进行窒息通气。有的机型还具有手动送气、手动增氧按钮。

(二)高频振荡通气模式

经典的新生儿高频振荡呼吸机采用电动、电控、活塞隔膜振荡原理,是一种真正意义上的高频率、低潮气量、低压力的高频振荡通气(HFOV)方式。采用专利振荡器技术,在肺膨胀压的基础上振荡,使肺泡更稳定,肺内压力和容积波动极小,从而避免压力性损伤和容量性损伤。活塞的往复运动形成双向气流,真正实现主动吸气和主动呼气,全面改善通气/氧合。多数HFOV具有容量保证和容量限制功能。

(三)无创通气模式

应用文丘里原理的专用无创通气的气体发生器,或NAVA技术,可以实现多种无创通气模式,包括经鼻持续气道正压通气(nCPAP)、双水平正压通气(DuoPAP)、双水平气道正压通气(BiPAP)、经鼻间歇气道正压通气(nIPPV)、经鼻高流量通气(HFNC)、经鼻气道压力释放通气(nAPRV)和经鼻高频振荡通气(nHFOV)等。

二、主要性能特点

(一)空氧混合器

通常采用电子空氧混合器,输出氧浓度准确。传统呼吸机一般采用氧气传感器(oxygen sensor)或称氧电池(oxygen cells)应用电化学原理测定吸入氧浓度(FiO_2),氧电池作为空氧混合器的耗材,具有一定的使用寿命。因此,需要定期更换。目前,已有部分呼吸机应用顺磁氧技术(paramagnetic oxygen technology)测定FiO_2,精度高,无需耗材,不用定期更换。

(二)输出潮气量

在常频和高频通气模式下均能应用容量保证、容量限制功能,输出精确潮气量,可监测呼气潮气量(Vte)、吸气潮气量(Vti),最小潮气量<1ml。

(三)触发方式

一般采用热丝式流量传感器(hot wire flow sensor)或精密压差式流量传感器(precision differential pressure flow sensor,PNT)近端监测气体流量、容量及压力,前者无效腔量仅0.9ml,流量触发灵敏度为0.1~1.0L/min,容量触发灵敏度为5%~30%,可高温高压消毒;后者精确度也很高,反应时间快,同步效果好,永久性使用,清洗方便。PNT-A型为业界最小无效腔量(0.5ml)流量传感器,可以配合市场上的无效腔量优化的气管插管接头使用,将流量传感器+气管插管部分的无效腔量从3ml降低到0.5ml。通过流量、容量触发,抗干扰性提高,可避免误触发。专门设计的自适应模糊触发(adaptive fuzzy trigger)功能:1~10级,可明显减少误触发。

(四)供气、呼吸管路与阀门

1. 专门为新生儿设计的持续气流,可分别调节吸气流速及呼气流速于1~30L/min。

2. 部分呼吸机可提供双气流系统,以满足患儿需求,减少呼吸做功。还有部分呼吸机具有自动变流(Autoflow)功能,用于吸气流量的自动调节,相当于压力调节容量控制通气(PRVCV)或容量控制通气,还具有允许患儿在吸气相自主呼吸的功能。

3. 呼气阀具备恒温加热功能,可防止呼气阀因水汽凝集而造成的患儿呼气阻力增大。

4. 患儿呼吸管路可精确地调节吸入气体的温度和相对湿度;管路外完成气体的湿化;管路全程加温,无冷凝水形成,可高温高压消毒,反复使用。

5. 高精度比例阀系统(high precision proportional valve system)提供高能量高频振荡通气,吸气支、呼气支双路协同控制,提供"推""拉"双向动作的高频振荡通气。"推""拉"动作截然分开,不相混淆,达到最佳的二氧化碳排出效果。33%、40% 和 50% 高频吸呼比可调。

6. 多数新生儿专用呼吸机具有自动插管补偿(automatic tube compensation,ATC)和漏气自动补偿功能(automatic air leakage compensation function),前者可自动监测气管插管漏气量,自动给予漏气补偿;后者可实时监测呼吸回路气体泄漏量,并提供智能型气体泄漏补偿,以稳定通气和保证有效的同步流量触发和容量触发。

(五)监测功能

新生儿专用呼吸机各种监测指标齐全,可监测各种压力值、吸气时间 / 呼气时间、呼吸频率、吸入氧浓度、呼出潮气量、每分钟通气量、气体泄漏值和自主呼吸通气量等,以及肺功能监测,包括肺顺应性、气道阻力、时间常数(time constant)等,部分机型还有一些特殊监测功能。

1. 触摸屏显示各种呼吸波形,可进行压力 - 时间曲线、流速 - 时间曲线和容量 - 时间曲线等三条呼吸曲线,以及压力 - 容量环、流速 - 容量环和压力 - 流速环等三个呼吸环的监测。

2. 可监测肺过度膨胀系数(C20/C),直观、快速地了解机械通气的安全状态,避免肺泡过度扩张导致肺损伤。

3. 具有二氧化碳传输系数(DCO_2)报警系统,可指导临床调控呼吸机参数,稳定排除 CO_2,减少过度通气所致的低碳酸血症。

4. 可监测自主呼吸百分比(Spont%)、自主呼吸时间(Tispont)、气体泄漏率、时间常数(time constant)等参数。

5. 配置智能肺观测视图(smart pulmonary view)工具软件,以全新的图形显示肺的功能和呼吸状态,包括肺顺应性(C)、气道阻力(R)、自主呼吸或指令性通气的每分钟通气量等,有利于直观地观察患儿病情变化和呼吸模式,特别适合新生儿患者。

6. 可进行诊断性测量,如内源性 PEEP 和闭合压测定,内源性 PEEP 测定可了解呼气末滞留气体容积,闭合压测定用于评价患儿自主呼吸时的呼吸驱动。

(六)新功能

1. 闭环氧合智能控制系统(predictive intelligent control of oxygenation,PRICO)或闭环自动氧控制(closed-loop automatic oxygen control,CLAC)功能,是基于患儿实时血氧饱和度(SpO_2)测定结果,自动调整呼吸机吸入氧浓度(FiO_2)。因而实现患儿目标 SpO_2 与 FiO_2 之间闭环式智能控制,被认为是新生儿重症监护室调节 FiO_2 "另外的一双手",倡导使用尽可能低的 FiO_2 维持患儿适当的氧合,保证用氧安全。

2. 强力振荡技术(forced oscilation technique,FOT)是指给肺脏施加一个小压力脉冲(5Hz),通过测定相应的气流波形,计算其阻抗,从而准确反映肺扩张反应,帮助临床医师调整最佳的 PEEP 压力设置,以实现肺组织在无任何过度膨胀风险的前提下完全复张,避免肺过度膨胀或肺的萎陷,并最大限度地减少气体陷闭。

(七)选配功能

1. 可选配呼气末二氧化碳(end-expiratory carbon dioxide,$etCO_2$)监测模块,实施 $etCO_2$ 监测。

2. 选配一氧化氮(NO)治疗装置,支持 NO 吸入治疗。

三、主要技术参数范围

(一)常频通气技术参数

潮气量为 0~999ml,吸气时间(T_1)为 0.1~2.0

秒,呼气时间(T_E)为 0.2~30 秒;吸气流量,新生儿为 1~20L/min,婴幼儿为 20~40L/min;基础流量,新生儿为 2~10L/min,婴幼儿为 4~10L/min;呼气流量为 1~20L/min;容量保证为 0.2ml,容量限制为 2~200ml;流量触发为 0.1~2.9L/min,容量触发范围为 5%~30%;压力触发为在 PEEP 值以下 0.1~2.9cmH₂O;PEEP 为 0~30cmH₂O,PIP 为 6~60cmH₂O,通气频率为 2~200 次/min,氧浓度为 21%~100%;CPAP 窒息延迟为 6~20 秒,CPAP 后备通气频率为 1~5 次,最小流量(CPAP)为 4~10L/min;30L/min 时的系统阻力为 20cmH₂O/(L·s),吸气阻力为 12cmH₂O/(L·s),呼气阻力为 8cmH₂O/(L·s)。比例辅助性通气(PAV)弹性为 0~4cmH₂O/ml,阻力为 0~200cmH₂O/(L·s)。流量传感器 PNT-B 型流量范围为 –10~+10L/min,无效腔量为 0.6ml;PNT-C 型流量范围为 –25~+25L/min,无效腔量为 0.9ml。压力传感器测量范围为 –10~100cmH₂O;气体温度为 30~40℃;软管系统(不包括湿化器)顺应性 <0.6ml/cmH₂O;呼吸系统顺应性为 0.2~10ml/cmH₂O,气道阻力为 10~10 000cmH₂O/(L·s),时间常数为 10~5 000 毫秒,C20/C 为 0~5。

(二)高频通气技术参数

平均压为 0~40cmH₂O,最小设定值 <4cmH₂O,振荡频率为 5~20Hz,振荡振幅为 5~100cmH₂O,振荡负压 ≤ –50cmH₂O,高频模式容量保证可设置为 0.1ml,高频模式具备四种吸呼比:25:75、33:66、40:60、50:50。高频可与常频一起使用,同时显示高频及常频的通气量,振荡容量($V_T$hf)为 0~999ml,二氧化碳传输系数(DCO₂)为 0~999ml/s。

第二节 通用型呼吸机

通用型呼吸机是指既能够用于新生儿,又能满足儿童和成人辅助通气需求的一类呼吸机,该类呼吸机具有多功能、智能化的特点,多个呼吸机厂家均生产通用型呼吸机。

一、通气原理与通气模式

通用型呼吸机仍采用压力控制、时间切换、持续气流、容量限制的通气原理,具备齐全的通气模式,可进行有创通气和无创通气,提供容量控制通气、压力控制通气和自主呼吸压力支持通气等多种通气策略。

(一)常频通气模式

常频通气模式主要包括 A/C(VCV、PCV)、PRVCV、容量保证压力支持通气(volume assured pressure support ventilation,VAPS)、流速同步容量控制通气(flow synchronous volume control ventilation,Vsync)、气道压力释放通气/双水平正压通气(APRV/Biphasic)等。在容量控制通气策略下,可实施 CMV/IPPV、AC/IPPV_assist、SIMV PS/ASB(pressure support/assisted spontaneous breathing)、MMV PS/ASB 及自动变流(Autoflow);压力控制通气策略下,可应用 PCV+、BIPAP PS/ASB、PCV+/BIPAP_assist(双相气道正压辅助)、APRV、智能护理/压力支持(SmartCare/PS)。部分机型可提供各种先进的通气模式,包括适应性支持通气(ASV)模式和智能化适应性支持通气(IntelliVent-ASV)模式、压力控制模式(包括双相模式)、适应性容量控制模式、传统容量控制模式、压力和容量支持模式等,ASV 适用于肺保护性通气。

(二)无创通气模式

通用型呼吸机均可提供 nCPAP、nIMV 模式的无创通气(NIV),有的机型的 NIV 提供压力支持、流速切换自主呼吸,NIV-ST(spontaneous/timed noninvasive ventilation)提供压力控制、时间切换的指令呼吸。在无创通气模式中,呼吸机发挥按需供气系统的作用。当 NIV 中的压力支持设置为零时,呼吸机就相当于一个常规的持续气道正压系统(CPAP)。其双相气动设计使呼吸机在任何模式下都鼓励患儿自主呼吸。

二、主要性能特点

(一)空氧混合器

一般采用电子空氧混合器,配置氧气传感器(oxygen sensor)或称氧电池,应用电化学原理测定吸入氧浓度(FiO₂),输出氧浓度准确。氧电池作为空氧混合器的耗材,具有一定的使用寿命。因此,需要定期更换。目前,已有部分呼吸机应用顺磁氧技术（paramagnetic oxygen technology）测定 FiO_2，精度高，无需耗材，不用定期更换。

（二）输出潮气量

能精确输送气体容量，最小潮气量为 2.0ml，最大潮气量为 2 500ml，可满足新生儿、儿童和成人的通气需求。

（三）触发方式

通常采用压力触发和流量触发两种吸气触发方式，压力触发水平为 $0.1\sim20cmH_2O$，流量触发水平为 $0.1\sim20L/min$。流量传感器有三相可变孔功能，可根据患者类型（新生儿、儿童或成人）的不同而自动变化，不需要更换传感器。

（四）供气、呼吸回路与阀门

1. 具有自动插管补偿功能（automatic tube compensation，ATC），可通过送气流量的改变来调节支持压力，持续补偿插管造成的呼吸做功，避免过度补偿，提高患者舒适度。

2. 部分机型具有自动变流（Autoflow）功能，用于吸气流量的自动调节，相当于压力调节容量控制通气（PRVCV）或容量控制通气，还具有允许患儿在吸气相自主呼吸的功能。

3. 有的呼吸机具有自动气体切换功能，当一种气体供应出现故障时，可自动切换至另一种气体。

4. 独特的增氧氧浓度控制功能，在增氧或吸引操作时被激活，可避免新生儿暴露于高浓度氧气，预防氧气的毒性作用。

（五）监测功能

1. 可监测气道压力、氧浓度、吸气潮气量、每分钟通气量、吸入气体温度、呼出二氧化碳浓度（$etCO_2$）及窒息时间等指标，可选择的趋势图、呼吸环、测量数值、呼吸曲线，记录本都能在呼吸机显示屏上显示出来，为通气治疗提供完整的参考数据和图形。

2. 肺保护包（lung protection package，LPP）可提供低流速 P/V 环（low flow P/V loop），以在特殊肺复张趋势监控保护性通气时，确认该过程的优化 PEEP 和压力设置，支持保护性通气策略。

3. 具有一系列工作流程支持功能，如吸氧、

程序或气道阻断压（airway occlusion pressure）即 PO.1 自动测量，可简化临床流程。

4. 可进行诊断性测量，如内源性 PEEP 测定，通过测定内源性 PEEP 水平了解呼气末肺泡内滞留气体容积。

5. 集成的二氧化碳监控功能（PetCO2、VCO2），可帮助校验正确插管和新陈代谢稳定性。

6. 部分机型能准确监测呼吸中枢驱动力（P100）、最大吸气压（maximum inspiratory pressure，MIP）、患者呼吸做功（work of breathing，WOB）、自动 PEEP（auto-PEEP）、浅快呼吸指数（f/V_T）、肺顺应性、气管插管造成的阻力、气道阻力等呼吸力学参数。P100 是在吸气以及启动后而吸气阀仍处于关闭状态的前 100 毫秒所产生的压力。在正常情况下，患者感知气道阻塞所需要的时间为 300 毫秒。因此，P100 是一个很好的评估呼吸中枢驱动力的指标。MIP 是在自主呼吸状态下，在压力曲线上测量的负向最大值，反映患者自主呼吸的强弱。

（六）新功能

1. 智能护理/压力支持（SmartCare/PS）功能　是通过实时监测患儿呼吸频率、潮气量和呼出气二氧化碳浓度自动调整压力支持水平，从而使压力支持水平适应患儿不同时期的要求，有利于尽快撤机。

2. 自动自主呼吸试验（trials of spontaneous breathing，SBT）功能　当撤机过程中通气支持逐渐降低到最小支持水平时，自动启动自主呼吸试验。成功完成后，通知临床医师考虑拔管。

3. 少数呼吸机具有电阻抗断层扫描（electrical impedance tomography，EIT）功能，可在床边实时、动态、可视化监测患儿肺部通气分布状况。

4. 比例压力支持（propottional pressure support，PPS）功能　可跟随患儿自主呼吸的流速和容量，对患儿进行比例压力支持，加强自主呼吸的呼吸能力。

5. 可在有创或无创通气模式下实施 NAVA，以改善人机协调，避免误触发或触发失效，并且提供最佳的呼吸支持水平，减少呼吸肌疲劳或呼吸

肌失用性萎缩的发生。

6. 部分机型具有开放性肺工具（open lung tool）功能，可以帮助临床医师更容易找到患儿肺真正的打开点和闭合点，使患儿肺泡扩张和闭合有度。

（七）选配功能

1. 选配模块 Neoflow 可以精确监测患儿在吸气努力时的流量和漏气情况，有助于患儿撤机，特别适合早产儿应用。

2. 可选配一氧化氮（NO）治疗仪，在机械通气同时进行 NO 吸入治疗。

3. 部分机型可选配氦氧混合气（Heliox）治疗功能模块。

三、主要技术参数范围

通气频率为 0~100 次 /min，0~150 次 /min（新生儿）；吸气时间 0.1~10 秒，吸气：呼气比值为 (1:299)~(149:1)，呼气时间 ≥ 0.20 秒；潮气量为 0.1~2.0L（成人）、0.02~0.3L（儿童）、0.003~0.1L（新生儿）；吸气流量为 6~120L/min（成人）、6~30L/min（儿童和新生儿）；吸气压力为 0~80cmH$_2$O，PEEP 为 0~35cmH$_2$O，压力支持为 0~80cmH$_2$O，压力上升时间为 0~2 秒；氧浓度为 21%~100%。具有压力触发和流量触发方式，压力触发灵敏度为 0.1~20cmH$_2$O，流量触发灵敏度为 0.2~20L/min；窒息时峰吸气流量为 3.0~150L/min，窒息时潮气量为 25~2 500ml，窒息时吸气压力为 5cmH$_2$O 至 PEEP 之上 90cmH$_2$O，窒息时窒息间歇为 10~60 秒，窒息时呼吸频率为 2~40 次 /min，窒息时 I：E 比值 ≤ 1:1，窒息时吸气时间为 0.20~8 秒，窒息时呼吸时间为 0.20~59.8 秒；漏气百分比为 0~100%，吸气时漏气容量为 0~9 000ml，动态阻力为 0~100cmH$_2$O/L/s，动态顺应性为 0~200ml/cmH$_2$O，C20/C 为 0~1.00。

第三节　转运呼吸机

将重症监护呼吸机的功能与转运所需的紧凑性和坚固性相结合，能在转运过程中为新生儿、儿童和成人患者提供最佳通气治疗。

一、通气原理与通气模式

提供各种通气模式，包括目标容量通气、适应性压力控制通气（APV$_{CMV}$/CMV+、APV$_{SIMV}$/SIMV+）模式，压力控制通气（PCV+、PSIMV+、DuoPAP、APRV、SPONT）模式，智能通气（ASV）模式，无创通气（NIV、NIV-ST、nCPAP 和 nCPAP-PC）模式和可选配的高流量氧疗（HiFlowO$_2$）模式。但是，新生儿无 ASV 模式，儿童和成人无 nCPAP 和 nCPAP-PC 模式。HiFlowO$_2$ 的双相气动设计使呼吸机在任何模式下都鼓励患者的自主呼吸，这是通过独立于所有触发机制的专用阀门控制系统实现的。

二、主要性能特点

1. 具有智能通气模式——适应性支持通气（ASV），可根据患者的肺力学指标和呼吸做功情况持续调整呼吸频率、潮气量和吸气时间，每天 24 小时从插管到拔管根据每次呼吸对通气进行调整。在肺保护性通气策略规则范围内，促进患者自主呼吸，减小呼吸做功，并改善患者和呼吸机的人机同步性，减少临床医护人员干预次数，有助于缩短患者的机械通气时间。

2. 高性能无创通气提供压力支持、流量切换的自主呼吸（NIV 和 NIV-ST）和压力控制、时间切换的指令呼吸（NIV-ST 模式）。在无创通气模式中，呼吸机发挥按需供气系统的作用，当无创通气压力支持设置为零时，相当于常规的持续气道正压通气系统。

3. 使用一种专门开发的新生儿近端流量传感器，进行目标容量通气时，可提供低至 2ml 的稳定、合适的潮气量，从而减小肺损伤。

4. 智能触发技术能自动响应不断变化的漏气量，同步调整灵敏度阈值来满足患者呼吸的需求。其漏气补偿功能适应不断变化的呼吸模式和气管漏气，使者与设备达到最佳同步。同时，呼吸机还具有插管阻力补偿功能。为了减少患者的呼吸做功，呼吸机插管阻力补偿功能抵消了气管插管或气管切开插管所产生的流速阻力。

5. 近端流量传感器直接在患者气道口处精

密测量压力、容量和流速。这就提供了所需的灵敏度和响应时间，并防止无效腔通气。因此，患者能实现更好的同步性且呼吸做功更小。近端流量和二氧化碳测量能生成最新的容积二氧化碳图，为评估通气质量和新陈代谢活动提供重要依据。

6. 一般配备高性能涡轮机使呼吸机转运完全独立于压缩空气，由于无需使用气瓶或压缩机，因此减轻了重量并节省了空间。甚至能长距离地成功转运无创通气患者。

7. 一般配备一个集成热插拔电池，可支持电池运行超过 9 小时，使用多个附加热插拔电池可无限延长电池运行时间。

8. 转运呼吸机一般使用轻质材料和紧凑设计，防水外壳可提供冲击保护和耐振、防反射显示，具有占用空间小、可靠性高、简便易用、机动性好等特点，符合紧急或转运呼吸机转运标准、救护车和直升飞机转运标准，适合陆运、空运和水运等各种类型的转运，有利于院前、院间及院内转运的机动性。

9. 一般有夜视选项，能方便地与夜视仪配合使用，不会影响驾驶员的视觉。

10. 动态肺面板和通气状态面板构成通气显示屏的两个重要组成部分，动态肺面板简化患者监测，通气状态面板简化患者评估，全面、直观地反映患者通气状况、肺功能变化等，提供具有 72 小时趋势图功能的全面监测组件。

11. 在压力控制（PCV+、自主呼吸、PSIMV+）模式下，选配功能使常规说话瓣膜（SpeakValve）与这种机型配合使用，可进行监测、触发和报警管理。

12. 一般提供两个端口，用于连接医院监护仪和患者数据管理系统。

三、主要技术参数范围

自动呼气基础气流固定为 3L/min（成人 / 儿童）、4L/min（新生儿）；吸气压为 0~60cmH$_2$O；最大吸气流量为 260L/min（120L/min，100% 氧气）；吸气触发方式为流量触发控制，最短呼气时间为周期时间的 20%，即 0.2~0.8 秒；潮气量，20~2 000ml（成人 / 儿童），2~300ml（新生儿）；ETS（%）为

5%~80%；流量，2~12L/min（新生儿），2~80L/min（成人 / 儿童）；流量触发，0.1~5L/min（新生儿），1~20L/min（成人 / 儿童）；吸呼比（I：E）为（1：9）~（4：1）；氧浓度为 21%~100%；PEEP，3~25cmH$_2$O（新生儿），0~35cmH$_2$O（成人 / 儿童）；控制压力，3~45cmH$_2$O（新生儿），5~60cmH$_2$O（成人 / 儿童）；高气道压（APRV），0~45cmH$_2$O（新生儿），0~60cmH$_2$O（成人 / 儿童）；高气道压（DuoPAP），3~45cmH$_2$O（新生儿），0~60cmH$_2$O（成人 / 儿童）；吸气压力，3~45cmH$_2$O（新生儿），3~60cmH$_2$O（成人 / 儿童）；低气道压（APRV），0~25cmH$_2$O（新生儿），0~35cmH$_2$O（成人 / 儿童）；压力上升时间为 0~600 毫秒（新生儿），0~2 000 毫秒（成人 / 儿童）；支持压力，0~45cmH$_2$O（新生儿），0~60cmH$_2$O（成人 / 儿童）；呼吸频率为 1~80 次 /min；吸气时间为 0.1~12 秒；潮气量，2~300ml（新生儿），20~2 000ml（成人 / 儿童）；潮气量 / 体重为 5~12ml/kg。

第四节　特殊用途呼吸机

为适应需要进行磁共振检查的新生儿、儿童和成人患者的需求，设计了一款具有先进肺保护性策略和患者自适应模式的高可靠性和高性能呼吸机，可在高达 50mT 特定磁共振条件下使用。

一、通气原理与通气模式

提供各种通气模式，包括目标容量通气、适应性压力控制通气（APV$_{CMV}$/CMV+、APV$_{SIMV}$/SIMV+）模式，压力控制通气（PCV+、PSIMV+、DuoPAP、APRV、SPONT）模式，智能通气（ASV）模式，无创通气（NIV、NIV-ST、nCPAP 和 nCPAP-PC）模式和可选配的高流量氧疗（HiFlowO$_2$）模式。其中新生儿无 ASV 模式，儿童和成人无 nCPAP 和 nCPAP-PC 模式。HiFlowO$_2$ 的双相气动设计使呼吸机在任何模式下都鼓励患者的自主呼吸，这是通过独立于所有触发机制的专用阀门控制系统实现的。

二、主要性能特点

（1）为新生儿、儿童和成人患者提供有效的、

安全的和肺保护性通气。对于新生儿患者,使用特制的新生儿近心端流量传感器,潮气量范围下降至 2ml。

(2)一般采用特殊设计和屏蔽,可在 50mT 磁场强度(相当于距一个 3T 静磁场扫描仪 1m 距离)下使用,而不会增加任何磁共振图像伪影,可对磁共振扫描仪附近的患者实施安全、有效的辅助通气。

(3)一般内置磁场侦测器 TeslaSpy 连续测量背景磁场水平,可以了解当前磁场是否安全,以及何时场强超过呼吸机的安全阈值。TeslaSpy 还包含内置安全系统,持续检查系统的完整性。

(4)高性能涡轮机可使呼吸机能完全独立于压缩空气,而集成高容量电池能保证在院内转运过程中给患者辅助通气的需要,电池可连续供电 9 小时,无需使用外部电源。呼吸机的轻质和紧凑设计使操作更简便。

三、主要技术参数范围

自动呼气基础气流固定为 3L/min(成人 / 儿童)、4L/min(新生儿);吸气压为 0~60cmH$_2$O;最大吸气流量为 260L/min(120L/min,100% 氧气);吸气触发方式为流量触发控制,最短呼气时间为周期时间的 20%,即 0.2~0.8 秒;潮气量 20~2 000ml(成人 / 儿童),2~300ml(新生儿);呼气触发灵敏度(expiratory trigger sensitivity,ETS)为 5%~80%;流量 2~12L/min(新生儿),2~80L/min(成人 / 儿童);流量触发 0.1~5L/min(新生儿),1~20L/min(成人 / 儿童);吸呼比(I∶E)为(1∶9)~4∶1);氧浓度为 21%~100%;PEEP,3~25cmH$_2$O(新生儿),0~35cmH$_2$O(成人 / 儿童);控制压力,3~45cmH$_2$O(新生儿),5~60cmH$_2$O(成人 / 儿童);高气道压(APRV),0~45cmH$_2$O(新生儿),0~60cmH$_2$O(成人 / 儿童);高气道压(DuoPAP),3~45cmH$_2$O(新生儿),0~60cmH$_2$O(成人 / 儿童);吸气压力,3~45cmH$_2$O(新生儿),3~60cmH$_2$O(成人 / 儿童);低气道压(APRV)0~25cmH$_2$O(新生儿),0~35cmH$_2$O(成人 / 儿童);压力上升时间,0~600 毫秒(新生儿),0~2 000 毫秒(成人 / 儿童);支持压力,0~45cmH$_2$O(新生儿),0~60cmH$_2$O(成人 / 儿童);呼吸频率为 1~80 次 /min;吸气时间为 0.1~12 秒;潮气量为 2~300ml(新生儿),20~2 000ml(成人 / 儿童);潮气量 / 体重为 5~12ml/kg。

第五节　新生儿无创持续气道正压呼吸治疗系统

新生儿无创持续气道正压呼吸治疗系统(Infant Flow SiPAP System)是一款无创气道正压通气治疗的经典机型,专用于新生儿无创呼吸治疗,适合在 NICU 中和新生儿转运中使用。

一、通气原理与通气模式

主机与鼻腔连续气道正压发生器配合,产生气道连续恒压气流,使患儿在吸气相得到所需的供气气压和流量,降低吸气做功,同时在呼气相得到高于外界大气压的压力,避免气道塌陷,从而维持吸气相、呼气相气道均为正压通气。

二、主要性能特点

(1)经鼻塞或面罩将连续气流加于患儿鼻腔或气道,可避免气管插管本身对小儿损伤性刺激及正压通气造成的气道损伤和感染。

(2)采用先进的柯恩达效应(Coanda effect)技术,使系统的反应时间、系统阻力及患者呼吸做功等指标相比传统的 CPAP 系统,有了最大限度的提高和改进。

(3)内置空气 / 氧气混合器、氧浓度监测及报警装置,具有供气流量控制及气道压力监测,保证患儿使用的安全性和可靠性。

(4)无创使用,具有常规 nCPAP 功能和双水平 nCPAP 功能,TrPA 同步触发压力辅助 NPA(带后备通气)功能,控制 nIPPV 功能。操作简单、护理方便。

(5)流量控制范围 0~15L/min,可调流量 0~5L/min,精度为 ±5%。

(6)具有彩色屏幕,显示实时监测波形。

(7)一般有安全限制阀,压力超过 11cmH$_2$O 则停止送气,3 秒后恢复供气。

(8) 吸气相、呼气相由患者自主呼吸自动切换。

(9) 呼气端开放,有利于 CO_2 排出。

(10) 通气压力自动报警。

三、主要技术参数范围

氧浓度为 21%~100%,单水平持续正压通气(nCPAP)/ 低压流量为 0~15L/min,nCPAP/ 高压流量为 0~5L/min,双水平压力 / 双水平触发时间为 0.1~3 秒,双水平压力频率为 1~120 次 /min,双压力水平触发 / 备用频率为 1~120 次 /min,呼吸暂停备用频率为 10 次 /min,呼吸暂停超时为 10~30 秒。

(周晓光　许卫东)

第五十三章

呼吸机的消毒、保养与维护

目前,呼吸机已广泛应用于新生儿临床,是抢救因各种疾病所致的严重呼吸衰竭患儿生命的重要设备。在机械通气的过程中,以患儿所呼吸气体作为媒介或载体,呼吸机连接管道上的任何病原微生物均有可能进入患儿体内,引起呼吸机相关性肺炎(ventilation associated pneumonia,VAP)等医院内感染。因此,必须对呼吸机严格地消毒,才能避免呼吸机相关性感染(肺炎)的发生。此外,呼吸机的主要结构属价格昂贵的电子、机械产品,故只有根据其本身特点进行消毒和妥善地保管,才能保证其正常运转。一般来说,呼吸机应进行消毒、保养和维护:①严格的呼吸机消毒可避免院内交叉感染的发生。因为呼吸衰竭患儿常伴有严重的呼吸系统感染,在机械通气过程中可污染呼吸机的连接管道。呼吸机撤离后,呼吸机的连接管道必须彻底消毒,以防再次应用时引起院内交叉感染。②应规范地进行呼吸机保养和维护。在使用前仔细地检查呼吸机的性能和运转情况,可及时发现和纠正出现的问题,保证呼吸机使用时万无一失。此外,许多呼吸机价格昂贵,只有正确地保养和维护,才能延长其使用寿命,提高其经济成本效益。

第一节　呼吸机的消毒

一、呼吸机的消毒原则

与其他非一次性医疗用品的消毒一样,呼吸机可消毒部分在消毒之前应先行清洁,尤其是接触患儿呼出气的部分,如连接管道和加温湿化器等,可用肥皂水或清洁剂冲洗,将其中的血渍、痰

痂、分泌物和其他残留物彻底清除后再行消毒或灭菌。必须选用最有效的消毒或灭菌但又不影响消毒物品使用寿命的方法。在整个消毒处理过程中要避免物品的再次污染。消毒时各连接部件均应脱开,以达到充分消毒和避免消毒液的残留。经化学消毒剂消毒的部件于消毒后,要用蒸馏水淋洗,晾干后才能备用。呼吸机的消毒包括常规更换消毒和撤机后的终末消毒。常规更换消毒不宜过于频繁,一般同一患儿使用24~48小时后更换消毒1次即可。

二、呼吸机的清洁和消毒方法

呼吸机各部件的材料、结构、性能和作用不同,清洁和消毒的要求有所不同。一般来说,呼吸机的主机和压缩机外壳、空气过滤网及电器部分不与患儿直接相连,只需用一般清洁即可;而与患儿呼吸系统直接相连的部分如气路管道(螺纹管)、接头和湿化器等,必须使用有效的消毒灭菌方法彻底消灭和清除病原微生物。现将呼吸机各部件具体的清洁和消毒方法阐述如下:

(一) 只能清洁的呼吸机部件及清洁方法

在呼吸机说明书中,对需要清洁或消毒的呼吸机部件都会加以说明和要求,其中有些部件仅需清洁,而且只允许清洁。这些呼吸机部件种类及清洁方法如下:

1. **主机和压缩机外壳**　用清洁的软湿布做一般日常擦拭即可,每天1次或隔天1次。若被血渍、痰液或其他分泌物污染,则需用消毒剂(如含氯消毒剂)浸泡过的软湿布擦洗。

2. **空气过滤网**　将空气压缩机和一些呼吸机主机中的空气过滤网取出,用清水冲净或吸尘

器吸尽表面尘埃后,用力甩干或晾干后放回原位。一般2~3天清洁1次。

3. 湿化器　湿化器的加温部分为电器,不能用消毒液浸泡,外表用清洁的软湿布擦拭即可。

4. 传感器　流量、压力和温控等各种传感器探头绝对不能用水或消毒液浸泡,只能用70%的酒精棉球十分小心地轻拭干净,以免损伤其性能。有的传感器虽可以放在清水中,但应即刻取出并自然晾干,切忌用力甩干或烘干。

5. 内部电子元件　这些电子元件一般不可拆卸,其表面灰尘用小功率吸尘器轻轻吸除或用专用吸球轻轻吹气去除。

(二)可进行消毒灭菌的呼吸机部件及消毒灭菌方法

患儿与呼吸机之间连接的气路管道、接头、呼吸活瓣、湿化器和雾化器的非电器部分易被病原微生物污染,其中气路管道是最易污染的部分(连接患儿的管道端污染率较高,且呼出气管污染率高于吸入管)。研究表明,污染呼吸机的病原微生物主要有真菌、铜绿假单胞菌等假单胞菌、金黄色葡萄球菌和克雷伯菌等,可用化学浸泡、气体熏蒸和蒸气消毒等方法进行彻底消毒灭菌。

1. 化学消毒液或氧化电位水浸泡法　化学浸泡法(chemical immersion method)简单方便,临床上常用。理想的化学消毒液应该是高效低毒、无色无味、无腐蚀性及不易残留。临床上最常用的消毒液是0.5%过氧乙酸溶液,用此液浸泡物品2小时即可杀灭细菌、病毒和真菌,消毒力强,但对金属物品有腐蚀作用。2%戊二醛溶液具有广谱、高效的杀菌作用,用此液浸泡物品30分钟即可杀灭细菌、病毒、真菌及其芽孢,且不易在物体表面积聚,加之经济方便,是目前临床常用的消毒剂。其缺点是对消毒物品有一定的腐蚀作用,对皮肤、黏膜有一定的刺激性。其他消毒剂如0.5%碘伏、1:2 000含氯消毒剂和0.1%氯己定溶液在临床上也有应用;75%酒精和1:1 000苯扎溴铵溶液的消毒效果欠佳,临床上已少用。

近年来,一种新的高效消毒方法,即高氧(酸)化还原电位水(简称氧化电位水)浸泡消毒法已开始应用于临床。所谓氧化电位水就是将加入5%氯化钠溶液的普通自来水通过强氧化电场作用(电离)后产生的具有高效快速杀菌性能的特殊用水,它具有1 100mV的高氧化还原电位和强酸性(pH为2.7),可以干扰微生物体酶系统的活性,破坏线粒体结构达到灭菌的效果。该溶液虽呈强酸性,但溶液中的H^+间没有H键连接,因此不具备一般酸性溶液的强腐蚀性。其水溶液在使用完毕后还原成H_2O,不存在任何化学污染,排弃物完全符合环保要求。使用氧化电位水处理消毒物品(如呼吸机气路管道)只需1分钟即可达到满意效果。

应用化学消毒液或氧化电位水浸泡法消毒灭菌时应注意:①消毒物品须全部浸入消毒液或氧化电位水中,使之充分接触,如呼吸机的螺纹管道最好垂直悬挂于消毒液中,以避免螺纹管与消毒液或氧化电位水之间存有气泡,不能充分接触,影响消毒效果;②用化学消毒液浸泡后的物品必须用蒸馏水彻底冲洗干净,而用氧化电位水液浸的物品不需再次冲洗,因为残留的氧化电位水在晾干过程中已经还原成H_2O;③用带盖的密闭塑料容器储存消毒液,以防止消毒液挥发,有效浓度降低;④经常检测消毒液浓度,定期更换。

2. 气体熏蒸法　气体熏蒸法(gas fumigation)常用于呼吸机消毒的化学气体为环氧乙烷和甲醛,能杀死大多数病原微生物如真菌、病毒、细菌及其芽胞。方法是将需要消毒的物品用一次性真空塑料包装袋密封包装,放置在环氧乙烷或甲醛(＋高锰酸钾)专用消毒箱中消毒。用此法消毒的物品不能立即使用,需放置1周以上,使环氧乙烷或甲醛气体完全挥发后方可使用。由于环氧乙烷易燃易爆,在使用时应注意。甲醛的毒性和刺激性较大,已较少应用。

3. 蒸汽消毒法　蒸汽消毒法(steam disinfection)是将耐高温的物品放置在流通蒸汽的消毒箱中,用温度100℃左右的蒸汽消毒1小时以上。此法虽价廉、无毒,但易造成塑料、橡胶等不耐热的制品变性、老化,故临床上少用。

第二节　呼吸机的保养与维护

呼吸机是精密的医疗设备,均严格按照各种标准和规格制造,在性能和安全性方面都很完善。为保证其长期正常运转和延长使用寿命,除正确使用外,日常保养和定期维护非常必要。值得忧虑的是,在我国呼吸机的保养和维护现况不容乐观,主要原因在于:①对于呼吸机的保养和维护的必要性并未引起医务人员的高度重视;②缺乏从事呼吸机专业保养和维修人员。因此,必须在医务人员中树立呼吸机保养和维护观念,加快呼吸机保养和维修专业队伍的建设,负责对其进行日常管理,清洁消毒,调试校正,及时发现问题,排除故障。

一、保养和维护人员的素质要求

呼吸机的保养和维护最好由临床工学技师承担。在目前专业人员缺乏的情况下,可暂时由经过培训的医师或护士兼管。从事呼吸机保养和维护的人员应具备以下素质:①熟悉呼吸机的结构和性能,掌握活瓣、测压管、主机内外气路管道等各零部件的拆卸、安装方法和要求。对拆卸、安装不清楚或有疑虑之处,应及时向有经验的专业人员请教或与维修厂家的技术人员联系,不可粗暴、盲目操作,以免精密部件受损。②设立一机一卡(粘贴或悬挂在呼吸机上),将呼吸机的操作规程和维修公司或厂家的联系方式(联系人、地址和电话号码等)抄写于此卡,以规范医务人员对呼吸机的操作,出现问题时能及时联系维修。③详细了解呼吸机的消毒要求,妥善保管呼吸机,保证呼吸机各部件消毒后能备用。④熟悉呼吸机管道上冷凝水的正确引流方法,操作时严防引流液倒流入患者呼吸道。⑤及时正确排除呼吸机故障,以便于呼吸机的正常运转。⑥将各种维修、更换和校正情况详细记录备案(如记录维修的时间、部位、误差或损坏程度,更换零部件的名称和数量等),以便核查。

二、呼吸机的日常保养

呼吸机日常保养包括使用前、使用中和使用后三个环节。做好呼吸机的日常保养工作,对保证其安全性和有效性非常重要。

(一)使用前

使用前应做到:①定期为呼吸机除尘,包括经常清洗机舱过滤网和用吹尘器清除舱内积尘等。若机器内积累大量灰尘,会使患者吸入气体不洁净,压缩机及配件使用寿命缩短,机器透气性不好,造成压缩机工作时因过热而停转,或者电路板故障出现干扰和误触发。②检查电源,电源线及地线有无破损断裂。③管道的清点及组装,并采用潮气量测定、压力下降和耳听手摸等方法,检查呼吸机的气路系统各管道、接口有无漏气。④设定加温湿化器温度和湿度,检查呼吸机功能是否完好。⑤接上模拟肺,观察有无异常声音,设定各种参数(呼吸频率、潮气量、气道压力和氧浓度等),检查呼吸模式、PEEP、FiO_2、呼吸频率和潮气量等是否准确。⑥采用调节潮气量及上、下限来检查呼吸机的报警是否完好。

(二)使用中

使用过程中应注意以下几方面:①注意电源的连接;②注意主机及呼吸管道有无异常声音出现;③检查管道有无破损,及时清除呼吸管道内积水;④在一般情况下,每隔24~48小时更换1次气路管道,污染严重者则随时更换;⑤每天更换和补充湿化器水槽内水;⑥确认设定值,包括呼吸次数、潮气量、通气方式、氧浓度、触发电路和PEEP等;⑦复查各种报警设定值(上限及下限);⑧在呼吸机关机前应给予空气通气5~10分钟,以排空呼吸机管道内的高浓度氧气,从而延长氧电池的寿命。

(三)使用后

使用后应对呼吸机进行检查和管理,包括:①检查呼吸机主机及管道有无故障、破损及污染;②做好各种附件的补充、更换及气路管道的彻底消毒灭菌(采用气体熏蒸、化学消毒液或氧化电位水浸泡等方法),在清洗呼吸机管道时应将呼吸机出气口密封;③每次使用完呼吸机后应排空空气压缩机的压力,及时放干空气过滤器中的积水,以避免水分进入导致主机损坏;④呼吸机不使用时,最好定期通电运转1小时,综合检查呼吸机功能,包括各功能键的测试、漏气试验、报警测试和校正。

呼吸机的日常保养还包括定期更换呼吸机的零部件,因为呼吸机的某些部件,如传感器前的细菌过滤器、主机上的空气过滤片和湿化器中过滤片等消耗品属于一次性使用物品,应给予更换。细菌过滤器的更换可根据污染情况而定,如对传染病或严重感染患者机械通气,即使未到更换时间,也应及时更换;空气过滤片应根据其表面尘埃的程度加以更换;湿化器中细菌过滤纸片应在湿化器消毒前去除,在消毒后更新过滤纸片。一般呼吸机的消耗品,如氧电池、皮囊、活瓣和细菌过滤器的有效寿命在 1 000 小时左右。此外,校准或自检也是呼吸机日常保养的重要步骤。在使用之前、更换气路管路后或呼吸机出故障进行维修之后,必须对呼吸机校准或自检。内容包括后备 RAM 中存储的数据检查、气路是否漏气、传感器校零、比例电磁阀校零、安全阀检查、管道顺应性检测、呼出阀面积比校准以及 PEEP 的校准等。

三、呼吸机的维护

(一)气源

气源的压力平衡和安全性来自压缩泵和氧气的正常减压,所以这两部分的维护非常重要。

1. **空气压缩泵**　为较复杂的机械部分,其故障率最高,一般使用 5 000 小时左右就需要大保养 1 次,此工作应由精通机械的专业技术人员负责。除要做好其外壳、空气过滤网的日常清洁外,其维护的要点应放在机械的消耗上,保养的重点内容为泵的活塞圈、阀门、铜芯过滤器和垫圈的更换、滤网的清洗和马达的除尘等。

2. **氧气**　呼吸机供氧的方式有瓶装氧气和中心管道供氧。一般呼吸机的氧源应保证氧气减压后的压力为 34.32~39.23kPa,即与压缩泵的输出压力平衡。要随时密切调整气源工作压力,保证压力的平衡。使用瓶装氧气需要定期检测减压表的有效性、安全性和准确性,是否存在漏气。氧气表的压力若显示在 490.35kPa 以下应更换气体(应缓慢开动氧气总开关,避免将压力表损坏)。中心管道供氧也应注意观察其压力是否能与空气压缩泵的要求匹配,有的呼吸机可通过主机气源输入的压力表或通过气源报警来观察。

(二)主机

呼吸机使用 1 次后,无论时间长短,为了避免交

叉感染,都要进行清洁。此外,应建立详尽的检测常规和正确的主机启动关闭顺序,主机电源在气源接通后方可启动,即先启动空气压缩泵电源和打开氧气,待氧气和空气的压力平衡,漏气声或气源的报警声消失后,才能打开主机电源。呼吸机的关机顺序正好与之相反,即先关主机电源,再关闭气源。

(三)空氧混合器

它是氧浓度的调节器。若压缩气体的水进入其中,可使橡皮垫圈膨胀、老化而将通气眼堵塞,导致空氧混合器无气体输出,主机工作压力为零,所以必须定期排水。

(四)加温湿化器

定期更换和补充湿化器内的液体,注意该液体只能用蒸馏水,以避免液体形成结晶物,影响和损坏加湿湿化器的功能。注意检查调温器的性能,保护温控传感器,密切观察温度报警的情况。

四、呼吸机重要功能和工作状态的检测

呼吸机重要功能和工作状态的检测旨在保证呼吸机工作的安全性和有效性,在呼吸机使用前、后均应进行。使用前的检查更为重要,可先连接模拟肺试验,经判断确认呼吸机各项性能完好、参数准确无误后,再与患者气道连接,这样能在呼吸机应用前及时发现问题,避免因呼吸机故障而延误患者的抢救。

(一)气路密闭性检测

密闭的呼吸机气路是呼吸机提供足够潮气量的重要保证,直接关系着治疗效果。在呼吸机通电的前提下,连接模拟肺,使呼吸机处于工作状态,可通过检查潮气量、压力和耳听手摸等方法来确定呼吸机气路系统(尤其管道及其接口)是否漏气(密闭性)。

1. **潮气量测定**　分别测定吸入气和呼出气端的潮气量,并与设定潮气量进行比较来检测气路是否漏气。若相等说明呼吸机不漏气,气路密闭性;若呼出气的潮气量低于设定值或吸入和呼出气的潮气量均低于设定值,则说明有漏气,气路密闭性不好。

2. **压力测定**　通过呼吸机工作压力和气道压力比较来检测呼吸机是否漏气。若工作压力低于设定压力,则表明压缩泵或主机内、外的气路存

在较明显的漏气,或是氧源压力不足;若气道压力低于正常,说明主机外的气路漏气。

3. 其他 可通过耳听、手摸、棉花测知漏气,如管道和接口漏气可在呼吸机通气的同时听到"嘶、嘶"的声音;呼气活瓣不漏气时则听到的是活瓣随呼气的"噗、噗"的声音,漏气该声音则消失。

(二)报警系统检测

呼吸机一般配有压力、通气量、潮气量和窒息等报警装置。可通过模拟呼吸机的工作状态,改变呼吸机的参数(如调节潮气量),模拟呼吸道阻力增加和呼吸道堵塞,调节呼吸机的各种报警上、下限等来检测报警系统的性能是否完好。

(三)通气模式、参数、氧浓度和触发灵敏度等检测

可用专门仪器,如肺量计、气道压力表和氧浓度仪来校验。必要时可通过临床专职人员佩戴连接装置,如通过面罩机械通气方式来检测呼吸机的同步性等性能。

(四)监测系统的检测

包括吸入气潮气量、呼出气潮气量、呼吸频率、PEEP、气道阻力、气道峰压和平台压等的检测。

(五)附加仪器功能的检测

包括监护仪、二氧化碳浓度分析仪、湿化器和雾化器等的检测。

五、呼吸机常见故障与排除

在呼吸机运转过程中,可能会出现各种各样、或大或小的故障,应及时加以处理。常见故障来自空压机(发生率最高)、气源压力表、空氧混合器、加温湿化/雾化器、吸/呼气阀、各种传感器、气路管道及报警系统等。虽然各种型号呼吸机的结构有所不同,但通气功能原理相似。现仍以 Newport E-150 为例,列表(表 5-53-1)说明呼吸机的常见故障、原因及处理方法。

表 5-53-1 呼吸机的常见故障、原因及处理方法

故障	原因	处理
压缩机		
工作时压力表针指示"0"	电磁阀长期处在与大气通路状态,即启动电磁阀不工作使阀芯不吸合	打开压缩机检查是否有漏气现象,必要时更换启动电磁阀
空气压缩机组无法启动工作	启动电容损坏,导致压缩机不能启动工作	检测无极性电容 $12\mu F/450V$ 是否正常,若损坏即更换
	电磁阀芯打不开	拆洗阀芯后重新装上
	压缩机已经损坏	更换压缩机
压缩机停转	机器使用时间过长,压缩机太热,过热保护开关断开,电源中断	保持房间良好的通风,除尘,让机器冷却
压力表		
气源不足,包括漏气、气泵不能启动、空压机滤水差,使压缩空气水气过高,产生凝聚而出现堵塞现象等	零部件损坏或老化引起	检查空压机和氧气压力:若空氧压力 $<0.2MPa$,提示空压机或供氧系统有问题;空、氧压力 $>0.2MPa$,故障出在主机气路上。更换受损或老化零部件
在未接/或已接呼吸管道而未开流量控制器的情况下,压力不在 $0cmH_2O$	压力表零点定标不准 压力表损坏	顺时针或逆时针拧动压力表上的螺丝,然后用手指轻敲表壳前板,若指针回到零位,提示已校准
在呼气末,压力表指针仍为正压	压力表损坏、PEEP/CPAP 控制器未关	更换压力表或关掉控制器
	使用小内径气路管道	更换标准管道
	呼吸活瓣老化,内部阻力过高	更换活瓣
	患者屏气或气体滞留	评估并纠正患者的异常情况
	压力控制调整阀失灵	打开压缩机,调整或更换压力控制调整阀
指针不在正常范围	压缩机膜片老化	若无法调到正常压力且存在漏气的情况,表明压缩机膜片老化需调换
指针反常移动	管道积水	将积水排出
	压力表损坏	更换压力表
	湿化器内水位太高	调整至指定水位

续表

故障	原因	处理
氧浓度		
氧浓度不准	氧浓度分析仪定标不准,两种气源压力差>172.38kPa	校正氧浓度定标,以及调整两种气源的压力
	空氧混合器损坏	通知厂家维修点
报警系统		
空氧混合器报警	空气和/或氧气供应不足	将高压供气和供氧管同时插入混合器
	输入管道气压不在241.33~482.65kPa	保证空气和氧气的工作压力为241.33~482.65kPa,以及输入气干燥
混合器只连接一种气体时无报警声	放气孔堵塞	去除堵塞物
	过滤器入口有污物	更换过滤器
	报警器损坏	更换报警器
机器噪声过大	压缩机超过使用年限(10 000h)	建议更换
	压缩机减震垫老化	更换老化的零部件
	机舱排气风扇故障	更换风扇
	电源中断	接通电源
电源中断报警		
持续报警	呼吸机电源线插头意外脱落(同时呼吸机的紧急供电电池未充电)	重新插好插头
	医院线路断电(且呼吸机的紧急供电电池未充电)	恢复正常电源供应
	保险丝烧坏	更换保险丝
电路中断或停止供电期间也无报警声	呼吸机内部紧急电源供应工作达1h	电池工作1h后将耗尽,需要充电
	呼吸机电源开关在"off"位置	将开关拨到"on"位置
	电源开关故障	更换电源开关
	电容器损坏	更换电容器
高压报警	患者和/或呼吸管道阻力增加,造成通气压力增加超过了高压报警预调限	临床评估患者情况并纠正机械通气上的各种问题;将高压报警限重新调整至高于PIP水平
低压报警	呼吸管道和/或与患者连接处漏气(如套囊漏气等)	纠正漏气
	气源供应压力下降	重建供应气源压力
	进行PEEP时,未相应调节低压报警感受器	调节低压报警指示器位置,使之低于PIP 2~3cmH$_2$O
窒息报警	患者病情变化如呼吸慢或无力,以至于在设置的窒息延迟时间内,未检测到患者的自主呼吸讯号	重新评估患者的呼吸频率和吸气量,并做相应的调整和处理
	窒息延迟时间或触发水平设置不当	重新设置窒息延迟时间和触发水平
	患者与呼吸管道连接处漏气	纠正漏气
呼出与吸入潮气量差异太大	患者气道内有痰	吸痰
	呼出流量传感器不清洁	清洗呼出流量传感器
无氧浓度测量值或测量值超过误差范围	氧电池用完	更换氧电池
	氧浓度监测仪不准	校准氧浓度仪

（肖　昕）

参考文献

1. Berger TM, Fontana M, Stocker M. The journey towards lung protective respiratory support in preterm neonates [J]. Neonatology, 2013, 104: 265-274.

2. 任晓旭. 神经调节辅助通气在儿科的应用 [J]. 中国小儿急救医学, 2017, 24 (2): 92-97.

3. Goldsmith JP, Karotkin EH, Keszler M, et al. Assisted ventilation of the neonate [M]. 6th Edition. Philadelphia: Elsevier, 2017: 188-194.

4. Gusztav Belteki, Colin J Morley. Frequency, duration and cause of ventilator alarms on a neonatal intensive care unit. Arch Dis Child Fetal Neonatal Ed, 2018, 103 (4): F307-F311.

5. Mally PV, Beck J, Sinderby C, et al. Neural breathing pattern and patient-ventilator interaction during neurally adjusted ventilatory assist and conventional ventilation in newborns. Pediatr Crit Care Med, 2018, 19 (1): 48-55.

6. Szakmar E, Morley CJ, Belteki G. Leak compensation during volume guarantee with the Dräger babylog VN500 neonatal ventilator. Pediatr Crit Care Med, 2018, 19 (9): 861-868.

7. Itagaki T, Chenelle CT, Bennett DJ, et al. Effects of leak compensation on patient-ventilator synchrony during premature/neonatal invasive and noninvasive ventilation: a lung model study. Respir Care, 2017, 62 (1): 22-33.

8. DiBlasi RM. The importance of synchronization during neonatal noninvasive ventilation. Respir Care, 2018, 63 (12): 1579-1582.

9. Ralphe JL, Dail RB. Temperature and humidity associated with artificial ventilation in the premature infant: an integrative review of the literature. Adv Neonatal Care, 2018, 18 (5): 366-377.

10. Belteki G, Széll A, Lantos L, et al. Volume-targeted ventilation with a Fabian ventilator: maintenance of tidal volumes and blood CO_2. Arch Dis Child Fetal Neonatal Ed, 2020, 105 (3): 253-258.

11. de Waal CG, van Leuteren RW, de Jongh FH, et al. Patient-ventilator asynchrony in preterm infants on nasal intermittent positive pressure ventilation. Arch Dis Child Fetal Neonatal Ed, 2019, 104 (3): F280-F284.

12. Moon K, Takeuchi M, Tachibana K, et al. Accuracy of reported tidal volume during neonatal ventilation with airway leak: a lung model study. Pediatr Crit Care Med, 2019, 20 (1): e37-e45.

13. Baldoli I, Tognarelli S, Scaramuzzo RT, et al. Comparative performances analysis of neonatal ventilators. Ital J Pediatr, 2015, 41: 9.

14. Sharma A, Milner AD, Greenough A. Performance of neonatal ventilators in volume targeted ventilation mode. Acta Paediatr, 2007, 96 (2): 176-180.

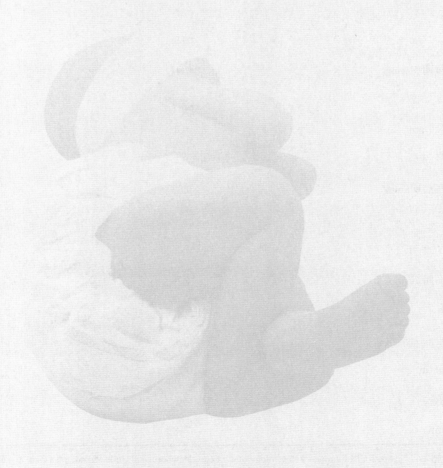

附录

附录 1　新生儿呼吸系统发育指标随生长发育的变化

指标	新生儿~1 个月	婴儿
胸廓直径 /cm		
横径	10	14
纵径	7.5	9
气管		
长度 /mm	40/57	42/67
直径 /mm	4	5
横截面积 /mm²	26	34
主支气管		
直径 /mm	4	4
横截面积（右 / 左）/mm²	—	20/13
支气管		
长度 /mm	0.3	0.4
横截面积 /mm²	0.07	0.12
终末细支气管		
直径 /mm	0.2	0.3
内径 /mm	0.1	0.12
横截面积 /mm²	0.03	0.07
肺泡		
直径 /mm	0.05	0.06~0.07
表面面积 /m²	2.8	6.5
身长 /cm	50	—
体重 /kg	3.4	—
体表面积 /m²	0.21	0.3
肺的重量 /g	50	—
无效腔 /ml	7~8	—

注：数据来自 Scarpelli EM.Pulmonary Physiology of the Fetus，Newborn，and Child.Philadelphia：Lea & Febiger，1975

附录 2　从出生到成人肺组织结构大小的变化

年龄	研究案例数	肺泡 /10⁶	呼吸道 /10⁶	呼吸膜面积 /m²	体表面积 /m²	气道的分级
出生	1	24	1.5	2.8	0.21	—
3 个月	3	77	2.5	7.2	0.29	21
7 个月	1	112	3.7	8.4	0.38	—
13 个月	1	129	4.5	12.2	0.45	22
22 个月	1	160	7.1	14.2	0.50	—
4 岁	1	257	7.9	22.2	0.67	—
8 岁	1	280	14.0	32.0	0.92	23
成人		296	14.0	75.0	1.90	23
从出生到成年大约 增加的倍数	—	10	10	21	9	—

注：数据来自 Thibeault DW，Gregory GA.Neonatal Pulmonary Care.Menlo Park，Calif.：Addison-Wesley Publishing Co.，1 979 :217-236

附录 3　足月新生儿肺功能正常值

测量项目	研究案例数	X	SD	范围
潮气量 /ml	266	4.8	1.0	2.9~7.9
呼吸速率 /（次·min⁻¹）	266	50.9	13.1	25~104
每分钟通气量 /（ml·kg⁻¹·min⁻¹）	266	232	61.4	0.9~3.7
动态顺应性 /（ml·cmH₂O⁻¹·kg⁻¹）	266	1.72	0.5	—
肺总阻力 /（cmH₂O·L⁻¹·s⁻¹）	266	42.5	1.6	3.1~171
呼吸功 /（g·cm）	266	11.0	7.4	1.1~52.6
呼气时间 /s	291	0.57	0.17	0.27~1.28
吸气时间 /s	291	0.51	0.10	0.28~0.87
达到最大呼气量的时间 / 总呼气时间 /s	291	0.51	0.12	0.18~0.83
静态顺应性 /（ml·cmH₂O⁻¹·kg⁻¹）	289	1.25	0.41	0.43~2.07
呼吸系统阻力 /（cmH₂O·L⁻¹·s⁻¹）	299	63.4	16.6	34.9~153.3
呼吸系统时间常数 /s	299	0.24	0.10	0.08~1.1
功能残气量 /（ml·kg⁻¹）	287	29.8	6.2	14.5~15.6

注：数据来自 Milner.Effects of smoking in pregnancy on neonatal lung function.Arch Dis Child，1999，80 :F8-F14

附录 4　脐血血气正常值

变量	静脉血正常范围 ($\bar{X} \pm 2SD$)	动脉血正常范围 ($\bar{X} \pm 2SD$)
pH	7.25~7.45	7.18~7.38
PCO_2/mmHg	26.8~49.2	32.2~65.8
PCO_2/kPa*	3.57~6.56	4.29~8.77
PO_2/mmHg	17.2~40.8	5.6~30.8
PO_2/kPa*	2.29~5.44	0.75~4.11
HCO_3^-/(mmol·L^{-1})	15.8~24.2	17~27
BD/(mmol·L^{-1})	0~8	0~8

注：*1kPa=7.5mmHg；1mmHg=1.33kPa。BD：剩余碱，根据数据估计。数据来自 Yeomans ER，Hauth JC，Gilstrap LC，et al.Umbilical cord pH，PCO_2，and bicarbonate following uncomplicated term vaginal deliveries.Am J Obstet Gynecol，1985：151：798-800

附录 5　足月儿不同时间点动脉血血气正常值

变量		脐静脉	脐动脉	5~10分钟	20分钟	30分钟	60分钟	5小时	24小时	2天	3天	4天	5天	6天	7天
pH	$\bar{X}$	7.320	7.242	7.207	7.263	7.297	7.332	7.339	7.369	7.365	7.364	7.370	7.371	7.369	7.371
	SD	0.055	0.059	0.051	0.040	0.044	0.031	0.028	0.032	0.028	0.027	0.027	0.031	0.023	0.026
PCO_2/mmHg	$\bar{X}$	37.8	49.1	46.1	40.1	37.7	36.1	35.2	33.4	33.1	33.1	34.3	34.8	34.8	35.9
	SD	5.6	5.8	7.0	6.0	5.7	4.2	3.6	3.1	3.2	3.4	3.8	3.5	3.6	3.1
PO_2/mmHg	$\bar{X}$	27.4	15.9	49.6	50.7	54.1	63.3	73.7	72.7	73.8	75.6	73.7	72.1	69.8	73.1
	SD	5.7	3.8	9.9	11.3	11.5	11.3	12.0	9.5	7.7	115	9.3	10.5	9.5	9.7
标准碳酸氢根/(mEq·L^{-1})*	$\bar{X}$	20.0	18.7	16.7	17.5	18.2	19.2	19.4	20.2	19.8	19.7	20.4	20.6	20.6	21.8
	SD	1.4	1.8	1.6	1.3	1.5	1.2	1.2	1.3	1.4	1.4	1.7	1.7	1.9	1.3

注：碳酸氢根 1mEq/L =1/2mmol/L。数据来自 Bancalari E.Pulmonary function testing and other diagnostic laboratory procedures.J Peds，1978，110（3）：448-456

附录 6　早产儿不同时间点动脉血血气正常值

变量		3~5 小时	6~12 小时	13~24 小时	25~48 小时	3~4 天	5~10 天	11~40 天
pH	$\overline{X}$	7.329	7.425	7.464	7.434	7.425	7.378	7.425
	SD	0.038	0.072	0.064	0.054	0.034	0.043	0.033
PaCO$_2$/mmHg	$\overline{X}$	47.3	28.2	27.2	31.3	31.7	36.4	32.9
	SD	8.5	6.9	8.4	6.7	6.7	4.2	4.0
PaO$_2$/mmHg	$\overline{X}$	59.5	69.7	67.0	72.5	77.8	80.3	77.8
	SD	7.7	11.8	15.2	20.9	16.4	12.0	9.6
剩余碱 / ($mEq·L^{-1}$)	$\overline{X}$	−3.7	−4.7	−3.0	−2.3	−2.9	−3.5	−2.1
	SD	1.5	3.1	3.3	3.0	2.3	2.3	2.2

注：剩余碱 1mEq/L =1mmol/L。数据来自 Bancalari E.Pulmonary function testing and other diagnostic laboratory procedures//Thibeault DW,Gregory GA.Neonatal Pulmonary Care.Reading,Mass.:Addison-Wesley Publishing Co.,1979：123

附录 7　足月儿毛细血管血血气正常参考值

变量	n	$\overline{X} \pm SD$	第 2.5 百分位数	第 97.5 百分位数
pH	119	7.395 ± 0.037	7.312	7.473
PCO$_2$/mmHg	119	38.7 ± 5.1	28.5	48.7
PO$_2$/mmHg	119	45.3 ± 7.5	32.8	61.2
乳酸 /($mmol·L^{-1}$)	114	2.6 ± 0.7	1.4	4.1
血红蛋白 /($g·dl^{-1}$)	122	20.4 ± 11.6	14.5	23.9
葡萄糖 /($mg·dl^{-1}$)	122	69 ± 14	3.8	96
离子钙 /($mmol·L^{-1}$)	118	1.21 ± 0.07	1.06	1.34

注：样本均在出生后(48 ± 12)小时采集。数据来自 Cousineau J,Anctil S,Carceller A,et al..Neonate capillary blood gas reference values.Clin Biochem,2005,38：9061

附录8　新生儿脐带血与不同时间点动脉血血气值比较

变量		UV	UA	5~10 分钟	20 分钟	30 分钟	60 分钟	5 小时	24 小时	2 天	3 天	4 天	5 天	6 天	7 天
PO$_2$ /mmHg	$\overline{X}$	15.9	27.4	49.6	50.7	54.1	63.3	73.7	72.7	73.8	75.6	73.3	72.1	69.8	73.1
	SD	3.8	5.7	9.9	11.3	11.5	11.3	12.0	9.5	7.7	11.5	9.3	10.9	9.5	9.7
	范围	7~23	15~40	33~75	31~85	31~85	38~83	55~106	54~95	62~91	56~102	60~93	56~102	55~96	57~94
PCO$_2$ /mmHg	$\overline{X}$	49.1	37.8	46.1	40.1	37.7	36.1	35.2	33.4	33.1	33.1	34.3	34.8	34.8	35.9
	SD	5.8	5.6	7.0	6.0	5.7	4.2	3.6	3.1	3.3	3.4	3.8	3.5	3.6	3.1
	范围	35~60	26~52	35~65	31~58	28~54	28~45	29~45	27~40	26~43	26~40	27~43	28~41	28~42	30~42
pH	$\overline{X}$	7.320	7.242	7.207	7.263	7.297	7.332	7.339	7.369	7.365	7.364	7.370	7.371	7.369	7.37
	SD	0.055	0.059	0.051	0.040	0.044	0.031	0.028	0.032	0.028	0.027	0.027	0.031	0.032	0.02
	范围	7.178~ 7.414	7.111~ 7.375	7.091~ 7.302	7.180~ 7.330	7.206~ 7.380	7.261~ 7.394	7.256~ 7.389	7.290~ 7.448	7.314~ 7.438	7.304~ 7.419	7.320~ 7.440	7.296~ 7.430	7.321~ 7.423	7.32~ 7.43
剩余碱	$\overline{X}$	-5.5	-7.2	-9.8	-8.8	-7.8	-6.5	-6.3	-5.2	-5.8	-5.9	-5.0	-4.7	-4.7	-3.2
	SD	1.2	1.7	2.3	1.9	1.7	1.3	1.3	1.1	1.1	1.1	1.1	1.1	1.1	0.6

注:UA,脐动脉;UV,脐静脉。数据来自 Koch G,Wendel H.Adjustment of arterial blood gases and acid-base balance in the normal newborn infant during the first week of the life.Biol Neonat,1968,12:136-161

附录9　新生儿特定心肺疾病用药方法、禁忌证与注意事项

药物	给药途径和剂量	禁忌证	注意事项
乙酰唑胺(acetazolamide)	IV、PO:5mg/kg,q.6~8h.;根据需要增加至 25mg/kg(暂时有效),最大剂量为55mg/(kg·d)	高氯代谢性酸中毒、低钾血症、嗜睡、感觉异常者禁用	
腺苷(adenosine)	初始:快速 IV(1~2s),50μg/(kg·次);每2分钟追加 50μg/(kg·次),直到恢复窦性心律;最大单次剂量 250μg/kg 之后:用盐水冲管	心脏移植患者禁用	用甲基嘌呤的患者需要更大的剂量;如出现严重心动过缓,可用氨茶碱解救,剂量为 5~6mg/kg,推注5分钟以上
5% 白蛋白(albumin)	缓慢 IV:0.5~1g/kg	高血容量、心力衰竭者禁用	注意监测血压
沙丁胺醇	气雾剂:0.5~1mg,q.2~6h. PO:0.1~0.3mg/kg,q.6~8h.	心动过速、心律不齐、震颤、烦躁者禁用	
氨茶碱	IV:首剂 4~6mg/kg;维持量 1.5~3mg/(kg·d) Ivgtt:首剂 6mg/kg,滴注超过30分钟;维持量 0.2mg/(kg·h)		副作用有胃肠道刺激、高血糖、心动过速、兴奋、肢体颤动,严重中毒时可用活性炭 1mg/kg 制成浆液洗胃,q.2~4h.

续表

药物	给药途径和剂量	禁忌证	注意事项
胺碘酮	IV,30~60 分钟以上,最好由中心静脉导管维持,负荷量为 5mg/kg;维持量为 7~15μg/(kg·min)或者 PO 5~10mg/kg,q.12h.	静脉炎、低血压、心动过缓、肝酶升高、甲状腺功能亢进或减退、光敏度、视神经炎、成人肺纤维化者禁用	
氨力农	IV,2~3 分钟以上:首剂 0.75mg/kg;维持量 3~5μg/(kg·min)		注意监测体液平衡、电解质、肾功能
阿托品	IV、IM、ET、SC:0.01~0.03mg/kg,每 10~15 分钟重复 2~3 次,最大剂量为 0.04mg/kg	心动过缓者禁用	
猪肺磷脂注射剂	IT:100~200mg/(kg·次),必要时可间隔 6~12 小时重复应用		如果婴儿仍有呼吸窘迫,并且需要 $FiO_2>30\%$ 来维持 $PaO_2>50mmHg$,则需要给予额外的剂量
注射用牛肺表面活性剂	IT:70~100mg/kg·次,必要时可间隔 6~12 小时重复应用		如果婴儿仍有呼吸窘迫,并且需要 $FiO_2>30\%$ 来维持 $PaO_2>50mmHg$,则需要给予额外的剂量
布美他尼	IV、PO:0.005~0.5mg/kg,q.6~12h.	低钾血症、低钠血症、代谢性碱中毒者禁用	袢利尿剂也作用于近端小管,毒副作用少于呋塞米
枸橼酸咖啡因	PO、IV:负荷剂量为 20~25mg/kg;维持剂量为 5~10mg/kg,q.24h.	烦躁不安,呕吐,心动过速,治疗血浆浓度超过 5~25μg/ml 者禁用	
10% 氯化钙溶液(27mg Ca^{2+}/ml)	IV:用于急性低钙血症,剂量为 0.2ml(9mg Ca^{2+}),q.10min.,重复给药		如果注射过快则心动过缓;血管外渗漏会引起坏死
10% 葡萄糖酸钙溶液 (9.3mg Ca^{2+}/ml)	IV:用于急性低钙血症 1ml(9mg Ca^{2+}),q.10min.,重复给药 PO:用于慢性治疗 3~9ml/(kg·d),分 2~4 次给药[28~84mg Ca^{2+}/(kg·d)]		同上
卡尔法坦	初始:IT,3ml/kg,分为 2 份,q.12h.,重复 3 次		不要摇晃或过滤;给药后至少通气 30 秒,直至婴儿情况稳定;常温使用
卡托普利	PO:0.01~0.05mg/kg,q.6~24h.;增加剂量至 0.5mg/kg 来控制血压		高剂量可能会导致低血压和肾功能不全
氯噻嗪	PO:5~15mg/kg,q.12~24h.		应注意低钾血症、低钠血症、减少钙的排泄、高血糖等副作用
地塞米松	IM、IV:用于支气管肺发育不良,0.25mg/kg,q.8~12h.,持续 3~7 天;用于慢性肺气肿,0.05~0.25mg/kg,q.12h.IV 或 PO,持续 3~7 天		用药 3 天就可能影响头部生长,导致发育延迟,应权衡风险和收益
地西泮	PO、IV、IM:作为镇静剂,0.02~0.3mg/kg,q.6~8h.;用于癫痫发作,0.1~0.2mg/kg 慢速静推		稀释后可能出现沉淀;肌内注射会吸收不良;可能会有呼吸抑制、低血压

续表

药物	给药途径和剂量	禁忌证	注意事项
地高辛	IV: 早产儿　　　　　　负荷量 　<1.5kg　　　　　10~20μg/kg 　1.5~2.5kg　　　　20μg/kg 足月新生儿　　　　30μg/kg 婴儿(1~12个月)　　35μg/kg 维持量:1/8负荷量,q.12h.		洋地黄化使心律失常风险增加;IV的配方浓度是PO的2倍,可引起传导阻滞、呕吐、室性心律失常
多巴酚丁胺	Ivgtt:2~20μg/(kg·min)持续静脉滴注至取得预期效果	心动过速、低血压者禁用	
多巴胺	Ivgtt:2~20μg/(kg·min)持续静脉滴注至取得预期效果		外渗可导致坏死(酚妥拉明为解毒剂);高剂量可能会收缩肾脏血管,但是对新生儿的影响尚不确定
依那普利(IV)/卡托普利(PO)	IV依那普利:用于高血压,5~10μg/(kg·次),q.8~24h. PO卡托普利:充血性心力衰竭时用药0.1mg/(kg·d),最大量为0.5mg/(kg·d)	应减少肾衰竭患儿用药剂量;可能会导致严重的低血压,尤其是应用利尿剂时会导致容积减少	
肾上腺素	复苏:IV,1:10 000 0.01~0.03mg/kg(0.1~0.3ml/kg),q.3~5min.;如果静脉注射无效,则ET,0.1mg/kg 低血压:Ivgtt,0.01~0.1μg/(kg·min),持续静脉滴注至取得预期效果		副作用为心动过速、心律失常,应加以注意
芬太尼	IV、IM:1~2μg/kg,必要时q.4~6h.,根据需要增加		是吗啡药效的50~100倍;快速给药时可能会出现肌肉僵直(僵人综合征),可通过肌松药治疗
呋塞米	IM、IV:0.5~2mg/kg,q.12~24h. PO:1~2mg/kg,q.12~24h. 肺心病可降低生物利用度;可能需要更高的消耗量		副作用为低钾血症、低钠血症、低氯血症,早产儿应用呋塞米半衰期延长
肼屈嗪	PO、IV、IM:0.1~0.5mg/kg,q.6h.;根据需要增加0.1mg/kg,最多增至4mg/(kg·d)		注意出现心动过速、红斑等副作用
氢氯噻嗪	PO:2.0~4.0mg/(kg·d),q.12h.		注意高钙血症、低钾血症、高血糖等副作用
氢化可的松	IV:难治性高血压,1mg/kg IV:急性肾上腺功能不全,0.25mg/kg,q.6h. IM:生理剂量补充治疗,0.3mg/kg		治疗超过7天需要逐渐减少剂量以避免肾上腺功能不全;注意免疫抑制、高血糖、生长缓慢、白细胞增多、胃刺激等副作用
布洛芬赖氨酸	每次间隔24小时,Ivgtt 15分钟以上。起始剂量为10mg/kg;第2天和第3天剂量为5mg/kg	对有活动性出血或肝肾功能不全的患儿慎用;避免对导管依赖性心脏病患儿使用	注意胃肠道穿孔、肾损伤等副作用

续表

药物	给药途径和剂量	禁忌证	注意事项
吲哚美辛	PO、IV：0.1~0.2mg/kg，q.12~24h.，持续2~7天；0.25mg/kg，使用 >7 天	避免对导管依赖性心脏病患儿使用	注意短暂性肾功能障碍、血小板减少；输注至少 30 分钟，以减少中枢神经系统和肠系膜的灌注
异丙肾上腺素	Ivgtt：0.05~0.5μg/(kg·min)		注意心律失常、全身血管扩张、心动过速、低血压、低血糖等副作用
利多卡因	IV，5~10 分钟，剂量为 1mg/kg，可 10 分钟重复 1 次；维持量 10~50μg/(kg·min) 或 1mg/(kg·h)		监测血药浓度（治疗血浆浓度 1.5μg/ml）；ET 给药需稀释
劳拉西泮	IV，2~5 分钟以上，剂量为 0.05~0.1mg/kg		新生儿数据有限，制剂中可能含有苯甲醇；稀释后使用
硫酸镁	IM：50% 的溶液，25~50mg/kg，q.4~6h. IV：1% 的溶液，25~50mg/kg，q.4~6h.		注意低血压、中枢神经系统抑制；检测血药浓度；葡萄糖酸钙可作为解毒剂
甲基多巴	IV、PO：2~3mg/kg，q.6~8h.，按需要每隔 2 天增量 1 次；最大剂量为 12~15mg/kg		注意出现镇静、发热、Coombs 试验假阳性、溶血；甲基多巴可能会引起反弹性高血压
甲泼尼龙	IV、IM：0.1~0.4mg/kg，q.6h.		对于替代治疗首选是氢化可的松
甲氧氯普胺	PO、IV：0.1~0.2mg/kg，q.6~8h. 或每次喂养前使用		不良反应有烦躁、腹泻；对胃食管反流病的疗效在患儿 >6 个月时才显示
咪达唑仑	IV、IM 或鼻内给药：0.07~0.20mg/kg，q.2~4h.，用于镇静。给药剂量：≤ 33 周，30μg/(kg·h)；>33 周，60μg/(kg·h)		在新生儿方面的经验有限；注意呼吸抑制、呼吸暂停等副作用；快速
硫酸吗啡	IV、IM、SC：0.05~0.1mg/kg，q.2~6h. PO：0.1~0.2mg/kg，q.3~6h.		纳洛酮可逆转呼吸抑制；给药（<10 分钟）可能会导致强制性阵挛动作
纳洛酮	IV、IM、SC：0.1~0.2mg/kg，必要时可重复		IM 或 SC 给药后可能会延迟 >15 分钟起效；麻醉作用可能比纳洛酮的拮抗作用持续时间更长；ET 给药需稀释
新斯的明	IV：重症肌无力试验，0.02mg/kg IM：重症肌无力试验，0.04mg/kg PO：重症肌无力治疗，0.33mg/(kg·d)，q.3~6h.		胆碱能危象；推荐阿托品预处理

药物	给药途径和剂量	禁忌证	注意事项
硝普钠	IV:起始剂量为 0.25μg/(kg·min),根据需要可以增至 8μg/(kg·min)来控制血压		可能发生严重的低血压;需要使用动脉导管来监测血压;长期服用可能引起硫氰酸盐中毒或肾功能不全
奥美拉唑	PO:0.5~1.5mg/(kg·d)		注意高胃泌素血症、腹泻等副作用;监测胃液 pH
泮库溴铵	IV:0.03~0.1mg/kg,q.1~4h.,根据年龄和所需效果调节		确保充足的氧气和空气流通;注意心动过速、心动过缓、高血压、低血压;当伴有酸中毒、体温过低、神经肌肉疾病时药物效应增强
新鲜冰冻血浆	IV:10mg/kg		过量会有病毒感染风险
普鲁卡因	IV:超过 10~30 分钟,剂量为 1.5~2.5mg/kg;如有需要可以在 30 分钟内重复给药,剂量为 20~60μg/(kg·min) PO:40~60mg/(kg·d),q.4~6h.		注意出现心跳停止、抑制心肌、厌食、呕吐、恶心等情况 监测血药浓度有帮助(治疗范围:3~10μg/ml;N-乙酰普鲁卡因胺,10~20μg/ml)
普萘洛尔	IV:起始剂量为 0.01mg/kg,以 0.01~0.15mg/kg 给 10 分钟以上;可在 10 分钟内重复,q.6~8h.,可至最大剂量为 0.15mg/kg PO:0.02mg/kg,q.6h.	相对禁忌证为低心排血量充血性心力衰竭和支气管痉挛	
前列腺素 E₁	IV:0.03~0.1μg/(kg·min);起作用后逐渐减至起始剂量的 1/2 保持动脉导管未闭		副作用:呼吸暂停、癫痫、发热、弥散性血管内凝血、腹泻、皮肤潮红、低血压、皮质骨增生等。治疗时需监测呼吸心率和体温
葡萄糖酸奎尼丁	PO、IM:2~10mg/kg,q.2~6h.,直到达到预期效果或出现药物毒性作用;不推荐给新生儿静脉注射		每次给药前检查心电图;如果 QRS 间隔增加≥50% 则停止 维持浓度 2~6μg/ml;副作用:恶心、呕吐、腹泻、发热、房室传导阻滞
5% 碳酸氢钠溶液	IV:心肺复苏时 1~2ml/(kg·次),1:1 稀释,缓慢静注;可重复 0.5ml/kg,每 10 分钟 1 次。代谢性酸中毒时根据 BE×0.6×体重计算用量,给半量		血管内溶血可能与给药过快有关
聚苯乙烯磺酸钠	PO、PR:1g/kg,q.6h.		通常与 20% 山梨醇溶液一起使用以防止肠道阻塞;20% 山梨醇溶液可能会损伤极低出生体重新生儿的肠黏膜。可能会降低血清钙或镁

药物	给药途径和剂量	禁忌证	注意事项
螺内酯	PO：1~3mg/（kg·d），q.8~12h.	高血钾为禁忌证	注意出现动作缓慢、嗜睡、恶心、呕吐、腹泻；对女性有降雄激素作用；会引起男性乳房发育
茶碱	PO、IV：负荷量为5~6mg/kg；维持量为1~2.5mg/kg，q.6~12h.；氨茶碱（IV）剂量＝茶碱（IV）剂量×1.25		监测血药浓度（治疗范围：呼吸暂停，7~12μg/ml；支气管痉挛，10~20μg/ml）：心动过速15~20μg/ml，癫痫发作>40μg/ml。避免因吸收变化而直肠给药，因为窒息和早产儿肝肾功能不成熟，会对茶碱的清除率降低
维库溴铵	IV：0.08~0.1mg/（kg·次），必要时可重复应用0.03~0.15mg/（kg·次），q.1~2h.，直至有效		钙通道阻滞剂如维拉帕米和氨基酸糖苷类抗生素可增加神经肌肉阻滞作用
维拉帕米	IV：0.1~0.2mg/kg，注射超过2分钟；如果反应不足，在30分钟内重复 PO：2~5mg/（kg·d），分3次	用β受体拮抗剂治疗的Ⅱ度或Ⅲ度房室传导阻滞患儿禁用	在给药过程中监测心电图，注意心动过缓、房室传导阻滞、心跳停止等不良反应

注：给药途径：ET，气管插管；IM，肌内注射；IT，气管内给药；IV，静脉注射；Ivgtt，静脉滴注；PO，口服；PR，直肠灌注；SC，皮下注射

中英文对照索引